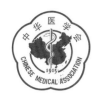

中国医学发展系列研究报告

妇产科学进展

【2018】

中华医学会　编著
郎　景　和　主编

中华医学电子音像出版社
CHINESE MEDICAL MULTIMEDIA PRESS
北　京

图书在版编目（CIP）数据

妇产科学进展 . 2018 / 郎景和主编 . —北京：中华医学电子音像出版社，2019.4
ISBN 978-7-83005-189-1

Ⅰ . ①妇… Ⅱ . ①郎… Ⅲ . ①妇产科学—研究进展 Ⅳ . ① R71

中国版本图书馆 CIP 数据核字（2019）第 037509 号

妇产科学进展【2018】
FUCHANKEXUE JINZHAN【2018】

主　　编：郎景和
策划编辑：史仲静　宫宇婷
责任编辑：王翠棉　宫宇婷
校　　对：马思志
责任印刷：李振坤
出版发行：中华医学电子音像出版社
通信地址：北京市东城区东四西大街 42 号中华医学会 121 室
邮　　编：100710
E - mail：cma-cmc@cma.org.cn
购书热线：010-85158550
经　　销：新华书店
印　　刷：廊坊市佳艺印务有限公司
开　　本：889 mm×1194 mm　1/16
印　　张：26
字　　数：660 千字
版　　次：2019 年 4 月第 1 版　　2019 年 4 月第 1 次印刷
定　　价：200.00 元

内 容 简 介

    本书为"中国医学发展系列研究报告"丛书之一，旨在记录中国妇产科领域的创新发展和学科建设，以期对该专业后续发展起到良好的指导和推动作用。本书由国内临床与科研的一线妇产科专家编写，系统回顾并总结了 2017 年中华医学会妇产科学分会的现状，包括组织架构和常务委员分工，以及中国妇产科学者在 2017 年的研究进展与科学贡献，以进一步促进我国妇产科的良性发展；充分反映了 2017 年我国妇产科学者在国内和国际学术交流、住院医师培养、获得国家自然科学基金与重要科研项目的一系列成果；总结了 2017 年中国妇产科学者在中文核心学术期刊发表的论著。本书可作为妇产科学及相关专业从业者的临床和科研指导用书，也可供卫生管理人员参考。

中国医学发展系列研究报告
妇产科学进展【2018】
编委会

序

习近平总书记指出："没有全民健康，就没有全面小康。"医疗卫生事业关系着亿万人民的健康，关系着千家万户的幸福。随着经济社会快速发展和人民生活水平的提高，我国城乡居民的健康需求明显增加，加快医药卫生体制改革、推进健康中国建设已成为国家战略。中华医学会作为党和政府联系广大医学科技工作者的桥梁和纽带，秉承"爱国为民、崇尚学术、弘扬医德、竭诚服务"的百年魂和价值理念，在新的百年将增强使命感和责任感，当好"医改"主力军、健康中国建设的推动者，发挥专业技术优势，紧紧抓住国家实施创新驱动发展战略的重大契机，促进医学科技领域创新发展，为医药卫生事业发展提供有力的科技支撑。

服务于政府、服务于社会、服务于会员是中华医学会的责任所在。我们从加强自身能力建设入手，努力把学会打造成为国家医学科技的高端智库和重要决策咨询机构；实施"品牌学术会议""精品期刊、图书""优秀科技成果评选与推广"三大精品战略，成为医学科技创新和交流的重要平台，推动医学科技创新发展；发挥专科分会的作用，形成相互协同的研究网络，推动医学整合和转化，促进医疗行业协调发展；积极开展医学科普和健康促进活动，扩大科普宣传和医学教育覆盖面，服务于社会大众、惠及人民群众。为了更好地发挥三个服务功能，我们在总结经验的基础上，策划了记录中国医学创新发展和学科建设的系列丛书《中国医学发展系列研究报告》。丛书将充分发挥中华医学会88个专科分会专家们的聪明才智、创新精神，科学归纳、系统总结、定期或不定期出版各个学科的重要科研成果、学术研究进展、临床实践经验、学术交流动态、专科组织建设、医学人才培养、医学科学普及等，以期对医学各专业后续发展起到良好的指导和推动作用，促进整个医学科技和卫生事业发展。学会要求相关专科分会以高度的责任感、使命感和饱满的热情认真组织、积极配合、有计划地完成丛书的编写工作。

本着"把论文写在祖国大地上，把科技成果应用在实现现代化的伟大事业中"的崇高使命，《中国医学发展系列研究报告》丛书中的每一位作者，所列举的每一项研究，都是来自"祖国的大地"、来自他们的原创成果。该书及时、准确、全面地反映了中华医学会各专科分会的现状，系统回顾和梳理了各专科医务工作者在一定时间段内取得的工作业绩、学科发展的成绩与进步，内容丰富、资料翔实，是一套实用性强、信息密集的工具书。我相信，《中国医学发展系列研究报告》丛书的出版，让广大医务工作者既可以迅速把握我国医学各专业蓬勃发展的脉搏，又能在阅读学习过程中不断思考，产生新的观念与新的见解，启迪新的研究，收获新的成果。

　　《中国医学发展系列研究报告》丛书付梓之际，我谨代表中华医学会向全国医务工作者表示深深的敬意！也祝愿《中国医学发展系列研究报告》丛书成为一套医学同道交口称赞、口碑远播的经典丛书。

　　百年追梦，不忘初心，继续前行。中华医学会愿意与全国千百万医疗界同仁一道，为深化医疗卫生体制改革、推进健康中国建设共同努力！

中华医学会会长

写在前面

　　这是由中华居子会编撰的《中国居学发展系列研究报告》丛书的如今研究进展。

　　书中集萃了自考至2007年度，发表于国内有关如今科学期刊的文章所展现的子科建设与发展。应该说，内容全面丰富，是总览、是指南。

　　近年来，我们的如今科学以往更新；北大、学术氛围浓厚；因为外文流频繁，在某些方面，我们以跟随者、学习者，逐步到领跑者；在国际学术舞台上，也从跟者、引领者、逐步到引主持者。我们衷心无创投书、制售，辛勤耕耘者，于此致崇高敬意、女性生生殖道肿瘤的治疗，特别是保护生殖和生育功能的治疗，以及围绝经期、生殖调控、围产期保健等诸多方面都取得了令人瞩目的成绩和进展。这些都能在本书中得以体现。

在临床研究中，我们也注重到科学性、合理性；在实践中，我们强调规范化、个体化和人性化。迄今，我们已经推出了100多个妇产科疾病或问题的指南或共识，且组织专家到基层巡讲。

妇产科学的发展令人鼓舞，但本行业的发展还不够平衡，无论是在地域上，我们的临床和基础研究的创新性还有待加强；新技术、新理念临床或研究领域的佼佼者。

本《进展》复习和搜集的资料也有不尽完善之处，凡在国外报刊发表的论文，以及国内外会议上的专题报告也含有疏漏，凡明显错之处应由本人负责，望予谅解。

应该感谢编著者的辛勤劳动！感谢全国以及海外的同仁们！

2018年底，中华医学会换届了我们在新的委员会领导下。新时代、新征程，我们一定会取得新成绩、新贡献！

宁景和
二〇一九年一月廿九日

目　录

第一章　中华医学会妇产科学分会现状

第一节　组织架构和常务委员分工

一、概况

中华医学会妇产科学分会第十一届委员会成立于 2015 年，由来自全国各省、直辖市、自治区的 65 名委员组成，主任委员为郎景和，候任主任委员为沈铿，副主任委员为孔北华、狄文、谢幸、朱兰。委员会名单见表 1-1。

表 1-1　中华医学会妇产科学分会第十一届委员会名单

职　务	姓　名	工作单位
主任委员	郎景和	北京协和医院
候任主任委员	沈　铿	北京协和医院
副主任委员	孔北华	山东大学齐鲁医院
	狄　文	上海交通大学医学院附属仁济医院
	谢　幸	浙江大学医学院附属妇产科医院
	朱　兰	北京协和医院
常务委员	崔　恒	北京大学人民医院
	丁　岩	新疆医科大学第一附属医院
	郝　敏	山西医科大学第二医院
	华克勤	复旦大学附属妇产科医院（上海市红房子妇产科医院）
	梁志清	陆军军医大学第一附属医院（重庆西南医院）
	马　丁	华中科技大学同济医学院附属同济医院
	宋　磊	解放军总医院
	薛凤霞	天津医科大学总医院
	杨冬梓	中山大学孙逸仙纪念医院
	杨慧霞	北京大学第一医院
	张国楠	四川省肿瘤医院
	张建青	青海红十字医院
	张淑兰	中国医科大学附属盛京医院
	张为远	首都医科大学附属北京妇产医院

（待　续）

（续 表）

职 务	姓 名	工作单位
	张震宇	首都医科大学附属北京朝阳医院
委 员	陈 叙	天津市中心妇产科医院
	陈子江	山东大学附属生殖医院
	曹云霞	安徽医科大学第一附属医院
	程蔚蔚	中国福利会国际和平妇幼保健院（上海交通大学医学院附属国际和平妇幼保健院）
	程文俊	南京医科大学第一附属医院（江苏省人民医院）
	崔满华	吉林大学第二医院
	丁依玲	中南大学湘雅二医院
	段 华	首都医科大学附属北京妇产医院
	段 涛	上海市第一妇婴保健院
	哈春芳	宁夏医科大学总医院
	胡丽娜	重庆医科大学附属第二医院
	黄欧平	江西省妇幼保健院
	黄向华	河北医科大学第二医院
	李东红	西安市第四医院
	李佩玲	哈尔滨医科大学附属第二医院
	梁文通	贵州省人民医院
	刘 青	甘肃省妇幼保健院
	林 俊	浙江大学医学院附属妇产科医院
	林 元	福建省妇幼保健院
	陆安伟	贵州省人民医院
	卢美松	哈尔滨医科大学附属第一医院
	马润枚	昆明医科大学第一附属医院
	乔 杰	北京大学第三医院
	石 钢	四川大学华西妇产儿童医院
	史惠蓉	郑州大学第一附属医院
	宋静慧	内蒙古医科大学附属医院
	万小平	上海市第一妇婴保健院
	王建六	北京大学人民医院
	王泽华	华中科技大学同济医学院附属协和医院
	吴大保	安徽省立医院
	向 阳	北京协和医院
	徐丛剑	复旦大学附属妇产科医院（上海市红房子妇产科医院）
	徐 红	广西医科大学第一附属医院
	薛 翔	西安交通大学第二附属医院
	杨 萍	石河子大学医学院第一附属医院

（待 续）

（续　表）

职　务	姓　名	工作单位
委　员	杨　欣	北京大学人民医院
	余艳红	国家中医药管理局
	张晓薇	广州医科大学附属第一医院·广州呼吸疾病研究所
	赵仁峰	广西壮族自治区人民医院
	赵扬玉	北京大学第三医院
	郑英如	陆军军医大学大坪医院
	周应芳	北京大学第一医院
	周小红	西藏自治区人民医院
	朱根海	海南省人民医院

中华医学会妇产科学分会下设 8 个亚专科学组（表 1-2），分别为产科学组、妊娠期高血压疾病学组、内镜学组、妇科盆底学组、妇科肿瘤学组、病理学组、妇科内分泌学组、绝经学组、计划生育组。各亚专科学组成员名单见表 1-3 至表 1-11。

表 1-2　中华医学会妇产科学分会亚专科学组

序　号	亚专科学组列表	组　长	序　号	亚专科学组列表	组　长
1	产科学组	杨慧霞	6	病理学组	沈丹华
2	妊娠期高血压疾病学组	张为远	7	妇科内分泌学组	陈子江
3	内镜学组	郎景和	8	绝经学组	郁　琦
4	妇科盆底学组	朱　兰	9	计划生育组	金　力
5	妇科肿瘤学组	沈　铿			

表 1-3　中华医学会妇产科学分会产科学组

任　职	姓　名	工作单位
名誉组长	董　悦	北京医科大学第一医院
组　长	杨慧霞	北京医科大学第一医院
副组长	段　涛	上海市第一妇婴保健院
	贺　晶	浙江大学医学院附属妇产科医院
	胡娅莉	南京大学医学院附属鼓楼医院
	刘兴会	四川大学华西妇产儿童医院
	时春艳	北京医科大学第一医院
	余艳红	南方医科大学附属南方医院
	张为远	首都医科大学附属北京妇产医院
组　员	曹玉莲	山西省妇幼保健院
	常　青	陆军军医大学第一附属医院（重庆西南医院）
	陈　叙	天津市中心妇产医院

（待　续）

（续　表）

任　职	姓　名	工作单位
组　员	陈敦金	广州医科大学附属第三医院
	程蔚蔚	中国福利会国际和平妇幼保健院（上海交通大学附属国际和平妇幼保健院）
	崔世红	郑州大学第三附属医院
	丁依玲	中南大学湘雅二医院
	樊尚荣	北京大学深圳医院
	范　玲	首都医科大学附属北京妇产医院
	高劲松	北京协和医院
	苟文丽	西安交通大学第一附属医院
	古　航	上海长海医院
	黄引平	温州医学院附属第一医院
	李　力	陆军军医大学大坪医院
	李笑天	复旦大学附属妇产科医院（上海市红房子妇产科医院）
	梁梅英	北京大学人民医院
	林　元	福建省妇幼保健院
	林建华	上海交通大学医学院附属仁济医院
	蔺　丽	首都医科大学附属北京友谊医院
	刘　淮	江西省妇幼保健院
	刘彩霞	中国医科大学附属盛京医院
	马润梅	昆明医学院第一附属医院
	马玉燕	山东大学齐鲁医院
	漆洪波	重庆医科大学附属第一医院
	孙丽洲	南京医科大学第一附属医院（江苏省人民医院）
	王谢桐	山东大学附属省立医院
	王子莲	中山大学附属第一医院
	肖　梅	湖北省妇幼保健院
	辛　虹	河北医科大学第二医院
	徐先明	上海交通大学附属第一人民医院
	杨　孜	北京大学第三医院
	杨祖菁	上海交通大学医学院附属新华医院
	张建平	广州中山大学第二医院
	张卫社	中南大学湘雅医院
	邹　丽	华中科技大学同济医学院附属协和医院
秘　书	刘　喆	北京大学第一医院

表 1-4　中华医学会妇产科学分会妊娠期高血压疾病学组

任　职	姓　名	工作单位
组　长	张为远	首都医科大学附属北京妇产医院
副组长	苟文丽	西安交通大学第一附属医院
	李　力	陆军军医大学大坪医院

（待　续）

（续　表）

任　职	姓　名	工作单位
副组长	李笑天	复旦大学附属妇产科医院（上海市红房子妇产科医院）
	漆洪波	重庆医科大学附属第一医院
	余艳红	南方医科大学附属南方医院
	张建平	中山大学附属第二医院
组　员	陈　叙	天津市中心妇产医院
	陈敦金	广州医科大学附属第三医院
	丁依玲	中南大学湘雅二医院
	古　航	上海长海医院
	贺　晶	浙江大学医学院附属妇产科医院
	胡娅莉	南京大学医学院附属鼓楼医院
	黄　星	广西医科大学附属第一医院
	黄引平	温州医学院附属第一医院
	蔺　丽	首都医科大学附属北京友谊医院
	刘彩霞	中国医科大学附属盛京医院
	刘俊涛	北京协和医院
	刘兴会	四川大学华西妇产儿童医院
	马润玫	昆明医学院第一附属医院
	马玉燕	山东大学齐鲁医院
	牛建民	广东省妇幼保健院
	其木格	内蒙古医科大学附属医院
	尚　涛	中国医科大学附属盛京医院
	石芳鑫	大连医科大学附属第一医院
	孙敬霞	哈尔滨医科大学附属第一医院
	孙丽洲	南京医科大学第一附属医院（江苏省人民医院）
	王　琪	首都医科大学附属北京妇产医院
	王晨虹	深圳市妇幼保健院
	王谢桐	山东省立医院
	夏　泳	福州市第二医院
	肖　兵	四川省妇幼保健院
	颜建英	福建省妇幼保健院
	杨慧霞	北京大学第一医院
	杨祖菁	上海交通大学医学院附属新华医院
	叶元华	青岛大学附属医院
	赵先兰	郑州大学第一附属医院
	赵艳辉	吉林大学第二医院
	周　容	四川大学华西妇产儿童医院
	朱启英	新疆医科大学第一附属医院
	邹　丽	华中科技大学同济医学院附属协和医院

表 1-5　中华医学会妇产科学分会内镜学组

任　职	姓　名	工作单位
组　长	郎景和	北京协和医院
副组长	段　华	首都医科大学附属北京妇产医院
	周应芳	北京大学第一医院
	冷金花	北京协和医院
	姚书忠	中山大学附属第一医院
	张震宇	首都医科大学附属北京朝阳医院
组　员	朱　兰	北京协和医院
	孙大为	北京协和医院
	崔　恒	北京大学人民医院
	郭红艳	北京大学第三医院
	孟元光	解放军总医院
	凌　斌	中日友好医院
	华克勤	复旦大学附属妇产科医院（上海市红房子妇产科医院）
	陈春林	南方医科大学附属南方医院
	程文俊	南京医科大学第一附属医院（江苏省人民医院）
	王素敏	南京医科大学附属南京妇幼保健院
	林　俊	浙江大学医学院附属妇产科医院
	张松英	浙江大学医学院附属邵逸夫医院
	康　山	河北医科大学第四医院
	孟跃进	郑州大学第二附属医院
	史惠蓉	郑州大学第一附属医院
	郝　敏	山西医科大学第二医院
	张向宁	山东大学齐鲁医院
	侯建青	青岛大学医学院附属烟台毓璜顶医院
	陈　龙	青岛市市立医院
	卢美松	哈尔滨医科大学第二附属医院
	崔满华	吉林大学第二医院
	史玉林	沈阳市妇婴医院
	杨　清	中国医科大学附属盛京医院
	薛　翔	西安交通大学第二附属医院
	王泽华	华中科技大学同济医学院附属协和医院
	方小玲	中南大学湘雅二医院
	梁志清	陆军军医大学第一附属医院（重庆西南医院）
	石　钢	四川大学华西妇产儿童医院
	陈　捷	福建省人民医院
	陆安伟	贵州省人民医院

（待　续）

（续　表）

任　职	姓　名	工作单位
组　员	冯　云	上海交通大学医学院附属瑞金医院
	张建青	青海红十字医院
	赵仁峰	广西壮族自治区人民医院
	黄鸥平	江西省妇幼保健院
	刘开江	上海交通大学医学院附属仁济医院
顾问组组长	夏恩兰	首都医科大学附属复兴医院
	宋　磊	解放军总医院
	李　斌	首都医科大学附属北京安贞医院
	李光仪	佛山市第一人民医院
	林金芳	复旦大学附属妇产科医院（上海市红房子妇产科医院）
	刘　彦	复旦大学附属华山医院/上海长征医院
	申爱荣	郑州大学第三附属医院
	王永来	中国医科大学附属盛京医院
	杨延林	四川大学华西妇产儿童医院
秘　书	张俊吉	北京协和医院
	王永军	北京大学国际医院

表 1-6　中华医学会妇产科学分会妇科盆底学组

任　职	姓　名	工作单位
名誉组长	郎景和	北京协和医院
组　长	朱　兰	北京协和医院
副组长	宋岩峰	解放军联勤保障部队第九〇〇医院（南京军区福州总医院）
	王建六	北京大学人民医院
	张晓薇	广州医科大学附属第一医院
组　员	龚　健	无锡市妇幼保健院
	古丽娜	新疆医科大学第一附属医院
	韩劲松	北京大学第三医院
	胡丽娜	重庆医科大学附属第二医院
	华克勤	复旦大学附属妇产科医院（上海市红房子妇产科医院）
	黄欧平	江西省妇幼保健院
	黄向华	河北医科大学第二医院
	金杭美	浙江大学医学院附属妇产科医院
	李怀芳	上海市同济医院（同济大学附属同济医院）
	李际春	宁夏医科大学总医院
	李兆艾	山西省妇幼保健院
	刘培淑	山东大学齐鲁医院

（待　续）

（续 表）

任 职	姓 名	工作单位
组 员	刘 青	甘肃省妇幼保健院
	鲁永鲜	解放军总医院第一附属医院（解放军总医院第四医学中心）
	罗 新	暨南大学附属第一医院
	马 乐	首都医科大学附属北京妇产医院
	马庆良	上海中医药大学附属曙光医院
	童晓文	上海市同济医院（同济大学附属同济医院）
	王 彦	青岛大学医学院附属烟台毓璜顶医院
	王鲁文	郑州大学附属第三医院
	吴氢凯	上海交通大学附属第六人民医院
	夏志军	中国医科大学附属盛京医院
	谢静燕	南京市第一医院
	徐惠成	陆军军医大学第一附属医院（重庆西南医院）
	许学先	湖北省人民医院
	杨 欣	北京大学人民医院
秘 书	孙智晶	北京协和医院

表1-7 中华医学会妇产科学分会妇科肿瘤学组

任 职	姓 名	工作单位
名誉组长	郎景和	北京协和医院
组 长	沈 铿	北京协和医院
组 员	程文俊	南京医科大学第一附属医院（江苏省人民医院）
	崔 恒	北京大学人民医院
	郭红艳	北京大学第三医院
	孔北华	山东大学齐鲁医院
	凌 斌	中日友好医院
	刘继红	中山大学附属肿瘤医院
	马 丁	华中科技大学同济医学院附属同济医院
	沈丹华	北京大学人民医院
	宋 磊	解放军总医院
	万小平	上海市第一人民医院
	吴令英	中国医学科学院肿瘤医院
	吴小华	复旦大学附属肿瘤医院
	吴玉梅	首都医科大学附属北京妇产医院
	向 阳	北京协和医院
	谢 幸	浙江大学医学院附属妇产科医院
	薛凤霞	天津市中心妇产医院
	张福全	北京协和医院
	张淑兰	中国医科大学附属盛京医院
	周先农	复旦大学附属妇产科医院（上海市红房子妇产科医院）
秘 书	杨佳欣	北京协和医院

表 1-8　中华医学会妇产科学分会病理学组

任　职	姓　名	工作单位
专家顾问组	陈乐真	解放军总医院
	郭东辉	天津市中心妇产医院
	郭丽娜	北京协和医院
	孙耘田	中国医学科学院肿瘤医院
	张祥盛	滨州医学院附属医院
	郑　坚	深圳市龙港区第二人民医院
海外专家顾问	郑文新	美国亚利桑那大学医学院
	张雅贤	香港大学病理学系
组　长	沈丹华	北京大学人民医院
副组长	陈晓端	浙江大学医学院附属妇产科医院
	姜彦多	北部战区总医院（解放军第二○二医院）
	杨开选	四川大学华西妇产儿童医院
	张廷国	山东大学齐鲁医院
	周先荣	复旦大学附属妇产科医院（上海市红房子妇产科医院）
组　员	包　磊	浙江省绍兴市妇幼保健院
	曹登峰	北京大学肿瘤医院
	笪冀平	中日友好医院
	邓云特	湖北省肿瘤医院
	董　颖	北京大学第一医院
	高洪文	吉林大学第二附属医院
	顾依群	北京市海淀区妇幼保健院
	金木兰	首都医科大学附属北京朝阳医院
	李　慧	广西壮族自治区妇幼保健院
	李芳红	南京大学第一附属医院
	林贞花	延边大学病理学系
	刘从容	北京大学医学部
	路喜安	山西医科大学第一附属医院
	施　全	广州市妇女儿童医疗中心
	石清芳	甘肃省妇幼保健院
	薛德斌	浙江省新华医院
	杨文涛	复旦大学附属肿瘤医院
	于晓红	江西省妇幼保健院
	张　询	中国医学科学院肿瘤医院
副组长兼秘书	刘爱军	解放军总医院

表 1-9　中华医学会妇产科学分会妇科内分泌学组

任　职	姓　名	工作单位
顾　问	曹缵孙	西安交通大学第一附属医院
	陈贵安	北京大学第三医院
	李尚为	四川大学华西妇产儿童医院
	林金芳	复旦大学附属妇产科医院（上海市红房子妇产科医院）
	张以文	北京协和医院
	章晓梅	云南省第一人民医院
	朱桂金	华中科技大学同济医学院附属同济医院
	庄广伦	中山大学附属第一医院
组　长	陈子江	山东大学附属省立医院
副组长	黄荷凤	浙江大学医学院附属妇产科医院
	梁晓燕	中山大学第一附属医院
	刘嘉茵	南京医科大学第一附属医院（江苏省人民医院）
	乔杰	北京大学第三医院
	杨冬梓	中山大学孙逸仙纪念医院
组　员	曹云霞	安徽医科大学 / 安徽医科大学第一附属医院
	陈士岭	南方医科大学南方医院
	党小红	青海省人民医院
	华克勤	复旦大学妇产科医院
	李红	苏州市立医院
	李健	厦门市妇幼保健院（林巧稚妇儿医院）
	李蓉	北京大学第三医院
	玛依努尔·尼牙孜	新疆维吾尔自治区人民医院
	阮祥燕	首都医科大学附属北京妇产医院
	邵小光	大连市妇幼保健院（大连市妇产医院）
	师娟子	西北妇女儿童医院（陕西省妇幼保健院）
	孙赟	上海交通大学医学院附属仁济医院
	吴洁	南京医科大学第一附属医院（江苏省人民医院）
	吴瑞芳	北京大学深圳医院
	伍琼芳	江西省妇幼保健院
	徐素欣	河北医科大学第二医院
	徐仙	宁夏医科大学总医院
	姚元庆	解放军总医院
	郁琦	北京协和医院
	张波	广西壮族自治区妇幼保健院
	张学红	兰州大学第一医院
	章汉旺	华中科技大学同济医学院附属同济医院
秘　书	田秦杰	北京协和医院

表 1-10　中华医学会妇产科学分会绝经学组

任　职	姓　名	工作单位
顾　问	林守清	北京协和医院
	张以文	北京医院
组　长	郁　琦	北京协和医院
副组长	张绍芬	复旦大学附属妇产科医院（上海市红房子妇产科医院）
	张淑兰	中国医科大学附属盛京医院
组　员	丁　岩	新疆医科大学第一附属医院
	符书馨	中南大学湘雅二医院
	郭雪桃	山西医科大学第一医院
	金敏娟	湖州市妇幼保健院
	雷小敏	三峡大学仁和医院
	李佩玲	哈尔滨医科大学附属第二医院
	林　元	福建省妇幼保健院
	吕淑兰	西安交通大学医学院第一附属医院
	穆玉兰	山东省立医院
	任慕兰	东南大学附属中大医院
	阮祥燕	首都医科大学附属北京妇产医院
	史惠蓉	郑州大学第一附属医院
	舒宽勇	江西省妇幼保健院
	唐良萏	重庆医科大学附属一院
	王惠兰	河北医科大学第二医院
	王世宣	华中科技大学同济医学院附属同济医院
	吴　洁	南京医科大学第一附属医院（江苏省人民医院）
	谢梅青	中山大学附属第二医院
	徐克惠	四川大学华西妇产儿童医院
	徐　苓	北京协和医院
	杨　欣	北京大学第一医院
	阴春霞	长春市妇产科医院
	张学红	兰州大学第一医院
	张雪玉	宁夏医科大学总医院
	张治芬	杭州市第一人民医院
	周红林	昆明医科大学第二附属医院
秘　书	陈　蓉	北京协和医院
	惠　英	北京医院
	马　颖	中国医科大学附属盛京医院

表 1-11　中华医学会妇产科学分会计划生育组

任　职	姓　名	工作单位
组　长	金　力	北京协和医院
副组长	经小平	首都医科大学附属北京朝阳医院
	武淑英	北京大学第三医院
组　员	白桂芹	西安交通大学第一附属医院
	鲍俊翠	北京大学深圳医院
	陈淑琴	中山大学附属第一医院
	陈素文	首都医科大学附属北京妇产医院
	陈秀娟	福建省妇幼保健院
	董　琳	中国计划生育学杂志社
	杜丽荣	河北省生殖医院（河北省计划生育科学技术研究院）
	韩丽晖	首都医科大学附属北京妇产医院
	李国正	河北省生殖医院（河北省计划生育科学技术研究院）
	李红军	北京协和医院
	刘建华	上海交通大学医学院附属第九人民医院
	陶桂娥	新乡市妇幼保健院
	王荣毓	北京儿童医院顺义妇儿医院
	王晓军	乌鲁木齐市妇幼保健院
	张琳爱	山西省妇幼保健院
	赵绍杰	无锡市妇幼保健院
	赵淑平	青岛市妇女儿童医院
	甄秀丽	河北医科大学第四医院
	邹　燕	国家卫计委科学技术研究所
秘　书	陈蔚琳	北京协和医院

二、中华医学会妇产科学分会第十一届委员会常务委员介绍

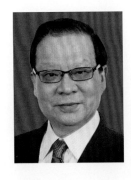

郎景和

中华医学会妇产科学分会第十一届委员会主任委员，兼任中华医学会妇产科学分会内镜学组组长、妇科盆底学组及妇科肿瘤学组名誉组长。

郎景和，中国工程院院士，北京协和医院妇产科名誉主任，教授，博士研究生导师。兼任《中华妇产科杂志》总编辑，中国医师协会妇产科医师分会会长，美国妇产科学院（American College of Obstetricians and Gynecologists, ACOG）荣誉院士，英国皇家妇产科医师学院（Royal College of Obstetricians and Gynecologists, RCOG）荣誉院士，亚太妇科内镜协会（The Asian Pacific Association of Gastroenterology, APAGE）主席，美国妇科腹腔镜医师协会（American Association of Gynecologic Laparoscopists, AAGL）及欧洲妇科内镜协会常务理事，世界华人医师协会副会长，世界华人妇产科医师协会会长。潜心子宫内膜异位症发病机制研究，提出"在位内膜决定论"和"源头

治疗说"。获得国家科技进步奖、国家卫生健康委员会、教育部、中华科技进步奖及北京科技奖等 12 项。荣获 2004 年何梁何利科技进步奖，2005 年"北京市劳动模范""全国五一劳动奖章""全国科技先进工作者""全国高校教学名师"等称号。发表学术论文 600 余篇，主编（译）著作 30 部，个人专著 20 部。

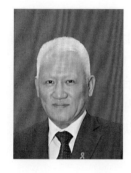

沈铿

中华医学会妇产科学分会第十一届委员会候任主任委员，中华医学会妇科肿瘤学分会前任主任委员。兼任中华医学会妇产科学分会妇科肿瘤学组组长。国际妇科肿瘤协会（International Gynecologic Cancer Society，IGCS）教育委员会委员。

沈铿，北京协和医院教授，妇产科学系主任，博士研究生导师。兼任《中华妇产科杂志》《中国实用妇产科杂志》副主编，《中华医学杂志》常务编委，全国高等医学院校 8 年制统编教材《妇产科学》主编。主要从事妇科肿瘤基础和临床研究，在卵巢癌的分子分型、妇科恶性肿瘤保留生育与生理功能治疗和宫颈癌的防治等方面有很深造诣，先后承担了 863、"十一五"科技支撑和国家自然科学基金等多项重要的课题研究，承担着多项全国和国际妇科肿瘤多中心临床研究。近年来还承担了国家发展改革委员会和国家卫生健康委员会共同发起的提高妇产科疑难病症诊治能力工程项目的研究。荣获"全国优秀科技工作者""首都十大健康卫士""全国首届医学科技之星"称号，全国荣耀医者奖、国家科技进步二等奖、北京市科技进步一等奖、高等院校霍英东教育基金青年教师一等奖。国务院政府特殊津贴获得者。

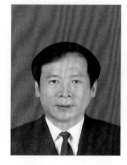

孔北华

中华医学会妇产科学分会第十一届委员会副主任委员，兼任中华医学会妇科肿瘤学分会副主任委员。

孔北华，山东大学齐鲁医院妇产科教授，山东大学妇产科学（国家重点学科）系主任，山东大学医学学科学术委员会副主任委员，山东大学齐鲁医院学术委员会主任委员。兼任中国医师协会妇产科医师分会副会长，《中华妇产科杂志》副总编，《现代妇产科进展》杂志主编，国家执业医师考试临床医学命审题委员会副主任委员兼妇产科学组长。国务院政府特殊津贴获得者。主要研究方向为妇科肿瘤临床及分子生物学。发表学术研究论文 200 余篇，其中 SCI 收录论文 98 篇（第一作者或通信作者），获得教育部科技进步奖一等奖 2 项，主持国家级科学研究项目 / 课题 9 项，主持制定国家卫生行业标准 1 项，主编人民卫生出版社国家规划教材《妇产科学》（5 年制，第 9 版），主编高等教育出版社国家规划教材《妇产科学》（第 1 版），副主编人民卫生出版社国家规划教材《妇产科学》（5 年制、7/8 年制，第 8 版）。

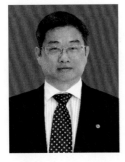

狄文

中华医学会妇产科学分会第十一届委员会副主任委员。

狄文，医学博士，主任医师，教授，博士研究生导师。现任上海交通大学医学院附属仁济医院副院长、妇产科主任，上海市妇科肿瘤重点实验室主任，中国医师协会妇产科医师分会副会长，上海市医学会妇产科专科分会顾问，上海市医学会妇科肿瘤学专科分会主任委员，上海市医师协会妇产科医师分会副会长，上海市母婴安全专家委员会主任委员。兼任《中华妇产科杂志》副总编辑，《中国实用妇科与产科杂志》等多个杂志的副主编及编委。担任国家卫生健康委员会"十三五"住院医师规范化培训规划教材《妇产科学》（第 2 版）主编，全国高等学校教材《妇产科学》（5 年制，第 9 版；8 年制，第 3 版）副主编。临床擅长妇科恶性肿瘤的诊治及妊娠合并 SLE 的综合治疗。承担并完成国家"十五"攻关课题、国家自然科学基金和省部级重大科研课题 40 余项。在国内外学术刊物上发表论文 200 余篇，其中 SCI 收录 70 余篇。主编、参编著作 40 余部。以第一完成人获得教育部科技进步二等奖、上海医学奖一等奖及上海科技进步三等奖。2011 年入选上海市领军人物。

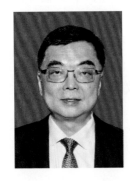

谢幸

中华医学会妇产科学分会第十一届委员会副主任委员，兼任中华医学会妇科肿瘤学分会候任主任委员。

谢幸，浙江大学医学院附属妇产科医院教授，主任医师，博士研究生导师，国家及省级重点学科带头人，国家级精品课程负责人，浙江省女性生殖与健康研究重点实验室主任。兼任浙江省医学会妇产科学分会和浙江省抗癌协会妇科肿瘤专业委员会前任主任委员，担任全国高等学校教材《妇产科学》（5 年制，第 8 版和第 9 版）主编和《妇产科学》（8 年制，第 3 版）编委；《中国妇科与产科杂志》《现代妇产科进展》《国际妇产科学杂志》副主编，《中华医学杂志》（中、英文版）、《中华妇产科杂志》、*Plos ONE* 等多本杂志编委。荣获浙江省优秀教师、浙江大学教学名师奖。主持国家、省部级科研项目多项；以第一完成人荣获国家科技进步奖二等奖 1 项、中华医学奖一等奖 1 项和教育部科学技术奖一等奖及二等奖各 1 项；获国家发明专利多项。发表学术论著 300 余篇，其中 SCI 论文 100 余篇。

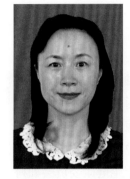

朱兰

中华医学会妇产科学分会第十一届委员会副主任委员，兼任中华医学会妇产科学分会秘书长、妇科盆底学组组长、内镜学组成员。

朱兰，北京协和医院妇产科副主任、普通妇科中心主任，教授，博士研究生导师；中华预防医学会盆底功能障碍防治专业委员会主任委员，中法盆底康复联盟主席；协和学者、协和创新团队课题首席专家；国家卫生健康委员会中青年突出贡献专家，国家自然科学基金评审二审专家，中央保健特聘专家，新世纪百千万人才工程国家级人选，全国三八红旗手，国家特殊津贴获得者，全国第九届青年科技奖和中国第二届女医师五洲女子科技奖获得者。担任《中华妇产科杂志》等多本妇产科核心期刊主编，*International Urogynecology Journal* 编委。主持并已完成国家及部级课题多项，目前主持国家行业基金、国家自然科学基金和部级科研课题等多项研究。以第一作者在国内外核心期刊上发表论文数百余篇，以第一作者及通信作者发表 SCI 论文 100 余篇。主编、主译《女性盆底学》等多部著作。获得专利 6 项。曾获高校科技进步奖一等奖、北京科技进步二等奖、华夏科技一等奖及国家科技进步二等奖。

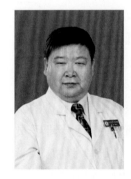

崔恒

中华医学会妇产科学分会第十一届委员会常务委员，兼任中华医学会妇科肿瘤学分会副主任委员、中华医学会妇产科学分会内镜学组组员。

崔恒，医学博士，主任医师，教授。现任北京大学人民医院妇科肿瘤中心主任，中国老年学和老年医学学会妇科分会副主任委员，中国医药生物技术协会理事，医药生物技术临床应用专业委员会常务委员，中国抗癌协会纳米肿瘤学专业委员会常务委员，北京市健康保障协会常务理事，沃医妇产医生集团联合创始人。担任《中国妇产科临床杂志》副主编，《中华妇产科杂志》等多本杂志的常务编委和编委。发表学术论文 200 余篇，获得国家发明专利 4 项，美国专利 1 项。获得省部级科技进步奖 5 项，教育部科技发明一等奖 1 项，国家科技进步二等奖（第三完成人）1 项。专业研究方向为卵巢癌和子宫内膜异位症。在国内率先制备出抗卵巢癌相关抗原的单克隆抗体，在此基础上研制出特异性抗卵巢癌细胞免疫治疗方法，并获得国家药品监督管理局批准，正在进行 I 期临床试验。主持国家重点研发计划"纳米科技"专项"基于纳米分子影像探针的癌症微创介入诊疗导航技术"项目课题，并担任"基于纳米分子影像探针的肿瘤介入治疗与疗效评价"分课题负责人。

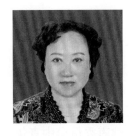

丁岩

中华医学会妇产科学分会第十一届委员会常务委员，兼任中华医学会妇产科学分会绝经学组组员。

丁岩，医学博士，主任医师，二级教授，博士研究生导师，新疆维吾尔自治区突出贡献专家，国务院特贴专家。现任新疆医科大学第一附属医院妇科中心主任，中国医师协会妇产科医师分会常务委员、子宫内膜异位症专业委员会委员和宫颈病变专业委员会委员，新疆维吾尔自治区医学会妇产科学分会主任委员，中国老年学会妇科疾病诊疗分会名誉主任委员，中国优生协会生殖道疾病诊治分会副主任委员，国家卫生健康委员会妇科四级内镜手术医师培训基地主任。担任《中华妇产科杂志》等8本国家级核心期刊编委。获得中国医师协会"首届医师奖"、国际内镜协会"恩德思杯杰出贡献奖"；全国卫生系统"先进个人"及"职业道德标兵"称号；新疆维吾尔自治区级"教学名师"、医院的"名医"。承担国家级及省部级科研课题16项，参与国家级基金3项，发表科研论文近百篇，SCI论文20余篇。作为主编和参编人员编写妇产科教材6部、临床疾病诊治的指导手册2部。获得新疆科技成果二等奖1项、三等奖2项，新疆医学一等奖1项。

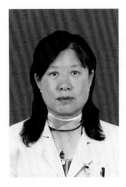

郝敏

中华医学会妇产科学分会第十一届委员会常务委员，兼任中华医学会妇科肿瘤学分会委员。

郝敏，博士，教授，主任医师，博士研究生导师，澳大利亚达尔文大学客座教授。现任中国医师协会妇产科医师分会常务委员，中国医师协会微无创医学专业委员会常务委员，山西省医师协会妇产科分会会长，山西省妇产科专业委员会主任委员。担任 Obstetrics & Gynecology（中文版）副主编，高等学校临床医学类精品资源共享课及系列教材《妇产科学》副主编，《中国实用妇科与产科杂志》《中华妇产科杂志》《生殖医学》、Journal of Minimally Invasive Gynecology Chinese Edition 等十余本期刊的编委。先后主持和参与完成了国际科研项目、国家自然科学基金、山西省自然科学基金等科研课题20项，其中荣获国家卫生健康委员会科技进步三等奖1项，省科技进步二等奖5项，省科技进步三等奖6项。目前承担国家级、省部级科研课题十余项。在国内外核心期刊发表了论文300多篇，其中SCI收录18篇、中华级杂志发表论文5篇。主编和参编著作19部，其中教材2部。多次参与中华医学会诊治指南的制定。

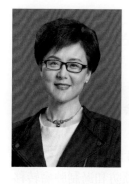

华克勤

中华医学会妇产科学分会第十一届委员会常务委员，兼任中华医学会妇产科学分会内镜学组、妇科盆底学组、妇科内分泌学组组员。

华克勤，中共党员，博士，教授，主任医师，博士研究生导师。现任复旦大学附属妇产科医院党委书记，上海市医学会妇产科专科分会副主任委员，上海市医学会妇产科专科分会妇科生殖内分泌学组组长，上海市医学会妇产科专科分会妇科内镜学组组委，上海市女性生殖内分泌诊疗中心副主任。从事妇产科专业工作 20 余年，先后在国内外期刊发表论著 30 余篇，参编或参译妇产科著作 10 部。获得上海市妇产科重点项目子项目课题、上海市自然科学基金课题、上海市卫生局科研基金课题各 1 项。在妇科微创、肿瘤内分泌、生殖道畸形及盆底功能重建方面成就突出，尤其在保留生殖器官功能的妇科微创技术方面有创新贡献。带领团队原创性发现了 2 个新 lncRNA，阐明了其介导雌激素促进卵巢癌恶性进展的生物学作用及机制，获得了国家自然科学基金课题、上海市教育委员会重大课题、上海市科学技术委员会课题等 6 项。3 年内完成论文 53 篇，其中 SCI 论文 42 篇。申请专利 2 项。获得"全国优秀科技工作者"称号，获得上海医学科技奖一等奖、中华医学科技进步奖三等奖、上海市巾帼创新奖等，并 2 次获得国际"恩德思"妇科内镜奖。

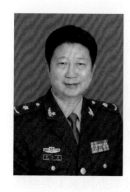

梁志清

中华医学会妇产科学分会第十一届委员会常务委员，兼任中华医学会妇科肿瘤学分会常务委员。

梁志清，陆军军医大学第一附属医院（重庆西南医院）妇产科主任，教授，主任医师，博士研究生导师。现任中国人民解放军妇产科学会主任委员，中国医师协会重庆市妇产科医师分会会长，中华医学会重庆妇产科学会副主任委员。长期致力于妇科肿瘤微创治疗及发病的分子机制及应用研究，以及胎儿结构异常的宫内及围产期手术治疗研究，创建了基于"间隙解剖法"腹腔镜下系列精准手术操作技术体系，率先在国内开展腹腔镜下子宫颈及体癌的根治性子宫切除术和盆腹腔淋巴结切除术，率先在国际上提出基于"间隙解剖法"的保留神经的解剖性广泛子宫切除术治疗早期子宫颈癌。完成了国内首例 EXIT（ex-utero intrapartum therapy，EXIT）手术和双胎输血综合征的宫内激光凝固并获得成功。2015 年经美国妇科腹腔镜医师协会（AAGL）网站完成了中国妇科肿瘤学者的首次全球手术直播。已获得国家自然科学基金课题 8 项，国家科技部及重庆市科学技术委员会公关项目多项。近 3 年获得重庆市科技攻关计划项目 1 项，军队重点项目 1 项，国家自然科学基金面上项目 1 项。发表 SCI 文章 60 余篇。2015 年获得中华医学科技一等奖 1 项。

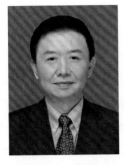

马丁

中华医学会妇产科学分会第十一届委员会常务委员，兼任中华医学会妇科肿瘤学分会现任主任委员。

马丁，教授，主任医师，中国工程院院士。现任华中科技大学同济医学院附属同济医院妇产科学系主任，中国医疗保健国际交流促进会常务理事兼妇儿医疗保健分会主任委员，国家妇产疾病临床医学研究中心主任，教育部肿瘤侵袭与转移重点实验室主任等职务。我国妇产科学界首位国家杰出青年基金获得者和"973"项目首席科学家。擅长妇科肿瘤及妇科疾病的诊断和治疗，在宫颈癌早期预防和遏制肿瘤转移临床研究方面颇有造诣，ADV-TK 拮抗肿瘤转移制剂（国家Ⅰ类新药）已进入临床Ⅲ期试验。曾获国家科学与技术进步奖二等奖、中华医学科技奖一等奖、湖北省成果推广一等奖、吴阶平 - 保罗·杨森奖、何梁何利科学与技术奖、全国创新争先奖。获得"全国优秀科技工作者"称号。主编《妇科恶性肿瘤诊治指南》（第 5 版）、国家医学生 8 年制规划教材《妇产科学》和英文版《妇产科学》。以第一作者或通信作者发表论文 486 篇，其中 SCI 论文 160 余篇，总影响因子 612.7 分，总计被他人引用 4262 次，被 *Lancet* 等国际期刊他引 2630 次。

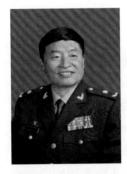

宋磊

中华医学会妇产科学分会第十一届委员会常务委员，兼任中华医学会妇科肿瘤学分会委员、北京医学会妇产科学分会委员、北京医学会计划生育学分会委员、中华医学会医疗事故技术鉴定委员会委员。

宋磊，医学博士，解放军总医院妇产科主任医师。担任世界华人妇产科医师协会副会长，中国医师协会妇产科医师分会副会长，中央保健委员会会诊专家，同时担任《中华妇产科杂志》等 5 本妇产科核心期刊编委。开创的新阴式系列手术（包括盆腔脏器脱垂手术）成为解放军总医院妇产科的技术特色，常年负责中华医学会妇产科学分会及各种学术会议妇科肿瘤和阴式手术的相关培训授课，连续举办国家Ⅰ类继续教育项目《经阴道手术微创观念新进展学习班》9 届及《妇科肿瘤高峰论坛》6 届，参加编写中华医学会、国家级继续教育项目《妇产科学新进展》教材 16 部。参编著作十余部，发表论文 70 余篇。获军队医疗成果奖二等奖 1 项，军队科技进步三等奖、四等奖各 3 项。

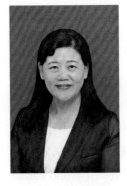

薛凤霞

中华医学会妇产科学分会第十一届委员会常务委员，兼任中华医学会妇科肿瘤学分会委员、中华医学会妇产科学分会感染性疾病协作组副组长。

薛凤霞，医学博士，博士研究生导师，天津医科大学总医院妇产科主任。现任中国医师协会妇产科医师分会常务委员，天津市医师协会妇产科医师分会会长，中国优生科学协会副会长，中国优生科学协会生殖道疾病诊治分会主任委员，《中华妇产科杂志》等多本核心期刊编委，《国际生殖健康/计划生育杂志》执行主编，全国高等医药院校规划教材《妇产科学》编委。在妇科肿瘤的综合治疗、妇科疑难病例及女性生殖道感染性疾病的诊治方面经验丰富。参与全国高等医学院校教材《妇产科学》（5 年制，第 8 版、第 9 版；7/8 年制）的编写。主持国家自然科学基金课题 5 项，教育部博士点基金课题 1 项，教育部重点项目 1 项，天津市科学技术委员会国际合作项目 1 项，天津市自然科学基金课题 2 项；发表中英文论著 200 余篇，其中 SCI 收录 50 余篇。相关科研成果获得天津市科技进步一等奖 1 项、二等奖 2 项、三等奖 2 项，华夏医学科技二等奖 1 项。

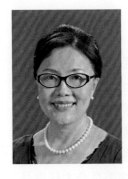

杨冬梓

中华医学会妇产科学分会第十一届委员会常务委员，兼任中华医学会妇产科学分会妇科内分泌学组副组长。

杨冬梓，医学博士，教授，博士研究生导师。中山大学孙逸仙纪念医院妇产科生殖专科一级主任医师，澳门镜湖医院顾问医师。现任中国医师协会生殖医学专业委员会副主任委员，《中华妇产科杂志》等 2 本妇产科核心期刊副总编，广东省医师协会妇产科医师分会主任委员，广东省医学会妇产科学分会第九届、第十届主任委员，中国医师协会妇产科医师分会常务委员，中国医疗保健国际交流促进会生殖医学委员会副主任委员、妇产科专业委员会副主任委员，中国整形美容协会女性生殖整复分会第一届、第二届副会长等。主要研究方向为多囊卵巢综合征的诊治、辅助生殖技术和女性保健等方面，已发表学术论文 200 余篇，其中 SCI 收录论文 50 余篇；主编 5 部著作，参编著作 20 余部。参与主持国家重点研发计划、广东省名医中医药"二次开发"项目、国家重点专项、广东省卫生健康委员会指令性课题各 1 项。先后荣获教育部科技成果二等奖、广东省科技成果二等奖、华夏医学二等奖、全国妇幼健康科学技术成果二等奖。参与制定国家卫生健康委员会多囊卵巢综合征（polycystic ovary syndrome，PCOS）诊疗常规、全国多个诊疗常规和指南。荣获首届"中山大学名医""羊城好医生""岭南名医"及"逸仙名医"荣誉。

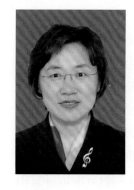

杨慧霞

中华医学会妇产科分会第十一届委员会常务委员，兼任中华医学会围产医学分会前任主任委员、中华医学会妇产科学分会产科学组组长。

杨慧霞，教授，主任医师，博士研究生导师。北京大学第一医院妇产科主任，中国医师协会妇产科医师分会常务委员兼母胎医学专业委员会副主任委员，中华预防医学会生命早期发育与疾病控制专业委员会主任委员，国际妇产科联盟（International Federation of Gynecology and Obstetrics，FIGO）母胎医学专家组专家，国际健康与疾病发育起源学会理事成员，世界卫生组织（World Health Organization，WHO）妊娠期糖尿病诊断标准专家组专家。近3年主要主持世界糖尿病基金、国家自然科学基金重点项目、国家自然科学基金面上项目、北京市自然科学基金资助项目（重点项目）各1项；主要批获国家重大科学研究计划、国家自然科学基金重点项目、国家科技支撑计划各1项。发表中、英文专业论文近600余篇。主编及主译20余部专业书籍。获得妇幼健康科学技术奖一等奖、第四届中国女医师协会五洲女子科技奖、国之名医卓越建树奖，获得"中国十大妇产医师"称号，入选2017年科技北京百名领军人才培养工程。

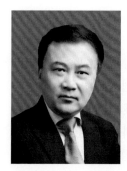

张国楠

中华医学会妇产科学分会第十一届委员会常务委员，兼任中华医学会妇科肿瘤学分会委员。

张国楠，教授，主任医师，博士研究生导师。四川省学术与技术带头人（二级岗位专家），四川省有突出贡献的优秀专家，四川省卫生健康委员会领军人才，享受国务院政府特殊津贴。电子科技大学医学院附属肿瘤医院（四川省肿瘤医院研究所/四川省癌症防治中心）妇科肿瘤中心主任、医学伦理委员会主任委员。

现任中国医师协会妇产科医师分会常务委员兼肿瘤专业委员会副主任委员，中国医药教育协会妇科专业委员会副主任委员，中国抗癌协会妇科肿瘤专业委员会常务委员，中国研究型医院协会妇产科专业委员会常务委员，中国抗癌协会中国临床肿瘤学协作专业委员会（Chinese Society of Clinical Oncology，CSCO）执行委员，全国医师定期考核妇产科专业编辑委员会委员，吴阶平医学基金会肿瘤医学部执行常务委员，整合妇产医学专业委员会常务委员等。担任 *Sarcoma Research–International* 编委及《中华妇产科杂志》等多本国内核心期刊编委，CMJ 审稿专家等。主要从事妇科肿瘤的应用基础研究与临床工作。擅长妇科肿瘤以手术为主的综合治疗。承担国家自然科学基金课题2项，获部省市级科技进步奖6项，主编医学著作4部，作为副主编与参编人员编写著作13部。发表医学学术论文190余篇，其中 SCI 收录16篇。

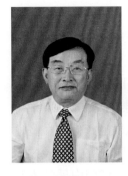

张建青

中华医学会妇产科学分会第十一届委员会常务委员，青海省医学会围产医学分会副主任委员兼秘书长。

张建青，青海红十字医院荣誉院长，青海大学硕士研究生导师，妇产科教授，主任医师。系青海省优秀专业技术人才，享受国务院政府津贴。现任中国医师协会妇产科医师分会常务委员，中国民族医药学会回医药分会副会长，青海回医药研究会会长，中国全面优生优育学会青海分会副会长，青海计划生育专家指导委员会副主任委员。先后开展50多项新技术、新业务，其中24项成果通过省级鉴定，6项获得省部级医疗科技进步奖；发表专业论文50余篇，其中一项技术论文在《中华妇产科杂志》上发表后，因属国际首创，被美国GOLLB科学文化录入国际电脑网络的全球信息网；发表科研论文30余篇，其中国家级核心期刊收录15篇。主持的临床科研课题中，已有10项获得省部级科技进步奖，并有8项达到国内领先和先进水平。被青海省政府授予"青海省优秀专业技术人才"称号。

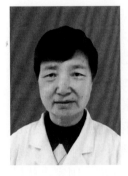

张淑兰

中华医学会妇产科学分会第十一届委员会常务委员，兼任中华医学会妇产科学分会绝经学组副组长；辽宁省医学会妇产科学分会第七届、第八届、第九届主任委员。

张淑兰，国家二级教授，博士研究生导师，国务院特殊津贴获得者，国家卫生健康委员会有突出贡献中青年专家，辽宁省攀登学者，辽宁省优秀专家，首届辽宁名医。中国医科大学附属盛京医院原妇产科教研室主任，现妇产科第二妇科病房主任。现任中国医师协会妇产科医师分会副会长，辽宁省医师协会妇产科医师分会首届会长，中国优生科学协会第一届阴道镜和宫颈病变病理学分会副主任委员，全国卫生产业企业管理协会妇幼健康产业分会第一届委员会副会长，中国优生科学协会生殖道疾病诊治分会副主任委员，《中国实用妇科与产科杂志》主编。连续多年任国家自然科学基金评审专家，国家科技进步奖、中华医学科技进步奖和教育部教学水平评估专家。承担国家级及省部级课题11项，包括国家自然科学基金4项、省部级科研成果7项。

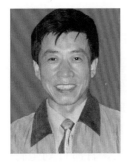

张为远

中华医学会妇产科学分会第十一届委员会常务委员，兼任中华医学会妇产科学分会妊娠期高血压疾病学组组长。

张为远，教授，主任医师，博士研究生导师。现任中国医师协会妇产科医师分会副会长。担任《中华妇产科杂志》《中国妇幼保健杂志》副主编，《中华围产医学杂志》《中华医学杂志》等十余本杂志编委。主要从事围产保健、高危妊娠管理、妊娠合并症和并发症处理及产前咨询的基础与临床研究，完成并承担国家"十五"科技攻关计划、国家自然科学基金和省部级重大科研课题16项。在国内外学术刊物上发表论文320余篇，其中SCI收录论文93篇。出版著作（主编或主译）5部。1992年获得国务院政府特殊津贴，2000年被评为有突出贡献的中青年专家，获省部级科技进步二等奖、三等奖共12项。

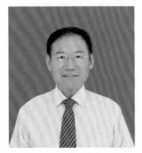

张震宇

中华医学会妇产科学分会第十一届委员会常务委员，兼任北京医学会妇产科学分会委员、中华医学会医疗事故鉴定专家、北京医学会医疗事故鉴定专家。

张震宇，医学博士，主任医师，首都医科大学附属北京朝阳医院妇产科主任，博士研究生导师。现任中国医师协会妇产科医师分会常务委员兼总干事，国家卫生健康委员会妇科内镜专家委员会副组长，国家卫生健康委员会临床路径管理专家组委员，北京朝阳区优生优育专业小组委员，北京朝阳区出生缺陷监测委员会委员。担任《国际妇产科杂志（中国版）》执行副总编，《国际妇癌杂志（中国版）》副总编，《中华妇产科杂志》等多本期刊副主编或编委。发表论文100余篇，SCI总因子160分，出版著作7部。国家自然科学基金项目负责人，获北京市优秀人才基金资助。获得国家专利2项，承担国家自然科学基金项目1项、北京市科学技术委员会课题1项。获得科技进步奖2项。

（朱　兰　孙智晶　沈　铿　郎景和）

第二节　我国妇产科从业人员调查分析

一、妇产科医师中的防卫医学行为

（一）防卫医学的概念和流行特点

国内针对医疗人员的暴力事件频发，甚至引起国外专业及大众媒体关注。在此背景下，医患关系的理性探讨和思辨可能是一种超越情绪宣泄且客观对立的做法。防卫医学作为一种全世界范围内广泛流行的医疗行为，恰为分析医师执业和医患关系提供了很好的切入点。防卫医学的概念首先出现于 1978 年，在国内也被称为防御性医疗、自卫性医疗等。按照美国国会技术评估办公室的定义，防卫医学主要是出于担心医疗事故责任的问题而安排或避免某些检查或操作。防卫医学还是美国国家生物技术信息中心 PubMed 的主题词之一，定义为"医疗责任威胁诱导的医疗行为模式改变"，主要用于预防患者发起诉讼，并在诉讼发生时提供好的法律保护。由概念可知，构成防卫医学的行为需要符合 2 个条件：第一，医师的诊疗行为偏离了诊疗规范；第二，医师这样做是为了规避医疗纠纷和诉讼风险。按照表现形式，防卫医学行为可以分为 2 种类型：一类是"积极型防卫医疗"，医师为患者过度提供某些不必要的检查、化验和治疗项目等，属于过度医疗；另一类是"消极型防卫医疗"，医师拒绝收治高危者或采取保守治疗，如不恰当的会诊或转院等。住院过程中防卫医学的表现形式则可能更加多样，例如，增加会诊，回避收治高危患者，回避高风险诊疗方案或操作，适度夸大病情，增加检查化验项目，多为患者开具药物，放宽下达病重、病危医嘱及护理登记，增加各种告知及知情同意。无论哪一种类型和做法，防卫医学都是负面的医疗模式，并不符合医者和患者的利益。医师清楚地知道自己进行防卫医学的行为，了解防卫医学显著增加了卫生医疗成本。调查显示，医师将总体医疗花费的 34% 完全归咎于防卫医学，21% 归咎于带有防卫性质的临床实践。根据医师自己估计，35%的诊断性操作、29% 的实验室检查、19% 的住院、14% 的处方及 8% 的手术都是为了避免诉讼。不过这些结论带有很多医师的动机推理色彩，可能有所夸大。

防卫医学是全球性问题，超越了国家、经济、体制、文化和宗教。全世界大部分医师曾经或正在采取防卫医学行为。苏丹妇产科医师的调查中有 71.8% 的医师曾经实践过防卫医学的某种形式，在指责文化流行的区域，医疗诉讼比例更高。沙特阿拉伯的研究发现，产科医师面临医疗事故指控的高危风险，对于产科诊疗造成严重压力。7926 名英国医师的调查显示，绝大部分医师报道曾经实践过防卫医学行为，包括过度诊疗（82%～89%）和回避（46%～50%）。另一项英国研究发现，59% 医师会开出不必要的检查，55% 会进行不必要的转诊。以色列的调查发现，889 名医师中 60% 实践过防卫医学行为，40% 医师认为每一名患者都是潜在的医疗诉讼威胁。防卫医学也跨越了医学专业的区分。*JAMA* 中一项对 6 个高风险专业的电子邮件调查显示，824 名美国宾夕法尼亚州的医师中 93% 都声称实践过防卫医学行为（其中 23% 为妇产科医师）。"保险的做法"包括进行额外检查、额外的诊断性操作、转诊患者至其他专家等，这些占据 92% 的防卫医学行为；43% 的医师报道在临床并无必要的情况下会安排影像学检查，42% 相信如果不做这些检查将会增加医疗诉讼的风险。参与调查的产科医师认定的防卫医学行为包括：转诊至其他专家，32%；超声检查，8%；其他检查，13%；活检，9%；血液化验，8%；放射性影像学检查，7%；剖宫产，6%；管理绝经后的高危患者，5%。

（二）国内的防卫医学行为

国内的防卫医学行为同样严重。与美国相比，我国防卫医学行为调查研究人力欠缺，缺乏系统性和针对性，样本含量相对较小，结论偏倚较大。北京 9 家三甲医院部分医师的调查显示，在 512 名医师中 79% 防卫医疗行为的程度偏高，且与医师年龄、对医患关系和医疗环境的认知有关。河北省某医院的 375 名临床医师的调查发现，82.9% 的医师表示医患纠纷对诊疗工作的影响非常大或较大，临床医师的防卫医学行为平均得分高达 14.8 分（满分 20 分），近 2 年亲身遭遇过医疗纠纷的医师防卫医学行为得分高于未遭遇过医疗纠纷的医师。桂林医学院医学生的调查发现，72% 了解防卫医学，其中 48% 赞同防卫医学，43%"不知道、很矛盾"，仅有 9% 明确反对。学生在维护患者利益与保护自己之间、培养专业技能与承担医疗风险之间感到困惑、痛苦。广东某公立医院 504 名执业医师的调查分析发现，80.6% 的医师"有时"或"经常"实践防卫医学，而过度医疗行为并不完全由经济诱因支配；医师防范医患纠纷的防卫医学动机也在很大程度上导致了"大处方"和"过度检查"的防御性行为。防御行为也是中国急诊住院医师进行独立决策的重要影响因素

（三）妇产科的防卫医学行为

妇产科专业是诉讼发生的高危专业，最明显的例子是防卫医学行为显著增加了剖宫产率。针对美国产科医师的调查显示，医疗诉讼的历史及对产科医疗事故和诉讼的担心均会导致医师推荐剖宫产。对医疗事故和诉讼的担心也会影响剖宫产后阴道分娩的实践。以色列的一项横断面研究调查了 117 名妇产科医师（为以色列医学会注册妇产科医师的 10%），其中 97% 感到他们的日常工作受到担心医疗过错影响而非出于真正的医疗考虑而进行防卫医学行为；即使在没有明确医疗指证的情况下，87% 的医师也愿意提供剖宫产。剖宫产增加医疗风险和费用。尽管尚有争议，但有很多研究证实剖宫产率和保险费之间呈正相关。一项对前次剖宫产的研究显示，医疗责任险保费（作为医疗事故压力的指标）和初次剖宫产及再次剖宫产率呈正相关，与剖宫产后阴道分娩率呈负相关，说明追责环境影响产科分娩方式的选择。如果减少诉讼压力很可能降低美国总体剖宫产的数目和总体的分娩费用。美国全国性产科实践的分析发现，平均州立医疗事故保险费超过 10 万美元的情况和不到 5 万美元的情况相比，将增加总体剖宫产的风险（$OR=1.17$，95% CI：$1.02\sim1.35$），降低剖宫产后阴道分娩（$OR=0.60$，95% CI：$0.37\sim0.98$）和阴道器械助产（$OR=0.72$，95% CI：$0.63\sim0.83$）的比例。

人们在做决策时往往并不都能进行理性分析，而多受认知偏倚的影响。心理学的锚定效应和促发效应可以解释妇产科医师采取防卫医学的做法。产科医师广泛信奉这句格言——你唯一遗憾的剖宫产就是你没有去做的那台剖宫产！反观产科最常见的诉讼原因包括产前筛查和诊断中的失误或遗漏、超声诊断的失误、婴儿神经系统损害、新生儿脑病、死产或新生儿死亡、肩难产合并臂丛神经损伤或窒息性损伤、剖宫产后阴道分娩、阴道手术助娩、产科培训程序。这些原因中大部分都和"未行剖宫产"或"未能及时行剖宫产"的潜在指控有关。因此在很多产科医师心中，进行剖宫产对于减少和避免诉讼是有益的。美国妇产科学会建议对于估计胎儿体重超过 4500g 且母亲合并糖尿病的孕妇或估计胎儿体重超过 5000g 但母亲没有糖尿病的孕妇进行剖宫产，并认为对于放宽剖宫产指征（如对于估计胎儿体重超过 4000g 的孕妇进行剖宫产）并不能显著降低肩难产发生率，但是实际上母亲对于胎儿可能风险的接受程度存在很大差别。既往不良妊娠结局的母亲更不愿意再次接受可能的风险，哪怕这些风险是非常微小的理论风险。

（四）防卫医学行为的解决之道

有研究者认为，防卫医学是医疗过失诉讼制度在市场经济体制下不可剥离的副产品。纯粹的禁止性立法不足以制止防卫医学行为。但是鉴于防卫医学严重的负面效应，还是可以从多个角度和层面对其进行防范和改善的。

1. 社会角度　有学者认为，只有建立了明确的医疗免责的具体条款，允许医疗活动带有的危险性，才能解除医护人员的顾虑，促进医学发展。在客观上，医疗免责的建立也有助于完善医疗伤害责任与赔偿制度，明确医师服务质量标准，使医师成为完全的代理人；从患者的最大利益出发，最大限度地保障患者的生命和健康利益，而同时也保护了医师的合法权益。尽管这种想法太过理想化，不过对医疗过失诉讼制度的运用及医疗损害赔偿的额度进行合理限制有可能约束防卫医学行为的泛滥。

20世纪60年代末70年代初，美国的保险公司、烟草行业和大型企业集团对侵权法制度发难，开始了一场拟在扭转"过失侵权责任"的"侵权法改革运动"。在医学领域内，侵权法改革运动有望降低将近400亿美元/年的住院费用。但是医疗领域内情况更加复杂一些。将患者健康和福利放在第一位是医学专业精神的基石。将患者福利置于首要地位是医学专业精神的宗旨之一。这样的伦理观念教导医师利他主义，建立和患者的治疗性关系。如果利己主义可能破坏该原则，就会严重破坏学科的荣誉。尽管医师对诉讼的担心可能永远不会消除，医师有关医疗责任的观念可能只有在有意义的侵权改革后才会发生重大改变，但是当下医师必须逆转防卫医学的做法，并以专业服务首先服务于患者利益。

2. 专业角度　循证医学指南有助于提供恰当的、符合伦理的临床诊疗。指南不仅可以教育医师，还应被医师用于教育患者。专业医疗机构已经发布了很多针对患者的和指南相关的教育材料，但还做得不够。尽管目前诉讼中医疗管理是判断医师是否尽职的主体依据，但是临床指南提供的证据胜过常规做法的合理性，有助于建立标准的诊疗行为。指南并不是避风港，不是最终结论，而是一种很重要的专家意见，因为最好的诊疗才是最好的防御。

事实上，医师很清楚要遵循指南并避免不必要的检查，根据患者的最佳利益提供恰当的临床诊疗。一项调查中，79%的医师强烈或中等程度地认为医师应该依从临床指南给予标准干预，避免已经被证明为价值很小而花费更多的干预，89%的医师强烈或中等程度地认为医师在限制不必要检查中应该扮演更重要的角色，78%的医师说他们会致力于具体患者的最佳利益，无论代价多么高昂。

根据《美国医师学会伦理学指南》的声明："在日益复杂的卫生保健系统中，医师有义务改善他们患者的健康福祉。这就要求医师坦诚地帮助患者理解临床惯例和推荐，在所有合理的诊疗选择中参与并进行决策……这也包括对有限的健康医疗资源进行管理，以尽可能保证诊疗的目的，无论是在诊室、还是在长期的诊疗场所或住院期间。"自治和无害的基本伦理原则，与为患者做正确的事情是一致的，也就是在恰当的时间提供恰当的诊疗，并避免过多或过少的诊疗。按照指南和官方推荐的科学证据的指引，医师能够为患者提供最优的诊疗方案并将医疗过失诉讼的风险减少到最低程度。

3. 医师角度　初步的资料显示，在评估患者、明确诊断时，病史能够提供超过75%的证据和提示，体格检查贡献10%～15%，而辅助检查提供的证据不足10%。患者诉讼的常见原因是对诊疗过程的不满意，尤其是对医师的交流和人际技巧不满意。强调基本技巧包括细致的病史采集、熟练的体格检查、有效的医患交流和全面的移情关怀，这种策略可能是避免医疗过失诉讼、减少诊断检查滥用和误用及节约卫生健康资源最有效的方案。在开出诊断性检查前可以常规提出如下问题：这些检查结果是否改变诊疗方案？进行这些检查和其他管理策略相比有无差别？这些问题的提出也可用于减少防卫医学行为。

对医疗相关法律法规的了解掌握，以及为医师提供必要的法律咨询和支持、保险、经济帮助和供给，对于降低防卫医学也有正面效应。

总之，防卫医学是为了避免医疗诉讼而改变医疗行为模式的做法，广泛见于各种文化背景和医学专业。妇产科领域内剖宫产率的增加是防卫医学最明显的例证。产生防卫医学行为最重要的原因是诉讼的经历及对诉讼的担心，并与深刻的社会原因和医学技术因素密不可分。防卫医学造成卫生资源的巨大浪费，扭曲医疗行为和医患关系，需要从社会、专业和个人多个角度和层面进行防范和纠正。

二、针对妇产科医师的医疗暴力

（一）总体趋势

恶性伤医事件愈演愈烈，群体围攻医院或殴打医务人员现象经常发生且呈增加趋势，有些甚至演变成恶性刑事犯罪。这些事件严重干扰了医院正常的诊疗秩序，不仅给医务人员带来了身心伤害，也给患者和社会造成严重的危害和不良影响。如何妥善处理医疗纠纷、依法维护医患双方的合法权益及重新构建和谐医患关系，是摆在我国卫生行政管理部门和医院管理者面前的重要问题。对此，中国医院协会自 2012 年 12 月开始，历时 9 个月，组织开展了"医院场所暴力伤医情况调研"，这是迄今为止唯一的全国性调研。2002 年 5 月 10 日 WHO 在题为《新的研究表明工作场所暴力威胁卫生服务》的公报中给出关于医院工作场所暴力的定义——卫生从业人员在其工作场所受到辱骂、威胁或袭击，从而造成对其安全、幸福和健康明确或含蓄的挑战。根据上述定义，医院工作场所暴力分为心理暴力和身体暴力，心理暴力包括口头辱骂、威胁和言语的性骚扰；身体暴力包括打、踢、拍、扎、推、咬等暴力行为，还包括性骚扰和强奸（含未遂）。身体暴力可能未导致伤害，也可能造成轻度损伤、明显损伤、功能障碍或永久性残疾。由此，还可将医院工作场所暴力分为 3 种：①医务人员受到辱骂、威胁等心理暴力。②医务人员躯体受到攻击，造成明显损伤，甚至导致功能障碍、永久性残疾、死亡等严重后果。③医务人员受到性骚扰或性袭击。恶性伤医是指卫生从业人员在其工作场所躯体受到攻击，造成功能障碍、永久性残疾、死亡等严重后果。

调查显示，医务人员遭到谩骂、威胁较为普遍。发生医院的比例从 2008 年的 90% 上升至 2012 年的 96%；医务人员躯体受到攻击、造成明显损伤事件的次数逐年增加，发生医院的比例从 2008 年的 47.7% 上升至 2012 年的 63.7%；医务人员受到性骚扰或性袭击的发生概率也呈逐年上升趋势，2012 年平均每家医院发生 0.6 次医务人员受到性骚扰或性袭击的事件，是 2008 年的 2 倍；恶性伤医事件数量逐年增加，通过文献资料和互联网搜索引擎检索，梳理了近 10 年（2003—2012 年）恶性伤医事件共计 40 起，2012 年达到顶峰。住院区、就诊区、办公区成为医院场所发生暴力伤医事件的高发区。

（二）防范机制

通过对现行的 43 款地方政府颁布的医疗纠纷处置办法或条例的分析表明，医患纠纷治理涉及政府部门分工、联席会议协调、卫生系统应急、患者暴力防控、患者权利保障、调解经费保障、医疗风险分担、医患纠纷人民调解委员会（医调委）工作运转、过错责任追究、正面功能挖掘 10 个具体机制。这些机制促进了医患纠纷的有效化解，但也存在着强调部门分工、忽略部门协同，强调秩序恢复、忽略权利保障，强调调解免费、忽略经费落实，强调风险共担、缺乏明确规定，强调过错问责、忽略冲突利用等问题。应增强权利导向，强化协同合作，疏通冲突能量正面利用的渠道，并注意防范医调委工作的异化。各地通过建立医调委这种中立第三方的形式来化解医患冲突，现实成效是明显的，这也是该制度能够在近几年在全国范围内得到迅速推广的内在原因。从各地的规定来看，相关机制从总体上看涵盖了最主要的方面，能够有效地将冲突的能量进行疏解，但同时，其中也存在着很多问题，亟须进一步加强研究和调研，并在制度上机制上加以完善，从而更好地化解医患纠纷。表1-12是各地医患纠纷处置办法对冲突治理具体机制的规定。

暴力现象令医疗群体痛心疾首，但我们更应看到改革的契机与希望。医疗场所暴力现象在各国普遍存在，其治理是一项社会系统工程，预防是重点，医疗界有责任率先做出承诺。根据国际层面的研究成果和治理经验，提出以下原则性治理策略：主要以相关机构和部门的政策调整为着眼点，功能指向为保障实现零容忍向医疗机构从业人员实施暴力的现象，根本宗旨在于推动社会层面与医疗界的信任，探索深化医疗体制改革的出路。

1. 国家法律与政策制定机构　在研究、制定、出台相关医疗卫生法规政策的过程中，要以促进医患信任为基本价值取向，要进行全面、深入、长期的调研，要充分预见和追踪相关法规政策对医患关系造成的影响。

2. 各级政府、医疗卫生管理部门　要健全相关医疗暴力事件预防与管理规范，要提高暴力事件的处理水平，要保持处理过程中的透明与公正，要及时上报相关事件的发生与发展。

3. 公共安全管理部门　在接到医疗机构关于暴力事件的报道后，要及时、有效、合法地介入到事件处理过程中，任何不作为都要承担相应法律后果。

4. 各级司法机构　在处置、审理向医疗机构从业人员实施暴力的案件中保持客观中立，要进行广泛深入的调查与听证，要保证司法程序的严格和透明，要严格适用可能涉及的司法精神病鉴定。司法机构在审理医疗纠纷案件的过程中，要严格适用法律，也要充分预见到司法处理结果对医患关系产生的影响。

5. 各类媒体　要对向医疗机构从业人员实施暴力事件进行客观、中立、完整、负责的报道，媒体要扮演好舆论监督的职责。

6. 各级医学专业协会与团体　要承担好自律与维权的职能，要向医疗暴力事件的受害者提供法律、心理、经济上的支持。

7. 医疗机构　要出台相应的安全管理政策，建立有效的安全预警机制和报道机制，落实安全负责人，加强风险管理措施，提高医疗纠纷的处理能力，完善设施建设。在发生医疗暴力事件的过程中，医疗机构负责人要主动、及时、有效、恰当地介入到事件的处理过程中，对医疗暴力事件预防与处理不力的相关负责人要承担相应的行政责任。医疗机构要面向机构全体人员进行必要的医疗风险防控、医患沟通、医疗伦理与法律的培训。

8. 医科院校　要进一步提高医学教育质量，要加强对医学生的人文教育和职业精神培养。

表1-12 各地医患纠纷处置办法对冲突治理具体机制的规定

制度名称	实施时间	政府部门分工机制	联席会议协调机制	卫生系统应急机制	患者暴力防控机制	患者权利保障机制	调解经费保障机制	医疗风险分担机制	医调委的工作机制	过错责任追究机制	正面功能挖掘机制
天津市医疗纠纷处置办法	2009.02	√	—	√	√	√	√	√	√	√	√
浙江省医疗纠纷预防与处理办法	2010.03	√	√	√	√	√	√	√	√	√	√
重庆市医疗纠纷处置办法	2011.04	√	√	√	√	√	√	√	√	√	√
四川省医疗纠纷预防与处置暂行办法	2012.04	√	√	√	√	—	√	√	√	√	—
湖南省医疗纠纷预防与处理办法	2013.02	√	√	√	√	√	√	√	√	√	—
广东省医疗纠纷预防与处理办法	2013.06	√	√	√	√	√	√	√	√	√	√
贵州省医疗纠纷人民调解处理办法（试行）	2014.01	√	—	√	√	—	—	√	—	√	√
湖北省医疗纠纷预防与处理办法	2014.02	√	√	√	√	√	√	√	√	√	√
上海市医患纠纷预防与调解办法	2014.03	√	—	√	√	√	—	√	—	√	√
江西省医疗纠纷预防与处置条例	2014.05	√	√	√	√	√	√	√	√	√	—
宁波市医疗纠纷预防与处置暂行办法	2008.03	√	—	√	√	—	√	√	—	√	—
南平市医患纠纷预防与处置行办法	2009.07	√	—	√	√	—	√	√	√	√	√
嘉兴市医疗纠纷预防与处置办法	2009.09	√	—	√	√	—	—	√	—	√	—
绍兴市医疗纠纷预防和调解处理办法	2009.09	√	√	√	√	√	√	√	√	√	√
金华市医疗纠纷预防与处理暂行办法	2009.11	√	√	√	√	√	√	√	√	√	√
厦门市医患纠纷处置暂行办法	2009.12	√	—	√	√	—	√	√	—	√	√
苏州市医疗纠纷预防与处理办法	2009.12	√	—	√	√	√	—	√	√	√	√
洛阳市医疗纠纷预防与处置暂行办法	2010.01	√	√	√	√	√	√	√	√	√	√
马鞍山市医疗纠纷预防与处置暂行办法	2010.04	√	√	√	√	√	—	√	√	√	—
遂宁市医疗纠纷预防与处理暂行办法	2010.07	√	√	√	√	√	√	√	√	√	√
泰安市医患纠纷预防与处置办法	2010.07	√	—	√	—	—	√	√	√	√	√
福州市医患纠纷预防与处理办法	2011.02	√	—	√	√	√	—	√	√	√	√
菏泽市医疗纠纷预防与处置办法	2011.02	√	√	√	√	√	—	√	√	√	—
许昌市医疗纠纷预防与处置暂行办法	2011.02	√	√	√	√	√	√	√	√	√	√
石家庄市医疗纠纷预防和处置暂行办法	2011.04	√	—	√	√	√	—	√	√	√	√
蚌埠市医疗纠纷预防与处置行办法	2011.07	√	—	√	√	√	—	√	√	√	—

（待 续）

（续　表）

制度名称	实施时间	政府部门分工机制	联席会议协调机制	卫生系统应急机制	患者暴力防控机制	患者权利保障机制	调解经费保障机制	医疗风险分担机制	医调委的工作机制	过错责任追究机制	正面功能挖掘机制
遵义市医疗纠纷预防处理暂行办法	2011.09	√	√	√	√	√	√	√	√	√	√
广安市医疗纠纷预防及处置办法	2011.09	√	√	√	√	—	√	√	√	√	—
吉林市医疗纠纷处置办法	2011.11	√	√	√	√	√	√	√	√	√	√
阜阳市医疗纠纷预防与处置暂行办法	2011.12	√	—	√	√	—	√	√	√	√	—
湘潭市医疗纠纷预防与处置暂行办法	2012.03	√	√	√	√	—	√	√	√	√	—
亳州市医患纠纷预防处置办法	2012.04	√	√	√	√	√	—	√	√	√	√
日照市医疗纠纷预防与处置办法	2012.05	√	—	√	√	√	√	√	√	√	—
德州市医疗纠纷预防与处置办法	2012.06	√	√	√	√	√	√	√	√	√	√
岳阳市重大医疗纠纷应急处置试行办法	2012.09	√	√	√	√	√	√	√	√	√	—
宁德市医疗纠纷预防与处置办法	2012.10	√	√	√	√	—	√	√	√	√	—
滁州市医疗纠纷预防与处置办法	2013.06	√	√	√	√	—	√	√	√	√	—
邯郸市医患纠纷预防与处置办法	2013.12	√	—	√	√	—	—	√	√	√	—
西宁市医疗纠纷预防与处理办法	2014.01	√	√	√	√	√	√	√	√	√	√
沧州市医疗纠纷处置办法	2014.01	√	√	√	√	—	√	—	√	√	—
龙岩市医疗纠纷预防处置办法	2014.02	√	√	√	√	—	√	√	√	√	√
泉州市医疗纠纷预防与处置规定	2014.03	√	—	√	√	—	√	√	√	√	—
成都市医疗纠纷预防与处置办法	2014.10	√	√	√	√	—	√	√	√	√	—

（三）医患冲突和暴力后期的权利运作反思

既然冲突与暴力不是医患双方预定的目标和结局，那么能否在冲突和暴力发生前强化预警（如建立预警机制体系，从人员、经费、设备设施、方法等多渠道入手）？假使冲突处于"已然"状态中，是否该多倾听患者的声音和诉求，力求化解，而不是消极避让？如果暴力真的来临，我们的法律和国家机器能否对违法犯罪分子起到震慑作用，勿让小的医疗纠纷演变成大的暴力危机？

首先，医师应努力提升自己医术水平，这是患者的信任与尊重的前提，也是降低医患冲突和暴力的先决条件。其次，鼓励医师和患者面对个人的喜好和价值观，积极参与患者的照顾；多与患者沟通，增强服务意识，毕竟医患关系的主导性已经发生了重要变化。再次，提高医师应对医疗冲突暴力的能力。特别是政府、医院应该对暴力事件的预防、报道、支持系统流程培训，教会医师如何评估和识别可能发生暴力的有关因素和信号，学会自我保护方法。最后，冲突发生时，首选对话这一基本途径，但是又不排除法律和其他途径。如何通过法律、制度及双方自我约束实现有效管控，明确规范双方的权力和权利，让医患双方的权益互动在法、情、理框架下有序运作，是解决双方利益的基石和重点。即确保患者合法的权益，同时又给予医师权利足够的尊重。总之，应兼顾医患双方的权益，才是医疗冲突与暴力消弭的关键所在。

（四）中华医学会妇产科学分会有关医疗暴力的调查

根据中华医学会妇产科学分会在 2015 年 3 月 12—15 日在福建厦门召开中华医学会第十一次全国妇产科学术大会开幕式上向参加会议的妇产科医师发放了有关医疗暴力的调查问卷。调查问卷由北京协和医院妇产科设计，包括 19 个条目。7 条有关参与者的一般特点，4 条有关工作中是否受尊重和遇到的暴力，9 条是参与者对医疗暴力的看法和压力评分（0 分为没有压力，10 分为压倒性压力）。医疗暴力事件指的是在过去 12 个月内医师的受尊重程度、遭遇到的语言暴力、体格暴力和性暴力。医师对暴力事件和医患关系的看法涉及暴力事件的原因、影响、处理、责任和医师角色，以及医师对未来和子女从医的看法。结果总结于表 1-13 至表 1-15，具体分析如下。

1. 一般情况 总计发放了 1425 份问卷，回收 1300 份问卷（91.2%）。其中回答性别的妇产科医师总计 1247 位，来自全国，男性 162 位（13.0%），女性 1085 例（83.5%）。男性医师和女性医师的学历、工作医院性质、工作时间及亚专业均存在显著差异。男性医师学历更高，在三级转诊医院工作者比例更高，工作时间更短，妇科专业更多。总体上大约 80% 的医师感觉在工作中不受尊重，男性医师和女性医师之间没有显著差异（分别为 78.4% 和 80.1%，$P = 0.619$）。

2. 医疗暴力事件中医师性别的差异 约 2/3 的医师（男性和女性分别为 66.7% 和 62.2%，$P = 0.277$）曾经遭到语言暴力，但没有性别差异。最常见的是责骂（男性和女性分别为 64.5% 和 60.1%，$P = 0.289$），其次是口头威胁（男性和女性分别为 38.0% 和 30.4%，$P = 0.073$）。男性医师遭受的体格攻击显著多于女性医师（18.8% vs. 10.5%，$OR = 2.0$，95% CI：1.2～3.1，$P = 0.004$），经过对医师学历、工作医院性质、工作时间及亚专业的校正后性别仍然是体格攻击的高危因素（$OR = .3$，95% CI：1.4～3.7，$P = 0.001$）。在不同性质的体格攻击中，没有躯体损伤的体格攻击最为常见（男性和女性分别为 16.2% 和 9.5%），在不同性别之间也存在显著差异（$OR = 1.8$，95% CI：1.1～3.0，$P = 0.014$），校正后仍然有显著差异（$OR=2.3$，95% CI：$1.4\sim3.7$，$P=0.001$）。男性医师遭受的性暴力也显著多于女性医师（5.0% vs. 1.3%，$OR=4.0$，95% CI：$1.5\sim10.2$，$P=0.008$），校正后仍然有显著差异（$OR=4.8$，95% CI：$1.8\sim13.3$，$P=0.002$）。在不同性质的性暴力中，性挑逗最为常见（男性和女性分别为 5.0% 和 1.1%），在不同性别之间也存在显著差异（$OR=4.8$，95% CI：$1.8\sim12.7$，$P=0.004$），校正后仍然有显著差异（$OR=6.3$，95% CI：$2.2\sim18.2$，$P=0.001$）。

3. 不同性别医师对医疗暴力和医患关系的看法　医患关系紧张最重要的原因依次是：媒体舆论的负面报道（87.1%）、患者的期望难以满足（85.9%）、医师水平（35.8%）、看病难看病贵（35.1%）和回扣红包（21.6%）的影响。医疗暴力的主要影响依次是：精神压力（90.3%）、医疗技术（79.5%）和经济风险（37.1%）。对于医疗暴力医师希望的处理方法依次是：法律途径（75.3%）、医院行政（43.6%）、医患协商（29.1%）和媒体曝光（5.3%）。对于医疗暴力医师实际的处理方法依次是：医院行政（78.4%）、法律途径（38.2%）、现场反抗（20.7%）、医患协商（15.9%）、忍气吞声（13.5%）和媒体曝光（2.5%）。医师在医患关系中的角色依次是：服务意识不佳（62.7%）、水平落后（35.4%）、医德医风（22.3%）和硬件落后（24.4%），34.3% 的医师认为没有责任或责任不大。对未来医患关系的估计多为悲观（47.3%）、中立（46.0%），乐观的情况很少（6.7%）。大部分医师（71.8%）不愿意子女从事医学工作。其他条目上也比较一致，包括：要求家属在场处理急诊事件（70.1%），拒绝回扣红包（95.4%），对患者解释费用明细（62.5%），随时应答患者的需求（62.0%），避免与患者和亲属过于亲密（91.0%），完全从患者立场出发（89.4%），每次均参加死亡患者的善后（64.6%），一直保持和睦关系、没有不当言论（93.8%），对每位患者的治疗过程都非常清楚（4.4%）。

经过对医师学历、工作医院性质、工作时间、亚专业和既往医疗暴力史的校正，医师性别对上述情况均没有显著影响。

男性和女性医师的压力评分分别为（7.2 ± 2.2）分和（7.6 ± 1.9）分，没有显著差异（$P=0.135$）。

表 1-13　被调查医师的一般情况

	男性医师	女性医师	P
平均年龄（岁）	41.4 ± 9.4	43.2 ± 9.0	0.074
	（$n=153$）	（$n=1039$）	
来自地区	$n=142$	$n=1020$	0.064
华东和东北	35.2%（$n=50$）	40.2%（$n=410$）	
华东和华南	43.0%（$n=61$）	42.2%（$n=430$）	
华中	15.5%（$n=22$）	15.2%（$n=155$）	
西北和西南	6.3%（$n=9$）	2.5%（$n=25$）	
学历	$n=160$	$n=1063$	<0.001
本科	34.4%（$n=55$）	59.1%（$n=628$）	
研究生	65.6%（$n=105$）	40.9%（$n=435$）	
工作医院	$n=161$	$n=1079$	0.001
三级转诊医院	87.6%（$n=141$）	75.5%（$n=815$）	
其他医院	12.4%（$n=20$）	24.5%（$n=264$）	

注：n 表示例数

（待　续）

（续　表）

	男性医师	女性医师	P
工作时间	$n=162$	$n=1080$	0.006
＜1年	6.2%（$n=10$）	4.4%（$n=47$）	
1～5年	13.6%（$n=22$）	7.2%（$n=78$）	
6～10年	13.6%（$n=22$）	8.2%（$n=89$）	
11～15年	10.5%（$n=17$）	11.5%（$n=124$）	
16～20年	13.0%（$n=21$）	14.5%（$n=157$）	
＞20年	43.2%（$n=70$）	54.2%（$n=585$）	
专业	$n=159$	$n=1066$	＜0.001
妇科	72.3%（$n=115$）	47.0%（$n=501$）	
产科	8.2%（$n=13$）	21.0%（$n=224$）	
生殖	1.3%（$n=2$）	4.0%（$n=43$）	
未分专业	18.2%（$n=29$）	28.0%（$n=298$）	
职称	$n=162$	$n=1080$	0.272
主任医师	35.8%（$n=58$）	39.5%（$n=427$）	
副主任医师	26.5%（$n=43$）	30.6%（$n=330$）	
主治医师	19.1%（$n=31$）	15.6%（$n=168$）	
住院医师	7.4%（$n=12$）	4.4%（$n=48$）	
无职称	11.1%（$n=18$）	9.9%（$n=107$）	
工作中受到尊重	21.6%（35/162）	19.9%（214/1074）	0.619

注：n 表示例数

表 1-14　医疗暴力事件的类型和发生率

	男性医师	女性医师	P
语言攻击	66.7%（104/156）	62.2%（657/1057）	0.277
责骂	64.5%（100/155）	60.1%（630/1049）	0.289
责骂≥4次	19.0%（19/100）	20.3%（128/630）	0.760
口头对人身安全和财产的威胁	38.0%（52/137）	30.4%（282/929）	0.073
威胁≥4次	15.4%（8/52）	16.7%（47/282）	0.819
体格攻击	18.8%（27/144）	10.5%（99/947）	0.004
没有躯体损伤的体格攻击	16.2%（23/142）	9.5%（89/941）	0.014
轻度损伤	7.2%（10/139）	4.4%（41/925）	0.155
明显损伤	2.2%（3/137）	2.3%（21/915）	1.000
造成严重损伤	2.2%（3/136）	2.0%（18/905）	0.748
攻击次数≥4次	0.7%（1/144）	1.6（15/947）	0.710
性暴力	5.0%（7/140）	1.3%（12/915）	0.008
性挑逗	5.0%（7/140）	1.1%（10/914）	0.004
性攻击	0	0.2（2/911）	1.000
强奸	0	0	-
暴力≥4次	1.4%（2/140）	0.3（3/915）	0.133

表 1-15　被调查医师对于医疗暴力和医患关系的看法

	男性医师	女性医师	P
医患关系紧张的原因			
患者的期望太高难以满足	77.2%（125/162）	86.9%（939/1080）	0.001
媒体舆论对医患关系的负面报道	79.6%（129/162）	88.0%（950/1080）	0.003
看病难、看病贵	29.0%（47/162）	35.8%（387/1080）	0.090
有些医师水平不高	30.2%（49/162）	36.8%（397/1080）	0.107
部分医师收受回扣红包	16.0%（26/162）	22.8%（246/1080）	0.053
医疗暴力对于医师的影响			
潜在的经济风险	49.4%（80/162）	35.0%（378/1080）	＜0.001
精神压力增大	87.0%（141/162）	90.8%（981/1080）	0.127
影响医疗技术的发挥	73.5%（119/162）	80.0%（864/1080）	0.056
希望如何处理医疗暴力			
医患之间协商	26.5%（43/162）	29.0 %（313/1079）	0.518
医院行政处理	30.2%（49/162）	45.1%（487/1079）	＜0.001
媒体曝光	9.9%（16/162）	4.4%（48/1079）	0.004
法律途径	78.4%（127/162）	75.1%（810/1079）	0.359
实际如何处理医疗暴力			
忍气吞声	11.1%（18/162）	13.8%（149/1078）	0.346
与当事人协商	14.8%（24/162）	15.6%（168/1078）	0.801
现场反抗	28.4%（46/162）	19.3%（208/1078）	0.007
求助于安保和医院行政	69.8%（113/162）	79.5%（857/1078）	0.005
媒体曝光	3.7%（6/162）	2.4%（26/1078）	0.295
法律途径	34.0%（55/162）	39.0%（420/1078）	0.221
医师对于医患关系紧张的角色和责任			
硬件设备落后	17.9%（29/162）	25.3%（272/1076）	0.041
服务意识不佳	62.3%（101/162）	62.4%（671/1076）	0.997
水平相对落后	37.7%（61/162）	35.9%（386/1076）	0.660
医德医风不良	24.1%（39/162）	22.3%（240/1076）	0.615
没有责任	32.1%（52/162）	34.9%（376/1076）	0.478
对未来医患关系的估计			0.088
乐观	10.5%（17/162）	5.9%（63/1065）	
中立	44.4%（72/162）	46.2%（492/1065）	
悲观	45.1%（73/162）	47.9%（583/1065）	
对子女学医的看法			＜0.001
愿意 / 中立	41.0%（66/161）	26.1%（288/1066）	
不愿意	59.0%（95/161）	73.9%（788/1066）	

（待　续）

（续　表）

	男性医师	女性医师	P
其他条目			
要求家属在场处理急诊事件	67.9%（106/156）	70.4%（736/1045）	0.528
拒绝回扣红包	93.0%（146/157）	95.7%（1014/1060）	0.140
对患者解释费用明细	54.8%（86/157）	63.3%（671/1060）	0.040
随时应答患者的需求	56.3%（89/158）	62.3%（658/1057）	0.154
避免与患者和亲属过于亲密	92.4%（146/158）	90.9%（963/1059）	0.544
完全从患者立场出发	84.2%（133/158）	90.4%（956/1058）	0.018
每次均参加死亡患者的善后	62.3%（96/154）	64.8%（666/1027）	0.544
一直保持和睦关系，没有不当言论	91.7%（143/156）	94.1%（998/1061）	0.248
对每位患者的治疗过程都非常清楚	79.5%（124/156）	84.8%（894/1054）	0.089
压力评分	7.2±2.2	7.6±1.9	0.135

（李　雷　朱　兰　张震宇　郎景和）

参 考 文 献

［1］ Tancredi LR, Barondess JA. The problem of defensive medicine. Science, 1978, 200(4344): 879-882.

［2］ US Congress Office of Technology Assessment. Defensive Medicine and Medical Malpractice, OTA-H-602. Washington, DC: US Government Printing Office, 1994 [2018-10-23]. http://www.ncbi.nlm.nih.gov/mesh/?term=defensive+medicine.

［3］ 曹志辉，吴明. 医师防御性医疗行为测量及形成机制研究框架. 中国医院管理，2014，34（9）：4-5.

［4］ 曹志辉，吴明. 基于临床路径的医师防御性医疗行为测量与分析. 中国医院管理，2014，34（9）：12-14.

［5］ JACKSON HEAL THCARE. Physician study: Quantifying the cost of defensive medicine. Alpharetta, USA: Jackson Healthcare, 2010 [2018-10-23]. http://www. jacksonhealthcare. com/media-room/surveys/defensive-medicine-study-2010.

［6］ Ali AA, Hummeida ME, Elhassan YA, et al. Concept of defensive medicine and litigation among sudanese doctors working in obstetrics and gynecology. BMC Med Ethics, 2016, 17: 12.

［7］ AlDakhil LO. Obstetric and gynecologic malpractice claims in Saudi Arabia: incidence and cause. J Forensic Leg Med, 2016, 40: 8-11.

［8］ Bourne T, Wynants L, Peters M, et al. The impact of complaints procedures on the welfare, health and clinical practise of 7926 doctors in the UK: a cross-sectional survey. BMJ Open, 2015, 5(1): e006687.

［9］ Ortashi O, Virdee J, Hassan R, et al. The practice of defensive medicine among hospital doctors in the United Kingdom. BMC Med Ethics, 2013, 14: 42.

［10］ Asher E, Greenberg-Dotan S, Halevy J, et al. Defensive medicine in Israel - a nationwide survey. PLoS One, 2012, 7(8): e42613.

［11］ Studdert DM, Mello MM, Sage WM, et al. Defensive medicine among high-risk specialist physicians in a volatile malpractice environment. JAMA, 2005, 293(21): 2609-2617.

［12］韦嫚，沈春明. 中美防御性医疗行为调研体系对比分析及启示. 医学与哲学，2009，30（9）：49-51.

［13］程红群，陈国良，蔡忠军，等. 512名医生自卫性医疗行为现状调查及分析. 中国医院管理，2003，23
（6）：8-10.

［14］曹志辉，陈丽丽. 医疗纠纷对医师防御性医疗行为影响的实证研究. 中国医院管理，2014，34（9）：
9-11.

［15］王强芬. 从医学生成长与发展看防御性医疗的影响——基于医学生对防御性医疗的认知与态度的调查. 医
学与哲学，2012，33（11）：71-73.

［16］杨德兴，李瑶，王碧成，等. 急诊医学专业住院医师应用临床决策方法的探索与研究. 重庆医学，2015，
44（11）：1524-1526.

［17］He AJ. The doctor-patient relationship, defensive medicine and overprescription in Chinese public hospitals: evidence
from a cross-sectional survey in Shenzhen city. Soc Sci Med, 2014, 123: 64-71.

［18］Cheng YW, Snowden JM, Handler SJ, et al. Litigation in obstetrics: does defensive medicine contribute to increases in
cesarean delivery? J Matern Fetal Neonatal Med, 2014, 27(16): 1668-1675.

［19］Schifrin BS, Cohen WR. The effect of malpractice claims on the use of caesarean section. Best Pract Res Clin Obstet
Gynaecol, 2013, 27(2): 269-283.

［20］Asher E, Dvir S, Seidman DS, et al. Defensive medicine among obstetricians and gynecologists in tertiary hospitals.
PLoS One, 2013, 8(3): e57108.

［21］Dranove D, Watanabe Y. Influence and deterrence: how obstetricians respond to litigation against themselves and their
colleagues. Am Law Econ Rev, 2009, 12(1): 69-94.

［22］Baldwin LM, Hart LG, Lloyd M, et al. Defensive medicine and obstetrics. JAMA, 1995, 274(20): 1606-1610.

［23］Dubay L, Kaestner R, Waidmann T. The impact of malpractice fears on cesarean section rates. J Health Econ, 1999,
18(4): 491-522.

［24］Localio AR, Lawthers AG, Bengtson JM, et al. Relationship between malpractice claims and cesarean delivery. JAMA,
1993, 269(3): 366-373.

［25］Tussing AD, Wojtowycz MA. The cesarean decision in New York State, 1986. Economic and noneconomic aspects. Med
Care, 1992, 30(6): 529-540.

［26］Yang YT, Mello MM, Subramanian SV, et al. Relationship between malpractice litigation pressure and rates of cesarean
section and vaginal birth after cesarean section. Med Care, 2009, 47(2): 234-242.

［27］Zwecker P, Azoulay L, Abenhaim HA. Effect of fear of litigation on obstetric care: a nationwide analysis on obstetric
practice. Am J Perinatol, 2011, 28(4): 277-284.

［28］Shwayder JM. Liability in high-risk obstetrics. Obstet Gynecol Clin North Am, 2007, 34(3): 617-625.

［29］ACOG practice bulletin. Clinical management guidelines for obstetrician-gynecologists. Obstet Gynecol, 2002, 100 (5 Pt
1): 1045-1050.

［30］Ecker JL, Frigoletto FD. Cesarean delivery and the risk-benefit calculus. N Engl J Med, 2007, 356(9): 885-888.

［31］肖柳珍. 防御性医疗的经济分析——兼评《侵权责任法》第63条. 法学杂志，2012，33（8）：140-144.

［32］潘新民，高林波，徐国辉，等．防御性医疗与医疗免责．中国医院管理，2009，29（1）：45-47.

［33］Mello MM, Chandra A, Gawande AA, et al. National costs of the medical liability system. Health Aff (Millwood), 2010, 29(9): 1569-1577.

［34］ABIM Foundation, ACP-ASIM Foundation, European Federation of Internal Medicine. Medical professionalism in the new millennium: a physician charter. Obstet Gynecol, 2002, 100(1): 170-172.

［35］Kmietovicz Z. R. E. S. P. E. C. T. -why doctors are still getting enough of it. BMJ, 2002, 324(7328): 11.

［36］Studdert DM, Mello MM, Brennan TA. Medical malpractice. N Engl J Med, 2004, 350(3): 283-292.

［37］Mehlman MJ. Medical practice guidelines as malpractice safe harbors: illusion or deceit? J Law Med Ethics, 2012, 40(2): 286-300.

［38］Snyder Sulmasy L, Weinberger SE. Better care is the best defense: high-value clinical practice vs defensive medicine. Cleve Clin J Med, 2014, 81(8): 464-467.

［39］Tilburt JC, Wynia MK, Sheeler RD, et al. Views of US physicians about controlling health care costs. JAMA, 2013, 310(4): 380-388.

［40］Snyder L; American College of Physicians Ethics, Professionalism, and Human Rights Committee. American College of Physicians Ethics Manual: sixth edition. Ann Intern Med, 2012, 156(1 Pt 2): 73-104.

［41］Kroenke K. Diagnostic testing and the illusory reassurance of normal results: comment on "Reassurance after diagnostic testing with a low pretest probability of serious disease". JAMA Intern Med, 2013, 173(6): 416-417.

［42］Laine C. High-value testing begins with a few simple questions. Ann Intern Med, 2012, 156(2): 162-163.

［43］Weinberger SE. Providing high-value, cost-conscious care: a critical seventh general competency for physicians. Ann Intern Med, 2011, 155(6): 386-388.

［44］Clark JR. Defensive Medicine. Air Med J, 2015, 34(6): 314-316.

［45］Kessler DP. Medical malpractice, defensive medicine, and physician supply // Anthony J Culyer. Encyclopedia of Health Economics. San Diego: Elsevier, 2014: 260-262.

［46］高骥．护士遭受暴力现状及相关因素研究．福建医科大学，2008.

［47］刘晓绛，赖永洪，黄东健，等．涉医暴力的成因分析与对策探讨．广州医科大学学报，2016，44（4）：74-77.

［48］吕秀春．长春市5所三甲医院医院暴力现状调查与分析．吉林大学，2007.

［49］贾晓莉，周洪柱，赵越，等．2003—2012年全国医院场所暴力伤医情况调查研究．中国医院，2014（3）：1-3.

［50］许尧．当代中国医患纠纷的治理机制：现状、问题及建议．中国行政管理，2016（3）：126-130，155.

［51］唐健，丛亚丽．医疗场所暴力：国际共识、研究进展与治理策略．中华医学杂志，2014，94（18）：1361-1364.

［52］高润霖，陈新石．期待和谐的医患关系 结束医疗暴力．中华医学杂志，2014，94（1）：1-2.

［53］刘瑞明，肖俊辉，陈琴，等．医疗冲突与暴力的缘起、发展与消弭——互动视域下医患权利（力）运作形式三．中国医院管理，2015，35（10）：15-17.

第三节　国内学术交流

一、中华医学会第十三次全国妇产科学学术会议

中华医学会第十三次全国妇产科学学术会议由中华医学会、中华医学会妇产科学分会主办，于2017年10月26—29日在福建厦门圆满成功召开，大会以"关心民生、推动医学研究、注重创新、促进专业发展"为主旨，既有国际前沿，又有研究热点，还有妇产科疾病诊治规范和防治策略。通过学术交流介绍国内外妇产科热点问题最新进展，普及新概念、开拓新思路，提高治疗水平，促进我国妇产科的整体发展，加强国际交流。

会议共收到大会投稿1861篇，注册参会人数达3414人，会议专题发言199个，大会发言192个。中国工程院院士、中国工程院副院长樊代明院士和中国工程院院士、国家内分泌代谢性疾病临床研究中心主任、上海交通大学医学院附属瑞金医院副院长宁光院士分别对当下的医学系统论与整合观、学科建设做了精彩报道。中国亚太地区妇科循证医学会主席及中国澳洲亚太地区妇科微创手术论坛创会主席黄胡信教授进行了题为 The foreseeable future of laparoscopic surgery: a personal view 的讲座，指出中国腹腔镜事业的发展需要注重接受和引进新的技术及理念，快速适应技术的更新变化，以患者为中心，努力钻研，探索创新，使与会者开阔了视野，增长了知识。中华医学会妇产科学分会主任委员郎景和院士做了学习奥斯勒医学思想的专题发言，强调了医学人文的重要性（图1-1）。此次会议分为产科与妊高征分会场，妇科内镜分会场，妇科肿瘤与病理分会场，妇科内分泌、绝经与计划生育分会场，盆底与感染分会场5个分会场进行。

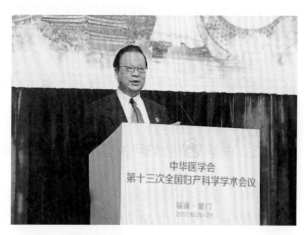

图1-1　中华医学会第十三次全国妇产科学学术会议郎景和院士发言

二、中华医学会第十三次全国计划生育学学术会议

中华医学会第十三次全国计划生育学学术会议由中华医学会、中华医学会计划生育学分会主办，于2017年4月27—29日在四川成都召开。会议秉承"关注学科动态、促进学科发展"为宗旨。主要目的包括使计划生育工作人员了解本领域的国内外新动态；使计划生育工作人员掌握本领域相关疾病的最新诊疗方法；加强计划生育技术相关理论知识学习，加强科学研究；组织召开全国学术研讨会议，推广和普及最新计划生育操作规范及指南。内容涵盖计划生育学和生殖健康领域的基础与临床研究、临床路径、服务模式和流行病学研究等。大会详细介绍了计划生育学新进展、新动向，探讨学

科前沿、焦点、热点等问题。同时邀请国内外著名专家及学者进行专题报道，并设立计划生育管理论坛、院士论坛、国际论坛、相关交叉学科的主任委员论坛；开设男性生育调控、女性生育调控、生殖保健、遗传优生、生育信息学、青年论坛等6个分会场；同时举办继续教育讲座。

三、中华医学会第十一次全国生殖医学学术会议

中华医学会第十一次全国生殖医学学术会议，由中华医学会、中华医学会生殖医学分会主办，于2017年11月15—19日在江苏南京召开。中国生殖医学发展有近30年的历史，受历史文化的影响，起步阶段非常缓慢。近年来，生殖医学发展相对较快，但是暴露出生殖医学宏观和微观管理的缺陷、关注试管婴儿的妊娠率而忽视生殖医学服务对象的心理、生理及伦理等方面的问题。本次会议通过举办培训班和学术交流，推广规范化管理和改进技术，使更多的辅助生育中心走上规范化运行的道路。

四、中华医学会第十一次全国围产医学学术会议

中华医学会第十一次全国围产医学学术会议，由中华医学会、中华医学会围产医学分会主办，于2017年9月21—23日在吉林长春召开。本次会议是中华医学会和中华医学会围产医学分会2017年度重点学术活动之一，参会人数逾千人。会议主题围绕围产医学各领域新进展和热点问题进行广泛的交流，形式包括专题报道和大会发言，同时邀请围产学术界知名专家进行专题讲座，增设专家之间的"热点与争议"专题互动环节。在此次会议中，围产医学医师之间进行了充分的学术交流，更新了知识。

五、中华医学会妇科肿瘤学分会第七次全国妇科肿瘤青年医师论坛

中华医学会妇科肿瘤学分会第七次全国妇科肿瘤青年医师论坛，由中华医学会、中华医学会妇科肿瘤学分会主办，于2017年5月4—7日在上海市召开。会议邀请中华医学会妇科肿瘤学分会主任委员马丁教授，中华医学会妇产科学分会委员、中华医学会妇科肿瘤学分会委员狄文教授等国内妇科肿瘤学知名教授及活跃在肿瘤临床和科研领域的专家，就妇科肿瘤热点问题开展专题讲座及讨论。此次会议采取主题报道和讨论互动的形式，对学科建设、科研项目、青年医师优秀论文交流等多个话题展开了充分讨论。

六、2017中国妇产科学术会议

为加强妇产科学术交流，促进学科发展，提高全国妇产科医师的临床诊治水平与科研能力，同时为妇产科医师提供一个学术交流的平台，2017中国妇产科学术会议由中国妇产科学术会议组委会、中华医学会杂志社、《中华医学杂志英文版》编委会、《中华妇产科杂志》组委会主办，定于2017年6月2—4日在广州白云国际会议中心召开。本次会议大会主席为中华医学会妇产科学分会主任委员

郎景和院士，大会执行主席余艳红教授。在以往 9 届会议的基础上，本次会议邀请妇产科各领域的主要专家对手术及治疗相关并发症及处理原则、方法进行讲解，并对妇科肿瘤、普通妇科、妇科盆底、产科、生殖内分泌和计划生育等妇产科最新进展进行学术探讨。会议主要学术交流形式包括大会演讲、论文展板、优秀论文评比、手术录像展示、热点问题讨论、临床操作演示、疑难病例讨论等。会议关注一些热点问题和临床实用问题。为提高国内妇产科医师的英文交流能力，会议同期继续举办"英文论文竞赛"，并进行优秀论文评选。

七、第九届围产医学新进展高峰论坛

《中华围产医学杂志》编辑委员会及编辑部于 2017 年 4 月 20—23 日于浙江杭州举办了第九届围产医学新进展高峰论坛。该论坛已经在武汉（2009 年）、南京（2010 年）、重庆（2011 年）、广州（2012 年）、西安（2013 年）、济南（2014 年）、郑州（2015 年）、长沙（2016 年）连续举办了 8 届。规模逐渐增大，参会人数稳步增加。2017 年该论坛继续围绕指南与共识的解读、母胎医学、围产期营养、围产期感染、早产、窒息复苏、产科助产技术、二胎问题等众多围产医学领域的研究进展进行了讨论，并邀请国内外该领域知名讲者进行大会讲座，并同时进行论文评选活动。

八、第十三届妇产科学新进展学术大会

妇产科学新进展学术大会暨华润会议自 2017 年起更名为"林巧稚妇产科学论坛"，于 2017 年 7 月 6—9 日在北京协和医院学术会堂召开。"林巧稚妇产科学论坛"由中华医学电子音像出版社、北京协和医院妇产科、国家级继续医学教育项目教材编委会共同主办，中华医学会妇产科学分会主任委员郎景和院士担任大会主席，郎景和院士多年来致力于妇产科学领域最新进展，在大会上总结、展示妇产科疑难疾病诊治的丰富经验和研究成果。2017 年会议以"妇产科的感染与炎症"为主题，古老的话题，崭新的概念，覆盖我国妇产科学领域重点临床内容，会议以专题讲座、病例分析、手术录像、专家答疑、互动讨论等多种形式进行学术交流，以提高教学效果，并附设相关药品、医疗设备和医学出版物展览。

（孙智晶　朱　兰　郎景和）

第四节　中国妇产科住院医师培养

住院医师规范化培训是医学生毕业后医学教育的主要形式，是指高等学校医学专业毕业生完成院校教育之后，在认定的培训基地接受以培养临床能力为主的系统、规范的培训。其目的是使住院医师成为具有良好职业道德、扎实医学理论知识和临床技能，能独立处理专科常见病、多发病的合格临床医师。住院医师规范化培训是国际公认的培养合格临床医师的必经之路，是继续医学教育的

重要阶段。

美国的医学教育和培训处于世界领先水平，其医学生教育培养模式被世界多个国家学习和采用。美国的住院医师培训始于 20 世纪 20 年代，并于 1981 年成立了对住院医师规范化培训专门的考核机构——美国毕业后医学教育认证委员会（Accreditation Council for Graduate Medical Education，ACGME）。该组织为国家级私立的非营利性组织，其主要职责是负责建立全国性标准，并定期对各专业的培训基地或项目进行审查。在美国，一名妇产科专科医师需要经历共 15 年的教育历程，包括大学本科教育（4 年）、医学院校教育（4 年）、住院医师培训（4 年）、亚专科医师培训（3 年）。妇产科亚专科医师培训设有母胎医学、妇科肿瘤、生殖内分泌和不孕、泌尿妇科与女性盆底 4 个亚专业供选择。医学生需经过 4 个阶段的学习和培训，并通过三阶段的美国医师执照考试（The United States Medical Licensing Examination，USMLE）和美国妇产科医师协会（American Board of Obstetric and Gynecology，ABOG）的笔试和面试，才能具有独立执业或申请医师工作的资格。

为保证住院医师规范化培训的质量，ACGME 将住院医师能力培养列为各专业住院医师培训计划的主要目标，尤其强调在培训结束后住院医师必须具备 6 项核心能力，即对患者的关爱、医学知识、人际沟通能力、专业素养、以实践为基础的学习和提高、以系统为基础的临床实践。

回顾我国住院医师规范化培训发展历程，1921 年北京协和医学院最早引入美国约翰·霍普金斯医学院的 24 小时住院医师负责制和总住院医师制度。为适应当前我国卫生改革与发展的需要，实现卫生事业的可持续发展，1993 年卫生部颁发了《住院医师规范化培训施行办法》，并于 2003 年启动了"建立我国专科医师培养和准入制度研究"的课题。开始探索建立符合我国国情的专科医师培训制度，并在 2006 年底经过遴选和实地考评，确认了一批专科医师培训试点基地。经过一系列探索，2009 年发布了《住院医师规范化培训标准（试行）》方案，2013 年 12 月 31 日国家卫生计划生育委员会等 7 个部门联合出台了《关于建立住院医师规范化培训制度的指导意见》，要求到 2015 年，各省（区、市）须全面启动住院医师规范化培训工作；到 2020 年，基本建立住院医师规范化培训制度，所有新进医疗岗位的本科及以上学历临床医师，全部接受住院医师规范化培训。2014 年 2 月 13 日，建立国家住院医师规范化培训制度工作会议在上海召开，这标志着我国住院医师规范化培训制度建设正式启动。

按国家卫生健康委员会近年颁布的《临床住院医师规范化培训试行办法》，培训分为两个阶段。第一阶段 3 年，在二级学科范围内，轮转参加本学科各主要科室的临床医疗工作，进行全面系统的临床工作基本训练。第二阶段 2 年，进一步完成轮转，逐步以三级学科为主进行专业训练，深入学习和掌握本专业的临床技能和理论知识，最后一年应安排一定时间担任总住院或相应的医院管理工作。

妇产科是一门涉及面较广、整体性较强、实践性非常突出的临床医学学科，诊治疾病过程常涉及"隐私"，不少患者由于受传统观念的影响，不愿意接受年轻住院医师进行生殖系统检查，尤其拒绝男性医师参与诊治，增加了妇产科住院医师规范化培训的教学难度。而近年来医患关系的紧张化，妇产科特别是产科医患纠纷在国内许多医院已经高居首位。因此，如何规范化培养出优秀的妇产科住院医师成为新的医疗环境下急需解决的问题，同时也对妇产科住院医师规范化培训提出了更高的要求。

"医学教育必须回归精英化"。完善规范化培训制度势必需要一批精英的鼎力支撑和不懈努力，目前全国各地的妇产科住院医师规范化培训主要形式包括导师带教制度、妇产科学技能模拟训练、以问题为导向（problem-based learning，PBL）的教学模式及在逐步探索中的妇产科规范化培训教学新模式。导师带教制度最早源于英国牛津大学，其最大的特点是以师生双方合作互动为基础。导师能够协助学生制订学习计划，指导住院医师基本理论知识的回顾，督导住院医师完成在本专业的轮转学习，培养其规范的操作基础和清晰的手术思路。同时，住院医师对导师的评价反馈，亦能使导师不断地完善教学中的疏漏，互相学习，互相提高。妇产科学技能模拟训练是一种全新教育模式，妇产科与内科、外科、儿科均有密切联系，经常需要多学科协作，采用临床与教学模型相结合的方式，给住院医师提供反复在模型上练习操作的机会，便于熟练掌握女性生殖系统生理解剖、妇科检查、产科检查等基本内容，使抽象的知识直观化，更便于理解；模拟教学，如配合产科 SimMom 人的模拟教学增加了妇产科住院医师及助产士对产后出血、肩难产和产钳的知识构成、技能及自信心，对妇产科住院医师面对紧急情况应对能力的培养及团队成员配合的抢救能力明显改善。PBL 教学模式逐渐成为我国医学教育模式改革的趋势，其强调学生的自学能力，培养学生自主学习与独立思考的意识，提高临床思维及处理问题的能力，学会如何应用正确的思维方法去解决未来将遇到的临床问题。近年来，在现有的教学模式中，我国对于妇产科住院医师规范化培训的探索中仍不断借鉴国内外先进教学方法，拟在接下来的规范化培训中纳入新的培训方法，将规培质量提高至新的层次。例如，临床教学查房是住院医师在临床带教教师指导下，以临床真实典型病例为基础互动讨论、共同归纳总结的临床教学活动，是学习临床医学的一种重要方法。相类似的，国内先进的规培机构如同济大学附属第一妇婴保健院已经试点开设教学门诊，住院医师首先接诊患者，完成病史询问、体格检查后，住院医师向带教教师汇报患者病情，提出疾病的诊断、检查和治疗方案，教师再提出指导意见。另外，各级医院应努力与国内外高水平医院建立医学交流平台，引进外院专家来授课、指导医师培训，并开设培训课程，定期选送优秀的住院医师赴国内外进行临床培训，培养具有国际视野和国外学习经历的高层次国际化医学人才。

规范化培训模式的探索是漫长的。目前，我国的住院医师规范化培训制度中也存在着各种缺点，应在临床应用过程中发现问题，总结经验，不断探索和完善住院医师规培体系，建立有利于妇产科学人才培养的发展模式。例如，在妇产科住院医师规范化培训中，由于目前医患关系的紧张，使得住院医师动手实践机会少，临床技能和临床思维培训不充分；临床科室的病患多，医疗任务重，而轻视了对受训医师的带教和规范化培训；科室常常按照需求安排住培医师在需要人手的部门长时间工作，而使得住院医师未完成全部科室的轮转；培训模式单一，缺乏个体化方案；住院医师进入培训基地后福利待遇有待提高等现实的问题仍旧摆在眼前，有待解决。

对住院医师培训应当具有一套规范并逐渐达到标准化的考核体系。考核分为平时考评和阶段考试、各医院自行组织考核和省、市高等学校统一组织的理论考试、计算机考试等不同方式，包括每一科室轮转结束时的科室考评、外文水平考评、专业理论考评、临床能力考评。妇产科临床能力考核方式在近几年的实践过程中，不断完善，形成辅助检查笔试、询问病史、体格检查、回答问题、技能操作、人文沟通和病例分析 7 站式考核，能够比较全面地考核住院医师的基本理论知识、技能及临床思维能力，对于综合评价住院医师的临床能力具有一定的意义。但目前考核方式还存在一定的局限性，与先进的客观结构化临床考核（objective structured clinical examination，OSCE）存在差距。但由于妇产科学的专业特点，欠缺标准化患者的选取，缺乏被试者与患者的互动。因此，目前7站式考核是比较有效的妇产科住院医师考核方式，能够考察其第一阶段的培训效果，但与国际先进的住院医师培训目标相比存在差距，需要不断完善。

总之，目前我国妇产科住院医师规范化培训制度仍有较多尚需完善之处。我们应当积极优化妇产科住院医师规范化培训体制，对受训者实行严格高效高质的技能训练，以推动我国妇产专业继续教育事业的蓬勃发展。

（孙智晶　朱　兰　郎景和）

参 考 文 献

[1] 戴惠如，李翠兰，蔡翔，等. 从美国的住院医师培训制度看我国的住院医师培训发展. 中国高等医学教育，2015（12）：27-28.

[2] 黄煜，王辉，Jelovsek J. Eric. 浅谈美国妇产科住院医师培训的六项核心能力. 中华妇产科杂志，2012，47（1）：76-78.

[3] 杨媛媛，朱莉娜，刘晓军. 妇产科住院医师规培教学模式的探索与思考. 安徽医学，2017，38（4）：506-507.

[4] 胡电，贾艳爽，古航，等. 导师责任制结合PBL教学模式在妇产科住院医师规范化培训中的初步探索. 中国高等医学教育，2015（5）：3-4.

[5] 孙成娟，于松. 配合SimMom人的模拟教学在妇产科住院医师及助产士培训中的有效应用. 继续医学教育，2016，30（7）：8-10.

[6] 李蕾，董延华，徐清华，等. 临床教学查房在妇产科住院医师规范化培训中的作用. 卫生职业教育，2016，34（13）：137-138.

[7] 许艳丽，易为，康晓迪，等. 妇产科住院医师规范化培训存在的问题和对策分析. 中国现代医生，2016，54（29）：147-149.

[8] 付婷辉，张玥，阴赪宏，等. 北京市妇产科住院医师规范化培训临床技能考核结果分析. 北京医学，2017，39（11）：1172-1178.

第五节　国际学术交流及国际学术组织任职情况

2017年，中华医学会妇产科学分会代表中国妇产科学界参与多次对外交流，在学会的领导和组织下，我国妇产科学者代表团向世界妇产科学界充分展示了中国妇产科学的学术水平、临床水平及最新研究进展。

一、国际学术交流

（一）2017 年 1 月 13—15 日，中国北京，欧盟资助 INPAC 项目总结会

由欧盟委员会资助的欧盟第七框架国际合作研究项目"将流产后计划生育服务整合到中国医院内现有的人工流产医疗服务中"（项目简称：INPAC）于 2017 年 1 月 13—15 日在北京召开项目总结会暨成果发布会。INPAC 项目组由比利时根特大学国际生殖健康中心牵头协调，成员联盟单位包括国家卫生健康委员会、中华医学会、复旦大学公共卫生学院、中国国家人口计生委科学技术研究所、四川大学、奥胡斯大学 - 丹麦流行病中心及英国利物浦热带医学学院，共 7 家单位。参会者包括来自欧盟驻华代表团的贵宾、比利时驻华大使馆官员、国家和医疗卫生组织代表、INPAC 项目科学顾问委员会、伦理咨询委员会、政策顾问委员会和 7 个项目联盟单位的全体成员，以及来自中国 30 个省份的 90 家参与 INPAC 项目的医院代表。

发起于 2012 年的 INPAC 项目旨在将人工流产后计划生育服务整合到中国现有的医院内人工流产医疗服务体系，并检验其对于降低意外怀孕和重复流产的干预效果。该项目的结论部分对医疗卫生系统提出了一系列的政策建议，旨在推进升值保健和计划生育服务的平等化。INPAC 项目响应习近平主席在 2016 年全国卫生与健康大会上关于强调把人民健康放在优先发展战略地位的指示，致力于在全国的医院系统内开发标准化的流产后计划生育服务。这套干预措施将有效降低与流产相关的长期经济成本；同时，此项研究结果为其他具有高流产率的国家也提供了有益参考。

（二）2017 年 5 月 17—20 日，加拿大温哥华，第 13 届国际子宫内膜异位症大会

温哥华时间 2017 年 5 月 17 日晚 19:00～20:00，第 13 届国际子宫内膜异位症大会（World Congress on Endometriosis，WCE）在加拿大温哥华会议中心召开。WCE 被公认为子宫内膜异位症领域首屈一指的会议，是发布与讨论子宫内膜异位症临床与科研最新进展的重要论坛。

本次会议的主题是 *Turn over a new leaf*，充分体现了 WCE 的独特性和重要性。在此次大会中，国际子宫内膜异位症协会制订了学术计划，其中涵盖子宫内膜异位症的发病机制、遗传特点、疼痛、精准医学、并发症、诊疗、生殖状况等方面内容。

本次会议代表来自 100 多个国家，共 1100 多人。会议收到上千篇投稿，组织了 100 多个专题讲座和论文大会交流，还有数百篇壁报，充分体现内异症临床、基础等多方面的研究结果，代表内异症研究的最高水平。美国克里夫兰临床医院妇产科主任 Tommaso Falcone 教授与日本京都府立医科大学妇产科主任 Jo Kitawaki 教授作为国外嘉宾，中山大学附属第一医院姚书忠教授、首都医科大学附属北京妇产医院段华教授、北京大学第一医院周应芳教授、浙江大学医学院附属妇产科医院张信美教授 4 位国内权威内异症诊疗专家组成中方嘉宾，在北京大学第三医院徐冰教授的主持下，针对当前内异症手术治疗、合并不孕治疗策略、药物治疗新进展三大热点话题进行了深入的交流讨论。

2020 年第十四届世界内异症大会即将在中国上海召开，会议执行主席为复旦大学附属妇产科医院徐丛剑教授和郭孙伟教授，他们将在会议中介绍内异症在中国和亚洲的研究现状和发展历程，并介绍上海的社会经济和城市发展情况，向国外友人展示中国目前科研成果，旨在加强国内外妇产科学者之间的沟通，增进信任，为未来更进一步的交流打下坚实的基础。

（三）2017 年 10 月 28 日—11 月 1 日，美国德克萨斯州，第 73 届美国生殖医学学会年会

第 73 届美国生殖医学学会年会（American Society for Reproductive Medicine，ASRM）于 2017 年 10 月 28 日—11 月 1 日在美国德克萨斯州圣安东尼奥亨利·B·冈萨雷斯会议中心召开。

美国生殖医学学会是一个致力于生殖医学和实践发展的多学科组织，是生殖医学领域里最权威的组织，其覆盖生殖医学领域所有专业。生殖医学的范围广泛，从青春期到绝经期，包括男性和女性，同时具有分子和宏观的内容。本次会议的主题是 *Advancing reproductive medicine to build healthy families*。正如会议主题，会议内容包含生殖医学和技术的各个方面，从最新的分子和遗传技术到给予患者的指导，特别关注家庭健康、幸福。

大会学术主席 Dr. Anne Steiner、会前课程主席 Dr. Karine Chung 及组委会的成员制订了内容丰富的会议日程，范围从最新的分子和遗传技术到倡导患者对生殖医学的关注与重视，旨在满足医师、护士、病理学和胚胎学实验室人员、遗传咨询员、社会工作者、实践和实验室管理者及在精神卫生、法律和道德等方面工作人员的需求。本次大会就近年来辅助生殖领域的最新研究及疑难问题进行了全面的汇总报道，共 91 个国家参会，270 位代表做了临床及基础报道。

山东大学副校长、山东大学齐鲁医学院院长、生殖医院首席专家陈子江教授就抗苗勒管激素（Anti-Müllerian Hormone，AMH）水平测定在女性生殖过程中的作用进行了报道。她介绍了女性体内 AMH 的来源，其在女性一生中的变化规律，不同测定方法对结果的影响，详细讲解了AMH 与其他卵巢储备指标的关联，对妊娠率及活产率的预测价值，以及对绝经年龄的预测价值等。她指出在辅助生殖领域，现有的研究显示，AMH 可很好地反映卵巢储备，预测卵巢反应；但对妊娠结局的预测价值有限。在非不孕症人群中，最近的研究显示，AMH 与 1 年内的累积活产率亦无预测价值，但 AMH 对女性的绝经年龄有预测价值。如何更好地将 AMH 测定应用于临床实践有待进一步研究。同时，陈教授还介绍了卵子老化与临床评估的话题，内容涵盖卵子老化的定义，临床如何评估卵子老化，以及如何提高老化卵子的质量。

在本次会议上，中国代表团与国际同道进行了广泛的沟通，增进了彼此的了解，促进了平等的交流，中美友谊更加深厚（图 1-2）。

（四）2017 年 11 月 12—16 日，美国华盛顿，第 46 届美国妇科腹腔镜医师协会大会暨妇科微创全球会议

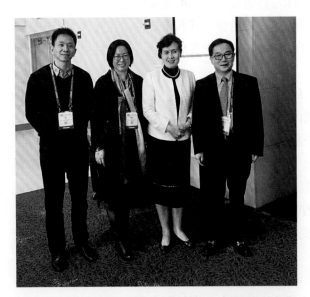

图 1-2 中国代表团在第 73 届美国生殖医学学会年会

第 46 届美国妇科腹腔镜医师协会大会暨妇

科微创全球会议于 2017 年 11 月 12 日在美国华盛顿 Gaylord 会议中心召开，数千名来自世界各地近百个国家的妇科医师参加了会议。本次会议的主题是"通过增进微创技术和创新提高患者医疗安全和质量"。会议涉及议题 30 多个，学术气氛浓厚，各个议题讨论热烈，有妇科腹腔腔镜基础理论及技术的培训，也有热门话题和前沿课题的研究、讨论，更有最新技术、设备的介绍。中华医学会妇产科学分会会长郎景和院士带领中国代表团数十位妇科腹腔镜医师参加了会议，他们活跃在各个领域，分别在会议上做了主持和演讲发言。会议专门设立了中国专场（图 1-3 至图 1-4），由郎景和院士和美国著名妇科腔镜专家 C. Y Liu 主持，针对剖宫产瘢痕缺陷和妊娠的诊断及各种微创治疗议题进行了演讲和讨论。中国专场由首都医科大学附属北京朝阳医院张震宇教授、北京协和医院向阳教授、北京协和医院朱兰教授（其他医师替讲）、北京协和医院王姝教授、陆军军医大学第一附属医院（重庆西南医院）梁志清教授、首都医科大学附属北京天坛医院冯力民教授、复旦大学附属妇产科医院华克勤教授、西安交通大学医学院第二附属医院薛翔教授及美国贝勒医学院关小明教授发言，会议得到有关专家关注。

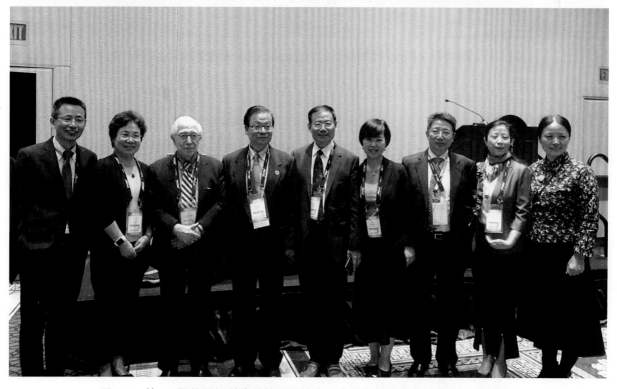

图 1-3　第 46 届美国妇科腹腔镜医师协会大会暨妇科微创全球会议中国专场

此次会议，中国医师进一步深入参与到妇科腹腔镜的各个领域，标志着中国医师正进一步走向世界。会议理事会也决定于 2018 年 9 月份在北京举行美国妇科腹腔镜医师协会大会北京区域会议。正如郎景和院士所说，中国妇科腹腔镜已在国际领域从一个跟随者走向世界，参与到国际妇科腔镜学术领域，将变为引领者和主导者。

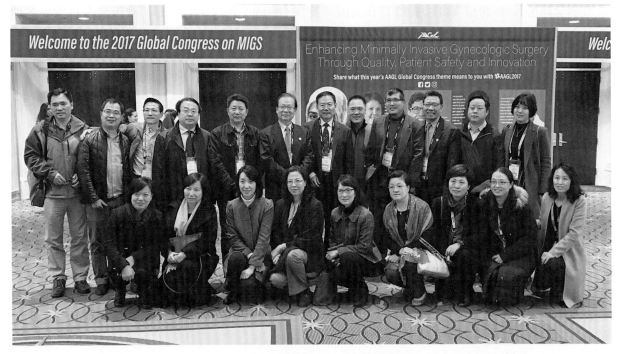

图 1-4 第 46 届美国妇科腹腔镜医师协会大会暨妇科微创全球会议中国代表团

二、国际任职情况

2017 年全国共有 7 位妇产科学者在美国妇产科学院（ACOG）、英国皇家妇产科医师学院（RCOG）、亚太妇科内镜协会（APAGE）、美国妇科腹腔镜医师协会（AAGL）、欧洲妇科内镜协会（European Society for Gynaecological Endoscopy，ESGE）、世界华人医师协会（The World Association of Chinese Doctors，WACD）、国际妇科肿瘤协会（IGCS）、国际滋养细胞疾病学会（International Society for the Study of Trophoblastic Diseases，ISSTD）、国际妇产科联盟（FIGO）、国际健康与疾病发育起源学会、世界卫生组织（WHO）、亚太绝经联盟、国际绝经学会（International Menopause society，IMS）官方杂志 *Climacteric*、*Sarcoma Research International*、法中盆底康复协会、世界中联盆底医学专业委员会、国际瘘学会、*International Urogynecology Journal* 等世界学术组织中任职，具体任职情况如下。

郎景和：ACOG 荣誉院士、RCOG 荣誉院士、APAGE 主席、AAGL 及 ESGE 常务理事、WACD 副会长、妇产科协会会长。

沈铿：IGCS 教育委员会委员。

向阳：第 18 届 ISSTD 主席。

杨慧霞：FIGO 母胎医学专家组专家、国际健康与疾病发育起源学会理事成员、WHO 妊娠期糖尿病诊断标准专家组专家。

郁琦：亚太绝经联盟候任主席、IMS 官方杂志 *Climacteric* 副主编。

张国楠：*Sarcoma Research International* 编委。

朱兰：法中盆底康复协会主席、世界中联盆底医学专业委员会副主席、国际瘘学会委员、*International Urogynecology Journal* 编委。

（孙智晶　朱　兰　郎景和）

第六节　中国妇产科学者获得国家自然基金与重要科研成果分析

国家自然科学基金于 1986 年 2 月 14 日获国务院批准成立。30 多年来，国家自然科学基金作为我国支持基础研究的主渠道之一，面向全国，重点资助具有良好研究条件、研究实力的高等院校和科研机构中的研究人员，研究人员的热情得到了极大的提升，我国的科研水平也得到了极大的提高。国家自然科学基金一直坚持"造就杰出人才、培育优质团队"的基本理念，培养后备人才，支持青年成长的发展路线，开拓多种渠道，吸引海外人才，为我国的科研事业做出了杰出的贡献。

2017 年，国家自然科学基金项目共收到国家自然科学基金依托单位提交的各类项目申请 190 871 项，其中因逾期申请、缺少电子版申请书等原因不予接收的项目申请 31 项，实际接收项目申请 190 840 项。经初步审查和复审后共受理 187 135 项，依据《国家自然科学基金条例》和国家自然科学基金相关管理办法，经专家评审和会议审批，最终决定资助的项目合计 40 265 项。2017 年，国家自然科学基金项目申请量与 2016 年同期相比增加 17 997 项，增幅为 10.41%，9 个项目管理部门的项目申请量均有不同程度的增长，其中医学科学部的项目数量最多且增幅最为显著。2017 年，医学科学部接收的项目申请共 55 450 项，与 2016 年接收量相比增加 16.5%，占 2017 年接受的项目申请总量的 29.06%。

我国妇产科学在广大科研工作者、临床工作者等的努力奋斗下正处于蓬勃发展的阶段，通过国家自然科学基金委员会审核决定资助的项目数量也在逐年提高。但是由于目前国家自然科学基金项目检索系统只能根据项目管理部门及其下属一级、二级部门和资助类别等进行检索，并没有可以按照临床科室分类进行检索的系统，而妇产科学与化学科学部、生命科学部及医学科学部下属的预防医学、内分泌系统、肿瘤学等众多学科都有交叉，即使辅以项目名称、项目负责人、项目主题词进行检索，也难以对妇产科学在 2017 年获批的国家自然基金项目进行查全、查准。

所以本节根据检索到的妇产科学相关的 2017 年获批的国家自然科学基金项目 562 项的研究主题与摘要，对检索结果予以分析后将其分为四大类别来概述妇产科学目前的科研成果。

一、普通妇科

（一）女性生殖系统炎症与感染

外阴及阴道炎症是妇科最常见的生殖道感染性疾病，不同阶段容易发生的阴道炎症不同，婴幼儿时期多见婴幼儿阴道炎，绝经后或卵巢去势后女性易发生萎缩性阴道炎，育龄期女性常见的阴道炎症有滴虫性阴道炎（trichomonal vaginitis，TV）、细菌性阴道炎（bacterial vaginosis，BV）及外阴阴道假丝酵母菌病（vulvovaginal candidiasis，VVC）。刘朝晖的研究试图分析阴道上皮细胞源性 IgG 抗白假丝酵母菌免疫的应答机制及 Farnesol、雌激素、乳杆菌对其免疫功能干预。而宫颈内的人乳头瘤病毒（human papillomavirus，HPV）持续感染可导致更严重的临床结局，如宫颈上皮内瘤变、宫颈癌等。徐云升在 HPV16 E6/E7 诱导的组蛋白甲基化异常在 HRHPV 感染进展中的作用及其分子机制水平上进行研究。李芳则通过对 HPV16 整合所致宿主顺式元件变异在子宫颈上皮内瘤变进展中的作用进行研究。

（二）女性生殖系统损伤与修复

女性生殖系统损伤中最常见的是子宫内膜损伤，如何恢复受损的子宫内膜功能也是广大学者的研究内容。宫腔粘连，又称 Asheman 综合征，是由于妊娠子宫损伤（流产、产后出血、胎盘残留、剖宫产及妊娠滋养细胞疾病创伤）或非妊娠子宫的创伤（诊断刮宫、子宫肌瘤剔除术后、宫颈活检或息肉切除、黏膜下肌瘤切除等）导致子宫内膜基底层受损，使宫腔部分或全部闭塞，从而导致月经异常、不孕或反复流产等，其本质是内膜纤维化。陈丽梅进行了利用胶原蛋白支架载 *bFGF* 基因转染的月经血源子宫内膜干细胞移植治疗大鼠宫腔粘连模型的研究。花向东提出了一种抗宫腔粘连新分子——内源性多肽 AIUAP。张玉泉尝试利用脐带间充质干细胞 circHEM9 调控血管内皮生长因子（vascular endothelial growth factor，VEGF）修复子宫内膜损伤。而宫腔粘连的发病机制可能与 ITPR3 诱导细胞外基质降解、FOXF2 与 SMAD6 共调控 COL5A2 转录表达、ΔNp63 调控有关。

（三）子宫内膜异位症与子宫腺肌症

子宫内膜异位症（endometriosis，EMT）和子宫腺肌症（adenomyosis）均由具有生长功能的异位子宫内膜所致，而异位子宫内膜来源至今尚未阐明，熊文情从体腔上皮化生学说对发病机制进行了讨论，夏晓梦、赵栋、王国云、马颖则在免疫与炎症因素方面进行了探讨，梁炎春、何泓从血管生成因素的角度进行了分析。同时还有研究人员提出与子宫内膜异位症和子宫腺肌症发生机制有关的还有 miR-155-5p/CEBPB、miR-98 靶向调控 MKP-1 表达、TIPE2、凋亡新基因 *MEIS1*、外泌体携带 miR-214、MDSCs 诱导的免疫抑制微环境、热量限制及热量限制类似物等。

（四）女性盆底功能障碍

目前，女性压力性尿失禁（stress urinary incontinence，SUI）、盆腔器官脱垂（pelvic organ prolapse，POP）、粪失禁、女性性功能障碍、生殖道瘘和盆腔痛等由于女性盆底支持结构缺陷、损伤及功能障碍等造成的疾病已经严重影响中、老年女性的健康和生活质量。我国广大的妇产科医师正在积极地研究女性盆底功能障碍（female pelvic floor dysfunction，FPFD）的发病机制及临床解决办法。在压力性尿失禁方向，刘成研究富马酸二甲酯对压力性尿失禁疾病模型中细胞外基质重构的影响及其机制。洪莉提出了 Cav3.2 钙通道和整合素 β1 在盆底电刺激治疗女性压力性尿失禁中的作用。李艳辉分析了 iPSC-MPCs 源的外泌体 miRNAs 调控 Smad7/TGF-β 通路促受损尿道括约肌细胞外基质重建的作用机制。朱兰则从盆底重建手术国产原创新型网片研发的角度积极研究解决女性盆底功能障碍的问题。李春波分析了间充质干细胞通过调节炎症反应及促进新生物形成治疗盆底器官脱垂的机制研究。

二、产科

（一）胚胎着床及早期胚胎发育异常

胚胎着床及早期胚胎发育异常一直是产科工作者的重点关注问题，通过检索相关的国家自然科学基金项目可以发现，目前为止主要在进行以下 4 个方面的研究。

1. 内膜容受性　黄凯进行研究 IKKα 以非依赖 NF-κB 方式调控 CyclinD1 影响子宫内膜容受性的机制的项目。张炜则在讨论 CD55 在子宫内膜容受性和蜕膜化进程中的功能和机制。

2. 胚胎发育与胚胎质量　目前在进行研究的几个胚胎发育与着床的作用机制有：精子源性 miR-34c 介导的 ceRNA 调控网络，MicroRNA-145 靶向调控 Smad3 和 Smad5，PLAC8 在人类早期胚胎发育与植入过程中的作用及机制，采用单细胞核糖核酸（ribose nucleic acid，RNA）测序技术研究卵裂球表达谱与植入前胚胎质量评估，邻苯二甲酸酯（phthalic acid esters，PAEs）暴露抑制线粒体呼吸链复合体酶活性致胚胎质量下降的机制。

3. 神经管畸形　张霆和卢晓琳都从叶酸缺乏的角度研讨神经管畸形的作用机制，一个是研究叶酸缺乏对核糖体 rRNA 基因转录介导细胞命运决定因子路径在神经管畸形中的分子机制；另一个则讨论了叶酸缺乏介导 PEG10 基因印记改变经转化生长因子 -β（transforming growth factor-β，TGF -β）通路在神经管畸形发生中的作用及机制。王芳则从维甲酸降解关键酶 CYP26B1 基因新发突变的角度研究致神经管畸形的作用机制。

4. 流产　在目前的研究中主要关注与流产有关的 2 种作用机制：一是 miR-125a 在早期自然流产中的功能及作用机制；二是 miR-3074-5p 对人滋养细胞生理活性和复发性流产的作用机制。

（二）胎盘结构与功能异常

胎盘结构与功能异常对产妇和胎儿的预后都可能造成极为不良的影响，目前大多数的国家自然科学基金项目还是在重点关注胎盘结构与功能异常与妊娠期高血压的关系。徐智策正在进行胎盘内皮前列环素（PGI2）功能特点与妊娠高血压关联的研究。王艳华研究 ASPP2 调控妊娠期高血压疾病胎盘滋养细胞自噬水平升高的理论。王晓聪讨论了 DKK3 表达缺陷导致滋养细胞分化异常在子痫前期发病中的作用机制。盛超研究 β 淀粉样蛋白在子痫前期螺旋动脉血管重铸中的作用及机制。沙晓燕探讨了水通道蛋白 1 介导巨噬细胞极化调控滋养细胞侵袭的作用机制。对胎盘发育有影响的作用物质的研究目前有 Gαq 在胎盘发育过程中的作用机制研究及 Δ9- 四氢大麻酚对胎盘发育的影响及机制研究。

（三）妊娠及妊娠相关性疾病

妊娠期高血压疾病（hypertensive disorders complicating pregnancy，HDCP）是目前为止妇产科医师最关心的问题，关于如何控制其发生、发展，探讨参与其发生、发展的作用及机制的研究层出不穷。

关于预防和修复其发生、发展的作用机制，有人提出小剂量阿司匹林调节可溶性 endoglin 表达对子痫前期的预防作用及其机制、脂氧素 A4 调控 caspase-1 抑制子痫前期 AT1-AA 产生的作用及机制研究、一种新型内源性多肽 AEDPPE 用于修复子痫前期血管内皮细胞损伤的应用基础研究。

研究参与子痫前期发生中相关作用及机制就有 16 种之多：HtrA4 经内质网应激调控滋养细胞自噬，FoxO3 介导的自噬缺失导致 dNK 细胞归巢及发育异常，PPARγ 介导的线粒体合成，microRNA-135a-5p 通过 β-TrCP 调控滋养细胞 EMT，假基因来源 lnc & nbsp; RNA; DUXAP8 调控子痫前期螺旋动脉重铸，CD81 介导滋养细胞抑制内皮细胞 eNOS 参与子痫前期血管内皮功能，生物钟核心基因 lock/Bmal1 调控 KiSS-1 转录，新候选 circRNA 与 miR-323-3p 或功能蛋白 DKK1 互作调控，一种 lncRNA 调控的 HLAG，下丘脑室旁核中肾素血管紧张素系统激活，miR-495 介导的骨髓来源抑制性细胞扩增异常，低氧相关微小 RNA-210/Tet2/IL-6 调控轴，ET-1/ETBR 介导的信号通路，RGS5 调节，lncRNA-loc391533 通过 sFlt-1/VEGF 途径，ADAM17 介导血管内皮损伤相关因子。

妊娠期糖尿病（gestation diabetes mellitus，GDM）在我国的发生率为 1%～5%，近年来发病率有增高的趋势。血糖控制不佳可造成流产、早产、死产、羊水过多、巨大儿、胎儿生长受限等一系列并发症。现有人针对其发生、发展的作用机制进行研究，如 GPR1 信号系统在高脂条件下妊娠糖尿病发生、发展中作用机制、鸟苷酸交换因子 -11 调控通路在高血糖暴露高出生体重子代生长发育及糖脂代谢调控中的作用及 DNA 甲基化调控机制、胎盘外泌体介导妊娠期糖尿病胰岛素抵抗机制研究、胎盘中硫化氢合成酶在妊娠期糖尿病发生和发展中的作用及其机制、肠道微生态对妊娠期糖尿病胰岛素分泌调控机制研究等。

（四）胎儿发育与产前诊断

进行有效的产前筛查与产前诊断，能够减少缺陷儿的出生，提高人口素质。而胎儿在发育的过程中也会逐步形成自己的循环系统、血液系统、呼吸系统、神经系统、消化系统、泌尿系统、内分泌系统、生殖系统，在发育的过程中由于各种原因可能会造成发育不良，造成胎儿先天性疾病或畸形。而学者们正在研究的就是其发生机制、胚胎水平修复、无创产前检查，为了能够不仅知其然还能知其所以然，争取还可以做到防患于未然。

1. 循环系统　在治疗机制方面，周开宇进行利用 AAV9 技术实现针对 miRNA 的肥厚性心肌病胎儿期基因治疗研究。陈涛利用白藜芦醇通过 AhR 和 Rspo2/Wnt 通路对大气 PM 2.5 心脏发育毒性的保护机制进行研究。傅启华对新的先天性心脏病致病基因 SORBS2 调控房间隔心肌细胞分化和迁移的机制进行研究。在致病机制方面，李茹研究 ASXL3 基因突变导致常染色体隐性遗传性先天性心脏病致病机制。张菁菁提出一种新的内源性多肽 PDFH2 影响胎儿心肌细胞分化的机制。陆熙园探讨 CaMKII 糖基化参与糖尿病引起的心肌线粒体动态失衡的机制。

2. 神经系统　神经管畸形目前在进行研究的机制有：组蛋白同型半胱氨酸修饰在神经管畸形中的作用和机制，转录因子 NFI-C 通过 miR-200 家族调控细胞自噬在神经管畸形发生中的作用与机制，叶酸涉及的不同代谢通路障碍致神经管畸形发生分别对印记基因的作用机制研究。

3. 五官头面　谢国喜基于三维彩超分辨磁共振图像重建的胎儿腭裂畸形精准检查方法研究。范勇提出利用 CRISPR/Cas9 基因编辑技术在人类胚胎水平修复耳聋基因的理论。代杰文在进行胎儿第一、二鳃弓局部出血、血肿在半侧颜面发育不全发生中的致畸作用及分子机制的研究。石宇利用 BACE2 通过 Wnt 信号参与神经嵴诱导影响颅面发育的分子机制研究。王慧正在进行 SMARCA4 基因缺陷致胎儿小头畸形的发生机制研究。林伊凤试图探讨染色质重塑子 CHD8 调控胎儿大脑皮层神经元发育的作用机制。

4. 成骨系统　吕远提出 *DYNC2H1* 基因突变导致短肋胸廓发育不良 Ⅲ 型或伴多指（趾）畸形发生。程欣提出 E/H 型内皮细胞通过调节 Notch/Hif-1α 活性影响成骨细胞系分化。高芹芹认为胎盘 11-βHSD2 表达调控与缺氧胎儿骨发育障碍有相关关系。柴岗提出半面短小症易感基因 *lncRNA; RRP7BP* 结合 miRNA148 调控 *COL10A1* 基因表达影响软骨分化。

5. 其他系统　甲状腺功能可能受 Foxe1 介导宫内高雌环境影响。子代肝胰岛素抵抗是 LRP6 通过 PI3K/AKT/mTOR 信号通路调控自噬改善妊娠期高脂饮食所致。胚胎期泌尿系发育受 Robo2 突变与宫内低蛋白饮食交互作用影响。胎肺发育及异常则可通过 SP-A 核酸识体拉曼纳米探针。

6. 无创产前检查　在检索到的国家自然科学基金项目中提到的重在进行研究的无创产前检查包括：磁性纳米颗粒分离法的孕妇外周血中单个胎儿细胞捕获技术；基于三维微纳结构微流控芯片胎儿有核红细胞捕获和分离的早期无创技术；应用无创产前 TRIC 技术获得的宫颈滋养细胞的生物信息学；基于拉曼光谱的唐氏综合征产前无损筛选新方法；通过 Bionano 单分子光学图谱对携带相互易位或倒位罕见病例进行断裂点精准定位及致病机制研究。

三、生殖内分泌

（一）生殖内分泌异常及相关疾病

现在主要有两大类问题吸引了众多学者的目光：一是原发性卵巢功能不全；二是多囊卵巢综合征（polycystic ovarian syndrome，PCOS）。现今提到的与卵巢功能不全相关的作用基因或作用机制如下：PDCD4，BPTF，长链非编码 RNA & nbsp; lnc-CHST1 调控 DNA 损伤修复基因 *C7orf49/ERCC6L2*，AQP7，KLHL25-eIF4E 通路，人 *NOTCH2* 基因突变。

与多囊卵巢综合征相关的作用及机制研究：SIRT1 介导的褪黑素，Malat1 介导的高 AMH，PCSK9，PCOS 新易感基因 *HMGA2*，*AMH*、*AMHR2* 及 *CYP19A1* 基因甲基化，脂代谢关键基因 *FADS2*，SIRT1/CASP3 途径对多囊卵巢综合征患者子宫内膜 IL-18 表达的调控，高雄激素环境通过 AR-PI3K/Akt 信号通路对 PCOS 患者子宫内膜 FOXO1 的调控，LNK 对胰岛素抵抗相关的 PCOS 卵泡发育的调控，GRIM-19 在多囊卵巢综合征颗粒细胞中对 VEGF 的调控，miR-135b 靶向 Hippo 信号通路。

（二）卵子发生与受精异常

根据卵泡的形态、大小、生长速度和组织学特征，可将生长过程分为以下 4 个阶段：①始基卵泡；②窦前卵泡，包括初级卵泡和次级卵泡；③窦卵泡；④排卵前卵泡。目前的研究也是主要从以上 4 个阶段探究卵子成熟相关的作用机制：*Kif18a* 基因突变导致卵子成熟障碍的机制；Figla 通过调控 c-KIT 在窦前卵泡发育微环境中的作用及其机制；Semaphorin6c 通过细胞连接调节次级卵泡发育成熟和闭锁机制；骨形态发生蛋白对排卵期人卵巢颗粒细胞功能改变的作用机制；人透明带蛋白 ZP1 突变在透明带发生缺陷过程中的作用；卵母细胞老化所致非整倍体形成中 BACH1 的调控作用。

（三）生殖免疫相关疾病

生殖免疫相关疾病的讨论热点目前集中在复发性流产（recurrent spontaneous abortion，RSA）的作用机制。张蜀澜探究中性粒细胞胞外诱捕网（neutrophil extracellular traps，NETs）对于抗磷脂综合征复发性自然流产的致病机制。杨阳研究 GRIM-19 调控蜕膜巨噬细胞自噬参与原因不明 RSA 发生的分子机制。李泽武研究滋养层细胞外泌体 miR-223 调控巨噬细胞功能参与 URSA 的机制。张建平认为滋养细胞线粒体能激活的 NLRP3 炎性小体介导 RSA 母胎界面免疫紊乱。

（四）不孕症与辅助生殖

女性不孕因素主要有盆腔因素和排卵障碍，现在大多数的热点主要是从子宫内膜容受性的角度探讨女性不孕的问题。现在提出的对子宫内膜容受性有影响的作用机制有：环状 RNA; hsa_circRNA_101280，GnRH 类似物通过垂体外作用，GnRH 拮抗药通过 S100P 介导细胞自噬与凋亡，氨肽酶 N 通过 VEGF/VEGFR 通路，卵巢型子宫内膜异位症中异位灶来源干细胞、CXCL12/CXCR4 轴，Tim-3 信号通路异常调控 uNK 细胞分泌 perforin 影响反复着床失败患者子宫内膜容受性的分子机制，IVF 促排卵周期注射 HCG 日及次日孕酮升高影响子宫内膜容受性机制，miR-125b 与其靶向 circRNA 调控多囊卵巢综合征患者子宫内膜功能的机制。

为了解决不孕症的问题，辅助生殖技术应运而生。辅助生殖技术（assisted reproductive techniques，ART）指在体外对配子和胚胎采用显微操作技术，帮助不孕夫妇受孕的一组方法，包括人工授精（artificial insemination，AI）、体外受精 - 胚胎移植（in vitro fertilization and embryo transfer，IVF-ET）及其衍生技术等。体外受精常见的并发症有：卵巢过度刺激综合征（ovarian hyperstimulation syndrome，OHSS）和多胎妊娠。林海燕研究 GAS5 结合 miR-135a-5p 靶向 FOXO1 调控 OHSS 发生机制及预测 OHSS 价值。

四、生殖系统肿瘤

（一）宫颈癌

宫颈癌是最常见的妇科恶性肿瘤，多发生于 50 岁以上的女性，但是近年来发病有逐渐年轻化的趋势。主要发病相关因素有 HPV 感染、多个性伴侣、吸烟、性生活过早、性传播疾病等。抑制宫颈癌发生的机制有：CBX7，卷曲乳杆菌 S 层蛋白 SlpA，HPV16; E6/7 蛋白下调 S100A8/9 的表达及 S100A8/9，QCR2。促进宫颈癌发生的机制有：UBD 通过 AKT 信号通路，MYC 家族 /miR-362/BAP31 分子网络失调，环状 RNA; circ_0001589。

与宫颈癌相关的机制有：miR-154 靶向 CUL2 调控 HPV16; E7-pRb 途径，miR-1246 靶向 ATG4D 调控自噬机制，SOX9 调控 Wnt/β-catenin 信号通路。与宫颈癌转移的机制有：flotillin-1 通过 NF-κB 通路调控上皮细胞间质化促进早期宫颈癌淋巴结转移，HPV16; E7 介导的淋巴管生成在宫颈癌淋巴结转移机制，Sema4C 诱导宫颈癌细胞淋巴结转移机制，FAM83A 通过 Laminin-Integrin 调控 PI3K/AKT 通路。

与宫颈癌放化疗治疗效果相关的机制有：高血糖通过 ROS/JNK 通路激活 Beclin-1 介导的自噬对

宫颈癌顺铂敏感性的调控，HIF-2α 调节自噬促进宫颈癌顺铂耐药的机制，UTF1 与 RPA 相互作用在宫颈癌发生及对放化疗作用机制。

（二）子宫内膜癌

在检索到的国家自然科学基金项目中，很多项目在探讨与子宫内膜癌发生、发展有关的机制，包括：蛋白络氨酸磷酸酶 SHP2 在子宫内膜癌中的作用及其分子机制，二甲双胍通过调控 PSMD10 甲基化影响子宫内膜癌发生、发展，DNA 甲基化调控的干细胞蛋白 Piwil1 参与雌激素刺激的子宫内膜癌发生、发展的分子机制，DJ-1 经 Cezanne/NF-κB 非经典活化通路影响子宫内膜癌细胞生物学行为及其表达调控的分子机制，内脂素调控 CD4$^+$T 细胞介导的免疫微环境促进子宫内膜癌进展，AMF 通过跨膜受体 GPR30 促进子宫内膜癌转移，HE4 通过 Smad 信号通路对子宫内膜癌细胞周期的调控。治疗机制和抑制子宫内膜癌发生、发展的机制有：光敏剂 Verteporfin 诱导 YAP1；SUMO 化对 YAP1 功能的调控，青蒿琥酯通过 HAND2 激活 LKB1-AMPK-mTOR 信号通路，CDK8-FOXJ2 通过下调 SREBP1/SCD1 的表达抑制子宫内膜癌发生发展的作用及机制。

（三）卵巢癌

卵巢恶性肿瘤是女性生殖器常见的三大恶性肿瘤之一，由于卵巢位于盆腔深部，早期病变不易发现，晚期病理也缺乏有效的治疗手段，因此卵巢恶性肿瘤致死率居妇科恶性肿瘤首位，已成为严重威胁妇女生命和健康的主要肿瘤。在能够检索到的关于女性生殖系统肿瘤的国家自然科学基金项目中关于卵巢癌的研究是最多的，从此也可见卵巢癌之恶性程度和亟待解决的问题之多。

正在研究的与卵巢癌发生、发展的有关的作用机制有：邹阳提出的聚合酶；epsilon（Pol ε）催化亚基及其下游驱动基因突变在上皮性卵巢癌中的作用及分子机制，胥琴正在研究 Sema4C 调控 T 细胞功能对卵巢癌的影响及机制，王毅宏发现 lncRNA；SNHG6 调控 STMN1/p27Kip1 会促进卵巢癌恶性进展，肖洋炯提出外分泌腺分化和增殖因子（exocrine differentiation and proliferation factor，EXDPF）促上皮性卵巢癌发生、发展的机制，赵杨解析了环状 RNA；circRhoC 内源性竞争 micRNA185/302/1249 调控其靶基因 VEGF 影响卵巢癌发生、发展的分子机制。

直接蔓延、腹腔种植与淋巴结转移是卵巢癌转移的主要途径。关于卵巢癌转移相关机制的项目也是层出不穷。尹胜正在进行 LIN28B 转录后调控 PPM1D 促进卵巢癌转移的机制的研究。周金华提出 SIK2 调控细胞运动促进卵巢癌转移的想法。谢开鹏在探讨一个功能未知的 lncRNA；LEMD1-AS1 抑制卵巢癌侵袭转移的分子机制。席晓薇在讨论 Capn4 通过调节 HMGB1 乙酰化促进上皮性卵巢癌转移的分子机制。王泽华在进行研究卵巢癌外泌体向网膜递送 miR-6780b-5p 抑制 FOXO3 诱导微环境活化促进肿瘤转移的机制。杨阳开展生长抑制因子 ING1b 调控卵巢癌间质 STC1 影响肿瘤转移的机制研究。杨国奋研究新癌基因 CHD1L 通过 METAP2 促进上皮性卵巢癌盆腹腔转移的分子作用与机制。金鑫发现 FABP3 通过刺激大网膜脂肪细胞分泌细胞因子促进卵巢癌转移。

卵巢癌的治疗原则为以手术为主，化疗为辅的综合治疗。早期应行全面的分期手术，晚期则行肿瘤细胞减灭术，术后给予以铂类为基础的联合化疗，其他常用药物还有卡铂、紫杉醇、环磷酰胺、依托泊苷等。随着用药的逐渐增多，已经发生的顺铂耐药，顺铂抵抗的问题已经不容忽视，研究其耐药机制，如何增加其敏感性，成了广大学者的热门研究问题。目前，提出的与顺铂耐药产生有关的机制有：斯钙素 2 通过活化 AMPK/STAT3 信号，基于 PGC1α 探讨细胞核 - 线粒体功能性交互作用，lnc-SNHG1 竞争性结合 miR-216b-5p 上调 NF-κB1，EZH2 通过调控 CHEK1 信号通路，HOTAIR-EZH2-STAT3 环路，lncRNA；IL21-AS1 经外泌体诱导肿瘤免疫逃逸微环境，超保守非编码 RNA；uc.243，癌基因 *FAM83B*，EpCAM 调控 Wnt/β-catenin 通路，HOXA10/IL-7 通过激活 JAK/STAT 信号通路。而目前为止关于如何抵抗耐药性，如何增加敏感性的研究项目还比较少。有关这方面的项目有：袁林静在进行纺锤体结合蛋白 SPAG5 通过调控 EB1 蛋白微管定位增加卵巢上皮性癌对紫杉醇药物敏感性的机制的研究，杨强在研究叶酸受体靶向的高分子 - 赛特铂 / 二氯乙酸纳米胶束克服卵巢癌铂类耐药的应用及机制。

（孙智晶　朱　兰　沈　铿　郎景和）

参 考 标 书

［1］刘朝晖. 阴道上皮细胞源性 IgG 抗白假丝酵母菌免疫应答机制及 Farnesol、雌激素、乳杆菌对其免疫功能干预的研究. 81771530.

［2］徐云升. HPV16E6/E7 诱导的组蛋白甲基化异常在 HRHPV 感染进展中的作用及其分子机制研究. 81771531.

［3］李芳. HPV16 整合所致宿主顺式元件变异在子宫颈上皮内瘤变进展中的作用及分子机制研究. 81771529.

［4］陈丽梅. 胶原蛋白支架载 *bFGF* 基因转染的月经血源子宫内膜干细胞移植治疗大鼠宫腔粘连模型的研究. 81701398.

［5］花向东. 抗宫腔粘连新分子：内源性多肽 AIUAP 的作用及机制研究. 81701399.

［6］张玉泉. 脐带间充质干细胞 circHEM9 调控 VEGF 修复子宫内膜损伤的研究. 81771527.

［7］蔡慧华. ITPR3 诱导细胞外基质降解在雌激素治疗宫腔粘连中的作用及机制研究. 81701396.

［8］何援利. FOXF2 与 SMAD6 共调控 COL5A2 转录表达参与宫腔粘连发病的机制研究. 81771525.

［9］胡娅莉. ΔNp63 调控宫腔粘连子宫内膜纤维化的机制研究. 81771526.

［10］熊文倩. lncRNA NR-038395 作为 ceRNA 调控 miR200s 在子宫内膜异位症上皮 - 间质转化机制中的作用研究. 81701417.

［11］夏晓梦. miR-20a 通过调控自噬网络影响子宫内膜异位症发病的机制研究. 81771558.

［12］赵栋. HCK 通过下调巨噬细胞功能促进子宫内膜异位症进展的机制研究. 81771548.

［13］王国云. 腹腔大巨噬细胞和小巨噬细胞在子宫内膜异位症发病中的分子机制研究. 81771552.

［14］马颖. miRNA-34a-5p 靶向 AKT1 通过 PI3K/Akt 通路调节子宫内膜异位症子宫内膜细胞自噬及侵袭性的研究. 81701418.

［15］梁炎春. 雌激素调控巨噬细胞 /Sema 3A 信号通路在子宫内膜异位症神经血管生成交互对话中的作用机制研究. 81701416.

［16］何泓. Notch1/DLL4 信号通路在子宫内膜异位症血管生成中的作用及其机制. 81701415.

［17］许泓. miR-155-5p/CEBPB 对子宫腺肌病内膜上皮细胞功能的调节机制. 81771551.

［18］吴荣锋. miR-98 靶向调控 MKP-1 表达在子宫内膜异位症的作用及机制研究. 81701419.

［19］魏增涛. TIPE2 在子宫腺肌症发病机制中的作用研究. 81771554.

［20］汪雯雯. 凋亡新基因 MEIS1 在子宫内膜异位症发病中的作用与分子机制研究. 81701420.

［21］苗劲蔚. 外泌体携带 miR-214 对子宫内膜异位症纤维化的作用及其机制研究. 81771549.

［22］蒋欢欢. MDSCs 诱导的免疫抑制微环境促进子宫内膜异位症发生发展的机制研究. 81701421.

［23］郭孙伟. 热量限制及热量限制类似物对子宫内膜异位症发生发展的影响及其分子生物学机制. 81771553.

［24］刘成. 富马酸二甲酯对压力性尿失禁疾病模型中细胞外基质重构的影响及其机制. 81701424.

［25］洪莉. Cav3.2 钙通道和整合素 β1 在盆底电刺激治疗女性压力性尿失禁中的作用. 81771562.

［26］李艳辉. iPSC-MPCs 源的外泌体 miRNAs 调控 Smad7/TGFβ 通路促受损尿道括约肌细胞外基质重建的作用研究. 81701423.

［27］朱兰. 盆底重建手术国产原创新型网片研发的实验研究. 81771561.

［28］李春波. 间充质干细胞通过调节炎症反应及促进新生物形成治疗盆底器官脱垂的机制研究. 81701422.

［29］黄凯. IKKα 以非依赖 NF-κB 方式调控 CyclinD1 影响子宫内膜容受性的机制研究. 81701448.

［30］张炜. CD55 在子宫内膜容受性和蜕膜化进程中的功能和机制研究. 81771587.

［31］叶英辉. 精子源性 miR-34c 介导的 ceRNA 调控网络影响植入前胚胎发育的作用机制研究. 81771585.

［32］隋聪. MicroRNA-145 靶向调控 Smad3 和 Smad5 影响胚胎着床的研究. 81701450.

［33］李敏. PLAC8 在人类早期胚胎发育与植入过程中的作用及机制研究. 81701449.

［34］李娜. 采用单细胞 RNA 测序技术研究卵裂球表达谱与植入前胚胎质量评估的分子机制. 81701451.

［35］赵华. PAEs 暴露抑制线粒体呼吸链复合体酶活性致胚胎质量下降的机制研究. 81701444.

［36］张霆. 叶酸缺乏对核糖体 rRNA 基因转录介导细胞命运决定因子路径在神经管畸形中的分子机制研究. 81771584.

［37］卢晓琳. 叶酸缺乏介导 PEG10 基因印记改变经 TGF-β 通路在神经管畸形发生中的作用及机制研究. 81701452.

［38］王芳. 维甲酸降解关键酶 CYP26B1 基因新发突变致神经管畸形的作用机制. 81701441.

［39］夏红飞. 利用 CRISPR/Cas9 技术研究 miR-125a 在早期自然流产中的功能及机制. 81771590.

［40］顾艳. miR-3074-5p 对人滋养细胞生理活性的调控作用机制及其与复发性流产的关联. 81701445.

［41］徐智策. 胎盘内皮 PGI2 功能特点与妊娠高血压关联的研究. 81771592.

［42］王艳华. ASPP2 调控妊娠期高血压疾病胎盘滋养细胞自噬水平升高的表观遗传学机制研究. 81760270.

［43］王晓聪. DKK3 表达缺陷导致滋养细胞分化异常在子痫前期发病中的作用机制. 81701455.

［44］盛超. β 淀粉样蛋白在子痫前期螺旋动脉血管重铸中的作用及机制研究. 81701454.

［45］沙晓燕. 水通道蛋白 1 介导巨噬细胞极化调控滋养细胞侵袭的机制研究. 81701456.

［46］姜雨飞. Gαq 在胎盘发育过程中的作用机制研究. 81701457.

［47］段涛. Δ9- 四氢大麻酚对胎盘发育的影响及机制研究. 81771591.

［48］朱毓纯. 小剂量阿司匹林调节可溶性 endoglin 表达对子痫前期的预防作用及其机制. 81701466.

［49］张冬鑫. 脂氧素 A4 调控 caspase-1 抑制子痫前期 AT1-AA 产生的作用及机制研究. 81701469.

［50］丁虹娟. 一种新型内源性多肽 AEDPPE 用于修复子痫前期血管内皮细胞损伤的应用基础研究. 81771604.

［51］朱方玉. HtrA4 经内质网应激调控滋养细胞自噬在子痫前期发生中作用及机制研究. 81701479.

［52］张华. FoxO3 介导的自噬缺失导致 dNK 细胞归巢及发育异常在子痫前期发病中的作用机制研究. 81771607.

［53］余艳红. PPARγ 介导的线粒体合成在子痫前期发病中的作用及调控机制研究. 81771609.

［54］吴栋才. microRNA-135a-5p 通过 β-TrCP 调控滋养细胞 EMT 参与子痫前期发病的机制研究. 81760275.

［55］孙丽洲. 假基因来源 lnc RNA DUXAP8 调控子痫前期螺旋动脉重铸障碍机制研究. 81771603.

［56］沈莉. CD81 介导滋养细胞抑制内皮细胞 eNOS 参与子痫前期血管内皮功能障碍的机制研究. 81701472.

［57］乔宠. 生物钟核心基因 *Clock/Bmal1* 通过调控 KiSS-1 转录抑制滋养细胞浸润及参与子痫前期发病的研究. 81771610.

［58］罗欣. 新候选 circRNA 与 miR-323-3p 或功能蛋白 DKK1 互作调控子痫前期滋养细胞功能的机制研究. 81771614.

［59］钱源. 由一种 lncRNA 调控的 HLA-G 在子痫前期胎盘中的作用机制研究. 81760273.

［60］刘进军. 下丘脑室旁核中肾素血管紧张素系统激活在子痫前期发病机制中的作用研究. 81771616.

［61］刘丹. miR-495 介导的骨髓来源抑制性细胞扩增异常参与子痫前期发病的机制研究. 81701474.

［62］厉倩. 低氧相关微小 RNA-210/Tet2/IL-6 调控轴在子痫前期中的作用及其机制研究. 81701468.

［63］李伟. ET-1/ETBR 介导的信号通路在子痫前期微血管功能障碍中的作用与机制研究. 81701476.

［64］黄玲玲. RGS5 调节绒毛外滋养细胞功能在子宫螺旋动脉重铸中的作用. 81760272.

［65］贺晓菊. lncRNA-loc391533 通过 sFlt-1/VEGF 途径在子痫前期发病中的机制研究. 81760277.

［66］桂顺平. ADAM17 介导血管内皮损伤相关因子剪切在子痫前期发病中的机制研究. 81701480.

［67］牛建民. GPR1 信号系统在高脂条件下妊娠糖尿病发生发展中作用机制的研究. 81771611.

［68］苏日娜. 鸟苷酸交换因子 -11 调控通路在高血糖暴露高出生体重子代生长发育及糖脂代谢调控中的作用及 DNA 甲基化调控机制. 81701467.

［69］刘斌. 胎盘外泌体介导妊娠期糖尿病胰岛素抵抗机制研究. 81771602.

［70］胡天晓. 胎盘中硫化氢合成酶在妊娠期糖尿病发生和发展中的作用及其机制. 81701481.

［71］王子莲. 肠道微生态对妊娠期糖尿病胰岛素分泌调控机制研究. 81771606.

［72］周开宇. 利用 AAV9 技术实现针对 miRNA 的肥厚性心肌病胎儿期基因治疗研究. 81741025.

［73］陈涛. 白藜芦醇通过 AhR 和 Rspo2/Wnt 通路对大气 PM 2.5 心脏发育毒性的保护机制研究. 81741005.

［74］傅启华. 新的先天性心脏病致病基因 *SORBS2* 调控房间隔心肌细胞分化和迁移的机制研究. 81741031.

［75］李茹. *ASXL3* 基因突变导致常染色体隐性遗传性先天性心脏病致病机制研究. 81771594.

［76］张菁菁. 一种新的内源性多肽 PDFH2 影响胎儿心肌细胞分化的机制研究. 81741039.

［77］陆熙园. CaMK Ⅱ 糖基化参与糖尿病引起的心肌线粒体动态失衡的机制研究. 81741050.

［78］张勤. 组蛋白同型半胱氨酸修饰在神经管畸形中的作用和机制研究. 81741044.

［79］顾卉. 转录因子 NFI-C 通过 miR-200 家族调控细胞自噬在神经管畸形发生中的作用与机制. 81771595.

［80］牛勃. 叶酸涉及的不同代谢通路障碍致神经管畸形发生分别对印记基因的作用机制研究. 81741023.

［81］谢国喜．基于三维彩超分辨磁共振图像重建的胎儿腭裂畸形精准检查方法研究．81741010.

［82］范勇．利用 CRISPR/Cas9 基因编辑技术在人类胚胎水平修复耳聋基因的研究．81741006.

［83］代杰文．胎儿第一、二鳃弓局部出血、血肿在半侧颜面发育不全发生中的致畸作用及分子机制研究．81741028.

［84］石宇．BACE2 通过 Wnt 信号参与神经嵴诱导影响颅面发育的分子机制研究．81771596.

［85］王慧君．SMARCA4 基因缺陷致胎儿小头畸形的发生机制研究．81741036.

［86］林伊凤．染色质重塑子 CHD8 调控胎儿大脑皮层神经元发育的作用机制．81741034.

［87］吕远．DYNC2H1 基因突变导致短肋胸廓发育不良 III 型或伴多指（趾）畸形发生机制的研究．81701462.

［88］程欣．E/H 型内皮细胞通过调节 Notch/Hif-1α 活性影响成骨细胞系分化的机制研究．81741045.

［89］高芹芹．胎盘 11-βHSD2 表达调控与缺氧胎儿骨发育障碍的关系及机制．81741024.

［90］柴岗．半面短小症易感基因 lncRNA RRP7BP 结合 miRNA148 调控 COL10A1 基因表达影响软骨分化的机制研究．81741012.

［91］吕萍萍．Foxe1 介导宫内高雌环境影响子代甲状腺功能的机制研究．81701461.

［92］李磊．LRP6 通过 PI3K/AKT/mTOR 信号通路调控自噬改善妊娠期高脂饮食所致子代肝胰岛素抵抗的作用及机制研究．81741037.

［93］沈茜．Robo2 突变与宫内低蛋白饮食交互作用影响胚胎期泌尿系发育的机制研究．81741033.

［94］肖泽宇．SP-A 核酸识体拉曼纳米探针用于胎肺发育及异常的产前诊断研究．81741014.

［95］黄欢．建立基于磁性纳米颗粒分离法的孕妇外周血中单个胎儿细胞捕获技术用于无创产前诊断．81741040.

［96］何荣祥．基于三维微纳结构微流控芯片胎儿有核红细胞捕获和分离的早期无创产前基因诊断．81741019.

［97］李平．应用无创产前 TRIC 技术获得的宫颈滋养细胞的生物信息学研究．81741046.

［98］陈冠楠．基于拉曼光谱的唐氏综合征产前无损筛选新方法研究．81741008.

［99］邬玲仟．通过 Bionano 单分子光学图谱对携带相互易位或倒位罕见病例进行断裂点精准定位及致病机制研究．81771599.

［100］丁玲玲．PDCD4 在原发性卵巢功能不全颗粒细胞凋亡中的作用及机制研究．81701404.

［101］吴洁．BPTF 在早发性卵巢功能不全发病中的作用及机制研究．81771540.

［102］党玉洁．长链非编码 RNA lnc-CHST1 调控 DNA 损伤修复基因 C7orf49/ERCC6L2 在早发性卵巢功能不全的作用及机制研究．81701406.

［103］陈露婷．早发性卵巢功能不全中 AQP7 对卵泡发育的作用及机制研究．81701401.

［104］秦莹莹．KLHL25-eIF4E 通路在原发性卵巢功能不全发病中的作用及机制研究．81771541.

［105］李琳．人 NOTCH2 基因突变导致原发性卵巢功能不全的分子机制研究．81701405.

［106］周建军．SIRT1 介导褪黑素改善多囊卵巢综合征患者颗粒细胞线粒体损伤的作用及机制研究．81771537.

［107］张丹．Malat1 介导的高 AMH 在 PCOS 发生发展中的作用及机制研究．81771535.

［108］岳利民．PCSK9 在多囊卵巢综合征脂代谢及卵巢功能异常中的作用及其机制研究．81771542.

［109］刘洪彬．PCOS 新易感基因 HMGA2 在颗粒细胞增殖中的作用和机制研究．81771538.

［110］余滢滢．AMH、AMHR2 及 CYP19A1 基因甲基化对 PCOS 高雄激素水平和卵泡发育障碍的影响．

81701402.

[111] 田烨. 脂代谢关键基因 *FADS2* 在多囊卵巢综合征卵泡发育异常中的作用机制研究. 81701410.

[112] 龙晓宇. SIRT1/CASP3 途径对多囊卵巢综合征患者子宫内膜 IL-18 表达的调控机制研究. 81701407.

[113] 罗璐. 高雄激素环境通过 AR-PI3K/Akt 信号通路对 PCOS 患者子宫内膜 FOXO1 的调控及影响胚胎种植的机制研究. 81701403.

[114] 赵晓苗. LNK 对胰岛素抵抗相关的 PCOS 卵泡发育的调控及其机制研究. 81771545.

[115] 李刚. GRIM-19 在多囊卵巢综合征颗粒细胞中对 VEGF 的调控作用及机制研究. 81771534.

[116] 黄鑫. miR-135b 靶向 Hippo 信号通路在 PCOS 发生中的作用和机制研究. 81771532.

[117] 车祺. *Kif18a* 基因突变导致卵子成熟障碍的机制研究. 81701435.

[118] 章汉旺. Figla 通过调控 c-KIT 在窦前卵泡发育微环境中的作用及其机制研究. 81771582.

[119] 沈薇. Semaphorin6c 通过细胞连接调节次级卵泡发育成熟和闭锁机制的研究. 81701438.

[120] 张涵. 骨形态发生蛋白对排卵期人卵巢颗粒细胞功能改变的作用机制研究. 81701436.

[121] 丁晨晖. 利用动物模型研究人透明带蛋白 ZP1 突变在透明带发生缺陷过程中的作用. 81771579.

[122] 田芬. 卵母细胞老化所致非整倍体形成中 BACH1 的调控作用. 81701437.

[123] 张蜀澜. 中性粒细胞外诱捕网（NETs）对于抗磷脂综合征复发性自然流产的致病机制探究. 81771661.

[124] 杨阳. GRIM-19 调控蜕膜巨噬细胞自噬参与原因不明复发性流产发生的分子机制研究. 81701528.

[125] 李泽武. 滋养层细胞外泌体 miR-223 调控巨噬细胞功能参与 URSA 的机制研究. 81701526.

[126] 张建平. 滋养细胞线粒体激活的 NLRP3 炎性小体介导 RSA 母胎界面免疫紊乱的研究. 81771660.

[127] 孙赟. 环状 RNA; hsa_circRNA_101280 对子宫内膜容受性的作用机制. 81771648.

[128] 殷莉. GnRH 类似物通过垂体外作用影响子宫内膜容受性的机制研究. 81701520.

[129] 张丹. GnRH 拮抗药通过 S100P 介导细胞自噬与凋亡影响子宫内膜容受性的分子机制. 81701513.

[130] 钱易. 氨肽酶 N 通过 VEGF/VEGFR 通路改善子宫内膜容受性的机制研究. 81701517.

[131] 李斐. 卵巢型子宫内膜异位症中异位灶来源干细胞对原位子宫内膜容受性的表观遗传学影响机制及 CXCL12/CXCR4 轴对其调控的探讨. 81701521.

[132] 徐步芳. Tim-3 信号通路异常调控 uNK 细胞分泌 perforin 影响反复着床失败患者子宫内膜容受性的分子机制. 81771656.

[133] 刘柳. IVF 促排卵周期注射 HCG 日及次日孕酮升高影响子宫内膜容受性机制的研究. 81701514.

[134] 李蓉. miR-125b 与其靶向 circRNA 调控多囊卵巢综合征患者子宫内膜功能的机制研究. 81771650.

[135] 林海燕. GAS5 结合 miR-135a-5p 靶向 FOXO1 调控 OHSS 发生机制及预测 OHSS 价值的研究. 81701519.

[136] 李榕. 探索 CBX7 抑制宫颈癌恶性发展的分子机制研究. 81760468.

[137] 王慧妍. 卷曲乳杆菌 S 层蛋白 SlpA 抑制宫颈癌细胞增殖的作用与分子机制研究. 81702560.

[138] 查何. 宫颈癌中 HPV16; E6/7 蛋白下调 S100A8/9 的表达及 S100A8/9 抑制宫颈癌的分子机制研究. 81760475.

[139] 韩迎燕. QCR2 在重塑宫颈癌 p53 功能方面的研究. 81702573.

[140] 向阳. UBD 通过 AKT 信号通路促进宫颈癌发生发展的机制研究. 81772783.

[141] 杨琨. MYC 家族 /miR-362/BAP31 分子网络失调作为宫颈癌内在推手的研究. 81772763.

［142］郑英如．环状 RNA; circ_0001589 促进宫颈癌细胞生长的作用与机制研究．81772765.

［143］赵卫红．miR-154 靶向 CUL2 调控 HPV16; E7-pRb 途径在宫颈癌发生中的作用．81702583.

［144］姚德生．miR-1246 靶向 ATG4D 调控自噬对宫颈癌发生发展的影响及机制研究．81760466.

［145］王海燕．SOX9 调控 Wnt/β-catenin 信号通路影响宫颈癌干细胞生物学特性的机制研究．81702579.

［146］李政．flotillin-1 通过 NF-κB 通路调控上皮细胞间质化促进早期宫颈癌淋巴结转移的分子机制研究．81760469.

［147］王恬．HPV16; E7 介导的淋巴管生成在宫颈癌淋巴结转移中的作用及机制研究．81702571.

［148］魏军成．Sema4C 诱导宫颈癌细胞淋巴结转移的机制及靶向干预研究．81772775.

［149］许君芬．FAM83A 通过 Laminin-Integrin 调控 PI3K/AKT 通路影响宫颈癌侵袭转移的机制研究．81702552.

［150］李晶．高血糖通过 ROS/JNK 通路激活 Beclin-1 介导的自噬对宫颈癌顺铂敏感性的调控．81702549.

［151］江丽霞．HIF-2α 调节自噬促进宫颈癌顺铂耐药的机制研究．81760472.

［152］吴晓玲．UTF1 与 RPA 相互作用在宫颈癌发生及对放化疗影响的作用研究．81702578.

［153］赵乐．蛋白络氨酸磷酸酶 SHP2 在子宫内膜癌中的作用及其分子机制研究．81702556.

［154］钟田雨．二甲双胍通过调控 PSMD10 甲基化影响子宫内膜癌发生发展的机制研究．81702580.

［155］陈铮．DNA 甲基化调控的干细胞蛋白 Piwil1 参与雌激素刺激的子宫内膜癌发生发展的分子机制研究．81702546.

［156］肖仲清．DJ-1 经 Cezanne/NF-κB 非经典活化通路影响子宫内膜癌细胞生物学行为及其表达调控的分子机制研究．81760473.

［157］薛凤霞．内脂素调控 CD4[+]T 细胞介导的免疫微环境促进子宫内膜癌进展的机制研究．81772790.

［158］李伊然．AMF 通过跨膜受体 GPR30 促进子宫内膜癌转移的机制研究．81702547.

［159］卢勤声．HE4 通过 Smad 信号通路对子宫内膜癌细胞周期的调控机制研究．81702567.

［160］王超．光敏剂 Verteporfin 诱导 YAP1; SUMO 化对 YAP1 功能的调控在子宫内膜癌靶向治疗中的机制研究．81772777.

［161］尹香花．青蒿琥酯通过 HAND2 激活 LKB1-AMPK-mTOR 信号通路抑制雌激素介导的子宫内膜癌的机制研究．81772784.

［162］李卫华．CDK8-FOXJ2 通过下调 SREBP1/SCD1 的表达抑制子宫内膜癌发生发展的作用及机制研究．81702551.

［163］邹阳．DNA 聚合酶; epsilon（Pol ε）催化亚基及其下游驱动基因突变在上皮性卵巢癌中的作用及分子机制．81760474.

［164］胥琴．Sema4C 调控 T 细胞功能对卵巢癌的影响及机制研究．81760470.

［165］王毅宏．lncRNA; SNHG6 调控 STMN1/p27Kip1 促进卵巢癌恶性进展的作用和机制研究．81702562.

［166］肖洋炯．外分泌腺分化和增殖因子（EXDPF）促上皮性卵巢癌发生发展的机制研究．81702563.

［167］赵杨．环状 RNA; circRhoC 内源性竞争 micRNA185/302/1249 调控其靶基因 *VEGF* 影响卵巢癌发生、发展的分子机制解析．81772776.

［168］尹胜．LIN28B 转录后调控 PPM1D 促进卵巢癌转移的机制研究．81702548.

［169］周金华．SIK2 调控细胞运动促进卵巢癌转移的机制研究．81772773.

［170］谢开鹏. 一个功能未知的 lncRNA; LEMD1-AS1 抑制卵巢癌侵袭转移的分子机制研究. 81702569.

［171］席晓薇. Capn4 通过调节 HMGB1 乙酰化促进上皮性卵巢癌转移的分子机制研究. 81772767.

［172］王泽华. 卵巢癌外泌体向网膜递送 miR-6780b-5p 抑制 FOXO3 诱导微环境活化促进肿瘤转移的研究. 81772781.

［173］杨阳. 生长抑制因子 ING1b 调控卵巢癌间质 STC1 影响肿瘤转移的机制研究. 81702564.

［174］杨国奋. 新癌基因 *CHD1L* 通过 METAP2 促进上皮性卵巢癌盆腹腔转移的分子作用与机制的研究. 81772769.

［175］金鑫. FABP3 通过刺激大网膜脂肪细胞分泌细胞因子促进卵巢癌转移. 81702574.

［176］杨恭. 斯钙素 2 通过活化 AMPK/STAT3 信号诱导卵巢癌顺铂抵抗的机制研究. 81772789.

［177］孙连坤. 基于 PGC1α 探讨细胞核 - 线粒体功能性交互作用参与卵巢癌顺铂耐药机制的研究. 81772794.

［178］双婷. lnc-SNHG1 竞争性结合 miR-216b-5p 上调 NF-κB1 促进卵巢癌化疗耐药的作用研究. 81702555.

［179］温宜萍. EZH2 通过调控 CHEK1 信号通路促进卵巢癌干细胞对顺铂耐药的机制研究. 81702575.

［180］李桃. HOTAIR-EZH2-STAT3 环路通过调控肿瘤干细胞干性介导上皮性卵巢癌顺铂耐药的作用研究. 81702568.

［181］徐韶华. lncRNA; IL21-AS1 经外泌体诱导肿瘤免疫逃逸微环境致卵巢癌铂类耐药的机制研究. 81772762.

［182］李隽. 超保守非编码 RNA; uc.243 诱导卵巢癌顺铂耐药的分子机制. 91740119.

［183］何善阳. 癌基因 *FAM83B* 驱动上皮性卵巢癌顺铂耐药的分子机制及其临床价值. 81772764.

［184］蒋湘. EpCAM 调控 Wnt/β-catenin 通路促进卵巢癌细胞成球产生耐药的机制研究. 81702544.

［185］姜旖. HOXA10/IL-7 通过激活 JAK/STAT 信号通路促进铂耐药发生的分子机制研究. 81702566.

［186］袁林静. 纺锤体结合蛋白 SPAG5 通过调控 EB1 蛋白微管定位增加卵巢上皮性癌对紫杉醇药物敏感性的机制研究. 81702550.

［187］杨强. 叶酸受体靶向的高分子 - 赛特铂 / 二氯乙酸纳米胶束克服卵巢癌铂类耐药的应用及机制. 81702570.

第二章 普通妇科疾病研究进展

第一节 盆底功能障碍性疾病

女性盆底功能障碍性疾病（pelvic floor dysfunction，PFD）是妇产科较为多见的盆底损伤和缺陷性综合征，主要表现为盆腔器官脱垂、压力性尿失禁及产后性功能障碍等。2017 年，针对 PFD 的诊治有了一些新的研究进展，介绍如下。

一、盆腔器官脱垂

盆腔器官脱垂（pelvic organ prolapse，POP）是由各种原因导致的盆底支持组织薄弱，造成盆腔器官下降移位引发器官的位置及功能异常。POP 可引起下生殖道、尿道等的症状，不同程度地影响女性的日常活动和生活质量。

（一）发病相关因素

纪红蕾等调查产后妇女 POP 的情况，并探讨人口学特征、运动习惯和产科等因素对 POP 的影响。本研究纳入 2015 年 10 月至 2016 年 4 月产后 6～8 周到门诊做常规体检的产妇 852 例。采用自填问卷方式收集研究对象的人口学特征、产科信息、孕前参加体育锻炼情况等信息，并进行盆底器官脱垂的检查。结果提示，852 例产后 6～8 周妇女中 84.25% 有阴道脱垂，55.61% 为 I 度脱垂，28.64% 为 II 度脱垂，未发现 III 度或 IV 度阴道脱垂。仅有 5 例有 I 度子宫脱垂。多分类有序 Logistic 回归显示，巨大儿（$OR=2.469$，95% CI：$1.029～5.927$）、产次 $\geqslant 2$ 次（$OR=2.730$，95% CI：$1.929～3.864$）、阴道分娩（$OR=43.257$，95% CI：$25.505～73.353$）、紧急剖宫产（$OR=2.139$，95% CI：$1.266～3.615$）是影响产妇阴道脱垂的高危因素。因此，产后 6～8 周的妇女轻度阴道脱垂的比例较高，阴道分娩、巨大儿和多产次对阴道脱垂的影响较大。

韦玮等探究产科相关因素对产后 POP 的影响，为临床预防 POP 的发生提供依据。本研究选取 2013 年 6 月至 2016 年 6 月收治的 103 例住院孕妇为研究对象，产后通过查阅病例收集孕妇年龄、产程、产次、合并症、分娩情况、胎儿体重等基线资料；采用女性盆腔器官脱垂定量（pelvic organ prolapse quantitation，POP-Q）诊断患者 POP 发生情况；采用 Logistics 回归模型分析孕妇 POP 的发生因素。结果显示，孕妇产后 POP 的发生率为 47.57%，前壁脱垂 30 例（61.22%），后壁脱垂 9 例（18.37%），子宫脱垂 10 例（20.41%）；Logistics 回归分析显示，第二产程越长（$OR=1.605$）、阴道分娩（$OR=3.684$）、孕期体重指数（body mass index，BMI）较高（$OR=1.836$）及胎儿体重较大（$OR=2.542$）是孕妇发生 POP 的危险因素。因此，孕妇第二产程越长、孕期 BMI 越高、胎儿体重越大是孕妇 POP 发生的危险因素。

杨晓清等分析阴道分娩产妇的产后盆底肌力改变及盆腔脏器脱垂情况，探讨盆底肌力受损的高危因素。本研究通过选取 2015 年 4—6 月门诊产后复查的阴道分娩产妇 288 例，回顾性分析其产后 6 周盆底功能检查结果。通过收集临床数据，对影响产后盆底肌力的因素进行 Logistic 回归分析。结果显示，288 例产妇中，252 例（87.5%）产后出现盆底肌力受损。其中 149 例（51.7%）阴道前壁膨出，29 例（10.1%）阴道后壁膨出，7 例（2.4%）产妇子宫脱垂。单因素与多因素 Logistic 回归分析均显示，仅新生儿体重与盆底肌力受损相关（$P<0.05$），而产妇年龄、产次、分娩孕周、BMI、产钳助产、第一产程时间、第二产程时间及侧切等产科因素与盆底肌力受损无相关性。因此，妊娠和分娩易导致盆底肌力异常及盆腔脏器脱垂；在各产科因素中，新生儿体中与盆底肌力受损明显相关。

（二）诊断

1. 超声检查　周惠玲等评估轻、中度 POP 患者超声诊断与 POP-Q 评分相关性及应用价值。本研究选取 2013 年 4 月至 2016 年 4 月收治的 101 例 POP-Q 评分诊断轻、中度 POP 患者，取 C、Ba、Bp 点，Valsalva 状态下超声测量 C′、Ba′、Bp′ 点，比较各点相关性。结果显示，关于子宫脱垂的 C′ 点（-1.85）与 C 点（-3.5）显著相关（$r=0.553$，$P=0.001$）；关于阴道前壁脱垂的 Ba′ 点（-1.1）与 Ba 点（-1）显著相关（$r=0.461$，$P=0.001$）；关于阴道后壁脱垂的 Bp′ 点（-0.85）与 Bp 点（-2.5）有相关性（$r=0.331$，$P=0.001$）。因此，超声诊断和 POP-Q 评分有较好的相关性，可作为临床量化诊断的影像学方法。

毛永江等探讨盆底超声在首次分娩女性产后 6～8 周检查中的应用价值。根据膀胱膨出判断标准分为正常组和 I 型、II 型、III 型膀胱膨出组。结果显示，323 例受检者中盆底超声检查无异常 227 例，膀胱膨出 96 例，其中 I 型膀胱膨出 21 例，最大 Valsalva 动作时膀胱颈位于耻骨联合水平线以下，膀胱后角开放≥140°，尿道旋转角度<45°；II 型膀胱膨出 57 例，最大 Valsalva 动作时膀胱颈位于耻骨联合水平线以下，膀胱后角开放≥140°，尿道旋转角度≥45°；III 型膀胱膨出 18 例，最大 Valsalva 动作时膀胱位于耻骨联合水平线以下，膀胱后角完整<140°，尿道旋转角度≥45°。膀胱膨出合并子宫脱垂 18 例，表现为子宫颈外口最低点在 Valsalva 动作后耻骨联合水平线上 15mm 以下。各膀胱膨出组肛提肌裂孔面积大于正常组（$P<0.05$）。因此，盆底超声可以对盆腔脏器脱垂进行合理分型，对临床诊断及预防盆腔脏器脱垂具有参考价值。

杨丽曼等应用三维 / 实时三维容积超声评估低位产钳助产对女性盆底功能的影响，分析产钳助产在女性 PFD 发生中的作用。本研究选取低位产钳助产分娩后女性 31 例作为病例组，选取同时期正常阴道分娩产妇 31 例作为对照组。两组患者均进行三维 / 实时三维盆底超声检查，分别在静息、Valsalva 及提肛 3 个状态采集图像。进行残余尿、膀胱颈移动度、子宫颈最低点、盆膈裂孔面积大小及观察肛提肌完整性的相关参数的测量。结果显示，病例组中残余尿增多、膀胱颈移动度增大、盆膈裂孔增大发生率与对照组相比，差异无统计学意义（$P>0.05$）。病例组中子宫脱垂、肛提肌不同程度撕裂发生率明显高于对照组（$P=0.01$、$P=0.008$）。因此，低位产钳助产是引起女性盆底功能障碍的高危因素，三维／实时三维盆底超声检查观察子宫脱垂、肛提肌撕裂发生率可对盆底功能进行有效评估，从而及时诊断并指导临床。

刘莉等应用盆底三维超声检查观察子宫脱垂女性肛提肌裂孔的变化，探讨盆底肌群的解剖及功能改变与子宫脱垂的相关性。本研究通过会阴三维超声对 72 例子宫脱垂女性进行三维盆底超声检查，三维重建处理后获得盆底横断面声像图，观察肛提肌裂孔在静息状态、缩肛动作和 Valsalva 动作 3 种状态的形态改变并测量肛提肌裂孔周长及面积，比较不同状态下肛提肌裂孔改变，并与对照组比较分析。结果显示，静息状态、缩肛动作及 Valsalva 动作后，子宫脱垂女性的肛提肌裂孔面积均较对照组增大（$P<0.05$）。因此，子宫脱垂患者肌肉收缩与舒张功能均下降，经会阴盆底三维超声检查能评估子宫脱垂患者肛提肌裂孔的解剖及功能改变。

王艳等探讨经会阴实时三维超声在探查子宫位置形态在女性 PFD 相关性中的价值。本研究随机选取 110 例女性作为研究对象，根据有无 PFD 症状分为 PFD 组和对照组。用 GE Voluson E8 型彩色多普勒超声诊断仪经会阴实时三维超声检查，观察两组患者膀胱颈移动度、最大 Valsalva 动作时盆膈裂孔面积及子宫位置形态。结果显示，PFD 组膀胱颈移动度、最大 Valsalva 动作时盆膈裂孔面积及子宫后位的发生率明显高于对照组（$P<0.05$）。因此，实时三维超声可获取女性 PFD 患者盆底相关功能参数，探查到子宫位置的异常，其在探查子宫位置形态与女性 PFD 相关性中有一定的应用价值。

2. 电子计算机体层扫描检查　陈挺等探讨计算机体层成像（computed tomography，CT）检查子宫脱垂的准确率及其在临床分期判断中的应用效果。本研究选取子宫脱垂患者 62 例，随机将这些患者分为 CT 检查组（31 例）和 MRI 检查组（31 例）两组，应用 Light Speed Pro 16 多层螺旋 CT 对患者进行检查，应用 Avanto 1.5 T 超导型磁共振仪对患者进行磁共振成像（magnetic resonance imaging，MRI）检查，然后对两组患者不同临床分期的诊断结果与病理对照进行统计分析。结果显示，CT 检查组患者 Ⅰ 期、Ⅱ 期、Ⅲ 期诊断的准确率分别为 80%（12/15）、80%（8/10）、100%（6/6），总准确率为 83.9%（26/31）；MRI 检查组患者 Ⅰ 期、Ⅱ 期、Ⅲ 期诊断的准确率分别为 86.7%（13/15）、90%（9/10）、100%（6/6），总准确率为 90.3%（28/31）。两组患者 Ⅰ 期、Ⅱ 期、Ⅲ 期诊断的准确率及总准确率之间的差异均不显著（$P>0.05$）。因此，CT 检查子宫脱垂的准确率高，在临床分期判断中具有较高的应用效果。

（三）治疗

目前，盆底器官脱垂的轻、中度患者首选非手术治疗方案，同样也适用于不能耐受手术、等待手术和不愿意接受手术治疗的患者。然而，对于重度 POP 患者常采取手术治疗。2017 年，有关手术治疗和非手术治疗均有一些新的研究进展，介绍如下。

1. 手术治疗

（1）阴式子宫切除术：宋红艳等探讨子宫脱垂阴式全子宫切除术联合阴道前后壁修补术治疗的效果评价分析。本研究选取 2015 年 4 月至 2016 年 4 月收治的 92 例子宫脱垂患者为研究对象，按手术术式分为观察组（行阴道前后壁修补术及阴式全子宫切除术）和对照组（仅行阴道前后壁修补术）。比较两组手术时间、术中出血量、住院时间、并发症发生情况。结果显示，观察组治愈率为 89.1%，显著优于对照组 63.0%（$P<0.05$）。因此，阴式全子宫切除术联合阴道前后壁修补术是治疗子宫脱垂

的理想方案，推荐临床多加采用与推广。

白睿敏等研究改良阴式子宫切除术在老年女性子宫脱垂中应用的临床疗效。本研究选取老年子宫脱垂患者 76 例，随机分为观察组和对照组，各 38 例。观察组采用改良阴式子宫切除术治疗，对照组采用传统阴式子宫切除术治疗。对两组的手术时间与住院时间、疗效与术后状况进行探究。结果发现，观察组治疗有效率高于对照组（$P<0.05$）。观察组的住院时间、手术时间及术中出血量均明显低于对照组（$P<0.05$）。术后随访 6～12 个月，观察组未出现复发、肠病、大小便及性功能异常，对照组出现阴道残端脱垂 2 例、术后肠病 1 例。因此，改良阴式子宫切除术对于老年女性子宫脱垂治疗效果显著，安全性高，复发与并发症发生率较低。

鲍春玉等探讨生物补片联合阴式全子宫切除术＋阴道前后壁修补术治疗子宫脱垂的临床效果。本研究回顾性分析 106 例子宫脱垂行阴式全子宫切除术＋阴道前后壁修补术的病例资料，其中联合生物补片治疗 75 例（试验组），单纯手术 31 例（对照组）。结果显示，对照组和试验组手术时间、出血量、术后排气时间、术后住院时间均无统计学差异（$P>0.05$）。术后 1 年，试验组治愈 74 例，好转 1 例，无复发；对照组治愈 27 例，好转 1 例，复发 3 例；试验组症状改善有效率明显高于对照组（$P=0.010$）。因此，子宫脱垂患者在无禁忌的情况下首选生物补片联合阴式子宫切除＋阴道前后壁修补术，疗效好，复发率低。

（2）阴道半封闭术：魏征等探讨阴道半封闭术对中、老年重度 POP 患者的临床疗效及对生活质量的影响。本研究选取 24 例重度 POP 中、老年患者作为研究对象，对所有患者进行阴道半封闭术。结果显示，大部分患者术前排便、排尿症状均消失或明显改善。所有患者客观治愈率为 100%，无临床复发；主观治愈率为 100%，无阴道组织物膨出症状。所有患者术前 PFD 症状均有明显缓解，术后盆底功能影响问卷简表（pelvic floor impact questionnaire，PFIQ）-7 与 PFDI-20 评分较术前均有明显下降（$P<0.05$）。因此，对不能耐受盆底重建手术、无阴道性交要求及中、老年体弱患者而言，阴道半封闭术是一种满意度高、疗效持久、能缓解排便和排尿困难、经济、安全的良好术式，在中、老年重度 POP 患者的手术治疗中有不可替代的地位。

（3）盆底重建术：赵国霞等对保留子宫的改良盆底重建术与阴式子宫切除术治疗子宫脱垂疗效进行了比较。本研究选取 60 例子宫脱垂患者，随机分为传统组和重建组，传统组 30 例给予传统阴式全子宫切除＋阴道前后壁修补术，重建组 30 例给予保留子宫的改良盆底重建术。结果显示，重建组手术时间、术中出血量、肛门排气时间、导尿管拔除时间、术后住院时间均显著优于传统组（$P<0.05$）；两组并发症发生情况比较，重建组优于传统组（$P<0.05$）。重建组术后远期随访，无便秘、尿频、尿失禁等尿道症状。因此，保留子宫的改良盆底重建术治疗子宫脱垂手术时间短、出血少、住院时间及留置导尿管时间短、术后 POP 及其他并发症发生率较低，远期效果更好。

（4）子宫悬吊术：王君等探索腹腔镜下子宫腹壁悬吊术治疗子宫脱垂的临床效果。本研究选取 94 例子宫脱垂患者，随机分为两组，各 47 例，对照组实施常规阴式子宫切除术，观察组实施腹腔镜下子宫腹壁悬吊术。结果显示，两组患者的平均病程、平均 BMI 等指标差异均无统计学意义（$P>0.05$）；观察组的手术时间显著短于对照组，术中出血量显著少于对照组，术后导尿时间及住院时间显著短于对照组（$P<0.05$）；术后 1d、3d、7d，观察组的疼痛程度均明显低于对照组（$P<0.05$）；经治疗效果评估，观察组的总有效率为 91%，显著高于对照组的 83%（$P<0.05$）。因此，子宫脱垂行腹

腔镜下子宫腹壁悬吊术治疗可以获得理想的临床效果，对患者的创伤较小，治疗有效率高，且能够显著改善患者的生活质量。

顾光华等探讨腹腔镜下子宫腹壁悬吊术治疗中、重度 POP 的疗效。本研究选取 23 例中、重度 POP 患者作为研究对象，采用腹腔镜下子宫腹壁悬吊术，随后依据 POP-Q 比较患者 POP-Q 各点数值在治疗前后变化及随访半年后患者的生活质量问卷 PFDI-20、POPDI-6、POPDM、CARDI-8、UDI-6、PISQ-31 得分数值分布情况；对比患者手术前后并发症发生率，采用焦虑自评量表（self-rating anxiety scale，SAS）评分、睡眠状态自评量表（self-rating scale of sleep，SRSS）评分比较患者手术前后精神状况。结果显示，患者治疗后（除阴道全长），POP-Q 各项数据显著优于治疗前（$P<0.01$）；随访 6 个月后，PFDI-20、POPDI-6、CARDI-8、UDI-6 得分较治疗前均显著减少，PISQ-31 评分显著增高（$P<0.01$）；术后并发症发生率较术前显著降低（$P<0.01$）；术后患者 SAS 评分及 SRSS 评分较术前显著降低（$P<0.01$）。因此，行腹腔镜下子宫腹壁悬吊术治疗中、重度 POP 患者，手术简单，能够有效保证患者盆底结构完整，提高患者生活质量。

（5）骶韧带固定/悬吊术：许凤莲等探讨改良盆底重建术、阴式骶棘韧带固定术与阴道壁修补术对老年Ⅲ～Ⅳ度子宫脱垂患者的疗效和术后性生活影响。本研究选取 223 例老年Ⅲ～Ⅳ度子宫脱垂患者，对所有患者均采取阴式全子宫切除术进行治疗，其中 61 例患者采用阴道壁修补术（对照组），61 例患者采用阴式骶棘韧带固定术（固定组），101 例患者采用改良盆底重建术（重建组）。结果显示，三组患者术后排气时间、术中出血量、手术时间、住院天数均有显著性差异（$P<0.05$），且术后发病率也具有显著差异（$P<0.05$），重建组发生率均最高。三组患者术后复发率有显著性差异（$P<0.05$），对照组术后复发率最高（14.75%）。三组患者术后性生活不适发生率有显著性差异（$P<0.05$），固定组最低（1.64%）。因此，骶棘韧带固定术在治疗老年Ⅲ～Ⅳ度子宫脱垂患者方面具有微创、手术时间短和并发症少等优势，能够提高患者的术后性生活满意度。

谢红斌等探讨腹腔镜下子宫/阴道骶骨固定术治疗中盆腔脱垂的临床疗效及安全性。本研究选取 72 例Ⅲ～Ⅳ度 POP 患者，分别行腹腔镜下子宫/阴道骶骨固定术，对于合并阴道前后壁脱垂的患者同时行阴道前后壁修补术，对于合并压力性尿失禁（stress urinary incontinence，SUI）的患者同时行经闭孔无张力尿道中段悬吊术（tension free vaginal tape-obturator，TVT-O）。结果显示，72 例患者均成功施行腹腔镜下子宫/阴道骶骨固定术。术后 2～3d 拔除尿管，1 例发生尿潴留，其余均可恢复自主排尿。术后随访 1～12 个月，Aa、Ba、C、D、Ap、Bp 各点差异均有统计学意义（$P<0.05$）。术后 2 例出现阴道前壁脱垂复发；手术前后 PFDI-20、PFIQ-7、PISQ-12 评分差异均有统计学意义（$P<0.001$）。因此，腹腔镜下子宫/阴道骶骨固定术治疗中盆腔脱垂安全、有效；手术显著改善患者日常生活及性生活质量，但对同时合并阴道前后壁脱垂效果可能相对较差。

葛伟平等探讨腹腔镜高位骶韧带联合圆韧带悬吊术治疗 POP-Q 分期为Ⅱ～Ⅲ期子宫脱垂患者的临床疗效。本研究回顾性分析 76 例Ⅱ～Ⅲ期子宫脱垂行腹腔镜子宫全切＋高位骶韧带、圆韧带悬吊术患者的病例资料（研究组），同期分析行腹腔镜子宫全切＋高位骶韧带悬吊术的 41 例患者的病例资料（对照组）。结果显示，两组术后 POP-Q 各指示点、视觉模拟评分法（visual analogue scale，VAS）比较，差异无统计学意义（$P>0.05$）；术后 PFIQ-7 评分，研究组（97.05±22.89）分，对照组（104.83±10.44）分，差异有统计学意义（$P<0.05$）；术后 PISQ-12 评分，研究组（39.54±3.67）分，

对照组（37.09±2.85）分，差异有统计学意义（$P<0.05$）。研究组复发 4 例（5.26%），对照组复发 8 例（19.51%），差异有统计学意义（$P<0.05$）。因此，腹腔镜下高位骶韧带联合圆韧带悬吊术可有效治疗 POP-Q 分期为Ⅱ～Ⅲ期的子宫脱垂患者，远期效果好，可明显改善患者的生活质量。

李欢等研究经阴道骶棘韧带悬吊术治疗年轻子宫脱垂患者的临床效果与安全性。本研究选取年轻子宫脱垂患者 40 例，随机分组为 A、B 两组，各 20 例。A 组行腹腔镜下高位宫骶韧带悬吊术，B 组行阴道骶棘韧带悬吊术。结果发现，A、B 两组患者手术时间、术中出血量、术后排气时间、住院时间、术后总有效率、复发率、并发症率及 PFDI-20、PFIQ-7、PISQ-12 各项评分比较，差异无统计学意义（$P>0.05$）。因此，对于要求保留子宫的年轻子宫脱垂患者来说，采用经阴道骶棘韧带悬吊术治疗是一种既安全又有效的治疗方式，术后对患者的性生活无明显影响。

丁慧等探讨改良经阴道骶棘韧带固定术（sacrospinous ligament fixation，SSLF）治疗 POP 的临床优势与可行性。本研究回顾性分析 47 例Ⅲ～Ⅳ度 POP 患者的临床资料，随机分为观察组（26 例）和对照组（21 例）。对照组采用经典 SSLF，其中 19 例为子宫脱垂Ⅲ度，2 例为Ⅳ度；观察组采用改良 SSLF，其中 22 例为子宫脱垂Ⅲ度，4 例为Ⅳ度。结果发现，两组患者的手术时间、术中出血量、术后住院时间比较，差异无统计学意义（$P>0.05$）；术前两组患者子宫 C 点、D 点术前、术后比较，差异无统计学意义（$P>0.05$）。术后随访 47 例患者中，11 例性生活满意（其中行经典 SSLF 组 4 例，行改良 SSL 发组 7 例），两者患者术后生活质量差异有统计学意义（$P<0.05$）。因此，经典 SSLF 和改良 SSLF 均是 POP 的有效手术方式，但改良 SSLF 在提高手术疗效的同时，减少了术后并发症，有效提高了患者术后生活质量。

2. 生物反馈电刺激治疗　马玲等探讨电刺激生物反馈、阴道锥联合盆底肌锻炼治疗产后 PFD 的疗效。本研究选取 167 例 PFD 患者，随机分为 A 组（盆底肌肉锻炼指导，56 例）、B 组（加用阴道锥辅助肌肉锻炼，57 例）、C 组（B 组基础上联合采用电刺激生物反馈，54 例）。干预 6 个月后，评估三组患者的盆腔肌纤维肌力、肌电压变化、PFD 症状发生率及性生活质量。结果显示，C 组干预后Ⅰ类、Ⅱ类肌纤维肌力达到Ⅲ级以上比例均显著高于 A、B 组（$P<0.05$），C 组平均电压均高于 A、B 组（$P<0.05$），B 组Ⅰ类和Ⅱ类肌纤维平均电压均高于 A 组（$P<0.05$）。C 组阴道壁脱垂发生率、性生活质量评分均显著优于 A、B 组（$P<0.05$），C 组子宫脱垂发生率显著低于 A 组（$P<0.05$）。因此，电刺激生物反馈、阴道锥联合盆底肌锻炼治疗产后 PFD 能显著提高盆底肌纤维肌力，改善器官脱垂、尿失禁等症状，提高性生活质量。

陆佳红等探讨应用电刺激生物反馈联合盆底肌肉功能锻炼康复治疗 PFD 的临床疗效。本研究随机选取 150 例 PFD 患者，其中 80 例进行电刺激生物反馈联合盆底肌肉功能锻炼治疗（试验组），70 例进行盆底肌肉功能锻炼治疗（对照组）。完成 1 个疗程后，观察两组患者的盆底肌肉肌力、子宫脱垂、尿失禁及性生活质量的改善情况。结果显示，试验组的盆底肌力、子宫脱垂、尿失禁改善情况均优于对照组（$P<0.05$）。与对照组比较，试验组患者 1 个月内的性生活次数增多，性生活满意评分提高，性生活高质量比例增多，性交疼痛发生率减少，差异均有统计学意义（$P<0.05$）。因此，应用电刺激生物反馈联合盆底肌肉功能锻炼治疗在盆底肌肉肌力、子宫脱垂、尿失禁及性生活质量等方面均取得较好的疗效。

陈聪等探讨采用电刺激联合盆底肌肉锻炼治疗产后 PFD 的临床疗效。本研究选取 117 例产后 6

个月 PDF 患者作为研究对象，分为观察组（61 例）和对照组（56 例）。观察组采用电刺激及盆底肌肉锻炼，对照组采用盆底肌肉锻炼。结果发现，治疗后观察组 I 类肌力评分和 II 类肌力评分均高于对照组（$P<0.05$）。治疗后，观察组尿失禁发生率显著低于对照组（$P<0.05$）。观察组子宫脱垂、SUI等疗效明显优于对照组（$P<0.05$）。观察组盆底功能障碍的发生率为 6.56%，对照组为 25.00%，差异有统计学意义（$P<0.05$）。观察组治疗后 PFIQ-7 评分为（15.49 ± 6.27）分，对照组为（21.42 ± 6.51）分，两组比较，差异有统计学意义（$P<0.01$）。观察组治疗后 PFDI-20 评分为（6.13 ± 1.34）分，对照组为（9.37 ± 2.64）分，差异有统计学差异意义（$P<0.01$）。因此，电刺激联合盆底肌锻炼可以改善产后盆底肌张力，有助于提高产妇产后生活质量，降低盆底功能障碍的发生率。

蒋维等探讨生物反馈联合电刺激在 PDF 中的应用效果。本研究选取 PDF 患者 206 例，随机分为对照组与研究组，对照组应用 Kegel 训练，研究组应用生物反馈联合电刺激治疗，对比两组患者疗效。结果显示，治疗前两组患者盆底肌收缩力、尿失禁程度及尿垫试验结果比较，差异无统计学意义（$P>0.05$）；治疗后两组患者均有改善，研究组患者的盆底肌收缩力高于对照组，尿失禁程度及尿垫试验结果低于对照组（$P<0.05$）；研究组患者子宫缩复不良、子宫脱垂、子宫后倾后屈及阴道壁膨出的发生率低于对照组（$P<0.05$）；治疗前两组患者性生活质量差异无统计学意义（$P>0.05$），两组患者治疗 3 个月、6 个月后性生活质量均有改善，研究组优于对照组，差异均有统计学意义（$P<0.05$）。因此，PFD 应用生物反馈联合电刺激治疗的效果理想。

胡道琴等探讨生物反馈联合电刺激治疗子宫脱垂的临床疗效。本研究选取 120 例子宫脱垂患者，随机分为电刺激治疗组 60 例和生物反馈联合电刺激治疗组 60 例。评估治疗后两组患者的临床总有效率，两组治疗前后的 POP-Q 分度及检测两组的盆底肌力，比较两组的统计结果。结果发现，生物反馈联合电刺激治疗组的临床总有效率高于电刺激治疗组（$P<0.05$）。治疗前两组的 POP-Q 分度及盆底肌力比较，差异无统计学意义（$P>0.05$）；治疗后 12 周，两组的 POP-Q 分度降低，盆底肌力均升高，生物反馈联合电刺激治疗组的 POP-Q 分度低于电刺激治疗组，盆底肌力高于电刺激治疗组，差异有统计学意义（$P<0.05$）。因此，生物反馈联合电刺激治疗子宫脱垂临床疗效较好，可有效降低POP-Q 分度及提升盆底肌力，临床优势明显。

3. 药物治疗

（1）激素类：魏来等探讨雌三醇用药时间对绝经后女性 PDF 患者围术期的临床疗效。本研究选取 116 例绝经后 III～IV 度 POP 患者，均行全盆底重建术，伴压力性尿失禁患者同时行 TVT-O 术。将患者分成两组，观察组（60 例）术前及术后均阴道局部应用雌三醇软膏，对照组（56 例）术前未用雌三醇软膏，仅术后阴道局部应用雌三醇软膏。结果发现，观察组平均手术时间、术中阴道分离难易评分、术中出血量均优于对照组（$P<0.05$）。观察组留置尿管、切口愈合、阴道排液、线结脱落平均时间也优于对照组（$P<0.05$）。观察组术后不良反应发生率为 21.67%，对照组为 51.78%，两组比较，差异有统计学意义（$P<0.05$）。因此，绝经后女性盆底功能障碍患者围术期阴道应用雌三醇术中创伤小、术后恢复快、不良反应少，术前及术后联合应用雌三醇者疗效优于单独术后应用。

（2）中医中药类：应添苗等探讨常规西医联合补气升肠饮对子宫脱垂盆底功能、阴道内压及脱垂症状的影响。本研究选取 300 例子宫脱垂患者为研究对象，随机分为观察组和对照组，各 150 例。

对照组实施常规西医治疗，观察组给予常规西医联合补气升肠饮治疗。观察两组临床治疗疗效，治疗前后阴道内压及脱垂症状改善情况。结果显示，观察组总有效率为92.67%，显著高于对照组84.00%（$P<0.05$）；两组治疗前盆底肌肉肌力分级、阴道内压水平比较差异无统计学意义，治疗后观察组盆底肌肉肌力分级、阴道内压水平均显著高于对照组（$P<0.05$）；两组治疗前各项症候积分比较差异无统计学意义，治疗后观察组外阴异物感、下腹隐痛坠胀、腰膝酸软、小便频数或大便不畅症状积分均显著低于对照组（$P<0.05$）。因此，常规西医联合补气升肠饮治疗子宫脱垂疗效显著，可明显改善患者盆底功能、阴道内压及脱垂症状。

赵爽等观察电刺激及生物反馈联合补中益气汤治疗产后妇女子宫脱垂的临床疗效。本研究选取产后42d复查的被诊断为Ⅰ度子宫脱垂的患者共128例，随机分为两组。对照组单纯口服补中益气汤治疗；治疗组在口服补中益气汤的基础上联合盆底治疗仪的电刺激及生物反馈治疗，治疗1个疗程后，对子宫脱垂程度、盆底肌力情况进行比较。结果显示，对照组与治疗组治疗有效率分别为73.4%和92.2%。两者比较，差异具有统计学意义。因此，电刺激及生物反馈联合补中益气汤治疗产后妇女子宫脱垂疗效显著。

4. 康复锻炼与生活质量的影响　邹艳芬等探讨产后第1周与第7周开始Kegel训练进行盆底肌肉锻炼在提高盆底肌力中的应用效果。本研究选取268例足月阴道分娩的单胎初产妇，随机分为研究组和对照组，各134例。研究组于产后第1周开始Kegel训练进行盆底肌肉锻炼，对照组则于产后第7周开始进行锻炼，均锻炼1个月。对比两组产后3个月、6个月盆底肌力、盆腔器官脱垂定量分类及SUI的发生情况。结果显示，研究组产后3个月、6个月盆底Ⅰ类肌纤维肌电压、盆底Ⅱ类肌纤维肌电压均高于对照组（$P<0.05$）；研究组产后3个月、6个月盆腔器官脱垂定量分类法0度比例高于对照组（$P<0.05$），而Ⅰ度比例、Ⅱ度比例低于对照组（$P<0.05$）；研究组产后3个月、6个月SUI发生率均低于对照组（$P<0.05$）。因此，产后第1周开始Kegel训练进行早期盆底肌肉锻炼有助于改善盆底肌力，从而能够明显减轻SUI发生率。

唐移忠等调查并分析PDF所致性冷淡对家庭和谐的影响及相关早期康复措施的效果。本研究选取800例分娩的妇女，PDF所致性冷淡产妇250例，设为观察组；无PDF所致性冷淡产妇550例，设为对照组。通过自行设计性冷淡与家庭和谐关系问卷表评价并比较两组家庭和谐相关指标，同时调查观察组产妇对性冷淡相关知识的认知度。结果发现，观察组与对照组产妇的夫妻交流、性生活质量、埋怨与冲突、角色平等性、夫妻关系疏远、婚姻满意度评分比较差异均有统计学意义（$P<0.05$）。观察组产妇中性冷淡相关知识评分最高的为性功能障碍；治疗后盆底肌力分级较治疗前明显改善（$P<0.05$）。观察组产妇性冷淡、尿失禁、子宫脱垂治疗有效率分别为95.20%、94.74%和95.12%。因此，PDF所致性冷淡可对家庭和谐造成一定的不良影响，早期通过盆底肌肉训练、盆底肌肉电刺激能明显改善性冷淡等症状。

二、压力性尿失禁

压力性尿失禁（SUI）指喷嚏、咳嗽、大笑或运动等腹压增高时出现不自主的尿液自尿道口漏出。中国成年女性SUI的患病率高达18.9%，在50～59岁年龄段，SUI的患病率最高，为28.0%。目前，国际上对尿失禁的治疗日益规范。2017 年，有关 SUI 的基础和临床研究都取得了一些新的进展。

（一）发病因素及相关机制

1. 发病相关因素　黄剑青等研究不同分娩方式对产后 SUI 的影响及康复治疗效果。本研究随机选取 120 例初产妇，并分为观察组（阴道分娩）和研究组（剖宫产），各 60 例。两组产妇均行早期盆底康复训练，产后均填写尿失禁（urinary incontinence，UI）调查问卷，并进行尿流率测定。结果显示，产后 5 周，观察组中 19 例产妇（31.67%）出现 SUI，而研究组中仅 5 例产妇（8.33%）出现 SUI，观察组 SUI 发生率明显高于研究组。研究组产妇最大尿流率（maximal flow rate，MFR）及残余尿量（residual urine volume，PVR）均明显低于观察组。早期盆底康复训练后，两组的 MFR、PVR 均明显低于治疗前（P 均<0.05），且研究组的 MFR、PVR 均低于观察组（P<0.05）。因此，为产前存在 SUI、阴道分娩、会阴破裂、产钳助产均为产后出现 SUI 的重要危险因素，阴道分娩较剖宫产更易引起产后 SUI 的出现。

曾金华等探讨产后 42d 复诊女性 SUI 的患病率，并分析其相关影响因素，制定该地区女性 SUI 防治策略，提高产后女性生活质量。本研究共收集 2163 例产后 42d 复诊女性，进行问卷调查、测量身高、体重，进行 POP-Q 分度检查，对 SUI 相关因素经卡方检验、Logistic 回归分析筛选出高危因素。结果显示，产后 42d 妇女中 SUI 患病率为 38.65%。阴道分娩的 SUI 患病率明显高于剖宫产分娩（P<0.05）；随着患者年龄的增加，发生 SUI 的概率也随之增高（P<0.05）；随着婴儿出生体重的增加，患病率随之升高（P<0.05）；随着阴道前壁脱垂级别的增加，患病率随之升高（P<0.05）。多因素 Logistic 分析结果显示，年龄、阴道分娩次数和阴道前壁脱垂 POP-Q Ⅱ度及以上 3 项因素的统计结果差异有统计学意义（P<0.05）。因此，产后 42d 女性 SUI 与年龄、阴道分娩次数、阴道前壁脱垂因素有关。

郁金芬等探讨产后 SUI 的危险因素及盆底功能锻炼的改善效果。本研究回顾性分析 88 例产后 SUI 产妇（失禁组）和同期分娩未发生 SUI 的 80 例健康产妇（对照组）的临床资料。按照实际治疗情况将 88 例失禁组产妇分为盆底功能锻炼组（38 例）和未接受盆底功能锻炼组（50 例）。结果显示，失禁组与对照组产妇年龄、孕龄、孕次、BMI、吸烟情况、孕期泌尿系感染情况、新生儿喂养方式、母乳喂养时间等一般资料比较均无统计学差异（P>0.05）。多元逐步回归分析显示，阴道分娩、孕前或孕期合并尿失禁、产后未给予盆底功能锻炼及新生儿体重≥4000 g 是影响产妇产后 SUI 发生的独立危险因素（P<0.05）。治疗后 6 个月、12 个月时，失禁组中锻炼组产妇最大尿道压、最大尿流率水平均较治疗前明显提高，且高于同期非锻炼组产妇（P<0.05）；尿流时间水平则较治疗前明显降低，且低于同期非锻炼组产妇（P<0.05）。因此，阴道分娩、产后未行盆底功能锻炼、巨大儿及孕前或孕期合并尿失禁均同产后 SUI 的发生关系密切。

张志红等探讨 POP 及 SUI 的相关危险因素。本研究选取行盆底重建术患者 625 例，其中 POP 患者 454 例为 A 组，SUI 患者 171 例为 B 组，另选取体检的健康女性 449 例为对照组。分别统计分析其孕产次，是否绝经，有无子宫切除、慢性高血压、糖尿病、会阴裂伤、子宫肌瘤及阴道分泌物分析结果等资料，并进行单因素和多因素 Logistic 回归分析。多因素 Logistic 回归分析显示，子宫切除、已绝经、会阴裂伤、孕次≥3 次、产次≥3 次是 POP 的独立危险因素；会阴裂伤、孕次≥3 次、产次≥3次是SUI的独立危险因素。存在乳杆菌是POP和SUI的保护因素。因此，子宫切除、多孕、多产、会阴裂伤可能参与了POP及SUI的发生、发展，阴道乳杆菌的存在可能减少POP及SUI的发生。

刘俊等探讨新产程标准管理下第二产程时长对产妇盆底功能的近期影响。本研究回顾性分析新产程标准管理下174例阴道分娩的单胎足月头先露活产初产妇病例资料。A组（研究组）根据第二产程时长（t）分为A1、A2、A3组：A1组（34例）2.0 h≤t＜2.5 h；A2组（20例）2.5 h≤t＜3.0 h；A3组（20例）t≥3.0 h。同期t＜2 h的产妇共100例作为B组（对照组）。结果显示，四组在POP-Q评分Aa点、Ba点、C点、pb、tvl及D点评分上差异有统计学意义（P＜0.05）；进一步两两比较发现，A3组在Aa、Ba、tvl、C和D点评分与另三组差异有统计学意义；A2、A3组在pb与另两组差异有统计学意义；POP-Q分度阴道后壁脱垂A3组与另三组间差异有统计学意义；SUI发生率各组之间差异有统计学意义；盆底肌力A3组与另三组间差异有统计学意义。因此，第二产程时长对产后近期盆底功能有影响，当t≥3 h时会成为产后PDP的高危因素。

2. 机制研究　龚霞等研究SUI患者宫骶韧带中基质金属蛋白酶（matrix metalloproteinases，MMPs）/组织金属蛋白酶抑制物（tissue inhibitor of metalloproteinases，TIMPs）表达量、细胞外基质成分含量与细胞凋亡的关系。本研究选取SUI接受手术治疗的48例患者作为SUI组、同期因良性肿瘤接受阴式子宫全切除术的30例患者作为对照组。术中收集宫骶韧带，并检测MMPs/TIMPs、凋亡基因的mRNA表达量及细胞外基质成分的含量。结果显示，SUI组患者宫骶韧带中MMP1、MMP2、MMP9、MMP14、Bax、caspase-3、caspase-9、LC3-Ⅱ的mRNA表达量显著高于对照组，TIMP1、TIMP2、TIMP3的mRNA表达量及Col-Ⅰ、Col-Ⅲ、Elastin、PYD、Fibulin-5的含量显著低于对照组；宫骶韧带中Bax、caspase-3、caspase-9、LC3-Ⅱ的mRNA表达量与MMP1、MMP2、MMP9、MMP14的mRNA表达量呈正相关，与TIMP1、TIMP2、TIMP3的mRNA表达量及Col-Ⅰ、Col-Ⅲ、Elastin、PYD、Fibulin-5的含量呈负相关。因此，SUI患者宫骶韧带中细胞过度凋亡与MMPs/TIMPs失衡、细胞外基质成分过度降解有关，从而造成细胞外基质中胶原、弹性蛋白等成分过度降解，进而引起盆底结构支持力减弱并导致SUI的发生。

（二）诊断

1. 超声检查　肖汀等探讨经会阴超声观察尿道旋转角在女性SUI中的诊断价值。本研究回顾性分析SUI女性患者260例，设为病例组，同时选取无症状女性患者60例作为对照组，两组患者均进行经会阴超声检查，观察两组患者尿道旋转角（urethral rotation angel，URA）的情况，评估URA在SUI中的诊断价值。结果显示，两组患者年龄、BMI比较无统计学意义（P＞0.05），病例组患者URA大小（57.0±26.9）°，对照组患者URA大小（32.3±13.3）°，两组结果比较具有统计学意义（P＜0.05）。应用ROC曲线分析得出，当以URA 45°作为诊断SUI的截断值，其曲线下面积为0.771，灵敏度为66.8%、特异度为85.0%。因此，URA在女性SUI诊断中具有较高的价值，诊断截断值的确定有助于临床对SUI患者的诊断及评估。

韩玥等探讨超声膀胱颈移动度（mobility of urethrovesical junction，UVJ-M）在预测妊娠晚期和产后SUI中的应用价值。本研究选取140例妊娠晚期（＞36周）孕妇，根据SUI诊断标准分为SUI组（42例）和无SUI组（98例），采用经会阴超声检测UVJ-M值，比较两组妊娠晚期和产后6周的差异性；用 UVJ-M 值作为预测妊娠晚期和产后 6 周 SUI 的发生参数，采用 ROC 分析，寻找临界值。结果显示，SUI 组妊娠晚期和产后 6 周的 UVJ-M 值均明显大于无 SUI 组（$P<0.05$），36 周≤孕周<37 周、37 周≤孕周<38 周和 38～40 周三组组间比较，差异有统计学意义（$P<0.05$）。ROC 分析得出，UVJ-M 值预测妊娠晚期 SUI 发生的灵敏度为 85.3%，特异度为 86.9%，准确性（AUC 值）为 0.824，临界值为 6.56 mm；预测产后 6 周 SU1 发生的灵敏度为 82.2%，特异度 84.5%，准确性（AUC 值）为 0.811，临界值为 8.27 mm。因此，检测 UVJ-M 对预测妊娠晚期和产后 6 周 SUI 的发生有较好的应用价值。

林思华等通过会阴超声测量正常女性及 SUI 女性的超声参数，比较 SUI 女性盆底康复治疗前后膀胱颈移动度（bladder neck descent，BND）、张力期膀胱颈位置（V-BN-S）、尿失禁生活质量问卷（I-QoL）评分、1 h 漏尿量变化，以评估盆底康复治疗效果。本研究选取经会阴超声测量 22 例正常已育女性（对照组）和 31 例 SUI 女性（SUI 组）的静息期膀胱颈（neck of bladder，BN）、张力期膀胱尿道后角（retrovesical angle，RVA）、膀胱颈与耻骨联合的垂直距离（BN-S）、计算 URA、BND。结果显示，SUI 组 BN 位置较对照组下移（$P<0.001$），张力期 BN 位置较对照组下移（$P<0.001$），BND 较对照组增加（$P<0.001$）。经盆底康复治疗后，SUI 组张力期 BN 位置较治疗前上移（$P<0.001$），治疗后 BND 较治疗前减少（$P<0.001$），治疗后尿失禁生活质量问卷（I-QoL）评分高于治疗前（$P<0.000$）。SUI 组盆底康复治疗前后 BND 变化与 I-QoL 评分、1 h 漏尿量呈正相关。因此，SUI 患者超声表现为 BN 位置较对照组低、BND 较对照组增加；盆底康复治疗后 SUI 患者张力期 BN 位置较治疗前上移，BND 较治疗前有减少。

关晓琳等比较妊娠中、晚期孕妇经会阴盆底二维超声的表现特点，为研究妊娠与 SUI 之间的关系提供影像学依据。本研究选取孕龄为 14～40 周的 74 例中、晚期单胎妊娠孕妇为研究对象，将其分为尿失禁组（34 例）和无尿失禁组（40 例），均接受静息状态和最大 Valsalva 动作时的经会阴盆底二维超声检查。结果发现，中、晚期妊娠尿失禁组的膀胱颈旋转角度、膀胱颈活动度及最大 Valsalva 动作时的膀胱颈角度、膀胱尿道后角均大于无尿失禁组（$P<0.05$）。中、晚期妊娠尿失禁组的尿道旋转角度与孕周呈中度相关，差异有统计学意义（$P<0.05$）。因此，患有 SUI 的中、晚期妊娠孕妇膀胱尿道周围支持结构有明显改变，尿道旋转角度随孕周的增大而增加。

卜岚等探讨膀胱颈漏斗形成与盆底支持结构损伤及尿道括约肌缺陷之间的关联，以及其在女性 SUI 中的意义。本研究回顾性分析 74 例女性 SUI 患者盆底图像。经会阴超声观察静息状态和最大 Valsalva 状态下膀胱颈位置、膀胱尿道后角及膀胱颈漏斗形成等，同时在静息状态下测量尿道中段括约肌厚度。同时纳入 81 例正常体检女性为对照组。结果显示，最大 Valsalva 状态下，SUI 组中膀胱颈漏斗形成率（66.2%）明显高于对照组（4.9%），差异有统计学意义（$P<0.05$）；SUI 组的膀胱颈下降值及膀胱尿道后角明显大于对照组（$P<0.05$）；SUI 组经尿动力学证实 9 例存在尿道括约肌缺陷，均出现膀胱颈漏斗形成，其尿道中段括约肌厚度与无尿道括约肌缺陷及对照组对比，差异无统计学意义（$P>0.05$）。因此，膀胱颈漏斗形成是 SUI 的重要指征，与盆底支持结构功能受损、尿道括约肌缺陷密切相关。

袁文琳等探讨盆底超声多个参数对女性 SUI 的诊断价值。本研究收集行盆底超声检查者 200 例，其中有 SUI 症状 55 例为研究组，临床排除 SUI 145 例为对照组，测量 BND、Valsalva 状态膀胱尿道后角（posterior urethrovesical angle，PVUA）、URA 及肛提肌裂孔面积（levator hiatus area，LHA），评估诊断意义。结果显示，研究组和对照组经盆底超声测量 BND、PVUA、LHA 及 URA，差异均有统计学意义（P 均 <0.001），4 个数据联合诊断的曲线下面积为 0.98。因此，综合分析盆底超声测量 BND、PVUA、LHA 及 URA 对诊断女性 SUI 有较高诊断价值。

2. CT 检查　杨晓云等建立女性 SUI 患者下尿路三维模型，探讨 SUI 的解剖学发病机制及手术机制。本研究通过对 20 例 SUI 患者行下尿路造影后 CT 扫描重建下尿路三维模型，观察其形态并测量 PVUA、尿道倾斜度、尿道长度、耻骨联合下缘到尿道的水平距离和膀胱容量。结果显示，下尿路三维模型能够全面显示膀胱形态及尿道走向、下尿路与骨盆的解剖位置关系。经闭孔无张力尿道中段悬吊（tension-free vaginal tape obturate，TVT-O）手术前后，PVUA 差异无统计学意义（$P=0.068$）；尿道倾斜度、尿道长度、耻骨联合下缘到尿道的水平距离、膀胱容量差异均有统计学意义（$P<0.05$）。因此，通过 CT 扫描的下尿路三维模型的建立能直观、有效地观察并分析 SUI 患者下尿路形态及解剖位置改变，有助于评价手术疗效、寻找手术失败原因。

3. 尿动力学检查　尿动力学检查可以通过监测储尿期膀胱内压力、腹内压力、逼尿肌压力及排尿期尿道压力来评估膀胱及尿道功能。蔡仙国等探讨尿动力学检查在女性 PFD 合并 SUI 患者中的应用价值。本研究选取 140 例 PFD 合并 SUI 患者作为研究对象，采用多通道尿动力学检测仪对患者进行尿动力学检查。结果显示，SUI Ⅰ级、Ⅱ级、Ⅲ级患者年龄和绝经时间比较，差异有统计学意义（$P<0.05$）；病程、BMI、孕次和产次比较，差异无统计学意义（$P>0.05$）；腹压漏尿点压比较，差异有统计学意义（$P<0.05$）；最大膀胱容量、最大逼尿肌压力、残余尿、最大尿流率比较，差异无统计学意义（$P<0.05$）。腹压漏尿点压 <60 cmH$_2$O 患者中，SUI Ⅰ级、Ⅱ级、Ⅲ级分别占 22.6%、35.5%、41.9%；$60\sim90$ cmH$_2$O 患者中分别占 24.0%、60.0%、16.0%；>90 cmH$_2$O 患者中分别占 61.0%、28.8%、10.2%，各级别腹压漏尿点压分级比较，差异有统计学意义（$P<0.05$）。因此，尿动力学检查在女性 PFD 合并 SUI 的诊断中具有一定价值，腹压漏尿点压可用于判断尿失禁程度。

（三）治疗

SUI 的治疗主要包括手术治疗和保守治疗两大类，对于轻、中度 SUI 患者可考虑行保守治疗，而手术治疗是治疗中、重度 SUI 最有效的方法。2017 年，对于 SUI 的治疗方面开展了许多临床研究，进一步推进了 SUI 的治疗进展。

1. 手术治疗　无张力尿道中段悬吊术是治疗中、重度 SUI 的主要方法，包括耻骨后路径阴道无张力尿道中段吊带术（tension-free vaginal tape，TVT）、经闭孔"由外向内"无张力尿道中段悬吊术（trans-obturator tape，TOT）、经闭孔"由内向外"无张力尿道中段悬吊术（tension-free vaginal tape-obturator，TVT-O）经闭孔无张力尿道中段悬吊改良术式（modified tension-free vaginal tape abbrevo，TVT-A）和单切口可调节 Ajust^{TM} 吊带术等。

（1）TVT 与 TVT-O 比较：陈跃东等比较 TVT 与 TVT-O 治疗女性 SUI 的远期疗效。本研究回顾性分析 120 例女性 SUI 患者的临床资料，其中 45 例行 TVT（TVT 组），75 例行 TVT-O（TVT-O 组）。结果显示，TVT 组完全满意率为 89.0%（40/45），TVT-O 组完全满意率为 92.0%（69/75），两组比较差异无统计学意义（$P>0.05$）。TVT 组咳嗽试验阴性率为 84.4%（38/45），TVT-O 组咳嗽试验阴性率为76.0%（57/75），两组比较差异有统计学意义（$P<0.05$）。TVT组膀胱尿道损伤发生率为8.9%（4/45），TVT-O组为4.0%（3/75）；TVT组大腿内侧疼痛发生率为0，TVT-O组为6.7%（5/5）；术后尿频、排尿不尽的发生率TVT组为6.7%（3/45），TVT-O组为5.3%（4/75）；TVT-O组出现2例吊带侵蚀。因此认为，TVT组和TVT-O组患者远期主观疗效相仿。客观疗效TVT组略优于TVT-O组。两者并发症总的发生率无差别，但不同术式出现的并发症有所不同。

王娟等分析女性SUI发病人群的临床特点及TVT和TVT-O 2种手术方法的疗效。本研究通过分析348例女性SUI，将需行手术者随机分为TVT组和TVT-O组，观察两组手术疗效。结果发现，60例SUI患者接受手术，TVT-O组手术时间、术中出血量、导尿管留置时间均少于TVT组（$P<0.05$）；两组排尿情况、尿垫试验、患者满意度和治疗情况差异不显著（$P<0.05$）；术后3个月，两组盆底功能影响问卷简表（PFIQ-7）、尿失禁影响程度关系问卷（IIQ-7）和排尿困扰量表（UDI-6）评分均显著下降，且TVT-O组PFIQ-7和UDI-6评分显著低于TVT组（$P<0.05$）；两组术后并发症率差异不显著（$P>0.05$）。因此，TVT-O和TVT均是SUI有效术式，可提高患者生活质量，但TVT-O更具手术创伤小、操作简单的优势。

（2）TVT-O与TVT-A比较：邹慈等探讨TVT-A治疗女性SUI的中、长期疗效。本研究回顾性分析97例女性SUI患者的临床资料，根据术式分为TVT-O组38例，TVT-A组59例，术后随访6～32个月。结果提示，TVT-O组与TVT-A组术后24h腹股沟区疼痛发生率分别为18.4%（7例）、3.4%（2例）；1周时分别为13.2%（5例）、0（0例）；差异均具有统计学意义（$P<0.05$）。TVT-O与TVT-A组中长期主观有效，其中完全治愈分别为94.7%（36例）、94.9%（56例）；客观有效分别为92.1%（35例）、93.2%（55例）；满意度分别为94.7%（36例）、96.6%（57例），两组比较差异均无统计学意义（$P>0.05$）。ICIQ-SF、UDI-6、VAS和IIQ-7评分与术前比较差异均有统计学意义（$P<0.05$）。因此，TVT-A具有安全有效、中长期疗效稳定的优点，同时可降低术后短期内腹股沟区疼痛的发生率。

钟小明等比较并评价TVT-A和TVT-O在治疗女性SUI中的临床意义。本研究回顾性分析164例女性SUI患者病例资料，其中74例为TVT-A组，90例为TVT-O组，比较两组患者短期及远期疗效及并发症情况。结果显示，TVT-A组手术时间、术中出血量、留置尿管时间及住院时间与TVT-O组比较差异无统计学意义（$P>0.05$）；TVT-A组和TVT-O组治愈率、改善率及复发率比较无统计学差异（$P>0.05$），两组患者均未出现膀胱损伤；TVT-A组6例患者出现排尿困难，TVT-O组出现8例排尿困难，差异无统计学意义（$P>0.05$）；TVT-O组术后腹股沟疼痛的患者11例（12.2%），显著多于TVT-A组2例（2.8%）（$P<0.05$）。因此，TVT-A和TVT-O治疗SUI均可收获满意的疗效，但TVT-A腹股沟疼痛发生率较TVT-O低，更值得推广。

（3）单切口可调节Ajust^{TM}吊带术

1）与TVT-O比较：王志红等通过与TVT-O的比较，探讨单切口微小Ajust^{TM}吊带术在女性SUI治疗中的有效性和安全性。本研究入组80例初治女性SUI患者，分别接受单切口微小Ajust^{TM}吊带与TVT-O治疗。结果显示，Ajust^{TM}组的手术时间、术中出血量、术后24 h VAS均优于TVT-O组（P均＝0.000）。Ajust^{TM}组腹股沟疼痛及并发症总例数均少于TVT-O组（$P=0.012$，$P=0.000$）。Ajust^{TM}组客观治愈率、主观治愈率分别为95.0%、95.0%，TVT-O组分别为95.0%、92.5%（$P=1.000$，$P=0.000$）。Ajust^{TM}组和TVT-O组术后ICIQ-SF评分、I-QOL评分、女性性功能指数（female sexual function index,

FSFI）评分均较术前明显改善（P 均＝0.000），但两组间比较差异均无统计学意义（$P > 0.05$）。因此，单切口微小 Ajust^{TM} 吊带术与 TVT-O 治疗女性 SUI 的疗效相近，但是手术操作更简单，并发症更少，更安全。

2）与 TVT-A 比较：付坚等通过与 TVT-A 对比，研究单切口微小 Ajust^{TM} 吊带术治疗女性 SUI 的疗效和安全性。本研究选取 SUI 女性患者 60 例，随机分为 TVT-A 组和 TVT-Ajust^{TM} 组，各 30 例。结果显示，TVT-Ajust^{TM} 组术中出血量显著少于 TVT-A 组（$P < 0.05$）；术后排尿困难有 4 例，每组各 2 例，其中 TVT-Ajust^{TM} 组合并有 1 例阴道吊带腐蚀；TVT-Ajust 组术后 4 周疼痛程度显著小于 TVT-A 组（$P < 0.05$）；TVT-A 组与 TVT-Ajust^{TM} 组术后主观治愈率和客观治愈率差异无统计学意义（$P > 0.05$）；两组术后患者生活质量较前均有明显提升（$P < 0.05$）；2 种手术方式均不能显著改善急迫性尿失禁症状。因此，TVT-Ajust^{TM} 治疗女性 SUI 是安全有效的，与 TVT-A 相比，术中出血量、术后疼痛程度及术后中重度疼痛发生率明显减小、术后恢复快。

3）与 TVT 比较：胡显辉等通过与 TVT 的比较，探讨单切口可调节 Ajust^{TM} 吊带术治疗女性 SUI 的疗效与安全性。本研究回顾性分析 88 例 SUI 患者，其中 TVT 组 62 例，Ajust^{TM} 吊带组 26 例。结果显示，Ajust^{TM} 吊带组平均手术时间少于 TVT 组（$P < 0.01$），Ajust^{TM} 吊带组术中并发症发生率低于 TVT 组（$P < 0.05$）；近期两组的客观治愈率、主观满意度、术中失血量、术后排尿困难、会阴不适、性交不适差异无统计学意义（$P > 0.05$）。因此，单切口可调节 Ajust^{TM} 吊带较 TVT 在治疗女性 SUI 中更简单、安全、有效。

（4）TOT：江长琴等探讨 TOT 治疗女性 SUI 的临床疗效并总结其手术技巧。本研究选取 35 例女性 SUI 患者资料，进行回顾性分析，所有患者经术前准备后行 TOT。结果显示，33 例患者术后拔除导尿管小便自解；2 例出现排尿困难，尿道扩张后小便自解；2 例出现急迫性尿失禁，托特罗定口服治疗后好转；1 例术后出现下肢痛，术后 1 周明显好转。随访 6～36 个月，尿失禁症状均无复发。因此，TOT 治疗女性 SUI 疗效确切，掌握手术技巧可以减少并发症的发生。

（5）其他术式：袁峥等探讨阴道前壁黏膜下双侧耻骨后间隙造穴植入生物补片修补术（简称为新式阴道前壁补片修补术）对 SUI 女性患者的手术疗效。本研究选取 316 例 SUI 女性患者为研究对象，并对其随访≥12 个月。采用国际尿失禁咨询委员会尿失禁问卷简表（international consultation on incontinence questionnaire short form，ICIQ-SF）进行疗效主观评价，采用尿垫试验进行疗效客观评价。结果显示，中、重度 SUI 女性患者，术前 ICIQ-SF 评分均高于术后 12 个月 ICIQ-SF 评分，差异均有统计学意义（$P < 0.001$）；术后随访 12 个月患者的 SUI 治愈率（91.8%）与随访≥24 个月的治愈率（94.2%）比较，差异无统计学意义（$P > 0.05$）。因此，新式阴道前壁补片修补术，治疗中、重度 SUI 女性患者有效，远期疗效可靠，并且更微创化，但是否适于临床推广应用，尚需多中心大样本随机对照试验进一步研究证实。

（6）手术并发症：苏明阳等探讨老年女性 SUI 患者 TVT-O 并发症的危险因素。本研究通过回顾性分析 82 例老年女性 SUI 患者的临床资料，采用单因素分析患者一般情况、合并疾病、既往手术史、检查结果、留置导尿管时间、对术后早期并发症的影响，采用 Logistic 回归分析对老年女性 TVT-O 并发症的危险因素进行分析。结果发现，82 例中 20 例出现并发症；多因素分析显示，留置导尿管时间、术前最大尿流率<15 ml/s、合并糖尿病、营养状况是老年女性 SUI 患者 TVT-O 并发症的

独立危险因素。

2. 生物反馈治疗及电刺激治疗

（1）生物反馈治疗：王宏等探讨产后女性 SUI 患者生物反馈治疗效果及盆底肌表面电信号变化的临床意义。本研究选取 62 例产后轻度 SUI 患者，均进行生物反馈治疗，对自然分娩组和选择性剖宫产组治疗前后盆底肌表面肌电信号进行检测，对肌力牛津改良量表（modified oxford scale，MOS）评分进行主观评估。结果显示，治疗 5 周后总有效率为 87.1%（54/62），其中阴道分娩组治疗有效率为 96.9%（31/32），剖宫产组治疗有效率 76.7%（23/30），阴道分娩组治疗有效率较剖宫产组高（$P=$ 0.024）；随访 6 个月后，总有效率为 77.4%（48/62），阴道分娩组治疗有效率 87.5%（28/32），剖宫产组治疗有效率 66.7%（20/30），阴道分娩组治疗有效率仍高于剖宫产组（$P=0.050$）。短期及长期治疗后，阴道分娩组 MOS 评分差均高于剖宫产组（$P<0.05$）。长期治疗与短期治疗后阴道分娩组的盆底肌 I、II 类肌纤维活力的改变量均大于剖宫产组（$P<0.05$）；治疗时限对 MOS 评分差异无统计学意义（$P>0.05$）。因此，盆底肌生物反馈疗法能够有效治疗产后女性 SUI。

周云等探讨盆底肌生物反馈治疗在不同类型 SUI 患者中的应用价值。本研究选取 SUI 患者 146 例，按照不同类型分为围绝经期 SUI（围绝经期组）和产后 SUI（产后组），每组 73 例，均采用盆底肌生物反馈法治疗 8 周，比较两组治疗前后盆底肌力、1 h 尿垫试验结果、总体疗效、ICIQ-SF 评分、PFIQ-7 评分及依从性。结果显示，治疗后两组患者的盆底肌力、1 h 尿垫试验结果、总体疗效、ICIQ-SF 评分、PFIQ-7 评分与治疗前比较均有显著改善，且产后组患者改善的幅度较大；两组患者在合理用药、定期复查、合理饮食等 5 项医师要求的项目上依从性情况较好，但产后组患者的依从性情况更好（$P<0.05$）。因此，盆底肌生物反馈法有助于 SUI 患者盆底肌力的恢复，相对围绝经期 SUI，产后 SUI 治疗效果更佳。

（2）电刺激联合生物反馈治疗：武静文等探讨电刺激联合生物反馈治疗女性轻、中度 SUI 的疗效。本研究选取女性轻、中度 SUI 患者 362 例，按患者的治疗意愿分为观察组和对照组，每组 181 例。观察组行肌电刺激联合生物反馈治疗，对照组行 Kegel 训练，所有患者持续治疗 8 周。治疗后评价治疗效果和盆底肌功能。结果显示，治疗后两组患者的盆底肌功能均呈现不同程度恢复，评分高于治疗前（$P<0.05$）；观察组盆底肌力评分显著高于对照组（$P<0.05$）；观察组总有效率为 91.16%，明显高于对照组的 72.93%（$P<0.05$）。因此，肌电刺激联合生物反馈治疗轻、中度 SUI 临床效果切实有效，安全性高。

邵彤华探讨妊娠期盆底肌肉锻炼联合产后生物反馈及电刺激治疗对盆底功能的影响。本研究选取阴道分娩的单胎初产妇 250 例作为研究对象，随机分为观察组（112 例）和锻炼组（138 例）。观察组进行一般健康宣教，锻炼组妊娠 28 周起进行盆底肌肉锻炼，产后 42 d 行生物反馈及电刺激治疗，分别于妊娠 37 周、产后 42 d、产后 3 个月及产后 6 个月检测盆底肌力并进行 SUI 分析。结果显示，锻炼组妊娠 37 周、产后 42 d、产后 3 个月及产后 6 个月的盆底肌力均大于观察组，SUI 发生率低于观察组（$P<0.05$）。因此，妊娠期盆底肌肉锻炼联合产后生物反馈及电刺激治疗能有效提高盆底肌力，降低 SUI 发生率。

戴晓农等观察女性混合性尿失禁（mixed urinary incontinence，MUI）和 SUI 患者经电刺激联合盆底肌生物反馈治疗后的疗效。本研究通过对经电刺激联合盆底肌生物反馈治疗的 45 例女性 MUI 与

SUI 患者进行回顾性研究，观察其治疗前后泌尿生殖困扰量表（urinary distress inventory，UDI）-6 评分及盆底肌肌力变化。结果显示，MUI 与 SUI 患者治疗后 UDI-6 评分较治疗前均明显下降（$P<0.05$），MUI 患者治疗前后 UDI-6 评分变化较 SUI 患者更为显著（$P=0.002$）。MUI 与 SUI 患者治疗后盆底肌肌力较治疗前均明显增加（$P<0.01$）。因此，女性 MUI 患者症状较 SUI 患者更为严重，电刺激联合盆底肌生物反馈治疗女性 MUI 与 SUI 患者可显著减轻尿失禁症状，疗效确切。

张仁琦等研究对比剖宫产与自然分娩的产后盆底生物反馈治疗效果。本研究选取剖宫产分娩 46 d 后的 SUI 初产妇 136 例（对照组），自然分娩 46 d 后的 SUI 初产妇 136 例（观察组）。两组初产妇均接受 4 周的产后盆底生物反馈＋盆底功能锻炼＋盆底电刺激治疗，治疗后比较两组初产妇盆底肌综合肌力与盆底功能受损症状发生率。结果显示，自然分娩的产后盆底生物反馈临床疗效较好。观察组初产妇的肌力恢复明显优于对照组；经 4 周产后盆底生物反馈训练后，观察组与对照组初产妇膀胱颈移动度分别为（25.28 ± 2.57）mm 和（28.16 ± 4.21）mm，观察组与对照组初产妇的性生活评分分别为（69.21 ± 6.70）分和（62.03 ± 9.32）分，两组差异有统计学意义（$P<0.05$）；两组初产妇 SUI 恢复的显效、有效、无效比例比较，差异均有统计学意义（$P<0.05$）。因此，自然分娩初产妇应用产后盆底生物反馈治疗后，盆底肌力恢复较好。

3. 针灸治疗：于春晓等评价电针联合盆底肌训练治疗女性 SUI 的临床疗效。本研究将 76 例 SUI 患者随机分成治疗组和对照组，各 38 例，两组均采用盆底肌训练治疗，治疗组针刺中髎、会阳，对照组采用安慰电针针刺中髎对应点和会阳对应点，留针 30 min，每周 3 次，共治疗 8 周。观察治疗前及治疗第 2 周、第 4 周、第 6 周、第 8 周的 1 h 尿垫试验、ICIQ-SF 量表评分情况，并进行疗效对比。结果显示，治疗组在第 2 周、第 4 周、第 6 周、第 8 周的总有效率分别为 78.9%、89.5%、92.1%、94.7%，均优于对照组的 18.4%、26.3%、26.3%、39.5%，组间差异均有统计学意义（$P<0.05$）；治疗组治疗 8 周后 1 h 尿垫试验、ICIQ-SF 量表评分均较治疗前明显改善（$P<0.05$）。因此，电针联合盆底肌训练治疗女性 SUI 在较短时间内即可发挥显著疗效，且在观察的各时段均比单纯盆底肌训练效果好，可显著改善患者生活质量。

胡丹等比较热敏灸联合 Kegel 锻炼疗法和单纯 Kegel 锻炼疗法治疗女性 SUI 的临床疗效差异。本研究将 45 例女性 SUI 患者随机分为治疗组 23 例和对照组 22 例。两组均采用 Kegel 锻炼疗法，治疗组在 Kegel 锻炼疗法基础上在中极、气海、次髎、肾俞加用热敏灸治疗，1 次／天，连续治疗 10 次后，隔天治疗 1 次，10 次为 1 个疗程，共 5 个疗程。治疗前后观察两组患者 1 h 尿垫试验、ICIQ-SF 及漏尿次数变化。结果显示，治疗组治愈率、总有效率均优于对照组（$P<0.05$）。与治疗前相比，两组在治疗后 1 h 尿垫试验、ICIQ-SF 量表症状评分均明显降低，漏尿次数明显减少（$P<0.01$）。与对照组相比，治疗组 1 h 尿垫试验、ICIQ-SF 量表评分均明显降低，漏尿次数明显减少（$P<0.01$）。因此，热敏灸联合 Kegel 锻炼疗法治疗女性 SUI 疗效优于单纯 Kegel 锻炼疗法，热敏灸能提高治疗女性 SUI 的临床疗效。

有研究对电针结合中频疗法治疗 SUI 的机制进行了探讨。邢艳丽等通过观察电针结合中频治疗对 SUI 大鼠盆底组织中钙蛋白酶（Calpain）表达和 Collagen Ⅰ、Ⅲ 含量及 Ⅰ／Ⅲ 比值的影响，来阐释电针结合中频治疗 SUI 的部分机制。将受试模型大鼠（100 只）参照随机数列表分为空白组（A 组）、模型组（B 组）、电针组（C 组）、中频组（D 组）和电针结合中频组（E 组），每组 20 只。采用阴道扩张压迫及双侧卵巢切除术，制备 SUI 大鼠模型。分别于干预前、干预第 7 天、干预第 14 天随机选取不同组各 10 只受试大鼠进行最大膀胱容量（maximal bladder capacity，MBC）测定，应用 ELISA 观察盆底组织中 Collagen Ⅰ、Ⅲ 含量及 Ⅰ/Ⅲ 比值的变化。结果显示，除 B 组外，其余各组 SUI 大鼠的临床症状明显改善，E 组 MBC、Calpain、Collagen Ⅰ、Ⅲ 及 Ⅰ/Ⅲ 比值明显高于 D 组与 C 组（$P<0.05$）。因此，电针结合中频治疗能有效增大 MBC，改善 SUI 大鼠的临床症状，同时能够降低大鼠盆底组织中 Calpain 的表达，进而增加 Collagen Ⅰ、Ⅲ 含量及 Ⅰ/Ⅲ 比值。

4. 药物治疗　李江等评价塞来昔布胶囊（商品名西乐葆）治疗 SUI 的疗效。本研究选取女性 SUI 患者 80 例作为试验组，给予口服塞来昔布胶囊每次 200 mg，2 次/天，共 3 个月；另 80 例单纯性女性 SUI 患者为对照组，给予口服安慰剂（医用淀粉）1 粒/次，2 次/天，共 3 个月。两组均辅以行为治疗、盆底功能锻炼。治疗 3 个月后随访，以尿垫试验及生活质量量表评估疗效。结果显示，试验组疗效优于对照组，在尿垫试验方面，试验组漏尿量明显少于对照组，生活质量评分量表（QoL-36-SF）得分试验组明显高于对照组（$P<0.05$）。试验组显效 21 例（26.3%），有效 56 例（70.0%），无效 3 例（3.8%），有效率 96.3%；对照组显效 15 例（18.8%），有效 56 例（70.0%），无效 9 例（11.2%），有效率 88.6%；两组疗效比较，差异有统计学意义（$P<0.05$）。因此，服用塞来昔布胶囊可改善 SUI 症状。

吴永建观察桂附地黄丸联合盆底康复治疗 SUI 的临床效果。本研究选取轻、中度 SUI 患者 186 例，随机分为研究组和对照组，各 93 例，对照组采用盆底康复治疗联合雌三醇阴道涂抹，研究组采用盆底康复治疗联合桂附地黄丸治疗，治疗 8 周后观察两组的治疗效果。结果显示，治疗后两组的 72 h 尿失禁次数、1 h 尿垫试验尿失禁量、Kupperman 评分均较治疗前显著降低（$P<0.05$），阴道动态压力和 SF-36 评分较治疗前显著增加（$P<0.05$）；两组治疗后 72 h 尿失禁次数、1 h 尿垫试验尿失禁量、阴道动态压力差异无统计学意义（$P>0.05$）；治疗后治疗组患者 Kupperman 评分低于对照组（$P<0.05$），SF-36 评分高于对照组（$P<0.05$）；对照组和研究组治疗效果分别为 92.47% 和 96.77%，两组差异无统计学意义（$P>0.05$）。因此，桂附地黄丸与雌三醇分别联合盆底康复治疗围绝经期 SUI 效果显著，值得临床推广。

5. 盆底康复锻炼　赵淑芬探讨早期盆底康复锻炼在 SUI 患者中的应用效果及影响因素。本研究选取 SUI 患者 96 例，随机分为对照组和研究组，各 48 例。对照组应用电刺激治疗，研究组进行早期盆底康复锻炼，对比两组患者治疗结果。结果显示，研究组患者的治疗有效率显著高于对照组（$P<0.05$）；治疗前两组患者肌力评级差异无统计学意义（$P>0.05$），治疗后研究组患者盆底肌力的改善情况显著优于对照组（$P<0.05$）；治疗前两组患者漏尿量及尿失禁程度差异无统计学意义（$P>0.05$），治疗后研究组患者漏尿及尿失禁程度的改善情况显著优于对照组（$P<0.05$）。因此，SUI 患者应当早期进行盆底康复锻炼，改善盆底功能。

迟源等探讨转胯回旋运动对女性 SUI 的疗效和安全性。本研究将 62 例诊断为轻、中度 SUI 患者，分成研究组 30 例和对照组 32 例，研究组给予转胯回旋运动，对照组给予盆底肌锻炼（Kegel 锻炼），两组的疗程均为 16 周。采用 1 h 尿垫试验、盆底肌肉电位测定和 ICIQ-SF 评分进行评定。结果显示，治疗后两组盆底肌肉电位强度与治疗前比较，差异有统计学意义（$P<0.05$）；1 h 尿垫试验漏尿量、ICIQ-SF 评分与治疗前比较，差异有统计学意义（$P<0.05$）；研究组治疗 16 周后各指标与对照组比较，差异有统计学意义（$P<0.05$）。因此，转胯回旋运动对 SUI 有一定的改善作用。

杨丹华等探讨盆底肌锻炼联合穴位按摩在产后 SUI 患者中的应用效果。本研究选取 96 例产后 SUI 患者为研究对象，随机分为对照组 48 例和观察组 48 例，对照组进行常规盆底肌锻炼治疗，观察组则进行盆底肌锻炼联合穴位按摩治疗。比较两组患者的临床总有效率、治疗前后的 ICIQ-SF 量表及尿流动力学指标。结果发现，观察组中轻、中度及重度 SUI 患者的临床总有效率均高于对照组（$P<0.05$），整组的临床总有效率高于对照组（$P<0.05$），治疗后的 ICIQ-SF 量表及尿流动力学指标均优于对照组（$P<0.05$），两组治疗后的评估结果比较，差异有统计学意义（$P<0.05$）。因此，盆底肌锻炼联合穴位按摩在产后 SUI 患者中的应用效果较好，可显著改善患者的排尿状态及尿流动力学状态。

6. 生活质量影响 陈爱中探讨尿失禁对老年女性患者生活质量的影响。本研究选取 90 例女性尿失禁患者，完成生活质量问卷调查表，尿失禁生活质量量表（incontinence quality of life questionnaire, I-QoL）评价内容包括限制性行为、心理社会影响、社会活动受限 3 个领域，得分越高，表明生活质量相对较高。结果显示，患者年龄越高，在限制性行为、心理社会影响、社会活动受限得分及总分越低（$P<0.05$）；在不同类型尿失禁患者生活质量得分中，压力性＞急迫性＞混合型（$P<0.05$）；在不同严重程度尿失禁患者生活质量得分中，尿失禁程度越严重，得分越低（$P<0.05$）；多元逐步线性回归分析结果显示，影响老年尿失禁患者生活质量的因素从小到大依次为尿失禁严重程度、尿失禁类型、年龄（$P<0.05$）。因此，老年女性尿失禁患者总体生活质量不高，临床工作者应采取积极的干预措施，提高患者对疾病的认知，使其早日就医，同时进行合适的功能锻炼，促进患者生活质量的提高。

何伟红等探讨行为疗法对女性 SUI 的干预效果及对生活质量的影响。本研究选取 80 例女性 SUI 患者进行研究，均进行行为疗法干预，分别在干预前、干预后 3 个月和干预后 6 个月进行治疗效果评价和生活质量评价。结果显示，干预后 6 个月 SUI 治愈率高于干预后 3 个月（$P<0.05$）。干预后 3 个月和干预后 6 个月女性下尿路症状（incontinence modular questionnaire for female lower urinary tract symptoms, ICIQ-FLUTS）评分均低于干预前（$P<0.05$），并且干预后 6 个月的 ICIQ-FLUTS 评分低于干预后 3 个月的 ICIQ-FLUTS 评分（$P<0.05$）。干预后 3 个月和干预后 6 个月 1 h 尿垫试验的漏尿量均低于干预前（$P<0.05$），并且干预后 6 个月 1 h 尿垫试验的漏尿量低于干预后 3 个月 1 h 尿垫试验的漏尿量（$P<0.05$）。干预后 3 个月和干预后 6 个月的社交活动、丧失自信、情绪、家务劳动、外出、娱乐、活动 7 方面评分均低于干预前（$P<0.05$），并且干预后 6 个月社交活动、丧失自信、情绪、家务劳动、外出、娱乐、活动低于干预后 3 个月社交活动、丧失自信、情绪、家务劳动、外出、娱乐、活动（$P<0.05$）。因此，行为疗法对女性 SUI 的干预效果显著，能够有效提高患者的生活质量。

（狄 文 包州州）

参 考 文 献

［1］ 纪红蕾，周颖，武俊青，等. 产后妇女盆底器官脱垂情况调查及影响因素分析. 实用妇产科杂志，2017，33（7）：521-524.

［2］韦玮，吴伟英，陈江鸿，等. 产科相关因素对产后盆腔器官脱垂的影响. 中国妇幼保健，2017，32（16）：
　　3750-3752.

［3］杨晓清，王素珍，肖喜荣. 阴道分娩后盆底肌力受损高危因素分析. 中国临床医学，2017，24（1）：
　　51-55.

［4］周惠玲，汤佩玲，杨存珍，等. 轻、中度盆腔器官脱垂的超声诊断与临床定量分期相关性研究. 中国实用
　　妇科与产科杂志，2017，33（10）：1062-1065.

［5］毛永江，武佳薇，张辉，等. 首次分娩女性产后6～8周盆底超声检查分析. 中国全科医学，2017，20
　　（27）：3443-3447.

［6］杨丽曼，玄英华，岳嵩，等. 低位产钳助产术对女性盆底功能的影响. 中国超声医学杂志，2017，33（2）：
　　160-162.

［7］刘莉，穆靓，韦爱华，等. 子宫脱垂患者肛提肌形态经会阴盆底三维超声研究. 陕西医学杂志，2017，46
　　（12）：1728-1730.

［8］王艳，金丽. 经会阴实时三维超声在探查子宫位置形态与女性盆底功能障碍性疾病相关性中的应用价值.
　　中国妇幼保健，2017，32（13）：3067-3068.

［9］陈挺，邓冬平，夏莉花，等. CT检查子宫脱垂的准确率及其在临床分期判断中的应用效果. 中国性科学，
　　2017，26（10）：54-57.

［10］宋红艳，赵艳华. 阴式全子宫切除术加阴道前后壁修补术治疗子宫脱垂患者92例疗效观察. 医药论坛杂
　　志，2017，38（8）：42-43.

［11］白睿敏，李玥，袁琳，等. 改良阴式子宫切除术治疗老年妇女子宫脱垂的临床效果. 中国老年学杂志，
　　2017，37（13）：3288-3289.

［12］鲍春玉，李小钊，应小燕. 子宫脱垂手术是否联合生物补片治疗的临床疗效差异分析. 中国微创外科杂
　　志，2017，17（5）：415-417.

［13］魏征，严园，邓卉. 阴道半封闭术治疗中老年重度盆腔器官脱垂的临床疗效及对患者生活质量的影响. 中
　　国妇幼保健，2017，32（16）：3851-3854.

［14］赵国霞，徐娟，徐福霞. 保留子宫的改良盆底重建术与阴式子宫切除术治疗子宫脱垂疗效比较. 实用临床
　　医药杂志，2017，21（23）：136-137.

［15］王君，周秋霞，刘洁，等. 腹腔镜下子宫腹壁悬吊术治疗子宫脱垂的临床效果及生活质量分析. 山西医药
　　杂志，2017，46（20）：2510-2512.

［16］顾光华. 新式腹腔镜下子宫腹壁悬吊术治疗子宫脱垂的临床效果观察. 实用临床医药杂志，2017，21（21）：
　　48-51.

［17］许凤莲，陈龙. 不同术式对老年Ⅲ～Ⅳ度子宫脱垂的疗效及影响. 中国妇幼健康研究，2017，28（10）：
　　1251-1253.

［18］谢红斌，袁晓东. 腹腔镜下子宫/阴道骶骨固定术治疗中盆腔脱垂的临床疗效分析. 中国妇幼保健，2017，
　　32（1）：183-185.

［19］葛伟平，刘艳生，刘红，等. 腹腔镜高位骶韧带联合圆韧带悬吊术治疗子宫脱垂的临床效果分析. 中国实
　　用妇科与产科杂志，2017，33（4）：418-422.

［20］李欢，张顺仓. 经阴道骶棘韧带悬吊术治疗年轻子宫脱垂疗效观察. 陕西医学杂志，2017，46（11）：1568-1570.

［21］丁慧，舒慧敏，樊晶，等. 经阴道改良骶棘韧带固定术治疗盆腔器官脱垂的临床分析. 中国妇幼保健，2017，32（18）：4548-4550.

［22］马玲，李花，穆兰芳，等. 电刺激生物反馈、阴道锥联合盆底肌锻炼治疗产后盆底功能障碍的前瞻性队列研究. 现代妇产科进展，2017，26（12）：928-930.

［23］陆佳红，肖韵悦，张薏，等. 电刺激生物反馈疗法联合盆底肌肉功能锻炼康复治疗盆底功能障碍性疾病的临床研究. 现代妇产科进展，2017，26（2）：133-135.

［24］陈聪，陈晶晶，陈育梅. 盆底肌功能锻炼联合肌电刺激对盆底功能障碍患者功能恢复的影响. 中国妇幼保健，2017，32（23）：5848-5850.

［25］蒋维，韩炜，刘维红，等. 生物反馈联合电刺激在盆底功能障碍性疾病中的应用效果. 中国妇幼保健，2017，32（8）：1780-1782.

［26］胡道琴. 生物反馈联合电刺激治疗子宫脱垂的疗效分析. 中国妇幼保健，2017，32（14）：3353-3355.

［27］魏来，朱国智，夏志军. 雌三醇在绝经后女性盆底功能障碍性疾病围手术期的应用时机研究. 实用药物与临床，2017，20（9）：1015-1018.

［28］应添苗，陈佳恩. 常规西医联合补气升肠饮对子宫脱垂患者阴道内压及脱垂症状的影响. 中国生化药物杂志，2017，37（7）：90-92.

［29］赵爽，史玉林. 电刺激生物反馈联合补中益气汤治疗产后Ⅰ度子宫脱垂疗效观察. 辽宁中医药大学学报，2017，19（3）：199-201.

［30］邹艳芬，肖枝兰. 盆底肌肉锻炼的不同训练时机对盆底肌力的影响. 中国妇幼健康研究，2017，28（10）：1196-1198.

［31］唐移忠，陈焕仪，陈华雄，等. 盆底功能障碍所致性冷淡对家庭和谐的影响及早期康复措施. 中国妇幼保健，2017，32（5）：1047-1049.

［32］黄剑青，张兵，黄永泰. 不同分娩方式对产后压力性尿失禁的影响及康复治疗效果. 中国妇幼保健，2017，32（15）：3510-3512.

［33］曾金华，汪桂艳，林斯华，等. 产后42d女性压力性尿失禁的流行病学调查. 中国妇幼保健，2017，32（20）：5103-5106.

［34］郁金芬，李海燕，许洁. 产后压力性尿失禁的危险因素及盆底功能锻炼的改善效果分析. 中国计划生育学杂志，2017，25（5）：333-336.

［35］张志红，胡孟彩，鲍颖洁，等. 盆腔器官脱垂及压力性尿失禁的相关因素分析. 实用妇产科杂志，2017，33（7）：530-533.

［36］刘俊，王晓东，唐瑶，等. 新产程标准管理下第二产程时长对产妇盆底功能近期影响研究. 中国实用妇科与产科杂志，2017，33（12）：1271-1275.

［37］龚霞. 压力性尿失禁患者宫骶韧带中MMPs/TIMPs表达量、细胞外基质成分含量与细胞凋亡的关系. 海南医学院学报，2017，23（15）：2113-2115.

［38］肖汀，张新玲，杨丽新，等. 超声观察尿道旋转角在女性压力性尿失禁中的应用. 中国临床医学影像杂

志，2017，28（5）：374-375.

[39] 韩玥，李雪. 超声检测膀胱颈移动度在妊娠晚期及产后压力性尿失禁诊断中的价值. 中国妇幼保健，2017，32（18）：4581-4583.

[40] 林思华，陈惠英，何剑芬，等. 经会阴超声评估女性压力性尿失禁参数特点及盆底康复治疗效果. 中国妇产科临床杂志，2017，18（2）：166-168.

[41] 关晓琳，张晓薇，杜培，等. 中晚期妊娠孕妇盆底二维超声特点与压力性尿失禁的相关性. 实用医学杂志，2017，33（7）：1152-1155.

[42] 卜岚，聂芳，杨丹，等. 超声评价膀胱颈漏斗形成在女性压力性尿失禁中的意义. 中国医学影像学杂志，2017，25（7）：547-549.

[43] 袁文琳. 盆底超声测量对女性压力性尿失禁的应用. 实用医学杂志，2017，33（8）：1328-1330.

[44] 杨晓云，周围，李怀芳，等. 下尿路三维模型在压力性尿失禁诊治中的应用. 同济大学学报（医学版），2017，38（3）：76-80.

[45] 蔡仙国，陈柏康，李飞平. 尿动力学检查在女性盆底功能障碍性疾病合并压力性尿失禁患者中的应用价值. 中国妇幼保健，2017，32（8）：1658-1660.

[46] 陈跃东，曾彦恺，刘菲，等. 经耻骨后与经闭孔尿道中段吊带术治疗女性压力性尿失禁远期疗效比较. 中华泌尿外科杂志，2017，38（10）：741-745.

[47] 王娟，李国强，邓勇，等. 女性压力性尿失禁发病人群的临床特点及两种手术方法治疗效果的比较. 现代泌尿外科杂志，2017，22（11）：839-843.

[48] 邹慈，于德新，王毅，等. 经闭孔无张力尿道中段悬吊改良术式治疗女性压力性尿失禁的中长期疗效分析. 临床泌尿外科杂志，2017，32（8）：614-618.

[49] 钟小明，陈智彬. 经闭孔无张力尿道中段吊带术传统法和改良法治疗压力性尿失禁的临床疗效比较. 现代泌尿外科杂志，2017，22（7）：513-516.

[50] 王志红，黄冬梅，邓克红，等. 单切口微小 Ajust 吊带与经闭孔无张力尿道中段悬吊带治疗女性压力性尿失禁的比较. 中华实验外科杂志，2017，34（9）：1582-1584.

[51] 付坚，沈文浩. 两种术式治疗女性压力性尿失禁效果和安全性的随机对照研究. 第三军医大学学报，2017，39（24）：2418-2422.

[52] 胡显辉，张尧，何云锋，等. Ajust™ 吊带和 TVT 治疗压力性尿失禁近期疗效比较. 重庆医学，2017，46（32）：4544-4545.

[53] 江长琴，梁朝朝，张翼飞，等. 经闭孔无张力尿道中段悬吊术治疗女性压力性尿失禁手术技巧及临床疗效分析. 临床泌尿外科杂志，2017，32（7）：551-553.

[54] 袁峥，尹格平，李娟，等. 新式阴道前壁补片修补术治疗压力性尿失禁女性患者的疗效分析. 中华妇幼临床医学杂志（电子版），2017，13（2）：194-198.

[55] 苏明阳，王双凤，王雪格，等. 老年女性经闭孔尿道中段悬吊手术并发症的危险因素分析. 中国老年学杂志，2017，37（19）：4855-4857.

[56] 王宏，薛紫怡，李梦梦，等. 产后压力性尿失禁患者生物反馈治疗后盆底肌表面电信号变化观察. 首都医科大学学报，2017，38（2）：320-324.

[57] 周云，程建云，张莉，等. 盆底肌肉生物反馈康复锻炼方案在不同类型压力性尿失禁患者中的应用价值. 医学临床研究，2017，34（2）：285-287.

[58] 武静文，卫英，晁阳，等. 肌电刺激联合生物反馈治疗女性轻中度压力性尿失禁的疗效观察. 医学临床研究，2017，34（10）：1967-1969.

[59] 邵彤华. 妊娠期盆底肌肉锻炼联合产后生物反馈电刺激对盆底功能的影响. 中国妇幼保健，2017，32（8）：1798-1801.

[60] 戴晓农，李文坚，朱喜山，等. 电刺激联合盆底肌生物反馈治疗女性混合性和压力性尿失禁的疗效观察. 现代泌尿外科杂志，2017，22（10）：752-755.

[61] 张仁琦，李燕，王娟，等. 剖宫产与自然分娩的产后盆底生物反馈治疗结果分析. 中国妇幼保健，2017，32（18）：4350-4352.

[62] 于春晓，张东磊，陈朝明. 电针联合盆底肌训练治疗女性压力性尿失禁38例临床观察. 江苏中医药，2017，49（6）：51-53.

[63] 胡丹，邓鹏，焦琳，等. 热敏灸联合 Kegel 锻炼疗法治疗女性压力性尿失禁疗效观察. 针刺研究，2017，42（4）：338-341.

[64] 邢艳丽，高潇，张立，等. 电针结合中频治疗对 SUI 大鼠盆底组织 Calpain 的影响及治疗机制研究. 针灸临床杂志，2017，33（5）：70-74.

[65] 李江，刘上，陈伟康，等. 塞来昔布在治疗压力性尿失禁中的疗效及安全性. 昆明医科大学学报，2017，38（1）：70-74.

[66] 吴永建. 桂附地黄丸联合盆底康复治疗盆底功能障碍的临床研究. 中国妇幼保健，2017，32（1）：174-177.

[67] 赵淑芬. 早期盆底康复锻炼在压力性尿失禁患者中的应用效果及影响因素. 中国妇幼保健，2017，32（9）：1852-1854.

[68] 迟源，迟乐. 转胯回旋运动对女性压力性尿失禁的疗效观察. 中国妇产科临床杂志，2017，18（2）：160-161.

[69] 杨丹华，方桂珍，李秀燕. 盆底肌锻炼联合穴位按摩治疗产后压力性尿失禁的效果观察. 中国妇幼保健，2017，32（12）：2548-2550.

[70] 陈爱中. 90 例女性尿失禁患者的生活质量调查. 中国妇幼保健，2017，32（13）：3019-3021.

[71] 何伟红，陈勇，胡文婷. 行为疗法对女性压力性尿失禁的干预效果及对生活质量的影响. 中国妇幼保健，2017，32（7）：1441-1443.

第二节　异位妊娠

异位妊娠是妇产科常见的急腹症之一。发病率有逐年增加的趋势。由于异位妊娠发病率高，并有导致孕产妇死亡的风险，一直被视为高度风险妊娠的早期并发症。异位妊娠是 2017 年的研究热点之一。

一、输卵管妊娠

输卵管妊娠是最常见的异位妊娠，多发生在壶腹部，其次为峡部，伞部及间质部妊娠少见。

（一）病因及危险因素

在输卵管重复异位妊娠方面，戴毓欣等探讨输卵管重复异位妊娠的危险因素及临床特点。本研究选取 2013 年 1 月至 2014 年 12 月共 78 例重复异位妊娠组患者，匹配 77 例同期收治的初次治疗输卵管异位妊娠患者作为输卵管异位妊娠组，比较两组患者的临床特点，并分析重复异位妊娠的危险因素。结果发现，未生育（$OR=2.163$，95% CI：$1.066\sim4.386$）、既往异位妊娠开腹手术史（$OR=8.585$，95% CI：$1.001\sim73.596$）是重复异位妊娠的危险因素。重复异位妊娠组术中发现合并粘连及对侧输卵管病变的发生率明显高于输卵管异位妊娠组（$P<0.05$）。因此，积极防治首次异位妊娠、合理避孕、采用腹腔镜手术可预防重复异位妊娠发生。

程锦等探讨影响重复异位妊娠发生的相关危险因素及防范对策。本研究选取 2014 年 1 月至 2016 年 12 月收治的重复异位妊娠患者 42 例作为观察组，并以同期收治的 84 例初次异位妊娠患者作为对照组。结果发现，两组患者避孕方式比较差异无统计学意义（$P>0.05$）；两组患者孕产次、年龄、停经天数、输卵管吻合术、输卵管切除加对侧输卵管绝育、阴道出血天数、腹腔出血方式、β-人绒毛膜促性腺激素（human chorionic gonadotropin，β-HCG）、异位妊娠类型、治疗方式和妇科炎症比较差异均有统计学意义（$P<0.05$）；Logistic 回归分析结果显示，重复异位妊娠的危险因素包括保守性输卵管妊娠手术史、妇科炎症、年龄大、孕产次多、陈旧性异位妊娠史。异位妊娠的保护性因素主要包括输卵管切除加对侧输卵管绝育术、药物保守治疗和停经时间较短。因此，妇科炎症、保守性输卵管妊娠手术史、陈旧性异位妊娠史是重复异位妊娠的危险因素，药物保守治疗、停经时间及输卵管切除加对侧绝育手术是重复异位妊娠的保护性因素。

柴月荣等探讨重复异位妊娠的病因及治疗方法。本研究回顾性分析 2013 年 10 月至 2015 年 10 月收治的重复异位妊娠患者 58 例（重复异位妊娠组），并选取同期收治的 58 例首次异位妊娠患者作为对照组，分析首次异位妊娠患者治疗方式与重复异位妊娠发生的关系及重复异位妊娠患者的治疗方式。结果发现，重复异位妊娠患者的年龄、妊娠次数、流产次数、盆腔手术史及盆腔粘连情况显著高于首次异位妊娠患者（$P<0.05$），同时停经时间、首次 β-HCG 值均低于首次异位妊娠患者（$P<0.05$）。前次异位妊娠行患侧输卵管切除术的 41 例患者中，本次异位妊娠发生在同侧者 2 例（4.88%），对侧者 39 例（95.12%），而行保守治疗的 17 例患者中发生在同侧者 16 例（94.12%），对侧者 1 例（5.88%），两者比较，差异有统计学意义（$P=0.000$）；58 例重复异位妊娠患者中行腹腔镜手术、开腹手术及药物治疗者分别为 19 例（32.76%）、18 例（31.03%）及 21 例（36.21%），而首次异位妊娠患者中分别为 25 例（43.10%）、15 例（25.86%）及 18 例（31.03%），两组患者 3 种治疗方式间比较，差异无统计学意义（$P=0.516$）。因此，患者的年龄、妊娠次数、流产次数、盆腔手术史、盆腔粘连、停经时间及首次 β-HCG 值与重复异位妊娠存在密切联系，首次异位妊娠的治疗方式对重复异位妊娠发病部位存在一定影响。

施行辅助生育技术后异位妊娠发生率增高。冉圣元等探讨体外受精与胚胎移植术（in vitro fertilization and embryo transfer，IVF-ET）后异位妊娠的发生率、临床特点及应对措施。本研究选取 2010 年 1 月至 2015 年 12 月经 IVF-ET 后确诊为异位妊娠的 42 例患者共计 45 个周期进行回顾性研究。结果发现，42 例患者共计 45 个周期为异位妊娠比例为 1.23%（45/3656）。2 例患者重复异位妊娠，5 例患者宫内、宫外同时妊娠。宫内、宫外同时妊娠主要发生在输卵管壶腹部，共 19 个周期，占异位妊娠的 42.22%。因输卵管因素行 IVF-ET 后异位妊娠的患者有 24 个周期（53.33%），非输卵管因素 21 个周期（46.67%）。因此，输卵管因素是异位妊娠发生的重要影响因素。在处理 IVF-ET 后患者时要考虑到 IVF 技术的特殊性，避免漏诊、误诊的发生。

陈娟文等探究在 IVF-ET 过程中发生异位妊娠的相关影响因素。本研究选取 2010 年 3 月至 2016 年 7 月收治的异位妊娠患者 116 例，回顾性分析 IVF-ET 过程中发生异位妊娠患者的一般资料及临床诊断结果等。结果发现，所有接受 IVE-ET 助孕技术的 2484 例患者中，116 例患者被诊断出异位妊娠，异位妊娠的发生率为 4.67%；异位妊娠患者中有 111 例为输卵管妊娠，占据总异位妊娠患者的 95.69%。新鲜胚胎移植过程中发生异位妊娠的概率为 2.32%（14 例）显著高于冷冻胚胎移植过程中发生异位妊娠的概率 5.42%（102 例），移植深度距离子宫底端＞1.2 cm 时发生妊娠的概率显著低于移植深度 0.8～1.2 cm。因此，IVF-ET 胚胎移植技术的实施过程中，发生异位妊娠的概率高于自然妊娠，使用输卵管药物、胚胎移植的实际深度及使用促排卵药物等均是发生异位妊娠的相关因素。

计划生育手术与异位妊娠发病率存在相关性。姚艳等探讨计划生育手术与异位妊娠的关联性及相关影响因素。本研究收治异位妊娠患者 65 例，回顾性分析其临床资料。结果发现，41 例实施过计划生育手术，24 例不存在计划生育手术史。对 59 例患者的健侧输卵管进行检查，输卵管通畅 12 例（20.3%），输卵管通但不畅 31 例（52.5%），输卵管不通 16 例（27.1%）。29 例出现盆腔粘连。经手术病理诊断 59 例患者中，输卵管妊娠 55 例（93.2%），宫角妊娠 1 例（1.7%），卵巢妊娠 3 例（5.1%）。因此，计划生育手术是导致异位妊娠发生的重要原因，在影响因素的基础上采取有效的应对措施能降低异位妊娠发生率。

焦莉探讨异位妊娠与计划生育手术的相关性。本研究选取 88 例异位妊娠患者的临床资料，其中 23 例患者进行保守的药物治疗，其余患者均行手术治疗，分析异位妊娠与计划生育手术的关系及手术结果。结果发现，本次研究 88 例患者中，曾有计划生育手术史患者 65 例，其异位妊娠发生率为 73.86%，无计划生育手术史者 23 例，其异位妊娠发生率为 26.14%，有无计划生育手术史患者异位妊娠发生率比较差异有统计学意义（P＜0.05）。对进行计划生育手术治疗的 65 例患者的健侧输卵管进行通液检查发现，输卵管通畅 11 例，占 16.92%；输卵管通而不畅 30 例，占 46.16%；输卵管不通 24 例，占 36.92%；65 例患者中出现盆腔粘连 28 例，占 43.08%。行计划生育手术治疗后，65 例异位妊娠手术患者中出现输卵管妊娠 59 例，占 90.77%；卵巢妊娠 3 例，占 4.62%；宫角妊娠 3 例，占 4.62%。因此，计划生育手术是引发异位妊娠的关键因素，虽然行手术治疗异位妊娠见效较快，若在手术过程中处理不当，会引发感染，导致输卵管发炎受阻，提高异位妊娠的发生率，对此应及时采取有效措施，防止异位妊娠的再次发生。

（二）病理

输卵管妊娠的结局包括输卵管妊娠流产、输卵管妊娠破裂、继发性腹腔妊娠和持续性异位妊娠（persistent ectopic pregnancy，PEP）。PEP 是近年来研究的热点。

廖灿探讨 2 种不同的处理方式在预防腹腔镜输卵管妊娠保守性手术后 PEP 中的临床效果。本研究选取 2015 年 6 月 21 日至 2017 年 8 月 25 日 40 例输卵管妊娠行腹腔镜保守手术的患者作为研究对象，按照不同的治疗方式将其分为两组，各 20 例。观察组患者于输卵管妊娠病灶清除术中行输卵管系膜甲氨蝶呤注射，对照组患者于术后肌内注射甲氨蝶呤。结果发现，观察组患者的手术时间长于对照组；观察组患者的术后血 β-HCG 水平降至正常时间短于对照组；观察组患者的手术后并发症 PEP 发生率低于对照组。因此，输卵管妊娠病灶清除术中行输卵管系膜甲氨蝶呤注射效果显著，可有效地清除残余滋养细胞，促使血 β-HCG 水平恢复正常值，临床上值得应用和推广。

袁媛分析并讨论腹腔镜下输卵管妊娠保守手术不同处理方式对持续性异位妊娠的预防效果。本研究选取 2014 年 11 月至 2016 年 11 实施输卵管妊娠保守手术的患者 105 例，分为对照组（43 例）和观察组（68 例）。其中，对照组使用腹腔镜保守手术治疗后静脉滴注甲氨蝶呤的方法；观察组患者使用输卵管注射甲氨蝶呤和卵巢黄体剥离的方法，对两组围术期进行全面的观察和分析。结果发现，在腹腔镜下输卵管妊娠保守手术中，对患者进行输卵管注射甲氨蝶呤和卵巢黄体剥离，能够很好地减少 PEP 的发生率，同时降低了患者术后发生不良反应的概率，值得广大医院推广使用。

唐静分析腹腔镜异位妊娠保留生育功能术后 PEP 的危险因素。本研究选取腹腔镜异位妊娠保留生育功能术后 PEP 患者 23 例为观察组，同期行腹腔镜异位妊娠保留生育功能手术后非 PEP 患者 49 例为对照组。结果发现，观察组术前 24 h β-HCG 水平较对照组显著增高，差异有统计学意义（$P<0.05$）；观察组盆腔粘连率和妊娠组织清除不彻底率分别为 82.61%、60.87%，较对照组的 6.12%、14.29% 显著增高，差异有统计学意义（$P<0.05$）；观察组甲氨蝶呤术中使用率为 4.35%，较对照组的 42.86% 显著降低，差异有统计学意义（$P<0.05$）。因此，β-HCG 水平过高、盆腔有粘连、妊娠组织清除不彻底、术中未使用甲氨蝶呤均是导致患者行腹腔镜异位妊娠保留生育功能手术后并发 PEP 的危险因素。

曾俐娟等探讨宫外孕 II 号方加味治疗 PEP 的效果。本研究选取 50 例因异位妊娠保守性手术后发生 PEP 的患者，将单独使用甲氨蝶呤单次肌内注射治疗患者为对照组（27 例），将使用甲氨蝶呤单次肌内注射治疗同时加用宫外孕 II 号方加味治疗患者为观察组（23 例）；比较两组患者再次手术发生率、血清 β-HCG 下降、盆腔包块消失及药物不良反应发生情况。结果发现，宫外孕 II 号方加味可以加快血 β-HCG 下降，缩短血 β-HCG 恢复到正常值的时间，缩短盆腔包块消失时间（$P<0.05$），降低了再次手术率；同时降低甲氨蝶呤药物不良反应发生率。因此，与单用甲氨蝶呤相比，联合应用宫外孕 II 号方加味治疗 PEP 效果更优，有临床推广价值。

邹云琴等探讨甲氨蝶呤联合米非司酮预防输卵管妊娠术后并发 PEP 的效果及对卵巢功能的影响。本研究选取 2014 年 5 月至 2016 年 5 月行腹腔镜保守性手术治疗的 80 例输卵管妊娠患者为研究对象，随机分为观察组和对照组。两组患者根据妊娠部位分别采取输卵管开窗取胚术和输卵管内妊娠物挤出术，对照组于手术过程中采用 0.9% 氯化钠 3ml＋甲氨蝶呤 20 mg 手术部位局部喷洒，观察组在对照组基础上术后口服米非司酮每次 50 mg，每天 2 次，连用 3d。结果发现，两组患者术后第 1、3、7 和 12 天血清 β-HCG 水平均降低（$P<0.05$），两组术后第 1、3、7 天血清 β-HCG 水平差异无统计学意义（$P>0.05$），而术后第 12 天观察组患者血清 β-HCG 水平低于对照组（$P<0.05$）；观察组患者术后 PEP 发生率（2.5%）低于对照组（17.5%），而输卵管通畅率（67.5%）高于对照组（52.5%）（P 均 <0.05）；两组患者术后 1 个月、3 个月和 6 个月血清基础性激素雌二醇、卵泡刺激素（follicle-stimulating hormone，FSH）、黄体生成素（luteinizing hormone，LH）水平差异无统计学意义（$P>0.05$）。因此，甲氨蝶呤联合米非司酮可有效预防输卵管妊娠腹腔镜保守性手术后 PEP 的发生，提高输卵管通畅率，且不影响卵巢功能，其疗效安全、有效，值得临床推广。

邹云琴等分析腹腔镜保守性手术治疗输卵管妊娠后 PEP 的相关因素。结果发现，输卵管妊娠经腹腔镜保守性治疗术后 PEP 发生率为 5.1%～29.0%，明显高于剖腹保守治疗术后的 3.0%～5.0%。引起 PEP 的主要高危因素包括盆腔粘连、附件包块、异位妊娠史、早期异位妊娠等。

（三）诊断

1. 血清学检查　张永红探究血清 HCG 联合孕酮检测对异位妊娠的诊断价值。本研究选取 2014 年 7 月至 2016 年 11 月收治的 43 例异位妊娠患者作为研究组，另选取同期检查健康的正常妊娠孕妇 43 例作为对照组。结果发现，血清 HCG 和孕酮的联合诊断灵敏度（90.70%）和准确度（93.02%）均高于血清 HCG（60.47%、76.74%）、血清孕酮（58.14%、75.58%），差异有统计学意义（P 均 <0.05）。因此，血清 HCG 和孕酮联合检测可有效提高异位妊娠的诊断灵敏度及准确度，减少误诊及漏诊。

李江宁等探讨抑制素 A（inhibin A）、激活素 A（activin A）、β-HCG 联合检测在异位妊娠的早期诊断中的价值，并分析其在异位妊娠保守治疗中的应用价值。本研究选取 2015 年 2 月至 2016 年 12 月接受保守治疗的早期未破裂异位妊娠患者 60 例作为观察对象（观察组），同时选取同期在该院接受产检的宫内妊娠孕妇 60 例作为对照（对照组）。结果发现，观察组患者的血清 inhibin A、activin A、β-HCG 水平低于对照组；不同年龄、是否合并子宫肌瘤和不同异位妊娠部位患者的血清 inhibin A、activin A、β-HCG 水平差异无统计学意义（$P>0.05$）；inhibin A、activin A、β-HCG 联合检测的灵敏度为 60.25%，特异度为 68.84%，明显高于单项检测；保守治疗后，异位妊娠患者的 inhibin A、activin A、β-HCG 水平均较治疗前降低（P 均 <0.001）。因此，inhibin A、activin A、β-HCG 联合检测对异位妊娠有较好的诊断价值，且保守治疗后可明显下降。

童春玲分析血清 β-HCG、孕酮、血管内皮生长因子（vascular endothelial growth factor，VEGF）联合检测在早期异位妊娠诊断中的应用价值。结果发现，研究组血清孕酮、β-HCG 低于对照组，VEGF 高于对照组（$P<0.05$）；三者联合诊断准确度、灵敏度及特异度均高于单一检测（$P<0.05$）。因此，β-HCG、孕酮、VEGF 联合检测可提高早期异位妊娠患者诊断准确度、特异度、灵敏度，可作为早期异位妊娠诊断指标之一。

王亚武等在早期异位妊娠的诊断中，应用联合检测对患者血清孕酮、β-HCG、雌二醇的价值进行分析和研究。结果发现，正常宫内妊娠组的各项指标要明显高于异位妊娠组的患者；β-HCG 的临界值为 1.013 U/L 时检测的灵敏度和特异度分别为 68.2% 和 72.7%，孕酮的临界值为 15.4 ng/ml 时检测的灵敏度和特异度分别为 65.9% 和 77.8%，雌二醇的临界值为 404 pg/ml 时检测的灵敏度和特异度分别为 59.5% 和 61.4%；异位妊娠组 β-HCG 联合孕酮、β-HCG 联合雌二醇及三项联合检测的灵敏度和特异度分别为 79.2%、77.6%，89.2%、84.3%，81.2%、92.3%，漏诊率和误诊率分别为 20.8%、22.4%，10.8%、15.7%，18.8%、7.7%。因此，异位妊娠血 β-HCG、孕酮、雌二醇水平显著低于正常宫内妊娠；血 β-HCG、孕酮、雌二醇三项联合检测优于单项或两项联合的检测结果，对于异位妊娠诊断的灵敏度和特异度的提升及降低漏诊率和误诊率有显著效果。

2. B 型超声检查　白明研究经阴道超声检查对异位妊娠患者的诊断价值。本研究选取 128 例异位妊娠患者作为研究对象。经腹组 43 例采用经腹部超声检查进行诊断，经阴组 85 例采用经阴道超声检查进行诊断。观察 2 种检查方式对异位妊娠的诊断率及对不同类型异位妊娠的诊断情况。结果发现，经阴组对异位妊娠确诊率显著提高高。2 种检查方式在筛检包块型输卵管妊娠、混合包块型输卵管妊娠、实性包块型输卵管妊娠及漂浮型输卵管妊娠上有明显差异；且经阴组检查各异位妊娠类型诊断率明显高于经腹组。因此，相对于经腹部超声检查而言，经阴道超声检查对异位妊娠诊断率和不同类型判断更准确。

张雪君探讨经阴道超声结合经腹部超声在异位妊娠诊断中的价值。本研究选取 2014 年 1 月至 2016 年 1 月收治的异位妊娠患者 100 例为研究对象，分为观察组（50 例）和对照组（50 例）。对照组患者采用腹部超声，观察组患者采用腹部超声＋阴道超声进行临床诊断，比较 2 种检查方法的诊断准确率和影像学结果。结果发现，观察组附件区包块、胚芽、宫内假孕囊、卵黄囊和胎心搏动的超声检查结果与病理检查结果符合率显著高于对照组。因此，经阴道超声结合经腹部超声在异位妊娠诊断中的准确率明显高于经腹部超声，值得推广使用。

赵秀云探讨彩色超声半环状血流信号对早期异位妊娠的临床诊断意义。本研究选取 50 例疑似异位妊娠患者。上述 50 例疑似患者全部进行腹部及阴道的彩色超声检查，检查结束之后，详细记录患者妊娠囊内半环状的血流信号中的血流峰值的速度和血流的阻力指数等指标。结果发现，在早期破裂型异位妊娠患者和未破裂异位妊娠患者及常规妊娠组患者中均可看见妊娠囊的周边存在半环状的血流信号。其中常规妊娠组为 65%、未破裂异位妊娠组为 75%、破裂异位妊娠组为 76.6%；早期异位妊娠患者及常规妊娠组患者中的环状血流收缩期的最大速度是（17.34±5.76）cm/s，血流阻力指数是（0.56±0.08）。早期异位妊娠患者及常规妊娠组患者间的环状血流收缩期血流阻力指数的平均值及平均速度的平均值数据比较差异无统计学意义（$P>0.05$）。因此，采用彩色超声手段对异位妊娠进行检查有较高的研究价值及临床意义，而在实际的临床治疗中，应该多参考超声半环状血流信号的检测结果，对异位妊娠进行有针对性的处理及判断。

3. 血清学联合 B 型超声检查　闫丽丽等探讨彩色多普勒超声、血 β-HCG、孕酮在异位妊娠中的诊断价值。本研究回顾性分析 2016 年 5—12 月收治并经手术病理证实的 80 例异位妊娠患者的临床资料。全部患者均有经腹彩色超声、血 β-HCG、孕酮检查资料。主要声像图特征为附件区妊娠囊（26 例），伴（8 例）或不伴胎动（18 例）；Donut 征（46 例）；附件区混合性包块（47 例），可伴周围积液；宫角妊娠囊（7 例）；盆腔积液（80 例）。分型：输卵管妊娠 73 例（未破裂型 26 例，流产型 32 例，破裂型 15 例），子宫角妊娠 7 例。与手术病理相比较，彩色超声诊断符合率为 87.5%（70/80）。血 β-HCG 平均为（3551±2167）mU/ml，孕酮平均为（23.5±12.3）nmol/L。彩色超声与血 β-HCG、孕酮相结合，可早期诊断异位妊娠，减少漏诊、误诊，为制订临床治疗方案提供科学依据。

潘辑等对超声断层显像技术及经阴经腹超声检查结合血 HCG 对异位妊娠的诊断价值进行分析和探究。本研究选取 2014 年 8 月至 2015 年 7 月收治的异位妊娠患者 62 例，依据患者来院就诊时间将其平均分为两组，各 31 例。行超声断层显像技术及经阴经腹超声检查的患者为对照组，行超声断层显像技术及经阴经腹超声检查结合血 HCG 检查的患者为研究组，之后对比两组妊娠患者的检出率。结果发现，两组患者经不同方法检查后，研究组的检出率高于对照组，研究组和对照组组间比较差异显著。因此认为，对异位妊娠进行诊断时采用超声断层显像技术及经阴经腹超声检查结合血 HCG，具有较高的检出率，同时可降低漏诊率，因此该诊断方法可以在临床上进一步实践。

王慧探讨血清血管内皮生长因子、糖类抗原 125、解整合素 - 金属蛋白酶 12 分泌型检测联合阴道彩色多普勒检查对早期诊断卵巢妊娠的临床价值。研究发现，血清血管内皮生长因子、糖类抗原 125、解整合素 - 金属蛋白酶 12 分泌型检测联合阴道彩色多普勒检查对早期诊断卵巢妊娠可明显提高诊断灵敏度，且操作简单、快捷，值得临床推广应用。

4. 磁共振成像检查　叶岚等探讨异位妊娠的磁共振成像（magnetic resonance imaging，MRI）表现及 MRI 在诊断中的价值及临床应用。本研究回顾性分析 2013 年 7 月至 2017 年 4 月经临床或病理证实的 58 例不同部位异位妊娠病例的 MRI、超声检查结果及临床资料，分别计算 MRI 与超声的诊断准确率，初步总结其 MRI 影像特征及临床应用价值。结果发现，58 例异位妊娠病例，MRI 诊断 53 例，准确率为 91.38%，准确率高于超声检查（45 例，77.59%）（$P < 0.05$）。MRI 检查软组织分辨率高，可全面观察胚囊与周围结构的解剖关系，明确定位，清晰显示孕囊位置及植入情况，对于超声难以确诊的异位妊娠病例可进一步行 MRI 检查，对病情评估及治疗方案选择有重要参考价值。

董天发等探讨子宫内异位妊娠的 MRI 表现和诊断价值。本研究回顾性分析 41 例临床最终诊断为子宫内异位妊娠的 MRI 及临床资料，41 例患者中 27 例行 MRI 平扫，14 例同时行增强扫描。结果发现，子宫角妊娠 8 例，子宫颈妊娠 5 例，子宫颈合并子宫角妊娠 1 例，瘢痕妊娠 27 例。与临床最终诊断比较，MRI 定位、定性诊断准确率分别为 97.6%、95.1%；超声定位、定性诊断准确率分别为 95.1%、92.7%。子宫角、子宫前壁下段肌层、子宫颈内妊娠囊共 42 个，以 T2 高信号为主，6 个妊娠囊信号均匀、边界清楚，36 个妊娠囊信号不均匀，其中 10 个边界不清，直径 1～15cm；30 个妊娠囊呈圆形，8 个呈椭圆形，4 个呈不规则形；相应处肌层厚度 0.2～1.2cm；5 例并胎盘植入，增强扫描胎盘与肌层分界不清，边缘呈锯齿状。因此，MRI 不仅能对子宫内异位妊娠准确定位诊断，并且能评估妊娠囊与周围组织的关系，指导临床选择最佳的治疗方案。

5. CT 检查　丁永刚探讨盆腔异位妊娠 CT 影像表现及诊断价值。本研究回顾性分析 42 例经手术病理证实的盆腔异位妊娠患者的临床资料及 CT 资料，主要观察孕囊形态、密度及周围血管异常改变情况。结果发现，42 例患者中 38 例 CT 影像显示其盆腔内有椭圆形或不规则形状的囊实性肿块，27 例病灶组织与周围组织之间存在粘连情况，并且病灶与周围组织分界不清。在增强扫描状态下，34 例病灶包膜可见强化，其中 18 例病灶周围血管异常增多。因此，盆腔异位妊娠的 CT 影像表现具有一定特征性，CT 对提高盆腔异位妊娠检出率及指导手术治疗有较高的临床应用价值。

（四）治疗

异位妊娠需根据病情缓急，采取相应处理。一般包括手术治疗和药物治疗。

1. 手术治疗

（1）单孔腹腔镜手术：龚志平对比输卵管异位妊娠患者进行经脐单孔腹腔镜手术和传统腹腔镜手术的临床效果。本研究选取输卵管异位妊娠患者 70 例，随机分为观察组 35 例，对照组 35 例，对照组采用传统腹腔镜手术方法治疗，观察组采用经脐单孔腹腔镜手术方法治疗。结果发现，单孔组手术时间长。单孔组与对照组在术中出血量、排气时间、住院时间、β-HCG 下降 95% 的时间、再次异位妊娠和宫内妊娠率均无差异。对照组患者在术后并发症发生率高于单孔组。因此，经脐单孔腹腔镜手术治疗输卵管异位妊娠值得在临床中推广。

孙大为等介绍了单孔腹腔镜手术（laparoendoscopic single-site surgery，LESS）的手术过程和相关器械特点，同时展示了笔者在这一领域进行的回顾性研究成果。LESS 技术应用于异位妊娠手术符合微创理念。异位妊娠的 LESS 手术由于简单易学，非常适合初学 LESS 的妇科医师，也有较好的美容效果和手术预后。

花茂方等探讨经脐单孔腹腔镜技术在异位妊娠、附件囊肿手术中应用的可行性及安全性。本研究选取 2013 年 6 月至 2016 年 12 月住院的异位妊娠、附件囊肿患者 32 例，其中经脐单孔腹腔镜组 16 例为研究组，由同一主刀医师实施的同病种传统三入路腹腔镜组 16 例为对照组。结果发现，32 例手术均获成功，两组术前包块大小、手术时间、术中出血量的差异无统计学意义（$P>0.05$）。研究组术中标本取出时间短于对照组，术后 2 周切口美容评分高于对照组，术后第 1 天视觉模拟评分法（visual analogue scale，VAS）分值低于对照组，差异均有统计学意义（$P<0.05$）。因此，经脐单孔腹腔镜能够完成异位妊娠、附件囊肿手术，术中出血少，对手术体位要求低，减少麻醉风险，标本取出容易、完整，减少残留风险，安全可行；因切口隐蔽，患者满意度较高。

（2）宫腔镜手术：宋雪凌等评估子宫异位妊娠应用刨削系统宫腔镜手术治疗的临床疗效。本研究回顾性分析 2014 年 1 月至 2016 年 9 月接受 IVF-ET 后发生子宫异位妊娠的 8 例患者，通过刨削系统进行手术治疗的临床结局。8 例患者手术均顺利完成，完全清除病灶，手术时间 21～4 min，平均 30.86 min，手术出血量 5～20 ml，无一例发生子宫穿孔、液体超负荷等并发症。术后 1 个月复查超声，均未见妊娠组织残留，术后 2 个月内血 β-HCG 下降至正常范围。因此，刨削系统宫腔镜手术治疗部分、早期子宫异位妊娠临床效果好，且微创、安全。

（3）介入治疗：油光文回顾性分析 157 例输卵管异位妊娠的非血管性介入治疗的方法及治疗效果。本研究选取 2005 年 1 月至 2014 年 3 月 157 例输卵管异位妊娠患者，进行经阴道 - 宫颈插管穿刺患侧输卵管异位妊娠孕囊并注药治疗（甲氨蝶呤 40 mg＋50% GS 2.5 ml＋76% 泛影葡胺 0.5 ml 混合物，1.5 ml/min），观察治疗效果。结果发现，157 例患者中 143 例介入治疗成功，输卵管异位妊娠终止，无明显不良反应发生，14 例患者介入治疗无效，转为异位妊娠输卵管局部切除手术治疗，总治疗成功率为 91.1%。因此，输卵管异位妊娠非血管性介入治疗，操作简单、安全，不良反应小，治疗成功率高，对患侧输卵管影响较小，具有良好的应用价值及推广前景。

刘津华等探讨血 β-HCG＞5000 U/L 的输卵管异位妊娠患者行介入治疗的临床疗效。本研究回顾性分析 2015 年 5 月至 2016 年 5 月收治的 23 例血 β-HCG＞5000 U/L 输卵管异位妊娠患者的临床资料。结果发现，23 例患者中仅有 1 例术后血 β-HCG 值下降缓慢且妊娠囊缩小不明显，其余 22 例患者每隔 3 天复查 1 次血 β-HCG，呈进行性下降，1 个月后复查血 β-HCG 均降至正常范围；妊娠囊变形缩小明显，术后1个月再次复查超声提示附件区包块内的妊娠囊均消失。因此，高血β-HCG值并不是介入治疗输卵管妊娠禁忌证，介入治疗具有安全、治愈率高、疗效显著、恢复快的优点，可在妇产科疾病诊治中发挥重要的作用。

（4）免气腹腹腔镜治疗：李颖分析比较免气腹和气腹腹腔镜在宫外孕手术中的临床效果。本研究选取2012年1月至2013年1月收治的100例宫外孕患者作为分析研究对象，将这些宫外孕患者随机分为两组，分别为免气腹组和气腹组，各50例，对这些患者分别进行免气腹和气腹腹腔镜手术治疗，然后对两组患者在临床中的反应等进行观察比较。结果发现，两组患者手术后的临床效果表现良好。其中，气腹组宫外孕手术患者临床治疗后的效果与免气腹组治疗后的效果差异显著。因此，对宫外孕手术患者分别采取免气腹和气腹腹腔镜在临床中进行检测治疗后，分析比较发现，免气腹组患者治疗后的效果优于气腹组。免气腹腹腔镜其具有术中出血量少、疼痛程度低、术后感染率低、并发症少、治疗后恢复快等优势，值得临床中推广使用。

2. 药物治疗

（1）西药治疗：时培景等研究甲氨蝶呤对不同BMI异位妊娠患者的保守治疗效果。本研究随机将120例患者分为两组，甲氨蝶呤50 mg/m^{2}单次肌内注射组（单次组，60例），甲氨蝶呤0.4 mg/（kg·d）肌内注射连续5d治疗组（多次组，60例）。比较BMI＜25 kg/m^{2}及BMI≥25 kg/m^{2}的患者采用2种治疗方案的有效率及不良反应发生率。结果发现，BMI＜25 kg/m^{2}组患者中，单次组和多次组的治疗有效率和不良反应发生率比较，差异均无统计学意义（P＞0.05）。BMI≥25 kg/m^{2}患者中，单次组的治疗有效率和不良反应发生率低于多次组，差异均有统计学意义（P＜0.05）。因此，患者体型正常时，2种给药方案的疗效相当。患者为肥胖体型时，选择0.4 mg/（kg·d）肌内注射连续5 d给药方案，疗效更佳，但不良反应增加。

孙跃分析甲氨蝶呤2种使用方法联合米非司酮治疗异位妊娠的临床效果。本研究选取60例异位妊娠孕妇为研究对象，随机将60例患者分为A组和B组，两组患者均行甲氨蝶呤联合米非司酮治疗，A组患者甲氨蝶呤用量为每次0.4 mg/kg，B组患者用量为每次1.0 mg/kg。经过治疗，两组患者在Ⅱ度以上胃肠反应发生率、血细胞计数降低发生率方面比较，B组均优于A组，统计学差异显著（P＜0.05）；治疗有效率比较无差异（P＞0.05）。因此，将每次1.0 mg/kg甲氨蝶呤与米非司酮联合作用于异位妊娠的治疗中具有较好的效果，方法值得借鉴。

王兰玉等评估在异位妊娠的对症保守治疗中运用复方米非司酮＋甲氨蝶呤联合治疗的效果。本研究选取因患有异位妊娠而施行相应保守性治疗的57例患者为对象，依照随机分组方法将其分为试验组、对照组，试验组29例给予复方米非司酮＋甲氨蝶呤实施合并联治，对照组28例给予复方米非司酮实施单药治疗。结果发现，试验组有27例总有效，占93.10%；对照组有20例总有效，占71.43%。两组比对，试验组的总体效率优越于对比组（P＜0.05）。试验组患者血β-HCG指标值低于对照组（P＜0.05）。因此，对异位妊娠患者施予复方米非司酮＋甲氨蝶呤联合治疗，能终止异位性妊娠，效果较佳。

（2）中西医结合治疗：方国平等探讨中药杀胚方联合米非司酮、甲氨蝶呤治疗异位妊娠的临床疗效。本研究以240例输卵管移位妊娠患者为研究对象，采用随机数字表分为西医组与中西结合组，各120例，其中西医组给予米司非酮、甲氨蝶呤联合治疗，中西结合组给予中药杀胚方联合米司非酮、甲氨蝶呤治疗。结果发现，西医组总有效率为 81.67%，明显低于中西结合组的 91.67%。中西结合组 β-HCG 恢复时间为（13.6±5.8）d，异位妊娠包块吸收时间为（83.4±14.6）d，月经复潮时间为（75.4±12.3）d，均明显低于西医组。因此，中药杀胚方联合米非司酮、甲氨蝶呤治疗输卵管异位妊娠临床疗效显著，值得临床推广。

吴荣莉等观察简化蜂花合剂结合甲氨蝶呤治疗异位妊娠的临床疗效。本研究将 90 例异位妊娠行保守治疗的患者随机平均分为两组。研究组采用简化蜂花合剂（露蜂房、花蕊石、当归、赤芍、丹参、紫草、蒲黄、蜈蚣）配合甲氨蝶呤肌内注射治疗，对照组单用甲氨蝶呤肌内注射治疗。结果发现，用药 14 d 后研究组总有效率为 88.89%，对照组为 82.22%，两组疗效差异有显著性意义（$P<0.05$）。研究组的住院时间、血 β-HCG 转阴时间及附件包块消失时间均短于对照组，差异有显著性意义（P 均<0.05）。因此，简化蜂花合剂与甲氨蝶呤联合治疗异位妊娠能缩短住院时间及 HCG 转阴时间，促进异位妊娠包块吸收，提高保守治疗有效率。

张琼等探讨盆腔理疗联合中药灌肠对异位妊娠的临床疗效及对再受孕的影响。本研究选取 2014 年 1 月至 2016 年 8 月收治的 99 例异位妊娠患者为研究对象，随机分为对照组 49 例和观察组 50 例。对照组 49 例采用传统用药疗法，观察组加用中药灌肠疗法＋盆腔理疗，比较两组临床疗效及再受孕情况。结果发现，观察组临床治疗总有效率、再受孕率明显高于对照组（$P<0.05$）。因此，盆腔理疗联合中药灌肠治疗异位妊娠效果显著，再受孕率高，值得临床推广应用。

陈丽荣等观察天花粉蛋白注射液联合甲氨蝶呤治疗异位妊娠的临床疗效。本研究将 44 例接受保守治疗的异位妊娠患者随机分为两组，对照组 22 例单纯应用甲氨蝶呤局部注射，治疗组 22 例在对照组治疗基础上加用天花粉蛋白注射液肌内注射。结果发现，治疗组总有效率 95.45%，高于对照组（81.82%，$P<0.05$）。两组治疗后 3 d、7 d、10 d、14 d 血 β-HCG 值均降低（$P<0.05$），治疗组治疗后 3 d、7 d、10 d、14 d 血 β-HCG 值均低于对照组（$P<0.05$）。治疗组盆腔积液吸收时间、包块消失时间及住院时间均短于对照组（$P<0.05$）。天花粉蛋白注射液联合甲氨蝶呤治疗异位妊娠临床效果显著，缩短了血 β-HCG 转阴时间、盆腔积液吸收时间、包块消失时间及住院时间，值得在临床上推广应用。

（五）预后

不同的治疗方式对输卵管功能及再次妊娠的影响是本年度的研究热点之一。郑华等探讨药物保守治疗与腹腔镜保守性手术治疗对异位妊娠所保留输卵管形态及功能的影响。本研究选取异位妊娠经药物保守治疗成功患者 40 例与腹腔镜保守性手术治疗 20 例，对其输卵管复通情况与再次妊娠情况及结局进行分析。治愈 3 个月后行子宫输卵管碘油造影检查，了解患侧输卵管通畅情况。结果提示，两组患者输卵管复通率无显著差异。在随访期内，药物保守治疗组再次自然宫内妊娠率高于手术组。因此，传统中药方剂联合甲氨蝶呤药物治疗与腹腔镜保守性手术治疗有异曲同工的效果，临床实践中，选择何种治疗方法应根据患者的情况具体分析，做到个体化治疗。

王艳等分析腹腔镜开窗取胚术联合甲氨蝶呤局部注射与药物保守治疗异位妊娠的临床疗效，探讨其对再次妊娠的影响。本研究回顾性分析 2011 年 3 月至 2014 年 9 月未破裂异位妊娠且有生育要求的 111 例患者的临床资料，分为腹腔镜开窗取胚术组（A 组，56 例）与药物保守治疗组（B 组，55 例）。结果发现，A 组住院时间、出院时血 β-HCG 值低于 B 组，差异有统计学意义（$P<0.05$）；在 2

年的随访中，A 组再次宫内妊娠率、输卵管通畅率、正常分娩率均高于 B 组，异位妊娠复发率、流产率低于 B 组，差异有统计学意义（$P<0.05$）。因此，腹腔镜开窗取胚术联合甲氨蝶呤局部注射治疗异位妊娠临床效果较好。

钟彦培探究腹腔镜输卵管开窗取胚术与切除术对异位妊娠术后妊娠及再发的影响。本研究选取异位妊娠术后复发患者 84 例，根据随机数字表法分为对照组和观察组，各 42 例。观察组实施腹腔镜输卵管开窗取胚术治疗，对照组实施腹腔镜输卵管切除术治疗。结果发现，与对照组相比，观察组术中出血量下降显著，宫内妊娠率明显增加。因此，与腹腔镜输卵管切除术相比，对异位妊娠术后复发患者实施腹腔镜输卵管开窗取胚术效果更优，能降低对患者机体损伤，提高宫内妊娠率，值得临床推广应用。

邹宇洁等探讨异位妊娠患者行输卵管切除后对于卵巢储备、卵巢反应性和体外受精结局的影响。本研究选取单侧输卵管切除术后行 IVF-ET 助孕的患者为手术组（85 例），同期体外受精助孕的未行输卵管手术的患者为对照组（68 例）。结果发现，与对照组相比，手术组抗苗勒管激素水平下降（$P<0.05$），窦卵泡数下降（$P<0.05$），卵泡刺激素、雌二醇、卵泡刺激素／雌二醇比值差异均无统计学意义（P 均>0.05）。手术组 85 例患者，进一步对手术侧与非手术侧卵巢功能进行比较。结果表明，手术侧卵巢窦卵泡数下降（$P<0.05$），获卵数和卵巢体积无统计学差异（P 均>0.05）。因此，单侧输卵管切除术会导致卵巢储备下降，但对卵巢反应性和体外受精结局无影响。

赖桂萍等探讨腹腔镜手术与开腹手术对宫外孕患者生活质量及术后受孕率的影响。本研究选取 2015 年 6 月至 2016 年 3 月收治的 90 例宫外孕患者为研究对象，根据随机数表法分为观察组（45 例）与对照组（45 例），其中对照组患者采用开腹手术治疗，观察组患者采用腹腔镜手术治疗。结果发现，术后随访 1 年时，观察组患者的宫内妊娠率为 57.78%，明显高于对照组的 37.78%，差异有统计学意（$P<0.05$）；观察组患者的躯体功能、健康感觉、角色功能、认知、情感等维度方面评分均显著高于对照组，差异均有统计学意义（$P<0.05$）。因此，腹腔镜手术治疗宫外孕可提高术后宫内妊娠率，改善患者的生活质量，更适合需要保留生育功能的患者。

朱琳观察腹腔镜下输卵管切除术与保守手术治疗异位妊娠对患者生活质量及负性情绪的影响。本研究选取 2015 年 4 月至 2017 年 4 月收治的异位妊娠患者 50 例，根据治疗方法的不同分为观察组（腹腔镜下保守手术）及对照组（腹腔镜下输卵管切除术），各 25 例。比较两组术后 3 个月负性情绪及生活质量。结果发现，术后 3 个月，观察组焦虑、抑郁等负性情绪缓解优于对照组，生活质量优于对照组，差异有统计学意义（$P<0.05$）。因此，腹腔镜保守手术治疗异位妊娠较输卵管切除术的安全性更高，有利于改善患者负性情绪，帮助患者生活质量显著提升。

张芬等对比分析宫外孕保守治疗和手术切除输卵管对女性性功能的影响。本研究选取 2013 年 6 月至 2016 年 6 月的 118 例宫外孕患者作为研究对象，根据患者所采用的治疗方案的不同，将其分为保守治疗组（56 例）和手术治疗组（62 例）。比较两组患者完成治疗后 2 个月、4 个月、6 个月后雌激素、孕酮、睾酮、卵巢功能评分、女性性功能指数（female sexual functioning index，FSFI）。结果发现，两组患者年龄、孕次、就诊时 FSFI 比较差异无统计学意义（$P<0.05$）。完成治疗后 2 个月、4 个月、6 个月，两组患者雌二醇、孕酮、睾酮较治疗前明显降低（$P<0.05$），而组间上述指标比较无统计学差异（$P>0.05$）。治疗后 2 个月两组患者的卵巢功能评分、FSFI 与治疗前比较均有不同程度的下降（$P<0.05$）；治疗后 4 个月、6 个月逐渐恢复，且保守组患者卵巢功能评分明显低于手术组患者，FSFI 明显高于手术组（$P<0.05$）。因此，宫外孕手术切除输卵管对女性卵巢功能和性功能指数有一定的影响，可能与手术对患者的性心理造成一定的负面影响有关，临床选择宫外孕治疗方案时应酌情考虑此因素。

欧素敏探究腹腔镜输卵管开窗取胚术治疗异位妊娠的临床效果及对宫内妊娠、异位妊娠再发的影响。本研究选取 2014 年 4 月至 2016 年 10 月收治的 90 例异位妊娠患者，将其分为对照组（45 例）与研究组（45 例），对照组行输卵管切除术，研究组行腹腔镜输卵管开窗取胚术。结果发现。两组术后 7 d 血 β-HCG 水平均显著低于术后 1 d、4 d，其中研究组变化程度更显著，差异均具有统计学意义（$P<0.05$）；两组生活质量评分均高于术前，而研究组提升效果更显著，差异均具有统计学意义（$P<0.05$）；研究组与对照组异位妊娠再发率比较，差异无统计学意义（$P>0.05$），研究组妊娠率显著高于对照组，差异具有统计学意义（$P<0.05$）。因此，异位妊娠应用腹腔镜输卵管开窗取胚术治疗能有效提高临床疗效，宫内妊娠率较高。

李贤探究异位妊娠保守治疗及保守性手术治疗对再生育结局的影响。本研究选取 74 例有生育要求的异位妊娠患者，依据治疗方案不同分为两组，各 37 例。对照组采取保守治疗，观察组采用保守性手术治疗。结果发现，观察组住院时间、血 β-HCG 恢复正常时间较对照组短，治愈率较对照组提高，差异有统计学意义（$P<0.05$）；经随访，观察组治疗后输卵管通畅率、2 年内宫内妊娠率高于对照组，差异统计学意义（$P<0.05$）；两组 2 年内再次异位妊娠率比较，差异无统计学意义（$P>0.05$）。因此，应用保守性手术治疗有生育要求异位妊娠患者可明显改善其再生育结局，为治疗首选方案。

于春好等研究和分析异位妊娠保守治疗对再生育结局的影响情况。本研究选取 2012 年 2 月至 2015 年 2 月收治的 78 例异位妊娠患者为研究对象，根据治疗方法分为研究组和对照组。研究组 41 例，采用药物保守治疗；对照组 37 例，采用保守手术治疗。结果发现，采用药物保守治疗的研究组住院时间为（18.91±1.33）d 和 β-HCG 恢复正常时间（15.38±3.25）d 明显高于保守手术治疗组的（5.98±1.03）d 和（6.48±2.64）d，组间差异有统计学意义（$P<0.05$）。采用药物保守治疗的研究组 2 年内成功妊娠率为 60.98%，高于对照组的 35.14%，组间差异有统计学意义（$P<0.05$）。研究组再次异位妊娠率为 4.88%，对照组再次异位妊娠率为 8.11%，差异无统计学意义（$P>0.05$）。因此，保守手术治疗异位妊娠在手术时间和 β-HCG 恢复正常时间上优于保守药物治疗，保守药物治疗再次妊娠率高于保守手术治疗，可根据患者临床实际及生育意愿情况科学选择治疗方式。

二、其他类型的异位妊娠

输卵管妊娠以外的异位妊娠发病率低，临床症状往往不典型，极易漏诊或误诊。张静等探讨特殊部位异位妊娠临床特征、误诊原因及治疗情况。本研究回顾性分析 2014 年 12 月至 2016 年 12 月 25 例特殊部位异位妊娠患者的临床资料。结果发现，特殊部位异位妊娠发生率占同期异位妊娠的 11.63%，其中瘢痕妊娠 5 例（2.33%）、卵巢妊娠 6 例（2.79%）、宫角妊娠 9 例（4.19%）、残角子宫妊娠 2 例（0.93%）、子宫肌壁间妊娠 1 例（0.47%）、异位输卵管妊娠 2 例（0.93%），术前定位诊断率为 28%，误诊率为 72%，较同期输卵管妊娠术前定位诊断准确率明显偏低。因此，特殊部位的异位妊娠应详询病史、全面查体、配合相应的辅助检查，客观综合地分析病情，对于高度怀疑者尽早行剖腹探查或腹腔镜探查术。采取合理的避孕措施可以预防异位妊娠发生。

谢红宁等总结少见类型异位妊娠的超声声像学特征及超声诊断要点，有利于提高对少见部位异位妊娠的重视，提高早期检出率，以利于临床制订合理治疗方案，减少异位妊娠破裂大出血的风险。

韩培辰等探讨阴腹联合超声检查技术在少见部位异位妊娠诊断中的价值。结果发现，采用阴腹联合超声检查对于盆腔积液、宫内假孕囊、附件包块、可见胚芽、胎心搏动等早期异位妊娠特征检出率显著高于单独经腹部超声（P 均<0.01）及单独经阴道超声（P 均<0.05）。阴腹联合超声对于不同部位的异位妊娠的总检出率（87 例，96.7%）显著高于单独腹部超声（52 例，57.8%，P<0.01），也显著高于单独经阴道超声（69 例，76.7%，P<0.01）。阴腹联合超声检查对于卵巢妊娠、腹腔妊娠、宫颈妊娠、剖宫产瘢痕妊娠及残角子宫妊娠的检出率显著高于单独经腹部超声，差异有显著性（P 均<0.05）；且高于单独经阴道超声，但差异无显著性（P 均>0.05）。阴腹联合超声诊断少见部位异位妊娠的准确率显著高于单纯行腹部超声及单纯行阴道超声，差异有显著性（P<0.01），且阴腹联合超声漏诊率明显低于单纯行腹部超声及单纯行阴道超声的漏诊率，差异有显著性（P<0.01）。因此，应用阴腹联合超声不仅能全面显示腹腔情况，而且能清晰观察宫腔情况及包块的细微结构，为临床诊断提供更全面的声像图信息，有效提高少见部位异位妊娠的检出率，降低漏诊率。

（一）剖宫产瘢痕妊娠

剖宫产瘢痕妊娠是一种特殊类型的异位妊娠。随着剖宫产率的增加，其发生率呈明显增长趋势。张帆等探讨介入治疗子宫瘢痕妊娠及异位妊娠大出血的方法和疗效。本研究选取 29 例子宫瘢痕妊娠和 16 例异位妊娠大出血患者，急诊下采用改良 seldinger 法用猪尾导管和子宫动脉导管造影，明确是否双侧子宫动脉出血，造影证实后分别经导管行双侧子宫动脉内灌注甲氨蝶呤和明胶海绵颗粒或聚乙烯醇颗粒栓塞剂，观察治疗效果。结果发现，本组 45 例患者均成功施行双侧子宫动脉灌注化疗栓塞术，无一例并发症发生，术后患者阴道不规则流血即刻停止，2~3d 行胚胎钳刮清宫术，术中刮出物病理报告为坏死的绒毛组织，术中仅有少量出血，出血量<60 ml，平均出血量 30 ml，复查血 β-HCG 均在术后 6~15d 恢复正常，所有患者月经正常。随访 3~9 个月无再次出血。因此，急诊双侧子宫动脉灌注化疗栓塞术治疗子宫瘢痕妊娠及异位妊娠大出血是安全、可行的方法，应大力推广。

纪忠晶探讨子宫动脉栓塞术（uterine arterial embolization，UAE）联合宫腔镜治疗瘢痕妊娠的效果。本研究选取剖宫产瘢痕妊娠和宫颈妊娠患者 20 例，按照随机数字表法分为观察组和对照组，观察组给予 UAE 联合宫腔镜治疗方案，对照组给予药物配合超声引导下清宫方案，观察两组治疗效果。结果发现，两组治疗后血 HCG 值均较治疗前明显下降（P<0.05）；观察组治疗后血 HCG 值（949.5±139.7）U/L，对照组治疗后血 HCG 值（1259.5±238.6）U/L，观察组明显低于对照组（P<0.05）；观察组清宫术中出血量、住院时间、病灶消除时间等各项指标均明显优于对照组（P<0.05）；患者不良反应主要表现为发热、腹痛、阴道出血，观察组上述症状发生率略低于对照组，但差异无统计学意义（P>0.05）。因此，UAE 联合宫腔镜治疗剖宫产后瘢痕妊娠可降低出血量，缩短手术时间，且不会增加不良反应，安全性高。

（二）卵巢妊娠

卵巢妊娠是指受精卵在卵巢组织内着床、生长和发育。临床表现与输卵管妊娠极相似，常被诊断为输卵管妊娠或卵巢黄体破裂。刘世清等探讨 IVF-ET 术后卵巢妊娠较妊娠黄体与输卵管妊娠声像图表现的特殊性，对经腹壁与经阴道超声相结合的优势进行分析。阴腹联合超声有利于诊断 IVF-ET 后卵巢妊娠。

郑嘉华等探讨卵巢妊娠的临床特征、有效诊治手段、相关发病机制及辅助生殖技术（assisted reproductive technology，ART）中可能发生卵巢妊娠的相关因素及预防措施。本研究收集并分析 2011－2016 年确诊的 40 例卵巢妊娠患者的病例资料，并分成 2 个时间段（2011－2013 年与 2014－2016 年）观察其时间趋势。结果发现，2014－2016 年相对于 2011－2013 年，卵巢妊娠在异位妊娠中的占比呈上升趋势，但无统计学差异（2.14% *vs.* 1.03%，$P > 0.05$）；6 年间共有 4 例卵巢妊娠发生于 ART 助孕患者，且全部集中在 2014－2016 年阶段；主要临床症状表现为腹痛（90.0%）、停经（47.5%）、阴道出血（25.0%）；开腹治疗患者的住院天数［（9.5±2.1）d］显著长于腹腔镜治疗者［（5.2±1.9）d，$P < 0.05$］。因此，卵巢妊娠在异位妊娠中的占比近年来有增高的趋势，ART 的普及或许是其一个特别因素；腹腔镜是其快速有效的诊疗方法。

陈蕾研究经阴道彩色多普勒超声（transvaginal color Doppler sonography，TVCDS）监测对早期卵巢妊娠的检出情况与胚胎结局的观察分析。本研究回顾性分析 160 例患者，其中正常妊娠 40 例列为正常妊娠 A 组，卵巢妊娠 40 例列为卵巢妊娠 A 组，用 TVCDS 监测；另选正常妊娠 40 例为正常妊娠 B 组，卵巢妊娠 40 例列为卵巢妊娠 B 组，用人绒膜促性腺激素 β-HCG 检查。结果发现，正常妊娠 B 组检测出正常妊娠为 39 例（97.5%），卵巢妊娠 B 组检测出卵巢妊娠为 31 例（77.5%），正常妊娠 A 组检测出正常妊娠 40 例（100%），卵巢妊娠 A 组检测出卵巢妊娠 39 例（97.5%），卵巢妊娠 A 组的检出率高于卵巢妊娠 B 组，差异具有统计学意义（$P < 0.05$）；卵巢妊娠 B 组检出率为 77.5%（31 例），漏诊率 10.0%（4 例），误诊率为 12.5%（5 例）；卵巢妊娠 A 组检出率为 97.5%（39 例），漏诊率 0，误诊率为 2.5%（1 例），两组在卵巢妊娠检出率、漏诊率和误诊率方面比较，差异具有统计学意义（$P < 0.05$）。因此，TVCDS 对子宫角卵巢妊娠有较高的诊断符合率，有一定的临床应用价值，可在临床推广应用。

（狄　文　包州州）

参 考 文 献

［1］戴毓欣，朱兰，刘珠凤，等. 输卵管重复异位妊娠危险因素与临床特点病例对照研究. 中国实用妇科与产科杂志，2017，33（6）：585-589.

［2］程锦，周萍，吴泉，等. 重复异位妊娠发生的相关因素分析. 中国妇幼保健，2017，32（23）：5972-5974.

［3］柴月荣，周婉萍，刘爱民. 重复异位妊娠 58 例临床分析. 中国妇幼保健，2017，32（8）：1614-1616.

［4］冉圣元，郁琦，孙爱军，等. 体外受精与胚胎移植术后异位妊娠的单中心回顾性研究. 生殖医学杂志，2017，26（2）：158-162.

［5］陈娟文，周颖娴，陈丹霞，等. 体外受精胚胎移植中异位妊娠的相关因素研究. 泰山医学院学报，2017，38（6）：678-679.

［6］姚艳，蔡宁. 计划生育手术与异位妊娠相关因素的临床分析. 中国社区医师，2017，33（32）：71-72.

［7］焦莉. 计划生育手术与异位妊娠相关因素的临床分析. 大家健康（下旬版），2017，11（10）：179.

［8］廖灿. 腹腔镜输卵管妊娠保守性手术后持续性异位妊娠的处理方式研究. 中国当代医药，2017，24（34）：96-98.

［9］袁媛. 腹腔镜下输卵管妊娠保守手术处理方式对持续性异位妊娠预防效果的观察. 影像研究与医学应用，2017，1（6）：102-103.

［10］唐静. 23例持续异位妊娠患者临床资料分析. 河南医学高等专科学校学报，2017，29（4）：351-353.

［11］曾俐娟，黄晓晖. 治疗早期异位妊娠中药方剂的临床研究. 赣南医学院学报，2017，37（4）：555-557.

［12］邹云琴，胡晓云，薛彩星，等. 甲氨蝶呤联合米非司酮对输卵管妊娠术后持续性异位妊娠的预防作用. 宁夏医科大学学报，2017，39（6）：702-704.

［13］邹云琴，胡晓云，薛彩星，等. 腹腔镜保守性手术治疗输卵管妊娠后持续性异位妊娠的相关因素分析. 实用临床医药杂志，2017，21（23）：230-232.

［14］张永红. 血清人绒毛膜促性腺激素联合孕酮检测对异位妊娠的诊断价值. 河南医学研究，2017，26（24）：4458-4460.

［15］李江宁，刁海丹，关鑫. Inhibin A、activin A、β-HCG 联合检测在异位妊娠早期诊断和治疗中的价值. 中国妇幼保健，2017，32（21）：5264-5266.

［16］童春玲. 血清 β-HCG、P、VEGF 联合检测在早期异位妊娠诊断中的应用价值. 河南医学研究，2017，26（17）：3173-3174.

［17］王亚武，李维金. 联合检测血清 β-HCG、E2、P 对早期异位妊娠的诊断价值. 临床检验杂志（电子版），2017，6（4）：669-670.

［18］白明. 128例经阴道超声检查诊断异位妊娠的临床分析. 中国妇产科临床杂志，2017，18（5）：447-448.

［19］张雪君. 经阴道彩色多普勒超声结合腹部超声诊断异位妊娠的临床价值. 中国医药科学，2017，7（23）：141-143.

［20］赵秀云. 探究彩超半环状血流信号对早期异位妊娠的临床诊断意义. 中国医药指南，2017，15（36）：40-41.

［21］闫丽丽，丁长青，刘文. 80例异位妊娠诊断分析. 系统医学，2017，2（10）：127-130.

［22］潘辑，牟晗，徐韶华. 超声断层显像技术及经阴经腹超声检查结合血 HCG 对异位妊娠诊断的价值分析. 中国医药指南，2017，15（29）：35-36.

［23］王慧. VEGF CA125 ADAM12-S 联合阴道彩色多普勒对早期卵巢妊娠的诊断价值. 临床心身疾病杂志，2017，23（5）：133-136.

［24］叶岚，张欢，钱朝霞. 磁共振在异位妊娠中的影像表现及临床价值. 诊断学理论与实践，2017，16（6）：650-655.

［25］董天发，吴美仙，陈永露，等．子宫内异位妊娠 MRI 表现及临床意义．南昌大学学报（医学版），2017，57（3）：31-35.

［26］丁永刚．盆腔异位妊娠 CT 影像学特点分析．河南医学研究，2017，26（2）：301-302.

［27］龚志平．经脐单孔腹腔镜与传统腹腔镜手术治疗输卵管异位妊娠的临床应用对比．内蒙古医学杂志，2017，49（7）：833-835.

［28］孙大为，张颖．单孔腹腔镜手术在异位妊娠诊治中的应用．中国实用妇科与产科杂志，2017，33（9）：903-906.

［29］花茂方，顾品浪，李慧，等．经脐单孔腹腔镜在异位妊娠、附件囊肿手术中的应用评估．徐州医学院学报，2017，37（4）：266-268.

［30］宋雪凌，杨艳，张佳佳，等．子宫异位妊娠应用刨削系统治疗的临床疗效观察．实用妇产科杂志，2017，33（12）：945-947.

［31］油光文．157 例输卵管异位妊娠的非血管性介入治疗．中国现代医生，2017，55（23）：3.

［32］刘津华，穆永旭．高血 β-HCG 值输卵管异位妊娠介入治疗的临床研究．基层医学论坛，2017，21（23）：3078-3079.

［33］李颖．免气腹腹腔镜在治疗宫外孕手术中的临床效果分析．中国医药指南，2017，15（6）：60-61.

［34］时培景，刘淑香，王园园，等．不同体重指数异位妊娠患者采用甲氨蝶呤保守治疗的临床疗效分析．现代妇产科进展，2017，26（10）：779-780.

［35］孙跃．甲氨蝶呤两种应用方法联合米非司酮治疗异位妊娠的临床疗效．中国医药指南，2017，15（9）：91.

［36］王兰玉，霍红．甲氨蝶呤联合复方米非司酮治疗异位妊娠的临床疗效探讨．中国医药指南，2017，15（8）：34.

［37］方国平，方彩云．中药杀胚方联合米非司酮、甲氨蝶呤治疗异位妊娠的临床研究．中医临床研究，2017，9（35）：61-63.

［38］吴荣莉．简化蜂花合剂结合甲氨蝶呤治疗异位妊娠的临床观察．广西中医药，2017，40（6）：20-22.

［39］张琼．盆腔理疗联合中药灌肠治疗异位妊娠临床疗效观察．实用中西医结合临床，2017，17（10）：76-77.

［40］陈丽荣，张俊华，高志兴，等．天花粉蛋白注射液联合甲氨蝶呤治疗异位妊娠的效果分析．河北中医，2017，39（1）：91-93.

［41］郑华，张雁，郭宏霞．不同治疗方案对异位妊娠所保留输卵管形态及功能影响的研究．中国计划生育和妇产科，2017，9（1）：51-54.

［42］王艳，方俊华，佐满珍．腹腔镜开窗取胚术联合甲氨蝶呤局部注射与药物保守治疗异位妊娠后再次妊娠的临床对比研究．腹腔镜外科杂志，2017，22（3）：223-226.

［43］钟彦培．腹腔镜输卵管开窗取胚术与切除术对异位妊娠术后妊娠及再发的影响．现代诊断与治疗，2017，28（21）：3933-3935.

［44］邹宇洁，周琪，陈瑾，等．单侧输卵管切除术对异位妊娠患者卵巢储备和 IVF 结局的影响．华中科技大学学报（医学版），2017，46（6）：687-691.

［45］赖桂萍，陈坤，刘洪梅．腹腔镜与开腹手术对宫外孕患者生活质量及术后受孕率的影响．海南医学，2017，28（20）：3394-3395.

［46］朱琳. 腹腔镜下输卵管切除术与保守手术治疗异位妊娠对患者生活质量及负性情绪的影响. 现代医用影像学，2017，26（4）：1117-1118.

［47］张芬，刘奋琴，毕雪玲，等. 宫外孕保守治疗和手术切除输卵管对女性性功能的影响对比分析. 中国性科学，2017，26（10）：113-115.

［48］欧素敏. 腹腔镜输卵管开窗取胚术治疗异位妊娠近远期临床疗效观察. 深圳中西医结合杂志，2017，27（8）：83-85.

［49］李贤. 异位妊娠保守治疗及保守性手术治疗对再生育结局的影响. 河南医学研究，2017，26（9）：1661-1662.

［50］于春好，俞玫君，刘巧英. 异位妊娠保守治疗对再生育结局的影响分析. 中外医疗，2017，36（11）：11-13.

［51］张静，蒋洁，刘晓英，等. 特殊部位异位妊娠25例临床分析. 中国妇幼健康研究，2017，28（12）：1757-1759.

［52］谢红宁，何苗. 少见类型异位妊娠超声声像学特征及诊断. 中国实用妇科与产科杂志，2017，33（9）：892-896.

［53］韩培辰，陈伟. 阴腹联合超声在少见部位异位妊娠诊断中的临床价值. 中国临床医师杂志，2017，45（2）：86-88.

［54］张帆，许哲. 介入治疗子宫瘢痕妊娠及异位妊娠大出血临床观察. 中国实用医药，2017，12（25）：32-34.

［55］纪忠晶. UAE联合宫腔镜下治疗特殊性异位妊娠的疗效观察. 中国疗养医学，2017，26（10）：1075-1076.

［56］刘世清，冉素真. 阴腹联合超声诊断体外受精-胚胎移植术后卵巢妊娠. 第三军医大学学报，2017，39（17）：1780-1782.

［57］郑嘉华，王玮，王炳雷，等. 40例卵巢妊娠病例的临床分析. 生殖医学杂志，2017，26（7）：718-721.

［58］陈蕾. 彩色多普勒超声对卵巢妊娠的诊断价值及效果观察. 中国继续医学教育，2017，9（11）：81-82.

第三节　子宫内膜异位症

子宫内膜异位症（endometriosis，EMT），是一种具有"恶性行为"的良性疾病。近年来，针对子宫内膜异位症的诊治理念有了进一步的更新，在2017年也有一些新的研究进展。

一、发病机制和相关因素

EMT的发病机制错综复杂，涉及多种因素、多种机制，目前已提出体腔上皮化生学说、激素内分泌学说、种植学说、诱导学说、淋巴静脉播散学说等。虽然EMT为良性疾病，但是具有侵袭、转移、复发等恶性生物学行为特点。进一步探究其发病机制，将有助于提高EMT的临床治疗效果。

（一）发病机制研究

1. 基于外周血的研究 黄勇等探讨外周血单核细胞趋化蛋白（monocyte chemoattractant protein，MCP）-1、可溶性血管内皮生长因子受体 1（soluble forms-like tyrosine kinase receptor 1，sflt-1）、白介素（interleukin，IL）-6 水平变化与 EMT 发病及不孕的关系。结果显示，单纯 EMT 组、EMT 合并不孕组外周血 MCP-1、sflt-1、IL-6 水平显著高于非 EMT 不孕组及健康对照组（$P<0.05$），EMT 合并不孕组外周血 MCP-1、sflt-1、IL-6 水平显著高于单纯 EMT 组（$P<0.05$），非 EMT 不孕组外周血 IL-6 水平高于健康对照组（$P<0.05$）。Ⅲ～Ⅳ期 EMT 患者外周血 MCP-1、sflt-1、IL-6 水平高于Ⅰ～Ⅱ期患者（$P<0.05$）。Pearson 单因素分析结果显示，MCP-1 与 sflt-1、IL-6 均呈正相关（$P=0.000$、$P=0.000$），sflt-1 与 IL-6 呈正相关（$P=0.000$）。经受试者操作特征（receiver operator characteristic，ROC）曲线分析可知，MCP-1、sflt-1、IL-6 曲线下面积分别为 0.812、0.789、0.712，具有较高的诊断价值。因此，外周血 MCP-1、silt-1、IL-6 水平变化与 EMT 发病及不孕有密切关系，有助于 EMT 临床诊断及预后评价。

周青平等探讨血清中糖类抗原（carbohydrate antigen，CA）125、血管内皮生长因子（vascular endothelial growth factor，VEGF）和胰岛素样生长因子（insulin-like growth factor，IGF）-1 的表达在 EMT 发生、发展中的作用。本研究选取 EMT 患者 70 例作为观察组，非 EMT 70 例作为对照组，采用酶联免疫吸附测定（enzyme-linked immunosorbent assay，ELISA）法检测血清中 CA125、VEGF 和 IGF-1 水平。结果发现，观察组血清 CA125、VEGF 和 IGF-1 水平均高于对照组（$P<0.05$）。Ⅰ～Ⅱ期 EMT 患者血清 CA125、VEGF 和 IGF-1 水平均低于Ⅲ～Ⅳ期患者（$P<0.05$）。观察组血清 VEGF 和 IGF-1 呈正相关（$P=0.000$），血清 VEGF 和 IGF-1 与血清 CA125 无相关性（$P>0.05$）。CA125＋VEGF＋IGF-1 联合诊断 EMT 的灵敏度为 76.78%，特异度为 96.21%。因此，CA125、VEGF、IGF-1 水平和 EMT 的严重程度有关，三者联合检测有助于 EMT 的诊断。

2. 基于临床组织标本的研究

（1）基因相关检测：张悦等检测 EMT 患者在位内膜中尿路上皮癌抗原 1（UCA1）的表达情况，探讨其在 EMT 病因学中的意义。本研究选取 EMT 患者的在位内膜标本 30 例（其中分泌期 13 例，增生期 17 例）为试验组，正常子宫内膜标本 20 例（分泌期 7 例，增生期 13 例）为对照组。采用实时荧光定量聚合酶链反应（quantitative real-time polymerase chain reaction，qRT-PCR）技术检测两组子宫内膜组织中 UCA1 的表达。结果显示，试验组在位内膜、增生期内膜和分泌期内膜中 UCA1 相对表达量明显高于相同时期对照组，差异均有统计学意义（$P<0.01$）。而两组组内增生期与分泌期的子宫内膜中 UCA1 的相对表达量比较，差异均无统计学意义（$P>0.05$）。因此，在位内膜中 *UCA1* 基因的高表达与 EMS 密切相关，可能参与 EMT 的发生、发展。

曹丽颖等探讨肺腺癌转移相关转录因子 1（metastasis associated lung adenocarcinoma transcript 1，MALAT1）在 EMT 中的表达。本研究通过 GCBI 平台收集并分析 EMT 相关样本基因信息，筛选出 *MALAT1* 基因；提取 EMT 及非 EMT 组织及血清样本中的总 RNA，qRT-PCR 验证 *MALAT1* 基因的表达水平，并分析其与月经周期的关系，采用 ROC 曲线分析血清 MALAT1 鉴别 EMT 的效能。结果发现，与非 EMT 组相比，EMT 组中 *MALAT1* 基因表达下调 1.35 倍（$P<0.01$）；EMT 患者卵

巢囊肿组织及在位内膜 MALAT1 的表达水平均低于非 EMT 患者子宫内膜组织，差异有统计学意义（$P<0.01$），但与 EMT 患者及非 EMT 患者月经周期均无关（$P>0.05$）；EMT 患者卵巢异位囊肿组织 MALAT1 的表达水平低于其在位内膜（$P<0.01$）；EMT 患者血清 MALAT1 表达水平低于非 EMT 患者，差异有统计学意义（$P<0.01$）；ROC 曲线下面积（area under the curve，AUC）为 0.88，当截断值为 0.74 时，MALAT1 鉴别 EMT 的灵敏度和特异度分别为 82.4% 和 92.0%。因此，MALAT1 的低表达可能与 EMT 发生、发展有关。

洪霞霞等通过检测 miR23b 和特异蛋白 1（specific protein 1，Sp1）在卵巢子宫内膜异位症中的表达和分布情况，探讨两者在卵巢子宫内膜异位症发生、发展中的作用及意义。本研究利用定量聚合酶链反应（quantitative polymerase chain reaction，qPCR）检测 miR23b 和 Sp1 mRNA 在异位内膜、在位内膜、正常内膜中的表达水平；免疫组织化学和 Western Blot 检测 Sp1 蛋白在异位内膜、在位内膜、正常内膜的表达和分布情况。结果显示，miR23b mRNA 在异位内膜、在位内膜、正常内膜组中的表达水平依次增加（$P<0.05$）。Sp1 在子宫内膜间质细胞、腺上皮细胞中均有表达；Sp1 mRNA 和蛋白在异位内膜、在位内膜、正常内膜中的表达均依次降低（$P<0.05$）。miR23b 与 Sp1 mRNA 表达呈负相关（$P<0.05$）。因此，miR23b 和 Sp1 与卵巢子宫内膜异位症的发生、发展密切相关，两者可能通过相互拮抗，共同参与异位病灶的形成。

何海美等观察 EMT 患者异位和在位内膜组织中 BCAR1 基因表达，并分析其临床意义。本研究选取 100 例 EMT 患者为研究对象（EMT 组），同时选取同期体检筛查的 100 例健康成年人作为对照组。比较 EMT 患者异位内膜及在位内膜组织中 BCAR1 的差异，分析 EMT 患者 BCAR1 表达与 VEGF、肿瘤坏死因子（tumor necrosis factor，TNF）-α、IL-10、CA125 水平的相关性。结果显示，EMT 组患者组织中的 BCAR1 阳性表达率为 85%，明显高于对照组（$P<0.001$）；EMT 组患者血清 VEGF、TNF-α、IL-10、CA125 水平明显高于对照组（$P<0.001$）；EMT 患者异位内膜中 BCAR1 阳性表达率为 95%，明显高于在位内膜中 BCAR1 阳性表达率（$P<0.001$）；EMT 患者 BCAR1 阳性表达率与血清 VEGF、TNF-α、IL-10、CA125 水平明显正相关（$P<0.05$）。因此，BCAR1 阳性表达与 EMT 存在相关性。

（2）促进细胞黏附、血管形成相关机制：闫文杰等探讨巨噬细胞移动抑制因子（macrophage migration inhibition factor，MIF）、环氧化酶（cyclooxygenase，COX）-2 与 EMT 发生、发展的相关性。本研究采用免疫组织化学的方法测定 EMT 患者 49 例异位内膜、40 例在位内膜及对照组正常内膜 40 例中 MIF、COX-2 的表达，并进行相关性分析。结果显示，MIF、COX-2 在 EMT 在位内膜、异位内膜的表达率明显高于正常对照组（$P<0.01$）；异位内膜和在位内膜组中，MIF、COX-2 的表达在 III～IV 期均高于 I～II 期（$P<0.05$）；异位内膜和在位内膜组中，MIF 的表达与 COX-2 的表达呈正相关性（$P<0.05$）。因此，MIF 可能通过增加 COX-2 表达而促进 EMT 的发生、发展。

孙海玲等测定 EMT 患者内膜中骨桥蛋白（osteopontin，OPN）及 VEGF 的表达情况，分析其在 EMT 中的作用机制。本研究选取手术后证实的 42 例 EMT 患者作为研究组，另选取同期收治的行单纯子宫切除术治疗的 40 例子宫肌瘤患者作为对照组；采用免疫组织化学法测定两组患者 OPN 和 VEGF 的表达水平。结果显示，研究组异位内膜、在位内膜的 OPN、VEGF 总阳性表达率显著高于对照组（$P<0.05$），而研究组异位内膜的 OPN、VEGF 强阳性率高于同期在位内膜（$P<0.05$）。因此，

OPN、VEGF 在异位内膜组织呈高表达，可能对异位内膜的黏附与侵袭起推动作用。

贾云波等观察缺氧诱导因子 1α（hypoxia-inducible factor 1α），HIF-1α、CD34、CD54 与 EMT 发生的关系，以期探讨 EMT 的发病机制。本研究选取 26 例 EMT 手术患者，病理证实为腹膜型 EMT 8 例，卵巢子宫内膜异位囊肿 9 例，子宫腺肌症 9 例，同期选取子宫肌瘤手术患者 6 例为对照组，应用免疫组织化学法测定两组子宫内膜组织中 HIF-1α、CD34、CD54 的表达。结果显示，HIF-1α、CD34、CD54 在腹膜型 EMT、卵巢子宫内膜异位囊肿、子宫腺肌症的表达均高于对照组，差异有统计学意义（$P<0.05$）。HIF-1α 与 CD34、CD54 的表达呈正相关。因此，HIF-1α 可能在 EMT 异位病灶形成中起重要作用，推测内异症的发生与局部病灶缺氧有关；HIF-1α 与 CD34 的表达呈正相关，提示 HIF-1α 可以促进内异症组织血管生成；HIF-1α 与 CD54 的表达呈正相关，推测 HIF-1α 可加强异位内膜细胞的黏附作用，从而有利于形成异位灶。

李燕等探讨 EMT 患者中磷脂酰肌醇 -3 激酶 / 蛋白激酶（phosphatidyl inositol3 kinase serine/ threonine kinase，PI3K/AKT）和 VEGF 表达水平。本研究选取 EMT 患者 32 例，取在位子宫内膜和异位内膜；无 EMT 患者 34 例，取子宫内膜，作为对照。采用半定量 RT-PCR 法检测 PI3K/AKT 与 VEGF mRNA 表达，ELISA 法检测 PI3K/AKT 蛋白和 VEGF 蛋白表达。结果显示，正常子宫内膜、异位子宫内膜和在位子宫内膜 PI3K、AKT 和 VEGF mRNA 和蛋白表达水平差异有统计学意义（$P<0.01$）。异位内膜 PI3K、AKT 和 VEGF 的 mRNA 和蛋白的表达均高于在位内膜及正常内膜（$P<0.01$）。EMT 中，Ⅰ、Ⅱ期 PI3K、AKT 和 VEGF mRNA 和蛋白的表达与Ⅲ、Ⅳ期异位内膜相比，均无显著性差异（$P>0.05$）。因此，PI3K/AKT 信号转导通路和 VEGF 共同参与 EMT 的发生和发展。

3. 基于细胞系的研究　刘琦等探讨 EMT 间质细胞微小 RNA-150（mircoRNA 150，miRNA-150）的表达情况，并分析是否通过调控趋化因子受体 4（chemokine receptor 4，CXCR4）的表达参与 EMT 的发生、发展。本研究选取 65 例行腹腔镜手术的 EMT 患者，70 例行腹腔镜手术的卵巢单纯囊肿患者。留取 EMT 患者的宫腔内膜组织和病灶异位内膜组织及卵巢单纯囊肿患者宫腔内膜。消化组织培养内膜细胞，免疫荧光染色鉴定异位内膜间质细胞，qRT-PCR 检测细胞中 miRNA-150 的相对表达量；内膜细胞用脂质体 2000 转染 miRNA-150 mimics 及抑制物。结果显示，miRNA-150 在异位内膜细胞与在位内膜细胞内表达显著降低（$P<0.01$）。转染 miRNA-150 mimics 48 h 后 CXCR4 mRNA 表达增加（$P<0.01$），CXCR4 阳性细胞百分比增加（$P<0.05$）；转染 miRNA-150 抑制物后 CXCR4 mRNA 低表达（$P<0.01$），CXCR4 阳性细胞百分比减少（$P<0.05$）。因此，miRNA-150 在 EMT 组织中低表达，并可能通过调控 CXCR4 的表达参与 EMT 的发生、发展。

章龙玉等探讨细胞自噬状态与 EMT 之间的关系及其意义。本研究通过对 EMT 患者在位内膜及异位内膜基质细胞（31 例）及正常子宫内膜基质细胞（31 例）行原代培养，进行免疫细胞化学鉴定；应用透射电镜观察组织中细胞自噬泡超微结构变化；采用 qRT-PCR、Western Blot 法检测 LC3 mRNA 和蛋白的表达。透射电镜结果显示，子宫内膜在位内膜及异位内膜细胞的自噬泡数目较少。qRT-PCR 及 Western Blot 结果显示，EMT 患者在位内膜及异位内膜的 LC3 mRNA 及蛋白的表达水平明显低于正常子宫内膜（$P<0.05$）。EMT 患者在位内膜与异位内膜的 LC3 mRNA 表达差异无统计学意义（$P>0.05$），而异位内膜的 LC3 蛋白表达水平高于在位内膜（$P<0.05$）。因此，EMT 患者的在位内膜及异位内膜基质细胞的自噬活性降低，自噬可能参与 EMT 的发生。

曹艳玲等探究硫氢化钠对子宫内膜基质细胞系增殖的作用。本研究通过测定硫化氢合成酶胱硫醚 -β- 合成酶（cystathionine β-synthase，CBS）和胱硫醚 -γ- 裂解酶（cystathionine-γ-lyase，CSE）在 EMT 异位组织和正常内膜组织中的表达，用硫化氢供体（硫氢化钠）及 PI3K/AKT 通路特异性抑制药 LY294002 处理正常人子宫内膜基质细胞系（ESC-like，ESCL）后，检测硫氢化钠和 LY294002 对 ESCL 增殖的影响。结果显示，硫化氢合成酶 CBS 和 CSE 在 EMT 异位灶中的表达高于正常子宫内膜，内膜腺上皮细胞较内膜间质细胞表达高；在一定浓度范围内，硫氢化钠促进 ESCL 增殖，应用 LY294002 后部分拮抗硫氢化钠的增殖作用，差异有统计学意义（$P < 0.01$）。因此，硫氢化钠可在体外促进子宫内膜间质细胞的增殖，这一效应可能部分通过 PI3K/AKT 信号通路得以实现，异位灶 CBS 和 CSE 的高表达可能通过产生高水平的硫化氢，进而促进 ESCL 增殖来促进 EMT 进展。

朱媛媛等通过观察常氧和低氧环境下子宫内膜基质细胞（endometrial stromal cells，ESCs）的增殖，探讨抗增殖蛋白（prohibitin，PHB）在 EMT 病理机制中的作用。本研究选取 10 例正常内膜组织（正常对照组）和 10 例 EMT 患者在位内膜组织（在位内膜组），各分为两份，分别置于常氧（21% O_2）与低氧（1% O_2）环境中培养。运用 BrdU 方法检测细胞增殖，并以光密度值（optical density，OD）代表细胞的增殖能力；通过流式细胞技术检测细胞凋亡；细胞免疫荧光技术和 Western Blot 检测细胞中 PHB 表达。结果显示，在常氧环境，在位内膜组 ESCs 的 PHB 表达显著高于正常对照组（$P < 0.05$）；在低氧环境，正常对照组和在位内膜组 ESCs 的 PHB 表达水平均较常氧环境的 PHB 表达水平降低，差异有统计学意义（$P < 0.05$）。正常子宫内膜组织表达 PHB，EMT 患者的在位内膜组织 PHB 表达升高；低氧环境下 ESCs 的 PHB 表达水平显著降低，可能与促进 ESCs 增殖、抑制 ESCs 凋亡相关。因此，PHB 在 EMT 病理机制中起重要作用。

（二）发病相关因素研究

1. 基因多态性　赖曾珍等对 *TLR4* 基因多态性与 EMT 的相关性进行了研究。本研究选取 2013 年 1 月至 2016 年 1 月收治的 220 例手术患者为研究对象，其中 120 例 EMT 患者为病例组，Ⅰ～Ⅱ 期患者 67 例，Ⅲ～Ⅳ 期患者 53 例，100 例同期手术妇女为对照组。对患者血液中 DNA 进行采集，分析 *TLR4* 基因多态性与 EMT 的相关性。结果显示，纯合子 Asp299Gly 基因型在病例组的结果显著高于对照组（$P < 0.05$），纯合子 Thr/Ile 在病例组的结果显著高于对照组（$P < 0.05$）。在对不同分期 EMT 患者基因型研究结果显示，纯合子 Asp299Gly 基因型和 Thr/Ile 基因型在Ⅲ～Ⅳ期的检出结果 0.92 高于在Ⅰ～Ⅱ期患者中的检出结果 0.88（$P < 0.05$）。因此，*TLR4* 基因多态性与 EMT 存在相关性。

黄晓春等探讨 *HLA-DRB1* 基因多态性在陕西汉族中、重度 EMT 人群中的分布及其与 EMT 发病风险的关联性。本研究采用 PCR-SBT 技术，检测 50 例中、重度 EMT 患者和 52 例正常对照人群中 *HLA-DRB1* 基因多态性分型，分析其基因型分布及其与中、重度 EMT 发病风险的相关性。结果显示，*HLA-DRB1* 基因在 EMT 组和对照组人群中均呈高度多态性分布；EMT 组人群中检测到 22 种 *HLA-DRB1* 基因型，其中基因型频率＞5% 分别为 HLA-DRB1*07：01（18%）、DRB1*15：01（12%）、DRB1*09：01（11%）、DRB1*12：01（7%）、DRB1*12：02（7%）、DRB1*14：54（6%）、DRB1*15：02（6%）和 DRB1*14：05（5%）。在对照组中人群中检测到 24 种 HLA-DRB1 基因型，其中基因型频率＞5% 分别为 HLA-DRB1*15：01（16.3%）、DRB1*07：01（14.4%）、DRB1*12：02（8.7%）、DRB1*12：01（8.7%）、DRB1*09：01（6.7%）和 DRB1*04：05（5.8%）。*HLA-DRB1* 各基因型在 EMT 组与对照组中的分布未见明显统计学差异。因此，*HLA-DRB1* 基因多态性与陕西汉族中、重度 EMT 发病风险无明显关联。

2. 相关危险因素　张璐等分析了子宫内膜异位囊肿患者的发病特征及影响因素。本研究采用病例对照研究方案，调查 2015 年 1 月至 2016 年 1 月收治的子宫内膜异位囊肿患者共 293 例为子宫内膜异位囊肿组，以同期住院的其他附件良性囊肿患者 240 例为对照组，使用自编的调查问卷表对患者基线资料和临床资料进行分析。单因素研究发现，职业、初潮年龄、月经周期、月经量、经期、既往痛经史和子宫腺肌病史在两组患者间分布的差异均有统计学意义（$P<0.05$），年龄、血型和子宫肌瘤病史在两组间的差异无统计学意义（$P<0.05$）。多因素分析结果发现，脑力劳动者、月经量多、经期＞7 d 和既往痛经史是子宫内膜异位囊肿发病的危险因素，初潮年龄＞12 岁是子宫内膜异位囊肿的保护因素。因此，加强女性健康教育、调节月经规律能够减少子宫内膜异位囊肿的发生风险。

陈晓霞等对影响 EMT 发病的相关危险因素进行了调查分析。本研究选取 80 例 EMT 患者作为病例组，同时选取同期住院的 80 例非 EMT 妇科患者作为对照组，比较分析两组患者的临床资料，采用多因素 Logistic 回归分析 EMT 发病的影响因素。结果发现，病例组的初潮年龄、月经周期、产次均小于对照组，差异有统计学意义（$P<0.05$）；病例组的结婚年龄、人工流产次数、痛经、不孕、妇科手术史均大于对照组，差异有统计学意义（$P<0.05$）；多因素 Logistic 回归分析，初潮年龄、月经周期为影响 EMT 发病的保护因素，人工流产次数、痛经、不孕、妇科手术史为影响 EMT 发病的危险因素（$P<0.05$）。

二、临床表现及其相关机制

EMT 的临床表现以月经异常、痛经、不孕、慢性盆腔痛、盆腔包块为主，并伴有浸润、增生、转移、复发等，严重影响妇女的生活质量。2017 年，与 EMT 临床表现相关的机制有了进一步研究进展，以便更深入了解疾病的症状及其特点。

（一）疼痛及其相关机制

慢性盆腔疼痛是涉及妇产科、泌尿外科、普外科等多学科的一种常见疾病，可以直接影响多种器官功能，并引起患者社会行为及家庭生活的障碍。因此，对于慢性盆腔疼痛的研究具有重要的临床价值和广泛的社会学意义。

1. 临床相关因素　苏庆红等探讨 EMT 患者盆腔粘连的情况及其与疼痛的关系。本研究选取 220 例 EMT 患者为研究对象，分析其盆腔粘连的发生率及盆腔粘连的部位、程度与痛经、慢性盆腔痛、性交痛和排便痛的关系。结果显示，71.82% 的盆腔 EMT 患者有不同程度的盆腔粘连，修正子宫内膜异位症分期法（revised American fertility society，r-AFS）临床分期为Ⅲ、Ⅳ期盆腔粘连的发生率明显高于Ⅰ、Ⅱ期（$P=0.000$），EMT 患者盆腔粘连的严重程度与 r-AFS 临床分期期别相关性差异显著（$P=0.000$）。盆腔 EMT 患者盆腔粘连的严重程度与痛经的相关性差异显著（$P=0.000$），与慢性盆腔痛、性交痛、排便痛有相关性（$P=0.000$）。因此，EMT 盆腔粘连的程度与痛经及慢性盆腔痛、性交痛、排便痛等具有显著相关性。

2. 基于临床标本的疼痛机制研究　朱丽波等研究了 EMT 患者异位内膜和在位内膜组织中 P2X3 的表达，并比较分析其与患者疼痛的相关性；同时检测子宫内膜异位症病灶中的神经纤维上 P2X3 的表达，以探讨 P2X3 在子宫内膜异位症相关疼痛的分子信号传导中的作用。本研究通过免疫组织化学 EnVision 二步法检测 P2X3 的表达，免疫荧光双染色法检测子宫内膜异位症病灶中 P2X3 与 PGP 9.5 的共表达情况，采用视觉模拟评分法（visual analogue scale，VAS）对子宫内膜异位症组伴疼痛的患者进行术前疼痛评分。结果显示，子宫内膜异位症组患者的在位内膜组织和异位内膜中 P2X3 表达的阳性率和评分分数均显著高于对照组（$P<0.05$）。子宫内膜异位症组的在位内膜组织及异位内膜组织中 P2X3 表达的评分分数与患者疼痛的 VAS 评分均显著相关（$P=0.002$、$P=0.003$）。子宫内膜异位症病灶中 P2X3 表达的部位非常接近 PGP 9.5 的表达部位，提示 P2X3 能在子宫内膜异位症病灶中的感觉神经纤维上表达。因此，P2X3 可能在子宫内膜异位症相关疼痛的发生机制中起重要作用，并可能参与子宫内膜异位症的疼痛信号传导。

王莉等研究 EMT 患者异位子宫内膜组织中基质金属蛋白酶（matrix metalloproteinase，MMP）表达、氧化应激反应与盆腔粘连及盆腔痛的相关性。结果显示，异位子宫内膜组织中 MMP2、MMP3、MMP7、8- 异前列腺素 F2（8-iso-prostaglandin 2，8-iso-PGF2α）、高级氧化蛋白产物（advanced oxidative protein product，AOPP）、8- 羟基脱氧鸟苷（8-Hydroxy-2'-deoxyguanine，8-OHdG）的含量显著高于在位子宫内膜、正常子宫内膜组织，基质金属蛋白酶组织抑制药（tissue inhibitor of metalloproteinase，TIMP）1、TIMP2、过氧化氢酶（catalase，CAT）、对氧磷酸酯酶 1（paraoxonase 1，PON-1）、超氧化物歧化酶（superoxide dismutase，SOD）的含量显著低于在位子宫内膜、正常子宫内膜组织；重度疼痛和中度疼痛 EMT 患者异位子宫内膜组织中 MMP2、MMP3、MMP7、8-iso-PGF2α、AOPP、8-OHdG 含量显著高于轻度疼痛 EMT 患者，TIMP1、TIMP2、CAT、PON-1、SOD 的含量显著低于轻度疼痛 EMT 患者；重度疼痛 EMT 患者异位子宫内膜组织中 MMP2、MMP3、MMP7、8-iso-PGF2α、AOPP、8-OHdG 的含量显著高于中度疼痛 EMT 患者，TIMP1、TIMP2、CAT、PON-1、SOD 的含量显著低于中度疼痛 EMT 患者。因此，异位子宫内膜组织中 MMPs 的异常高表达及氧化应激反应的异常激活与盆腔痛的程度密切相关。

3. 基于动物模型的疼痛机制研究　刘建刚等探讨 EMT 模型大鼠背根神经节（dorsal root ganglia，DRG）神经元中瞬时受体电位通道蛋白 V1（transient receptor potential V1，TRPV1）、瞬时受体电位通道蛋白 A1（transient receptor potential A1，TRPA1）表达及其意义，探索 EMT 引起疼痛的相关机制。本研究选取雌性、成熟未交配 Sprague-Dawley 健康大鼠 40 只，分为模型组和假手术组，模型组采用自体移植方法建立 EMT 大鼠模型，假手术组仅做开腹手术。分别检测 DRG 中 TRPV1、TRPA1 表达情况，并使用 TRPV1、TRPA1 拮抗药处理两组大鼠，观察其热板法痛阈、甩尾潜伏期变化。结果显示，模型组大鼠 TRPV1、TRPA1 表达阳性率明显高于假手术组（$P<0.05$）。术前两组大鼠热板法痛阈、甩尾潜伏期相近（$P>0.05$）。术后模型组大鼠热板法痛阈、甩尾潜伏期较术前明显减小（$P<0.05$），模型组大鼠热板法痛阈、甩尾潜伏期明显小于假手术组（$P<0.05$）。模型组大鼠使用 TRPVI、TRPA1 拮抗药前后，热板法痛阈、甩尾潜伏期无明显变化（$P>0.05$）。本研究认为，使用

TRPV1、TRPA1 拮抗药可降低 EMT 模型大鼠 TRPV1、TRPA1 表达，降低大鼠对痛觉的敏感性。

（二）不孕及其相关内容

1. 不孕相关发病机制

（1）子宫内膜容受性：舒晓梅等研究子宫内膜异位症不孕患者子宫内膜组织中 mir-29c、mir-200a、mir-145 表达量及其下游分子。本研究选取 EMT 所致不孕的女性患者作为不孕组（56 例）、同期因男方因素所致不孕的女性患者作为对照组（38 例），收集子宫内膜组织并检测 mir-29c、mir-200a、mir-145、HOXA-10、HOXA-11 及下游分子、黏附分子的表达量。结果提示，不孕组子宫内膜组织中 mir-29c、mir-200a、mir-145 的表达量均显著高于对照组；不孕组患者子宫内膜组织中 HOXA-10、HOXA-11、整合素 $\alpha v\beta 3$、IGFBP-1、CD44V6、N-cadherin、FAK 的 mRNA 表达量均显著低于对照组，且与 mir-29c、mir-200a、mir-145 的表达量呈负相关，E-cadherin、FUT4 的 mRNA 表达量均显著高于对照组且与 mir-29c、mir-200a、mir-145 的表达量呈正相关。因此，子宫内膜异位症不孕患者子宫内膜组织中高表达的 mir-29c、mir-200a、mir-145 能够调节 HOXA-10、HOXA-11 及下游分子、黏附分子的表达并影响子宫内膜容受性。

（2）卵巢功能相关：王秀芬等探讨 EMT 患者卵泡液、卵泡刺激素（follicle-stimulating hormone，FSH）及骨形态发生蛋白 -15（bone morphogenetic protein，BMP-15）对离体培养的人黄素化颗粒细胞增殖及其孕酮分泌的影响。本研究选取因输卵管因素 / 男方因素不孕行 IVF-ET 患者促排卵后取卵日卵丘颗粒细胞，对照组用全 DMEM/F-12 培养液培养，试验组分为 FSH 组、BMP-15 组、管性组、内异组、内异＋FSH 组、内异＋BMP-15 组分别培养。48 h 后观察细胞的生长速度，采用化学发光法检测培养上清液孕酮的水平。结果发现，与对照组比，FSH 组细胞增殖增加，内异组及内异＋BMP15 组细胞增殖受抑制，差异均有统计学意义。与对照组比，FSH 组、管性组及内异组的颗粒细胞培养上清液的孕酮水平显著升高。内异组与管性组相比，孕酮分泌降低；在内异组中加入 FSH 后，孕酮分泌水平比对照组及单纯内异组显著增加，加入 BMP-15 后，孕酮分泌水平比对照组增加，与单纯内异组相比，差异无统计学意义。因此，FSH 可以促进颗粒细胞的增殖及孕酮分泌功能，BMP-15 对颗粒细胞的增殖及孕酮分泌功能无明显影响。子宫内膜异位症患者卵泡液对颗粒细胞的增殖及孕酮分泌均有抑制作用，FSH 可以逆转其抑制作用，BMP-15 不能改变子宫内膜异位症患者卵泡液的作用结局。

王波等探讨 EMT 不孕患者腹腔液中 IL-8 水平变化与血基础卵泡刺激素（base FSH，bFSH）的关系。本研究选取 48 例接受腹腔镜手术患者为研究对象，所有患者于术前月经第 2 天抽取空腹静脉血，获取 bFSH 水平。所有患者术中无菌抽取 5 ml 腹腔液，测量腹腔液中 IL-8 水平。比较两组 bFSH 和 IL-8 的差异，并将 EMT 患者腹腔液中 IL-8 水平与 bFSH 水平进行相关性分析。结果提示，EMT 患者腹腔液中 IL-8 水平明显高于对照组（$P<0.05$），并且Ⅲ～Ⅳ期 IL-8 水平明显高于Ⅰ～Ⅱ期（$P<0.05$）；EMT 组 bFSH 水平明显高于对照组（$P<0.05$），但各期之间水平比较，差异无统计学意义（$P>0.05$）；EMT 组的腹腔液中 IL-8 水平与 bFSH 水平无相关性（$P>0.05$）。因此，EMT 患者腹腔液中 IL-8 水平与疾病的严重程度呈正相关。EMT 患者 bFSH 水平升高，从一个方面反映其卵巢储备功能下降。

2. 妊娠结局相关因素

（1）生育指数预测：钱睿亚等应用 EMT 生育指数（endometriosis fertility index，EFI）对腹腔镜

术后的子宫内膜异位症合并不孕患者进行不同分组并指导妊娠，探索提高子宫内膜异位症合并不孕患者术后妊娠率的方法。本研究应用 EFI 对腹腔镜手术且配合随访治疗的 146 例子宫内膜异位症合并不孕的患者进行前瞻性研究，分为 EFI≥9 分、5～8 分、≤4 分三组，并制订不同的妊娠方案，术后随访 5 年。结果提示，术后 5 年总妊娠率为 89%（130/146）；≥9 分组与 5～8 分组的妊娠率无差异（$P=0.498$），但两组与≤4 分组比较，差异有统计学意义（$P<0.01$）。EFI≥9 分组术后 6 个月内妊娠的比例最高［66.7%（30/45）］，5～8 分组 6 个月内妊娠的比例为 50.6%（39/77）。EFI≥9 分组自然妊娠率最高［83.6%（46/55）］；三组的自然妊娠率比较，差异有统计学意义（$P=0.001$）。因此，EFI 评分对预估并指导子宫内膜异位症合并不孕患者术后妊娠有积极意义。根据 EFI 评分，对子宫内膜异位症合并不孕的患者术后进行严格管理并制订积极的妊娠方案能显著提高此类患者的妊娠率。

齐琳婧等利用 EFI 评分系统对 EMT 合并不孕患者的腹腔镜术后自然妊娠概率的预测价值进行了探讨。本研究回顾性分析 2008 年 1 月至 2011 年 12 月 256 例进行腹腔镜联合宫腔镜检查，诊断为 EMT 合并不孕症并进行 EFI 评分患者的临床资料，随访其术后 2 年的自然妊娠情况。结果显示，256 例患者中，230 例（89.9%）完成 2 年随访，其中自然妊娠 128 例（55.7%），随着 EFI 得分的升高妊娠率呈升高趋势。ROC 曲线分析得出的 EFI 临界点为 8.5 分，EFI 得分＞8.5 分者妊娠率为 73.2%（52/71），得分＜8.5 分者妊娠率为 47.8%（76/159），两组比较差异有计学意义（$P=0.000$）。术后 1 年内妊娠率（43.5%，100/230）与 1 年后妊娠率（21.5%，28/130）比较，差异有统计学意义（$P=0.000$）。因此，EFI 生育力指数对 EMT 合并不孕患者腹腔镜术后自然妊娠概率有一定预测价值。

王凤等探讨卵巢巧克力囊肿合并不孕患者术后妊娠率与 EFI 之间的相关性。本研究回顾性分析 73 例卵巢巧克力囊肿合并不孕患者的临床资料，所有患者均接受手术治疗，进行 EFI 评分，比较不同评分情况患者术后不同时间的妊娠情况，并进行相关影响因素回归分析。结果发现，对不同 EFI 评分患者术后不同时间的妊娠情况进行统计，评分为 6 分、7 分、8 分的患者术后 24 个月的总妊娠率均显著高于≤5 分的患者，评分为 7 分、8 分的患者术后 24 个月的总妊娠率均显著高于 6 分的患者，差异均有统计学意义（$P<0.05$）。经回归分析，不孕年限评分及双附件功能均与患者术后妊娠情况之间存在密切关系，差异均有统计学意义（$P<0.05$）。因此，EFI 生育指数可以对患者的生育力做出准确的评估，进而为后续治疗提供可靠的参考依据。

李仕珍等通过对 EMT 合并不孕患者行宫腔镜、腹腔镜联合手术治疗前后多个因素分析，探讨可能影响其术后妊娠的主要因素。本研究收集 247 例 EMT 合并不孕且进行宫腔镜、腹腔镜联合手术患者的相关资料进行分析。结果显示，术后成功妊娠者和未妊娠者不孕年限、r-AFS 分期、EFI 评分比较，差异有统计学意义（$P<0.05$）。术后随着时间延长，自然妊娠率和 IVF 助孕妊娠率逐渐下降趋势，差异有统计学意义（$P<0.05$）。r-AFS 分期、EFI 评分与术后妊娠情况密切相关（$P<0.05$），EFI 评分高为术后妊娠的保护性因素，而 r-AFS 分期高为术后妊娠的危险性因素。因此，r-AFS 分期、EFI 评分和不孕年限是 EMT 患者术后妊娠的重要影响因素，对此类患者可通过腹腔镜手术探查及治疗，尽早根据相应指标评估病情，积极采取措施指导受孕，可显著提高术后妊娠率。

比丽克孜·艾克木等探究 EFI 在预测中、重度（Ⅲ～Ⅳ期）子宫内膜异位症相关不孕术后非 ART 妊娠结局的价值。本研究选取 2013 年 12 月至 2014 年 12 月期间收治的中、重度子宫内膜异位症患者 60 例，均行腹腔镜治疗。分析患者术后不同时期非 ART 妊娠率情况，随访 2 年，分析促排卵、EFI

评分等与非 ART 妊娠率的相关性。结果显示，术后非 ART 总妊娠率为 55%（33/66）；术后 0.5 年、1 年、2 年的非 ART 妊娠率分别为 36.67%（22/60）、15%（9/60）、3.33%（2/60），差异具有统计学意义（$P<0.01$）；非 ART 妊娠率与促排卵治疗、EFI 评分有关（$P<0.01$）；EFI 评分的 ROC 曲线下面积为 0.70，其约登指数最大值、特异度、灵敏度分别为 5.9、72.41%（21/29）、30.00%（12/40）。因此，EFI 能较好地预测中、重度子宫内膜异位症相关不孕术后非 ART 妊娠结局。

（2）其他相关因素：王丹菡等分析 EMT 不孕患者术前、术后血清中抗顶体蛋白酶抗体（anti-acrosin antibodies，AcrAb）、抗精子蛋白 17 抗体（anti-sperm protein 17 antibodies，Sp17Ab）水平与患者术后妊娠结局的相关性。本研究选取 EMT 不孕患者 86 例，所有患者均行腹腔镜手术，明确 r-AFS 分期，另选取的健康育龄女性 80 例作为对照组，患者于术前、术后 1 个月、3 个月、12 个月取静脉血检测血清中 Spl7Ab、AcrAb 水平，对照组受试者于入组后检测。随访 2 年，统计患者自然妊娠率。按照患者术后 2 年内是否妊娠将患者分为观察 1 组（妊娠组 41 例）和观察 2 组（未妊娠组 45 例）。结果显示，妊娠组和非妊娠组患者术前血清 Spl7Ab、AcrAb 水平明显高于对照组（$P<0.01$），妊娠组患者术前、术后 1 个月、3 个月、12 个月血清 Spl7Ab、AcrAb 水平低于非妊娠组（$P<0.01$）。EMT 不孕患者术前、术后 1 个月、3 个月、12 个月血清 Spl7Ab、AcrAb 平均水平与术后 2 年内自然妊娠间的 r 值均>0.5。因此，EMT 不孕患者术前、术后血清 Spl7Ab、AcrAb 水平与其自然妊娠率高度相关，将 Spl7Ab、AcrAb 水平监测纳入 EMT 不孕患者个性化治疗方案系统中，或将增加患者自然妊娠率。

王玲玲等分析不孕症合并 EMT 腹腔镜下治疗的妊娠结局及相关影响因素。本研究选取腹腔镜下手术治疗的不孕症合并 EMT 患者共计 148 例，统计患者术后妊娠结局，分析术后妊娠率与临床因素的相关性及 r-AFS 分期和术后使用 GnRH-α 治疗与妊娠结局的相关性。结果提示，术后 3 年妊娠率为 57.4%，术后 1 年的总妊娠率明显高于术后 2~3 年的总妊娠率，差异有统计学意义（$P<0.05$）；术后妊娠率在年龄、不孕时间、不孕类型、术后使用促排卵药物治疗等临床因素中比较差异有统计学意义（$P<0.05$）；术后妊娠率与 r-AFS 分期、病理分型、术后是否使用 GnRH-α 治疗无关（$P>0.05$）；r-AFS 分期与妊娠结局无关（$P>0.05$）；术后是否使用 GnRH-α 治疗与妊娠结局有显著相关性（$P<0.05$）。因此，患者年龄、不孕时间、不孕类型、是否使用促排卵药物是影响 EMT 合并不孕症患者术后妊娠率的相关因素；术后是否使用 GnRH-α 治疗是影响妊娠结局的相关因素。

丁成玉等探讨腹腔镜下卵巢子宫内膜异位症剔除术后患者妊娠率并分析其影响因素。本研究选取 145 例术后患者，其中病灶单侧组 91 例，双侧组 54 例。比较两组患者手术前、术后 24 h 及术后半年的 FSH、雌二醇水平及患者的妊娠率。结果显示，单侧组术后 24 h、术后半年 FSH、雌二醇水平与术前比较差异均无统计学意义（$P>0.05$）；双侧组术后 24 h FSH 水平较术前明显上升，且明显高于单侧组，雌二醇水平较术前明显下降，且明显低于单侧组，其差异均有统计学意义（P 均<0.05），术后半年 FSH、雌二醇水平恢复至术前水平。单侧组总妊娠率为 56.04%（51/91），明显高于双侧组 33.33%（18/54），差异有统计学意义（$P<0.05$）。因此，卵巢子宫内膜异位症术后患者中单侧较双侧患者妊娠率更高，且患者年龄、卵巢子宫内膜异位囊肿是单房或双房在一定程度上影响患者妊娠。

侯文杰等观察 EMT 合并不孕症患者接受开腹或腹腔镜手术治疗后的妊娠情况，并分析各种因素对术后自然妊娠率的影响。本研究选取 2011 年 1 月至 2014 年 1 月因不孕并且有生育要求而就诊的女性患者的临床资料共 138 例，分析术后自然妊娠率及相关影响因素。结果显示，完成随访的 138 例患者中，45 例患者自然妊娠，总体受孕率为 32.61%，多因素 Logistic 回归分析提示，影响 EMT 患者术后自然妊娠率的相关因素为年龄、不孕类型、临床病理类型、r-AFS、术前抗苗勒管激素和是否术后 GnRH-α 治疗，差异有统计学意义（ $P<0.05$ ）。因此，手术可提高 EMT 不孕症患者的术后自然妊娠率，并且术后 6～12 个月自然妊娠率最大，是妊娠的最佳时机。患者年龄、不孕类别、临床病理类型、r-AFS 分期、术前 AMH 水平及术后是否使用 GnRH-α 是影响 EMT 不孕症患者术后自然妊娠率的重要因素。

（三）特殊子宫内膜异位症类型

李曾等回顾性分析了 61 例输尿管 EMT 致肾积水患者的临床诊疗经验，就其临床、病理特点、治疗和预后等进行分析。结果显示，61 例均经病理证实为输尿管 EMT，病灶位于输尿管下段 56 例（91.8%），输尿管中段 5 例（8.2%）；腔外型 44 例（72.1%），腔内型 12 例（19.7%），混合型 4 例（6.6%），分型不详 1 例（1.6%）；61 例均伴有肾积水，轻度 19 例（31.1%），中、重度 42 例（68.9%）。除 1 例行药物治疗外，其余 60 例均行手术，25 例较重者术后给予激素药物辅助治疗 3～6 个月。随访 2～120 个月，平均 15.6 个月。肾积水术后 36 例消失，22 例缓解，3 例肾切除患者对侧肾功能良好，无输尿管梗阻。60 例手术者无复发。因此，输尿管 EMT 是引起肾积水的一种较罕见疾病，早期诊断较困难，影像学检查重要，但需病理检查明确，应根据输尿管狭窄的具体情况等决定手术方式，手术治疗效果较好，病变严重的病例术后应用激素类药物治疗可降低复发率。

宋玉芳等探讨息肉样子宫内膜异位症（polypoid endometriosis，PEM）的临床和病理特征、诊治方法及预后。本研究回顾性分析 11 例 PEM 患者的临床资料。结果显示，患者发病年龄（41.20±8.97）岁，主要临床表现以病变部位包块、阴道流血、肾积水、腰部疼痛、膀胱占位性病变为主，部分临床表现类似恶性肿瘤。病理大体特征为囊肿内或外生性息肉样肿块；镜下特征具有普通 EMT 的病理学特点，病变组织均由子宫内膜样腺体及间质成分构成，但比普通 EMT 更具多样性。免疫组织化学显示，PEM 组织内雌激素受体（estrogen receptor，ER）、孕激素受体（progesterone receptor，PR）、CD 10、波形蛋白（Vimentin）表达阳性。11 例患者均采取手术治疗，10 例获得随访，中位随访时间为 21 个月，1 例复发，行二次肿物切除术，10 例均存活良好。因此，PEM 是 EMT 的一种罕见亚型，临床表现与生长部位相关，呈多样性，诊断主要依靠病理学检查，治疗多以手术为主，预后良好。

刘玉婷等探讨卵巢子宫内膜异位囊肿合并感染的临床特点及诊治策略。本研究回顾性研究 2000 年 1 月至 2016 年 1 月住院且经手术病理证实为卵巢子宫内膜异位囊肿合并感染的 32 例患者。结果显示，56.3%（18/32）的患者同时表现出发热、腹痛及盆腔包块。3 例（9.4%）重症患者出现感染性休克。术前正确诊断率 12.5%（4/32）。腹腔镜手术组较开腹手术组手术时间短、术中出血量少、术后肛门排气时间短（ $P<0.05$ ）；急诊手术组和择期手术组患者手术过程及术后恢复差异无统计学意义（ $P>0.05$ ）。随访率 71.9%（23/32），中位随访时间 72 个月。1 例患者术后 8 个月盆腔脓肿复发，复发后保守治疗成功；3 例患者术后 6～12 个月卵巢子宫内膜异位囊肿复发；7 例不孕患者，2 例 IVF-ET 妊娠至活产。因此，卵巢子宫内膜异位囊肿合并感染术前诊断率低。手术是主要治疗方式，腹腔镜手术有一定的优势，必要时应行急诊手术。

高丽平等对 38 例腹壁子宫内膜异位症（abdominal wall endometriosis，AWE）患者的临床资料进行了回顾性分析。结果显示，29 例（76%）有剖宫产手术史，9 例（24%）有妇科其他手术史，剖宫产手术为 AWE 主要危险因素。剖宫产及妇科手术后发生 AWE 的发病时间为 10～30 个月，平均（17±5）个月，且与患者年龄呈正相关（$P < 0.05$）。术后病理证实多数 AWE 侵及皮下脂肪层。38 例患者最终均行手术治疗，其中 22 例术后辅以孕三烯酮辅助治疗。术后未服孕三烯酮组 5 例复发，术后口服孕三烯酮组 1 例复发，手术治疗后辅以药物治疗预后最佳（$P < 0.05$）。因此，剖宫产术中的切开子宫前采用纱垫保护切口；胎盘娩出后清理宫腔的纱垫不应再使用；缝合子宫肌层时不能穿透内膜；腹壁切口用 0.9% 氯化钠注射液充分冲洗；缝合子宫的缝线不再缝合腹壁等措施均应重视从而避免 AWE 的发生。此外，减少指征剖宫产的发生，以减少医源性的因素。

（四）子宫内膜异位症相关性卵巢癌

子宫内膜异位症相关性卵巢癌（endometriosis-associated ovarian cancer，EAOC）是指组织学上与子宫内膜异位症密切相关，从发生机制上可能从卵巢子宫内膜异位症恶变而来，以透明细胞癌和子宫内膜样癌为主要病理类型的一组特殊的卵巢上皮癌。

何政星等探讨 45 岁以上 EAOC 患者的风险因素。本研究收集 1994 年 12 月至 2014 年 12 月接受手术治疗、年龄≥45 岁的 1038 例卵巢子宫内膜异位症患者的临床病理资料。结果提示，EAOC 的发生率为 2.9%（30/1038）。子宫内膜异位症合并卵巢癌 13 例（43.3%），其中病灶位于不同侧卵巢者 6 例（20.0%）、位于同侧卵巢者 7 例（23.3%）；子宫内膜异位症恶变为卵巢癌 17 例（56.7%）。EAOC 的病理类型主要为卵巢透明细胞癌（19 例，占 63.3%）和子宫内膜样癌（7 例，占 23.3%）；手术病理分期多为 I 期（17 例，占 70.0%）。EAOC 的发生与患者年龄、绝经状态、卵巢包块大小、子宫内膜异常情况明显相关（$P < 0.05$），而与孕产次、合并良性妇科疾病情况、术前血清 CA125 水平无关（$P > 0.05$）。因此，对于 45 岁以上的卵巢子宫内膜异位症患者，绝经后、卵巢包块最大径≥8 cm、合并子宫内膜异常的患者发生 EAOC 的风险明显增加，需要严密随诊并积极干预。

任红英等通过检测子宫内膜异位症不同阶段血清 CA125 水平、组织 p53 和 Bcl-2 蛋白表达的变化，探讨其在子宫内膜异位症癌变预测和诊断中的应用价值。本研究选取子宫内膜异位症癌变患者 12 例（癌变组）、卵巢子宫内膜不典型增生患者 16 例（增生组）和卵巢子宫内膜异位症患者 25 例（内异症组），检测三组患者血清中 CA125 的水平及组织中 p53、Bcl-2 蛋白表达。结果发现，癌变组和增生组的血清 CA125 水平比内异症组各期均显著增高；癌变组 p53 蛋白的表达显著高于增生组和内异症组；Bcl-2 蛋白在癌变组和增生组中的阳性表达率较高，与内异症组相比均有统计学差异。癌变组中 p53 蛋白在癌变区的阳性表达率显著高于移行区和内异区，Bcl-2 蛋白在不同区域中的表达无统计学差异。因此，血清 CA125 水平过高、组织中 p53、Bcl-2 蛋白的高阳性表达率均是提示子宫内膜异位症发生癌变的指标，可用于早期预测和诊断子宫内膜异位症癌变。

刘颂平等探讨三磷酸腺苷结合盒超家族 G 家族成员 2（ABCG2）、乙醛脱氢酶 1（aldehyde dehydrogenase class 1，ALDH1）在卵巢子宫内膜异位症恶变中的表达和意义。本研究采用免疫组织化学法检测 38 例卵巢子宫内膜异位症恶变患者（EMT 恶变组）、35 例卵巢子宫内膜异位囊肿患者（EMT 组）及 30 例正常子宫内膜患者（对照组）中 ABCG2、ALDH1 蛋白的表达。结果显示，ABCG2、ALDH1 在 EMT 恶变组中的阳性表达率明显高于 EMT 组及对照组，比较差异有统计学意义（$P<0.05$）。EMT 恶变组中 ABCG2、ALDH1 的表达与患者年龄、痛经史及病理学类型无显著相关性（$P>0.05$），与血清 CA125 水平、病理分化程度及分期呈显著相关（$P<0.05$）；ABCG2 的表达与 ALDH1 的表达无明显相关性（$P>0.05$）。因此，ABCG2、ALDH1 可能与卵巢子宫内膜异位症恶变的发生、发展有关。

赵田禾等研究 *XRCC1* 多态性与 EMT 和卵巢癌易感性的关系。通过全面检索数据库，收集有关 *XRCC1* 多态性与 EMT 和卵巢癌发病相关的病例对照研究，采用 Statal 2.0 进行 Meta 分析。共纳入 9 项研究（EMT 病例 561 例，对照 557 例；卵巢癌病例 1087 例，对照 1446 例）。结果发现，*XRCC1* Arg194Trp 多态性与 EMT 和卵巢癌易感性无关；*XRCC1* Arg399Gln 多态性与 EMT 和卵巢癌易感性有关。亚组分析提示，*XRCC1* Arg194Trp 多态性与 EMT 易感性有关（$P=0.036$）；*XRCC1* Arg399Gln 多态性与 EMT 易感性有关（$P=0.011$）；但是 *XRCC1* 两位点基因多态性与卵巢癌易感性无关。因此，*XRCC1* Arg399Gln 多态性与 EMT 和卵巢癌易感性有关。

三、诊断

（一）血清学检测

龚婷等探讨 EMT 患者外周血对氧磷酶 -1（paraoxonase 1，PON-1）酶活性作为疾病诊断及其病情严重程度指标的可能性。本研究选取近 16 年 EMT 患者外周血 PON-1 酶活性测定的相关文献进行 Meta 分析。比较其在 EMT 和非 EMT 良性病变育龄期妇女外周血中，以及其在不同 EMT 分期患者外周血中的差异。结果显示，EMT 患者外周血中 PON-1 酶活性较非 EMT 良性病变女性显著降低（$OR=-51.27$，95% CI：$-72.52\sim-30.02$，$P<0.05$）。Ⅲ～Ⅳ期明显低于Ⅰ～Ⅱ期（$OR=-45.31$，95% CI：$-60.47\sim-30.20$，$P<0.05$）。因此，PON-1 活性与 EMT 发生、发展密切相关，测定患者血 PON-1 酶活性可作为 EMT 诊断、分期的血清学指标。

王军玲等观察巨噬细胞移动抑制因子（macrophage migration inhibition factor，MMIF）、CA125 及 VEGF 在 EMT 患者血清中的表达。本研究选取 60 例行腹腔镜治疗的 EMT 患者，根据 r-AFS 分期分为Ⅰ期（15 例）、Ⅱ期（16 例）、Ⅲ期（16 例）和Ⅳ期（13 例）；根据痛经评分分为轻度（10～14 分，18 例）、中度（16～24 分，21 例）和重度（26～30 分，21 例）。同期选取 40 例门诊健康体检的育龄期妇女作为对照组。采用 ELISA 法检测各组及不同 r-AFS 分期、不同痛经严重程度血清 MMIF、CA125 及 VEGF 表达水平。结果显示，EMT 组血清 MMIF、CA125 及 VEGF 表达水平均明显高于对照组。随着 r-AFS 分期逐渐升高，EMT 组血清 MMIF、CA125 及 VEGF 表达水平呈逐渐升高趋势（$P<0.05$）；随着痛经严重程度逐渐加重，EMT 组血清 MMIF、CA125 及 VEGF 表达水平呈明显升高趋势（$P<0.05$）。因此，血清 MMIF、CA125 及 VEGF 表达水平可作为 EMT 诊断、分期及痛经严重程度评估的实验室指标。

徐兴荣等观察细胞间黏附分子 -1（intercelluar adhesion molecule 1，ICAM-1）在 EMT 外周血水平的变化，探讨 ICAM-l 与炎症因子及肿瘤标志物之间的相关性。本研究选取 EMT 患者 43 例（观察组），卵巢良性肿瘤患者 41 例（对照组）。观察两组患者 ICAM-l、CA125 及 IL-17 水平，使用 ROC 曲线分析相关指标对 EMT 的诊断价值，并采用 Pearson 相关检验对 ICAM-1、CA125 及 IL-17 指标进行相关性分析。结果显示，观察组患者 ICAM-1、CA125 及 IL-17 水平均高于对照组（$P<0.05$）。根据 ROC 曲线分析显示，以 473.3 μg/L 为截点值，ICAM-1 诊断 EMT 的灵敏度为 90.24%，特异度为 67.44%，AUC 为 0.862，其结果优于 CA125、IL-17。Pearson 相关检验分析显示，观察组患者 ICAM-l 与 CA125 及 IL-17 呈正相关关系（$P<0.05$）。因此，EMT 患者体内 ICAM-1 水平显著升高，可作为 EMT 患者临床诊断的血清标志物。

刘炳刚等探讨黏结合蛋白多糖 -1（syndecan-1）、甲壳质酶蛋白 40（YKL-40）和 OPN 在 EMT 患者中的表达及意义。本研究选取经病理学检查诊断为 EMT 的 78 例患者为 EMT 组，同期行健康体检的 30 例女性为对照组。入院后进行 r-AFS 分期和痛经评分，检测两组患者血清 syndecan-1、YKL-40 和 OPN 水平。结果显示，EMT 组患者血清 syndecan-1、YKL-40 和 OPN 水平均明显高于对照组（$P<0.05$）。增生期患者血清 syndecan-1、YKL-40 和 OPN 水平明显高于分泌期患者（$P<0.05$）。EMT 患者血清 syndecan-1、YKL-40 和 OPN 水平随着痛经分期的增加而升高（$P<0.05$）。EMT 患者血清 syndecan-1、YKL-40 和 OPN 水平随着痛经评分增加而升高（$P<0.05$）。EMT 患者血清 syndecan-1、YKL-40 与血清 OPN 呈正相关，血清 syndecan-1 水平和血清 YKL-40 水平呈正相关。因此，syndecan-1、YKL-40 和 OPN 参与了 EMT 的发生、发展过程，各指标之间相互呈正相关，联合检测对于诊断疾病和病情评估有重要的临床意义。

刘洋等探讨 EMT 患者血清 CA125、抗子宫内膜抗体（anti-endometrial ant ibody，EMAb）、中性粒细胞激活肽 -78（epithelial cell-derived neutrophil-activating proteim-78，EAN-78）、促红细胞生成素（erythropoietin，EPO）、VEGF 水平的变化及临床意义。本研究选取 74 例 EMT 患者作为观察组，67 例同期体检的正常健康人群作为对照组。两组均于清晨抽取空腹静脉血取血清，采用 ELLSA 法测定血清各指标。结果显示，观察组血清 CA125 水平［（69.5±12.4）U/ml］和 EMAb 阳性检出率（74.3%）均高于对照组［（29.8±6.3）U/ml、4.5%］（$P<0.05$）；ENA-78、EPO、VEGF［（2.2±0.7）ng/ml、（10.4±2.7）U/L、（184.4±39.7）pg/ml］高于对照组［（0.9±0.1）ng/ml、（6.2±0.9）U/L、（92.9±26.2）pg/ml］（$P<0.05$）。因此，血清 CA125、EMAb、ENA-78、EPO、VEGF 与 EMT 具有密切的关系，可为 EMT 的诊断及治疗提供参考。

姚金翠等探讨 EMT 患者血清 CA125、人附睾分泌蛋白 4（human sapiens epididymis specific protein 4，HE4）和 CA199 的表达及临床意义。本研究选取 EMT 患者 92 例（病例组），同时选取健康妇女 90 例作为对照组，检测两组血清 CA125、HE4 和 CA199 水平。结果显示，病例组血清 CA125、HE4 和 CA199 明显高于对照组，差异有统计学意义（$P<0.05$）；随着 r-AFS 分期升高，患者血清 CA125、HE4 和 CA199 明显升高，差异有统计学意义（$P<0.05$）；血清 CA125、HE4 和 CA199 单独诊断的灵敏度为 56.52%、61.96% 和 59.78%，特异度为 60.00%、56.67% 和 61.11%；血清 CA125、HE4 和 CA199 联合诊断的灵敏度和特异度为 84.78% 和 76.67%。因此，EMT 患者血清 CA125、HE4 和 CA199 明显升高，且不同 r-AFs 分期患者相关因子的表达存在明显差异；血清 CA125、HE4 和 CA199 对于 EMT 诊断有一定的应用价值。

（二）影像学检查

1. **超声学检查**　凌华萍等探讨超声、CA125、HE4 在卵巢癌和卵巢子宫内膜异位囊肿鉴别诊断中的价值。本研究选取 70 例卵巢癌患者作为卵巢癌组，70 例卵巢子宫内膜异位囊肿患者为子宫内膜异位囊肿组，70 例健康体检女性为对照组。对所有对象进行超声、血清 CA125 和血清 HE4 水平测定。结果显示，子宫内膜异位囊肿组超声结果和病理结果的一致率高于卵巢癌组（$P<0.05$）。超声鉴别卵巢癌和子宫内膜异位囊肿的特异度、阳性预测值较高，均在 90% 以上；超声＋CA125＋HE4 鉴别卵巢癌和子宫内膜异位囊肿的灵敏度、特异度、阳性预测值、阴性预测值和准确率均高，分别为 95.7%、98.4%、98.1%、97.6%、97.8%。因此，超声＋CA125＋HE4 联合检测是鉴别诊断卵巢癌和卵巢子宫内膜异位囊肿的良好指标。

邹媛媛等研究卵巢 EMT 与卵巢癌的超声成像特征及鉴别诊断。本研究纳入 60 例经病理确诊为卵巢 EMT 的患者和 60 例卵巢癌患者，比较经腹和经阴道超声图像特征。结果显示，60 例卵巢 EMT 正确诊断 51 例（85.0%），漏诊 2 例，误诊 7 例；肿块最大直径平均（38.2±12.4）mm；Ⅲ型表现 12 例，Ⅳ型 16 例，Ⅴ型 16 例，Ⅵ型 7 例；收缩期峰流速度（peak systolic velocity，PSV）平均值为（22.5±10.3）cm/s，阻力指数（resistance index，RI）平均值为（0.43＋0.08）。60 例卵巢癌正确诊断 48 例（80.0%），漏诊 4 例，误诊 8 例；肿块最大直径平均（32.7±14.5）mm；肿瘤分期 Ⅰ 期 25 例，Ⅱ 期 30 例，Ⅲ～Ⅳ 期 5 例；Alaczar 评分平均（8.2±3.5）分，Lemer 评分平均（3.6±2.0）分；PSV 平均值为（25.6±14.2）cm/s，RI 平均值为（0.40±0.07）。2 种疾病的超声诊断正确率、肿块最大直径、PSV 和 RI 值比较，差异均无统计学意义（$P>0.05$）。因此，超声诊断卵巢 EMT 和卵巢癌均有较高的正确率，囊肿的声像图和肿块的 Alaczar 及 Lemer 评分系统，在超声诊断中有较好的应用价值。

杨卓等评价直肠超声内镜在直肠阴道膈子宫内膜异位症（recto-vaginal endometriosis，RVEM）诊断中的应用价值。本研究分析了 2009 年 9 月至 2016 年 9 月临床诊断为 RVEM 并接受手术治疗 113 例患者的临床资料，选取术前同时行直肠超声内镜、肠镜及盆腔 MRI 检查的 36 例患者入组，比较 3 种检查方法对 RVEM 是否侵袭肠壁、侵袭层次的术前诊断与术中所见和术后病理的符合度。结果显示，直肠超声内镜对 RVEM 是否侵袭肠壁、侵袭层次的术前诊断准确率明显优于肠镜及盆腔 MRI（$P<0.05$），与术中所见和术后病理符合度好。因此，直肠超声内镜检查是诊断 RVEM 的可靠方法，可以在术前对 RVEM 患者是否伴有肠管受累及受累程度进行准确诊断。

2. 磁共振成像检查　高艳艳等探讨 AWE 的 MRI 表现及特点。本研究回顾性分析经手术病理证实的 9 例 AWE 患者的 MRI 资料。9 例 AWE 患者中，7 例单发，2 例多发，9 例患者共发现 11 处病灶；实质型 3 例、囊肿型 1 例、囊实混合型 5 例。与周围肌肉组织相比，MRI 平扫表现实质型，T1 加权成像（T1-weighted imaging，T1WI）呈等信号或等低信号，T2 加权成像（T2-weighted imaging，T2WI）脂肪抑制序列呈高低混杂信号，弥散加权成像（diffusion-weighted imaging，DWI）呈略高信号；囊肿型 T1WI 呈以高信号为主的高低混杂信号，T2WI 脂肪抑制序列呈高信号，DWI 呈高信号；囊实混合型 T1WI 呈等信号，其内混杂点状高信号，T2WI 脂肪抑制序列呈高低混杂信号，DWI 呈混杂高信号。增强扫描显示，实质型明显强化；囊肿型未见明显强化；囊实混合型呈明显不均匀强化。AWE 病灶的平均 ADC 值为 $1.29 \times 10^{-3}/(\text{mm}^2 \cdot \text{s})$。因此，MRI 表现结合病史能对 AWE 做出明确诊断，在其定性、定位及鉴别诊断中具有重要价值。

谢洁林等探讨 AWE 的 MRI 征象及临床特点，探讨 MRI 的诊断价值。本研究选取 39 例经病理组织学证实的 AWE 患者，经盆腔 MRI 平扫及增强扫描，回顾性分析其影像表现及临床病理资料。

结果显示，39 例中，仅 1 例无腹部手术史。34 例（87.2%）病灶边界模糊。22 例（56.4%）病灶呈实性，T1WI 呈等信号，T2WI 呈混杂信号为主；15 例（38.5%）病灶呈囊实性，T2WI 呈高低混杂信号，T1WI 以等低信号为主，其中抑脂 T1WI 中有高信号灶为 7 例；2 例（5.1%）病灶呈囊性，T1W1 及 T2WI 均呈高信号。囊性病灶增强扫描后强化不明显；实性及囊实性病灶增强扫描后病灶均可见持续性强化，病灶显示更加清晰。因此，结合临床病史及 MRI 表现特点，能准确诊断 AWE，MRI 能准确显示病灶位置、边界、大小及范围，对于临床治疗方案的制订有很大参考价值。

闵智乾等探讨 MRI 在继发性痛经诊断中的应用价值。本研究回顾性分析 96 例经临床证实的继发性痛经症患者的 MRI 资料，对各种引起继发性痛经的器质性病变进行分类并分析其 MRI 特征。结果显示，继发性痛经症患者中，共发现 EMT 53 例，子宫腺肌症（adenomyosis，AM）22 例，生殖道畸形 14 例，慢性盆腔炎症 5 例及子宫肌瘤 2 例。因此，MRI 可对继发性痛经患者的病因进行查找，可以作为继发性痛经的有效检查手段。

3. 腹腔镜窄带成像技术　孙燕茹等探讨腹膜型 EMT 在腹腔镜窄带成像技术（narrow band imaging，NBI）下的形态学特征。本研究选取 2014 年 7 月至 2015 年 12 月因盆腔包块或不明原因不孕或痛经行腹腔镜检查和（或）手术治疗的 75 例患者，分别于腹腔镜普通白光和白光联合 NBI 模式下观察不同类型腹膜型 EMT 病灶的形态学特征，比较 2 种模式下诊断不同形态病变与病理组织学诊断的一致性。结果显示，不同类型腹膜型 EMT 病灶在普通白光和白光联合 NBI 模式下有不同的形态学特征：白光＋NBI 下诊断腹膜型 EMT 与病理组织学诊断的 Kappa 值为 0.8，有较好的一致性；白光＋NBI 下诊断红色病变、棕色病变、白色病变、混合型病变与病理组织学诊断的 Kappa 值分别为 0.67、0.88、0.78、0.65，较白光下诊断有明显优势。因此，腹腔镜 NBI 可提高腹膜型 EMT 病灶形态的识别，有助于明确诊断并确定内异症病灶范围。

孙燕茹等又进一步探讨 NBI 在腹膜型 EMT 中的诊断价值。本研究选取 75 例因盆腔包块或不明原因不孕或痛经行腹腔镜检查和（或）手术治疗的患者，分别于腹腔镜普通白光下和白光联合 NBI 模式下切除腹膜可疑病变及正常腹膜组织送病理组织学检查，比较白光与白光联合 NBI 2 种模式下对腹膜型 EMT 诊断的准确性。结果发现，白光下可见腹膜型 EMT 病灶 77 处，病理阳性 70 处；白光＋NBI 下可见腹膜型 EMT 98 处，病理阳性 89 处；同时腹腔镜下表面正常的腹膜随机活检 52 处，病理阳性 5 处。白光联合 NBI 诊断腹膜型 EMT 的灵敏度为 94.7%（89/94），显著高于白光 74.5%（70/94）（$P=0.000$）；准确性为 90.7%（136/150），显著高于白光 79.3%（119/150）（$P=0.006$）；阴性预测值 90.4%（47/52），显著高于白光 67.1%（49/73）（$P=0.002$）。因此，与白光比较，白光联合 NBI 下诊断腹膜型 EMT 有较高的准确性和灵敏度，能识别更多的病灶，降低漏诊率，提高阴性预测值。

（三）诊断模型预测

周赞华等构建 EMT 早期综合评分临床诊断模型，并探讨该模型对 EMT 的早期诊断价值。本研究选取盆腔 EMT 的拟行腹腔镜手术患者 150 例为研究对象。采用单纯随机抽样法将患者分为建模组（100 例）和验证组（50 例）。收集患者资料，以腹腔镜手术结合组织病理学诊断结果为金标准。采用多因素逐步 Logistic 回归分析构建 EMT 早期综合评分临床诊断模型：$Y=-10.77+4.96×$ 痛经+1.88×慢性盆腔痛+3.02×妇科检查体征阳性+3.68×超声检查阳性+1.41×血清 CA125 检测阳性+4.56×子宫内膜组织 P450arom 检测阳性。结果显示，EMT 早期综合评分临床诊断模型诊断建模组，诊断截断值为 0.833，灵敏度为 93.6%，特异度为 86.4%。将 EMT 早期综合评分临床诊断模型用于验证组，灵敏度为 91.7%，特异度为 84.6%。因此，本研究所建立的 EMT 早期综合评分临床诊断模型，在一定程度上提高了 EMT 的早期诊断正确率，作为一种微创性检查手段，该模型可应用于临床 EMT 的早期诊断。

四、治疗

（一）手术治疗

1. 腹腔镜手术　王伯红等探讨腹腔镜不同术式治疗卵巢子宫内膜异位囊肿的手术疗效。本研究回顾性分析采用腹腔镜治疗卵巢子宫内膜异位囊肿患者 95 例的临床资料，根据术式分为凝固术组（45 例）和囊肿剥除组（50 例），术后对两组患者进行 12 个月的随访，比较两组患者术后卵巢子宫内膜异位囊肿及相关疼痛复发、术后血清 FSH 值和卵泡计数等差异。结果显示，囊肿剥除组卵巢子宫内膜异位囊肿复发率、卵巢子宫内膜异位囊肿相关疼痛复发率均明显低于凝固术组（$P<0.05$）。术后 6 个月及 12 个月，囊肿剥除组卵泡计数均显著多于凝固术组（$P<0.05$），而两组 FSH 水平无显著差异。因此，与腹腔镜卵巢子宫内膜异位囊肿凝固术比较，腹腔镜囊肿剥除术能更有效地降低痛经、性交痛、非经期盆腔痛及 EMT 病灶的复发，并在术后卵巢储备功能方面更具优势。

苏悦等探讨腹腔镜下单侧卵巢子宫内膜异位囊肿剥除术后，对卵巢储备功能的影响。本研究选取腹腔镜下单侧卵巢子宫内膜异位囊肿剥除术治疗的 115 例患者，分为 A 组（65 例，有卵巢卵泡组织结构）和 B 组（50 例，无卵巢卵泡组织结构）。结果显示，术后 7 d，两组患者 FSH 水平较术前明显上升，雌二醇和 AMH 水平下降（$P<0.05$）；术后 3 个月，两组患者 FSH 和雌二醇水平与术前比较，差异无统计学意义（$P>0.05$），但 AMH 水平仍低于术前（$P<0.05$）；术后 6 个月，A 组患者 FSH 和雌二醇水平和术前比较，差异无统计学意义（$P>0.05$），但 AMH 仍低于术前（$P<0.05$），而 B 组患者 FSH、雌二醇和 AMH 水平与术前比较，差异均无统计学意义（$P>0.05$）。术后 3 个月，A 组窦状卵泡数少于 B 组（$P<0.05$）。因此，腹腔镜下单侧卵巢子宫内膜异位囊肿剥除术后卵巢储备功能下降，组织病理结果显示有卵泡组织患者，其术后 6 个月仍处于恢复阶段。采用 AMH 评估卵巢储备功能可作为预测腹腔镜下单侧卵巢子宫内膜异位囊肿剥除术后卵巢早衰的随访指标。

郑霞等探讨垂体后叶素水分离法在腹腔镜下卵巢子宫内膜异位囊肿剥除术中的应用效果。本研究选取 167 例行腹腔镜下卵巢子宫内膜异位囊肿剥除术患者作为研究对象，随机分为观察组 85 例和对照组 82 例。观察组患者在手术过程中使用垂体后叶素水分离法，对照组患者进行常规手术。结果显示，观察组患者手术时间、术中出血量均显著少于对照组（$P<0.05$）；与手术前相比，两组术后 1 个月 FSH、LH、雌二醇及窦状卵泡数均降低，术后 6 个月观察组 LH、雌二醇均升高，对照组 FSH、LH、雌二醇均升高（$P<0.05$）；观察组术后 1 个月 FSH、LH、雌二醇及窦状卵泡数均低于对照组，术后 6 个月观察组 FSH 低于对照组，LH、雌二醇及窦状卵泡数高于对照组（$P<0.05$）。因此，腹腔镜下使用稀释垂体后叶素水分离法进行卵巢子宫内膜异位囊肿剥除术，降低了手术难度，缩短了手术

时间，减少了术中出血量，有效地保护了卵巢的功能，具有一定的临床价值。

王婧等探讨腹腔镜骶前神经切断术对 EMT 患者性生活质量的影响。本研究随机选取 EMT 患者80 例，分为两组，各 40 例，对照组实施腹腔镜下子宫内膜症病灶清除术，观察组在对照组基础上联合骶前神经切断术，比较两组患者术后 24 h、术后 72 h 及术后 1 周疼痛变化情况，统计存在性功能相关障碍比例，以及两组恢复性生活时间、性唤起时间、每月性生活频率。结果发现，观察组术后72 h 及术后 1 周其疼痛 VAS 评分显著低于对照组（$P<0.05$），观察组存在阴道干涩、性交痛、性欲低下及性高潮缺失的比例显著低于对照组（$P<0.05$），观察组性生活恢复时间早于对照组（$P<0.05$），性唤起时间短于对照组（$P<0.05$），每月性生活频率高于对照组（$P<0.05$）。因此，腹腔镜下子宫内膜异位病灶清除联合骶前神经切断，能有效缓解患者疼痛症状，减少发生性功能障碍比例，缩短性唤起时间，促进患者早日恢复规律性生活。

2. 超声引导手术

（1）射频消融：赵璟等探讨超声引导下经皮射频消融（radiofrequency ablation，RFA）治疗 AWE 的近期疗效。本研究回顾性分析 2014 年 3 月至 2015 年 9 月超声引导下经皮射频消融治疗 AEW 18 例的临床资料，术后采用超声随访观察结节大小变化及疼痛 VAS 评分，并观察并发症的发生情况。结果显示，18 例患者均成功进行了 RFA 治疗，术后超声随访 AEW 结节的体积较术前明显缩小（$P<0.05$），疼痛 VAS 评分为 0～1 分。所有患者术后随访 1～22 个月，平均 12 个月，无一例复发。因此，超声引导下 RFA 治疗 AEW 疗效确切，治疗过程精细、创伤小，是一种值得推广的微创手术方法。

（2）超声联合药物治疗：陈春亚等观察超声介入配合药物治疗在子宫内膜异位囊肿中的应用。本研究选取 76 例子宫内膜异位囊肿患者为研究对象，随机分为对照组与研究组，各 38 例，对照组单用超声介入治疗，研究组在对照组基础上给予口服米非司酮，两组均治疗 3 个月，观察其临床疗效。结果发现，两组患者超声引导下穿刺均一次成功，研究组治疗总有效率 97.37%（37/38），对照组治疗总有效率 84.21%（32/38），差异具有统计学意义（$P<0.05$）；研究组复发率 7.89%（3/38）、不良反应发生率 10.53%（4/38），均明显低于参照组 15.79%（6/38）、21.05%（8/38），差异具有统计学意义（$P<0.05$）。因此，超声介入配合口服米非司酮应用于子宫内膜异位囊肿的治疗中疗效确切，治疗后复发率与不良反应均较低，安全性更高。

（3）经阴道超声阴道穿刺硬化治疗：李娟等分析行经阴道超声引导下穿刺硬化治疗子宫内膜异位囊肿患者的资料，探讨其应用价值。本研究选取经阴道超声引导下穿刺硬化治疗子宫内膜异位囊肿患者 186 例（共 198 个囊肿）。通过阴道超声行囊肿穿刺抽液，并注入硬化剂。术后 1 个月、3 个月、6个月复查超声观察囊腔大小。结果显示，198 个囊肿均一次穿刺成功，术后 6 个月随访治愈 189 个，显效 7 个，较差 2 个，总有效率 100%，首次治愈率 95.45%。因此，经阴道超声引导下穿刺硬化治疗子宫内膜异位囊肿微创、安全、准确、无痛苦、可重复操作，已成为卵巢囊肿的首选治疗方法，而用尿激酶生理盐水作为稀释冲洗液，可以有效溶解囊肿内的血凝块，使抽吸变得容易，冲洗完全，显著提高治愈率。

（二）药物治疗

目前，国内临床上常用的药物包括非甾体类消炎药（non-steroid antiinflammatory drugs，NSAIDs）、

口服避孕药、高效孕激素、雄激素衍生物及 GnRH-α 等。

1. 激素类药物

（1）促性腺激素释放激素激动药：胡燕等探讨 GnRH-α 联合腹腔镜手术治疗子宫内膜异位症的近、远期疗效。本研究选取 50 例仅接受腹腔镜治疗的 EMT 患者作为对照组，另选取同期收治的 55 例接受腹腔镜联合 GnRH-α 治疗的患者作为观察组，比较两组患者的临床疗效、血清学指标变化及随访 2 年妊娠率、生育率及流产率。结果发现，观察组总有效率明显高于对照组，差异有统计学意义（$P<0.05$）。两组患者治疗后 4 周、12 周较治疗前相比，CA125、CA199、胎盘蛋白 14（placenta protein 14，PP14）、HE4 水平均明显降低；观察组与对照组比较，治疗后 4 周、12 周的 CA125、CA19-9、PP14、HE4 水平下降更加明显（$P<0.05$）。观察组与对照组比较，妊娠率、生育率均较高，复发率较低（$P<0.05$）。因此，在腹腔镜治疗子宫内膜异位症基础上加用 GnRH-α 可有效改善患者的临床症状及体征，改善血清学指标，提高妊娠率及生育率，近远期疗效显著。

金海红等研究腹腔镜联合亮丙瑞林在 EMT 治疗中的效果。本研究选取接受治疗的 EMT 患者 168 例，分为亮丙瑞林组与对照组，各 84 例。对照组行腹腔镜手术治疗，亮丙瑞林组行亮丙瑞林联合腹腔镜治疗。比较两组术前、术后 6 个月 FSH、雌二醇、LH 及更年期指数（Kupperman menopausal index，KMI）评分变化，MMP9、CA125，痛经、性交痛、盆腔痛等 VAS 评定，临床疗效及治疗期间不良反应。结果显示，亮丙瑞林组术中出血量、手术时间、肛门排气时间、下床活动时间均小于对照组，术后 6 个月 FSH、雌二醇、LH、KMI 评分及 MMP9、CA125 低于对照组，痛经、性交痛、盆腔痛等 VAS 评分低于对照组，复发率（7.14%）低于对照组（33.33%），总有效率（83.33%）高于对照组（63.10%），不良反应发生率（21.43%）高于对照组（0），差异有统计学意义（$P<0.05$）。因此，腹腔镜联合亮丙瑞林治疗 EMT 可有效改善患者临床症状，复发率低，不良反应轻微，安全有效。

吕瑞等探讨体重对 EMT 手术治疗患者辅助使用 GnRH-α 疗效的影响。本研究选取 EMT 患者 60 例为研究对象，按照体重的不同分为低体重组（38 例）和高体重组（22 例）。所有患者术后均给予 GnRH-α 治疗，比较两组患者的治疗效果、治疗后的相关疼痛程度变化及性激素水平的变化。结果发现，高体重组治疗 3 个月后痛经评分、慢性盆腔痛评分、性交痛评分及性激素雌二醇、FSH 及 LH 水平高于低体重组（$P<0.05$）；两组停止治疗后 6 个月时的疼痛情况及性激素水平比较差异无统计学意义（$P>0.05$）。高体重组停止治疗后 6 个月时的总有效率低于低体重组，复发率高于低体重组，月经复潮时间短于低体重组，差异均有统计学意义（P 均 <0.05）。因此，GnRH-α 是保守性手术治疗 EMT 术后重要的辅助治疗方法，患者的体重对术后 GnRH-α 的疗效有一定影响，在给予用药治疗时应结合患者的体重给予个性化的治疗方案。

有研究对使用 GnRH-α 治疗后对激素水平的影响进行了探讨。王静等探讨 GnRH-α 治疗 EMT 对患者 FSH、雌二醇、IL-18 及 TNF-α 等的变化影响。本研究选取接受治疗的非手术 EMT 患者为观察对象，根据其治疗方式分为对照组和观察组，观察组给予 GnRH-α 治疗，对照组给予米非司酮治疗，两组患者均接受 3~6 个月的治疗。观察两组患者治疗前后疼痛评分、性激素水平、细胞因子水平、子宫内膜厚度和性生活质量的差异。结果提示，两组患者治疗前疼痛评分无明显差异（$P>0.05$）；治疗后，观察组盆腔痛、痛经、性交痛和疼痛总分均低于对照组（$P<0.05$）。两组患者治疗前性激素

水平和子宫内膜厚度无明显差异（$P>0.05$）；治疗后，观察组 FSH、雌二醇和子宫内膜厚度均低于对照组（$P<0.05$）。两组患者治疗前细胞因子水平无明显差异（$P>0.05$）；治疗后，观察组 IL-18 和 TNF-α 水平低于对照组（$P<0.05$）。因此，GnRH-α 治疗可以通过抑制血清中细胞炎症因子的表达，稳定性激素水平，进而发挥其临床治疗效果。

陈艳等探讨腹腔镜手术联合 GnRH-α 治疗 EMT 疗效。本研究选取 114 例 EMT 患者为研究对象，随机分为两组，对照组 57 例，采用腹腔镜常规治疗，研究组 57 例，在对照组基础上联合 GnRH-α 治疗。结果显示，对照组治愈率 36.84%、复发率 29.82%、总有效率 80.7%，观察组治愈率 54.39%、复发率 12.28%、总有效率 91.23%，观察组治愈率、总有效率显著高于对照组，复发率显著低于对照组（$P<0.05$）；治疗 3 个月、6 个月后子宫内膜厚度、盆腔肿块大小，研究组显著优于对照组，差异有统计学意义（$P<0.05$）；治疗后研究组的 FSH、LH、雌二醇均显著优于对照组，差异均有统计学意义（$P<0.05$）。因此，腹腔镜手术联合 GnRH-α 治疗 EMT 临床效果显著，能改善患者激素水平。

王天霞等分析腹腔镜卵巢子宫内膜异位囊肿剥除术联合使用 GnRH-α 对卵巢储备功能的影响。本研究选取 100 例双侧卵巢子宫内膜异位囊肿患者为研究对象。随机分为对照组和试验组，各 50 例，对照组行腹腔镜卵巢子宫内膜异位囊肿剥除术，试验组在此基础上给予 GnRH-α 治疗，比较分析试验组与对照组患者的 LH、雌二醇、FSH 和囊肿复发情况等临床指标。结果显示，治疗后，试验组患者的雌二醇水平为（58.21 ± 6.12）pg/ml，显著高于对照组（50.03 ± 5.78）pg/ml（$P<0.05$）。试验组与对照组患者 LH 水平分别为（4.72 ± 0.45）mU/ml 和（4.02 ± 0.78）mU/ml，差异具有统计学意义（$P<0.05$）。试验组与对照组患者术后 1 年复发率分别为 4.0% 和 18.0%，差异具有统计学意义（$P<0.05$）。因此，腹腔镜卵巢子宫内膜异位囊肿剥除术联合使用 GnRH-α 可显著改善患者的卵巢储备功能，恢复相应生理功能。

（2）米非司酮：黄聪等探究卵巢巧克力囊肿术后用小剂量米非司酮预防复发的随访效果观察。本研究选取 120 例卵巢巧克力囊肿患者，给予腹腔镜切除术治疗，术后分为 GnRH-α 组、超小剂量组与小剂量组，各 40 例，GnRH-α 组术后给予注射 GnRH-α，超小剂量组每日给予 6.25 mg 的米非司酮，小剂量组每日给予 12.5 mg 的米非司酮，对比三组治疗前后子宫内膜的厚度、随访 1 年复发率及并发症发生率。结果显示，三组术后用药 3 个月，小剂量组分别与超小剂量组、GnRH-α 组相比，子宫内膜厚度较厚（$P<0.05$）。超小剂量组与 GnRH-α 组相比，随访 1 年复发率较低（$P<0.05$）；小剂量组分别与 GnRH-α 组、超小剂量组相比，随访 1 年复发率较低（$P<0.05$）。小剂量组分别与 GnRH-α 组、超小剂量组相比，并发症发生率较低（$P<0.05$）。因此，卵巢巧克力囊肿术后行小剂量米非司酮预防复发具有较好的疗效，且无明显并发症，安全性较高。

有研究对米非司酮治疗后激素水平的变化进行了探索。尹璐等探讨米非司酮治疗 EMT 的疗效及其作用机制。本研究选取 70 例 EMT 患者，分为常规治疗组与米非司酮组，各 35 例。常规治疗组采用常规药物孕三烯酮治疗，月经来潮后第 2 天开始服用，每次 2.5 mg，每周 2 次；米非司酮组给予米非司酮治疗，月经来潮后第 2 天开始服用，每次 5 mg，每天 1 次，两组均治疗 6 个月。结果提示，米非司酮组总有效率为 94.3%，常规治疗组总有效率为 74.3%（26/35），差异有统计学意义。两组子宫内膜组织中 VEGF、增殖细胞核抗原（proliferating cell nuclear antigen，PCNA）、微血管密度（microvessel density，MVC）均明显降低，米非司酮组下降更明显；两组 FSH 及雌二醇水平较治前降低，LH 较治疗前升高，米非司酮组治疗后 FSH 及雌二醇水平低于常规治疗组，米非司酮组 LH 高于常规治疗组，差异均有统计学意义。因此，米非司酮治疗 EMT 疗效更好，其调节体内激素水平作用更强，可推荐作为常规治疗药物。

赵蕾等探讨米非司酮对 EMT 痛经患者前列腺素及孕激素的影响。本研究选取 100 例 EMT 痛经患者，分为观察组和对照组，各 50 例。对照组给予达那唑治疗，观察组在对照组基础上加用米非司酮片，比较两组患者治疗效果。结果显示，治疗后，观察组前列腺素 F1、血栓素 B2 均低于对照组（$P<0.05$）；FSH、LH、雌二醇优于对照组（$P<0.05$）；痛经 VAS 评分明显低于对照组（$P<0.05$）；观察组总有效率明显比对照组高（$P<0.05$）。因此，在 EMT 痛经患者使用米非司酮效果显著，可有效改善前列腺素及孕激素水平，缓解痛经症状。

为了进一步了解米非司酮治疗 EMT 的机制，有研究对此进行了探索。谢伟等研究米非司酮对 EMT 患者异位内膜组织中侵袭基因、凋亡基因表达的影响。本研究选取接受治疗的 EMT 患者作为研究对象并随机分为两组，米非司酮组术前 3 个月开始接受米非司酮治疗，对照组术前不进行特殊治疗。手术切除后收集 EMT 的病灶标本，检测侵袭基因、凋亡基因的表达量。结果显示，米非司酮组患者子宫内膜异位症病灶内 β-catenin、GSK3β、uPA、NF-κB、p65、OPN、Ki-67、c-IAP1、Bcl-2、Livin、Id-1 的蛋白表达量均显著低于对照组，PTEN、Smac、Bax、Fas 的蛋白表达量均显著高于对照组。因此，术前米非司酮治疗对 EMT 病灶内细胞的侵袭具有抑制作用，对细胞的凋亡具有促进作用。

付栋等观察米非司酮治疗 EMT 的临床疗效，并分析其对细胞因子信号传导抑制蛋白 -3（suppressor of cytokine signaling，SOCS-3）、B 淋巴细胞瘤 -2 基因 /B 淋巴细胞瘤 -2 基因相关 X 蛋白（Bcl-2/Bax）、胱天蛋白酶 -3（caspase-3）的影响。本研究将 140 例患者分为试验组和对照组，各 70 例。试验组给予米非司酮 10 mg，口服；对照组给予他莫昔芬，每次 10 mg，每天 2 次，口服。两组均治疗 6 个月。结果显示，治疗后，试验组和对照组的总有效率分别为 85.71%（60/70）、81.43%（57/70），差异无统计意义（$P>0.05$）；治疗后，试验组患者 SOCS-3、Bcl-2/Bax、caspase-3 水平与对照组比较，差异均有统计学意义（$P<0.05$）；治疗过程中，试验组总药物不良反应发生率为 2.86%（2/70），对照组为 12.86%（9/70），差异有统计意义（$P<0.05$）。因此，米非司酮治疗 EMT 的临床疗效显著，主要是通过调控 SOCS-3、Bcl-2/Bax、caspase-3 的表达发挥药物作用。

（3）左炔诺孕酮宫内缓释系统：李萍等研究分析左炔诺孕酮宫内缓释系统（商品名曼月乐）对 EMT 患者的临床治疗效果。本研究选取 74 例采用左炔诺孕酮宫内缓释系统进行 EMT 治疗的患者作为研究对象，比较治疗各阶段月经量、痛经程度、CA125 值变化情况。结果显示，放置左炔诺孕酮宫内缓释系统后，随着治疗时间的增加，患者 VAS 疼痛评分明显降低，月经量明显减少，CA125 值明显降低，关键指标治疗前后比较差异均具有统计学意义（$P<0.05$）。治疗总有效率达 95.94%。因此，采用左炔诺孕酮宫内缓释系统治疗 EMT 疗效显著，安全可靠，对于无生育要求妇女可进行临床应用推广。

宋汝丹等探讨 LNG-IUS 用于卵巢子宫内膜异位症保守性手术后的疗效、安全性及复发情况。本研究选取 72 例进行卵巢子宫内膜异位症保守性手术的患者作为研究对象，其中 36 例于术后第 1 次月经来潮给予放置 LNG-IUS，另 36 例术后应用 GnRH-α、中成药或未采取任何措施，于术后第 3 个月、第 6 个月、第 12 个月观察其卵巢大小、卵巢功能、内膜厚度、CA125、HE4 及其痛经等情况的变化。

结果显示，LNG-IUS 可有效预防卵巢子宫内膜异位囊肿腹腔镜保守性手术后的术后复发，同时可以缓解痛经、减少月经量、降低 CA125 水平，且对卵巢功能无影响。因此，LNG-IUS 适用于预防卵巢子宫内膜异位症复发且患者依从性好。

（4）左炔诺孕酮皮下埋植剂：柳金梅等探索皮下埋植避孕剂用于缓解 EMT 临床症状的效果观察。本研究选取 EMT 患者 30 例，放置国产Ⅱ型皮下埋植避孕剂 2 根，每根含左炔诺孕酮 75 mg，观察放置前和放置 6 个月后患者疼痛及月经量。结果显示，治疗 6 个月后与治疗前比较，痛经、盆腔痛、性交痛、月经失血图（pictorial blood loss assessment chart，PBAC）经量评分降低，差异均有统计学意义（$P<0.05$）。皮下埋植避孕剂价格低廉，放置时创伤较小，操作简单，换取方便。一次植入可以使用 3～5 年或更长时间，经济又长效。因此，皮下埋植避孕剂可以成为拒绝手术治疗的 EMT 患者治疗血量多及疼痛的有效方法。

2. 联合用药　王青等探索左炔诺孕酮联合达那唑胶囊治疗 EMT 患者的疗效与安全性。本研究选取 EMT 患者 90 例，采用随机数字表法将患者分为试验组与对照组，各 45 例。对照组患者使用达那唑治疗，试验组在对照组基础上服用左炔诺孕酮治疗，观察治疗前、治疗后 1 个月、3 个月试验组与对照组临床疗效及血清 CA125、CA199、卵巢功能、不良反应发生率。结果发现，经 3 个月治疗，试验组临床症状评分低于对照组（$P<0.05$）；血清 CA125、CA199 水平下降，与对照组同期比较，试验组下降明显（$P<0.05$）；卵巢功能恢复明显，与对照组同期比较，差异具有统计学意义（$P<0.05$）。因此，左炔诺孕酮联合达那唑胶囊治疗 EMT 患者比单用达那唑胶囊治疗效果更好，安全性更高。

张素宁等探讨 LNG-IUS 联合来曲唑治疗复发性 EMT 的临床疗效。本研究收集复发性 EMT 患者 90 例，随机分为研究组与对照组，各 45 例。对照组采用 LNG-IUS 治疗，研究组在对照组的基础上给予来曲唑治疗，比较两组治疗前、治疗后 3 个月、6 个月数字疼痛量表评分和血清 CA125、VEGF、子宫内膜厚度、股骨颈骨密度及不良反应发生情况。结果显示，治疗后 3 个月、6 个月，研究组的痛经、慢性盆腔痛及性交痛数字疼痛量表评分、血清 CA125、VEGF 水平均显著低于对照组（$P<0.05$），且子宫内膜厚度均显著小于对照组（$P<0.05$），而两组股骨颈骨密度比较，差异无统计学意义（$P>0.05$）。研究组的不良反应发生率为 6.67%，对照组为 11.11%，两组比较差异无统计学意义（$P>0.05$）。因此，LNG-IUS 联合来曲唑治疗复发性 EMT 安全有效，能够改善临床症状，下调血清 CA125 和 VEGF 表达，且对股骨颈骨密度无明显影响。

（三）手术联合药物治疗

从蓉俊等比较卵巢巧克力囊肿剥除术后辅以醋酸曲普瑞林（商品名为达菲林）、孕三烯酮、米非司酮治疗卵巢巧克力囊肿的临床效果。本研究选取 120 例卵巢巧克力囊肿患者为研究对象，随机分为 A、B、C 三组，各 40 例。术后 1 周，A 组患者开始肌内注射醋酸曲普瑞林 3.75 mg，之后每隔 28 d 肌内注射 1 次，连用 3 个月；B 组患者开始口服孕三烯酮，每次 2.5 mg，2 次/周，连服 3 个月；C 组患者开始口服米非司酮，每日 10 mg，连服 3 个月。比较三组患者血清性激素水平和疗效。结果发现，治疗后，三组患者的 FSH、LH、雌二醇、孕酮水平较本组治疗前差异均有统计学意义（$P<0.05$ 或 $P<0.01$）。治疗后，A 组的雌二醇水平相较于 B 组和 C 组差异有统计学意义（$P<0.05$）。A 组的复

发率明显低于 C 组，差异有统计学意义（$P<0.05$）。因此，腹腔镜剥除卵巢巧克力囊肿术后联合醋酸曲普瑞林、孕三烯酮或米非司酮治疗，均能够抑制残余病灶复发，对预防卵巢巧克力囊肿复发具有良好的治疗效果，但醋酸曲普瑞林的复发率显著低于孕三烯酮和米非司酮。

张凤等探讨 EMT 患者腹腔镜术后分别应用 GnRH-α 与孕三烯酮治疗的疗效差异。本研究选取行腹腔镜手术治疗的子宫内膜异位症患者 90 例，分为对照组和观察组，对照组给予孕三烯酮治疗，观察组给予 GnRH-α 治疗，比较两组患者治疗后的疗效、性激素水平、不良反应及复发情况。结果显示，治疗后观察组总有效率为 93.3%，显著高于对照组的 71.1%（$P<0.05$），两组患者治疗后血清性激素水平（FSH、LH、雌二醇、催乳素）均较治疗前显著降低，观察组血清性激素水平降低更为显著。两组患者均随访 1～2 年，其中对照组随访时间内复发 9 例，观察组随访时间内复发 3 例，差异有统计学意义。因此，EMT 患者腹腔镜术后应用 GnRH-α 更加安全、有效，复发率更低。

李婷等评价经直肠阴道隔子宫内膜异位症病灶部分切除术联合药物长期维持治疗的效果。本研究分析了 102 例患者的临床病理资料，分别采用 VAS、FSFI 及健康调查简表 -36（short-form 36-item health survey，SF-36）进行评估。结果显示，48 例术后放置左炔诺孕酮宫内缓释系统（levonorgestrel-releasing intrauterine system，LNG-IUS），54 例术后口服屈螺酮炔雌醇（drospirenone and ethinyl estradiol，DRSP/EE）。术后 3 个月与术前比较，痛经的 VAS、FSFI 总分两组前后差异均有统计学意义（$P<0.01$）；SF-36 评分中两组患者躯体健康和精神健康的评分均较术前显著提高（$P<0.01$）。这些改善作用在术后 6 个月、12 个月、24 个月均得到稳定维持。因此认为，经直肠阴道隔子宫内膜异位症病灶部分切除术后联合药物长期维持治疗，对患者创伤小、手术并发症风险低，术后用药期间维持效果好，能提高生命质量，不良反应少，是一种安全有效的联合治疗长期管理模式。

（四）不孕症治疗

1. 宫、腹腔镜手术联合治疗　张丹瑜等探讨宫腔镜联合腹腔镜手术治疗 EMT 不孕的临床效果。本研究选取 2014 年 4 月至 2015 年 5 月收治的 86 例 EMT 不孕患者作为研究对象，分为观察组（宫、腹腔镜联合治疗）与对照组（腹腔镜手术），各 43 例。观察两组患者术中出血量、手术时间、术后住院时间及妊娠情况。结果显示，两组术中出血量、手术时间、术后住院时间差异无统计学意义（$P>0.05$）；观察组术后随访期间总妊娠率为 65.12%，显著高于对照组（41.86%），差异有统计学意义（$P<0.05$）。因此，宫、腹腔镜手术联合治疗 EMT 不孕安全、有效，可显著提高妊娠率。

董艳红等研究 EMT 患者经宫、腹腔镜联合手术治疗后自然妊娠结局情况。本研究选取 2015 年 5 月至 2016 年 10 月收治的 EMT 患者 80 例，分为对照组 40 例和观察组 40 例，对照组接受单纯腹腔镜手术治疗，观察组接受宫、腹腔镜联合手术治疗。结果显示，对照组患者术后首次肛门排气时间及术后住院时间均长于观察组（$P<0.05$）；两组患者术后自然妊娠率、临床妊娠率及分娩率比较，差异均无统计学意义（$P>0.05$）；对照组患者术后胚胎停育率高于观察组（$P<0.05$）；对照组治疗总有效率（77.5%）低于观察组（95.0%），差异有统计学意义（$P<0.05$）；两组患者术后复发率比较，差异无统计学意义（$P>0.05$）。因此，宫、腹腔镜联合手术治疗 EMT 疗效显著，利于患者功能恢复，能改善自然妊娠结局，降低复发风险，缩短住院时间。

张雅等观察宫、腹腔镜联合手术治疗 EMT 合并内膜息肉患者的疗效，并探讨其对患者自然妊娠结局的影响。本研究选取 2015 年 1—12 月收治的 EMT 合并内膜息肉患者 50 例（试验组），选取同期 50 例单纯 EMT 患者作为对照组，两组患者均行宫、腹腔镜联合手术。结果显示，试验组疾病治疗总有效率为 90%，低于对照组的 94%，但组间差异无统计学意义（$P>0.05$）；试验组妊娠率为 30%，妊娠分娩率为 22%，足月分娩率为 20%，对照组对应为 34%、26%、22%，两组比较差异无统计学意义（$P>0.05$）；试验组胚胎停育率为 16%，高于对照组的 0，差异有统计学意义（$P<0.05$）。因此，宫、腹腔镜联合手术治疗 EMT 合并内膜息肉效果满意，与未合并内膜息肉者相比，EMT 合并内膜息肉者更容易发生胚胎停育。

2. 药物治疗　汪洋等应用米非司酮与孕三烯酮治疗 EMT 术后患者，探讨其对患者术后性激素水平及妊娠率的影响。本研究选取 120 例 EMT 患者，按照治疗方法不同将其随机分为观察组与对照组，各 60 例。所有患者均进行保守性手术治疗，对照组术后给予孕三烯酮治疗，观察组术后给予米非司酮治疗。对两组患者治疗后性激素水平、VAS、妊娠率等进行比较。结果显示，与治疗前比较，两组患者治疗后血清 FSH、孕酮、雌二醇水平均明显降低，LH 明显升高，治疗前后比较，差异有统计学意义（$P<0.05$），且观察组降低幅度显著优于对照组（$P<0.05$）；观察组治疗总有效率为 96.7%，对照组为 71.7%，两组比较差异有统计学意义（$P<0.05$）；与治疗前相比，两组患者治疗后盆腔症状评分均显著降低（$P<0.05$），且观察组降低幅度显著优于对照组（$P<0.05$）；在妊娠率方面，观察组较对照组明显升高（$P<0.05$）。因此，与孕三烯酮相比，米非司酮治疗 EMT 的疗效更佳，能够有效缩小子宫内膜厚度，调节机体性激素水平，同时具有较高的妊娠率。

王秀侠等探讨腹腔镜联合戈舍瑞林对卵巢巧克力囊肿合并不孕症患者雌孕激素水平、临床表现及妊娠的影响。本研究将 86 例卵巢巧克力囊肿合并不孕患者随机分为 A、B 两组，各 43 例。A 组采用腹腔镜手术联合戈舍瑞林联合方案，B 组单纯采用腹腔镜手术方案。结果显示，治疗后两组患者 FSH、LH、雌二醇水平均较治疗前下降（$P<0.05$）。治疗后，A 组患者血清雌二醇水平显著低于 B 组（$P<0.05$）。治疗后，两组性交痛、盆腔痛、痛经 VAS 评分均显著下降，A 组均低于 B 组（$P<0.05$）。治疗后，A 组患者Ⅲ～Ⅳ期患者妊娠率高于对照组（$P<0.05$）。术后对所有患者随访 1 年，A 组复发 2 例（4.65%），B 组复发 9 例（20.93%），差异有统计学意义（$P=0.024$）。因此，腹腔镜联合戈舍瑞林联合治疗方案能够有效治疗卵巢巧克力囊肿合并不孕患者，Ⅲ～Ⅳ期患者术后妊娠率高且安全性高。

李静等探讨不同药物治疗方案治疗重度 EMT 的疗效及对患者生育能力的影响。本研究选取 109 例重度 EMT 患者为研究对象，所有患者均自愿接受手术及术后药物治疗。A 组 35 例，采用孕三烯酮方案治疗；B 组 41 例，采用米非司酮方案治疗；C 组 33 例，采用 GnRH-α 治疗。结果显示，三组临床总有效率比较，差异无统计学意义（$P>0.05$）。三组术后 CA125 水平均显著降低（$P<0.05$），A 组血清 CA125 明显低于 B 组和 C 组（$P<0.05$）；B 组复发率显著高于 C 组（$P<0.05$），C 组并发症发生率显著高于 A 组和 B 组（$P<0.05$）。三组术后各激素水平均显著降低（$P<0.05$），A 组和 C 组 FSH、LH、雌二醇水平显著低于 B 组（$P<0.05$）。三组 1 年和 2 年累计妊娠率比较，差异无统计学意义（$P>0.05$）。因此，孕三烯酮、米非司酮和 GnRH-α 3 种药物方案用于重度 EMT 术后治疗效果较好，但在复发、并发症、激素水平及妊娠率方面各有优缺点，临床需根据患者实际情况选择最佳药物治疗方案。

（五）复发相关问题

梁华等分析腹腔镜保守性手术治疗 EMT 后复发相关因素，并提出预防对策。本研究回顾性分析 150 例 EMT 患者资料，随访 3 年，分为复发组与非复发组。结果显示，腹腔镜保守性手术治疗 EMT 后 3 年复发 43 例，占 28.67%；复发组患者术前痛经史、Ⅲ～Ⅳ期、宫腔操作史所占比例均显著高于未复发组，术后辅助用药率明显低于未复发组（$P<0.05$），复发组患者实际年龄、发病年龄明显小于未复发组，术前孕次、术前产次均明显大于未复发组，后孕次小于未复发组（$P<0.05$）；多因素 Logistic 回归分析显示，术后复发独立危险因素包括术前痛经史、临床分期、既往宫腔操作史，保护因素包括术前孕次、术后孕次、术后辅助用药；150 例患者中术后采取 GnRH-α 治疗 86 例（GnRH-α 组），孕三烯酮治疗 21 例（孕三烯酮组），无辅助用药 43 例（手术组），用药组治疗效果优于手术组，三组比较差异有统计学意义（$P<0.05$）。因此，腹腔镜保守性手术治疗 EMT 后复发危险因素为术前痛经史、既往宫腔操作史等，而术前孕次、术后孕次、术后辅助用药为其保护性因素。

苏丹等研究卵巢子宫内膜异位囊肿患者超声介入治疗后复发特征及影响因素。本研究选取 100 例卵巢子宫内膜异位囊肿患者作为研究对象，均行介入 B 型超声治疗，于卵巢子宫内膜异位囊肿患者手术后 1 个月、3 个月、6 个月、1 年和 2 年复查 B 型超声，记录治疗情况、囊肿体积、囊肿壁厚度、囊肿部位等，采用 Logistic 多元回归分析不同时间段复发的相关因素。结果显示，卵巢子宫内膜异位囊肿患者年龄、囊肿壁厚度、手术后剩余包块为手术后半年的复发危险因素（$P<0.05$）；卵巢子宫内膜异位囊肿术后 2 年时的年龄、囊肿壁厚度、囊肿侧边位置为复发的相关危险因素（$P<0.05$）；卵巢子宫内膜异位囊肿术后 3 个月、6 个月、1 年和 2 年随访行介入 B 型超声，卵巢子宫内膜异位囊肿术后患者复发率依次为 2%、10%、30% 和 50%（两两比较 $P<0.05$）。因此，卵巢子宫内膜异位囊肿患者年龄越大、囊肿壁越厚、手术后剩余的包块越多其复发率越高，且其复发的情况与手术距离时间密切相关。

王丹等采用超声引导下聚桂醇硬化治疗复发性卵巢巧克力囊肿。本研究选取 51 例复发性卵巢巧克力囊肿患者，于月经干净后 3～7 d 行超声引导下囊肿介入硬化术。观察术前及术后 2 个月、6 个月患者血清 CA125、FSH、LH；用超声诊断仪监测卵巢基质血流情况，包括卵巢基质的搏动指数、阻力指数、收缩期峰速度等。结果显示，51 例 56 个囊肿均 1 次穿刺成功，治愈率为 86%，有效 7 个（13%），无效 1 个（2%），总有效率为 98%（55/56）。治疗后，血清 CA125 较术前明显减低（$P<0.05$）。FSH、LH 水平出现波动，呈先稍增高后恢复的情况；卵巢基质血流水平搏动指数、阻力指数先降低后升高及收缩期峰速度先升高后降低，但各项指标术后 2 个月、6 个月与术前比较，差异无统计学意义（$P>0.05$）。因此，超声引导下聚桂醇硬化治疗复发性卵巢巧克力囊肿可取得良好疗效且对卵巢功能无明显的影响。

（六）祖国医学在子宫内膜异位症中的应用

梁晓红等观察雷公藤多苷联合孕三烯酮在 EMT 中的疗效及对相关血清指标的影响。本研究选取 2015 年 6 月至 2016 年 2 月在医院诊治的 70 例 EMT 患者，随机分为两组。对照组 35 例，采用孕三烯酮进行治疗；观察组 35 例，采用雷公藤多苷联合孕三烯酮进行治疗，比较两组治疗效果及治疗前后的相关血清指标。结果显示，观察组临床疗效明显优于对照组，治疗后不同时间的相关血清表达指标均显著低于对照组（$P<0.05$）。因此，雷公藤多苷联合孕三烯酮在 EMT 中的临床疗效较好，对疾病相关血清指标表达有控制作用。

何苗等探讨散结镇痛胶囊联合复方大血藤灌肠剂治疗 EMT 的临床疗效。本研究选取 90 例 EMT 患者，分为观察组和对照组，各 45 例，两组患者均行腹腔镜手术。手术后对照组给予散结镇痛胶囊治疗，观察组在对照组基础上加用复方大血藤灌肠剂灌肠。结果发现，治疗后，观察组患者雌二醇、FSH、LH 和 CA125 水平较对照组患者显著降低（$P<0.01$）。治疗后，观察组患者月经周期症状下腹痛、腰痛、排便痛和头痛评分较对照组患者显著降低（$P<0.01$）。停药 6 个月，对照组复发 5 例，而观察组未有患者复发，差异有统计学意义（$P<0.05$）。因此，散结镇痛胶囊联合复方大血藤灌肠剂可有效预防 EMT 术后复发，改善患者非月经周期和月经周期主观症状，并且提高患者体液免疫功能及降低体内激素水平。

蒋琼等探讨桃红四物汤联合米非司酮治疗对 EMT 患者相关炎性因子与激素水平的影响。本研究选取 144 例 EMT 患者为研究对象，随机分为对照组 72 例与研究组 72 例。对照组采用米非司酮治疗，研究组在对照组基础上采用桃红四物汤治疗。比较治疗前后两组患者相关炎性因子、激素水平、生存质量评分及不良反应发生率，并对两组临床疗效进行评价。结果与治疗前相比，两组 IL-6、sICAM-1、MMP9、FSH、CA125、雌二醇水平经治疗均明显降低，而孕酮水平明显升高，且研究组上述观察指标较对照组更佳（$P<0.05$）；治疗后，研究组与对照组生存质量评分与治疗前相比均显著升高（$P<0.05$）；研究组总有效率为 94.44%（68/72），显著高于对照组 76.39%（55/72），差异具有统计学意义（$P<0.05$）。因此，采用桃红四物汤联合米非司酮治疗 EMT，可显著提高临床疗效，且不良反应少，提高患者生存质量，对相关炎性因子与激素水平具有一定影响。

吴文霞等探讨中药保留灌肠联合加味血府逐瘀汤口服治疗 EMT 的临床疗效及安全性。本研究选取 86 例 EMT 患者，分为对照组和观察组，各 43 例，其中对照组给予口服孕三烯酮胶囊，每次 2.5 mg，2 次 / 周，连续服用 6 个月；观察组在对照组基础上给予中药保留灌肠联合加味血府逐瘀汤口服治疗，连续服用 6 个月。结果提示，观察组临床总有效率（95.35%）显著高于对照组（86.05%）（$P<0.05$）；对照组盆腔包块缩小率为 88.37%，观察组盆腔包块缩小率为 90.70%，两组比较差异无统计学意义（$P>0.05$）；对照组和观察组患者治疗前后组内比较，FSH、LH 差异无统计学意义（$P>0.05$），雌二醇、PRL、孕酮水平差异有统计学意义（$P<0.05$）；两组患者治疗前组间性激素水平相比，差异无统计学意义（$P>0.05$），治疗后 FSH、LH 差异无统计学意义（$P>0.05$），雌二醇、PRL、孕酮差异有统计学意义（$P<0.05$）。因此，中药保留灌肠联合加味血府逐瘀汤口服治疗 EMT 的临床疗效显著，可有效改善激素水平，降低复发率。

何珏等观察朱氏清热化瘀方治疗瘀热互结型 EMT 盆腔相关性疼痛的临床疗效。本研究将 120 例瘀热互结型 EMT 相关性疼痛患者随机分为治疗组和对照组，各 60 例。治疗组给予朱氏清热化瘀方，对照组给予血府逐瘀胶囊。两组疗程均为 3 个月，观察比较盆腔相关性疼痛评分、中医症候积分、CA125、ICAM-1 及盆腔囊肿的变化情况。结果显示，治疗后，两组痛经、非经期下腹痛、排便痛评分差异有统计学意义，治疗组比对照组下降更加显著（$P<0.05$）。治疗后，治疗组中医症候积分下降程度明显强于对照组（$P<0.05$）。治疗后，治疗组 ICAM-1 水平明显低于对照组（$P<0.05$），而

CA125 水平差异无统计学意义（$P > 0.05$）。中医瘀热互结证症候积分与血清 ICAM-1 呈直线正相关关系。因此，朱氏清热化瘀方治疗瘀热互结型 EMT 盆腔相关性疼痛的疗效满意，可明显减轻疼痛，改善临床症状，其机制可能与降低盆腔 ICAM-1 有关。

（狄　文　包州州）

参 考 文 献

［1］黄勇，罗书，李娟. 外周血 MCP-1、sflt-1、IL-6 水平变化与子宫内膜异位症发病及不孕的关系. 广东医学，2017，38（10）：1571-1573.

［2］周青平，罗红艳，司马妮. 子宫内膜异位症患者血清糖类抗原 125、血管内皮生长因子和胰岛素样生长因子 -1 的表达及意义. 中国妇幼保健，2017，32（9）：1841-1844.

［3］张悦，刘岢然，汤婷婷，等. 尿路上皮癌抗原 1 在子宫内膜异位症患者在位内膜中的表达及意义. 中国妇幼保健，2017，32（22）：5733-5735.

［4］曹颖丽，石婷，胡蓉，等. MALAT1 在子宫内膜异位症中的表达及研究. 临床检验杂志，2017，35（11）：849-852.

［5］洪霞霞，沈利聪，周文珺，等. MiR23b 和 Sp1 在卵巢子宫内膜异位症中的表达及其意义. 中南大学学报（医学版），2017，42（10）：1150-1155.

［6］何海美，潘晔. 子宫内膜异位症患者异位及在位内膜组织中 BCAR1 的表达及其意义. 中国妇幼健康研究，2017，28（11）：1418-1421.

［7］闫文杰，皮洁，杨菁. MIF、COX-2 在子宫内膜异位症中的表达及相关性研究. 中国性科学，2017，26（12）：34-37.

［8］孙海玲. 子宫内膜异位症患者骨桥蛋白和血管内皮生长因子的表达及作用机制. 中国妇幼保健，2017，32（13）：2881-2883.

［9］贾云波，杜惠兰，姚颖玉，等. 子宫内膜异位症患者子宫内膜 HIF-1α、CD34、CD54 的表达及相互关系. 河北中医，2017，39（7）：992-995.

［10］李燕，朱君，张煜. PI3K/AKT 信号转导通路和 VEGF 在子宫内膜异位症中的表达. 中国性科学，2017，26（4）：45-47.

［11］刘琦，马平川，林婉君，等. 子宫内膜异位症间质细胞中 miRNA-150 的表达及其对 CXCR4 的影响. 实用妇产科杂志，2017，33（6）：425-429.

［12］章龙玉，魏兆莲，徐福霞. 自噬基因 LC3 在子宫内膜异位症中的表达及其意义. 临床与实验病理学杂志，2017，33（7）：732-736.

［13］曹艳玲，雷莎婷，赵栋，等. 硫氢化钠通过 PI3K/AKT 信号通路促进子宫内膜基质细胞增殖. 现代妇产科进展，2017，26（4）：276-279.

［14］朱媛媛，吴夏迪，侯振，等. 低氧环境下子宫内膜基质细胞增殖及 Prohibitin 表达. 生殖医学杂志，2017，

26（8）：814-819.

［15］赖曾珍，徐志红. *TLR4* 受体基因多态性与子宫内膜异位症相关性探讨. 标记免疫分析与临床，2017，24
（6）：631-634.

［16］黄晓春，吕茉琦，杜良智，等. *HLA-DRB1* 基因多态性与陕西汉族妇女患中重度 EM 风险的相关性. 中国
妇幼健康研究，2017，28（3）：270-273.

［17］张璐，周琦. 子宫内膜异位囊肿发病特征及影响因素的调查. 中国妇幼保健，2017，32（13）：3013-3015.

［18］陈晓霞. 影响子宫内膜异位症发病的相关因素调查分析. 中国全科医学，2017，20（A02）：83-84.

［19］苏庆红，王岚，葛莉宾，等. 盆腔子宫内膜异位症粘连与疼痛的关系. 中国妇幼保健，2017，32（23）：
5833-5835.

［20］朱丽波，丁少杰，竺天虹，等. 子宫内膜异位症患者异位内膜和在位内膜组织中 P2X3 的表达及其意义.
中华妇产科杂志，2017，52（4）：264-267.

［21］王莉. 异位子宫内膜组织中基质金属蛋白酶表达、氧化应激反应与盆腔粘连及盆腔痛的相关性. 海南医
学院学报，2017，23（6）：793-796.

［22］刘建刚，王晓波. 子宫内膜异位症模型大鼠背根神经节神经元中 TRPV1、TRPA1 表达及其意义. 中国临
床药理学与治疗学，2017，22（6）：617-621.

［23］舒晓梅. 内异症不孕患者子宫内膜组织中 mir-29c、mir-200a、mir-145 表达量及下游分子的评估. 海南医学
院学报，2017，23（19）：2686-2689.

［24］王秀芬，林小娜，戴永东，等. 子宫内膜异位症患者卵泡液、卵泡刺激素骨形态发生蛋白 -15 对颗粒细胞
增殖及孕酮分泌的影响. 中华医学杂志，2017，97（45）：3543-3547.

［25］王波，屈永梅. 子宫内膜异位症不孕患者腹腔液白细胞介素 -8 水平变化与血基础卵泡刺激素的关系. 中
国妇幼保健，2017，32（13）：2890-2892.

［26］钱睿亚，吴霞，盛洁，等. 子宫内膜异位症生育指数在腹腔镜手术后的子宫内膜异位症合并不孕患者中的
应用价值. 中华妇产科杂志. 2017. 52（4）：233-238.

［27］齐琳婧，马彩虹，杨艳，等. 子宫内膜异位症生育力指数对腹腔镜术后自然妊娠预测价值的研究. 中国妇
产科临床杂志，2017，18（6）：503-506.

［28］王凤. 生育指数与卵巢巧克力囊肿合并不孕患者术后妊娠率的相关性研究. 中国妇幼保健，2017，32（21）：
5367-5369.

［29］李仕珍，邓晓惠. 盆腔子宫内膜异位症合并不孕患者术后妊娠相关因素分析. 国际生殖健康／计划生育杂
志，2017，36（4）：291-294.

［30］比丽克孜·艾克木，卢艳丽，岳明明. EFI 在预测中重度内异症相关不孕术后非 ART 妊娠结局的价值分
析. 中国妇幼健康研究，2017，28（7）：839-841.

［31］王丹菡，李璐邑，潘镏镏. 子宫内膜异位症不孕患者血清 AcrAb、Sp17Ab 水平与术后妊娠结局的关系.
中国妇幼保健，2017，32（24）：6227-6230.

［32］王玲玲，宋影. 腹腔镜下治疗不孕症合并子宫内膜异位症的妊娠结局及相关因素分析. 中国妇幼保健，
2017，32（15）：3588-3591.

［33］丁成玉，陶应诊，孜巴古·乌拉英，等. 卵巢子宫内膜异位症剔除术后患者妊娠率及其影响因素分析. 医

学临床研究，2017，34（10）：1948-1950.

[34] 侯文杰，徐建英，王芳，等. 子宫内膜异位症合并不孕症患者术后自然妊娠率的影响因素分析. 中国现代医学杂志，2017，27（12）：112-115.

[35] 李曾，廖洪，谭政，等. 输尿管子宫内膜异位症致肾积水 61 例临床诊治分析. 现代泌尿外科杂志，2017，22（5）：368-372.

[36] 宋玉芳，韩璐，王亚萍，等. 不同部位息肉样子宫内膜异位症临床和病理特征 11 例分析. 中国实用妇科与产科杂志，2017，33（11）：1193-1198.

[37] 刘玉婷，史宏晖，于昕，等. 卵巢子宫内膜异位囊肿合并感染 32 例临床分析. 实用妇产科杂志，2017，33（1）：39-42.

[38] 高利平. 腹壁子宫内膜异位症 38 例临床诊疗分析. 中国药物与临床，2017，17（7）：1071-1073.

[39] 何政星，王姝，李战飞，等. 45 岁及以上子宫内膜异位症相关卵巢上皮性癌的风险因素分析. 中华妇产科杂志，2017，52（5）：314-319.

[40] 任红英. A125、p53 及 Bcl-2 蛋白表达变化对子宫内膜异位症癌变的诊断价值. 实用癌症杂志，2017，32（1）：21-23.

[41] 刘颂平，田鑫，温坚，等. ABCG2 和 ALDH1 在卵巢子宫内膜异位症恶变中的表达和影响研究. 重庆医学，2017，46（14）：1912-1914.

[42] 赵田禾，彭迪，王里晋，等. XRCC1 多态性与子宫内膜异位症及卵巢癌易感性的 Meta 分析. 现代预防医学，2017，44（23）：4395-4401.

[43] 龚婷，张元珍. 对氧磷酶 -1 酶活性在子宫内膜异位症诊断及分期中的价值. 现代妇产科进展，2017，26（11）：816-818.

[44] 王军玲，朱涛. 巨噬细胞移动抑制因子、糖类抗原 125 及血管内皮生长因子在子宫内膜异位症患者血清中的表达及临床意义. 中国生育健康杂志，2017，28（6）：574-575.

[45] 徐兴荣. 细胞间黏附分子 -1 在子宫内膜异位症临床诊断中的价值. 中国妇幼保健，2017，32（9）：1882-1884.

[46] 刘炳刚，刘大庆，李虹. 黏结合蛋白多糖 -1、甲壳质酶蛋白 40 和骨桥蛋白在子宫内膜异位症患者中的表达及意义. 中国妇幼保健，2017，32（15）：3424-3427.

[47] 刘洋，散琴，熊莹莹，等. 子宫内膜异位症患者血清 CA125、EMAb、ENA-78、EPO、VEGF 水平的临床意义. 中国计划生育学杂志，2017，25（7）：479-481.

[48] 姚金翠，刘巧玲. 子宫内膜异位症患者血清糖类抗原 -125、人附睾分泌蛋白 4、糖类抗原 -199 表达情况及其临床意义分析. 中国妇幼保健，2017，32（12）：2608-2610.

[49] 凌华萍，全进毅. 超声、癌胚抗原 125 和人附睾分泌蛋白 4 在卵巢癌和卵巢子宫内膜异位囊肿鉴别诊断中的价值. 中国妇幼保健，2017，32（22）：5517-5519.

[50] 邹媛媛，陶馨馨. 卵巢子宫内膜异位症与卵巢癌的超声鉴别诊断. 中国妇幼保健，2017，32（14）：3362-3364.

[51] 杨卓，杨飞，陈英汉，等. 直肠超声内镜在直肠阴道隔子宫内膜异位症诊断中的应用. 中国医科大学学报，2017，46（8）：689-693.

［52］高艳艳，李小芹，杨毅，等. 腹壁子宫内膜异位症的 MRI 诊断. 医学影像学杂志，2017，27（4）：714-717.

［53］谢洁林，张国福，田晓梅，等. 39 例腹壁子宫内膜异位症的 MRI 表现. 放射学实践，2017，32（11）：1161-1164.

［54］闵智乾，王涛，张鑫，等. MRI 在继发性痛经诊断中的应用. 实用放射学杂志，2017，33（11）：1724-1727.

［55］孙燕茹，韩璐，于晓辉，等. 腹膜型子宫内膜异位症的腹腔镜窄带成像下的形态学特征分析. 现代妇产科进展，2017，26（4）：262-265.

［56］孙燕茹，韩璐，于晓辉，等. 腹腔镜窄带成像技术在腹膜型子宫内膜异位症中的诊断价值. 中国微创外科杂志，2017，17（12）：1087-1090.

［57］周赞华，董海娜，卫哲，等. 子宫内膜异位症早期综合评分临床诊断模型研究. 中国全科医学，2017，20（21）：2665-2671.

［58］王伯红，吴迪. 腹腔镜不同术式治疗卵巢子宫内膜异位囊肿的临床观察. 中国性科学，2017，26（6）：31-34.

［59］苏悦，马志松，尹香花，等. 腹腔镜下单侧卵巢子宫内膜异位囊肿剥除术后卵巢储备功能评估的临床研究. 中华妇幼临床医学杂志（电子版），2017，13（1）：93-98.

［60］郑霞. 垂体后叶素水分离法在腹腔镜下卵巢子宫内膜异位囊肿剥除术中的应用. 医学临床研究，2017，34（11）：2130-2132.

［61］王婧，王爱敏. 腹腔镜骶前神经切断术对子宫内膜异位症患者性生活质量的影响. 中国性科学，2017，26（6）：47-50.

［62］赵璟，龚颖萍，黄晓靓，等. 超声引导下经皮射频消融治疗腹壁子宫内膜异位症的疗效观察. 医学临床研究，2017，34（6）：1145-1147.

［63］陈春亚，孙妍. 超声介入配合药物治疗子宫内膜异位囊肿的临床分析. 中国生化药物杂志，2017，37（8）：231-232.

［64］李娟，程艳，李贤兰，等. 经阴道超声引导穿刺治疗子宫内膜异位性囊肿. 临床超声医学杂志，2017，19（11）：791-792.

［65］胡燕，卢昆林. GnRH-α 联合腹腔镜手术治疗子宫内膜异位症的近远期疗效评价. 中国妇幼保健，2017，32（4）：678-680.

［66］金海红，赖筱琍. 腹腔镜联合亮丙瑞林在子宫内膜异位症治疗中的应用. 中国妇幼保健，2017，32（7）：1562-1565.

［67］吕瑞. 体质量对子宫内膜异位症保守性手术治疗患者术后用药疗效的影响. 中国妇幼保健，2017，32（22）：5589-5591.

［68］王静，董艳，焦艳. GnRH-α 治疗子宫内膜异位症对于患者 FSH、E_2、IL-18 及 TNF-α 等的变化影响. 浙江临床医学，2017，19（8）：1424-1425.

［69］陈艳，闻静. 腹腔镜手术联合促性腺激素释放激素激动剂治疗子宫内膜异位症的疗效观察. 中国妇幼保健，2017，32（21）：5282-5284.

［70］王天霞. 腹腔镜卵巢子宫内膜异位囊肿剥除术联合使用 GnRH-α 对卵巢储备功能的影响. 中国生化药物杂志，2017，37（12）：165-166.

［71］黄聪，黄顺彬，王艳君. 卵巢巧克力囊肿术后行小剂量米非司酮预防复发的效果观察. 中国妇幼健康研究，2017，28（7）：845-847.

［72］尹璐，刘平，王朝，等. 米非司酮治疗子宫内膜异位症患者血清 FSH、LH、E2 水平及相关指标值变化研究. 中国生育健康杂志，2017，28（3）：277-279.

［73］赵蕾，张娟娟，田晓华. 米非司酮对子宫内膜异位症型痛经患者前列腺素及孕激素的影响. 中国性科学. 2017. 26（7）：49-51.

［74］谢伟. 米非司酮对子宫内膜异位症患者异位内膜组织中侵袭基因、凋亡基因表达的影响. 海南医学院学报，2017，23（18）：2528-2530.

［75］付栋，郑若姮. 米非司酮治疗子宫内膜异位症的临床研究. 中国临床药理学杂志，2017，（23）：2375-2377.

［76］李萍，陈琼，杨红兵. 曼月乐治疗子宫内膜异位症疗效分析. 中国性科学，2017，26（7）：46-48.

［77］宋汝丹，程玲慧，李莹莹，等. 左炔诺孕酮宫内节育系统预防子宫内膜异位症复发的临床疗效. 中国临床保健杂志，2017，20（2）：162-165.

［78］柳金梅，蔡炳欣，马瑞兰，等. 皮下埋植避孕剂用于缓解子宫内膜异位症临床症状的效果观察. 中国计划生育学杂志，2017，25（6）：407-409.

［79］王青，胡剑苗，贾和庆. 左炔诺孕酮联合达那唑胶囊治疗子宫内膜异位症患者的疗效与安全性. 中国生化药物杂志，2017，37（4）：370-372.

［80］张素宁，张晓妮，牛芳蕾，等. 左炔诺孕酮宫内缓释系统联合来曲唑治疗复发性子宫内膜异位症的疗效观察. 广西医科大学学报，2017，34（11）：1581-1584.

［81］从蓉俊，符圆圆，江晓红，等. 腹腔镜下卵巢巧克力囊肿剥除术后辅以不同药物治疗的疗效比较. 中国妇幼保健，2017，32（4）：689-691.

［82］张凤，赵绍杰，王金梅. 子宫内膜异位症患者腹腔镜术后应用促性腺激素释放激素类似物的效果观察. 实用临床医药杂志，2017，21（19）：63-65.

［83］李婷，徐晓璇，戴毅，等. 直肠阴道隔子宫内膜异位症部分切除联合药物治疗的效果及对生命质量的影响. 中华妇产科杂志，2017，52（5）：307-313.

［84］张丹瑜，邓宇傲，刘新琼，等. 宫腹腔镜联合治疗子宫内膜异位症不孕的临床研究. 腹腔镜外科杂志，2017，22（10）：796-798.

［85］董艳红. 子宫内膜异位症患者经宫腹腔镜联合手术后自然妊娠结局. 中国妇幼保健，2017，32（21）：5469-5471.

［86］张雅，白润芳，李艳川，等. 子宫内膜异位症合并内膜息肉患者行宫腹腔镜联合手术后的疗效及对自然妊娠结局的影响. 中国妇幼保健，2017，32（21）：5458-5460.

［87］汪洋. 米非司酮与孕三烯酮对子宫内膜异位症患者术后性激素水平和妊娠率的影响. 中国妇幼保健，2017，32（9）：1849-1851.

［88］王秀侠，黄卫华，赵颖. 腹腔镜下卵巢巧克力囊肿剔除联合戈舍瑞林对合并不孕症患者雌孕激素水平、临

床表现及妊娠的影响. 中国妇幼保健, 2017, 32（14）: 3282-3284.

［89］李静, 易旺云, 段宁. 不同药物方案治疗重度子宫内膜异位症的效果及对患者生育能力的影响. 中国妇幼保健, 2017, 32（9）: 1879-1881.

［90］梁华, 洛若愚. 腹腔镜保守性手术治疗子宫内膜异位症后复发相关因素分析及预防对策. 中国妇幼保健, 2017, 32（10）: 2234-2237.

［91］苏丹, 石刚, 郑渤. 卵巢子宫内膜异位囊肿超声介入治疗后复发特征及影响因素分析. 解放军预防医学杂志, 2017, 35（6）: 614-616.

［92］王丹, 何冠南. 超声引导下聚桂醇硬化治疗在复发性卵巢巧克力囊肿中的应用. 山西医药杂志, 2017, 46（11）: 1340-1342.

［93］梁晓红, 丁金萍. 雷公藤多苷联合孕三烯酮治疗子宫内膜异位症的疗效及对相关血清指标的影响. 中国妇幼保健, 2017, 32（24）: 6145-6146.

［94］何苗. 散结镇痛胶囊联合复方大血藤灌肠剂治疗子宫内膜异位症的疗效分析. 中国妇幼保健, 2017, 32（7）: 1431-1434.

［95］蒋琼. 桃红四物汤联合米非司酮治疗对子宫内膜异位症患者相关炎性因子与激素水平的影响. 中国妇幼保健, 2017, 32（7）: 1380-1383.

［96］吴文霞, 李建平. 中药保留灌肠联合加味血府逐瘀汤治疗子宫内膜异位症的临床疗效及安全性. 中国妇幼保健, 2017, 32（21）: 5481-5483.

［97］何珏, 秦艳, 董升栋, 等. 朱氏清热化瘀方治疗瘀热互结型子宫内膜异位症盆腔相关性疼痛的多中心随机对照研究. 上海中医药杂志, 2017, 51（11）: 55-59.

第三章　产科疾病研究进展

第一节　产　　程

综合了国内外相关领域文献资料，2014年中华医学会首次发表《新产程标准及处理的专家共识》以指导临床实践。具体如下：①潜伏期延长（初产妇>20 h，经产妇>14 h）不作为剖宫产指征。破膜后且至少给予缩宫素静脉滴注12～18 h，方可诊断引产失败。在除外头盆不称及可疑胎儿窘迫的前提下，缓慢但仍然有进展（包括宫口扩张及先露下降的评估）的第一产程不作为剖宫产指征。②以宫口扩张6 cm作为活跃期的标志。活跃期停滞的诊断标准：当破膜且宫口扩张≥6 cm后，如宫缩正常，而宫口停止扩张≥4 h可诊断活跃期停滞；如宫缩欠佳，宫口停止扩张≥6 h可诊断活跃期停滞。活跃期停滞可作为剖宫产的指征。

第二产程延长的诊断标准：①对于初产妇，如行硬脊膜外阻滞，第二产程超过4 h，产程无进展（包括胎头下降、旋转）可诊断第二产程延长；如无硬脊膜外阻滞，第二产程超过3 h，产程无进展可诊断第二产程延长。②对于经产妇，如行硬脊膜外阻滞，第二产程超过3 h，产程无进展（包括胎头下降、旋转）可诊断第二产程延长；如无硬脊膜外阻滞，第二产程超过2 h，产程无进展则可诊断第二产程延长。新产程对于临床实际应用、剖宫产率及母婴结局有何影响，对此国内已有不少研究。

一、对阴道分娩中异常情况处理的影响

新旧产程标准具体如何执行需要临床医师灵活使用或混用。贾晓婕等建议推迟活跃期起点，延长活跃期和第二产程观察时限，以回顾性资料探讨3种产程标准对自然分娩的影响。本研究纳入9011例产科待产的单胎、头位、足月、自然临产产妇，根据分娩时间将其分为三组，分别为旧产程A组、改良产程B组及新产程C组。结果发现，新产程C组及改良产程B组的缩宫素使用、阴道助产、人工破膜及宫颈封闭率明显低于旧产程A组，差异有显著性（$P<0.05$），而新产程C组的子宫颈封闭率低于改良产程B组，差异有显著性（$P<0.05$），两组的缩宫素使用、人工破膜、阴道助产及剖宫产率无差异性（$P>0.05$）；新产程C组及改良产程B组剖宫产率明显低于旧产程A组，差异有显著性（$P<0.05$）。剖宫产指征方面：新产程C组及改良产程B组活跃期停滞发生率低于旧产程A组，差异有显著性（$P<0.05$）；新产程C组在持续性枕后（横）位发生率低于旧产程A组，差异有显著性（$P<0.05$）；新产程C组与改良产程B组比较差异无显著性（$P>0.05$）。当第二产程延长时充分评估阴道分娩条件后，可应用产钳助产。

张敏等选取因第二产程延长行产钳助产的产妇302例，其中2008年旧产程标准产钳助产99例，

新产程标准产钳助产 203 例，比较产钳助产的相关因素和母婴结局的差异。结果发现，新产程标准下产钳助产比例为 2.55%，旧产程标准为 1.72%，比较差异有统计学意义（$P<0.05$）；新旧产程标准下，因第二产程延长行产钳助产中肩难产、产褥感染、新生儿 Apgar 评分和产后母亲血红蛋白下降值之间差异无统计学意义（$P>0.05$）。新产程标准下，产钳助产尿潴留的发生比例比旧产程标准高出 5 倍（$P=0.01$），但发生软产道裂伤（$P=0.04$）和新生儿并发症的比例更低（$P=0.00$），产后住院的时间也更短（$P=0.00$）。

实际情况下经产妇活跃期进展速度较初产妇更快，为了证实新产程标准对初产妇和经产妇均具有实用性，不会对产妇及新生儿结局造成影响，李容芳等选取符合阴道分娩条件的孕产妇 100 例，根据生产次数分为初产妇组和经产妇组，各 50 例，比较发现初产妇组和经产妇组宫口扩张至 6~8 cm 时长比较，差异无统计学意义（$P>0.05$）；初产妇组第一产程宫口扩张至 8 cm、<10 cm 时长较经产妇组长，差异有统计学意义（$P<0.05$）；初产妇经阴道分娩第一产程所需时间较经产妇均显著较长，差异有统计学意义（$P<0.05$）；两组孕产妇产钳助娩、产后出血、会阴切口感染率比较，差异无统计学意义（$P>0.05$）；两组新生儿 Apgar 评分差异无统计学意义（$P>0.05$）。

二、对分娩方式的影响

应用新产程标准作为临床指导后延长了产程时限，给予产妇充分试产的机会，可促进阴道分娩，能够有效降低剖宫产率，减少产时过度干预。符静等选取进行试产的 1000 例单胎妊娠、足月、头位孕妇进行研究，其中 500 例采用新产程标准进行助产管理（新产程组）、500 例采用旧产程标准进行助产管理（旧产程组），对比显示新产程组产妇的产时潜伏期、第一产程时间均显著长于旧产程组，新产程组产妇和旧产程组产妇的第二、第三产程时间比较差异均不具有统计学意义；新产程组产妇的产钳助产率、剖宫产率、催产素使用率、产后出血率、产时发热率均显著低于旧产程组，差异均具有统计学意义（P 均<0.05）。

王春芳选取实施新产程标准与助产措施分娩的 4025 例产妇作为观察组，按旧产程标准分娩的 3986 例产妇作为对照组。比较和分析两组进行产钳助产、中转剖宫产和分娩并发症的发生情况。结果发现，观察组产钳助产率、中转剖宫产率低于对照组，自然分娩率高于对照组；因胎儿呼吸窘迫产钳助产率高于对照组，因缩短第二产程及持续性枕位异常产钳助产率低于对照组；因产妇潜伏期延长、活跃期停滞剖宫产率低于对照组，因胎儿头盆不称的剖宫产率高于对照组。上述指标两组间比较差异均有统计学意义（$P<0.05$）。

王琳通过对 3 年共 3100 例孕妇的同期分娩结局比较，发现新产程标准后，严格观察产程并认真把握剖宫产指征可有效降低剖宫产率和中转剖宫产率。

王洪玲选取 600 例初产妇，随机分为观察组和对照组，各 300 例。观察组运用新产程标准管理产程模式，对照组采用 Friedman 曲线管理产程模式，比较两组分娩方式、人工干预率及产后并发症的发生情况。结果发现，观察组剖宫产率和阴道分娩率分别为 23.3% 和 76.7%，剖宫产率低于对照组的 32.0%，阴道分娩率高于对照组的 68.0%，差异均有统计学意义（$P<0.05$）；观察组人工干预率为 15.7%，低于对照组的 26.7%，差异有统计学意义（$P<0.05$）。

裴美丽等选取 1527 例孕妇作为对照组，其中试产孕妇 547 例，用 Friedman 产程标准处理产程；观察组 2642 例，其中试产孕妇 1461 例，用新产程标准处理产程。结果发现，观察组剖宫产率明显低于对照组（$P < 0.01$）；试产孕妇中，观察组试产成功率显著高于对照组（$P < 0.01$）；因第一产程异常行剖宫产的比例，观察组较对照组明显降低（$P < 0.05$）；因第二产程异常行剖宫产的比例两组无显著差异（$P > 0.05$），且不增加母婴不良结局发生率。

汪云等回顾性分析 2012 年 1—6 月（A 组）和 2016 年 1—6 月（B 组）的孕妇产程资料，发现 A 组缩宫素使用率、人工破膜率、会阴侧切率及阴道产钳助产率均高于 B 组（P 均 < 0.001）；A 组产程中中转剖宫产率高于 B 组（6.56% vs. 3.41%，$P < 0.001$）；剖宫产的原因中，A 组因胎儿窘迫剖宫产率较 B 组高（2.37% vs. 1.20%，$P < 0.001$）；A 组的头盆不称剖宫产率较 B 组高（4.05% vs. 1.98%，$P < 0.001$）。

穆域琼选取经阴道分娩的 1893 例产妇作为对照组，同标准的 1901 例产妇作为研究组。对照组按照旧产程标准进行处理，研究组参照新产程标准进行处理。结果发现，研究组产妇的中转剖宫产率（5.9%）低于对照组（9.0%），且因潜伏期延长和活跃期停滞导致的中转剖宫产率（14.3%）明显低于对照组（32.2%）。

新产程标准的应用不仅降低了剖宫产率，提高阴道分娩率，而且不增加产后出血及新生儿轻、重度窒息率。黄利川收集年龄 22～30 岁、头位、骨盆外测量正常、估计胎儿体重 < 4000 g 的初产妇 50 例为对照组，按旧产程标准（第二产程 > 2 h）诊断为第二产程延长；同标准的产妇 50 例为观察组，按新产程标准（第二产程 > 3 h）诊断为第二产程延长。观察组剖宫产率明显低于对照组，而观察组阴道助产率明显高于对照组，两组分娩方式比较，差异有统计学意义（$P < 0.05$）。

马瑶等通过回顾性分析发现，与 2013 年相比，2015 年的剖宫产指征中，活跃期停滞、引产失败、胎儿窘迫明显减少，差异有统计学意义（$P < 0.05$）。因此，引用新产程及催引产指南后，剖宫产率明显下降，不良围产结局未增加，应加以推广。

三、对母婴预后的影响

有些报道认为新产程应用后对孕妇产后并发症及新生儿结局无显著影响。胡艳英以新产程标准处理的产妇作为观察组，对照组采取传统产程标准，各 1100 例。两组产后出血率、产妇感染率、新生儿窒息率比较，差异均无统计学意义（$P > 0.05$）。

王燕等对研究组及对照组各 500 例的对比研究结果显示，产后出血率及新生儿窒息率与对照组比较，差异无统计学意义（$P > 0.05$）。

赵娜等选取 101 例采用旧产程标准的产妇为对照组，85 例采用新产程标准的产妇为观察组。两组活跃期时间、生产过程出血量比较，差异无统计学意义（$P > 0.05$）；两组产妇均未发生母婴不良结局事件。观察组和对照组胎膜早破、脐带扭转、羊水过少、产后出血等妊娠并发症的发生率比较，差异无统计学意义（$P > 0.05$）；两组新生儿在体重、宫内窘迫、窒息发生率、转入新生儿重症监护室的比例等方面比较，差异均无统计学差异（$P > 0.05$）。

王丁然将等按照旧产程标准管理的孕妇 5385 例设为对照组，按照新产程标准管理的孕妇 6836 例设为研究组，对母婴预后方面比较发现，研究组和对照组产钳助产例数分别为 113 例（1.65%）和 110 例（2.04%）；产后出血分别为 534 例（7.81%）和 407 例（7.56%）；绒毛膜羊膜炎例数分别为 96 例（1.40%）和 58 例（1.08%）；新生儿窒息例数分别为 69 例（1.01%）和 42 例（0.78%）；新生儿感染性肺炎分别为 9 例（0.13%）和 6 例（0.11%）。两组上述母婴预后指标比较，差异均无统计学意义（$P > 0.05$）。

虽然产妇的首次剖宫产率可以明显降低，但李艺平等认为实施新产程标准后产妇产后出血率增加，新生儿转科率增加。选取首次剖宫产分娩的孕妇纳入回顾分析研究，其中新产程标准实施后的 800 例首次剖宫产分娩的孕妇作为研究组，实施前的 798 例作为对照组。结果发现，按新产程标准严格控制剖宫产后，研究组首次剖宫产率为 13.5%，明显低于对照组的 17.9%（$P < 0.05$）；非医学指征、头位异常、时限异常剖宫产率大幅度减少，两组比较，差异有统计学意义（$P < 0.01$）；胎儿窘迫成为研究组剖宫产的首位指征，显著高于对照组（$P < 0.01$）；研究组产后出血发生率、手术切口愈合不良明显高于对照组（$P < 0.01$），产褥病率无明显增加（$P < 0.05$），均无严重并发症如羊水栓塞、子宫切除等发生。新生儿巨大儿、新生儿窒息两组比较，差异无统计学意义（$P > 0.05$）；新生儿转科发生率研究组明显高于对照组（$P < 0.01$）。

张珊珊等选取按新产程标准处理的 3610 例孕妇，其中产程中中转剖宫产 298 例为研究组；按旧产程标准处理的 2783 例孕妇，其中产程中中转剖宫产 436 例为对照组。新产程标准下孕妇产程中中转剖宫产率 8.25%（298/3610）明显低于旧产程标准的 15.66%（436/2783），新标准后胎儿窘迫取代产程时限异常成为中转剖宫产第一手术指征。研究组中转剖宫产孕妇产后出血量（372.93±231.46）ml 与对照组的（357.68±146.31）ml 相比明显增多，研究组继发性宫缩乏力发生率高于对照组，差异有统计学意义（$P < 0.05$）。两组在产后出血、产褥感染及新生儿结局方面比较，差异均无统计学意义（P 均>0.05）。

危玲等选取阴道分娩的低危初产妇分为新产程组（2014 年 10 月至 2015 年 3 月，新产程管理，4146 例）和旧产程组（2013 年 10 月至 2014 年 3 月，旧产程管理，3879 例）。结果显示，产时发热（6.5%）、阴道助产率（8.9%）、新生儿窒息（0.9%）及新生儿入住重症监护室的发生率（8.4%）与旧产程组（6.2%、8.7%、1.2% 及 7.3%）无差异（$P > 0.05$），但尚不能完全证实对产后出血安全性。

孟迪云等认为新产程标准管理下，总产程>24 h 的初产妇经阴道分娩未增加新生儿发病率及产褥感染比例，但会增加产钳助产、产后出血、尿潴留的概率。本研究选取按照新产程标准管理总产程>24 h 的产妇 102 例，其中经阴道分娩 95 例为观察组，随机抽取同期经阴道分娩总产程<24 h 的产妇 190 例为对照组，比较两组母婴结局。结果发现，观察组潜伏期延长、分娩镇痛、产钳助产、产后出血、尿潴留比例均显著高于对照组（$P < 0.05$）。但两组产褥感染率、新生儿出生体重、新生儿 Apgar 评分≤ 7 分发生率、脐动脉血 pH<7.2 及转新生儿重症监护病房的比例比较，差异均无统计学意义（$P > 0.05$）。

（狄 文 蒋 萌）

参 考 文 献

［1］贾晓婕，郑丽君，唐波平，等. 三种产程标准对自然分娩的影响. 中外女性健康研究，2017，3（14）：9-10，35.

［2］张敏，张月梅，徐文. 采用新产程标准产钳助产的相关因素及母婴结局的研究. 中国妇幼健康研究，2017，28（10）：1181-1183.

［3］李容芳，徐燕媚，邓琼. 新产程标准中活跃期拐点在初产妇与经产妇临床应用中的影响. 热带医学杂志，2017，17（7）：932-935.

［4］符静，苏雪，李倩. 新旧产程标准管理对分娩和新生儿结局影响的分析. 中国妇幼健康研究，2017，28（6）：627-629.

［5］王春芳，王慧敏，欧阳林. 新产程标准与助产措施对产钳助产、中转剖宫产和新生儿窒息发生率的影响分析. 医学临床研究，2017，34（6）：1135-1137.

［6］王琳. 新产程标准后剖宫产率及指征的变化分析与研究. 航空航天医学杂志，2017，28（12）：1476-1478.

［7］王洪玲. 不同产程管理模式对初产妇分娩的影响. 中国民康医学，2017，29（23）：53-54.

［8］裴美丽，刘婷，袁琳楠，等. 将新产程推广于临床实践的回顾性观察研究. 中国妇幼健康研究，2017，28（12）：1698-1700.

［9］汪云，岳永飞，何秀玉. 实施改良新产程对降低产时剖宫产率及母婴结局的影响. 国际妇产科学杂志，2017，44（6）：633-635，641.

［10］穆域琼. 新产程实行对阴道分娩中转剖宫产的影响观察. 中国医药指南，2017，15（26）：94-95.

［11］黄利川. 新产程第二产程标准临床应用观察. 中国当代医药，2017，24（8）：102-104.

［12］马瑶，陈磊，曹冬如，等. 实施新产程及催引产指南后剖宫产率及剖宫产指征的变化分析. 中国生育健康杂志，2017，28（5）：468-469，478.

［13］胡艳英. 新产程标准的临床应用及对产妇和新生儿预后的影响. 中国实用医药，2017，12（17）：101-102.

［14］王燕，那娜. 新产程标准实施 500 例临床分析. 中国实用医药，2017，12（17）：102-103.

［15］赵娜，李娜，蒋小芒，等. 新产程标准对产程中临床指征及母婴预后的影响. 现代生物医学进展，2017，17（27）：5362-5364，5372.

［16］王丁然，叶圣龙，陶立元，等. 新旧产程标准对母婴结局的影响. 中国妇产科临床杂志，2017，18（6）：507-510.

［17］李艺平，汪东霞，余艳萍. 实施新产程标准后首次剖宫产率、指征的变化及母婴预后分析. 广州医科大学学报，2017，45（2）：86-89.

［18］张珊珊，梁旭霞. 新产程标准下对阴道试产中转剖宫产的影响. 中国妇幼健康研究，2017，28（12）：1678-1681.

［19］危玲，闫亭亭，范玲. 8025 例阴道分娩人群新旧产程管理下分娩及妊娠结局比较. 中国计划生育学杂志，2017，25（7）：459-462.

［20］孟迪云，胡刚. 新产程标准下总产程＞24h 对母婴结局的影响. 浙江临床医学，2017，19（9）：1686-1687.

第二节 复发性流产

流产是指妊娠 28 周之前，胎儿体重不足 1000 g 而自然终止妊娠者，≥2 次的自然流产称为复发性流产（recurrent spontaneous abortion，RSA）。引起 RSA 的病因十分复杂，有近 50% 的患者原因不明。

一、病因

（一）染色体异常

胚胎染色体及夫妇染色体异常是导致 RSA 的主要原因。张影等对 1123 对 RSA 夫妇的染色体核型采用常规 G 显带方法对其进行染色体核型检测。结果发现，1123 对 RSA 夫妇中确认有染色体异常的夫妇 78 对，其中染色体倒位者 3 例，罗氏易位者 10 例，相互易位者 61 例，数目异常者 4 例。将染色体异常的患者按性别进行分类，相互易位的女性患者有 36 例，男性 25 例；罗氏易位的女性患者有 2 例，男性 8 例；倒位的女性患者有 1 例，男性 2 例；数目异常的女性患者有 3 例，男性 1 例。1123 对夫妻中，染色体多态性者 316 例，其中 1、9、16 号染色体变异分别为 178 例、5例、7 例；D/G 组变异 45 例，大 Y 染色体 71 例，inv（9）10 例。将 1123 对 RSA 患者按流产次数分类，发生 2 次、3 次及 3 次以上的患者的比例分别为 78%（876 例）、18%（204 例）、4%（43 例），各组的异常率分别为 5.60%（49/876）、11.27%（23/204）、13.95%（6/43），各组间差异有统计学意义。

高通量测序技术可检测染色体微粒缺失。王文华等选取 2015 年 1 月至 2017 年 11 月在医院就诊的 RSA 共 73 例患者，对夫妻双方染色体及流产后绒毛组织进行分析。对其中 52 例清宫术后新鲜绒毛组织同时行 G 显带染色体核型分析和高通量测序检测，21 例因自然流产或药物流产后绒毛组织行高通量测序检测。52 例清宫术后绒毛染色体核型正常 37 例，数目异常 15 例；高通量测序检测正常 14 例（26.9%），数目异常 7 例，数目异常且存在拷贝数变异 7 例，仅存在拷贝数变异＞10 Mb 的重复或缺失 24 例；1 例染色体核型分析为 45，XO，高通量测序结果为正常。21 例自然流产后绒毛仅行高通量测序患者中，数目异常 5 例，拷贝数变异＞10 Mb 的重复或缺失 2 例，正常 14 例。73 例患者中，父方染色体均正常，母方染色体异常 4 例（5.5%），其中 2 例染色体平衡易位者胚胎染色体分别为 14- 三体合并拷贝数变异和 7- 三体，1 例染色体平衡易位和 1 例 10 号染色体长臂内倒位者胚胎染色体正常。值得注意的是，高龄是引起复发性流产胚胎染色体异常的高危因素，年龄≥35 岁者绒毛染色体异常发生率（76.7%，23/30）高于年龄＜35 岁者（53.5%，23/43）（$P=0.044$）。自然流产 3 次者绒毛染色体异常发生率（73.3%，33/45）高于自然流产≥4 次者（46.4%，13/28）（$P=0.021$）；排除胚胎染色体异常因素后，自然流产≥4 次者自身免疫抗体阳性率（60.0%，9/15）高于自然流产 3 次者（8.3%，1/12）（$P=0.006$）。

王燕侠等运用高通量测序检测流产胚胎或绒毛组织染色体，通过整群抽样选取 2016 年 1 月至 2016 年 10 月收治的 99 例初次自然流产患者及 165 例 RSA 患者的胚胎或绒毛组织进行高通量测序技术检测，分析胚胎染色体数目和结构变异结果，发现与初次自然流产患者相比，RSA 患者胚胎染色体数目异常率（36.4% *vs.* 44.4%）及结构异常率（6.8% *vs.* 10.2%）均低，但差异无统计学意义（$P>$ 0.05）。初次自然流产与 RSA 患者流产组织三倍体发生均以 22、16 号染色体多见，单倍体以 X 染色体单体多见，但两者染色体非整倍体发生顺位有差异。2 种流产方式在染色体结构异常发生率方面，均以染色体结构缺失为主，染色体结构重复次之。

针对 RSA 患者，应建议其常规行双方染色体及流产后绒毛染色体核型检测，检测出染色体异常的患者，应接受遗传咨询以减少因染色体异常流产及染色体异常胎儿的出生。高龄产妇胚胎染色体异常发生率更高。

（二）内分泌失调

黄体功能不足、多囊卵巢综合征、甲状腺功能异常、胰岛素抵抗等均有可能导致 RSA。汪筱谢等选取 2012 年 1 月至 2016 年 12 月原发性流产患者 70 例作为原发性流产组，RSA 患者 70 例作为 RSA 组，健康体检者 70 例作为对照组，三组进行对照分析。测定三组血清促甲状腺素（thyroid stimulating hormone，TSH）、纤维蛋白原（fibrinogen，Fib）、游离甲状腺素（free thyroxine，FT4）、甲状腺素过氧化物酶抗体（thyroid peroxidase antibody，TPO-Ab）、甲状腺球蛋白抗体（thyroglobulin autoantibody，TG-Ab）水平。结果发现，RSA 组患者 TA 阳性率、TPO-Ab 阳性率、TG-Ab 阳性率均高于对照组（P 均<0.05）；原发性流产组 TG-Ab 阳性率高于对照组（$P<0.05$），TA 阳性率、TPO-Ab 阳性率与对照组比较差异无统计学意义（P 均>0.05）。RSA 组 TPO-Ab 高于对照组（$P<0.05$），三组 TG-Ab 比较差异无统计学意义（$P>0.05$）。因此，甲状腺自身抗体血清 TA、TPO-Ab、TG-Ab 阳性率和水平升高与复发性流产的发生有关。

杨学舟等对 119 例 RSA 妇女与正常孕前检查妇女 175 例做对照比较。检测基础性激素、甲状腺激素及抗体、空腹胰岛素、空腹血糖水平，比较观察组与对照组各种内分泌情况的差异。结果发现，观察组血清促黄体生成素、睾酮水平明显高于对照组，差异有统计学意义（P 均<0.05）；观察组甲状腺抗体阳性检出率明显高于对照组，差异有统计学意义（$P<0.05$），抗甲状腺过氧化物酶抗体水平明显高于对照组，差异有统计学意义（$P<0.05$）；观察组空腹胰岛素及胰岛素抵抗指数水平明显高于对照组，差异有统计学意义（P 均<0.05）。

（三）免疫功能异常

免疫因子平衡失调在 RSA 发病机制中起着重要作用，如 NK 细胞亚群平衡失调，Th1/Th2 平衡失调等。王德胜等发现外周血 Treg 水平在原因不明复发性流产（unexplained recurrent spontaneous abortion，URSA）患者月经周期中呈现典型的动态变化，且在增殖期 URSA 患者的比例低于健康女性。本研究选取 URSA 患者 35 例为 URSA 组、健康女性 40 例为对照组，分别于月经周期的月经期、增殖期和分泌期采集两组外周血，采用流式细胞术检测 Treg 的百分比。结果发现，URSA 组月经期、增殖期、分泌期外周血 Treg 比例分别为 0.897%±0.432%、1.523%±0.519%、

1.109%±0.336%，对照组分别为 1.055%±0.390%、1.910%±0.554%、1.113%±0.364%，与同组月经期、分泌期相比，两组增殖期外周血 Treg 比例均升高（P 均<0.01），且 URSA 组较对照组增殖期外周血 Treg 比例降低（P<0.01）。

罗娜等选取 2015 年 1 月至 2017 年 10 月医院收治的 URSA 患者 162 例为 URSA 组，正常早孕者 90 例为早孕组，正常未孕者 90 例为未孕组。结果发现，URSA 组 Th17、Th17/Treg 及 IL-17 水平明显高于未孕组和早孕组。URSA 组 Treg 细胞含量（3.75%±0.84%）明显低于未孕组（4.92%±1.18%）和早孕组（4.83%±1.06%）（P 均<0.01）。而早孕组与未孕组 Th17、Treg、Th17/Treg 及 IL-17 水平比较，差异均无统计学意义（P 均>0.05）。相关分析显示，URSA 患者 Th17/Treg 与 IL-17 呈正相关（$r=0.805$，P<0.01）。由此得出，Th17/Treg 及 IL-17 高表达与 URSA 发生有关，免疫平衡失调可能是介导 URSA 发生的原因之一。

武卫华等研究发现，URSA 孕妇机体外周血高迁移率族蛋白 B1（high mobility group box 1 protein，HMGB1）水平增高，其可通过调节 Th17/Treg 水平参与 URSA 疾病的发生。比较 URSA 早孕妇女（观察组，109 例）与正常早孕妇女（对照组 100 例）外周血中 Th17、Treg 及 Th17/Treg 比值水平，检测血浆 HMGB1、白介素（interleukin，IL）-17、IL-6、转化生长因子 -β（transform growth factorβ，TGF-β）及 IL-10 表达水平，分析 HMGB1 与各指标的相关性。结果发现，观察组孕妇 Th17/Treg 比值显著高于对照组（P<0.05）；观察组 HMGB1、IL-17、IL-6 水平显著高于对照组（P<0.05）；观察组 TGF-β 及 IL-10 水平显著低于对照组（P<0.05）。观察组孕妇外周血 HMGB1 水平与 Th17 相关细胞因子 IL-17、IL-6 表达呈正相关，与 Treg 相关细胞因子 TGF-β、IL-10 表达呈负相关。

（四）凝血及血流动力学异常

全身性因素导致血管内皮损伤诱发的血流动力学改变或血栓前状态，也是 RSA 的重要原因之一。

肖金生等对凝血相关指标与 RSA 之间的关系进行了探讨。其研究内容包括狼疮抗凝物（lupus anticoagulant，LA）、抗凝血酶Ⅲ（antithrombin Ⅲ，AT-Ⅲ）、凝血酶原时间（prothrombin time，PT）、活化部分凝血活酶时间（activated partial thromboplastin time，APTT）、凝血酶时间（thrombin time，TT）、纤维蛋白原、D- 二聚体（D-Dimer）及血小板计数（platelet，PLT）检测，并对上述内容进行统计学分析。结果发现，与正常对照组相比，复发流产组的 AT-Ⅲ含量减少，APTT 和 PT 时间缩短，纤维蛋白原和 D- 二聚体水平增加；正常孕妇组 APTT 时间缩短和 D- 二聚体水平明显增高，复发流产组和正常孕妇组患者 LA 阳性率明显增高。与正常孕妇组相比，复发流产组 APTT 时间缩短和 D- 二聚体水平明显增高；而 TT 和 PLT 在三组间比较差异均无统计学意义（P 均>0.05）；复发流产组患者 LA 阳性率明显增高。

张丹等通过比较 RSA 患者与正常育龄女性，发现所有常规凝血检测指标（APTT、PT、TT、纤维蛋白原）差异均无统计学意义（P>0.05）；免疫组和传统组在血栓弹力图相关参数中，α 角、MA 有显著性差异（P<0.05），K 值差异无统计学意义（P>0.05）；当 MA 处于临界值 62.35 mm 时，预测可能再次发生不良妊娠结局的灵敏度为 82.4%，特异度为 91.7%，及时发现血栓前状态，为临床有效预防易栓症的发生及改善妊娠结局提供可靠依据。抑制血小板聚集则是治疗时应该关注的重点。

妊娠过程中凝血功能发生生理性变化，而 D- 二聚体的水平更有助于临床指导。林涛等对 URSA 患者早孕期 D- 二聚体水平及临界值进行了检测评估。结果显示，D- 二聚体的临界值是 0.65 mg/L，D- 二聚体曲线下面积（area under the curve，AUC）是 0.89，阳性预测值 90.24%，阴性预测值 72.67%，均有统计学意义（$P<0.05$），同型半胱氨酸、凝血酶原时间临界值分别是 9.75μmol/L、12.85 s，差异有统计学意义（$P<0.05$）。

赵宗霞等探讨了同型半胱氨酸（homocysteine，HCY）及 AT- Ⅲ 活性与 RSA 之间的相关性。本研究选取 RSA 患者 90 例作为研究对象，同期正常分娩者 100 例作为对照组。结果发现，RSA 组 HCY 阳性者占 56.7%（51/90），明显高于对照组 6.0%（6/100）（$P<0.05$）；RSA 组 AT- Ⅲ 活性为（73.59±4.85），对照组为（115.26±11.43），两者比较差异有统计学意义（$P<0.01$）。因此认为，HCY 联合 AT- Ⅲ 活性检测对于临床诊断和治疗 RSA 具有重要意义。

李雪梅等对 40 例 URSA 史的孕龄妇女（观察组）和 40 例已生育的正常妇女（对照组）的子宫动脉阻力指数（resistance index，RI）、搏动指数（pulsatility index，PI）及收缩期峰值流速 / 舒张末期流速（S/D）及子宫内膜厚度进行比较。结果发现，观察组和对照组月经周期干净第 4 天（A 期，卵泡期）的子宫动脉 PI、RI、子宫内膜厚度比较，差异无统计学意义（$P>0.05$）；排卵后 1 周（B 期，黄体中期）PI、RI、S/D 及子宫内膜厚度明显改变，RSA 患者子宫内膜厚度变薄，S/D、PI、RI 值增大。子宫动脉 PI、RI 分别为（2.23±0.21）、（0.96±0.09）与（1.91±0.13）、（0.79±0.05），B 期的子宫内膜厚度分别为（7.02±0.68）mm、（11.78±0.80）mm，两组比较差异有统计学意义（$P<0.001$）；子宫动脉 PI 和 RI 与子宫内膜厚度呈负相关（$P<0.05$）。

亚甲基四氢叶酸还原酶（methylenetetrahydrofolate reductase，MTHFR）基因表达异常可导致遗传性血栓倾向，造成子宫血流阻碍，影响妊娠过程。黄山鹰等采用荧光定量聚合酶链反应（polymerase chain reaction，PCR）技术，对 83 例 URSA 患者（URSA 组）和 90 例健康育龄期妇女（对照组）行 *MTHFR* 基因 C667T、A1298C 位点单核苷酸多态性分析，比较发现两组患者 MTHFR 基因型分布符合 Hardy-Weinberg 平衡。两组患者 MTHFR C677T 基因型、等位基因频率分布比较，差异有统计学意义（P 均<0.05）；MTHFR A1298C 基因型、等位基因频率分布比较，差异无统计学意义（P 均>0.05）。URSA 组 TT 纯合子出现频率高于对照组（30.1% *vs.* 13.3%，$P=0.007$）。TT 纯合子基因型可增加患病风险（3.289 倍）。

丁林丽等研究 RSA 患者子宫动脉血流参数水平及其与自身抗体、胰岛素抵抗的关系。本研究选取 RSA 患者 31 例作为复发性流产组，同期正常妊娠女性 50 例作为正常妊娠组。检测两组研究对象的子宫动脉血流参数水平、自身抗体阳性表达率及胰岛素抵抗相关指标水平，采用 Pearson 检验评估 RSA 患者子宫动脉血流参数水平与自身抗体、胰岛素抵抗的相关关系。结果发现，RSA 组子宫动脉血流参数 PI、RI、动脉收缩末期峰值 / 舒张末期流速（S/D）的水平高于正常妊娠组（$P<0.05$）；RSA 组血清中抗心磷脂抗体 IgG（anticardiolipin antibody IgG，ACA-IgG）、抗人绒毛膜促性腺激素抗体（anti-HCG antibody，AHCGAb）、抗子宫内膜抗体（antiendometrium antibody，AEMAb）、抗精子抗体（antisperm antibodies，AsAb）的阳性表达率高于正常妊娠组（$P<0.05$）；RSA 组血清中胰岛素抵抗相关指标空腹胰岛素、胰岛素抵抗指数的水平高于正常妊娠组（$P<0.05$）。RSA 患者子宫动脉血流参数水平与自身抗体阳性表达率、胰岛素抵抗程度均呈正相关（$P<0.05$）。

生殖器畸形、母体全身性疾病、感染、血型不合以丈夫精液异常及遗传学因素等也是 RSA 的因素。

二、治疗

（一）主动免疫

免疫平衡失调是复发性流产的重要发病机制之一。史晓艳等的研究提示主动免疫疗法可下调 RSA 患者 Th1/Th17 细胞因子 IL-2、IL-17 表达水平，上调 Th2 细胞因子 IL-4 表达水平，使 Th1/Th2/Th17 处于平衡模式；同时刺激免疫应答，产生封闭抗体，两者协同调节 Th1/Th2/Th17 细胞平衡，增强 RSA 患者免疫耐受作用，为正常妊娠提供适宜的内环境，从而提高妊娠成功率。

唐国玲等选取 2015 年 1 月至 2016 年 12 月期间产科收治的 URSA 患者 172 例，按治疗方式分成两组，观察组患者 111 例（进行主动免疫治疗），对照组患者 61 例（进行安胎治疗）。观察组妊娠成功率为 72.07%，高于对照组的 21.31%（$P<0.05$）。

伍雪梅等对观察组（淋巴细胞主动免疫治疗）与对照组（常规药物治疗）治疗后的雌二醇、人绒毛膜促性腺激素 β（human chorionic gonadotropin，β-HCG）、孕酮水平做比较，发现前者均较治疗前明显提高，而在治疗后其水平均均高于后者（$P<0.05$）；两组患者治疗后的红细胞压积、红细胞电泳时间、红细胞沉降率、血浆黏度较治疗前均明显改善（$P<0.05$），且两组患者在治疗后比较，差异有统计学意义（$P<0.05$）。因此，采用淋巴细胞主动免疫疗法进行治疗，可有效提高患者的保胎率，减少流产，还可有效改善患者的雌、孕激素水平和血液流变学。

李伏福将因封闭抗体缺乏而导致的 RSA 患者 110 例纳入研究。结果发现，RSA 封闭抗体缺乏者采用患者丈夫或无血缘关系的第三方淋巴细胞进行主动免疫治疗的方法，可以有效刺激母体产生封闭抗体，从而使母体发生免疫耐受；与常规保胎治疗相比，可提高患者成功产下胎儿率。因此认为，临床上可以广泛应用患者丈夫或无血缘关系的第三方的淋巴细胞主动免疫治疗 RSA。

侯悦等对孕前淋巴细胞主动免疫疗法（lymphocytes immunotherapy，LIT）治疗 URSA 的最适疗程和疗效监测指标进行了临床研究。结果发现，孕前进行 LIT 有助于提高 URSA 患者妊娠率成功率。LIT 治疗 2 次后，部分患者 AIA 或 APLA 转阳，应停止 LIT 治疗；若 APLA 与 AIA 均未转阳，再进行 2 次 LIT 治疗更有利于妊娠成功。LIT 治疗 4 次后，若患者 APLA 仍未转阳，为避免 AIA 进一步转阳，应停止 LIT 继续治疗。APLA 转阳与妊娠成功无显著相关性，AIA 有望辅助 APLA 作为监测 LIT 疗效和调整疗程的有效指标。

以上研究表明采用主动免疫疗法治疗 URSA 的临床效果较好，为进一步研究主动免疫对孕妇胎儿异常有无影响。李杰兰选取 200 例不明原因的封闭抗体阴性 RSA 妇女进行观察对照。结果发现，主动免疫组早产率比对照组低，足月分娩率比对照组高（$P<0.05$）；在低体重儿、巨大儿发生率、胎儿畸形发生率、新生儿 Apgar 评分、6 个月后新生儿发育情况方面对比，两组间数据差异无统计学意义（$P>0.05$）。

除了单纯主动免疫治疗外，联合疗法也可以提高妊娠成功率。曹井贺等选取 2012 年 6 月至 2014 年 6 月收治的 174 例 URSA 患者，随机分为试验组和对照组，各 87 例，试验组给予其丈夫的外周血淋巴细胞＋黄体酮治疗，对照组仅给予黄体酮治疗，共治疗 2 个疗程（12 周）。结果发现，治疗前，试验组和对照组患者的血清干扰素 -γ（interferonγ，IFN-γ）、IL-8、IL-4 及正常 T 淋巴细胞表达的调节活化蛋白（regulated upon activation，normal Tcell expressed and secreted，RANTES）因子水平差异均无统计学意义；治疗后，试验组患者的血清 IFN-γ 水平显著低于对照组（$P<0.05$），IL-8、IL-4、RANTES 因子水平显著高于对照组（$P<0.05$）；治疗 1 个疗程、2 个疗程后，试验组封闭抗体（blocking antibody，BA）阳转率、妊娠成功率、活胎分娩率均显著高于对照组。

李婷婷等做了同样方法的比较，选取 126 例 URSA 患者，随机分为观察组和对照组，各 63 例，但对照组为单独主动免疫治疗。结果发现，治疗后，两组抗核抗体阴性者妊娠成功率均高于阳性者（$P<0.05$）。治疗前，两组患者 IL-6、IL-10、TNF-α、IFN-γ 水平比较均无统计学差异（$P>0.05$）；治疗后，两组患者 IL-6、IL-10 水平均显著升高，TNF-α、IFN-γ 水平均显著降低，观察组患者 IL-6、IL-10、TNF-α、IFN-γ 水平均明显优于对照组，差异均有统计学意义（$P<0.05$）。以上 2 项临床研究都说明主动免疫联合孕激素治疗可有效提高抗核抗体阳性 URSA 患者的妊娠成功率。

主动免疫除联合孕激素治疗外，还可联合抗凝治疗提高妊娠成功率。张丹等对 73 例接受体外受精胚胎移植（in vitro fertilization and embryo transfer，IVF-ET）后并临床确诊为 RSA 的患者进行了观察研究。排除其他常见原因后进行 BA、ACA、抗核抗体（antinuclear antibody，ANA）、抗 β2- 糖蛋白 1 抗体、淋巴细胞亚群、甲状腺过氧化酶抗体和甲状腺球蛋白抗体测定，其中有 1 项异常且间隔 6 周复查仍为异常患者，根据治疗方法不同分为免疫组（32 例）和传统组（41 例）。免疫组患者除孕早期接受黄体酮和地屈孕酮治疗外，另接受免疫［淋巴细胞免疫和（或）泼尼松和（或）丙种球蛋白］及抗凝（低分子肝素和阿司匹林）治疗，传统组患者不接受免疫及抗凝治疗，仅妊娠早期应用黄体酮和地屈孕酮治疗。免疫组临床妊娠率为 81.3%，活产率为 71.9%，显著高于传统组的 46.3%、26.8%，差异均具有统计学意义（$P<0.05$）。免疫组产科并发症总发生率为 13.0%，低于传统组的 45.5%，差异具有统计学意义（$P<0.05$）。

（二）抗凝治疗

目前，RSA 治疗常用的抗凝治疗包括阿司匹林和低分子肝素。阿司匹林明有助于缓解 RSA 患者的血栓前状态，提高血清激素水平及活产率。洪恩等选取 2015 年 2 月至 2017 年 6 月收治的 78 例 RSA 患者为研究对象。两组患者均于妊娠前 3 个月使用中药保胎方，用药至妊娠 12 周后停用。观察组口服阿司匹林，妊娠后继续服药至临产或流产、早产。妊娠 12 周，两组 TT 水平均显著上升，D-二聚体水平显著下降，组间有差异，观察组和对照组保胎成功率分别为 89.74% 和 74.36%。

李静等选取 D- 二聚体升高型 RSA 患者 120 例，随机分为对照组和观察组，各 60 例。对照组给予黄体酮治疗，观察组给予小剂量阿司匹林联合维生素 E 治疗。结果发现，治疗前两组血栓素 A2（thromboxane A2，TXA2）、前列腺环素 2（prostaglandin 2，PGI2）、D- 二聚体浓度比较无显著性差异（$P>0.05$）；治疗后 1 个月观察组 TXA2、PGI2、D- 二聚体浓度均低于对照组（$P<0.05$）；观察组 RSA 发生率明显低于对照组（$P<0.05$）；两组患者均无严重不良反应发生（$P>0.05$）。

低分子肝素治疗 URSA 的疗效显著，可有效促进胚胎生长发育，改善妊娠结局。岳钊平等选取 2015 年 7 月至 2017 年 8 月在医院诊治并再次妊娠的 RSA 患者 99 例为研究对象。同意采用低分子肝素治疗的 58 例患者纳入 A 组，根据 D- 二聚体水平升高（>243 μg/L）或正常（0~243 μg/L）依次分为 A1 组（35 例）、A2 组（23 例），所有患者于准备妊娠前开始皮下注射低分子肝素，妊娠后继续皮下注射低分子肝素＋传统安胎治疗。不同意进行低分子肝素治疗的 41 例患者纳入 B 组，根据 D- 二聚体水平升高（>243 μg/L）或正常（0~243 μg/L）依次分为 B1 组（24 例）、B2 组（17 例），妊娠后开始接受传统安胎治疗。比较 A、B 组，A1、B1 组，A2、B2 组患者治疗成功率及自然流产时的妊娠时间，并观察不良反应发生情况。结果发现，A、A1 组再次妊娠治疗成功率，自然流产时妊娠时间明显高于 B、B1 组（P 均<0.01）；A2 组再次妊娠治疗成功率高于 B2 组（$P<0.05$），但自然流产时妊娠时间两组无统计学差异（$P>0.05$）。

赵正云等选取 112 例 URSA 患者，按随机数字表法分为对照组和治疗组，各 56 例。两组均采用常规治疗。在此基础上，治疗组采用低分子肝素治疗。结果发现，治疗组活产率明显高于对照组（85.71% $vs.$ 71.43%，$P<0.05$）。与对照组比较，治疗组治疗后血清 IL-4、IL-10、INF-γ 水平均明显降低，血浆 D- 二聚体、PGI2、TXA2 水平均降低更明显（P 均<0.05）。

临床中，低分子肝素同小剂量阿司匹林联合的治疗干预措施能够很好地改善出现 RSA 的患者分娩结局，有效提升活产率，且安全稳定性也比较高。庄朝辉等设计对照组 56 例实施黄体酮治疗，观察组中 56 例在对照组基础上实施肝素联合阿司匹林治疗。结果发现，观察组 PT、APTT、TT 均低于对照组，D- 二聚体、纤维蛋白原、PAI-1 均高于对照组，观察组子宫动脉流速高于对照组，差异有统计学意义（$P<0.05$）。阿司匹林治疗能改善患者子宫动脉血流高阻力和高凝血状态。

佟卫等对高龄 RSA 患者阿司匹林联合低分子肝素与单一阿司匹林治疗组比较，发现试验组患者的临床分娩结局及抗心磷脂抗体的清除率与对照组相比，差异有统计学意义（$P<0.05$）。

张佩玲选取 60 例 RSA 患者随机分为两组，对照组给予一般治疗，观察组在对照组基础上应用低分子肝素联合小剂量阿司匹林治疗，治疗过程中动态监测患者血栓前状态分子标志物，并定期检测静脉血血栓前状态分子标志物。结果发现，治疗前，两组 D- 二聚体、LA 对比无统计学差异，治疗后观察组患者 D- 二聚体、LA 低于对照组患者（$P<0.05$）；观察组患者受孕成功率与对照组相比差异无统计学意义（$P>0.05$）；观察组患者流产率与阴道流血率均明显低于对照组患者，其差异在统计学上有意义（$P<0.05$）。

吴淑芬等选取 RSA 患者 120 例，按随机数字表法分为对照组和观察组，各 60 例。对照组患者给予低分子肝素治疗，观察组患者在此基础上加用小剂量阿司匹林。结果发现，治疗后，观察组患者 PT、TT、APTT 水平上升幅度和纤维蛋白原水平下降幅度均较对照组显著（$P<0.05$）；两组患者 PLT 水平均显著降低（$P<0.05$），但组间比较无显著差异（$P>0.05$）；观察组胎儿活产率为 81.67%，显著高于对照组的 61.67%（$P<0.05$）。

（三）宫腔镜探查

宫腔镜探查对生殖器畸形引起的 RSA 有明确的诊断及治疗意义。李永丽等选取 2012 年 5 月至 2015 年 6 月就诊的 RSA 患者 281 例作为研究对象，实施宫腔镜检查明确导致 RSA 的宫腔因素，并与分泌期行 B 型超声检查对比，从而评估实施宫腔镜手术和 B 型超声诊断的价值。经宫腔镜检查确诊导致 RSA 包括正常宫腔 135 例，子宫内膜息肉 26 例，宫腔粘连 55 例，鞍状子宫 34 例，子宫内膜炎

16例，子宫畸形9例，宫腔偏小6例。与B型超声对比，子宫内膜厚度在评价各宫腔异常的患者中一致性较好，各组妊娠结局与诊断有显著关系（$P<0.05$）。超声由于其无创伤且可反复操作，在宫腔粘连的诊断中占有优势，可优先选择。

（四）宫颈环扎术

宫颈功能不全是孕妇早产或RSA的影响因素之一。临床上，主要选择宫颈环扎术进行治疗，可取得一定成效。宫颈环扎术治疗宫颈功能不全的历史长达50余年。杨颖选取宫颈功能不全引发RSA的患者100例，依照入院的时间分为对照组与观察组，各50例，分别采取药物治疗与宫颈环扎术治疗。结果发现，观察组与对照组的治疗成功率分别为92%与74%，观察组与对照组不良反应发生率分别为2%与12%，差异均有统计学意义（$P<0.05$）。

为进一步提高宫颈功能不全的临床疗效，对宫颈环扎术实施方法、手术治疗时机等进行研究。刘丽萍等选取2013年1月至2016年12月行宫颈环扎术治疗的92例孕中期宫颈功能不全患者的临床资料进行回顾性分析。妊娠14~16周孕妇施行宫颈环扎术，其胎儿存活率较高，与>16周相比，差异无统计学意义（$P>0.05$）；择期手术患者成功率为89%，高于急诊手术患者的68%（$P<0.05$）。因此，宫颈环扎术的手术最佳时机为妊娠14~16周，此时孕妇妊娠时间延长，胎儿存活率提高；采取急诊手术容易忽略预防措施，而择期手术可以争取做好预防性措施，所以手术成功率较高。

（五）环孢素A

难治性URSA患者在常规治疗基础上联合环孢素A治疗能通过调节细胞因子平衡达到保胎作用。陈咏等选取自2014年12月至2017年1月就诊的难治性URSA患者60例，分为常规组和观察组，各30例，常规组采用常规方法治疗，观察组在常规组治疗基础上联合环孢素A治疗。治疗后，观察组总有效率为93.3%（28/30），常规组为80.0%（24/30），两组间比较，差异有统计学意义（$P<0.05$）。治疗前，两组患者IL-2、IL-10、ACA水平比较，差异无统计学意义（$P>0.05$）；治疗后，观察组IL-2、ACA水平低于常规组，IL-10水平高于常规组，两组间比较，差异均有统计学意义（$P<0.05$）。治疗后，观察组成功分娩率为86.7%（26/30），高于常规组70.0%（21/30），两组间比较，差异有统计学意义（$P<0.05$）；观察组异位妊娠发生率（3.3%）、再次自然流产发生率（0）均低于常规组（10.0%、13.3%），两组间比较，差异有统计学意义（$P<0.05$）。

（六）心理干预及指导

RSA患者焦虑、抑郁的检出率明显高于正常育龄期妇女，高龄、高学历、工作生活压力大的患者焦虑、抑郁程度重。林佩萱等选取2016年1月至2017年5月就诊且确诊的130例RSA患者为观察组，选取同期正常健康育龄妇女130例为对照组，采用焦虑自评量表（self-rating anxiety scale，SAS）、抑郁自评量表（self rating depression scale，SDS）评估两组患者焦虑、抑郁水平。结果发现，观察组的SAS、SDS评分分别为（53.79±7.84）分、（49.23±8.02）分，较对照组的（30.56±6.15）分、（32.73±5.87）分明显增高（P均=0.000）；观察组焦虑、抑郁的检出率分别为51.54%（67/130）、36.92%（48/130），中、重度的检出率分别为14.62%（19/130）、11.54%（15/130），两者均高于对照组（P均＝0.000）。RSA患者年龄、文化程度、工作生活压力及人际关系紧张因素与焦虑、抑郁情绪相关。

王秀平等选取2016年5月至2017年5月接诊的URSA患者150例，各75例，研究组患者使用心理干预，对照组患者采用常规护理，比较两组患者护理后的生活质量、心理状况及对护理服务的满意度。结果发现，研究组患者的生理功能、躯体疼痛、活力、社会功能、情感功能、心理卫生均明显高于对照组（P＜0.05）；研究组患者的SAS评分为（32.45±5.21）分，SDS评分为（35.21±5.46）分，均低于对照组的（45.27±4.20）分、（48.21±4.35）分，两组比较，差异有统计学意义（P＜0.05）；研究组对护理服务的满意度为98.67%，对照组为86.67%，两组比较，差异有统计学意义（P＜0.05）。

王丽虹等选取2015年8月至2017年8月就诊的90例URSA患者作为观察组，选取同期进行产检的正常妇女90例作为对照组，使用症状自评量表（SCL-90）评价两组受检者的心理状况，观察组患者根据治疗方式分为细胞主动免疫组、黄体酮组、黄体酮联合心理干预组，使用酶联免疫吸附法检测所有患者治疗前后的IFN-γ、TNF-α、IL-4、IL-10水平，对比其妊娠结局。结果发现，观察组患者的SCL-90总分、抑郁、人际关系敏感均高于对照组（P＜0.05）；治疗前，观察组患者的IFN-γ、TNF-α水平均明显高于对照组，IL-4、IL-10水平低于对照组；经治疗，观察组患者的IFN-γ、TNF-α水平明显降低，而IL-4、IL-10水平明显升高（P＜0.05）。

RSA对女性患者的正常心理活动有很大影响，进而造成机体免疫功能紊乱，对于URSA患者开展心理干预，能够明显改善患者的生活质量，促进建立和谐的护患关系，值得推广使用。

（狄 文 蒋 萌）

参 考 文 献

[1] 张影，徐祖滢，苏叶舟，等. 1123对复发性流产夫妇的染色体核型分析. 安徽医科大学学报，2018，53（5）：759-763.

[2] 王文华，王晨阳，姜李乐，等. 复发性流产染色体异常及影响因素分析. 中国妇产科临床杂志，2018，19（4）：303-306.

[3] 王燕侠，毛宝宏，李静，等. NGS技术检测复发性流产组织染色体异常的临床意义. 中国优生与遗传杂志，2017，25（11）：47-49.

[4] 汪筱谢，黄筱兹，金艳慧. 自然流产和甲状腺自身抗体的相关性研究. 中华全科医学，2018，16（6）：943-945.

[5] 杨学舟，权效珍，邢辉. 复发性流产妇女内分泌影响因素分析. 中国妇幼保健，2017，32（18）：4330-4332.

[6] 王德胜，王曙光，冯丽燕，等. 原因不明性复发性流产患者月经周期外周血调节性T细胞水平变化. 山东医药，2018，58（22）：79-81.

[7] 罗娜，林彤，范立青. Th17/Treg细胞及IL-17与不明原因复发性流产关系的研究. 解放军医学院学报，

2018，39（6）：487-490.

［8］武卫华，濮玉江，张琳，等. 外周血中 HMGB1 水平与不明复发性流产患者 Th17/Treg 细胞的关系. 中国妇幼保健，2018，33（11）：2541-2543.

［9］肖金生，王厚照. 8 项凝血相关指标与复发性流产的相关性研究. 国际医药卫生导报，2018，24（7）：1092-1094.

［10］张丹，郭帅帅，林琳，等. 免疫及抗凝治疗对复发性流产患者胚胎移植妊娠结局的影响. 中国现代药物应用，2017，11（24）：28-30.

［11］林涛，沈晓露，潘豪杰，等. D-二聚体在孕早期不明原因复发性流产患者中临界值的探讨. 生殖医学杂志，2018，27（4）：339-344.

［12］赵宗霞，高燕，张建华. 同型半胱氨酸及抗凝血酶 Ⅲ 与复发性流产的相关性. 中国优生与遗传杂志，2017，25（10）：60-61.

［13］李雪梅，易蕾，陆鸣鸣. 复发性流产与子宫动脉血流动力学的关系研究. 右江民族医学院学报，2017，39（6）：481-484.

［14］黄山鹰，唐国玲，刘庆芝，等. MTHFR 的基因多态性与原因不明复发性流产的相关性分析. 国际生殖健康/计划生育杂志，2017，36（5）：382-384.

［15］丁林丽，邬巧霞. 复发性流产患者子宫动脉血流参数水平及其与自身抗体、胰岛素抵抗的相关关系. 中国医师杂志，2018，20（6）：909-911.

［16］史晓艳，陈铭，石玉玲. 淋巴细胞主动免疫治疗对封闭抗体阴性复发性流产后患者外周血 Th1/Th2/Th17 细胞因子表达水平变化. 陕西医学杂志，2017，46（10）：1407-1409.

［17］唐国玲，黄山鹰，都红蕾. 淋巴细胞免疫法对原因不明复发性流产的疗效. 包头医学院学报，2018，34（5）：37-39.

［18］伍雪梅，刘丽敏，陈琛. 淋巴细胞主动免疫在复发性流产治疗中的效果与血液流变学的临床意义分析. 中国医药科学，2018，8（6）：23-26.

［19］李伏福. 活化淋巴细胞主动免疫治疗复发性流产的效果. 临床医学，2017，37（11）：63-64.

［20］侯悦，黄岭，祝雷，等. 孕前淋巴细胞主动免疫疗法治疗不明原因复发性流产最适疗程及疗效监测指标研究. 中国实用妇科与产科杂志，2018，34（6）：635-639.

［21］李杰兰. 主动免疫治疗对不明原因复发性流产孕妇胎儿异常的影响. 吉林医学，2017，38（12）：2248-2249.

［22］曹井贺，杨爱军，位玲霞. 黄体酮联合主动免疫治疗对复发流产相关因子的研究. 中国妇幼健康研究，2018，29（4）：491-494.

［23］李婷婷，罗智华，姚吉龙，等. 主动免疫联合孕激素治疗对原因不明复发性流产患者抗核抗体的影响. 临床医学工程，2018，25（5）：627-628.

［24］洪恩，马玉琴，陈颖. 阿司匹林对早期复发性流产女性血栓前状态、激素水平和妊娠结局的影响. 中国妇幼保健，2018，33（2）：281-283.

［25］李静，苏丽霄，崔海玲，等. 观察小剂量阿司匹林联合维生素 E 孕前干预 D2 聚体升高型复发性流产的治疗效果. 实用中西医结合临床，2017，17（9）：76-77.

［26］岳钊平，赵小玲，张娟，等. 低分子肝素治疗复发性流产的临床疗效观察. 华南国防医学杂志，2018，32（6）：376-378.

［27］赵正云，刘丽燕，陈月美，等. 低分子肝素治疗不明原因复发性流产的疗效. 实用临床医学（江西），2017，18（11）：47-48，65.

［28］庄朝辉，高伟，方园，等. 肝素联合阿司匹林治疗不明原因复发性流产疗效分析. 系统医学，2017，2（17）：98-100.

［29］佟卫，李娜. 高龄复发性流产患者行低分子肝素联合阿司匹林的疗效. 中国继续医学教育，2017，9（33）：93-94.

［30］张佩玲. 血栓前状态标志物监测在治疗复发性流产中的临床价值. 辽宁医学杂志，2017，31（5）：3-5.

［31］吴淑芬，黄文华，张秀丽. 小剂量阿司匹林联合低分子肝素对复发性流产患者预后的影响. 中国药业，2017，26（21）：64-66.

［32］李永丽，宋梦玲，李彩艳，等. 281例复发性流产患者应用宫腔镜及B超评估宫腔因素的价值及预后分析. 中国妇幼保健，2017，32（24）：6231-6233.

［33］杨颖. 宫颈环扎术治疗宫颈机能不全致复发流产的价值. 中国民康医学，2018，30（5）：44-45.

［34］刘丽萍，刘瑶，龚敏，等. 孕中期宫颈机能不全行宫颈环扎术的临床疗效及手术时机分析. 实用医技杂志，2017，24（11）：1233-1234.

［35］陈咏，于月新. 联合环胞素A治疗难治性不明原因复发性流产疗效分析. 临床军医杂志，2017，45（10）：1039-1041，1045.

［36］林佩萱，屈艳霞，华世文，等. 复发性流产患者心理状况分析. 中国妇幼保健，2018，33（12）：2764-2767.

［37］王秀平，代玉红. 原因不明复发性流产患者心理状况调查及心理干预对其生活质量及满意度影响的研究. 系统医学，2017，2（20）：93-95.

［38］王丽虹，庞秀香. 原因不明复发性流产患者心理状况调查及心理干预对其细胞免疫功能和疗效的影响. 系统医学，2017，2（20）：105-107.

第三节　多　胎　妊　娠

由于辅助生殖技术的发展，近年来多胎妊娠的发生率越来越高。多胎妊娠属于高危妊娠，其产科合并症及并发症的发生风险较高，故应加强妊娠期及分娩期的管理。

一、绒毛膜性判断

双胎根据绒毛膜性质分类分为双绒毛膜双羊膜囊双胎、单绒毛膜单羊膜囊双胎（罕见）。围产儿结局的影响因素很多，而在双胎妊娠围产儿的影响因素中，双胎妊娠的绒毛膜性质对围产儿的结局产生直接影响。阿依努尔古丽·艾买提等探讨总结双胎妊娠中，单绒毛膜双胎、双羊膜双胎、单羊膜双胎均会产生胎盘间血管吻合，发生率为80%～100%。双胎妊娠发生胎盘间血管吻合时，双胎输血综合征、宫内生长受限的发生率将会大大提高，其中双胎输血综合征的发生率是10%～20%，宫内生长受限的发生率是40%～50%。双胎妊娠发生时，如果双胎妊娠绒毛膜性为单绒毛单羊膜性妊娠，则可以发生双胎儿脐带间相互缠绕，产生胎儿供血不足，最终导致围产儿死亡的发生。单绒毛膜双羊膜囊双胎的围产期死亡率是30%～40%，而单绒毛膜单羊膜双胎的围产期死亡率可高达60%。因此，双胎妊娠的绒毛性质，直接影响了围产母胎的结局，不同的绒毛膜性产生的母胎结局截然不同。

临床上，诊断绒毛膜性质对于多胎妊娠围产期母胎有着重要的意义。因此，早期诊断双胎妊娠绒毛膜性是改善双胎妊娠结局的重要方法。张兰等通过对2017年美国放射学会多胎妊娠超声检查指南的解读，总结评估绒毛膜性和羊膜囊性，早孕期确定绒毛膜性和羊膜囊性至关重要。早孕期孕囊数量等于绒毛膜数量，其准确率为100%，因此，早孕期确定绒毛膜性尤其是双绒毛膜性是最准确的。当只有1个孕囊时，应评估羊膜囊数量。妊娠10周时，经阴道超声可探查到薄而纤细的羊膜隔。由于单绒毛膜双羊膜囊双胎和单绒毛膜单羊膜囊双胎的结局截然不同，因此，仔细鉴别羊膜隔是否存在非常重要。对于羊膜隔缺失的鉴别具有技术挑战性，可通过脐带缠绕（采用彩色或脉冲多普勒识别到2种不同的心率）或短期超声检查随访来确认。1个羊膜腔包含2个胚胎表明为单绒毛膜单羊膜囊双胎妊娠。值得注意的是，卵黄囊数量并不是确定羊膜囊性的绝对准确指标。鼓励将单绒毛膜单羊膜囊双胎妊娠转诊至三级胎儿医学中心。妊娠10周后，评估绒毛膜性的特征包括胎盘数量、λ征（或双胎峰征）、T征或隔膜厚度。评估绒毛膜性时，建议联合使用多个特征而不是某一个特征。妊娠11～14周超声评估绒毛膜性的准确性为99.8%。如果经腹部超声无法确定绒毛膜性，应当经阴道超声再次确定。如果仍然无法确定绒毛膜性，应短时间内再次行超声检查或转诊至三级胎儿医学中心。在中孕期，随着隔膜变薄、λ征消失或胎盘融合，双绒毛膜双胎妊娠需要不一致的性别来确定。然而，高达55%的双胎性别是相同的，因此，在早孕期确定绒毛膜性至关重要。

周燕媚等也在文献中提及早期确定双胎妊娠绒毛膜性有助于及早建立双胎妊娠管理计划，改善双胎妊娠的母胎结局。绒毛膜性质的确定可在孕早期通过超声检查诊断或分娩后的胎盘检查确诊。妊娠早期可根据彩色多普勒超声计算绒毛膜数量、羊膜囊数量、羊膜腔内胎儿数量、性别来确定绒毛膜类型。早期超声提示单个胎盘、单个羊膜囊、无明显胎膜分隔的2个游离胎儿，可诊断单绒单羊双胎妊娠。早孕期和妊娠16周分别行B型超声监测双胎的头臀径、羊水量，其测量值与胎儿并发症发生率存在线性关系，围产期并发症检出率分别为29%和48%，假阳性率为3%和6%。当联合早孕期B型超声检查和妊娠16周B型超声检查后，其检出率可达到58%，假阳性率为8%。可见，早、中孕期行B型超声产前筛查有助于提高单绒双羊双胎妊娠合并（如双胎输血综合征、胎儿宫内生长受限、宫内死胎）的发生率，若早孕期B型超声监测联合妊娠16周B型超声监测还可提高单独早孕期B型超声检查或妊娠16周B型超声检查的检出率

二、双胎的分类

双胎可分为双卵双胎、单卵双胎。单卵双胎又分为双绒毛膜双羊膜囊双胎、单绒毛膜双羊膜囊双胎、单绒毛膜单羊膜囊双胎、联体双胎。20世纪70年代以前，多胎妊娠的发生率相对稳定。

Hellin 根据大量资料计算出多胎妊娠发生率计算公式为 $1/89^{n-1}$，但是近年来随着辅助生殖技术的发展，以上公式已经不再适用。美国的数据提示在 1980—2005 年，双胎的发生率由每千例活产中的 18.9 例上升至 32.1 例，我国缺乏类似的权威数据。不同类型双胎的比例：单卵双胎的发生率比较恒定，在 0.3%～0.5%（大约每 250 名新生儿中有 1 对单卵双胎），而双卵双胎的发生率波动极大，在 0.13%～4.9%，其发生率与种族、孕妇年龄、身高、产次、遗传、营养等相关。

一般来说，双卵双胎约占到双胎总数的 2/3，单卵双胎约占 1/3。双胎的预后取决于绒毛膜性（即双绒毛膜双胎或单绒毛膜双胎），而并非合子性（即单卵和双卵）。双绒毛膜双胎有 2 种来源，一种是双卵双胎，另外一种是受精卵形成 3 d 后分裂出来的单卵双胎（约占单卵双胎的 1/3）。单绒毛膜双羊膜囊双胎是由 1 个受精卵分裂出来，约占单卵双胎的 2/3，为受精卵在 4～8 d 分裂的结果。这种双胎由于胎盘之间有血管吻合，约 15% 会发生双胎输血综合征（twin-twin transfusion syndrome，TTTS），另有约 15% 会发生选择性生长受限（selective intrauterine growth restriction，sIUGR），均为严重的并发症。另一种很罕见的双胎——单绒毛膜单羊膜囊双胎（约占单卵双胎的 1%），为 1 个受精卵在 9～13 d 分裂出来，2 个胎儿在同一个羊膜囊，风险极大，有 50% 的胎儿会因脐带缠绕打结死亡。

三、多胎妊娠并发症

双胎妊娠的围产儿病率及死亡率均较高，其中以单绒毛膜（单绒）双胎更高。单绒毛膜双胎妊娠 23 周前流产发生率约为 10%，双绒毛膜（双绒）双胎约为 2%，单胎约为 1%。单绒双胎围产儿死亡率为 3%～4%，双绒双胎为 1.5%～2%。妊娠 32 周内早产发生率双绒双胎约为 5%，而单绒双胎高达 10%。由于双胎妊娠较单胎妊娠，胎盘、血液系统、脐带等构造更复杂，对于母体子宫结构、营养吸取、血液循环等方面也比单胎妊娠更具有复杂性，因此，双胎妊娠合并症、并发症、胎儿死亡等发生概率远高于单胎妊娠。在双胎妊娠并发症中早产的发生率最高为 50%，是由于双胎体积使母体子宫扩张、流体静压增高产生子宫充血不足。而孕妇宫颈在供血不足的情况下会引起过早成熟，过早成熟会出现宫缩或胎膜早破而诱发早产。妊娠期高血压也是双胎妊娠高发的合并症之一，其产生的原因是双胎妊娠母体血容量增加较多，加上子宫张力大，这时如若合并羊水增多，则会导致子宫胎盘缺血，并发妊娠期高血压。

白云等总结整理许多妊娠并发症的发生率，发现其在多胎妊娠中明显增加。完全自发性流产在四胎发生率为 25%，三胎为 15%，双胎为 8%。美国生殖学会统计数据显示，与多胎妊娠相关的最重要的母亲并发症主要包括先兆子痫、妊娠期糖尿病和早产，先兆子痫在单胎、双胎、三胎和四胎的发病率分别为 6%、10%～12%、25%～60%、>60%。世界卫生组织数据提示，妊娠期糖尿病的患病率与胎儿数有关，单胎为 3%，双胎为 5%～8%，而三胎>10%。有学者曾对比利时 1993—2002 年 10 年间的 50 万例分娩进行回顾性分析。结果发现，与同期总的剖宫产率 14.4% 相比，双胎和三胎的剖宫产率分别达到 20.4% 和 86.6%，较高的剖宫产率将带来更多的产妇并发症。既往欧洲数据显示，多胎孕产妇死亡率（每 10 万例分娩 10.2～14.9）与单胎（每 10 万例分娩 4.4～5.2）相比有明显差异。1960—1994 年，国外大量研究结果提示，三胎的平均孕周为 32～35 周，新生儿体重在 1500～2000 g。这些妊娠结局的指标至今并未提高。据美国 2008 年人口统计数据显示，三胎、四胎、多于四胎数的新生儿出生平均体重分别为 1666 g、1371 g、1253 g。此外，三胎的平均出生孕周甚至减少为 32 周。低体重新生儿和早产带来的是围产儿死亡率的上升。既往有学者随访观察了 1993—2002 年 2 万多例在诱导排卵下形成的多胎分娩，与同期单胎分娩比较，围产儿死亡率单胎仅 1%，双胎为 2.8%，三胎高达 6.2%。

双胎根据其受孕方式分为辅助生育技术（assisted reproductive technique，ART）双胎与自然双胎。吴虹苇等收集 2014 年 1 月至 2016 年 10 月就诊的 135 例双绒毛膜双羊膜囊双胎孕妇和围产儿的临床资料，依据是否选择生殖助孕，将患者分为 ART 双胎组、自然妊娠组，其中 ART 双胎组 56 例，自然双胎组 79 例，研究讨论了 ART 双胎与自然双胎妊娠期相关并发症、围产儿结局及高龄对辅助生殖双胎组妊娠结局、围产儿结局的影响。结果发现，两组患者的年龄、初产妇比例、产次差异具有统计学意义；ART 双胎组孕妇妊娠期肝内胆汁淤积症、前置胎盘、产后出血的发生率高于自然妊娠组，差异具有统计学意义。两组孕妇妊娠期流产、妊娠期糖尿病（gestational diabetes mellitus，GDM）、妊娠期高血压、胎膜早破（premature rupture of membranes，PROM）、胎盘早剥的发生率差异无统计学意义。ART 双胎组新生儿平均出生体重高于自然双胎组，两组之间存在统计学差异；两组围产儿先天缺陷、死胎、新生儿窒息、低出生体重儿、极低体重儿、男女婴比例均无统计学意义。高龄孕妇相对于低龄孕妇孕期更易发生 GDM，差异有统计学意义。ART 双胎组中高龄孕妇新生儿出生体重明显低于低龄组，差异有统计学意义。因此认为，多胚移植增加了双绒双羊双胎妊娠相关并发症的发生率；ART 本身与妊娠期并发症发生率增加密切相关；高龄（年龄≥35 岁）是妊娠期相关并发症增加的重要因素之一。

纪超等回顾性分析 2015 年 1 月至 2016 年 6 月分娩孕周≥28 周的 173 例双胎妊娠产妇的病例资料。采集两组产妇的一般资料情况、妊娠期主要并发症发生情况和新生儿出生后情况，比较分析两组间各指标的差异。根据受孕方式不同，分为体外受精（in vitro fertilization，IVF）/单精子卵细胞质内注射（intracytoplasmic sperm injection，ICSI）组 61 例和自然受孕组 112 例，探讨试管婴儿双胎与自然妊娠双胎的妊娠、分娩及新生儿结局，分析试管婴儿双胎与自然妊娠双胎在妊娠结局上的差异性，明确人类 ART 在双胎妊娠围产期结局的特点。结果发现，IVF/ICSI 组孕产妇年龄显著高于自然受孕组（$P<0.05$），分娩时孕龄虽然非常接近，但 IVF/ICSI 组孕龄相对更长（$P<0.05$）。尽管两组高龄初产妇比例近似（$P>0.05$），但初产比例自然受孕组略低（$P<0.05$）。两组大部分产妇均选择剖宫产终止妊娠，但 IVF/ICSI 组剖宫产率相对更高（$P<0.05$）。自然受孕组早产和胎儿宫内生长受限（fetal growth restriction，FGR）/sFGR 发生率明显高于 IVF/ICSI 组（$P<0.05$），双绒双羊的比例明显低于 IVF/ICSI 组（$P<0.05$），妊娠期高血压、GDM、ICP、前置胎盘、PROM、产后出血、脐带插入点异常、胎盘面积情况两者均无明显差异性（$P>0.05$）。在双绒双羊层面，自然受孕组相对更容易罹患 GDM 和 PROM（$P<0.05$），且发生脐带插入点异常比例更高（$P<0.05$），两组早产等并发症发生率无统计学差异（$P>0.05$）。在 IVF/ICSI 组 122 个新生儿和自然受孕组 224 个新生儿中，IVF/ICSI 组新生儿平均体重明显高于自然受孕组（$P<0.05$），但低出生体重儿和极低出生体重儿平均体重中远远低于自然受孕组（P 均<0.05）。两组入新生儿科比例存在统计学差异（$P<0.05$）。故 IVF/ICSI 助孕在双胎妊娠方面不会明显增加产科并发症及合并症的发病率，反而会因单绒双羊比例较低而降低早产及 FGR 风险；新生儿结局方面，该技术更易引起体重相关不良新生儿结局；医源性和家庭的更多关注有助于延长孕周，但也会增加剖宫产率。

四、多胎妊娠的孕期监护及处理

（一）双胎妊娠的早孕期超声检查

早孕期已知或怀疑双胎妊娠时，建议采用经腹部超声和（或）经阴道超声确诊。早孕期超声评估绒毛膜性和羊膜囊性是最准确的。

1. 核算孕龄　头臀长为 45～84 mm 时核算孕龄相对准确。早孕期双胎大小通常相差不大。如果早孕期存在差异，多数机构建议依据较大胎儿的大小来确定孕龄，以减少漏诊胎儿生长受限的可能性。然而，一些学者发现，在使用 Robinson 图表时，较小胎儿的大小更能反映真实孕龄。早孕期胚胎大小的显著差异与生长受限、非整倍性或先天性异常及随后死亡相关。

2. 颈项透明层评估和非整倍体筛查　妊娠 11～14 周的颈项透明层（nuchal translucency，NT）评估现已被广泛接受，且适用于多胎妊娠。由于正常胎儿的血清学水平可能掩饰另一受累胎儿的异常血清学水平，导致双胎妊娠的血清学结果解读困难，因此，早孕期 NT 评估较血清学筛查相对更加重要。与单胎妊娠相似，NT 增厚增加了非整倍体、其他出生缺陷和随后死亡的风险。

（二）双绒毛膜双胎孕期的监测

胎儿畸形在双胎妊娠中明显增加，约 1/25 的双绒毛膜双胎、1/15 的单绒毛膜双羊膜囊双胎、1/6 的单绒毛膜单羊膜囊双胎的其中 1 个胎儿发生严重畸形。双绒毛膜双胎的结构应在妊娠 18～22 周进行经腹部超声筛查。采用 ART 受孕的双绒毛膜双胎发生先天性心脏病风险增加，可考虑行胎儿超声心动图检查。在行胎儿结构筛查时，应评估胎盘位置、脐带插入位置和宫颈长度。前置胎盘在双胎妊娠中更常见，尤其是双绒毛膜双胎，因为其胎盘面积更大。在双胎妊娠中，边缘性脐带插入和帆状胎盘更常见，帆状胎盘血管前置的发生率增加。经阴道超声评估宫颈长度有助于识别早产高危人群，也可对怀疑帆状胎盘者排除血管前置。产前识别这些不良预后预测因素，有助于双胎妊娠的风险分层和管理。

非复杂性双胎妊娠的评估频率主要取决于绒毛膜性和生长模式。目前，专家意见倾向于每 3～4 周进行 1 次监测，当双胎儿大小或羊水量明显不一致时，不论绒毛膜性如何，有必要更密切的随访。在每次检查中，应评估胎儿的生物测量结果、羊水量、妊娠 20 周后的脐动脉多普勒血管阻力，以及胎儿估计体重是否一致。目前，尚无足够的证据表明，对无应激试验（non-stress test，NST）阳性或无相关危险因素的双胎进行生物物理评分产前检测是有益的。

（三）单绒毛膜双胎孕期的监测

在妊娠 18～22 周时，筛查单绒毛膜双胎的解剖结构是有必要的。单绒毛膜双胎发生先天性心脏异常的风险较双绒毛膜双胎的风险更高。单绒毛膜单羊膜囊双胎之一发生先天性心脏异常的风险是单绒毛膜双羊膜囊双胎的 8 倍。如果单绒毛膜双胎之一发生心脏异常，另一胎儿发生心脏异常的风险更高。在晚孕期，单绒毛膜双胎发生与右心室流出梗阻相关的心脏异常的风险较高，特别是在合并 TTTS 或 sIUGR 时。由于这些原因，单绒毛膜双胎尤其单羊膜囊双胎妊娠，应考虑行胎儿超声心动图检查。虽然单绒毛膜双胎通常是同卵双胎（除极少数例外），其发生的胎儿畸形甚至核型异常也有可能不一致，后者可通过嵌合现象来解释。一个胎儿畸形增加了另一个健康胎儿发生早产、低出生体重和围产期死亡的风险。在行胎儿结构筛查时，应评估胎盘位置、脐带插入位置和宫颈长度。评估是否存在前置胎盘、边缘性或帆状脐带插入，以及帆状脐带插入导致的血管前置等。在合并 TTTS、帆状脐带插入和 sIUGR 时，建议进行多普勒超声监测随访。经阴道超声评估宫颈长度有助于识别早产高危人群。

所有单绒毛膜双胎都存在不同程度的胎盘血管分配不均，但只有 10%～20% 发生临床意义上的 TTTS。如果严重 TTTS 在中孕期未做处理，其预后非常差，死亡率超过 70%。具有临床意义的病例通常在妊娠 20 周内出现受血儿羊水过多、膀胱较大，而供血儿羊水过少、膀胱较小。在疾病早期，双胎可能只表现为轻微的大小不一致。由于无羊水，供血儿被折叠、塌陷的羊膜隔包裹，如同"贴附儿"，这是诊断 TTTS 的一个病理性标志。目前，仍根据 Quintero 分期系统评估 TTTS 的严重程度，尽管其分期可能并不总是代表病情的恶化顺序。多普勒研究显示，供血儿可表现为脐动脉舒张末期血流缺失或反向，以及心室功能减退（表现为三尖瓣反流或静脉导管 A 波反向）；在疾病晚期，受血儿可表现为心腔扩大。

（四）多胎妊娠减胎术

在多胎妊娠威胁母亲健康的情况下，可通过多胎妊娠减胎术减去一个或多个胎儿，避免多胎分娩，改善妊娠结局。影响减胎术后结局的临床因素主要为减胎孕周、手术方式、起始及最终胚胎的数量及是否合并单绒毛膜多胎。

减胎术方法如下。①经阴道减胎术：对于妊娠 7～8 周者，确定穿刺针尖位于胚胎内后，负压抽吸；对于妊娠 8～9 周者，稍大的胚胎难以在负压下被吸出，可采用反复穿刺胚胎心脏并抽吸胎心的方法；对于妊娠 9～12 周者，由于胚胎较大，可在针尖进入胎心搏动区时，回抽无液体或少许血液，然后注射体积分数 10% 氯化钾 0.6～2.0 ml。②经腹部减胎术：药物注射经腹部减胎术，适用于孕中、晚期非单绒毛膜双胎；射频消融减胎术，可用于妊娠 15 周以上的含单绒毛膜双胎的多胎妊娠。其他方法有血管栓塞、单极电凝、脐带激光凝固术、胎儿镜下脐带血管结扎术、脐带血管双极电凝术。

孟庆霞等对 2008 年 4 月至 2016 年 4 月共 2923 例通过 IVF-ET 获得临床妊娠的患者进行跟踪随访，了解其孕期情况、分娩方式及新生儿健康状况等；同时对同期行选择性减胎术（multifetal pregnancy reduction，MFPR）的患者共 130 例进行随访，随访内容包括术后 4 周流产、晚期流产及早产等情况。MFPR 患者来源包括行 ART 助孕获得的多胎妊娠及单纯使用促排卵药物导致的多胎妊娠。结果显示，IVF-ET 患者的临床妊娠率为 51.52%，其中双胎妊娠率 26.03%，三胎及以上妊娠率 1.23%，双胎妊娠组晚期流产率和早产率均显著高于单胎妊娠组（$P<0.001$），且妊娠期贫血、妊娠期高血压疾病、糖尿病和低出生体重儿的发生率均显著高于单胎妊娠组（$P<0.001$）。130 例 MFPR 患者中 85.71% 的四胎及以上妊娠由单纯使用促排卵药物导致；减胎时平均妊娠天数 60.55 d（49～126 d），术后 4 周流产率为 3.10% 且全部发生于术后 1 周内，晚期流产率 7.41%，早产率 1.85%。MFPR 后低出生体重儿发生率显著低于 IVF 双胎妊娠未减胎组（$P<0.001$）；IVF 双胎妊娠经 MFPR 后早产率显著低于双胎妊娠未减胎组（$P<0.001$）；IVF 三胎妊娠经 MFPR 后无论减为双胎妊娠还是减为单胎妊娠，

早产率均显著低于双胎妊娠未减胎组（$P<0.05$）。结论认为，双胎妊娠的不良妊娠结局增加；四胎及以上多胎妊娠的主要原因是单纯促排卵药物的使用；MFPR可以降低多胎妊娠的早产率和低体重儿的发生率，改善因ART及促排卵药物导致的多胎妊娠的临床妊娠结局，作为助孕并发症的补救措施是行之有效的，也是非常有必要的。

李艳梅等回顾性分析208例ART所获多胎妊娠行减胎术患者资料，其中157例为三胎减为双胎（减为双胎组），51例为多胎减为单胎（减为单胎组，包括三胎减为单胎25例，双胎减为单胎26例），另选同期ART双胎妊娠未行减胎术611例（未减双胎组）、单胎妊娠760例（未减单胎组）作为对照。比较各组新生儿出生结局及妊娠期并发症情况。结果发现，多胎减胎术后子代出生缺陷未显著增加（$P>0.05$）；与单胎妊娠比较，双胎妊娠（包括减胎和未减胎）显著增加早产率、低出生体重儿率（$P<0.05$）；减胎术后双胎妊娠早产率、低出生体重儿率显著高于未减双胎者（分别为56.69% vs. 45.34%、57.79% vs. 44.77%，$P<0.05$）。

（狄　文　吴珈悦）

参 考 文 献

[1] 阿依努尔古丽·艾买提，王冬梅. 双胎绒毛膜性质对妊娠结局的研究进展. 临床医药文献电子杂志，2018，5（25）：196-198.

[2] 张兰，漆洪波，李俊男. 2017年美国放射学会多胎妊娠超声检查指南解读. 中国实用妇科与产科杂志，2018，34（7）：750-754.

[3] 周燕媚，陈敦金. 不同绒毛膜性质的多胎妊娠结局. 广东医学，2018，39（S1）：292-294，298.

[4] 段涛. 产科之王——双（多）胎妊娠的几件"p"事. 中国实用妇科与产科杂志，2015，31（7）：577-578.

[5] 白云，马艳萍. 多胎妊娠减胎术发展现状. 中华生殖与避孕杂志，2017，37（3）：245-249.

[6] 吴虹苇. 辅助生殖双胎与自然妊娠双胎围产期并发症的比较. 重庆医科大学，2017.

[7] 纪超. IVF/ICSI助孕双胎与自然受孕双胎妊娠围产期结局分析. 大连医科大学，2017.

[8] 孟庆霞，吴惠华，李建芬，等. 选择性减胎可以明显改善多胎妊娠的临床妊娠结局. 生殖医学杂志，2017，26（10）：1035-1040.

[9] 李艳梅，马晓玲，张学红，等. 辅助生殖技术中多胎妊娠减胎术后妊娠结局的比较. 生殖医学杂志，2017，26（9）：874-879.

第四节　胎儿生长受限

胎儿生长受限（fetal growth restriction，FGR）是导致围产期病死率和患病率的重要原因，不仅影响胎儿的体格、体能发育，对其远期学习记忆、成年后冠心病、高血压及糖尿病的发生率均有不良影响。因此，对 FGR 的病因分析、早期预测和治疗，是改善母婴预后的关注点。

一、病因

FGR 的病因复杂，除妊娠期高血压疾病、营养不良、染色体异常等危险因素外，仍有些不明确，也可能是多种因素共同作用的结果。吴星等探访染色体微阵列分析在明确胎儿生长受限遗传学病因研究中的应用价值。本研究共纳入 2014 年 1 月至 2016 年 10 月 FGR 孕妇 85 例。结果发现，检出临床意义不明确的拷贝数变异（variants of unknown significant，VOUS）9 例，6 例做了后续父母检查，均验证异常来源于父母其中一方。1 例胎儿性染色体嵌合，得到后续脐静脉血染色体验证；1 例胎儿亚染色体不平衡重组，后续检出父亲外周血染色体平衡易位。

虞国芬等选取 9327 例产妇为研究对象，确诊为 FGR 者 275 例。采用统一的调查收集 FGR 发生的相关因素，具体包括产妇一般情况、既往疾病史情况和妊娠情况等，采用单因素及多因素 Logistic 回归分析对 FGR 发生的相关因素进行分析。结果显示，FGR 发生率为 2.95%。其发生与产妇身高、产妇吸烟、妊娠期高血压疾病、胎盘异常、脐带血流异常、低蛋白血症、孕期感染等因素相关（P 均＜0.05）。其中吸烟、低蛋白血症、妊娠期高血压、脐带血流异常、胎盘异常是影响 FGR 的独立危险因素。

李云端等对胎儿前 3 个月生长受限的因素进行分析。结果发现，产妇的年龄、血细胞比容、血红素水平、吸烟（≥10 支／天）、叶酸补充等因素对胎儿顶臀长度的影响差异显著（P＜0.05）。早期胎儿顶臀长度的生长受限会增加胎儿早产、出生体重轻、胎龄小等风险。

母体合并症或并发症的严重程度与 FGR 的发生有关，以妊娠期高血压为例，李玲选取 98 例妊娠期高血压孕妇，分为 66 例妊娠期高血压组及 32 例子痫前期组，对两组的妊娠结局、围产儿结局及分娩方式进行比较。结果发现，围产儿结局 FGR、早产、新生儿窒息、胎儿窘迫、低体重发生率，子痫前期组均高于妊娠期高血压组（P＜0.05 或 P＜0.01）。

孟娅妮选取 57 例妊娠晚期合并肝功能异常患者与 57 例正常孕妇做对照，发现两组患者平均孕周及新生儿体重比较，差异均有统计学意义（P＜0.05）；观察组患者羊水Ⅲ度污染率、胎儿宫内窘迫、胎膜早破、早产及 FGR 发生率及剖宫产率均明显高于对照组（P＜0.05）。因此，FGR 的治疗不仅要对症处理，还需要临床加强产前综合防治，进而改善孕产妇妊娠结局。

若合并产科并发症或原发性疾病，FGR 的发生率会因病情程度而增加。张荔等研究发现 FGR 的发病时间与不良结局亦有关联。按首次诊断 FGR 的孕周，选取 131 例患者，分为早发型组（FGR 诊断妊娠＜32 周，共 56 例）和迟发型组（FGR 诊断妊娠为 32～36+6 周，共 75 例），比较两组相关因素。结果发现，妊娠期高血压疾病、胎盘异常、甲状腺功能减退和子宫肌瘤／腺肌瘤的发生率有统计学差异（P＜0.05）。早发型组剖宫产率、早产率、妊娠 32～34 周分娩率、极低出生体重儿发生率、新生儿入住内科重症监护室（medicine inten-sive care unit，MICU）率、围产儿病死率均高于迟发型组；早发型组分娩孕周提前，新生儿出生体重低于迟发型组，差异有统计学意义（P＜0.05）。两组胎盘组织缺氧性改变、梗死、钙化的发生率比较有统计学差异（P＜0.055）。因此，建议临床工作者应进行及早诊断、合理监护及适时分娩来改善 FGR 预后。

　　除危险因素外，王梦琦等随机选取2013年1月至2013年12月住院分娩的单胎40例，其中FGR组20例，正常妊娠组（对照组）20例。采用ELISA法检测母体外周血和脐血的抗心磷脂抗体-IgG（ACA-IgG）及抗心磷脂抗体-IgM（ACA-IgM）的水平，采用免疫组织化学法观察胎盘组织ACA的免疫反应性。结果发现，抗心磷脂抗体可能参与了胎儿生长受限的发病。

　　张巧璇等选取2016年6—12月收治的15例合并FGR的新生儿为观察组，另选择15例同期未合并FGR的新生儿为对照组。比较两组患儿的新生儿体重，观察组为（2.6±0.4）kg，对照组为（3.2±0.3）kg；观察组脐血生长激素水平为（0.62±0.19）nmol/L，明显高于对照组的（0.47±0.13）nmol/L。因此认为，FGR患儿脐血生长激素水平与新生儿体重呈显著负相关，生长激素是胎儿生长受限发生的影响因素之一。

　　蒋玲玲等选取56例FGR孕妇为观察组、56例健康孕妇为对照组。随访两组孕妇孕期妊娠情况，分析HIF-1α、胎盘血流变化与FGR的关系。结果显示，观察组孕妇各孕周胎盘动脉S/D均明显高于对照组（$P<0.05$），胎盘滋养细胞HIF-1α平均积分光密度值明显高于对照组（$P<0.05$），FGR与HIF-1α、胎盘动脉S/D值均呈明显相关性（$P<0.05$），观察组孕妇不良妊娠发生率明显高于对照组（$P<0.05$）。因此认为，HIF-1α参与胎盘血管生成，胎盘血流变化决定血流阻力，HIF-1α与胎盘血流变化均为FGR和妊娠结局的重要影响因素。

二、辅助检查

　　B型超声是FGR诊断的关键。FGR胎儿母体动脉系统出现血流参数的改变往往提示胎儿宫内缺血、缺氧。

　　庞振华选取128例孕晚期孕妇做观察研究，其中32例经产前常规超声检查为疑似FGR，设为观察组；其他96例检查未见异常，设为对照组，随访至妊娠结束。结果发现，观察组32例全部确诊为FGR，对照组均为正常胎儿；除观察组中有4例早产，其余124例均为足月分娩，且观察组中有2例死亡，观察组的胎儿窘迫、早产、新生儿窒息发生率明显高于对照组（$P<0.05$）；经超声检查结果可知，观察组脐动脉中舒张期末流速（EDV）、搏动指数（PI）、阻力指数（RI）及收缩期末流速（PSV）/EDV与大脑中动脉中PSV与对照组比较，差异有统计学意义（$P<0.05$）。

　　曹春峰等选取孕晚期FGR孕妇40例（观察组），另选取同期胎儿宫内发育正常孕妇100例（对照组），分别于妊娠32～34周、妊娠34～36周、妊娠36～40周时进行彩色多普勒超声检查，测量脐动脉PI、RI及PSV、EDV，计算PSV/EDV（S/D）；大脑中动脉PI、RI及PSV；主动脉峡部PSV、收缩末反流流速（ESRV）及两者比值（PSV/ESRV）。结果发现，孕晚期FGR孕妇胎儿脐动脉、大脑中动脉、主动脉峡部血流参数均出现改变，脐动脉和大脑中动脉PI、RI、S/D及主动脉峡部ESRV、PSV/ESRV均可作为评价FGR的敏感指标。

　　FGR的早发现、早干预对改善围产结局有重要意义。王晓玲等于中孕期（妊娠20～24周）对孕妇进行超声筛查，选取疑似胎儿生长受限132例为FGR组，超声检查无异常268例为对照组，观察两组至出生。结果发现，FGR组132例胎儿中21例（15.91%）静脉导管血流频谱血流参数S波、A谷较对照组减低，RI和S/D较对照组增高（$P<0.05$），其中13例同时伴有脐动脉和大脑中动脉血流频谱异常。

何碧媛等探讨孕早期超声联合母体血清妊娠相关血浆蛋白 A（pregnancy associated plasma protein A，PAPP-A）检验临床预测 FGR 的可行性。本研究纳入 2000 例单胎妊娠孕妇，于妊娠 11～13＋6 周行母血清 PAPP-A 及子宫动脉超声多普勒检测，并随访其妊娠过程及母胎结局。结果发现，入组的 2000 例孕妇中，13 例妊娠 28 周前终止妊娠或胎死宫内，76 例发生 FGR，正常妊娠 1485 例，其他异常妊娠 426 例。FGR 组孕妇的子宫动脉血流 PI、子宫动脉 RI 及出现血流舒张早期切迹的比例高于正常组（63.2% vs. 39.3%），而 PAPP-A 浓度低于正常组。联合 UtA-PI 及 PAPP-A 检查预测 FGR 的灵敏度为 81.6%，以上两者再联合血流舒张早期切迹则可将灵敏度提高至 82.9%，但 2 种方法间的差异尚无统计学意义（$P>0.05$）。

对孕妇外周血检测亦有助于预测 FGR。魏淑燕对 60 例 FGR 组孕妇及 60 例正常组孕妇妊娠 11～14 周血清 sEng 水平进行比较。结果显示，正常组孕妇孕早期血清 sEng 水平为（34.26±2.20）ng/L，FGR 组孕妇孕早期血清 sEng 水平为（37.38±2.33）ng/L，FGR 组的 sEng 水平显著高于正常组水平，差异有统计学意义（$P<0.05$）。sEng 预测 FGR 的 ROC 曲线下面积为 0.851，根据最大 Youden 指数求的最佳切割值为 35.31 ng/L，以此切割值对 FGR 的灵敏度为 80%，特异度为 87%。因此认为，孕早期 sEng 水平对 FGR 有预测价值。该研究者的另一项相关研究结果显示，对孕早期孕妇外周血清进行 PAPP-A、胎盘蛋白 -13（placental protein 13，PP-13）单独及联合检测对 FGR 均有预测价值，但联合预测因子的预测价值要优于任一单项血清指标。

张伟等选取 37 例 FGR 患儿，与同期住院分娩的正常胎儿 40 例做对照，分析母血与脐血胎盘生长因子（placental growth factor，PLGF）、同型半胱氨酸（homocysteine，Hcy）、叶酸（folic acid，FA）、维生素 B_{12} 水平与 FGR 的关系。结果发现，生长受限的患儿母血和脐血中的 PLGF、FA、维生素 B_{12} 均降低，母血和脐血中的 Hcy 均升高，且各发育指标均与其密切相关。因此认为，通过检测孕妇血液 PLGF、FA、维生素 B_{12} 和 Hcy，有助于在临床早期评估胎儿宫内生长受限的发生风险。

三、治疗

FGR 的治疗关键在于明确病因、积极治疗合并症或并发症、改善胎盘血供及加强营养。除低分子右旋糖酐、丹参外，肝素可以降低血流阻力，改善血黏度，促进胎儿生长发育。汪萍等选取 2014 年 2 月至 2016 年 2 月收治的 FGR 孕妇 220 例作为研究对象，采用数字随机表法将其分为对照组和观察组，各 110 例。两组孕妇均给予常规日常生活指导及营养支持，对照组在基础治疗基础上加用低分子肝素（low-molecular-weight heparin，LMWH）治疗，观察组在常规基础治疗的同时，加用 LMWH 和硫酸镁治疗。两组孕妇均连续治疗 3 个疗程。结果发现，两组孕妇年龄、孕周、入组前胎儿胎头双顶径、头围、腹围、股骨长、S/D、PI 及 RI 指数比较，差异均无统计学意义（P 均>0.05）；观察组终止妊娠率明显低于对照组，入组至终止妊娠时间明显长于对照组（$P<0.05$）；对照组和观察组终止妊娠前的 S/D、PI 及 RI 指数比较，差异均无统计学意义（P 均>0.05）；完成治疗疗程后，观察组中胎儿脐动脉的 S/D、PI 及 RI 明显低于对照组，差异均有统计学意义（P 均<0.05）。

任国平等选取 2014 年 8 月至 2016 年 4 月收治 FGR 孕妇 88 例，随机分为观察组（44 例）和对照组（44 例）。对照组给予丹参联合右旋糖酐氨基酸治疗，观察组给予丹参联合低分子肝素治疗，1个疗程 7 d，共治疗 3 个疗程。经治疗后观察组胎儿双顶径、股骨长度、头围、腹围及宫高增长明显快于对照组（$P<0.01$）。观察组总有效率（93.18%）明显高于对照组（77.27%）（$P<0.05$）。治疗后观察组 PI、RI 及 S/D 均较治疗前及对照组降低（$P<0.01$）；对照组仅 S/D 降低（$P<0.01$）。与治疗前比较，治疗后两组 PT、APTT 明显延长，FIB、D-D 水平、全血低切黏度、血浆黏度及血细胞比容明显降低（$P<0.05$ 或 $P<0.01$）。与对照组比较，观察组 PT 延长，FIB、D-D、全血低切黏度、血浆黏度及血细胞比容水平降低（$P<0.05$ 或 $P<0.01$）。与对照组比较，观察组新生儿娩出胎龄延长，出生体重、身长及 1 min Apgar 评分明显升高（$P<0.05$ 或 $P<0.01$）。

（狄 文 蒋 萌）

参 考 文 献

[1] 吴星，朱湘玉，张颖，等. 85 例生长受限胎儿染色体微阵列检测结果分析. 中华围产医学杂志，2017，20（11）：809-815.

[2] 虞国芬，王霓. 275 例胎儿宫内生长受限高危因素的 Logistic 回归分析. 中国妇幼保健，2017，32（9）：1929-1932.

[3] 李云端，刘伟武，徐秀英. 影响临床胎儿生长受限的多因素分析及预防措施. 实用临床医药杂志，2017，21（1）：90-93.

[4] 李玲. 妊娠期高血压患者妊娠结局及分娩方式分析. 白求恩医学杂志，2017，15（5）：583-584.

[5] 孟娅妮. 妊娠晚期合并肝功能异常对妊娠结局的影响. 中国妇幼保健，2017，32（22）：5555-5556.

[6] 张荔，苗治晶，陈敏. 不同类型胎儿生长受限相关因素与妊娠结局分析. 江苏医药，2017，43（16）：1186-1189.

[7] 王梦琦，王晓娟，崔世红，等. 抗心磷脂抗体与胎儿生长受限的相关性. 医学新知杂志，2017，27（6）：582-584.

[8] 张巧璇，郭玉蝉，邵艳玲. 脐血生长激素水平与胎儿生长受限的关系. 海南医学，2017，28（11）：1863-1864.

[9] 蒋玲玲，刘曼华，乔海凤，等. 孕妇血清 HIF-1α、胎盘血流与胎儿生长受限的相关性研究. 中国妇幼保健，2017，32（15）：3523-3526.

[10] 庞振华. 彩色多普勒超声对评估孕晚期胎儿生长受限血流情况及预后的应用价值. 齐齐哈尔医学院学报，2017，38（23）：2774-2776.

[11] 曹春峰，尉传社，杨彦，等. 孕晚期宫内生长受限胎儿彩色多普勒血流显像相关参数变化及意义. 山东医药，2017，57（40）：89-91.

[12] 王晓玲，王思思，刘晓燕. 中孕期静脉导管多普勒血流参数预测胎儿生长受限的临床应用. 医学影像学杂志，2017，27（9）：1835-1837.

［13］何碧媛，周毓青. 妊娠早期联合母血清妊娠相关蛋白 A 与子宫动脉超声多普勒预测胎儿生长受限的价值探讨. 诊断学理论与实践，2017，16（3）：320-323.

［14］魏淑燕. 孕早期血清可溶性内皮因子水平对胎儿生长受限的预测价值. 中国优生与遗传杂志，2017，25（1）：73-74，77.

［15］魏淑燕，吴琳琳，伍颖玲. 孕早期血清 PAPP-A、PP13 水平对胎儿生长受限的预测价值. 中国妇幼保健，2017，32（3）：495-498.

［16］张伟，彭兰，谢招娣. 母血和脐血 PLGF、Hcy、FA 及 Vit B_{12} 水平与胎儿生长受限的关系. 中国生育健康杂志，2017，28（2）：147-149.

［17］汪萍，单腾飞. 低分子肝素联合硫酸镁治疗胎儿生长受限的临床效果及可行性. 中国妇幼保健，2017，32（17）：4171-4173.

［18］任国平，王保莲，毕春燕，等. 丹参注射液联合肝素治疗胎儿生长受限的临床疗效及对孕妇血流变的影响. 世界中医药，2017，12（5）：1032-1036.

第五节　妊娠合并症

一、妊娠合并心脏病

妊娠合并心脏病是产科严重的合并症，是孕产妇死亡的主要病因之一。妊娠期心脏病患者死亡诱因主要表现为心力衰竭，心力衰竭不但直接危及胎儿生命，甚至还可能导致母子双亡的情况发生。对于心脏病的评估及孕期监管、围术期处理等需要内科、外科、产科、新生儿、麻醉科等多科协作完成。

（一）病情评估

妊娠合并心脏病在我国发病率为 1%，但作为产科合并症之一，亦是导致孕产妇死亡主要原因。秦敏等在上海市 1996—2015 年孕产妇死亡率和死亡原因变化趋势的分析中发现，妊娠合并心脏病、脑血管疾病的死亡原因顺位上升至近 10 年的第 2 位和第 4 位。

周晓军等对 2011—2015 年重庆市孕产妇的死亡原因进行分析。结果显示。排名前 3 位的分别是产科出血、妊娠合并心脏病和妊娠期高血压疾病。

从上述数据可以看出，加强妊娠合并心脏病孕产妇高危预警和管理、提高基层人员技术水平、重视多学科合作和加大健康教育宣传力度等对该类患者早期识别及对病情进行风险评估极为重要。

武小兰对 50 例妊娠合并心脏病患者基本资料和临床治疗情况进行回顾性研究和分析。结果发现，妊娠合并心脏病患者以心律失常症状为主，占有比例为 46%，风湿性心脏病次之，为 20%，甲状腺功能亢进性心脏病最低，为 4%。

张爱琴 70 例样本的研究数据显示，所有患者中先天性心脏病发病率最高，其次为心律失常及风湿性心脏病。

　　王艳红等以 280 例妊娠合并心脏病患者作为研究对象。结果显示，排名第一为妊娠合并心律失常患者 116 例（41.43%），其次是妊娠合并先天性心脏病患者 85 例（30.36%），妊娠合并风湿性心脏病患者 50 例（17.86%），其他类型 29 例（10.36%）。

　　杨成刚等回顾性分析 56 例妊娠合并心脏病孕产妇的临床资料。结果显示，合并心脏病孕产妇以心律失常最多见，其次是先天性心脏病，再次为风湿性心脏病，其后为妊娠期高血压性心脏病、围产期心肌病。

　　王素巧选取妊娠合并心脏病患者 80 例为研究对象，根据患者妊娠结局，将其分为两组。对照组 35 例，属于正常妊娠；观察组 45 例，属于不良妊娠。结果发现，心脏病类型、心功能分级、高血压、孕次均与妊娠合并心脏病患者妊娠结局密切相关。

　　潘莉君对妊娠合并心脏病患者 48 例的临床资料的研究亦得出了相同的结论，即影响妊娠合并心脏病患者妊娠结局的相关因素包括孕次、心功能分级、心脏病类型、高血压。其中先天性心脏病及风湿性心脏病是引起不良妊娠结局的重要疾病类型，随着心功能分级的增加，不良结局的发生率明显提高；血压水平与孕次次数均与不良妊娠结局的发生存在正相关。上述原因均与母婴血供不足有关，而体氧浓度的变化可引起新生儿体重的改变，两者存在正相关，与新生儿死亡率呈负相关。

　　心功能分级与妊娠结局具有相关性，且心功能状态越差，妊娠结局越差。郭初敏选取 2014 年 2 月至 2016 年 11 月收治的 54 例妊娠合并心脏病孕产妇，根据不同心功能状态分组，A 组为Ⅰ～Ⅱ级（34 例），B 组为Ⅲ～Ⅳ级（20 例）。统计对比发现，A 组早产儿、新生儿窒息、围产儿死亡发生率均低于 B 组，且新生儿体重高于 B 组；A 组剖宫产率、终止妊娠率、产妇心力衰竭发生率均低于 B 组，且阴道分娩率高于 B 组，差异均有统计学意义（$P<0.05$）。

　　张爱琴的研究报道中样本例数为 70 例，采用回顾性调查分析。结果显示，心功能等级为Ⅰ～Ⅱ级的患者孕周及新生儿体重均高于心功能等级为Ⅲ～Ⅳ级的患者，心力衰竭发生率及围产儿早产、新生儿窒息、围产期死亡等发生率均低于心功能等级为Ⅲ～Ⅳ级的患者，差异有统计学意义（$P<0.05$）。

　　王艳红等研究数据显示，280 例妊娠合并心脏病患者中，心功能分级Ⅰ～Ⅱ级 162 例，Ⅲ～Ⅳ级 118 例。Ⅰ～Ⅱ级心功能分级患者分娩孕周明显长于Ⅲ～Ⅳ级患者；医源性流产Ⅲ～Ⅳ级心功能患者发生率为 8.47%，而Ⅰ～Ⅱ级心功能分级患者无一例发生。Ⅲ～Ⅳ级患者并发早产、新生儿窒息、围产儿死亡的发生率明显升高（P 均 <0.001），且患者新生儿并发先天性心脏病的概率明显升高，新生儿体重和明显低于Ⅰ～Ⅱ级患者（$P<0.001$）。因此认为，改善心功能状态有助于降低不良母婴结局的发生率，提高新生儿的存活率。

　　妊娠合并心脏病孕产妇并发心力衰竭受多种因素影响，在临床中应对危险因素干预或规避，积极实现保护性因素，从而降低心力衰竭的发生率及孕产妇死亡率。任艳芳等回顾性分析 344 例妊娠合并心脏病孕产妇的临床资料，已发生心力衰竭的 61 例患者作为观察组，同期未发生心力衰竭的 258 例患者作为对照组。Logistic 回归分析结果显示，基础心率 >100 次/分、先天性心脏病、围产期心肌病、风湿性心脏病、PAP>50 mmHg、年龄 ≥35 岁、孕前发生心脏事件、早孕期心功能分级 $\geq$ Ⅱ级是心脏病孕产妇发生心力衰竭的独立危险因素（$P<0.05$），而孕前咨询和产前检查 ≥6 次是其保护性因素（$P<0.05$）。

而有关妊娠合并心脏病死亡孕产妇情况及死因的研究情况，徐艳菊等对郑州市 2006—2015 年因妊娠合并心脏病死亡的 22 例孕产妇相关资料进行回顾性分析。结果显示，因心脏病死亡人数占孕产妇死亡总数的 11.11%，心脏病死亡因素比例为 2.10/10 万，22 例合并心脏病构成中，以先天性心脏病（45.45%）、围产期心肌病（18.18%）和风湿性心脏病（13.64%）居前 3 位。农村妊娠合并心脏病死亡比例（2.75/10 万）高于城市（1.02/10 万），初中及以下文化程度者占 72.73%，家庭年人均收入4000 元以下者占 59.09%，产检<5 次者占 77.27%，常规服药和定期随访的仅占 9.09%，可避免死亡主要归因于个人家庭、知识、技能、态度（87.50%）和县级医疗保健机构知识、技能及管理（12.50%）。

（二）围产期处理

妊娠合并心脏病患者孕期需加强监管，终止妊娠时机及围产期管理也是降低母婴并发症及病死率的关键。杨成刚等认为心力衰竭好发期为妊娠 32～34 周及产后 24 h 内；曾实施心脏手术能明显改善心功能，孕期多无明显心功能不全，妊娠可有良好结局。孕期和产褥期密切随访，优化心脏功能，产科、心血管内科、麻醉科等多学科通力协作，共同诊治妊娠期心脏病，结局是令人满意的。在分娩方式方面，经矫治的先天性心脏病，经及早换瓣手术的风湿性心脏病，心功能Ⅰ～Ⅱ级、胎儿不大、胎位正常、宫颈条件成熟者，由于循环及心功能的改善，可选择经阴道试产，但应适当放宽剖宫产手术指征。心功能Ⅲ～Ⅳ级或存在产科指征者应当剖宫产终止妊娠。必要时分娩前后可使用抗生素预防感染性心内膜炎的发生，积极防治产后出血和血栓栓塞等并发症，以免诱发心力衰竭，应当减少剖宫产术中缩宫素的使用量，以减少心力衰竭发生的可能。

妊娠合并肺动脉高压的发生率很低，但死亡率很高。国内有较多对此类心脏病的研究，除孕早期医源性流产外，其围产期管理是降低母胎死亡率的关键。患者肺动脉压力越高，母婴妊娠结局越差。对于妊娠合并重度肺动脉高压的患者，剖宫产终止妊娠是比较安全的分娩方式。

赵先兰等以 143 例妊娠合并先天性心脏病伴肺动脉高压患者为研究对象进行回顾性分析，根据肺动脉收缩压分为轻度组（30～45 mmHg）、中度组（46～70 mmHg）和重度组（≥71 mmHg），比较各组先天性心脏病种类、心功能级别及母婴结局。结果显示，143 例妊娠合并先天性心脏病患者中，室间隔缺损（35.7%，51/143）、房间隔缺损（27.3%，39/143）及法洛四联症（23.1%，33/143）比例占前 3 位；肺动脉压越高，孕产妇心功能越差，且早产、剖宫产、新生儿窒息、产妇产后病情恶化者相应增多，其中重度组早产率（61.8%，34/55）及剖宫产率（72.7%，40/55）均明显高于轻度组及中度组。

吕晓等对 50 例患者的临床研究显示，重度组心功能较差，心功能Ⅲ～Ⅳ级者有较高的心力衰竭、新生儿早产及低出生体重儿发生率，与Ⅰ～Ⅱ级组相比，差异有统计学意义（$P<0.05$）；中、重度组新生儿出生体重偏低，重度组新生儿出生孕龄较小，分别与轻度组相比，差异有统计学意义（$P<0.05$）；约 56% 的患者心律异常。

祝彩霞等对不同程度肺动脉高压对妊娠结局的影响进行了探讨。本研究选取 2006 年 1 月至 2016年 12 月在医院住院的 78 例妊娠合并肺动脉高压孕产妇为研究对象。结果发现，三组孕妇的自然受孕率（$P=0.414$）、初产情况（$P=0.527$）和分娩孕周（$P=0.165$）比较，差异均无统计学意义。轻度肺动脉高压组心功能Ⅰ级占 64.9%，中度肺动脉高压组心功能Ⅱ级占 50.0%，重度肺动脉高压组心功能Ⅲ级占 54.5%，组间差异有统计学意义（$P<0.001$）。不同严重程度的肺动脉高压孕妇的妊娠期

糖尿病（$P=0.589$）、子痫前期（$P=0.942$）、胎膜早破（$P=0.276$）、瘢痕子宫（$P=0.493$）和产后出血（$P=0.424$）比较，差异有统计学意义。轻、中、重度肺动脉高压组剖宫产率分别为84.2%、90.0%和63.6%，组间差异无统计学意义（$P=0.208$）。轻度肺动脉高压组中82.5%的孕妇选择椎管内麻醉，中度肺动脉高压组有90.0%选择椎管内麻醉，重度肺动脉高压组中仅有27.3%选择椎管内麻醉，组间麻醉方式差异有统计学意义（$P<0.001$）。轻、中、重组肺动脉高压组围产儿（$P=0.393$）、新生儿窒息率（$P=0.581$）和小于胎龄儿发生率（$P=0.324$）比较差异均无统计学意义。但三组新生儿转科率分别为15.8%、40.0%和54.5%，组间差异有统计学意义（$P=0.011$）。因此，不同严重程度肺动脉高压孕产妇的妊娠结局无明显差异，但终止妊娠方式和麻醉方式选择有差异。

欧殷添等回顾性分析2004—2013年在重症监护室住院并诊断为冠心病相关肺动脉高压孕产妇的临床资料。共入选110例冠心病（coronary heart disease，CHD）相关肺动脉高压孕产妇，其中肺动脉高压轻度者11例，肺动脉高压中度者33例，肺动脉高压重度者66例。院内死亡8例（7.3%），均为重度肺动脉高压患者。多因素Logistics分析显示，肺动脉收缩压是孕产妇围术期死亡的危险因素（$OR=1.042$，$P=0.005$）。足月产55例（50.0%），医源性流产35例（31.8%）。肺动脉高压重度者足月产比例降低，医源性流产、小于胎龄儿比例明显升高。新生儿畸形发病率为8.0%（6/75）。随访率为61.8%（63/102）。随访时NYHA心功能分级Ⅰ～Ⅱ级53例（85.5%），Ⅲ～Ⅳ级9例（14.5%）。孕期心功能恶化与远期心功能恶化相关性不显著（$P=0.767$）。

随着肺动脉压力的增加，不良妊娠结局发生率越高；孕期严密监测和适时终止妊娠有利于改善其妊娠结局。虽然剖宫产是终止妊娠的主要方式，但肺动脉压轻、中度升高，心功能及软产道条件好，可经阴道试产。

为提高对危重孕产妇的诊治能力，建立专门的产科重症监护室，由同时具备产科及重症监护室知识的医师管理此类患者，是未来的一个发展趋势。赵保静等对重症监护室的孕产妇的临床资料进行回顾性分析，并根据入住重症监护室原因不同分为产科原因组及非产科原因组，比较两组间一般临床资料和母婴预后的差别。结果显示，232例患者入住重症监护室原因前3位的有妊娠期高血压疾病及相关并发症、妊娠合并心脏病、产后即时出血。由于妊娠合并心脏病患者血流动力学显著变化，如血流量增加、心排血量增加、体循环阻力下降、血液高凝状态等，都会诱发呼吸循环功能异常，而重症监护室对此的监测及管理比普通病房具有优势，对妊娠合并心脏病患者来说受益明显。

（三）麻醉方式的选择

椎管内麻醉能够有效降低外周血管阻力，增加静脉系统容量，减少回心血量和心肌耗氧，能够有效降低右心前负荷，麻醉过程中不需气管插管，因而避免了机械通气对血液循环的干扰，降低了肺部感染的风险。但椎管内麻醉不适用于凝血功能异常和血氧饱和度低的患者。全身麻醉通过镇痛、镇静和肌松作用抑制交感神经兴奋性，有效减少患者急性肺水肿的发生，同时通过呼吸机支持，能够更好地改善患者氧供，麻醉效果确切，有利于对机体血容量的调控。但容易增加肺部感染的风险，药物对患者心功能有着不同程度的抑制。

历艳娟选取2015年3月至2017年2月162例妊娠合并心脏病患者作为研究对象，分为对照组和观察组，对照组剖宫产手术过程中选择全身麻醉，观察组剖宫产手术过程中选择连续硬膜外麻醉。对比发现，观察组患者心率水平及收缩压水平优于对照组。

何会文根据麻醉方法分为对照组（44例）和观察组（44例），患者均接受剖宫产术，对照组术中行全身麻醉，观察组则行连续硬膜外麻醉。结果显示，观察组的血氧饱和度与对照组相比，差异无统计学意义（$P>0.05$）；但就术后收缩压而言，观察组显著低于对照组；而在新生儿Apgar评分方面，观察组显著优于对照组（P均<0.05）。因此认为，在妊娠合并心脏病患者的麻醉过程中，连续硬膜外麻醉能够稳定患者的生命体征，并保证新生儿安全。

吴开琼认为全身麻醉在妊娠合并心脏病产妇剖宫产手术中的应用效果显著，不会对产妇的生命体征及胎儿Apgar评分造成影响。本研究选取2014年10月至2016年10月收治的90例妊娠合并心脏病接受剖宫产手术者，按照入院顺序随机分为对照组（应用全身麻醉方法，45例）与对照组（应用硬膜外麻醉方法，45例）。结果显示，麻醉前，试验组患者的心率为（98.55±12.26）次/分、脉搏氧饱和度为（92.18±5.36）%，对照组患者的心率为（98.62±12.30）次/分、脉搏氧饱和度为（92.20±5.41）%，两组患者的心率、脉搏氧饱和度比较，差异无统计学意义（$P>0.05$）；试验组诱导期、手术中和手术后15 min内的心率、脉搏氧饱和度等显著优于对照组（$P<0.05$）；试验组胎儿分娩后0、1 min Apgar评分显著高于对照组（$P<0.05$），两组胎儿分娩后5 min Apgar评分比较差异无统计学意义（$P>0.05$）。

二、妊娠合并内分泌疾病

（一）妊娠合并甲状腺功能异常

妊娠期间孕妇体内胎盘激素等影响使得人体内各种内分泌腺处于活跃状态，包括甲状腺，从而引起甲状腺腺体增大、功能亢进。相反，合并甲状腺功能减退的孕妇血容量增加，肾小球滤过率增加而导致碘水平下降，加上妊娠期甲状腺激素的需求量大大增加，会导致甲状腺功能减退问题加剧。下面对妊娠期甲状腺功能异常对妊娠结局的影响及治疗的文献做总结。

1. 妊娠合并甲状腺功能亢进　甲状腺功能亢进（以下简称"甲亢"），属于常见内分泌疾病，同时也是自身免疫性疾病，在妊娠期合并甲亢的概率很高，国内有报道指出其发病率为0.1%～0.2%。妊娠合并甲亢患者极易诱发不良妊娠，而且容易并发其他疾病，属于高危妊娠范畴，及时采取措施控制甲状腺功能指标至正常范围对于改善妊娠结局有着积极的意义。重症或未经控制的甲亢可能会导致产妇甲亢危象，胎儿生长受限、早产、流产等不良结局。妊娠合并甲亢可导致孕妇糖代谢及脂质代谢异常，从而影响妊娠结局。

朱代玉等对妊娠合并甲亢对母婴代谢指标和预后做了分析。本研究选取妊娠合并甲亢孕妇52例，其中经系统治疗后分娩前甲状腺功能基本恢复正常者34例（疾病控制组），未经系统治疗或经短暂治疗后中途停药者18例（未控制组）；另选取同期进行孕检及分娩的甲状腺功能正常孕妇50例（正常对照组）做对照研究。结果发现，未控制组孕妇的游离三碘甲状腺原氨酸（free triiodothyronine，FT3）、游离甲状腺素（free thyroxine，FT4）含量高于疾病控制组、正常对照组，促甲状腺素（thyroid stimulating hormone，TSH）含量低于疾病控制组（$P<0.05$）；外周血空腹血糖（fasting blood glucose，FPG）、空腹血清胰岛素（fasting serum insulin，FINS）、稳态模式评估法胰岛素抵抗

指数（homeostasis model assessment of the insulin resistance，HOMA-IR）及胰岛素敏感性指数（insulin sensitivity index，ISI）绝对值水平均高于疾病控制组、正常对照组（$P<0.05$）；外周血总胆固醇（total cholesterol，TC）、三酰甘油（triacylglycerol，TG）含量高于疾病控制组、正常对照组，高密度脂蛋白胆固醇（high density lipoprotein-cholesterol，HDL-C）、载脂蛋白A-Ⅰ（apolipoprotein A-Ⅰ，ApoA-Ⅰ）含量低于疾病控制组、正常对照组（$P<0.05$）；母体结局中流产引产率高于疾病控制组、正常对照组，新生儿结局中死胎、低出生体重、新生儿甲亢发生率高于疾病控制组、正常对照组（$P<0.05$）。

临床上应针对甲亢给予适当的治疗，以降低妊娠不良结局的发生。张南山选取38例妊娠合并甲亢患者的临床资料作为研究对象进行回顾性分析，根据其孕期是否进行甲亢对症治疗分为两组。观察甲亢对孕妇妊娠结果的影响，比较甲亢对症治疗与否对两组孕产妇妊娠结局的影响。结果发现，妊娠合并甲亢对妊娠结局的影响非常大，治疗组甲亢孕妇的平均孕周为38.5 w±1.2 d，明显长于对照组的35.2 w±1.5 d；并且其新生儿的体重为（2850±260）g，也显著高于对照组的（2510±170）g。治疗组甲亢孕妇的并发症发生率高达35.00%（7/20），明显高于对照组的5.56%（1/18）。

王雷对一项60例妊娠合并甲亢患者的治疗结果的研究也显示，对照组FT3、FT4水平明显高于治疗组，TSH明显降低（$P<0.01$）；对照组妊娠并发症高于治疗组（$P<0.05$）。

王东岩选取70例妊娠合并甲亢患者作为研究对象做了相同的对照比较，观察组采用丙硫氧嘧啶治疗。结果发现，观察组患者经治疗后FT3、FT4均显著低于对照组，TSH水平明显高于对照组，差异均有统计学意义（P均<0.05）；观察组人工流产、早产、新生儿窒息、小于胎龄儿发生率均显著低于对照组，差异均有统计学意义（P均<0.05）；观察组患者经阴道分娩率显著高于对照组，差异有统计学意义（$P<0.05$）；观察组患者妊娠期高血压疾病、先兆子痫、心力衰竭、甲亢及胎膜早破发生率均显著低于对照组，差异均有统计学意义（P均<0.05）。

大部分抗甲亢药物可通过胎盘并影响胎儿，诱发胎儿甲亢或甲状腺功能减退（以下简称甲减）。妊娠合并甲亢的药物治疗主要是丙硫氧嘧啶，可通过阻断甲状腺碘氧化及有机结合，降低甲状腺含碘量，使得甲状腺功能指标明显下降，实现抑制甲状腺激素合成的效果。蒋庆耀通过将200例妊娠合并甲亢患者随机分成观察组和对照组，各100例，观察组患者采用丙硫氧嘧啶进行治疗，对照组患者在确诊后没有及时对甲状腺进行定期复查就自行停药或直接拒绝服用丙硫氧嘧啶进行治疗。结果发现，治疗后，观察组患者的TSH、FT4、FT3、TT4、TT3激素水平均优于对照组，差异均具有统计学意义（$P<0.05$）。观察组不良妊娠结局发生率（2%）低于对照组（34%）。

季春燕等对接诊的40例妊娠合并甲亢患者进行随机分组研究，研究组采取规范化丙硫氧嘧啶治疗，并且加强了甲状腺功能指标检测，而对照组未实施丙硫氧嘧啶治疗或未能定期检测甲状腺功能指标或不按照医嘱服药提前自行终止治疗等。结果显示，研究组治疗后TSH明显高于对照组，而FT4、FT3、TT4明显低于对照组。因此认为，在治疗期间，只要合理控制剂量，定期检测甲状腺功能指标，使其控制在正常或趋近正常水平，则不仅可以确保疗效，而且可改善妊娠结局。

胡鸣对丙硫氧嘧啶药物剂量的疗效及安全性做了进一步探讨。为观察低剂量丙硫氧嘧啶对妊娠合并甲亢患者妊娠结局和肝功能的影响，选取296例妊娠合并甲亢患者为研究对象，按照随机数字表法分为观察组和对照组，各148例，对照组给予常规剂量丙硫氧嘧啶片口服治疗，观察组给予低剂量丙硫氧嘧啶片口服治疗。结果发现，两组患者治疗前血清FT3、FT4和TSH水平差异均无统计学意义（$P>0.05$），治疗后血清甲状腺功能指标 FT3 和 FT4 水平下降、TSH 水平升高（$P<0.05$），但两组间 FT3、FT4 和 TSH 水平无差异（$P>0.05$）；两组甲亢治疗总有效率差异无统计学意义（$P>0.05$）；两组患者治疗前后血清肝功能指标水平较治疗前无差异无统计学意义（$P>0.05$）；观察组妊娠不良事件总发生率（12.8%）低于对照组（22.9%）。因此认为，较常规剂量相比，低剂量丙硫氧嘧啶在满足抑制妊娠合并甲亢患者甲亢疗效的基础上，可显著降低对患者肝功能的损伤，减少妊娠不良反应，改善患者妊娠结局。

张秀楠对丙硫氧嘧啶与甲巯咪唑的疗效及妊娠结局、对胎儿的作用进行了比较，随机选取 160 例妊娠合并甲亢患者为研究对象，根据治疗方法的不同将患者分入到 A 组和 B 组中，A 组患者给予丙硫氧嘧啶治疗，B 组患者给予甲巯咪唑治疗。对比发现 A 组患者治疗 2 个月时的 FT4、FT3 值均低于 B 组，且 TSH 值高于 B 组（$P<0.05$）；A 组妊娠结局中，早产和剖宫产明显比 B 组少，足月产儿比 B 组多，妊娠结局优于 B 组（$P<0.05$）；A 组产妇并发症发生率 5.0% 和新生儿并发症发生率 2.5% 均低于 B 组的 15.0%、12.5%，且 A 组新生儿出生 5 min Apgar 评分和体重更高（$P<0.05$）。因此认为，妊娠合并甲状腺功能亢进治疗中采用丙硫氧嘧啶能取得较好的效果，改善母体甲状腺功能，且不会对胎儿的发育造成不良影响，有助于减少母婴围产期并发症，值得在临床上推广应用。

2. 妊娠合并甲状腺功能减退　妊娠合并甲状腺功能减退（以下简称"甲减"）对孕妇及新生儿都有不良的影响，易发生流产、死胎、低体重儿及胎儿宫内发育迟缓等。及时、科学地诊断与治疗妊娠合并甲减孕妇，能够降低妊娠合并症的发生率，并且让妊娠结局得以改善。张爱华选取 366 例妊娠合并甲减患者，并依据患者甲状腺功能划分为治疗组和对照组。结果发现，在早产、胎儿畸形、死胎及新生儿甲减的患病率方面，治疗组显著低于对照组，两组差异具有统计学意义（$P<0.05$）。

陆相辉等选取 60 例妊娠合并甲减孕妇作为观察组，另外选取同期正常妊娠孕妇 60 例作为对照组。结果发现，观察组流产、早产、前置胎盘、胎盘早剥、贫血的发生率均高于对照组；对照组低体重儿和胎儿窘迫的发生率明显低于观察组，新生儿 Apgar 评分（9.61 ± 0.23）高于观察组，新生儿的状况优于观察组，差异具有统计学意义（$P<0.05$）。与对照组相比，观察组 FSH（6.3 ± 3.0）mU/ml、LH（5.8 ± 2.7）mU/ml、雌二醇水平（42.0 ± 13.0）mU/ml 均明显降低（$P<0.05$），差异有统计学意义。

妊娠合并甲减的药物治疗主要是左甲状腺素。左甲状腺素治疗妊娠合并甲减患者可有效改善其甲状腺功能状态，并能有效改善妊娠结局和降低不良反应的发生率，有助于胎儿后期发育。王丽华为观察左甲状腺素孕期治疗安全性，纳入妊娠合并甲减患者共 64 例，随机分为对照组和观察组，各 32 例，其中对照组采取常规治疗，观察组则在此基础上加用左旋甲状腺素治疗，观察两组患者的临床反应。结果发现，观察组患者的临床总有效率为 96.88%，明显优于对照组的 78.13%，临床疗效显著。

李艳萍等选取妊娠合并甲减患者 172 例，随机分为观察组和对照组，各 86 例，观察组给予左甲状腺素治疗，对照组给予合理补充碘及蛋白质等常规治疗，两组在治疗的同时均加强营养并限制脂肪摄入量，控制体重，注意休息，定期检查，两组均持续治疗至分娩结束。比较两组发现，观察组患者的治疗总有效率为 93.02%，明显高于对照组的 82.56%，差异有统计学意义（$P<0.05$）；治疗后，观察组患者的 FT3、FT4 水平分别为（3.41 ± 1.18）pmol/L、（10.03 ± 4.15）pmol/L，明显高于对照组的（1.98 ± 0.24）pmol/L、（7.03 ± 1.51）pmol/L；TSH 水平为（10.68 ± 5.43）mU/L，明显低于对照组的（18.87 ± 9.45）mU/L，差异均有统计学意义（$P<0.05$）；观察组患者的早产率、新生儿畸形率和妊

娠并发症发生率分别为 2.32%、2.32% 和 8.14%，均明显低于对照组的 10.47%、12.79% 和 18.60%，差异均有统计学意义（$P<0.05$）。

王丹婵等选取 167 例孕早期甲减患者，分为治疗组和对照组，治疗组在孕中期采用左甲状腺素治疗，对照组采用安慰剂治疗。治疗 24 周后，治疗组的 TSH 水平显著低于对照组，而 FT3、FT4 水平显著高于治疗组；治疗组的妊娠期高血压疾病、妊娠期糖尿病、产后出血发生率均显著低于对照组；治疗组的早产、流产或死胎、新生儿窒息、新生儿低体重发生率均显著低于对照组（$P<0.05$）。

陈娟文等选取孕早期甲减患者 173 例为研究对象，分组同王丹婵等的研究。经过 6 个疗程的治疗，对照组 TSH 水平均显著高于治疗组，而 FT3、FT4 水平显著低于治疗组，母胎不良妊娠结局亦均有统计学差异。

甲减患者妊娠期间要在基础治疗剂量上随着妊娠期的增加逐步增加用量，分娩后所需药量逐步下降，至 3 个月后恢复到妊娠前水平。李晏为临床应用的替代剂量提供数据基础，选取 48 例妊娠合并甲减或亚临床甲减患者为观察组，42 例单胎妊娠无甲减或亚临床甲减志愿者为对照组，对妊娠前、妊娠早期 30～90 d、妊娠中期 150～180 d、妊娠后期 240～270 d 及分娩后 90 d 内几个阶段的左旋甲状腺素实际治疗剂量进行统计分析。结果发现，观察组妊娠前及分娩后 TSH 水平与对照组比较差异均无统计学意义（$P>0.05$），妊娠期（妊娠早期、妊娠中期及妊娠晚期）与对照组比较差异均有统计学意义（$P<0.05$）。观察组妊娠中、晚期与妊娠早期比较差异均有统计学意义（$P<0.05$）；与妊娠前相比，妊娠早、中、晚期药物需求剂量显著增加（$P<0.05$）；与妊娠早期相比，妊娠中、晚期剂量显著增加（$P<0.05$）。观察组甲状腺相关疾病家族史发生明显比对照组高，而观察组经过治疗在妊娠期间糖尿病发生及高血压发生与对照组比较差异无统计学意义（$P>0.05$），在围产期结局如早产发生情况、ICP 发生率、贫血发生率、妊娠周数、出生儿体重方面与对照组比较差异均无统计学意义（$P>0.05$）。

关于左甲状腺素的起始剂量及用药时机选择，周淼选取 172 例患者为研究对象，随机分为观察组和对照组，各 86 例，两组均给予常规治疗，在此基础上，对照组给予低初始剂量的左甲状腺素钠片，观察组给予高初始剂量的左甲状腺素钠片。观察比较两组的治疗效果和血脂指标、叶酸及甲状腺激素水平变化情况。结果发现，观察组总有效率为 91.86%，显著高于对照组的 77.91%（$P<0.05$）；与治疗前比较，治疗后两组 TG、TC、低密度脂蛋白胆固醇（low density lipoprotein-cholesterol，LDL-C）和 TSH 水平显著降低，HDL-C、叶酸、FT3 和 FT4 水平显著升高（$P<0.01$），差异有统计学意义（$P<0.01$）。因此认为，高初始剂量左甲状腺素可以改善患者甲状腺功能，调节血脂水平，改善胎盘血液循环和妊娠结局，其效果优于低初始剂量左甲状腺素。

对于妊娠早期甲减控制不佳的女性，及时增加口服左甲状腺素的剂量或有望减少流产发生的风险，为证实这一点，宁宁等选取妊娠合并甲减口服左甲状腺素治疗且在妊娠早期初次检测 TSH 未达标的患者，分为两组。A 组在检测 TSH 后 1 周内增加药量，B 组保持剂量不变，共收集 79 例患者，包括 A 组 54 例和 B 组 25 例妊娠期女性。结果发现，两组早产、妊娠期糖尿病、妊娠期高血压疾病、先兆子痫或子痫、胎膜早破、胎盘早剥、低出生体重儿的发生率比较无统计学差异（P 均>0.05）。A 组流产率有较 B 组下降的趋势，但差异无统计学意义（$P=0.06$）。两组均无先兆子痫、子痫或宫内发育迟缓及新生儿死亡事件发生。

（二）妊娠合并糖尿病

妊娠合并糖尿病包括孕前糖尿病（pregestational diabetes mellitus，PGDM）和 GDM，可严重危害母体的健康，甚至会导致妊娠不良结局，甚至还会增加产妇及新生儿在未来患有糖尿病的风险。PGDM 可能在孕前已确诊或在妊娠期首次被诊断，GDM 是指患者在怀孕期间发现并诊断为糖尿病的人群，是妊娠期最常见的内科合并症之一。

1. 对妊娠结局的不良影响　对妊娠合并糖尿病的患者进行早期诊断，并采取科学、有效的治疗措施，可以使患者血糖控制满意，改善妊娠结局，降低母婴并发症的发生率。刘跃萍对 30 例 GDM 患者的临床治疗情况进行回顾性总结。本研究对患者进行饮食控制、运动疗法、血糖监测等方法进行治疗。结果发现，全部患者治疗前空腹血糖（12.2±2.3）mmol/L，餐后 2 h 血糖（12.7±3.6）mmol/L；治疗后空腹血糖（4.7±0.6）mmol/L，餐后 2 h 血糖（5.1±0.7）mmol/L。10 例剖宫产，20 例顺产。有 3 例产妇出现并发症，1 例胎膜早破，1 例妊娠期高血压疾病，1 例羊水过多；有 2 例围产儿出现并发症情况，其中 1 例胎儿窘迫，1 例低血糖。

贾晓红以 60 例妊娠合并糖尿病孕妇为观察组，64 例正常孕妇为对照组。结果发现，观察组孕妇剖宫产率及早产率均明显高于对照组，差异均有统计学意义（P 均<0.05）；观察组孕妇妊娠期高血压疾病、糖尿病酮症酸中毒、感染发生率均明显高于对照组，差异均有统计学意义（P 均<0.05）；观察组围产儿宫内窘迫、新生儿窒息、低血糖发生率均显著高于对照组，差异均有统计学意义（P 均<0.05）。

PGDM 患者因孕前存在血糖异常情况，母婴并发症往往比 GDM 严重，应在孕期指导糖尿病患者饮食和运动相结合，并配合使用胰岛素，保持血糖平稳，降低母婴并发症的发病率。杨桂莲等对 879 例妊娠合并糖尿病患者进行回顾性分析，分为 PGDM 和 GDM 两组，对比发现 PGDM 患者妊娠期高血压疾病的发病率（16.2%）显著高于 GDM 患者（4.3%）（P<0.05）。通过营养治疗，妊娠合并糖尿病巨大儿的发病率为 6.5%，新生儿黄疸的发病率为 5.0%。PGDM 患者与 GDM 患者巨大儿的发病率、新生儿黄疸的发病率比较，差异无统计学意义（P>0.05）。PGDM 患者新生儿低血糖发病率略高于 GDM 患者，但差异无统计学意义（P 均>0.05）。PGDM 患者新生儿肺炎和早产儿的发病率（19.1%、16.2%）显著高于 GDM 患者（9.5%、4.8%）（P<0.05）。

PGDM 导致胎儿畸形的发生率明显增高，是先天性心血管系统畸形和神经管畸形的危险因素之一。张少亚等选取 5028 例产妇为研究对象，按是否患有妊娠合并糖尿病进行分组，其中 GDM 产妇 203 例，PGDM 产妇 105 例，血糖正常产妇 4720 例。结果发现，PGDM 组的胎儿畸形发生率较正常组和 GDM 组均增高（P<0.05）；GDM 组与正常组胎儿畸形发生率差异无统计学意义（P 均>0.05）。在心血管畸形和神经管畸形方面，PGDM 组与正常组差异均有统计学意义（P<0.05），但 GDM 组与正常组间差异均无统计学意义（P>0.05）。PGDM 血糖控制不满意组较血糖控制满意组总的胎儿畸形发生率增高（P<0.05）；而 GDM 患者中，血糖控制满意组与不满意组间胎儿畸形发生率差异无统计学意义（P>0.05）。

GDM 患者早期确诊、及时治疗可以降低剖宫产率，减少围产期母婴并发症的发生率。张美琴根据糖尿病确诊治疗时间分为中期组和后期组，中期组选取 55 例为妊娠中期确诊治疗的患者，后期组选取 31 例为妊娠 34 周后确诊治疗的患者。结果发现，中期组剖宫产率为 29.09%，明显低于后期组（77.42%）；中期组围产期孕妇各种并发症发生率、新生儿各种并发症及死亡情况明显低于后期组，差异有统计学意义（$P<0.05$）。

2. 高危因素　保健工作中在孕前应对育龄妇女开展饮食管理、控制体重；孕期除控制体重外，还应增加对早孕期血脂、空腹血糖等的管理措施。吴南楠等选取 GDM 患者 68 例，血糖正常孕妇 68 例作为对照组。于妊娠 25 周时进行口服葡萄糖耐量试验（oral glucose tolerance test，OGTT），测定收缩压、舒张压、空腹胰岛素、糖化血红蛋白、尿酸、TG、总胆固醇、HDL-C、LDL-C，同时计算体重指数（body mass index，BMI）、HOMA-IR、ISI，并进行比较。结果发现，GDM 患者与妊娠血糖正常者比较，存在年龄偏高、体重偏重、BMI 偏高、舒张压偏高、胰岛素水平高、胰岛素抵抗及胰岛素敏感性下降。

为分析 GDM 发病的危险因素及干预措施，荣太梓选取产检孕妇 326 例作为研究对象，其中妊娠合并糖尿病 54 例（病例组），非妊娠合并糖尿病 272 例（对照组）。结果发现，孕早期空腹血糖高、空腹胰岛素高、ISI 高及年龄≥35 岁、孕前体重大、孕前 BMI 大、糖尿病家族史、孕早期体重增长多、孕中期体重增长是影响 GDM 发生的独立危险因素。

妊娠合并糖尿病的具有多种危险因素，管建英选取妊娠合并糖尿病患者 63 例经 Logistic 分析，发现年龄、孕前 BMI、分娩前 BMI、不良孕产史、糖尿病家族史均为妊娠合并糖尿病疾病发生的独立危险因素。

袁妙兰等选取 159 例 GDM 产妇为观察组，并以同期随机选取的 634 例健康分娩产妇为对照组。多因素 Logistic 回归分析结果显示，年龄≥35 岁、孕前超重或肥胖、不良孕产史、有糖尿病家族史、TPOAb 阳性是 GDM 的独立危险因素，OR 分别为 2.441、2.889、1.486、4.879、1.323，差异有统计学意义（$P<0.05$）。观察组胎膜早破、妊娠期高血压疾病、早产、羊水过多、剖宫产及产后出血发生率高于对照组，差异有统计学意义（$P<0.05$）；观察组巨大儿、胎儿窘迫及新生儿轻度窒息发生率高于对照组，差异有统计学意义（$P<0.05$）；观察组胎儿生长受限、新生儿畸形发生率与对照组比较差异无统计学意义（$P>0.05$）。

田瑛等选取 326 例妊娠期女性作为研究对象，收集临床资料，其中妊娠合并糖尿病者 54 例（观察组），非妊娠合并糖尿病者 272 例（对照组）。单因素分析显示，年龄≥35 岁、孕前体重、孕前 BMI、有糖尿病家族史、饮食偏咸、孕早期体重增长、孕中期体重增长、孕早期空腹血糖、TG、空腹胰岛素、HOMA-IR 是影响妊娠期糖尿病发病的主要因素（P 均<0.05）；多因素 Logistic 回归分析显示，孕早期空腹血糖、空腹胰岛素、HOMA-IR、年龄≥35 岁、孕前体重、孕前 BMI、糖尿病家族史、孕早期体重增长、孕中期体重增长为影响 GDM 发生的独立危险因素（$P<0.05$）。

栾福娟将妊娠 8～16 周孕妇的实验室指标联合临床指标建立预测模型，可以更好地预测孕妇发生 GDM 的风险。本研究选取行常规产前检查的孕妇 878 例，根据糖耐量情况将其分为 GDM 组（99 例）与糖耐量正常组（779 例），将孕前 BMI、妊娠 8～16 周、年龄、TG 与孕次>3 次等危险因素纳入 Logistics 回归分析，建立回归方程模型，Hosmer-Lemeshow 拟合优度检验显示 $P=0.955$，该模型预测 GDM 发生风险的 ROC 曲线下面积（area under curve，AUC）为 0.762（95% CI：0.729～0.793，$P=0.028$），cut-off 值为 0.12，灵敏度为 68.6%，特异度为 71.6%。

3. 监测与治疗　空腹血糖、口服葡萄糖耐量及糖化血红蛋白等都可以作为评估患者病情的指标。蓝金荣以 49 例妊娠合并糖尿病患者为观察组，选取同期正常 49 例孕妇为对照组。结果发现，观察组的空腹血糖水平、口服葡萄糖耐量水平及糖化血红蛋白水平与对照组均有显著差异（ $P<0.05$ ）；糖化血红蛋白检测的符合率及诊断敏感性均明显高于空腹血糖和口服葡萄糖耐量试验（ $P<0.05$ ）。

糖化血红蛋白可以成为 GDM 筛查的一种诊断方法。李刚选取 GDM 孕妇 100 例及正常孕妇 100 例，分别实施口服葡萄糖耐量试验检查的同时行糖化血红蛋白检查，分析结果。结果发现，糖化血红蛋白>6% 者 GDM 诊断基本明确，但有一定漏诊率。>5.5% 者 GDM 可能性大，需行 OGTT 检查进一步明确诊断。<5% 者 GDM 可能性较小。糖化血红蛋白除作为 GDM 的重要评价指标，临床应对妊娠期孕妇加强糖化血红蛋白水平监测，以便及时干预，降低不良妊娠结局发生率。

赵泽燕等根据观察组孕妇不同糖化血红蛋白水平，将其分为 A 组（糖化血红蛋白≤6.0%）、B 组（糖化血红蛋白为 6.1%～6.5%）、C 组（糖化血红蛋白为 6.6%～7.0%）、D 组（糖化血红蛋白>7.0%）。结果发现，观察组孕妇产后出血、妊娠期高血压疾病及泌尿系统感染发生率（18.86%、13.21%、11.32%）均比对照组（3.77%、1.89%、3.77%）高，差异均有统计学意义（ P 均<0.05）。观察组孕妇早产、羊水过多、巨大儿、宫内窘迫及胎膜早破各不良妊娠结局的发生率（9.43%、9.43%、11.32%、13.21%、15.09%）均比对照组（1.89%、1.89%、1.89%、3.77%、5.66%）高，差异均有统计学意义（ P 均<0.05）。并且发现，糖化血红蛋白水平越高，早产、羊水过多、巨大儿及胎儿宫内窘迫各不良妊娠结局的发生率越高；而胎膜早破的发生率与糖化血红蛋白水平无明显相关性（ $r=0.955$ ， $P<0.05$ ）。

对妊娠合并糖尿病的患者应根据其高危因素，积极干预、提早预防。于爱秀等为分析妊娠合并糖尿病门诊分级管理对妊娠结局的影响，选取妊娠合并糖尿病孕妇 276 例，其中定期产检、服从管理的孕妇 198 例为研究组 A；孕期依从性差、不服从管理、自控性差的孕妇 78 例为研究组 B；选取同期糖尿病孕妇分娩且和研究组年龄相匹配的血糖正常的孕妇 200 例作为对照组。结果发现，研究组 B 母婴并发症明显高于对照组及研究组 A（ $P<0.05$ ）；研究组 A 的母婴并发症与对照组比较差异无显著性（ $P>0.05$ ）。

何东方通过对比按照常规方式和多层面进行干预控制血糖，发现后者孕妇并发症发生率为 25%，明显低于对照组的 60%；观察组围产儿并发症发生率为 10%，明显低于对照组的 45.00%，差异均具有统计学意义。

薛惠等选取 2016 年 1 月至 2017 年 2 月接受产前检查和住院分娩的孕妇 25 例作为试验组，另选取 2016 年 1 月之前收治的 25 例 GDM 患者作为常规组。常规组采用常规护理服务模式，试验组在常规组基础上加用饮食控制和运动干预。试验组孕妇的并发症发生率、胎儿状况均显著优于常规组，差异有统计学意义（ $P<0.05$ ）。

曾蒋丽选取 GDM 孕妇 120 例作为研究对象，随机分为观察组（60 例）和对照组（60 例）。对照组给予健康教育、运动、药物、病情监测和定期产检等 GDM 常规措施，观察组在对照组基础上增加饮食治疗。结果发现，观察组孕妇对相关知识的知晓程度和并发症均优于对照组，差异显著（ $P<0.05$ ）。观察组孕妇自然分娩占 95.00%，高于对照组的 83.33%，妊娠结局均优于对照组，差异有统计学意义（ $P<0.05$ ）。

若饮食运动对血糖水平控制不佳，胰岛素为孕期降糖治疗的一线选择。任燕筛选 96 例妊娠合并糖尿病患者作为临床研究对象，分为基础治疗组和胰岛素治疗组，每组随机分配患者 48 例。对基础治疗组采取饮食控制、运动指导等基础治疗措施，胰岛素治疗组在基础治疗的前提下，进一步采取胰岛素进行治疗。结果发现，胰岛素治疗组患者剖宫产及早产、妊娠期高血压疾病、产后出血及感染和其他并发症的发生率显著低于基础治疗组患者；胰岛素治疗组新生儿窒息、巨大儿、低血糖和其他并发症的发生率显著低于基础治疗组新生儿。

为明确不同时期加用胰岛素治疗对妊娠结局的影响，张爱萍选取 220 例妊娠合并糖尿病的孕产妇为研究对象，随机将其分为两组，对照组患者在妊娠＞32 周时加用胰岛素治疗，研究组患者在妊娠＜32 周时加用胰岛素治疗。与治疗前比较，研究组和对照组孕产妇空腹血糖和餐后 2h 血糖均明显降低（$P<0.05$），其中研究组孕产妇降低更为明显（$P<0.05$）；研究组孕产妇剖宫产率、羊水过多、产后感染、产后出血及妊娠期高血压疾病等并发症发生率明显低于对照组（$P<0.05$）；研究组新生儿低血糖、巨大儿、新生儿窒息等发生率明显低于对照组（$P<0.05$）。

原霖将糖尿病孕产妇 122 例按照胰岛素不同给药时间分为 A 组（妊娠＜32 周）和 B 组（妊娠＞32 周），各 61 例，在给予糖尿病饮食指导和适当运动的基础上加用胰岛素治疗，治疗期间分娩时，A 组孕产妇空腹血糖（4.70±1.10）mmol/L，餐后 2 h 血糖（7.10±1.52）mmol/L，均明显低于 B 组孕产妇，差异有统计学意义（$P<0.05$）。A 组孕产妇妊娠期高血压疾病 21 例、死产 1 例，产后出血及感染 2 例，新生儿巨大儿 3 例、新生儿低血糖 1 例、新生儿窒息 2 例，发生率均明显低于 B 组孕产妇，差异有统计学意义（$P<0.05$）。

张军丽选取 186 例妊娠合并糖尿病为研究对象，以妊娠＜32 周时开始应用胰岛素治疗的孕产妇 90 例为早期组，妊娠≥32 周时开始应用胰岛素治疗的孕产妇 96 例为晚期组，两组孕产妇在胰岛素治疗的基础上进行适量运动及饮食控制。分娩时，早期组 FPG 及餐后 2 h 血糖值明显低于晚期组，差异有统计学意义（$P<0.05$）；两组剖宫产发生率差异无统计学意义（$P>0.05$）；早期组产后出血及感染、妊娠期高血压疾病、新生儿低血糖、高胆红素血症、新生儿窒息、巨大儿发生率均明显低于晚期组，差异有统计学意义（$P<0.05$）；早期组新生儿 1 min Apgar 评分明显高于晚期组，差异有统计学意义（$P<0.05$）；早期组发生低血糖 3 例，不良反应发生率为 33.33%，晚期组发生低血糖 4 例，不良反应发生率为 41.67%，两组比较，差异无统计学意义（$P>0.05$）。

张丽红等选取 294 例妊娠合并糖尿病的孕产妇为研究对象，根据患者妊娠周期分为对照组（妊娠＞32 周，共 138 例）和观察组（妊娠≤32 周，共 156 例）。观察组产妇巨大儿、新生儿窒息、死胎、胎儿窘迫等不良妊娠结局的发生率均显著低于对照组（$P<0.05$）；观察组产妇分娩时 FBG 和餐后 2 h 血糖值均显著低于对照组（$P<0.05$）；观察组产妇子宫血流动力学情况显著优于对照组，差异具有统计学意义（$P<0.05$）。因此认为，在孕产妇妊娠 32 周前使用胰岛素不仅有助于改善妊娠合并糖尿病孕产妇血糖水平，同时还能明显减少妊娠期并发症和新生儿不良结局发生率。

妊娠合并糖尿病孕妇也可以采用二甲双胍治疗。盛亚群将 2013 年 7 月至 2017 年 7 月入院的妊娠合并糖尿病孕妇作为研究对象，共选取 68 例，分为对照组和试验组。对照组孕妇采用胰岛素治疗，试验组孕妇采用二甲双胍治疗。治疗后，试验组孕妇的子痫前期发生率为 0、体重增加（0.89±0.21）kg，均低于对照组，差异有统计学意义（$P<0.05$）；两组孕妇的蛋白尿、引产术及剖腹产发生率对比

差异无统计学意义（$P>0.05$）；试验组巨大儿发生率为 5.88%、胎儿畸形发生率为 0、黄疸症发生率为 5.88%，均低于对照组（23.53%、11.76%、26.47%），组间差异有统计学意义（$P<0.05$）；两组呼吸窘迫发生率、低血糖发生率对比差异无统计学意义（$P>0.05$）。

GDM 患者在门冬胰岛素治疗基础上加用二甲双胍效果更显著，可有效调节血糖、胰岛素水平，改善妊娠结局。聂金霞将 92 例 GDM 患者根据用药方案不同分为对照组（46 例）与研究组（46 例），对照组仅采用门冬胰岛素，研究组在对照组用药基础上加用二甲双胍。结果发现，研究组子痫前期发病率、剖宫产率及引产率明显低于对照组，血糖控制率明显高于对照组，差异有统计学意义（$P<0.05$）。

三、妊娠合并自身免疫性疾病

自身免疫性疾病是指机体免疫调节失衡，产生高滴度自身抗体和（或）自身反应性淋巴细胞攻击相应的自身正常细胞和组织，导致组织器官损伤和功能障碍。育龄妇女为发病高峰人群，可能与性激素变化有关。与产科关系密切的主要是抗磷脂综合征（antiphospholipid syndrome，APS）和系统性红斑狼疮（systemic lupus erythematosus，SLE）。

（一）抗磷脂综合征

APS 主要与血栓形成、习惯性流产、子痫前期等有关。抗磷脂抗体（antiphospholipid antibody，APA）阳性是血栓形成和病态妊娠发生的危险因素，APS 血栓事件以动脉血栓为主。王斌等选取抗磷脂抗体阳性患者 2382 例患者为研究对象，其中 APA 阴性患者 1828 例（APA 阴性组），至少 1 项 APA 阳性（ACA 为中高滴度阳性）患者 554 例（APA 阳性组）。APA 阳性组中最终仅 42 例被确诊为 APS 患者。结果发现，APA 阳性组 LAC、aβ2GPI、ACA 阳性率分别为 52.3%、58.3%、17.0%；APA 阳性组性别比及血栓形成和病态妊娠发生率明显高于 APA 阴性组，差异有统计学意义（$P<0.01$）；APS 患者中血栓形成和病态妊娠的发生率分别为 73.8%、26.2%，LAC、aβ2GPI、ACA 阳性率分别为 95.2%、76.2%、42.9%，DRVVT 法、SCT 法及两者联合检测 LAC 的阳性率分别为 4.8%、11.9% 和 78.6%。

赵静选取 170 例孕妇为研究对象，随机分为观察组和对照组，各 85 例。对照组为正常初孕妇，观察组为流产的孕妇。流产包括先兆流产、难免流产、过期流产。结果显示，观察组的血清抗心磷脂抗体阳性率为 43.5%，高于对照组的 9.4%，差异有统计学意义（$P<0.05$）。

随着妊娠时期持续，APA 水平逐渐表达升高，可促进妊娠性易栓症。孕期予以低分子肝素及阿司匹林有助于降低患者 APA 水平，改善易栓症。徐佩等采用 ELISA 法检测 25 例 APS 患者妊娠各期血清抗心磷脂抗体、狼疮样抗凝物、抗 β2 糖蛋白 I 抗体表达水平；采用磁珠法检测纤维蛋白原、D-二聚体、抗凝血酶水平。与对照组（同期产检无免疫性疾病和血栓病史的健康孕妇）比较发现，随着孕期增加，APS 患者 APA、D-二聚体水平均持续增高，至妊娠晚期达到最高（$P<0.05$）；低分子肝素及阿司匹林抗凝治疗后抗磷脂抗体、抗 β2 糖蛋白 I 等抗体水平显著下降（$P<0.05$）。

抗炎和抗凝联合治疗在 APS 复发性流产治疗中比单纯抗凝方案更有效。一项研究显示，妊娠和新生儿结局指标重复妊娠丢失率（11.11% *vs.* 22.70%），胎盘功能障碍相关疾病（6.35% *vs.* 15.60%）、妊娠 24 周后出生婴儿的平均出生体重［（3152.40±844.67）g *vs.*（2765.76±816.40）g］、低出生体重比例（12.70% *vs.* 21.98%）、小孕龄（6.35% *vs.* 14.18%）在研究组和对照组之间存在显著差异（$P<0.05$）。早产、足月分娩和死产的发生率在两组之间无显著差异，研究组和对照组在出生时的孕龄没有显著差异［（37.6±3.3）周 *vs.*（36.9±3.2）周］（$P>0.05$）。

（二）系统性红斑狼疮

1. 不良妊娠结局的高危因素　SLE 可诱发各种产科并发症，其病情程度也直接影响妊娠结局。赵婧等选取 SLE 合并妊娠患者 100 例，根据患者妊娠成功并分娩活婴与否分为成功妊娠组和失败妊娠组。结果发现，所有患者的 SLE 持续时间、年龄与患者不良妊娠结局无明显关联，差异均无统计学意义（P 均>0.05）；孕周与患者不良妊娠结局有一定关联，失败妊娠组患者孕周少于成功妊娠组，差异有统计学意义（$P=0.035$）。两组患者的雷诺现象发生率、高血压发生率、低补体 C3 及 C4 发生率、抗 Ro/SSA 抗体阳性率、抗 La/SSB 抗体阳性率差异比较无统计学意义。失败妊娠组狼疮性肾炎、抗 a CL 阳性、狼疮复发发生率均显著高于成功妊娠组（P 均<0.05）。Logistic 回归分析果显示，患者不良妊娠结局的相关重要影响因素包括雷诺现象发生率、高血压发生率、低补体 C3 及 C4 发生率、狼疮复发率、抗 Ro/SSA 抗体阳性率、抗 a CL 阳性率、狼疮性肾炎发生率、抗 La/SSB 抗体阳性率。

孟德芳等回顾性分析 2012—2014 年在医院分娩的妊娠 SLE 患者临床资料。结果发现，SLE 患者目前成功妊娠率明显升高，但是仍急需规范化的治疗方案；C4 和 dsDNA 滴度和 SLE 妊娠病情活动关系更密切，应注意加强监测；LA 阳性患者早产率发生率更高，SSA 阳性 SLE 患者胎儿不良结局发生率较 SSA 阴性 SLE 患者明显升高（$P<0.05$）。

李伟念等对 118 例 SLE 合并妊娠患者的资料进行回顾性分析，根据患者 SLE 病情是否处于缓解期分为 A 组（选择性妊娠，72 例）和 B 组（非选择性妊娠，46 例）。结果发现。B 组新发系统损害中血液损害 16 例、肾损害 19 例、皮疹 10 例、关节炎 10 例、浆膜炎 12 例，A 组发系统损害中血液损害 10 例、肾损害 14 例、皮疹 6 例、关节炎 4 例、浆膜炎 4 例，两组差异有统计学意义；B 组 28 例（74%）出现病情恶化，而 A 组有 12 例（17%），B 组病情恶化率明显高于 A 组（$P=0.000$），病情恶化的危险因素有妊娠前低补体血症、24 h 尿蛋白定量>0.5 g、系统性红斑狼疮疾病活动性指数（systemic lupus erythematosus disease activity index，SLEDAI）评分及抗双链 DNA（double-stranded DNA，ds-DNA）抗体阳性；B 组出现妊娠期高血压疾病 7 例、子痫前期 10 例、感染例次总和 11 例次，A 组出现妊娠期高血压 2 例、子痫前期 6 例、感染例次总和 4 例次，两组比较差异有统计学意义；B 组治疗性引产比例均高于 A 组，胎儿丢失的危险因素有抗心磷脂抗体阳性、妊娠前 24 h 尿蛋白定量>0.5 g、妊娠前 SLEDAI 评分、妊娠过程中肾功能异常；全部 SLE 患者共成功分娩 87 例（74%），其中 B 组 19 例（41%）、A 组 68 例（94%），B 组围产儿不良结局高于 A 组。SLE 患者妊娠前病情控制不佳更容易导致妊娠期间狼疮病情恶化，且胎儿丢失率及母婴并发症发生率明显高于病情稳定者。因此，为减少或避免 SLE 合并妊娠患者发生不良妊娠结局，产科和风湿病专家共同处理患者，在患者孕期和产后监测相关免疫指标，对患者的妊娠进行有计划的管理，从而使患者妊娠结局得到有效改善。

妊娠时机对妊娠合并 SLE 患者孕期是否出现狼疮活动及妊娠结局影响较大，选择缓解期及控制期受孕是 SLE 患者妊娠成功的重要因素。赵清等选取妊娠合并 SLE 患者 26 例，对临床资料进行回顾性分析，根据 SLE 患者妊娠时所处疾病状态分为指导性妊娠组与非指导性妊娠组，各 13 例。结果发现，指导性妊娠组病情活动率为 46.2%，低于非指导性妊娠组的 92.3%（$P<0.05$）。指导性妊娠组患者 24 h 尿蛋白定量和血肌酐均低于非指导性妊娠组（$P<0.01$）。两组补体下降、抗 ds-DNA 及抗 SSA 等无显著差异。非指导性妊娠组胎儿丢失率高于指导性妊娠组（$P<0.05$）。

杨辰敏等发现妊娠期高血压疾病、早产、低出生体重儿的发病率在 SLE 病情活动时明显增加，建议在病情稳定半年以上受孕。本研究选取妊娠合并 SLE 患者共 83 例为研究对象，分成三组，A 组妊娠发生在 SLE 稳定 6 个月以上，蛋白尿<0.5 g；B 组妊娠时距 SLE 活动期<6 个月；C 组妊娠期新发 SLE。结果发现，在 A 组中，76.47% 的孕妇妊娠到足月，80.39% 活产。B 组和 C 组的妊娠结局差很多。B 组的妊娠复发率高达 42.19%。妊娠期新发 SLE 的妊娠结局比较差，但在妊娠晚期发生 SLE 的结局改善很多。SLE 在妊娠期的复发率较高，即便是在稳定期内妊娠，复发率可达 33.33%。

风湿免疫抗体与梅毒检测有交叉阳性可能，因此，梅毒初筛结果阳性时应进一步进行特异性及非特异性抗体的联合检查，仅非特异性抗体轻度增高时，应鉴别是否有其他导致其升高的疾病。田珊红等对孕检时梅毒血清学筛查阳性的 12 例孕妇，经过再次检查，其中 1 例排除梅毒的诊断后诊断 SLE。

2. 孕期监测　SLE 孕产妇属于高危妊娠患者，孕期应密切监测 SLE 患者的临床表现、血压、尿蛋白、肝功能、肾功能、免疫学指标等实验室检查指标，以便及时发现 SLE 病情活动情况并处理，以减少妊娠并发症及不良结局。邓冉冉等根据 SLE 妊娠时机及孕前临床表现、实验室检查等将 61 例妊娠合并 SLE 患者分为稳定组（35 例）和活动组（26 例），并对两组的妊娠并发症、妊娠结局、分娩方式进行比较。结果发现，在妊娠并发症方面，SLE 活动组子痫前期的发生率显著高于稳定组（58% vs. 0，$P=0.000$），两组患者的胎膜早破、胎儿窘迫、胎儿生长受限、产后出血、羊水过少的发生率比较，差异均无统计学意义（$P>0.05$）；在妊娠结局及分娩方式方面，SLE 活动组早产（50% vs. 20%，$P=0.014$）、低出生体重儿（50% vs. 20%，$P=0.014$）、中期引产（27% vs. 3%，$P=0.018$）的发生率均高于 SLE 稳定组，但两组的早产低出生体重儿、足月产低出生体重儿发生率比较，差异无统计学意义（$P=0.270$）。SLE 活动组自然分娩率低于稳定组（0 vs. 43%，$P=0.000$）。两组间死胎剖宫产的发生率比较，差异均无统计学意义（$P>0.05$）。孕期发现的 4 例 SLE 患者，其中 2 例是由于反复胎心率波动于 115～125 次/分被确诊为 SLE。因此，孕期发生子痫前期时应排除 SLE，对于孕期反复胎心率低的孕产妇也应警惕合并 SLE。

计划妊娠的 SLE 患者狼疮活动发生率低，多发于孕晚期，以轻度活动为主，不良妊娠结局发生率低。胎儿脐动脉血流多普勒可作为 SLE 患者晚孕期的无创监测手段。詹钟平等前瞻性观察妊娠 SLE 患者共 130 例，随访至分娩，发现 38 例（29.2%）出现狼疮活动，其中孕早期 6 例、孕中期 11 例、孕晚期 21 例。最常见的临床表现为狼疮肾炎（76.3%）和血液系统损害（39.5%）。30 例（78.9%）为轻度活动，5 例（13.2%）为中度活动，3 例（7.9%）为重度活动。7 例出现子痫前期。40 例（30.8%）发生 1 种或以上不良妊娠结局，包括 28 例早产、12 例妊娠丢失、9 例宫内发育迟缓、8 例胎儿宫内窘迫。胎儿脐动脉血流多普勒提示，有不良妊娠结局组的 S/D 值、PI 及 RI 均高于无不良结局组（$P<0.05$）。

陈维萍等研究认为血清补体活化片段 C3a、C5a 水平增高且与 SLE 病情活动有关，同时也是胎儿发育的影响因素之一。本研究选取妊娠合并 SLE 患者 58 例为 SLE 组，以同期分娩正常足月妊娠孕妇 60 例为对照组。结果发现，SLE 组孕妇血清 C3a、C5a 水平均明显高于对照组，差异有显著性（$P<0.05$）；SLE 组孕妇胎盘组织中 C3aR、C5aR 表达水平均明显高于对照组，差异有显著性（$P<0.05$）。活动期组孕妇血清 C3a、C5a 水平明显高于控制期组，差异有显著性（$P<0.05$）。合并 FGR 组血清 C3a、C5a 水平明显高于正常体重新生儿组（NBMN 组），差异有显著性（$P<0.05$）；合并 FGR 组胎盘组织中 C3aR、C5aR 水平明显高于 NBMN 组，差异有显著性（$P<0.05$）。SLE 组孕妇血清 C3a、C5a 水平与新生儿出生体重无明显相关性（$P>0.05$）。

3. 治疗　妊娠合并 SLE 的治疗原则主要是控制病情进展，及时干预，预防各种并发症。妊娠期间服用阿司匹林患者早产发生率明显降低。羟氯喹和糖皮质激素作为妊娠期联合用药，可能提高妊娠成功率，但是糖皮质激素的使用可能增加早产风险，有流产史的 SLE 患者有早产高危因素，应加强孕期管理。

孕期硫酸羟氯喹治疗可改善 SLE 患者妊娠结局，减少疾病复发，对孕妇及胎儿具有良好的安全性。周丽等选取 SLE 妊娠患者共 166 例，剔除孕期初发、因妊娠前 SLE 病情活动或未停用免疫抑制药等原因而终止妊娠的患者 52 例，将 114 例病情稳定后妊娠的 SLE 患者分为泼尼松联合硫酸羟氯喹治疗组及单用泼尼松组进行回顾性分析。结果发现，114 例 SLE 患者中 90 例（78.9%）成功妊娠；泼尼松联合硫酸羟氯喹治疗组 71 例，活产 62 例（87.3%），疾病复发 11 例（15.5%）；单用泼尼松治疗组 43 例，活产 28 例（65.1%），疾病复发 15 例（34.9%）。联合治疗组妊娠成功率明显高于单用泼尼松组（$P=0.005$），且可显著减少 SLE 患者疾病复发（$P=0.017$）。再将联合治疗组分为孕期全程硫酸羟氯喹治疗组（全程治疗组）与妊娠 12 周后加用硫酸羟氯喹治疗组（孕中期治疗组）进行亚组分析，全程治疗组妊娠成功率高于单用泼尼松组，全程治疗组和孕中期治疗组分别与单用泼尼松组相比，均可减少 SLE 患者疾病复发。应用硫酸羟氯喹患者的视野及眼底均未见明显异常。新生儿均未发现心肺疾病及生长发育异常。

四、妊娠期高血压疾病

妊娠期高血压疾病是产科常见疾病，也是全球范围内孕产妇死亡的第三大原因，发病率为 5%～7%。子痫前期是妊娠期高血压疾病中的一种类型，由子痫前期引起的相关并发症所导致的孕产妇死亡占全球孕产妇死亡的 10%～15%。主要症状有高血压、蛋白尿、水肿等。妊娠期高血压疾病的治疗目标是预防重度子痫前期和子痫的发生，降低母胎围产期发病率和死亡率，改善母婴预后。2015 年，中华医学会参考国外不同指南并结合我国国情，编写了最新版本的妊娠期高血压疾病指南。但在监测病情、预测妊娠结局、探讨终止妊娠时机等方面，仍需要大量研究提供临床指导建议。

（一）发病机制及预测

妊娠期高血压疾病的发病机制尚未完全明确，目前研究认为主要与胎盘形成不良，滋养细胞侵袭不良，胎盘缺血、缺氧导致炎性因子释放，氧化应激等有关。通过对病情发生、发展机制的研究，可获得妊娠期高血压疾病病情评估及预测指标。彭欣辉选取 96 例妊娠期高血压疾病患者（轻度子痫前期组 32 例、重度子痫前期组 32 例、妊娠期高血压疾病组 32 例）作为研究对象，选取同期 61 例正常晚期妊娠妇女为对照组。结果发现，IL-12、IL-4 及 TNF-α 对妊娠期高血压疾病发病有着重要作用，各种细胞因子之间共同作用于机体，相互影响。

王晓艳等选取 2015 年 1 月至 2016 年 12 月收治的 60 例妊娠期高血压疾病孕妇作为观察组，选取同期进行孕检的 60 例正常孕妇作为对照组。结果发现，观察组孕妇外周血中 Th17 细胞在 T 细胞中的占比高于对照组（$P<0.05$）。观察组孕妇外周血中 Treg 细胞在 T 细胞中的占比低于对照组（$P<0.05$）。观察组孕妇外周血中 Th17 细胞与 Treg 细胞的比值高于对照组（$P<0.05$）。观察组孕妇外周血中 IL-2、IL-21 细胞因子含量高于对照组（$P<0.05$）。观察组孕妇外周血中 IL-4、IL-10 细胞因子含量低于对照组（$P<0.05$）。观察组孕妇胎盘组织中 miRNA-21 相对表达量高于对照组（$P<0.05$）。因此认为，定期监测 Th17、Treg 细胞及相关细胞因子指标，有助于预测妊娠期高血压疾病孕妇的病情发展，对早期妊娠期高血压疾病患者积极采取治疗措施改善病情，若符合剖宫产指征，应及时终止妊娠。

血清同型半胱氨酸为蛋氨酸和半胱氨酸代谢过程中产生的重要中间产物。由于原发性原因和继发性原因影响其代谢，会大幅增加冠心病、外周血管疾病及脑血管疾病的发病风险。董佳敏等选取妊娠期高血压疾病患者 230 例（轻度子痫前期 128 例，重度子痫前期 102 例）及正常妊娠妇女 200 例。采用 Spearman 等级相关分析，结果显示，血清同型半胱氨酸水平与妊娠期高血压疾病的严重程度呈正相关，可以有效评估妊娠期高血压疾病的发生和进展。

国内外对心脑血管疾病的研究发现，动脉粥样硬化的发生、发展与体内晚期糖基化终产物（advanced glycation end products，AGEs）的慢性蓄积有着密切的关系。妊娠期高血压疾病的发生与血管内皮功能的损伤有关，AGEs 在妊娠期高血压疾病患者中表达水平升高。为证实这一点，肖磊等选取确诊的妊娠期高血压疾病患者 86 例为研究组，其中妊娠期高血压疾病组 32 例，子痫前期轻度组 28 例，子痫前期重度组 26 例，随机选取同期健康晚期正常妊娠妇女 30 例、健康非孕妇 30 例为对照组。结果显示，血清 AGEs 水平研究组高于对照组；高频超声检测血管内皮依赖性舒张功能发现，研究组明显低于对照组。

左坤等选取 57 例符合妊娠期高血压性心脏病诊断标准的患者作为观察组，并收集同期正常妊娠妇女 57 例作为对照组。结果发现，观察组患者血浆 AGEs 浓度显著高于对照组［（939.2±184.3）pg/ml *vs.*（467.3±116.2）pg/ml，$P<0.05$］；观察组患者中死亡组的血浆 AGEs 浓度明显高于生存组［（1647.6±249.7）pg/ml *vs.*（776.9±146.2）pg/ml，$P<0.05$］，观察组患者血浆 AGEs 水平与 NYHA 心功能分级呈正相关关系。因此认为，血浆 AGEs 水平与心力衰竭严重程度相关，可作为患者预后的早期预测指标。

PLGF 主要由合体滋养层细胞合成，是一个对滋养层细胞功能有自分泌作用和对血管生长有旁分泌作用的蛋白。检测孕妇血液 PLGF 水平在临床上可用于识别胎盘合体滋养层细胞存在供氧压力，并可对子痫前期进行预测、鉴别和治疗监测。

华绍芳等对 125 例早发型子痫前期患者的 PLGF 水平进行测定，发现 PLGF≤12 pg/ml 的高危

EOPE 患者发生肾功能受损明显增加，羊水过少、羊水粪染、SGA 及新生儿窒息比例增加，且新生儿更易发生酸碱失衡及物质代谢紊乱，临床需要加强关注。

黄小玲等联合孕早期血清标志物胎盘蛋白 13（placental protein 13，PP13）、妊娠相关血浆蛋白 -A（pregnancy associated plasma protein-A，PAPP-A）、PLGF 的表达，选取 689 例单胎孕妇做前瞻性研究。结果发现，在单项标志物预测子痫前期的筛查中，PAPP-A 的灵敏度为 65.71%、特异度为 47.84%；PLGF 的灵敏度 68.19%、特异度为 47.10%；2 种标志物联合对子痫前期的筛查灵敏度为 69.38%、特异度为 50.26%。因此认为，孕早期母体血清 PAPP-A、PLGF 可作为预测子痫前期发病的指标，联合这 2 种指标能使诊断效能提高，而 PP13 尚无法明确其应用于迟发型子痫前期的预测价值。

滋养层细胞对子宫螺旋小动脉的侵蚀不够，使其管壁的肌层不消失，可造成子宫胎盘血管阻力下降较少甚至升高。吴磊选取 85 例孕妇为研究对象，分别于妊娠 11～4 周及妊娠 22～28 周测量子宫动脉 PI 值及舒张早期切迹，后经临床诊断及妊娠结局将 85 例孕妇分为妊期高血压疾病组、子痫前期组、对照组。比较各组间不同孕周时 PI 值的变化及舒张早期切迹的显示。结果发现，妊娠期高血压疾病组及子痫前期组于妊娠 11～14 周及妊娠 22～28 周所测 PI 值均高于同孕周对照组（P 均<0.05）。对照组双侧子宫动脉血流频谱妊娠 22 周后均未出现舒张期早期"V"形切迹；妊娠期高血压疾病组与子痫前期组子宫动脉同时出现舒张期"V"形切迹。因此认为，双侧子宫动脉舒张早期切迹的出现对预测妊娠期高血压疾病的高危孕妇有较高的敏感性，若妊娠 11～14 周 PI 值>2.0，妊娠 22～28 周 PI 值>1.5，综合预测重度子痫前期高危孕妇的临床价值较高。

韩雪玲等综合 PP13、PAPP-A、子宫动脉超声 PI 3 项指标对 812 例孕妇进行检查，于妊娠 11＋0～妊娠 13＋6 周完成检查，均随访至分娩或妊娠终止，并按照是否发生不良妊娠结局分为不良组与非不良组。结果发现，不良组年龄、甲减、糖尿病合并妊娠、GDM、妊娠期高血压疾病、子痫前期、重度子痫前期、胎盘异常、羊水异常、产后出血所占比例均高于非不良组，差异有统计学意义（P<0.05）；不良组 PP13、PAPP-A 浓度水平低于非不良组，PI 高于非不良组，组间比较差异有统计学意义（P<0.05）；孕中期 PP13＋PI 预测不良妊娠结局灵敏度最高，其次为 PP13 ＋PAPP-A＋PI。PP13 ＋PI 值 ROC 线下面积最大时，诊断灵敏度为 80%，特异度为 98%；PP13 ＋PAPP-A＋PIROC 线下面积最大时，诊断灵敏度为 75%、特异度为 90%。

此外，孕期性激素变化也与妊娠期高血压疾病发病及病情程度有关。徐括琴等的研究发现妊娠期高血压疾病患者血清促黄体生成素、促卵泡成熟激素、雌二醇、睾酮及孕酮和性激素结合蛋白水平明显降低，垂体泌乳素水平明显升高，且随着妊娠期高血压疾病的严重上述因子的变化越明显，其水平可作为临床诊断、评估和预测的指标。

于俊娜等应用孕中期血清标志物甲胎蛋白（alpha-fetoprotein，AFP）和 β-HCG 水平预测妊娠不良结局，妊娠不良结局包括妊娠期高血压。共纳入 6515 例患者，按 AFP 和 β-HCG 检测：结果分成不升高组、1 项升高组和 2 项升高组（定义为>2Mo M 为升高），分析每组流产、早产、胎死宫内、妊娠期高血压子痫前期、胎盘异常和低出生体重儿等不良妊娠结局的比例。结果发现，1 项升高组比不升高组不良妊娠结局比例都有少量增加，而 2 项升高组不良妊娠结局比例则有明显增加，差异有统计学意义（P<0.05）。

伴随对子痫前期多因素发病、多系统受累及的认识提升，发现蛋白尿是肾受累及的表现之一，其与存在肾系统受累及和孕妇存在基础疾病有关。赵舒等选取 49 例妊娠期高血压疾病患者为研究对象，分为高血压合并蛋白尿组、高血压非蛋白尿组，并与正常对照组做比较。结果发现，研究组与对照组血浆、尿中性粒细胞明胶酶相关性脂质运载蛋白（neutrophil gelatinase-associated lipocalin，NGAL）及 Cystatin C 水平差异有统计学意义（$P<0.05$），随着病情加重各指标均明显升高。高血压合并蛋白尿组 Cr 水平显著高于对照组（$P<0.05$），余组间无明显差异。Cystatin C 与 Cr 呈高度正相关，三组 Cystatin C 检出阳性率有显著差异，而 Cr 水平无明显差异。血浆、尿 NGAL 与 Cystatin C、Cr 均呈高度正相关。因此认为，血浆、尿 NGAL 水平升高可能与肾损伤有关，且可能参与了妊娠期高血压疾病的病理、生理过程。其水平变化与 Cystatin C 变化一致，Cystatin C 的变化较 Cr 早，可将其用于肾损伤的早期诊断。

（二）高危因素

流行病学调查认为妊娠期高血压疾病发病风险与很多高危因素相关。温丽等选取妊娠期高血压疾病患者 689 例作为病例组，689 例正常妊娠女性作为对照组，采用多中心、大规模、随机队列研究方法分析汉族女性妊娠期高血压疾病的流行病学及发病机制。结果显示，汉族女性妊娠期高血压疾病的发病与免疫学、遗传学、胎盘或滋养细胞缺血、氧化应激中的相关指标有关。年龄>35 岁的初产女性、过高或过低的孕前 BMI、孕中期平均动脉压高、流产次数高、具有子痫前期史、糖尿病或肾疾病史、多胎妊娠的女性是导致汉族女性妊娠期高血压的主要单因素（$P<0.05$）。多因素分析发现，年龄>35 岁的初产女性、过高或过低的孕前 BMI、孕中期平均动脉压高、具有子痫前期史、糖尿病或肾疾病史、多胎妊娠是导致汉族女性妊娠期高血压疾病的危险因素（$P<0.05$）。

陈沂等对 379 例妊娠期高血压疾病患者的临床资料进行回顾性分析。结果显示，妊娠期高血压疾病的发病率是 5.13%，其中子痫前期的发病率是 2.68%。双胎妊娠和孕期体重增长过多是发生子痫前期的高危因素。血清乳酸脱氢酶、尿酸水平与妊娠期高血压疾病病情的严重程度呈正相关，而高密度脂蛋白胆固醇水平与之呈负相关，两组比较差异均有统计学意义（$P<0.01$）。

HELLP 综合征是妊娠期高血压疾病的严重并发症，其临床表现是溶血、氨基转移酶升高、血小板减少。籍静茹选取 2015 年 5 月至 2017 年 5 月住院并诊断为子痫前期重度并发 HELLP 综合征患者 50 例作为试验组，同期住院的子痫前期重度患者 50 例作为对照组。研究结果建议患者应适龄生育、孕期规律产检，且有子痫前期家族史、发病孕周早、终止妊娠孕周早更应注意 HELLP 综合征的发生，而子痫前期患者血红蛋白、血小板、丙氨酸氨基转移酶、乳酸脱氢酶异常更应引起医务人员对 HELLP 综合征发生的警惕。

（三）治疗

妊娠期高血压疾病的治疗原则为休息、镇静、预防抽搐、有指征的降压和利尿、密切监测母胎情况，适时终止妊娠。

1. 药物治疗　降压药选择原则是对肾和胎盘 - 胎儿单位影响小，平稳降压。一般首选口服降压，次选静脉降压，也可以联合用药。拉贝洛尔、硝苯地平短效或缓释片是可供选择的口服药，对于急性重度高血压也可口服降压，无效时选择静脉给药。谢桂英等选取中、重度妊娠期高血压疾病患者 120 例，随机分为观察组与对照组，各 60 例。对照组给予 25% 硫酸镁溶液 60 ml＋5% 葡萄糖注射液 500 ml 静脉滴注，1 次 / 天；甲基多巴，每次 250 mg 口服，2 次 / 天。观察组另外加拉贝洛尔 50 mg＋5% 葡萄糖注射液 500 ml 静脉滴注，1 次 / 天。两组均治疗 1 周。对比两组治疗前后肾功能指标［血清胱抑素 C（Cystatin C，CysC）、尿微量白蛋白（microalbumin，mALB）、24 h 尿蛋白］、心功能指标［肌钙蛋白 T（cardic troponin T，cTnT）/ 血浆 B 型钠尿肽（B-type natriuretic peptide，BNP）］及炎性因子［血清 C 反应蛋白（C reactive protein，CRP）、肿瘤坏死因子 α（tumor necrosis factor α，TNF-α）］水平，差异有统计学意义（P 均<0.05）；治疗后观察组以上指标与对照组比较，差异均有统计学意义（P 均<0.05）。两组产后出血、羊水 Ⅲ 度浑浊、终止妊娠、胎儿窘迫发生率及新生儿出生 5 min Apgar 评分比较，差异有统计学意义（P 均<0.05）。因此认为，拉贝洛尔可减轻中、重度妊娠期高血压疾病患者心、肾功能损伤，改善妊娠结局；其机制可能与下调患者体内血清炎性因子水平有关。

王琴娟等将妊娠期高血压疾病患者 60 例随机分为联合组及对照组，联合组给予甲基多巴联合拉贝洛尔治疗，对照组患者给予硫酸镁治疗。结果显示，与治疗前相比，联合组与对照组患者治疗后收缩压、尿蛋白较低（P<0.05）；与对照组相比，联合组患者治疗后收缩压、尿蛋白较低（P<0.05）。与治疗前相比，联合组与对照组患者治疗后 CI 较大，TPR、脐动脉血流 S/D 较小（P<0.05）；与对照组相比，联合组患者治疗后 CI 较大，TPR 较小（P<0.05）。与对照组相比，联合组患者消化道反应发生率较低（P=0.044）。

金晓娜等选取妊娠期高血压疾病患者 100 例，按照随机数表法分为观察组和对照组，各 50 例。对照组给予常规治疗，观察组加用硝苯地平治疗。两组患者经治疗后，观察组 MAP［（101.3±8.5）mmHg］、24 h 尿蛋白［（1.49±0.26）g］水平均小于对照组［（113.3±9.5）mmHg、（2.6±0.4）g］，TP、ALB 水平［（62.4±3.1）、（34.9±3.7）g/L］均高于对照组［（57.6±3.5）、（31.6±2.9）g/L］，舒张压、收缩压［（90.73±5.32）mmHg、（132.36±9.47）mmHg］、血尿素氮［（3.50±0.56）mmol/L］均小于对照组［（102.32±6.93）mmHg、（146.36±12.36）mmHg、（4.63±1.02）mmol/L］，不良反应总发生率（8%）低于对照组（28%），总有效率（96%）优于对照组（82%）（P 均<0.05）。因此认为，硝苯地平对妊娠期高血压疾病患者的疗效显著，能够改善患者的病况，改变妊娠结局，有利于胎儿的生长。

硫酸镁主要用于重度子痫前期孕妇惊厥的预防和子痫惊厥及其复发的控制。吕小红选取妊娠期高血压疾病患者 106 例，随机分为两组，各 53 例。对照组给予硫酸镁治疗，观察组给予硫酸镁联合硝苯地平治疗。结果发现，观察组总有效率高于对照组，且治疗后收缩压、舒张压低于对照组，差异有统计学意义（P<0.05）；观察组治疗后血尿素氮、尿酸、血肌酐水平低于对照组，自然分娩率高于对照组，宫缩乏力、产后出血、胎儿窘迫、新生儿感染、新生儿窒息发生率均低于对照组，差异均有统计学意义（P<0.05）。

陈静静将 220 例妊娠期高血压疾病患者，随机分为观察组和对照组，各 110 例。观察组使用硝苯地平、硫酸镁联合治疗，对照组单纯使用硫酸镁治疗；比较两组患者的临床疗效及治疗前后血压值、PAPP-A 及血管内皮生长因子（VEGF）水平。结果发现，硫酸镁联合硝苯地平能够降低妊娠期高血压疾病患者血清 PAPP-A、VEGF 水平及血压值，减少并发症发生率，提高疗效。

越来越多研究及临床数据证明抗凝治疗对妊娠期高血压疾病有预防作用。邹秀卿等选取阿司匹林联合低分子肝素治疗妊娠期高血压疾病患者 55 例为治疗组，与未采取相同治疗的 55 例为对照组。结果发现，治疗组终止妊娠孕周和出生体重数据明显大于对照组（$P < 0.05$）；治疗组总不良妊娠结局发生率明显低于对照组（$P < 0.05$）。因此认为，小剂量阿司匹林联合低分子肝素可以延长妊娠期高血压疾病患者的孕周，增加胎儿出生体重，改善妊娠结局。

2. 终止妊娠　如何掌握分娩时机和方式主要有两方面重点，即综合考虑孕龄与母体 - 胎盘 - 胎儿的病情。邢继政选取 75 例妊娠期高血压疾病患者为研究对象进行回顾性分析。结果显示，<34 周终止妊娠的产妇其并发症、围产儿病死率、新生儿窒息发生率均明显高于 34～36 周及 36 周以上终止妊娠的产妇（$P < 0.05$）；阴道分娩的产妇其并发症、围产儿病死率、新生儿窒息发生率均明显高于剖宫产分娩的产妇（$P < 0.05$）。因此认为，对于妊娠期高血压疾病患者而言，在 34 周以后终止妊娠可降低新生儿病死率和窒息发生率，给予患者有效的治疗可延长其妊娠时间。

在分娩方式的选择上，要根据妊娠期高血压疾病患者的具体情况，尽可能选择剖宫产分娩，更有利于降低各项并发症发生率，改善母婴结局。刘爱玲等选取 100 例重度子痫前期患者，根据其终止妊娠孕周分为 A 组（妊娠 28～31＋6 周）30 例、B 组（妊娠 32～33＋6 周）30 例、C 组（妊娠 34 周以上）40 例，对三组分娩方式、分娩时机及母婴结局进行回顾性分析。结果显示，重度子痫前期患者的主要分娩方式为剖宫产（83%），阴道分娩率为 7%，引产率为 10%。围产儿并发症中死胎占 3.33%、新生儿死亡占 3.33%、新生儿呼吸窘迫综合征占 5.56%、新生儿窒息占 5.56%，在 32 周后分娩的围产儿结局改善明显。100 例产妇的并发症中，胎盘早剥占 7%、心力衰竭占 4%、肝及肾功能损害占 4%、HELLP 综合征占 4%、子痫占 3%、眼底改变占 3%。

许瑞群对 104 例妊娠高血压疾病患者回顾性分析结果显示，妊娠期高血压疾病患者止妊娠，最佳时机为妊娠≥34 周；同时对于血压控制不理想，尤其重度子痫前期患者建议选择剖宫产分娩方式进行分娩，可在降低新生儿缺血缺氧性脑病的基础上，有效防治产后并发症。

刘湘对 97 例子痫前期患者以不同妊娠终止时间分组，其中甲组 14 例妊娠不足 34 周、乙组 25 例妊娠 34～36 周、丙组 58 例妊娠超过 36 周。同时以不同分娩方式分组，24 例 A 组患者行阴道分娩、73 例 B 组行剖腹产。结果发现，当子痫前期患者结束其妊娠时，应当以 36 周为主要时机，于此时终止妊娠，并以剖宫产方案作为首选，可以改善妊娠结局。

早发型子痫前期除发病时间提前外，还带来了更多甚至更严重的不良妊娠结局。仇树栋对早发型重度子痫前期分娩方式和围产儿结局间的关系进行研究，选取重度子痫前期患者 60 例分为两组，妊娠 34 周以下者为 A 组，妊娠 34 周以上者为 B 组。结果发现，A 组新生儿窒息、围产儿死亡及产妇发生并发症的概率均高于 B 组；新生儿窒息、围产儿死亡及产妇并发症阴道分娩组高于剖宫产组（$P < 0.05$ 或 $P < 0.01$）。

纪叶霞对 80 例早发型重度子痫前期孕妇的临床资料进行回顾性分析，按照终止妊娠孕周将其分为 A 组（妊娠<32 周）、B 组（妊娠 32～33＋6 周）、C 组（妊娠≥34 周）。比较三组产前严重并发症的发生率，分别为 52.17%、46.43%、48.28%，随着终止妊娠孕周的延长，产前严重并发症的发生率无明显变化，三组间差异无统计学意义（$P > 0.05$）；而三组间新生儿窒息、围产儿死亡的发生率差异有统计学意义（$P < 0.05$），随着终止妊娠孕周的延长，新生儿窒息、围产儿死亡的发生率

明显下降，差异有统计学意义（ $P<0.05$ ）。早发型重度子痫前期患者终止妊娠的时机对围产儿结局会造成影响，对病情稳定的患者采取期待治疗，如果出现严重母婴并发症，就应及时终止妊娠，从而改善母婴结局。

（狄　文　蒋　萌）

参 考 文 献

［1］秦敏，朱蓉，杜莉，等. 上海市 1996—2015 年孕产妇死亡情况分析. 中华妇产科杂志，2017，52（6）：386-391.

［2］周晓军，何丹，杨莉，等. 2011—2015 年重庆市孕产妇死亡原因分析. 中国实用妇科与产科杂志，2017，33（6）：613-616.

［3］武小兰. 心内科治疗妊娠合并心脏病 50 例临床研究. 临床研究，2017，25（7）：14-15.

［4］张爱琴. 不同心功能分级对妊娠合并心脏病患者母婴结局的影响. 临床医学，2017，37（7）：87-88.

［5］王艳红，吴爱红，魏晓存，等. 妊娠合并心脏病患者不同心功能分级对妊娠结局的影响研究. 实用预防医学，2017，24（7）：836-838.

［6］杨成刚，张映辉，龙小云. 56 例妊娠合并心脏病临床分析. 中国医药科学，2017，7（8）：88-90.

［7］王素巧. 影响妊娠合并心脏病妊娠结局相关因素分析. 青岛医药卫生，2017，49（4）：280-281.

［8］潘莉君. 影响妊娠合并心脏病患者妊娠结局的相关因素. 全科医学临床与教育，2017，15（1）：49-51.

［9］郭初敏. 孕产妇妊娠合并心脏病不同心功能状态对妊娠结局的影响. 河南医学研究，2017，26（16）：2997-2998.

［10］任艳芳，姜永杰，张秀玲，等. 妊娠合并心脏病并发心力衰竭的危险因素分析. 中国妇产科临床杂志，2017，18（5）：413-415.

［11］徐艳菊，赵巧荣，李梅珍，等. 郑州市 2006—2015 年妊娠合并心脏病孕产妇死亡情况分析. 实用预防医学，2017，24（8）：925-927.

［12］赵先兰，秦慧燕. 妊娠合并先天性心脏病伴肺动脉高压 143 例妊娠结局分析. 中国妇产科临床杂志，2017，18（6）：511-514.

［13］吕晓，张延丽，李俊霞. 妊娠合并先天性心脏病伴肺动脉高压患者的妊娠结局分析. 中国继续医学教育，2017，9（4）：136-138.

［14］祝彩霞，熊玮，杨娟，等. 妊娠合并肺动脉高压的母胎结局研究. 中华医学杂志，2017，97（47）：3711-3715.

［15］欧殷添，卢家凯，张军，等. 妊娠合并先天性心脏病相关肺动脉高压预后及影响因素分析. 中华内科杂志，2017，56（11）：827-832.

［16］赵保静，杨媛媛，丛林. 产科联合 ICU 救治 232 例危重孕产妇的资料分析. 安徽医科大学学报，2017，52（9）：1375-1379.

[17] 历艳娟. 妊娠合并心脏病患者剖宫产术的麻醉效果观察. 中国继续医学教育，2017，9（7）：87-88.

[18] 何会文. 妊娠合并心脏病剖宫产术两种麻醉方式的比较. 医学新知杂志，2017，27（2）：179-180.

[19] 吴开琼. 全身麻醉在妊娠合并心脏病产妇剖宫产手术中的应用效果分析. 系统医学，2017，2（21）：117-119，123.

[20] 朱代玉，杨永碧，李丽. 妊娠合并甲亢对母婴代谢指标及预后的影响. 中国妇幼保健，2017，32（12）：2605-2608.

[21] 张南山. 38 例妊娠合并甲亢对产妇妊娠结果的影响研究. 现代诊断与治疗，2017，28（20）：3895-3896，3829.

[22] 王雷. 妊娠合并甲状腺功能亢进的临床诊治分析. 中国医药指南，2017，15（12）：107.

[23] 王东岩. 妊娠合并甲状腺功能亢进患者的治疗效果观察. 中国药物经济学，2017，12（8）：148-150.

[24] 蒋庆耀. 丙硫氧嘧啶治疗妊娠合并甲亢的疗效及对妊娠结局的影响研究. 中国实用医药，2017，12（11）：24-26.

[25] 季春燕，赵静. 丙硫氧嘧啶治疗妊娠合并甲亢效果与对妊娠结局影响分析. 中国地方病防治杂志，2017，32（5）：522-523.

[26] 胡鸣. 低剂量丙硫氧嘧啶对妊娠合并甲亢患者妊娠结局和肝功能的影响. 中国计划生育学杂志，2017，25（11）：751-754.

[27] 张秀楠. 丙硫氧嘧啶与甲巯咪唑治疗妊娠合并甲状腺功能亢进的疗效、妊娠结局及对胎儿的作用分析. 中国医药指南，2017，15（31）：118-119.

[28] 张爱华. 妊娠合并甲状腺功能减退症患者临床分析. 中外女性健康研究，2017，3（1）：166-167.

[29] 陆相辉，李丽萍，李琦，等. 妊娠期甲状腺功能减退对妊娠结局的影响研究. 中国地方病防治杂志，2017，32（11）：1225-1226.

[30] 王丽华. 左甲状腺素片治疗妊娠合并甲状腺功能减退的安全性及对妊娠结局影响. 黑龙江医药科学，2017，40（3）：166-167.

[31] 李艳萍，李宇洁，赵春霞，等. 左甲状腺素对妊娠合并甲减患者甲状腺功能和胎儿发育的影响. 海南医学，2017，28（14）：2363-2365.

[32] 王丹婵，郭焕仪. 优甲乐替代疗法对妊娠合并甲状腺功能减退症患者妊娠结局的影响. 临床医学工程，2017，24（7）：941-942.

[33] 陈娟文，周颖娴，陈丹霞. 激素替代疗法对妊娠合并甲状腺功能减退症患者妊娠结局的影响. 临床医学，2017，37（4）：41-43.

[34] 李晏. 优甲乐治疗妊娠合并甲减或亚临床甲减期间治疗剂量变化研究. 中国医学创新，2017，14（31）：29-33.

[35] 周淼. 高剂量左甲状腺素对妊娠合并甲减患者血脂及叶酸水平的影响. 中国实验诊断学，2017，21（9）：1530-1532.

[36] 宁宁，尉春艳，陈庆，等. 增加左甲状腺素剂量对早期妊娠甲减控制不佳女性妊娠结局的影响. 中国临床研究，2017，30（10）：1387-1389.

[37] 刘跃萍. 妊娠期合并糖尿病 30 例的治疗体会. 糖尿病新世界，2017，20（24）：58-59.

［38］贾晓红. 妊娠合并糖尿病对母婴分娩结局的影响. 中国药物经济学，2017，12（10）：113-115.

［39］杨桂莲，龚灿辉，陈霞，等. 孕前糖尿病和妊娠期糖尿病患者的母婴结局分析. 中国妇幼保健，2017，32（17）：4024-4027.

［40］张少亚，刘明奇，张慧萍. 妊娠合并糖尿病及孕期血糖控制情况与胎儿畸形的关系. 宁夏医科大学学报，2017，39（8）：928-931.

［41］张美琴. 不同时间治疗妊娠期糖尿病对母婴预后的影响. 中国实用医刊，2017，44（1）：76-79.

［42］吴南楠，赵冬. 妊娠期糖尿病临床特点分析. 中国医师进修杂志，2017，40（2）：125-128.

［43］荣太梓. 妊娠期糖尿病发病的危险因素及干预措施. 蚌埠医学院学报，2017，42（11）：1503-1506.

［44］管建英. 妊娠合并糖尿病疾病发生的相关危险因素的 Logistic 分析. 临床研究，2017，25（1）：3-4.

［45］袁妙兰，李意，冯慧芳，等. 妊娠期糖尿病危险因素研究及对妊娠结局的影响. 中国医师杂志，2017，19（10）：1538-1541.

［46］田瑛，朱克芳. 妊娠期糖尿病发病的危险因素分析及干预措施. 中国临床实用医学，2017，8（1）：64-66.

［47］栾福娟. 葡萄糖及血脂水平预测妊娠期糖尿病发生风险的临床分析. 中国实用医刊，2017，44（19）：50-53.

［48］蓝金荣. 妊娠合并糖尿病的临床诊断研究. 中外女性健康研究，2017，（8）：60，65.

［49］李刚. 妊娠期糖尿病筛查中糖化血红蛋白值的临床意义. 中国实用医刊，2017，44（24）：69-71.

［50］赵泽燕，倪妍，李晓琴，等. 妊娠期糖尿病不同糖化血红蛋白水平患者妊娠结局分析. 中国基层医药，2017，24（21）：3278-3281.

［51］于爱秀，李计平，刘一昱. 妊娠合并糖尿病孕妇门诊分级管理对妊娠结局的回顾性分析. 中国临床医生杂志，2017，45（2）：91-92.

［52］何东方. 分析妊娠合并糖尿病孕妇血糖控制情况对母婴预后的影响. 中国实用医药，2017，12（24）：60-62.

［53］薛惠，邵艳萍. 饮食控制和运动对妊娠合并糖尿病疗效分析. 中国药业，2017，26（A01）：270-271.

［54］曾蒋丽. 妊娠期糖尿病孕妇产检后行综合疗法效果观察及分娩结局研究. 疾病监测与控制杂志，2017，11（6）：456-457.

［55］任燕. 胰岛素治疗妊娠合并糖尿病对母婴结局的影响观察. 临床研究，2017，25（12）：21-23.

［56］张爱萍. 妊娠合并糖尿病孕产妇不同时期加用胰岛素治疗对妊娠结局的影响. 糖尿病新世界，2017，20（15）：7-8.

［57］原霖. 胰岛素不同给药时间对妊娠合并糖尿病孕产妇妊娠结局的影响. 当代医学，2017，23（17）：50-51.

［58］张军丽. 胰岛素对不同孕周妊娠合并糖尿病患者的安全性研究. 今日药学，2017，27（9）：626-628.

［59］张丽红，苗璐，石攀攀. 妊娠合并糖尿病孕产妇不同时期加用胰岛素治疗对妊娠结局的影响. 临床研究，2017，25（6）：73-74.

［60］盛亚群. 二甲双胍和胰岛素治疗妊娠合并糖尿病对母婴结局的影响价值评估. 糖尿病新世界，2017，20（17）：55-56.

［61］聂金霞. 门冬胰岛素联合二甲双胍治疗妊娠期糖尿病患者的疗效及对其血清 Cys C 与 Hcy 水平的影响. 中国实用医刊，2017，44（8）：35-38.

[62] 王斌，黄劲，唐宁，等. 554 例抗磷脂抗体阳性病例的临床分析. 国际检验医学杂志，2017，38（22）：3185-3187.

[63] 赵静. 抗磷脂综合征与习惯性流产的关系. 临床合理用药杂志，2017，10（14）：119.

[64] 徐佩，张静峥，朱淼，等. 抗磷脂综合征患者妊娠期间抗磷脂抗体水平测定的意义. 临床血液学杂志，2017，30（2）：202-205.

[65] Sheng-Long Ye, Xun-Ke Gu, Li-Yuan Tao, et al. Efficacy of different treatment regimens for antiphospholipid syndrome-related recurrent spontaneous abortion. Chinese Medical Journal, 2017, 130 (12): 1395-1399.

[66] 赵婧，程世杰. 影响系统性红斑狼疮合并妊娠患者妊娠结局的相关因素分析. 中国妇幼健康研究，2017，28（8）：970-972.

[67] 孟德芳，贾捷婷，李慧，等. 系统性红斑狼疮合并妊娠 24 例临床分析. 医药导报，2017，36（A01）：43-45.

[68] 李伟念，蔡小燕，林小军，等. 系统性红斑狼疮患者妊娠期间病情进展和不良妊娠结局的危险因素分析. 中华全科医师杂志，2017，16（3）：214-218.

[69] 赵清，狄贵娟，王来芳，等. 系统性红斑狼疮患者不同妊娠时机孕妇及胎儿结局分析. 白求恩医学杂志，2017，15（3）：362-363.

[70] 杨辰敏，滕宗荣. 妊娠合并系统性红斑狼疮 83 例临床分析. 中国医药科学，2017，7（2）：15-17，21.

[71] 田珊红，侯灵彤. 梅毒血清学筛查阳性孕妇的分析. 中国煤炭工业医学杂志，2017，20（8）：925-927.

[72] 邓冉冉，李增彦. 妊娠合并系统性红斑狼疮 61 例临床分析. 国际妇产科学杂志，2017，44（1）：95-98.

[73] 詹钟平，詹雁峰，杨颖，等. 系统性红斑狼疮患者计划妊娠对母婴结局影响的临床研究. 中华医学杂志，2017，97（35）：2757-2761.

[74] 陈维萍，张妍，岳崇玉，等. 补体 C3a、C5a 与妊娠合并 SLE 患者病情活动及胎儿发育关系. 青岛大学医学院学报，2017，53（2）：210-212，215.

[75] 周丽，忻霞菲，褚宇东. 硫酸羟氯喹对系统性红斑狼疮患者妊娠结局的影响. 中华风湿病学杂志，2017，21（1）：10-14.

[76] 彭欣辉. 妊娠期高血压疾病患者血清中炎性因子表达水平及意义. 心血管病防治知识（学术版），2017（9）：19-20.

[77] 王晓艳，李莲英. 妊娠期高血压病与正常孕妇胎盘和外周血中 Th17、Treg 细胞及相关细胞因子的差异. 中国妇幼保健，2017，32（21）：5215-5218.

[78] 董佳敏，蔡薇. 血清同型半胱氨酸与妊娠期高血压疾病的相关性分析. 浙江临床医学，2017，19（3）：528-529.

[79] 肖磊，刘怀昌，曾萌，等. 妊娠期高血压疾病患者晚期糖基化终产物与血管内皮功能的相关性研究. 齐齐哈尔医学院学报，2017，38（19）：2279-2280.

[80] 左坤，陈德，王梅，等. 血浆可溶性晚期糖基化终末产物受体在妊娠期高血压性心脏病的表达及其临床意义. 中国循环杂志，2017，32（9）：913-916.

[81] 华绍芳，李月琴. 早发子痫前期患者血浆胎盘生长因子水平与围产结局的研究. 实用妇产科杂志，2017，33（10）：768-771.

［82］黄小玲，张少玉，任春霞，等. 胎盘蛋白 13、妊娠相关血浆蛋白 -A 和胎盘生长因子预测子痫前期的价值. 福建医药杂志，2017，39（4）：97-99.

［83］吴磊. 子宫动脉搏动指数及舒张早期切迹在预测妊娠高血压疾病中的价值. 中国中西医结合影像学杂志，2017，15（11）：762-764.

［84］韩雪玲，谢婉莹，崔洪艳. PP-13、PAPP-A 及孕中期子宫动脉超声搏动指数预测不良妊娠结局的价值. 中国妇幼保健，2017，32（17）：4133-4136.

［85］徐括琴，王雅莉，李红娟，等. 性激素对妊娠期高血压疾病的诊断价值分析. 中国实验诊断学，2017，21（7）：1215-1216.

［86］于俊娜，李伟，张燕，等. 孕中期母血清学产前筛查对预测妊娠结局的价值研究. 中国优生与遗传杂志，2017，25（12）：58-59，120.

［87］赵舒，严滨. 中性粒细胞明胶酶相关脂质运载蛋白与妊娠期高血压疾病的相关性研究. 贵州医药，2017，41（8）：817-820.

［88］温丽，郭珍，胡际东，等. 汉族女性妊娠期高血压疾病的流行病学及发病机制研究. 医学研究杂志，2017，46（5）：128-131.

［89］陈沂，王丽杰，石伟奇，等. 妊娠期高血压疾病 379 例临床分析. 中国医学创新，2017，14（22）：51-55.

［90］籍静茹. 子痫前期重度并发 HELLP 综合征危险因素分析. 中西医结合心脑血管病杂志，2017，15（24）：3225-3227.

［91］谢桂英，马玉燕. 拉贝洛尔对中重度妊娠期高血压疾病患者心肾功能及妊娠结局的影响及机制. 山东医药，2017，57（21）：74-76.

［92］王琴娟，徐英. 甲基多巴联合拉贝洛尔治疗妊娠期高血压疾病的疗效及安全性分析. 中国妇幼保健，2017，32（1）：23-25.

［93］金晓娜，周晓艳. 硝苯地平对妊娠期高血压的疗效观察. 中国计划生育学杂志，2017，25（2）：104-107.

［94］吕小红. 硫酸镁联合硝苯地平治疗妊娠期高血压综合征的疗效分析. 中国实用神经疾病杂志，2017，20（1）：110-111.

［95］陈静静. 硝苯地平联合硫酸镁治疗对妊娠期高血压疾病患者血压值、妊娠相关蛋白 A 及血管内皮生长因子的影响. 中国妇幼保健，2017，32（18）：4373-4376.

［96］邹秀卿，汪燕. 小剂量阿司匹林联合低分子肝素治疗妊娠期高血压疾病的临床意义. 中国现代医生，2017，55（5）：52-54.

［97］邢继政. 妊娠期高血压疾病患者终止妊娠时机及分娩方式的临床研究. 中国医药指南，2017，15（7）：149-150.

［98］刘爱玲，周东霞，钱兆珠，等. 重度子痫前期患者分娩方式、分娩时机及母婴结局. 中外医疗，2017，36（33）：83-84，87.

［99］许瑞群. 子痫前期妊娠高血压疾病患者终止妊娠时机及分娩方式分析. 中外医疗，2017，36（33）：95-97.

［100］刘湘. 子痫前期患者终止妊娠时机及分娩方式分析. 中国继续医学教育，2017，9（5）：105-106.

［101］仇树栋. 早发型重度子痫前期终止妊娠时机及分娩方式与围产儿结局的关系分析. 临床合理用药杂志，2017，10（29）：155-156.

[102] 纪叶霞. 早发型重度子痫前期患者不同孕周终止妊娠对母婴结局的影响. 中国妇幼保健，2017，32（1）：32-34.

第六节　产科危重症抢救

一、产科危重症抢救流行病学

近年来，我国相继启动实施"单独二孩"政策及"全面二孩政策"，随之而来的是高龄孕产妇比例不断上升，相关的病理妊娠发生率、妊娠合并症及并发症的发病风险增高。特别是该人群中因前次剖宫产后再次妊娠所致的瘢痕妊娠伴发瘢痕憩室、凶险性前置胎盘合并胎盘植入、子宫破裂等造成产时和产后出血成为孕产妇死亡率增高的重要因素。目前，产科危重症抢救的需求越来越大。故需要完善的围产期管理与设置齐全的重症监护设施来降低孕产妇死亡率。美国研究显示，1%～2% 的孕产妇需要进入产科重症监护病房（intensive care unit，ICU），并接受综合管理与救治。目前，发达国家与发展中国家孕产妇入住 ICU 率相似。虽然入住 ICU 孕产妇总体人数所占比例较低，但入住 ICU 的孕产妇死亡率高达 10%。如何结合孕产妇生理与病理学变化对 ICU 孕产妇进行管理与救治，对降低孕产妇死亡率非常重要。目前，随着孕产妇管理的进一步规范、ICU 救治水平的提高，孕产妇死亡率大大下降，但孕产妇总体死亡率降低仍未达到 WHO 制定的到 2015 年孕产妇死亡率降低 75% 的目标。由于 ICU 资源短缺，在美国马里兰州也只有 41% 的孕产妇死亡患者接受过 ICU 救治。同期，2011 年英国的研究显示其孕产妇死亡病例中也只有 50% 接受过 ICU 救治。由此可见，产科危重症患者中相当大的一部分未能接受 ICU 救治。目前，暂时未有中国产科入住 ICU 的资料，加强中国危急重症孕产妇医护人员队伍建设及 ICU 的管理值得中国同行重视。

陈敦金等分析了目前世界范围产科患者进入 ICU 的原因，主要分为产科并发症（产科疾病）和妊娠合并内科疾病，其中产科因素占 50%～75%。在产科因素中，子痫前期、产科出血、产科感染约占 80%；而入住 ICU 的妊娠合并内科患者中，因各地变化较大，支气管哮喘、社区获得性肺炎、泌尿系统感染、肺栓塞、血管疾病、创伤和药物滥用在发达国家较为常见，但病毒性肝炎、粟粒性肺结核、寄生虫感染、风湿性心脏病和自杀则在发展中国家较为常见。对孕产妇入住 ICU 所占比例，不同医院的差异性较大，12%～45% 的 ICU 患者为妊娠期患者，其中 50% 为分娩期或分娩后 24 h 内，10%～15% 则为产后患者。

WHO 推荐对孕产妇保健实施两级管理体系，分为基层医院和上级综合性医疗中心，即基层医院负责低危孕产妇的产前检查和接生工作，发现高危孕产妇立即转诊至上级综合性医疗中心。基层医院或医疗服务机构除了需要具备接生的基本条件，还需要能够在发生紧急情况时提供以下医疗服务：抗生素应用、宫缩乏力时促进宫缩药的应用、发生子痫前期时硫酸镁的应用、人工剥离胎盘、刮宫或宫腔吸引、阴道助产和基本的新生儿复苏技术。而上级综合性医疗中心所提供的综合性服务，应该在基层医院基本服务的基础上，具备实施剖宫产等手术和输血的技术。

隋梦芸等在中国东部、中部、西部分别选取 1 个省份（浙江、江西、四川），对省、市、县三级危重孕产妇救治中心基本情况、建设进展及问题成效等多方面进行调查，并结合访谈法提出政策建议。在调研省份中，四川省危重孕产妇救治中心建设率较低，地（市）级建设率为90.48%，全国范围内危重孕产妇救治中心及网络建设进度不一致，且救治能力存在较大差异。本研究调查发现，3个省份除浙江大学医学院附属妇产科医院、四川人民医院拥有独立的孕产妇ICU之外，其他救治中心均未设立独立的孕产妇ICU；产科监护床位及医务人员缺乏，且无相应的激励措施；高危危重孕产妇比例增加，危重孕产妇三级救治网络体系尚不成熟，缺乏科学的转运程序和转运规范，信息化建设滞后。

在发展中国家，孕妇对高危妊娠认识不足，自我保健意识薄弱，寻求医疗服务的决策迟缓，加上交通不便或医疗资源不足等问题，到达医疗机构的过程耗时较长，以及基层卫生服务机构的医疗服务能力、卫生人力资源、药物、经费、信息、卫生管理水平等整体较低，个人家庭延误、转运延误和卫生服务延误（三大延误）均较发达国家严重，以上都是造成发展中国家孕产妇死亡率居高不下的主要原因。

李菲菲等分析了我国目前高危孕产妇管理及分级预警现状。目前，我国有多种不同层次医疗机构为孕产妇提供服务，从基层的社区卫生服务中心、妇幼保健系统到综合医院妇产科、医学院校附属医院妇产科等，不同医疗机构从业人员医疗技术水平相差悬殊。另外，我国幅员辽阔，东、中、西部经济发展水平不平衡，特别是西部地区，由于地处偏远，交通及通讯受到制约，接受新知识及新技术的途径不完善，造成了基层医务人员基础理论知识欠缺，临床技能培训不足，治疗方案落后，缺乏对疾病规范化的诊治流程，更重要的是基层医疗服务者缺乏对高危妊娠的评估、预警和及时有效反应。然而，基层医疗机构却承担了我国大部分的孕产妇产前保健和接产服务。如何合理有效利用医疗资源，加强高危孕产妇的风险预警，构建反应迅速、有效的风险预警体系是降低孕产妇死亡率的关键。

二、产科危急重症患者的早期识别

产科危重症抢救的第一步就是早期识别危重患者。诸多资料显示，产科急救成败的关键是对围产期患者病情恶化前进行识别，而危急重症患者在疾病变化之前可有一段稳定期，在这个时间段早期识别、及时干预可避免危重症的发生，从而达到降低孕产妇死亡的目的，故需建立早期预警系统。李菲菲等指出早期预警评分是应用呼吸、心率、血压、体温等核心生理指标来确认患者病情及病情恶化需进一步治疗的简易评分系统。产科大多数常见的严重并发症，如出血、血栓栓塞、感染和子痫前期或子痫，如果在早期发现并加以干预，将在很大程度上逆转结局。每一种疾病都有一定的差异性，但存在共性的早期预警标准，目前已经发展成为可迅速确认和质量控制的具体策略和方法，已被西方发达国家广泛应用并形成指南。这个标准被设定为启动快速反应的依据，医务人员一旦发现早期预警评分异常应立即启动和运行快速反应团队。这个以早期预警为基础的快速反应体系需要教育和培训，其培训是针对所有医务工作者的，让所有相关人员都能准确识别各种警示指标、明确报道对象及内部成员之间能够顺畅的交流。当然，该预警指标并没有确认所有的严重并发症，也不能取代临床判断。但作为基本安全的核心内容，临床医师和护理人员要随时注意，保证患者生命体征在正常的范围。合理应用早期预警系统对于降低孕产妇死亡率具有重要的作用。

此外，应构建产科早期预警系统处置流程，包括评估、转运等，十分重要，尤其在经济欠发达、医疗水平较低的地区。苏明连等指出虽然近年来我国的孕产妇死亡率明显下降，但与发达国家仍然存在较大差距，且伴随着二孩政策的开放，我国的高危孕产妇数量明显增加，产科保健面临着更加严峻的挑战。2016 年，孕产妇死亡的影响因素 40.1% 为医疗知识技能的问题。我国亟须借鉴发达国家的经验，基于我国的临床实践，构建危重孕产妇的早期预警系统，协助医务工作者早期识别孕产妇急危重症的异常生命体征，及早干预，降低孕产妇死亡率和产科危急重症患病率。

三、产科孕产妇的快速评估和转诊

危重孕产妇早期预警识别与诊断之后，母婴预后结局取决于之后的快速处置和转诊体系建设。因此，加强医疗机构的产科建设，将预防孕产妇死亡的关口前移，是有效减少孕产妇死亡和孕产妇危重症发生的重要策略。提高对危重孕产妇的早期识别、干预和救治能力，规范孕产期保健和产科服务流程，能有效降低孕产妇危重症的严重程度和发生率。加强各级医疗保健机构内部管理和转诊体系建设，提高医疗机构管理者对产科服务质量管理的认识与重视，增强对产科建设的投入和管理力度，增强产科与其他相关科室的协作和应急能力，从而提高危重孕产妇成功救治后的生存质量，为改进整体产科服务质量、制订降低孕产妇死亡干预措施提供保证。

产科危急重症患者救治与非孕妇救治原则一致，需要有救治团队、救治场地（通常是 ICU、设备与药物）。因此，根据患者病情，如何将高危孕产妇安全转运到有救治条件的医疗机构，值得重视。有效救治人员组成、场地设置是降低重症孕产妇死亡率的重要步骤。在欧美国家，多学科诊疗模式（multidisciplinary treatment，MDT）已成常态。利用 MDT 改善产科重症孕产妇临床结局，也已经成为共识。妊娠期危急重症患者救治过程中，人员组成除 ICU 团队（包括重症医学医师、护士、药剂师、呼吸治疗师、理疗师外），还需产科医师、熟悉妊娠病理生理变化的产科麻醉医师、母胎医学专家、助产士、新生儿科医师。对入住 ICU 的产科危急重症患者管理，应包含由各专科组成的高级医师团队，需要根据患者病情、诊疗效果定期专家会诊；对参与重症孕产妇管理的产科和麻醉科医师、管床护士 / 助产士需经过产科和重症医学科的共同培训；虽然 ICU 医师对产科危急重症患者进行救治已经成为共识，但是由产科 ICU（obstetric intensive care unit，OICU）或综合 ICU（general intensive care unit，GICU）处置，目前意见不一，问题焦点是产科是否应该单独建立 OICU。近年来，有专家建议，无论是产科单独建立 OICU 或利用 GICU 处理产科危急重症患者，对管理人员来说既要熟悉 ICU 管理、又要有产科重症教育、培训和管理背景。陈敦金等认为目前我国住院医师的培训机制仍难达到理想产科 ICU 的要求。尽管某些妇产科住院医师培训会轮转普通 ICU，但仍不能接受正式的产科急救的相关训练。目前，美国、英国等发达国家对产科医师接受 ICU 培训达成共识。针对此问题，值得中国产科医师借鉴。鉴于产科医师的工作性质与中国现况，如何把产科医师培训成为既具有全科医师知识，又拥有外科医师及重症医学医师操作能力的医师至关重要，有助于改善产科患者结局。

蒲杰等总结了临床危重孕产妇的快速评估方式。即当患者的心率＞130 次 / 分，呼吸＞30 次 / 分，血压＜90/60 mmHg，氧饱和度＜90%，休克指数＞1.5，症状为四肢冰凉、面色苍白、烦躁或反应迟钝时，快速想到产科出血类疾病；也可结合相关临床症状和体征，如孕产妇出现发绀、呼吸困难、皮肤苍白、肺哮鸣音或啰音时，立即考虑心力衰竭、肺炎、重度贫血、支气管哮喘等疾病的诊断；还可根据某些特定危重病症早期识别预警，如产后出血、子痫前期、羊水栓塞等早期识别的指征。以羊水栓塞为例，如在围分娩期，出现不明原因血氧饱和度下降、使用宫缩药过程中发现过敏样反应和原因不明的严重宫缩乏力且对缩宫素无反应，应考虑这三点应为羊水栓塞的早期表现。

危重孕产妇病情变化迅速，若未及时早期正确处置，母婴结局不良，甚至死亡。因此，对危重孕产妇早期预警识别后应积极给予初步诊断后的快速处置，及时进行风险的知情告知，同时评估机构的救治条件，包括新生儿救治水平，考虑是否转诊及如何安全有效转诊。蒲杰等总结了几项基本原则，包括：任何助产技术服务机构不得以任何借口滞留超出本院救治能力的危重孕产妇，必须及时呼救或转诊，避免延误病情；产科急救原则上逐级呼救和转诊，产科急救实行四级呼救；危重情况可实行跨级转诊，直接转送到具有综合抢救实力的医疗机构，确保产科急救迅速、准确、有效。应评估救治机构的助产技术水平与新生儿救治能力，在保障医疗质量和母婴安全的前提下开展分级诊疗。对于超出机构功能定位和服务能力的疾病，应为患者提供及时正确的转诊服务，根据疾病的轻重缓急及治疗的难易程度可以逐级或越级上转，病情稳定或诊断明确时适时下转，建立双向转诊机制。产科急救应以区域急救体系为主体，配合跨区协调转运、专家会诊、远程医疗等综合措施共享资源，提高成功率。实行危重孕产妇首诊负责制，早期发现异常，当产妇症状、体征达到高危预警值时，及时处理，使病情得到缓解，避免严重情况的发生，改善母婴预后。危重患者入院 5 min 内必须由当时最高职称的医师到场负责诊断治疗。转诊的最好时机应在识别出高危或危重早期预警征象时，一旦评估有转诊指征就不要延误，不应等病情危重时再转，要为转至的上级医院成功抢救孕产妇创造条件。如路途遥远，为缩短转诊时间，可在向上级医院转诊患者的同时，呼叫上级医院派车中途接诊。

董晓静等总结近年来重庆市致力于提升危重孕产妇救治能力与效率，降低孕产妇死亡率的方法。重庆市于 2015 年 1 月至 2016 年 12 月建立了 5 个危重孕产妇救治中心及相应的转会诊系统。5 个救治中心 2 年共接收全市危重孕产妇 3028 例，抢救成功率达 99.83%；基本上解决了转诊难、会诊难问题；提高了基层产科质量，保证母婴安全。因此，危重孕产妇预警管理、救治和转诊系统的建设有助于保障母婴安全，降低孕产妇死亡率，值得推广。

四、产科重症监护室患者的特点

顾玮等回顾性分析 2017 年 1—5 月产科转入 ICU 救治的 145 例危重孕产妇的病历资料，总结危重孕产妇的疾病分布特点、母婴结局，并比较救治前后的相关检测指标水平变化情况，从而探讨将其转入 ICU 救治对母婴预后的影响。结果显示，危重孕产妇入住 ICU 的主要病因包括产科出血（61.38%）、重度子痫前期（26.90%）、心脏病（7.59%）、子痫（1.38%）、羊水栓塞（1.38%）、急性胰腺炎（1.38%）；成功救治孕产妇 144 例、转院 1 例，总分娩围产儿 158 例，正常存活 131 例、低体重及其他不良预后 20 例、死亡 7 例。危重孕产妇心功能分级Ⅲ～Ⅳ级容易导致围产儿早产、低体重、先天性心脏病。经入住 ICU 救治，危重孕产妇的凝血酶原时间（prothrombin time，PT）、凝血酶时间（thrombin time，TT）、活化部分凝血活酶时间（activated partial thromboplastin time，APTT）指标水平明显下降，纤维蛋白原（fibrinogen，Fib）和血小板计数（platelet，PLT）指标水平明显升高（$P<0.05$）；危重孕产妇的白蛋白（albumin，ALB）指标水平明显升高，丙氨酸转氨酶（alanine aminotransferase，ALT）、天冬氨酸转氨酶（aspartate aminotransferase，AST）、血肌酐（serum creatinine，Scr）和血尿素氮（blood urea nitrogen，BUN）指标水平明显下降（$P<0.05$）。总结得出，产科危重孕产妇入住 ICU 救治能够缓解产科出血、子痫和重度子痫前期等症状，防止心、肝、肾、胰腺等进一步损害，阻断器官衰竭引起的连锁反应，改善母婴预后。

彭岚等通过对 2015 年 1 月至 2017 年 6 月抢救的 576 例危重孕产妇的临床资料进行回顾分析发现，576 例危重孕产妇均救治成功，其中流动人口占比 67.53%，计划外妊娠占比 67.53%。病因以直接产科原因为主，其中产科出血占 47.92%，异位妊娠和妊娠高血压分别占 10.24% 和 19.96%。间接产科原因以妊娠合并心脏病、合并糖尿病和重症肝炎等占比较大。产科出血原因主要为宫缩乏力（47.10%）、中央前置胎盘（33.70%）、胎盘早剥（14.13%）和子宫破裂（5.07%）。危重孕产妇救治以辖区产科救治中心救治为主。因此，加强对危重孕产妇产科出血的防治，强化对计划外妊娠产妇和流动人口的监测，及时对高危孕产妇实施有效干预，预防和控制危重孕产妇病情，有助于提高救治效果。

李俊霞等回顾性分析 2011 年 4 月 1 日至 2016 年 4 月 1 日近 5 年间入住 ICU 的 216 例危重孕产妇的一般情况（年龄、孕周、总住院天数、危重孕产妇及围产儿死亡情况、疾病病因构成）、转诊与非转诊、规律产检（次数≥5 次）与非规律产检（<5 次）及选择终止妊娠的不同方面对危重孕产妇及围产儿结局的影响，为保障危重孕产妇及围产儿的生命安全提供可靠的临床诊疗资料。结果发现，导致入住 ICU 的危重孕产妇最主要病因是妊娠期高血压疾病及其并发症（以子痫前期重度、子痫、HELLP 综合征为主）和产后出血（以前置胎盘、胎盘早剥为主），其次是妊娠合并心脏病；转诊与非转诊相比，危重孕产妇及围产儿死亡率差异有统计学意义（$P<0.05$）；规律产检（产检次数≥5 次）与非规律产检（产检次数<5 次）相比，危重孕产妇及围产儿的死亡风险有统计学差异（$P<0.05$），且规律产检的孕产妇及围产儿的死亡率相对偏低；不同的原因、时间终止妊娠相比，危重孕产妇及围产儿的死亡风险有统计学差异（$P<0.05$）；剖宫产与经阴道分娩相比，围产儿的死亡风险有统计学差异（$P<0.05$），但两者间危重孕产妇的死亡风险比较无统计学差异（$P>0.05$）。因此，危重孕产妇入住 ICU 最主要的病因是产后出血和妊娠期高血压疾病；加强危重孕产妇的产前筛查及孕期管理，可以减少危重孕产妇由高危转为危重，减少危重孕产妇及围产儿的死亡率；在确保危重孕产妇生命安全的前提下，尽可能使胎儿的孕周延长至 34 周及以后能明显减少围产儿的死亡率。

毛云等回顾性分析 2016 年 8 月至 2017 年 8 月入住 ICU 危重症孕产妇 95 例的临床资料，其中产科原因 52 例为 A 组，非产科原因 43 例为 B 组。比较两组疾病构成和围产结局情况。结果发现，A 组中疾病谱以妊娠期高血压疾病和产后出血为主，B 组以妊娠伴有急性重型肝炎、妊娠伴有先天性心脏病、妊娠伴有重症肺炎和妊娠伴有急性重症胰腺炎为主。A 组孕产妇年龄、未定期产检的比例均高于 B 组（P 均<0.05）；A 组孕产妇以急诊剖宫产终止妊娠为主，而 B 组孕产妇以病情稳

定后择期剖宫产终止妊娠为主，两组比较存在明显差异（$P<0.05$）。A 组子宫切除率与新生儿窒息发生率较 B 组均显著升高（P 均<0.05），而孕产妇死亡率较 B 组明显降低（$P<0.05$）。因此认为，入住 ICU 危重症孕产妇疾病构成多种多样，且非产科原因者死亡率较高，对伴有产科原因的危重症孕产妇应适时终止妊娠，并且对孕前合并基础疾病的孕妇应在病情稳定后择期妊娠，孕期应密切加强监测以改善围产结局。

蔡双明等选取 2017 年 5 月至 2018 年 5 月产科联合 ICU 抢救的危重症孕产妇 47 例作为研究组，选取同期接收并正常分娩的 45 例孕产妇作为对照组，比较研究组的病因及其治疗效果。结果发现，研究组患者发病的因素中，产科出血居于首位，其次是重度子痫前期和子痫、妊娠合并重症肝病；研究组抢救成功率为 91.49%，研究组正规产检率显著低于对照组（$P<0.05$）。因此认为，产科出血、重度子痫前期和子痫等是引发危重症孕产妇的主要因素，而经产科联合 ICU 抢救，能够最大限度挽救孕产妇生命。

覃桦等选取 2007 年 3 月至 2017 年 3 月采用产科联合 ICU 抢救方式治疗的 243 例危重症孕产妇为观察组，同时期正常分娩的 240 例孕产妇为对照组。分析观察组病因，以及影响抢救的因素。结果发现，观察组患者主要病因为产科出血、重度子痫前期及子痫、妊娠合并重症肝病；危重症孕产妇正规产检率明显低于正常分娩产妇（$P<0.05$）；抢救成功率较高。因此认为，有效保证危重症孕产妇的生命安全，降低危重症孕产妇发生率，需要不断加强并完善孕产妇围产期保健工作，需及时转入 ICU 联合治疗。

边迪等选取 2017 年 1 月至 2018 年 1 月产科联合 ICU 抢救的 30 例危重症孕产妇为研究对象，将其作为观察组，选取同期 30 例正常分娩的住院产妇为对照组，分析危重症孕产妇的病因及治疗效果。结果显示，观察组病因主要包括产科出血、妊娠期高血压疾病、重度子痫前期等，治疗有效率为 93.3%，观察组接受正规产检人数显著低于对照组，差异有统计学意义（$P<0.05$）。因此认为，产科联合 ICU 抢救危重症孕产妇治疗效果显著，加强针对性预防和正规产检能够有效提升临床抢救效果，避免孕产妇危急重症发作率，值得推广。

兰蕴平等选取 2016 年 1 月至 2017 年 4 月救治的产科危重症患者 61 例，将其分为高龄组 22 例、非高龄组 39 例。比较两组患者孕龄、新生儿体重、新生儿存活情况、剖宫产次数、产后出血、入住 ICU 病因、APACHE Ⅱ 评分、SOFA 评分、ICU 治疗时间、ICU 主要治疗措施、住院花费，分析"全面二孩"政策后收治 ICU 的产科危重症患者的临床特点。结果显示，高龄组患者的二孩率明显高于非高龄组，差异有统计学意义（$P<0.01$）。高龄组的 ICU 治疗时间明显长于非高龄组（$P<0.01$）。高龄组的血浆置换率和血液滤过率明显高于非高龄组，差异有统计学意义（$P<0.05$，$P<0.01$）。两组的呼吸机使用率比较，差异无统计学意义（$P>0.05$）。高龄组的产后出血发生率明显高于非高龄组，血浆输注量明显多于非高龄组，差异有统计学意义（$P<0.05$）。高龄组的住院花费明显高于非高龄组，差异有统计学意义（$P<0.05$）。

五、超声在危重孕产妇抢救中的应用

产科危重症包括产科出血、妊娠期高血压疾病、羊水栓塞、肺栓塞、妊娠合并心脏病，是造成孕产妇死亡的主要原因。研究表明，产科患者中重症的比例为 0.1%～0.9%，共同特征是病情来势迅猛、发展变化快、短时间内造成孕产妇血流动力学的不稳定。因此，早期快速定性诊断争取的既是救治患者的时间，也是成功挽救患者生命的重要环节。超声以其无创伤、无辐射的特点在产前检查中被孕产妇广泛接受，是产科领域最重要的影像学诊断方法，其在产科危重症诊断中的快速定性价值近年来逐渐受到重视。刘爽等总结提出了以下几点。①产科出血患者的容量状态及容量反应性评估。产科出血是需要紧急输血治疗的失血状态，其中 86.6% 是产后出血，产前出血占 13.4%。正常妊娠状态下母体为了适应胎儿的血氧供应，心血管系统和血流动力学会发生明显改变，其中最显著的特征为血容量的增加。研究显示，孕妇血容量于妊娠 6～8 周开始增加，至妊娠 32～34 周达高峰，平均增加 40%～50%，约 1450 ml，并维持此水平直至分娩。因此，产科出血与外科失血不同之处在于产科出血量可能远大于其循环系统的欠缺容量，当产妇出现容量不足的初期临床表现时，其凝血功能可能已近失代偿。因此，容量状态及容量反应性评估在产科出血患者血流动力学评估中至关重要。评估容量状态及容量反应性是血流动力学评估中的重要部分，重症超声进行血流动力学评估时，容量也是首先考虑的问题。下腔静脉作为血液流入心脏的最后一站，其内径和塌陷程度一直用于重症患者容量状态的评估。扩张、固定的下腔静脉通常提示患者处于容量过负荷状态。下腔静脉的测量部位包括剑突下和右侧经腹腋后线，应用超声 M 模式测量呼吸周期时，下腔静脉吸气扩张率程度的变化可准确预测容量反应性，而下腔静脉内径形变指数则可用于下腔静脉内径的综合立体评估。②妊娠期高血压疾病患者心功能评估的意义。典型的妊娠阶段血流动力学不稳定表现为妊娠期高血压疾病，而其中早发型重度子痫前期对孕妇的生命威胁最严重。容量反应性评估的核心在于心脏前负荷增加的过程，每搏输出量能够相应增加。容量反应性是心脏的前负荷反应性，心功能好的患者容量有反应的可能性大，且对容量耐受性强；而心功能差的患者容量有反应的可能性小，且很容易出现容量过负荷相关并发症。此时通过强心的措施改善心脏功能，使患者对容量恢复反应性是治疗的重要考虑。③羊水栓塞的快速定性诊断。羊水栓塞发病率不高，仅为 4～6/10 万，但极其凶险，死亡率超过 60%～80%，因此，救治难度很大。羊水栓塞早期，由于肺动脉血管痉挛造成肺动脉压升高，右心后负荷的增加使得右心室压力升高。当右心后负荷压力升高显著，甚至超过左心室的压力时，心脏超声检查于胸骨旁短轴切面可见"D"字征，同时心尖四腔心切面右心室舒张末面积（right ventricular end dilated pressure area，RVEDA）与左心室舒张末面积（left ventricular end dilated pressure area，LVEDA）比值可作为快速诊断的指标：RVEDA/LVEDA＞0.6 时，可诊断右心室扩张，而 RVEDA/LVEDA＞1 时，可认为右心室存在重度扩张。④多器官联合超声检查可以更准确地诊断肺栓塞。妊娠可引起血液高凝状态，尤其妊娠晚期和分娩期是静脉血栓栓塞发生的高危期。与羊水栓塞病理机制相似，孕妇发生急性肺栓塞时，由于肺动脉阻塞和肺动脉压力的升高，使得右心的后负荷增加，会导致急性右心功能不全，而右心与左心共用一个室间隔，右心的容积增大或压力升高均通过室间隔传递给左心，从而影响左心射血。重症超声在急性肺栓塞诊断中最主要的价值是排除诊断，当心脏超声于胸骨旁短轴切面未发现明显的"D"字征，心尖四腔心切面 RVEDA/LVEDA＜0.6 时，表明患者无大面积能影响循环的肺栓塞，可除外由肺栓塞导致的梗阻性休克。⑤妊娠合并心脏病的患者要重视产后阶段的超声监护。对于合并心脏病的孕产妇其围产期的循环管理尤为重要，胎儿娩出后至产后 48 h 内，由于子宫对下腔静脉的压力骤减和胎盘床的自体输血，回心血量明显增加，心排血量增加 60%～80%，使静脉压和肺循环压力升高，明显加重心脏负担，因此，该阶段最易出现心力衰竭。因此认为，对先天性心脏病、二尖瓣狭窄或关闭不全、主动脉狭窄或关闭不全的风湿性心脏病及经外科手术（瓣膜修补、置换术后）或介入治疗干预的患者，一定要在了解病史的基础上仔细进行心脏超声检查。

（狄　文　吴珈悦）

参 考 文 献

［1］陈敦金，孙雯．产科急救新进展．中国实用妇科与产科杂志，2017，33（1）：40-44.

［2］隋梦芸，曹晓琳，李玉刚，等．危重孕产妇救治网络建设评估及政策建议．中国妇幼保健，2018，33（18）：4081-4086.

［3］李菲菲，徐先明．妊娠期高危孕产妇风险管理及分级预警的应用．中华产科急救电子杂志，2018，7（2）：68-71.

［4］苏明连，鲍晨怡，刘兴会，等．危重孕产妇早期预警研究进展．实用妇产科杂志，2018，34（9）：661-665.

［5］蒲杰，苏明连，刘兴会，等．危重孕产妇早期预警与评估．中国计划生育和妇产科，2018，10（6）：15-20.

［6］董晓静，常青，李力，等．重庆市危重孕产妇预警管理、救治和转诊系统实施效果分析．中国实用妇科与产科杂志，2017，33（7）：725-728.

［7］顾玮．产科危重孕产妇的疾病种类及转入重症监护室的救治体会．中国妇幼保健，2018，33（3）：554-556.

［8］彭岚．危重孕产妇特征、病因构成及转诊救治情况研究．黑龙江医药，2018，31（3）：502-505.

［9］李俊霞．入住 ICU 危重孕产妇的临床特点及妊娠结局分析．山西医科大学，2017.

［10］毛云，盛孝燕．危重症产妇疾病构成及围产结局分析．中国妇幼健康研究，2018，29（5）：641-644.

［11］蔡双明，黄珊，郭祯，等．产科联合重症监护室（ICU）抢救危重症孕产妇的病因及治疗效果分析．世界最新医学信息文摘，2018，18（75）：85-86.

［12］覃桦，陈强，吴英林，等．产科联合重症监护室（ICU）抢救危重症孕产妇的病因及治疗．中外女性健康研究，2018，26（5）：16-17.

［13］边迪．总结产科联合重症监护室抢救危重症孕产妇的病因及治疗效果．世界最新医学信息文摘，2018，18（81）：82.

［14］兰蕴平，曾帆，黎嘉嘉，等．"全面二孩"政策后收治 ICU 的产科危重症患者临床特点分析．中国当代医药，2018，25（16）：4-7.

［15］刘爽，吴青青．重症超声在产科领域的应用．中华医学超声杂志（电子版），2017，14（9）：648-651.

第七节　产　后　出　血

产后出血的定义是胎儿娩出后 24 h 内，阴道分娩出血量≥500 ml，剖宫产出血量≥1000 ml。产后出血的原因分为宫缩乏力、胎盘胎膜残留、软产道裂伤、凝血障碍四大因素。对于产后出血的处理一直是临床关心的热点。

一、产后出血的处理

（一）药物应用

产后出血的原因以宫缩乏力最为常见，临床上多采用促进宫缩的药物。缩宫素是预防和治疗产后出血的一线药物，其他药物还包括卡贝缩宫素、卡前列素氨丁三醇、米索前列醇、卡前列甲酯栓及麦角新碱等。不同药物的联合使用能显著降低产妇产后出血情况及产后出血量，安全性高。金志恒等将 80 例产妇分为观察组与对照组，对照组产妇产后给予缩宫素子宫体注射，观察组在对照组治疗的基础上，肛塞给予 400μg 米索前列醇。结果发现，观察组产妇产后 2 h 出血量及产后 24 h 出血发生率显著降低，与对照组比较，观察组产妇的不良反应发生率显著降低，差异有统计学意义（$P<0.05$）。

贺蓓则使用缩宫素联合卡前列素氨丁三醇，将 88 例瘢痕子宫产后出血及憩室产妇随机分为两组，各 44 例，其中对照组采用缩宫素治疗，观察组则采用缩宫素联合卡前列素氨丁三醇治疗。结果发现，治疗后，观察组产妇术中出血量、术后 2 h 出血量、产后 24 h 出血量与对照组相比均明显偏低；观察组产妇产后出血率（6.81%）明显低于对照组产后出血率（27.27%）；观察组产妇恶心呕吐、心率加快、血压升高等不良反应发生率显著低于对照组（4.54% *vs.* 18.18%），差异均具有统计学意义（$P<0.05$）。

杨晓辉对马来酸麦角新碱注射液联合垂体后叶注射液治疗产后出血的临床疗效进行了探讨。将 86 例产后出血患者随机分为对照组和治疗组，各 43 例。对照组于分娩后静脉滴注垂体后叶注射液，6 U 加入到 5% 葡萄糖注射液 500 ml 中，滴速为 0.02～0.04 U/min。治疗组在对照组基础上肌内注射马来酸麦角新碱注射液 0.2 mg，必要时可 2～4 h 重复注射 1 次，最多 5 次。结果发现，经治疗后，对照组和治疗组的总有效率分别为 81.40%、95.35%；用药后 30 min、2 h、24 h 后，治疗组产后出血量均明显少于对照组；治疗后，治疗组止血时间明显短于对照组，两组比较差异具有统计学意义（$P<0.05$）。

卡前列素氨丁三醇属前列腺素 F2α（prostaglandin F2α，PGF2α）的衍生物，临床上有许多对卡前列素氨丁三醇应用时机、方法及疗效的研究。范丽丽等选取 65 例前置胎盘剖宫产患者，根据治疗方法分为观察组和对照组，观察组患者 33 例，对照组患者 32 例。胎儿娩出后，胎盘存在粘连、植入、胎盘剥离面广泛渗血，出血量>500 ml 时，对照组以宫腔填塞碘仿纱条行止血治疗，观察组患者则在对照组治疗方法的基础上，在填塞碘仿纱条的过程中子宫壁注射卡前列素氨丁三醇注射液 250 μg，若患者仍有出血现象，可在 0.5 h 时后行 1 次注射，但是总注射剂量应在 2 mg 以下。宫纱放置用时为 48 h，取纱前 30 min 对其静脉滴注缩宫素。比较发现，观察组患者产后 2 h、产后 24 h 的出血量分别为（380.12±12.77）ml、（461.48±13.33）ml，均少于对照组患者的（952.34±111.65）ml、（1160.7±132.87）ml；观察组子宫的切除率为 0，对照组的子宫切除率为 9.38%，观察组的子宫切除率低于对照组，差异有统计学意义（$P<0.05$）。

周小燕选取 2015 年 1 月至 2016 年 12 月共 381 例剖宫产术中具有产后出血高危因素的产妇为研究对象，按照宫体注射宫缩药的不同分为三组，各 127 例。对照组产妇在胎儿娩出后立即给予 20 U 缩宫素加入 500 ml 复方氯化钠液静脉输注；研究组 1 在胎儿娩出后立即给予 20 U 缩宫素加入 500 ml 复方氯化钠液静脉输注＋宫体注射 250 μg 卡前列素氨丁三醇；研究组 2 在胎儿娩出后立即宫体注射 250μg 卡前列素氨丁三醇。比较发现，对照组总有效率显著低于研究组 1 和研究组 2。研究组 1 和研究组 2 总有效率比较，差异无统计学意义（$P>0.05$）。研究组 1 和研究组 2 治疗性宫缩药的使用显著少于对照组，差异均有统计学意义（$P<0.05$）。所有产妇共发生不良反应 29 例，发生率为 22.83%，对照组、研究组 1、研究组 2 不良反应发生率分别为 3.94%、11.18%、7.09%。

不同情况下卡前列素氨丁三醇发挥作用的程度也不一样。张亚凤等研究年龄因素对卡前列素氨丁三醇联合缩宫素治疗剖宫产产后出血疗效的回顾性分析显示，随着产妇年龄的增加，卡前列素氨丁三醇联合缩宫素治疗剖宫产产后出血疗效下降，年龄每增加 1 岁，出血量增加 9.26 ml；进一步多元 Logistic 回归及分层分析结果显示，在调整和控制了其他因素的前提下，当产妇年龄<35 岁时，年龄每增加 1 岁，出血量增加 14.46 ml；当产妇年龄≥35 岁时，年龄因素对联合治疗后出血量的影响不再明显（$95\% CI$：32.3～26.28，$P=0.850$）。因此认为，产妇年龄对联合治疗产后出血量的影响存在饱和效应，在年龄<35 岁的非高龄产妇人群中，年龄为影响卡前列素氨丁三醇联合缩宫素治疗剖宫产产后出血疗效的独立危险因素。

姚永畅选取具有出血高危因素产妇 90 例，随机分为三组，各 30 例。三组产妇均在胎儿娩出后立即予以缩宫素 10 U 经宫体内注射，预防组同时注射卡前列腺素氨丁三醇 250 μg，选择组在宫缩乏力时加用卡前列腺素氨丁三醇 250 μg，对照组不予其他用药。结果显示，预防组产妇的术中、术后 2 h、24 h 出血量及产后 24 h 内血红蛋白下降值均低于另外两组（$P<0.05$）；产后出血率预防组（20.0%）<治疗组（46.7%）<对照组（60.0%）（$P<0.05$）；产后 2 h、24 h 时舒张压、收缩压比较三组间差异无统计学意义（$P>0.05$）；对照组不良反应率（3.3%）低于预防组（23.3%）和治疗组（20.0%）（$P<0.05$），但均在短期内自行缓解，无须特殊处理。

虞晓潇将 100 例孕产妇随机分为 A 组和 B 组，各 50 例，其中 A 组产妇通过肌内注射方式给予卡前列素氨丁三醇治疗，B 组产妇采用宫体注射方式给予卡前列素氨丁三醇治疗，比较两组的产后出血量。结果发现，对剖宫产产妇进行卡前列素氨丁三醇肌内注射可降低术中和产后 24 h 出血量，改善产妇术后不良情绪，但对降低术后 2 h 出血量效果不及卡前列素氨丁三醇宫体注射。

有文献对不同药物疗效的比较展开报道。张敏选取 110 例剖宫产患者为研究对象，通过观察显示，剖宫产产妇预防性应用卡贝缩宫素或卡前列腺素氨丁三醇均取得了确切的疗效，未发生产后出血，产后出血量、第三产程和血红蛋白下降水平两组比较，差异无统计学意义，两者疗效相似。但卡前列腺素氨丁三醇治疗的不良反应发生率高于卡贝缩宫素，且卡前列腺索氨丁三醇价格昂贵。

宋小侠等对马来酸麦角新碱、卡贝缩宫素和卡前列素氨丁三醇3种药物在阴道分娩中预防和治疗宫缩乏力性产后出血的安全性和有效性评估比较中，采用回顾性分析方法，发现三组药物治疗后，产妇产后2 h和24 h阴道流血量、红细胞和血红蛋白下降值差异均有统计学意义（$P<0.05$）；三组都有不良反应发生，卡前列素氨丁三醇组发生率最高，约12.5%，部分病例需特殊干预。因此认为，卡贝缩宫素可作为缩宫素联合用药时的优先选择，但因其各自临床特点不同，用药选择应兼顾个体化原则。

（二）宫腔填塞

宫腔填塞的原理是通过填塞宫腔，有效刺激宫缩及压迫子宫剥离面止血。对宫缩乏力引起的产后出血经各种处理无效时，可用以暂时性止血或减少出血。黄丽萍等将84例剖宫产手术中大出血患者为研究对象，分为对照组（42例）和观察组（42例），对照组采用纱布填塞治疗，观察组采用纱布填塞联合水囊压迫治疗。比较两组止血效果、手术时间、填塞物留置时间及24 h出血量。结果发现，采用纱布填塞联合水囊压迫对行剖宫产手术中大出血患者进行治疗，可显著提高止血效果，操作简便，效果显著。

钟向真等选取76例产后出血患者，随机分为两组，各38例。对照组给予宫腔球囊填塞术治疗，观察组采用宫颈缝合联合宫腔球囊填塞术治疗。结果发现，观察组患者治疗总有效为97.37%，明显高于对照组的84.21%；观察组患者术中及产后24 h出血量分别为（315.4±118.4）ml、（404.7±120.4）ml，均明显少于对照组的（406.8±157.1）ml、（521.4±178.3）ml。

汤斐等纳入使用Bakri球囊宫腔填塞止血者34例为Bakri球囊组，选取同期直接采用子宫/髂内动脉栓塞治疗的47例特发性门静脉高压症（idiopathic portal hypertension，IPH）患者为对照组。Bakri球囊组Bakri球囊置入宫腔后，引流血液暗红色，24 h总量≤500 ml或1 h引流量≤150 ml为有效；Bakri球囊置入后，引流血液鲜红色，24 h总量>500 ml或1 h引流量>150 ml为部分有效，此时立即行双侧子宫/髂内动脉栓塞术；仍有活动性出血，算作失败，及时行子宫切除术。对照组病例未行宫腔填塞，诊断IPH后直接行子宫/髂内动脉栓塞，栓塞后阴道无活动性出血，为止血有效（成功）；仍有无法控制的鲜红色活动性出血为失败；立即行子宫切除。Bakri球囊组与对照组比较，成功率（有效25例；部分有效7例）[94.1%（32/34）vs. 93.6%（44/47）]和失败率[5.9%（2/34）vs. 6.4%（3/47）]差异无统计学意义（$P=0.927$），失败的病例均及时行子宫切除。Bakri球囊组产后出血量低于对照组，输注红细胞量也较低[4.0（0.0~18.0）U vs. 5.5（3.0~20.5）U，$P=0.045$]。因此认为，Bakri球囊宫腔填塞可快速、有效控制难治性产后出血，并可为血管栓塞治疗争取时间，减少出血量。

林清兰等除了对Bakri球囊的治疗效果进行研究外，还分析了止血失败的原因。填塞球囊导管应用相对简便，容易掌握，可以实时观察出血量，有效治疗产后出血。前置胎盘伴胎盘植入，产后出血伴休克、弥散性血管内凝血（disseminate intravascular coagulation，DIC），球囊放置不当或注液不足是引起放置球囊失败的主要原因。

（三）B-Lynch 缝合

B-Lynch 缝合是一种简单可行的控制产后出血的外科手术缝扎方法，在子宫前后壁缝扎加压子宫制止出血，有利于保留生育功能。余瑞梅等选取 2015 年 1 月至 2017 年 6 月收治的剖宫产手术中大出血的产妇 125 例，随机分为观察组和对照组，对照组采用常规止血的方式治疗，观察组采用子宫 B-Lynch 缝合技术进行治疗。结果显示，观察组剖宫产止血总有效率（95.24%）显著高于对照组的 77.42%（$P<0.05$）；观察组产妇术后体温≥38.5℃、宫腔及切口感染情况均低于对照组，产后恶露排出率高于对照组（$P<0.05$）。

陈咏玫等对 B-Lynch 缝合术的治疗时机进行了探讨。出血量达到 500 ml 即行 B-Lynch 缝合 66 例（早缝组），出血量达到 1000 ml 才行 B-Lynch 缝合 24 例（迟缝组）。结果显示，早缝组产后出血量（656±118）ml，显著少于迟缝组的（1550±432）ml；早缝组输血率 3%（2/66），显著低于迟缝组的 50%（12/24）；早缝组未发生 DICO（0/66），迟缝组为 16.7%（4/24）；早缝组产褥病率［3%（2/66）］也少于迟缝组［25%（6/24）］。推荐出血量达到 500 ml，且一般保守止血方法效果不佳时立即采取 B-Lynch 缝合。

除了单独使用 B-Lynch 缝合，与其他手段联合使用也可以加强止血效果。宁玲利等对 50 例观察组患者给予卡前列素氨丁三醇联合 B-Lynch 缝合术治疗，50 例对照组患者给予传统止血方法治疗。结果发现，观察组总有效率（96%）高于对照组（80%）；观察组术中出血量为（514.43±29.53）ml，术后 24 h 出血量为（125.97±15.26）ml，住院时间为（7.92±2.36）d，对照组分别为（720.16±31.27）ml、（230.14±21.91）ml、（10.04±3.71）d，两组差异有统计学意义（$P<0.05$）。

周淼选取 72 例产后出血患者，其中宫腔内水囊压迫止血的 35 例患者为对照组，在此基础上联合背带式子宫缝合的 37 例患者为观察组。研究发现，与对照组相比，观察组患者的手术时间短，产后出血量少，产褥病率低，全部止血成功，无一例行子宫切除术。因此认为，子宫背带式缝合术配合宫腔水囊压迫较之单独应用宫腔内水囊压迫治疗宫缩乏力性剖宫产产后出血的效果好，既能有效地减少产后出血量，又能有效地保留子宫，操作简便、止血效果快、临床预后好。

徐欣然等则探讨了子宫 B-Lynch 缝合术联合宫腔纱条填塞术（即子宫三明治缝合术）在中央性前置胎盘剖宫产术中防治产后出血的应用价值。本研究选取 35 例行宫腔纱条填塞术患者为对照组，15 例行子宫 B-Lynch 缝合术联合宫腔纱条填塞术患者为观察组。结果显示，观察组术中出血量、输血量低于对照组，但观察组的止血成功率（93.33%）与对照组（82.86%）比较差异无统计学意义。因此认为，子宫 B-Lynch 缝合术联合宫腔纱条填塞术应用于中央性前置胎盘剖宫产术中能够降低出血量及输血量，提高止血成功率，值得临床应用。

（四）盆腔血管结扎

经上述步骤止血效果仍不理想时，可采取盆腔血管结扎止血。张丽武为研究子宫动脉下行支结扎联合卡孕栓的疗效，将宫缩乏力性出血患者 140 例随机分为对照组（22 例）和治疗组（118 例），其中治疗组分为三组，分别为子宫动脉下行支结扎组（治疗 I 组）、卡孕栓组（治疗 II 组）和子宫动脉下行支结扎联合卡孕栓组（治疗Ⅲ组）。结果发现，2～24 h 内、24 h 内的出血量治疗组少于对照组（$P<0.05$），其中治疗Ⅲ组最少；恢复情况方面，产褥病发病率治疗组低于对照组，差异有统计学意义（$P<0.05$），其中治疗Ⅲ组最低；血常规检查显示，治疗组的血红蛋白浓度、红细胞计数、红细胞比容等均高于对照组（$P<0.05$），其中治疗Ⅲ组最高；血生化检查结果显示，治疗组除前列腺素（PGE-2、PGF2α）外，抗利尿素、肾素、血管紧张素、6-keto-PGF1α 等在血清中的含量均低于对照组（$P<0.05$），其中治疗Ⅲ组的血生化指标最优。

贾金平等选取分娩发生餐后低血压（postprandial hypotension，PPH）的 54 例产妇为研究对象，随机分为观察组及对照组，对照组 24 例给予单纯 Bakri 球囊宫腔填塞术治疗，观察组在对照组基础上联合子宫动脉结扎术治疗。结果显示，两组患者置入 Bakri 球囊后均顺利止血，未见中转手术治疗产妇。两组患者均发生撤囊出血，观察组 1 例少量出血，对照组 3 例少量出血，未给予特殊治疗自行止血。对照组 3 例发展为 PPH，1 例无生育要求产妇行子宫切除，2 例给予子宫动脉结扎术治疗止血成功。两组产妇撤囊出血、再发 PPH 发生率对比，差异有统计学意义（$P<0.05$）。因此认为，Bakri 球囊宫腔填塞术联合子宫动脉结扎术适用于严重 PPH，可迅速减少出血，缩短住院时间，避免再发 PHH 风险。

（五）数字减影血管造影技术

为预防和治疗高危患者产后出血，请放射科医师协助行子宫动脉或髂内动脉栓塞可达到减少出血的效果。介入治疗具有产后出血创伤小、止血效果好、安全性高的优点，可有效避免切除患者子宫。

陈水兵等对 20 例保守治疗无效的产后出血患者行介入治疗，术中使用明胶海绵颗粒栓塞子宫动脉或髂内动脉。其中 17 例患者出血停止，成功率为 85%。3 例患者仍有出血而行子宫切除术。术后出现发热 7 例，出现发热伴下腹部疼痛 1 例，出现发热伴宫内感染 1 例，出现右侧臀部及大腿轻微疼痛 1 例，经相应治疗后均可好转。

冯丽英等对 2013 年 1 月至 2016 年 12 月 42 例因子宫收缩乏力性难治性产后出血（intractable postpartum hemorrhage，IPPH）行介入治疗的患者的临床资料进行回顾性分析。结果发现，介入治疗成功 36 例，成功率为 85.72%；失败 6 例，失败率为 14.28%。因此认为，介入治疗应用于子宫收缩乏力性 IPPH 具有较高的成功率，是产后止血的有效方法。年龄、新生儿异常、妊娠期合并症等均是影响介入疗法治疗子宫收缩乏力性 IPPH 的危险因素，临床应根据患者具体情况，制订科学合理的预防措施。

由于子宫 90% 的血供都来自髂内动脉前支，因此，待剖宫产胎儿娩出脐带夹闭后扩张双侧髂内动脉球囊，可以有效地暂时性阻断子宫的主要血供，明显降低子宫动脉压力。杨金玲对 2013 年 1 月至 2015 年 12 月收治 72 例凶险型前置胎盘患者进行回顾性分析。对照组患者（40 例）采用传统剖宫产术，观察组患者（32 例）剖宫产时联合采用髂总动脉球囊闭塞术。结果显示，观察组手术时间为（110±16.42）min，明显短于对照组（136±17.41）min；观察组术中出血量和术中输血量分别为（2136±214.66）ml、（2097±157.43）ml，均明显少于对照组的（3368±179.13）ml、（2613±169.81）ml；观察组术后出血发生率、DIC 发生率、失血性休克率分别为 9.38%、3.12%、0，明显低于对照组 25.00%、20.00%、12.50%；观察组 Apgar 评分为（7.6±0.59）分，明显低于对照组（8.5±0.89）分，以上差异均有统计学意义（$P<0.05$）。

有研究对以上止血手段的疗效做了比较。夏敬梅选取剖宫产产后出血患者 166 例，分为研究组和对照组，研究组采用子宫背带式缝合，对照组采用宫腔填塞纱条。结果发现，研究组手术时间比对照组要明显更短，术中出血量比对照组要明显更低，研究组术后不良反应发生率为 5.81%，对照组则为 16.25%；研究组患者对治疗满意率为 96.51%，对照组则为 87.50%。因此认为，背带式缝合术治疗产后出血的效果更佳，且能提高患者的满意率。

相较于传统纱条填塞，Bakri 球囊填塞法可能更具优势。应豪团队在一项 93 例中央性前置胎盘回顾性分析中，按剖宫产术中不同的手术止血方法将患者分为两组，宫腔 Bakri 球囊填塞法止血组（Bakri 组）32 例，子宫压迫缝合术止血组（UCS 组）61 例。结果发现，Bakri 组的手术时间、术中出血量均少于 UCS 组，差异有统计学意义（$P<0.05$）。UCS 组失败的 2 例均行全子宫切除术，Bakri 组失败的 1 例用子宫压迫缝合术而成功保留子宫。

范晓红选取中央性前置胎盘且剖宫产术中大出血的患者 70 例为研究对象，随机分为观察组和对照组，各 35 例。对照组采用传统宫腔填塞法予以止血，观察组采用双侧动脉上行支结扎术进行止血，对比发现，对照组术中出血量为（1298.23±262.57）ml，明显高于观察组的（661.03±98.84）ml；对照组术中紧急输血率高于观察组，手术时间长于观察组（$P<0.05$）；对照组产后出血、产褥感染发生率和血性恶露持续时间明显高于观察组（$P<0.05$）；两组患者月经恢复情况差异无统计学意义（$P>0.05$）。因此认为，双侧子宫动脉上行支结扎术较宫腔填塞法更能有效控制剖宫产术中大出血，且术式简单，可缩短手术时间，降低产后出血的发生率。

刘宗印等探讨子宫动脉栓塞术与血管结扎术的临床疗效。对照组患者 30 例，采用血管结扎术；观察组患者 32 例，采用子宫动脉栓塞术进行治疗。结果显示，观察组患者术中出血量及产后出血量显著低于对照组，同时观察组手术时间及止血时间均显著低于对照组。因此认为，子宫动脉栓塞术显示出更好的治疗效率，极大地减少患者失血量，提高了手术安全性。

杨励勤选取 108 例前置胎盘剖宫产者，随机分为对照组及研究组，各 54 例。对照组给予子宫下段环形缝扎术，研究组给予动脉栓塞镶嵌式。结果显示，对照组剖宫产术中出血量[（2134.75±189.63）ml]高于研究组[（1864.82±201.33）ml]（$P<0.05$）；两组 1 min Apgar 评分、子宫切除率比较差异均无统计学意义（$P>0.05$）；对照组术后 24 h 出血量[（306.75±151.33）ml]高于研究组[（249.34±160.28）ml]（$P<0.05$）。两组休克、DIC、术后发热、术后感染发生率比较差异均无统计学意义（$P>0.05$）。因此认为，动脉栓塞镶嵌式能有效减少剖宫产术中出血量及术后 24h 出血量，而子宫下段环形缝扎术更经济。

二、凶险性前置胎盘

凶险性前置胎盘最早由 Chatto-Padhyay 等提出，定义为既往有剖宫产史，此次妊娠为前置胎盘；现一般定义为既往有剖宫产史，此次妊娠前置胎盘附着于原子宫切口部位。凶险性前置胎盘出血发生突然、迅猛，已成为造成产后出血的主要原因之一。随着高龄产妇及剖宫率的增加，凶险性前置胎盘发生率也随之升高。苏志红等对凶险性前置胎盘患者 14 例和非凶险性前置胎盘患者 103 例的临床资料进行分析，结果发现，凶险性前置胎盘患者的前次剖宫产与此次妊娠间隔时间明显短于非凶险性前置胎盘患者（$P<0.05$）；孕产次、剖宫产次数、胎盘植入率、产后出血量、子宫切除率及新生儿病死率均高于非凶险性前置胎盘患者。

对凶险性前置胎盘的诊断及围术期预防也是近几年关注的重点。卢敏等将在杂交手术室同期行剖宫产和腹主动脉或髂内动脉球囊导管阻断定义为"一站式杂交技术"，认为值得在有条件的医院推广。本研究选取 12 例患者采取该方法进行手术。另选取先在介入室预置髂内动脉球囊随后转手术室行剖宫产，术中充盈球囊阻断髂内动脉的 12 例凶险型前置胎盘病例作为对照组。结果发现，杂交手术组术中血压、心率等指标较对照组稳定，手术时间（72 ± 8）min，术中出血量（620 ± 95）ml、输血量（550 ± 40）ml、输液量（1850 ± 160）ml、术后 24 h 内出血量（75 ± 9）ml，均显著低于对照组（P 均<0.05）；两组术后均无严重并发症，新生儿出生时 Apgar 评分、体重等指标比较差异无显著性（P 均<0.05）。

吴峰华研究认为子宫栓塞术治疗凶险性前置胎盘，可有效降低术中出血量，缩短手术时间和术后住院时间，减少术后并发症发生率，并对胎儿无影响。本研究选取 30 例凶险性前置胎盘患者，随机分为观察组和对照组，各 15 例。两组均接受相同常规治疗方案及剖宫产手术，观察组在此基础上采用子宫动脉栓塞术治疗。结果显示，观察组手术时间、术后住院时间均短于对照组（P 均<0.05）；观察组术中出血量、红细胞混悬液输入量少于对照组（P 均<0.05）。观察组子宫切除、产后出血、DIC 及失血性休克的发生率均显著低于对照组（P 均<0.05）。两组新生儿出生后 1 min 和 5 min 的 Apgar 评分比较差异均无统计学意义（P 均<0.05）。

王婷婷等对 2 例术前均经彩色超声检查或 MRI 检查明确诊断为凶险性前置胎盘合并胎盘植入的患者，在剖宫产术前行双侧髂内动脉球囊预置术，术中在进入子宫、娩出胎儿的同时，临时阻断双侧髂内动脉血流，阻断时间分别为 15 min、22 min，术中出血量分别为 600 ml、1000 ml。术后恢复均良好，均未发生并发症。

凶险性前置胎盘的病情凶险，已成为剖宫产切除子宫的首要原因。但子宫切除对患者及其家庭有可能造成心理创伤。李华珍等对延迟子宫切除在凶险性前置胎盘并发产后出血是否增加患者风险做了研究。本研究选取剖宫产后立即行子宫切除患者 69 例为即行切除组，进行保守治疗失败后再行子宫切除患者 21 例为延迟切除组。结果显示，延迟切除组手术时间（269.5 ± 56.3）min 长于即行切除组的（168.2 ± 45.6）min。延迟切除组出血量（4683.5 ± 540.8）ml、输注红细胞悬液（18.5 ± 4.3）U 及新鲜冷冻血浆（1783.5 ± 220.8）ml 均大于即行切除组的（3544.2 ± 510.3）ml、（12.2 ± 3.6）U 及（1044.2 ± 210.3）ml，两组术后并发症比较无统计学差异。因此认为，凶险性前置胎盘并发产后出血患者行延迟子宫切除不会增加患者风险，但能减少子宫切除率，具有临床应用价值。

三、预防

加强围产期保健，尤其是具备高危因素的孕妇，正确处理产程及分娩过程可预防产后出血的发生。宗璐等探讨高龄产妇剖宫产发生产后出血的高危因素及术中预防措施。结果发现，子宫肌纤维过度伸展、产程延长 / 停滞、胎盘异常及子宫切口撕裂均为产后出血发生的独立危险因素（OR 值分别为 6.47、2.38、4.28、1.33，P 均＜0.05）。根据筛选高危因素进行术中干预，发现干预组产后出血发生率、术中、术后 2 h 出血量均显著低于常规组（t 值分别为 17.06、9.59、5.28，P 均＜0.05）。建议对待具有高危因素的高龄产妇，剖宫产过程中宜在使用其他常规治疗的基础上，在胎儿娩出后立即使用卡前列素氨丁三醇子宫肌层注射。

　　赵志平等选取 2014 年 2 月至 2016 年 10 月在医院行剖宫产的高危产妇 300 例，分为 A、B、C 三组，A 组使用小剂量缩宫素治疗，B 组使用米索前列醇治疗，C 组使用卡前列腺素氨丁三醇治疗。结果发现，A 组术中及术后 2 h 出血量明显多于 B、C 两组（P＜0.05）；术后 2～24 h 出血量明显多于 C 组（P＜0.05）；A 组产后出血发生率、输血发生率及接受附加止血措施比例均明显高于 B、C 两组（P＜0.05）；三组产妇不良反应发生率比较无统计学差异（P＞0.05）。因此认为，小剂量缩宫素联合前列腺素类药物能明显降低高危产妇剖宫产产后出血发生率，更好地保障患者的生命安全，值得临床推广。

（狄　文　蒋　萌）

参 考 文 献

［1］金志恒，张懋鎏，董继军，等. 米索前列醇联合缩宫素对产后出血的治疗效果. 贵州医科大学学报，2017，42（10）：1219-1221.

［2］贺蓓. 缩宫素联合欣母沛在瘢痕子宫产后出血及憩室中的预防效果. 中国生化药物杂志，2017，37（10）：433-434，437.

［3］杨晓辉. 麦角新碱联合垂体后叶注射液治疗产后出血的疗效观察. 现代药物与临床，2017，32（5）：864-866.

［4］范丽丽，薛秀珍，张铺铺，等. 卡前列素氨丁三醇注射液治疗前置胎盘剖宫产产后出血的临床效果观察. 药物评价研究，2017，40（12）：1770-1772.

［5］周小燕. 卡前列素氨丁三醇防治高危产妇剖宫产术中出血的有效性与安全性. 中国妇幼保健，2017，32（22）：5539-5541.

［6］张亚凤，孙秋桥，黄明卉，等. 年龄因素对欣母沛联合缩宫素治疗剖宫产后出血疗效的影响. 中国妇幼健康研究，2017，28（10）：1248-1251.

［7］姚永畅. 卡前列腺素氨丁三醇应用时机对宫缩乏力性产后出血的防治效果观察. 中国计划生育学杂志，2017，25（10）：680-684.

［8］虞晓潇，劳佩维. 不同部位注射欣母沛对剖宫产产后出血的预防效果比较. 中国妇幼健康研究，2017，28（9）：1102-1105.

［9］张敏. 卡贝缩宫素与卡前列腺素氨丁三醇防治瘢痕子宫剖宫产后出血的临床效果比较. 中国计划生育学杂

志，2017，25（11）：779-780.

[10] 宋小侠，卢燕玲，翁廷松，等. 马来酸麦角新碱、卡贝缩宫素及卡前列素氨丁三醇预防和治疗宫缩乏力性产后出血效果的比较. 广东医学，2017，38（18）：2850-2852，2855.

[11] 黄丽萍，林霞. 纱布填塞联合水囊压迫在剖宫产术中大出血患者中的应用效果. 中国妇幼保健，2017，32（23）：6037-6039.

[12] 钟向真，谭锦章，梁伟锋，等. 宫颈缝合联合宫腔球囊填塞术在产后出血中的应用. 海南医学，2017，28（23）：3929-3930.

[13] 汤斐，赵云，孙国强，等. Bakri 球囊宫腔填塞治疗难治性产后出血的效果. 中华围产医学杂志，2017，20（12）：891-894.

[14] 林清兰，叶球仙. Bakri 子宫填塞球囊导管在难治性产后出血中的应用及失败原因分析. 中国现代医学杂志，2017，27（29）：101-104.

[15] 余瑞梅，马永萍，廖珍华. 子宫 B-Lynch 缝合技术治疗剖宫产产后出血的疗效及对预后的影响. 中国妇幼保健，2017，32（24）：6327-6330.

[16] 陈咏玫，王静，李智. B-Lynch 缝合术在剖宫产宫缩乏力性产后出血中应用时机的探讨. 中国微创外科杂志，2017，17（07）：630-632，636.

[17] 宁玲利，王孙英. 欣母沛联合 B-Lynch 缝合术治疗宫缩乏力性产后出血疗效分析. 中国妇幼保健，2017，32（18）：4595-4596.

[18] 周淼. 背带式子宫缝合联合水囊压迫治疗剖宫产中难治性产后出血的疗效观察. 中国妇幼保健，2017，32（17）：4302-4304.

[19] 徐欣然，崔洪艳，程兰，等. 子宫 B-Lynch 缝合术联合宫腔纱条填塞术在中央性前置胎盘剖宫产术中产后出血的应用. 国际妇产科学杂志，2017，44（3）：339-342.

[20] 张丽武. 子宫动脉下行支结扎联合卡孕栓治疗对宫缩乏力性产后出血患者术后出血量及产后恢复情况的影响. 中国妇幼保健，2017，32（22）：5774-5776.

[21] 贾金平，江玉华. Bakri 球囊宫腔填塞术联合子宫动脉结扎术治疗严重产后出血的疗效. 中国妇幼保健，2017，32（14）：3381-3383.

[22] 陈水兵，金诗湘. 介入治疗产后出血 20 例临床分析. 浙江医学，2017，39（23）：2139-2141.

[23] 冯丽英，沈丽丹. 介入治疗子宫收缩乏力性难治性产后出血的效果及影响因素的 Logistic 回归分析. 中国妇幼保健，2017，32（23）：5845-5847.

[24] 杨金玲. 髂总动脉球囊闭塞术在凶险型前置胎盘剖宫产中的应用价值. 医学临床研究，2017，34（5）：961-963.

[25] 夏敬梅. 子宫背带式缝合术治疗剖宫产产后出血的临床分析. 实用临床医药杂志，2017，21（17）：155-156，159.

[26] 孟珍妮，全思洁，黄一颖，等. Bakri 球囊填塞与子宫压迫缝合术治疗中央性前置胎盘产后出血的疗效评价. 国际妇产科学杂志，2017，44（6）：629-632.

[27] 范晓红. 双侧子宫动脉上行支结扎术在中央性前置胎盘剖宫产术中大出血止血的效果. 中国妇幼保健，2017，32（11）：2498-2499.

［28］刘宗印，赵雪卉，毛红妮，等. 子宫动脉栓塞术治疗难治性产后出血的临床效果研究. 实用临床医药杂志，2017，21（21）：139-140.

［29］杨励勤. 剖宫产中子宫下段环形缝扎术与动脉栓塞镶嵌式治疗前置胎盘产后出血的随机对照研究. 中国医师杂志，2017，19（5）：705-707，711.

［30］苏志红，苏琳涵. 凶险性前置胎盘临床分析. 西北国防医学杂志，2017，38（12）：802-805.

［31］卢敏，吴宁，黄珊萍，等. "一站式杂交技术"在凶险型前置胎盘治疗中的应用. 实用医学杂志，2017，33（12）：1957-1960.

［32］吴峰华. 子宫动脉栓塞术对凶险性前置胎盘孕妇及胎儿的影响. 医学临床研究，2017，34（12）：2388-2390.

［33］王婷婷，史金凤，徐阳峰，等. 双侧髂内动脉球囊预置术在凶险性前置胎盘合并胎盘植入治疗中的应用. 浙江医学，2017，39（23）：2152-2153，2157.

［34］李华珍，陈敦金，陈艳红，等. 延迟子宫切除在凶险性前置胎盘并发产后出血中的临床应用. 中南医学科学杂志，2017，45（6）：576-579.

［35］宗璐，李春芳，黄谱，等. 高龄产妇剖宫产产后出血高危因素分析及术中预防措施探讨. 中国妇幼健康研究，2017，28（12）：1671-1674.

［36］赵志平，王可英. 小剂量缩宫素联合前列腺素类药物预防高危产妇剖宫产产后出血临床观察. 中国药业，2017，26（A01）：27-28.

第四章 生殖内分泌相关疾病研究进展

女性生殖内分泌疾病是妇科常见病，通常由下丘脑 - 垂体 - 卵巢轴功能异常或靶器官效应异常所致，部分还涉及遗传因素、女性生殖器发育异常等。临床常见的生殖内分泌相关疾病包括女性性早熟、异常子宫出血、痛经、多囊卵巢综合征、高催乳素血症及绝经综合征。本章主要介绍 2017 年生殖内分泌相关疾病研究的主要学术成果。

第一节 女性性早熟

女性 8 岁之前出现任何一种第二性征发育，即为女性性早熟。女性性早熟发病的危险因素并非十分明确。2017 年，女性性早熟的研究热点主要集中在该病发生的相关危险因素及诊疗探讨。

一、病因学与发病机制

目前，根据发病机制女性性早熟基本分为促性腺激素释放激素（gonadotropin-releasing hormone，GnRH）依赖性性早熟及非 GnRH 依赖性性早熟。肿瘤、脑炎、颅脑损伤、遗传代谢性疾病及长期接触外源性雌激素等都可能引起性早熟。

戴晖等将性早熟女童及同龄健康女童做对照，并进行了两组之间环境内分泌干扰素（如邻苯二甲酸二乙基己酯、辛基酚、双酚 A）与子宫体积、骨密度、血清雌二醇水平之间相关性的研究，发现环境内分泌干扰素可能是女童性早熟的重要致病因素。

江书春等也探讨了宜都地区女童单纯性乳房早发育的危险因素，通过使用血液学检测和问卷调查的方法，发现女童单纯性乳房早发育的危险因素包括母亲初潮年龄早（≤13 岁）、母亲怀孕期间保胎、家庭周围有污染性工厂、频繁使用塑料制品、怀孕期间经常看电视和上网、经常食用高蛋白饮食和含防腐剂色素食品、雌二醇升高、卵泡刺激素升高、黄体生成素升高，而与家庭收入、居住区域、喂养方式、父母关系无关；其中母亲初潮年龄、母亲怀孕期间保胎、家庭周围污染性工厂、频繁使用塑料制品、食用高蛋白饮食和含防腐剂色素食品、雌二醇升高是女童单纯性乳房早发育独立危险因素。

卢蓉等则发现，中枢性性早熟女童血清中维生素 D 水平与对照组相比差异有统计学意义。维生素 D 水平缺乏组和维生素 D 水平正常组相比，乳房发育年龄、血清促卵泡雌激素峰值、促黄体生成素峰值和雌二醇水平差异也有统计学意义，提示维生素 D 缺乏与中枢性性早熟女童乳房发育年龄密切相关。

二、诊断与治疗

女性第二性征发育以乳房发育为先，继而出现阴毛、腋毛。性发育 Tanner 分期通过对乳房和阴毛的发育情况将女性性早熟分为 4 期。性早熟的诊断需要综合评估患儿的病史、体格检查及辅助检查结果。腕部摄片、CT、B 型超声等影像学检查手段在性早熟的诊疗中具有重要的作用。

陈欣等探讨了乳腺高频超声在特发性性早熟女童的临床诊断与鉴别中的作用。本研究纳入特发性性早熟女童作为研究组，同期体检健康者作为对照组，发现研究组乳腺周围腺体回声和乳腺中央低回声区长径与厚度与对照组相比差异均有统计学意义；两组卵泡直径、卵巢容积、卵巢前后径、卵巢横径、卵巢长径差异也有统计学意义，认为乳腺高频超声具有无创性，操作简单，安全性较高，可用于特发性性早熟女童的临床诊断。

女性性早熟治疗的目的主要是延缓及遏制已出现的性早熟征象，尽可能地改善最终成年身高。在药物治疗方面，GnRH 类似物是治疗中枢性性早熟尤其是特发性性早熟的首选药物。2017 年的研究进一步证实了 GnRH 类似物在女性性早熟治疗中的安全性及有效性。

陈赛兰等探讨醋酸曲普瑞林在治疗女性中枢性性早熟中的临床疗效与安全性。本研究以收治的 64 例中枢性性早熟女童（6～7 岁）作为观察组，并以 74 例健康女童（6～7 岁）作为对照组。观察组患童采用醋酸曲普瑞林治疗，1 年为 1 个疗程，对比分析两组第二性征指标、生长发育指标及性激素水平变化情况，同时分析观察组治疗期间疗效及不良反应的发生情况。结果发现，观察组患童经 1 个疗程醋酸曲普瑞林治疗后的生长发育指标、第二性征指标及性激素水平与治疗前比较差异具有统计学意义。同时，观察组患童经 1 个疗程醋酸曲普瑞林治疗后的第二性征指标、性激素水平及生长发育部分指标与对照组女童 1 年后体检的对应指标比较，差异无统计学意义；但观察组患童经 1 个疗程醋酸曲普瑞林治疗后预测成年最终身高与对照组女童 1 年后体检的预测成年最终身高比较差异具有统计学意义。观察组治疗总有效率为 90.63%，治疗期间基本无不良反应发生。因此认为，醋酸曲普瑞林在治疗女性中枢性性早熟中疗效确切，且具有较高的安全性，醋酸曲普瑞林可有效降低中枢性性早熟患童性激素水平，防止患童第二性征和生长发育的提前，且对患童预测成年最终身高的影响并不显著，醋酸曲普瑞林是治疗女性中枢性性早熟的有效药物，值得临床推广。

（孔北华　晁　岚　王　莹）

参 考 文 献

［1］戴晖，朱小琴，罗淑红. 女童性早熟与环境内分泌干扰素的相关性研究. 中国性科学，2017，26（6）：58-60.

［2］ 江书春，向金元，叶红. 宜都地区女童单纯性乳房早发育的临床调查分析. 中国性科学，2017，26（4）：87-90.

［3］ 卢蓉，马科，徐珍珍. 中枢性性早熟女童血清中维生素 D 的临床检测意义分析. 中国性科学，2017，26（4）：84-86.

［4］ 陈欣，刘宏雄，王艳，等. 特发性性早熟女童乳腺高频超声显像特征分析. 中国性科学，2017，26（7）：43-46.

［5］ 陈赛兰，张丹丹，高琴，等. 醋酸曲普瑞林在治疗女性中枢性性早熟中的临床疗效与安全性探讨. 中国性科学，2017，26（5）：43-46.

第二节　异常子宫出血

异常子宫出血（abnormal uterine bleeding，AUB）是妇科常见的症状和体征，指与正常月经的周期频率、规律性、经期长度、经期出血量的中任何 1 项不符，源自子宫腔的异常出血。按照病因 AUB 分为两大类 9 个类型，按英语首字母缩写为"PALM-COEIN"。其中，排卵障碍相关的 AUB 多见于青春期、多囊卵巢病变、肥胖及绝经过渡期女性，其治疗方案的探索一直是研究的热点问题。目前，临床多采用药物止血、性激素类药物调节周期、刮宫、子宫内膜电切等方法治疗该病，从而达到有效减少出血、调整周期、减少子宫内膜病变发生的目的。考虑到患者年龄、生育要求、身心影响、生活质量等因素，药物治疗仍是治疗的首选措施。2017 年的研究热点仍集中于异常子宫出血治疗方案上的探讨。

一、绝经过渡期无排卵性异常子宫出血的治疗

复方短效口服避孕药中的孕激素可以限制雌激素的促内膜生长作用，使撤药性出血逐步减少，其中的雌激素可预防治疗过程中孕激素的突破性出血，因此在异常子宫出血中的应用广泛。

张碧黎等比较了去氧孕烯炔雌醇片（妈富隆）与米非司酮片治疗围绝经期异常子宫出血的临床疗效及安全性。本研究将 54 例围绝经期异常子宫出血患者随机分为对照组 27 例和试验组 27 例。对照组给予米非司酮口服连续 3 个月，试验组给予去氧孕烯炔雌醇片口服治疗 3 个月。比较两组患者的临床疗效，血清卵泡刺激素（follicle-stimulating hormone，FSH）、促黄体生成素（luteinizing hormone，LH）、雌二醇（estradiol，E2）水平，以及药物不良反应的发生情况。结果发现，治疗后试验组和对照组的总有效率分别为 96.23% 和 74.07%，差异有统计学意义。试验组的药物不良反应主要有恶心和头晕，对照组的药物不良反应主要有皮疹、恶心、上腹部不适。试验组和对照组的药物不良反应发生率分别为 7.41% 和 14.81%，差异无统计学意义。因此认为，去氧孕烯炔雌醇片治疗围绝经期异常子宫出血的临床疗效显著，并能够显著降低患者的血清 FSH、LH 及 E2 水平，同时不增加药物不良反应的发生率。但是在用药时应该注意口服避孕药的潜在风险，不宜用于有血栓性疾病、心脑血管疾病高危因素及 40 岁以上吸烟的患者。

除了口服避孕药的研究外，还有研究探讨了中药制剂在围绝经期无排卵性异常子宫出血治疗中的效果。陈蓉等将 76 例确诊患者分为两组，观察组采用仙芪益真胶囊（益肾 I 号）和仙子益真胶囊（益肾 II 号）交替治疗，对照组采用去氧孕烯炔雌醇片周期治疗。治疗 3 个周期后发现观察组治疗后血清 E2 升高，FSH 水平下降，子宫内膜厚度增加。因此认为，中医中药治疗女性围绝经期月经失调疗效满意，不良反应小，值得临床推广。

同样，万金华等探讨了清热祛瘀汤配合黄体酮胶丸治疗围绝经期异常子宫出血的疗效，发现清热祛瘀汤配合黄体酮胶丸可能通过改善微循环，提高机体免疫力，促进子宫内膜微血管修复等机制，更好地发挥止血功效。

对于药物治疗疗效不佳或年龄较大者，围绝经期异常子宫出血的治疗还可以考虑手术治疗，如子宫内膜去除术或子宫切除术。已有研究表明，诺舒阻抗子宫内膜切除系统可以用于治疗异常子宫出血，尤其适用于不愿或不适合子宫切除术的患者。2017 年，陈兰等研究了这种治疗方法存在的问题并探讨了相关问题的防治。他们发现接受诺舒阻抗子宫内膜切除系统治疗的 6 例异常子宫出血的患者中，1 例出现反复下腹痛，2 例出现异常阴道排液，3 例再次出现功能失调性子宫出血。宫腔镜检查可见宫腔粘连、子宫壁瘢痕样改变、宫腔内血块及坏死组织，重者子宫内膜恶性改变。因此认为，诺舒阻抗子宫内膜切除系统治疗存在的临床问题需积极防治。

二、青春期无排卵性异常子宫出血的治疗

由于青春期女性下丘脑 - 垂体 - 卵巢轴尚未成熟，卵泡不能成长为成熟卵泡，合成分泌的雌激素无法达到促使 LH 高峰释放的阈值，因此无排卵的发生。加上青春期少女生理及心理的急剧变化，更容易导致排卵障碍。青春期无排卵性异常子宫出血的治疗以止血、调整周期为原则。

对于青春期无排卵性异常子宫出血，2017 年的研究以药物治疗的探讨为主。林小莉等研究了止血宝颗粒联合去氧孕烯炔雌醇片治疗青春期无排卵性异常子宫出血的疗效。本研究将确诊为青春期无排卵性异常子宫出血的患者共 69 例按随机数字表法分为观察组 34 例和对照组 35 例，对照组给予去氧孕烯炔雌醇片进行治疗，观察组在给予去氧孕烯炔雌醇片治疗的基础上加用止血宝颗粒进行联合治疗。结果发现，观察组患者治疗后子宫内膜厚度、经量、经期值均低于对照组。观察组患者治疗后出血控制时间、完全止血时间均短于对照组。观察组患者治疗后激素 LH、FSH、孕酮（progesterone，P）的水平均低于对照组；观察组治疗后总有效率为 94.12%，高于对照组的 74.29%。因此认为，止血宝颗粒联合去氧孕烯炔雌醇片可有效治疗青春期无排卵性异常子宫出血，改善患者体内激素水平，值得临床进一步研究和应用。

三、左炔诺孕酮宫内缓释系统在无排卵性异常子宫出血中的应用

左炔诺孕酮宫内缓释系统是局部用药制剂，可在局部发挥孕激素的作用，避免了口服用药的弊端，适用于生育期或围绝经期、无生育需求的患者。左炔诺孕酮宫内缓释系统能减少经量的 80%～90%，常用于治疗严重的月经过多，在子宫内膜异位症、子宫腺肌病、子宫内膜息肉中的疗效

确切。其在异常子宫出血中的疗效探讨是 2017 年研究的热点问题。

夏丽娟等将 78 例无排卵性异常子宫出血的患者随机分为对照组和观察组，各 39 例。在常规治疗基础上，对照组给予去氧孕烯炔雌醇片口服，观察组给予左炔诺孕酮宫内缓释系统治疗。结果发现，观察组的控制出血及完全止血时间均显著短于对照组。治疗后，两组的血红蛋白水平均较治疗前显著升高，子宫内膜厚度显著减少，E2 均较治疗前显著降低，P 显著升高，且观察组改善程度较对照组更加明显，差异亦有统计学意义。观察组患者治疗后的子宫内膜腺体及间质中的血管内皮生长因子（vascular endothelial growth factor，VEGF）阳性率显著高于治疗前，雌激素受体（estrogen receptor，ER）、孕激素受体（progesterone receptor，PR）阳性率显著低于治疗前。且治疗后观察组的 VEGF 阳性率高于对照组，ER、PR 阳性率低于对照组。观察组的总有效率为 94.9%，显著高于对照组的 79.5%。两组的不良反应发生情况无统计学差异。因此认为，左炔诺孕酮宫内缓释系统通过调节子宫内膜 ER、PR、VEGF 的表达，达到临床治疗效果，且较口服去氧孕烯炔雌醇片更加简便、有效、安全。

陈丽云等做了相似研究，比较了左炔诺孕酮宫内缓释系统组（观察组）和传统口服左炔诺孕酮组（对照组）治疗无排卵性功能性子宫出血的疗效。结果发现，治疗后两组患者月经失血图评分、经期、经量、经前子宫内膜厚度均显著降低，血红蛋白（hemoglobin，Hb）显著升高，且观察组较对照组更加明显。但是与夏丽娟的研究不同的是，此研究发现观察组不良反应发生率为 10%，明显低于对照组的 30%，其差异具有统计学意义。

葛爱娟等在研究左炔诺孕酮宫内缓释系统治疗无排卵性异常子宫出血的疗效的同时，研究了其对患者血脂的影响。发现左炔诺孕酮宫内缓释系统治疗组在接受了 6 个月的治疗后，三酰甘油（triglyceride，TG）、血清总胆固醇（total cholesterol，TC）及低密度脂蛋白 - 胆固醇（low density lipoprotein cholesterol，LDL-C）水平均显著低于治疗前，且显著低于去氧孕烯炔雌醇治疗组，高密度脂蛋白 - 胆固醇（high density lipoprotein cholesterol，HDL-C）水平显著升高，显著高于去氧孕烯炔雌醇治疗治疗组。因此认为，左炔诺孕酮宫内缓释系统治疗无排卵性异常子宫出血的临床疗效显著，且可有效改善患者的临床症状和 Hb、血脂水平。

（孔北华　晁　岚　王　莹）

参 考 文 献

［1］张碧黎，王依静，张雪芹. 去氧孕烯炔雌醇片治疗围绝经期功能失调性子宫出血的临床研究. 中国临床药理学杂志，2017，33（7）：599-601.

［2］陈蓉，樊湘珍. 益肾胶囊治疗围绝经期妇女月经失调76例. 中国老年学杂志，2017，37（3）：695-696.

［3］万金华，许义芳. 清热祛瘀汤配合黄体酮胶丸治疗围绝经期功能失调性子宫出血. 吉林中医药，2017，37（10）：1008-1011.

［4］陈兰，曹佩霞，孔彩霞. 诺舒阻抗子宫内膜切除系统治疗异常子宫出血后存在的问题及防治. 中华妇幼临床医学杂志（电子版），2017，13（2）：214-217.

［5］林小莉，曹华妹，谢凤燕. 止血宝颗粒联合妈富隆治疗青春期功能失调性子宫出血的疗效观察. 中国生化
　　　药物杂志，2017，37（5）：116-118.

［6］夏丽娟，何云芹，邵明君. 左炔诺孕酮宫内节育系统治疗无排卵型功能失调性子宫出血的疗效. 中国临床
　　　药理学与治疗学，2017，22（6）：699-704.

［7］陈丽云. 左炔诺孕酮宫内缓释系统治疗无排卵性功能性子宫出血的疗效观察. 医学临床研究，2017，34
　　　（12）：2368-2370.

［8］葛爱娟，王小红，邓瑞华. 左炔诺孕酮宫内缓释系统治疗无排卵性功血的疗效及对患者血脂和生殖激素水
　　　平的影响. 河北医药，2017，39（22）：3446-3448.

第三节　多囊卵巢综合征

多囊卵巢综合征（polycystic ovarian syndrome，PCOS）是一种最常见的妇科内分泌疾病之一。在临床上以雄激素过高的临床或生化表现、持续无排卵、卵巢多囊改变为特征，常伴有胰岛素抵抗和肥胖。其病因至今尚未阐明。目前研究认为，其可能是由于某些遗传基因与环境因素相互作用所致。2017 年，PCOS 的研究进展集中在探讨辅助诊断 PCOS 的新分子、PCOS 发病机制的基础研究、探讨新的治疗方案尤其是中医、中药在 PCOS 治疗中的应用。另外，PCOS 患者由于高雄激素血症及下丘脑 - 垂体 - 卵巢轴调节功能的紊乱，使卵泡发育停滞，卵泡选择障碍，导致无排卵及不孕的发生。PCOS 伴随不孕症的研究也是本年度的热点问题。

一、辅助诊断 PCOS 的新分子

睾酮、促性腺激素、空腹胰岛素等实验室指标的测定对于 PCOS 的辅助诊断具有重要的意义，也是经典的诊断相关分子。近年来，研究人员试图进一步寻找更多的诊断分子，以期更准确的诊断并预测治疗效果。

（一）抗苗勒管激素（anti-Mullerian hormone，AMH）

AMH 是转化生长因子超家族的成员之一，由卵巢颗粒细胞分泌，主要在窦前卵泡和小窦状卵泡表达。而 PCOS 最常见的内分泌特征之一就是窦卵泡数量的显著增加，这也是临床发现 PCOS 患者血清 AMH 浓度增高的主要原因（多为正常人 2～4 倍）。但是，单一的 AMH 指标均很难准确地辅助诊断 PCOS 并预测治疗效果。

王虎生等探讨了联合 AMH 与抑制素 B（inhibin B，INHB）对 PCOS 的临床预测价值。结果发现，PCOS 组的血清 AMH 质量浓度、LH、睾酮（testosterone，T）、体重指数均明显高于对照组，E2、FSH/LH 低于对照组，且两组间差异均有统计学意义。PCOS 组的 INHB 质量浓度高于对照组，FSH 低于对照组，组间差异均无统计学意义。AMH 预测 PCOS 的最佳分界值（cut-off）为 4.84μg/L，灵敏度为 84.48%，特异度为 69.81%。INHB 预测 PCOS 的 cut-off 值为 70.8 ng/L，灵敏度为 53.97%，特异度为 67.92%，AMH 与 INHB 联合预测（并联试验）PCOS 的灵敏度为 90.29%，特异度为 54.92%。因

此认为，AMH 与 INHB 的联合检测（并列试验）灵敏度高于 AMH 单项检测，对临床 PCOS 的预测有很重要的指导意义。

（二）抑制素 B（INHB）

PCOS 具有高度的临床异质性，这也给诊断标志物的探讨带来了困难。钟兴明等研究了 INHB 与 PCOS 不同临床表型之间的相关性。本研究将 148 例 PCOS 患者作为病例组，选取月经规律且有正常生育史的女性 40 例为对照组。收集调查对象基本信息，根据血清 T≥1.97nmol/L 分为高雄激素血症（hyperandrogenism，HA）组和非高雄激素血症（non-hyperandrogenism，NHA）组；根据稳态模式胰岛素抵抗指数（homeostasis model assessment of insulin resistance，HOMA-IR）≥2.69 分为胰岛素抵抗（insulin resistance，IR）组和非胰岛素抵抗（non-insulin resistance，NIR）组；根据体重指数（body mass index，BMI）≥24 分为超重组和非超重组；将 3 种分组组进行对照分析，探讨 INHB 与 PCOS 不同临床表型的相关性。结果发现，对照组和 PCOS 组在 BMI、LH、LH/FSH、T、AMH 和 HOMA-IR 差异有统计学意义；INHB 差异无统计学意义。在 HA 组和 NHA 组的比较中，INHB 差异有统计学意义，AMH、BMI 和 HOMA-IR 比较差异无统计学意义；在 IR 组和 NIR 组的比较中，BMI 和 INHB 在两组中的差异有统计学意义，T 和 AMH 差异无统计学意义；在超重组和非超重组的比较中，HOMA-IR 和 INHB 在两组中的差异有统计学意义，T 和 AMH 差异无统计学意义。因此认为，PCOS 具有高度的临床异质性，高雄激素、胰岛素抵抗和超重等不同临床表型可能具有不同的病理、生理机制，导致 INHB 在不同表型中反应不同。

（三）性激素结合球蛋白（sex hormone binding globulin，SHBG）

已有研究表明，PCOS 患者体内的 SHBG 水平较正常人下降，这种改变的临床意义得到了研究人员的关注。张磊等探讨了 SHBG 对 PCOS 患者 IR 和糖代谢异常的诊断价值。本研究将 140 例 PCOS 患者作为研究对象，根据血清 SHBG 水平分为低 SHBG 组（35 例）和高 SHBG 组（105 例）。结果发现，两组患者年龄和身高比较差异无统计学意义，低 SHBG 组体重、体重指数和腹围均高于高 SHBG 组患者。两组患者 T、ER、FSH、LH、催乳素水平比较差异无统计学意义，低 SHBG 组患者空腹血糖、2h 血糖、空腹胰岛素、2h 胰岛素、HOMA-IR 均高于高 SHBG 组患者，差异有统计学意义。低 SHBG 组患者糖尿病、糖耐量受损、IR 的发生率均高于高 SHBG 组患者，差异有统计学意义。血清 SHBG 水平和空腹血糖、2h 血糖、空腹胰岛素、2h 胰岛素、HOMA-IR 均呈负相关。SHBG 诊断糖尿病的受试者工作特征（receiver operating characteristic，ROC）曲线下面积、灵敏度、特异度分别为 0.931、92.21%、91.02%，SHBG 诊断糖耐量受损的 ROC 曲线下面积、灵敏度、特异度分别为 0.742、72.34%、68.53%，SHBG 诊断 IR 的 ROC 曲线下面积、灵敏度、特异度分别为 0.752、71.02%、69.57%。因此认为，血清 SHBG 水平对 PCOS 患者 IR 和糖代谢异常有一定的诊断价值。

与此研究相似的是，蒋秀英等也发现低 SHBG 水平的 PCOS 患者各项性激素、糖代谢及 IR 相关指标易发生失衡或紊乱，认为 SHBG 可作为评估 PCOS 患者糖代谢异常及胰岛素抵抗的重要指标。

（四）硫酸脱氢表雄酮（dehydroepiandrosterone sulfate，DHEA-S）及雄烯二酮（androstendione，A）等雄激素指标

高雄激素血症是 PCOS 的一个重要的特征。雄激素有多种表现形式，包括总 T、游离 T、DHEA-S、A 等。目前，临床上通常将总 T 作为内分泌 6 项化验中的 1 项，应用最为广泛。

张念等则研究了各项雄激素指标用于诊断 PCOS 的临床意义。本研究分析了 294 例 PCOS 患者及 116 例对照女性的临床表现和各生化雄激素指标，将 PCOS 组分为有高雄症状组和无高雄症状组，肥胖组和非肥胖组，检测总 T、SHBG、DHEA-S、A，并计算游离雄激素指数（free androgen index，FAI），绘制 ROC 曲线，计算曲线下面积，探讨各指标对于 PCOS 的诊断价值。结果发现，PCOS 患者 BMI、Ferriman-Gallwey 评分、痤疮评分、总 T、DHEA-S、A 和 FAI 均较正常对照组高，SHBG 较正常对照组低。PCOS 组及对照组各指标的曲线下面积比较：DHEA-S＜SHBG＜总 T＜A＜FAI。有无高雄激素临床表现组间各指标曲线下面积：DHEA-S＜总 T＜A＜SHBG＜FAI。肥胖组：DHEA-S＜总 T＜A＜SHBG＜FAI。因此认为，A 和 FAI 对于 PCOS 的诊断价值高于总 T，且 FAI 在对高雄激素临床表现及肥胖的敏感性较高，更适合临床推广应用。

（五）其他指标

另外，也有很多研究探讨了其他标志性分子在 PCOS 患者中的表达，如何兴凤等探讨 PCOS 患者血清 adropin 的表达水平及其临床意义。结果发现，PCOS 组 adropin 水平明显低于对照组，PCOS 组 T、LH、FSH、TG、LDL 和空腹胰岛素、餐后 1h 及 2h 的胰岛素水平及 HOMA-IR 均明显高于对照组。adropin 与 HOMA-IR 呈负相关。adropin 的 ROC 曲线下面积为 0.791，灵敏度为 98.11%，特异度为 63.64%，临界值为 3.8 ng/ml。因此认为，PCOS 患者血清 adropin 水平降低，且与胰岛素水平及 HOMA-IR 呈负相关，在 PCOS 的诊断上有一定的价值，有望成为诊断 PCOS 的新指标和潜在治疗新靶点。

龙玲芳等则探究了血清镁在 PCOS 患者中的临床意义。发现 PCOS 患者组血清镁水平低于对照组，差异具有统计学意义；血清镁水平诊断 PCOS 患者的最佳 cutoff 值为 1.505mmol/L，其中灵敏度 80.0%，特异度 82.5%，曲线下面积 0.829；PCOS 患者血清镁水平明显降低。因此认为，患者血清镁诊断 PCOS 准确性中等，具有一定的临床参考价值。

李丽春等也发现 PCOS 患者血清白细胞介素 -23（interleukin 23，IL-23）水平显著上升，两者呈显著的正相关，认为 IL-23 可作为 PCOS 诊断的生物标志物之一。

在动物实验中，也有研究试图寻找 PCOS 诊断的新的目标分子。赵彦楠等采用脱氢表雄酮（dehydroepiandrosterone，DHEA）造模法建立 PCOS 大鼠模型。造模成功后，选用竞争性酶联免疫吸附测定（enzyme linked immunosorbent assay，ELISA）法检测血清晚期糖基化终末产物（advanced glycation end product，AGEs）表达水平，免疫组织化学法检测大鼠模型卵巢组织中 AGEs 的表达。结果发现，实验组大鼠血清 AGEs 水平明显高于对照组。与对照组相比，AGEs 在实验组卵巢组织中呈高表达。因此认为，AGEs 在 PCOS 大鼠模型中高表达，在 PCOS 诊断和发病机制的研究中具有重要的参考价值。

二、PCOS 发病机制的基础研究

PCOS 的发病机制非常复杂，有关研究仍在发展过程中。目前，已认识到 PCOS 是涉及内分泌、代谢和遗传等许多因素的内分泌与代谢紊乱疾病。

（一）遗传学

在遗传方面，有研究表明微小 RNA（miRNA）参与基因转录后的表达调控，多种 miRNAs 在 PCOS 患者血清、颗粒细胞及卵泡液中表达异常，提示 miRNAs 参与 PCOS 的病理过程。

肖华等总结了 miRNAs 与 PCOS 发病机制的研究进展，认为 miRNAs 与多种卵巢甾体激素的合成与分泌关系密切；参与卵泡的发育和闭锁，影响 PCOS 患者的排卵过程；并在胰岛素抵抗中发挥重要作用。miR-125b、miR-483 和 miR-320 调控多种靶基因进而影响信号通路。因此认为，一些功能比较明确的 miRNAs 有望成为 PCOS 疾病诊断和预后评估的生物学标志物，为 PCOS 的治疗提供新思路。

刘燕等也发现 PCOS 患者血清 miRNA-93 的表达显著高于对照组，认为 miRNA-93 的检测将有助于 PCOS 的诊断和治疗效果预测。

另外，彭丹红等对 DENND1A 基因多态性与 PCOS 易感性做了 Meta 分析。本研究共纳入 8 篇 DENND1A 基因多态性的文献，认为 DENND1A 基因多态性与 PCOS 的发生相关，但存在种族差异，在亚洲人种中 rs10818854、rs2479106、rs10986105 与 PCOS 的发病相关，在欧美人种中 rs10818854、rs10986105 与 PCOS 的发病相关，rs2479106 与 PCOS 的发病无关联。

（二）环境因素

研究者一方面试图从遗传角度探究 PCOS 的发病机制，另一方面也探讨了环境因素在 PCOS 发生、发展的中的作用。

唐露等就环境内分泌干扰物双酚 A 与 PCOS 的相关性研究做了相关综述。双酚 A 是典型的环境内分泌干扰物之一，日常生活中，被广泛应用于矿泉水瓶、食品包装等塑料制品中，双酚 A 具有弱雌激素和抗雄激素等活性。相关流行病学和基础实验研究结果表明，双酚 A 暴露可能参与 PCOS 的发生及发展，但是双酚 A 不同剂量、不同暴露方式、对不同种属动物、同一物种不同发育时期，均可能产生不同的影响效果。

（三）卵巢血供及血管生成对 PCOS 发病的影响

除了遗传因素及环境因素，也有一些研究关注了 PCOS 患者卵巢的血供及血管生成，以及多囊卵巢综合征药物治疗后卵巢血供的改善情况，试图从这一角度阐述该疾病的发病机制。

刘梅梅等研究了 PCOS 患者血清 VEGF、内皮细胞抑制素（endostatin，ES）水平对卵巢间质血流的影响。本研究选取 96 例 PCOS 患者作为观察组，选取健康女性 72 例作为对照组。PCOS 组分为 PCOS-IR 组和 PCOS-NIR 组。研究检测了所有受试者血清中的 VEGF、ES 水平，并于卵泡早期应用经阴道彩色多普勒超声监测双侧卵巢间质血流，并计算出血流动力学参数——搏动指数（pulsatility index，PI）和阻力指数（resistant index，RI）。结果发现，PCOS-NIR组、PCOS-IR组 VEGF、ES 水平高于对照组，PI、RI 低于对照组；PCOS-IR组 VEGF、ES 水平高于 PCOS-NIR 组，PI、RI 低于 PCOS-NIR组；PCOS 患者 VEGF 水平与 LH、T 水平及 LH/FSH、HOMA-IR 呈直线正相关，与 PI、RI 呈直线负相关；ES 水平与 LH、T 水平及 LH/FSH 无直线相关性，而与 PI、RI 呈直线负相关，与 HOMA-IR 及 VEGF 水平呈直线正相关；PCOS 患者 PI、RI 与 LH、T 水平及 LH/FSH、HOMA-IR 均呈直线负相关。多元线性回归分析结果显示，T、VEGF 水平及 HOMA-IR 是 PCOS 患者 PI 的影响因素；LH、T、VEGF 水平及 HOMA-IR 是 PCOS 患者 RI 的影响因素。因此认为，VEGF、ES 在 PCOS 患者血清中呈高表达，两者之间呈直线正相关且均与 PCOS 患者的 HOMA-IR 密切相关，同时 VEGF 的表达水平还与血清 LH、T 水平密切相关；VEGF 与 ES 的表达失衡及 HOMA-IR 在 PCOS 卵巢间质血流异常增多中起主要作用。

氯米芬作为一线促排卵药物，在 PCOS 患者中的应用十分常见。黎兴利等探讨了氯米芬对 PCOS 患者卵巢血流的影响。本研究将 60 例 PCOS 不孕患者随机分成对照组和观察组。观察组患者采用氯米芬治疗。监测两组对象的排卵情况及卵巢血流动力学参数、LH、血清 T、E2 水平和 FSH。结果发现，观察组患者治疗后围排卵期、黄体中期 PI 和 RI 指标、排卵率优于对照组；观察组治疗后 FSH、LH、E2 水平优于对照组，差异具有统计学意义。因此认为，氯米芬可在一定程度上改善 PCOS 患者的卵巢血流。

在动物实验中，何洁丽等研究了二甲双胍对 PCOS 大鼠卵巢血管生成的作用及分子机制。本研究中利用脱氢表雄酮构建大鼠 PCOS 模型，检测分析大鼠卵巢形态变化、血管生成因子表达和血清胰岛素水平。结果发现，16d 后 PCOS 组和二甲双胍治疗组卵巢重量均比对照组有所增加，但二甲双胍组的卵巢重量较 PCOS 组降低。二甲双胍治疗后的大鼠卵巢早期窦状卵泡显著增加，胰岛素浓度大幅降低，卵巢内皮细胞面积显著减小，血液 VEGF 含量明显降低。因此认为，二甲双胍不仅能调节 PCOS 大鼠卵巢 VEGF 的水平和改善卵泡的发育形态，还可以调节卵巢血管生成，促进卵泡发育和排卵。这也从一个角度证实，卵巢血供及血管生成等影响了 PCOS 的发病。

三、PCOS 治疗方案的新探索

PCOS 的治疗主要为调整月经周期、治疗高雄激素血症与 IR 及有生育要求者的促排卵治疗。另外，无论有无生育要求，均应进行生活方式的调整，如控制饮食、锻炼及戒烟、戒酒。

（一）中医中药治疗

中医认为 PCOS 的病因是禀赋不足、素体亏虚、饮食劳倦、情志刺激等，进而导致肝、脾、肾功能的失调。病理重点主要是肝气郁结、脾肾亏虚、阴阳失调、气血不足、瘀血阻滞、痰湿内停。在治疗上以补肾助阳或滋肾养阴、益气健脾为主，兼以疏肝理气、活血化瘀、燥湿化痰、软坚散结等。

1. 中医中药治疗在动物模型研究中的进展　在基础动物研究中，陈夏凉等探讨了丹参酮 I 对高雄诱导的 PCOS 模型大鼠性激素及卵巢功能的影响。结果发现，丹参酮 I 显著降低大鼠血清 LH、

LH/FSH 和 FAI 的水平，显著升高大鼠血清 FSH 的表达水平；同时丹参酮 I 显著升高大鼠卵巢组织中 PPARG1 水平，降低 NCORI 和 HDAC3mRNA 的表达水平。丹参酮 I 对上述因子的改善作用呈剂量相关性。因此认为，丹参酮 I 通过改善大鼠血清性激素水平及卵巢功能的表达水平而达到治疗 PCOS 的目的。

侯丽莹等研究了丹栀逍遥散对多囊卵巢大鼠血清 T、AMH 及卵巢局部 AMH 蛋白表达的影响，实验将 SD 雌性大鼠以颈背部皮下注射脱氢表雄酮溶液构建 PCOS 大鼠模型，判定造模成功后再随机分成模型组、达英 -35 组、丹栀逍遥散组，并设空白组。结果发现，与模型组比较，丹栀逍遥散组血清 T、AMH 水平及 AMH 蛋白表达强度均下降。因此认为，丹栀逍遥散治疗高雄激素血症可能是通过降低 PCOS 大鼠血清 T、AMH 水平，降低卵巢局部 AMH 蛋白表达强度，对 AMH 进行良性调节，从而改善高雄激素血症。

邓丽玲等探讨了丹栀逍遥散对 PCOS 大鼠高雄激素血症雄激素、瘦素及其受体表达的影响。实验随机设立丹栀逍遥组、达英组、模型组、空白对照组。结果发现，与模型组相比，丹栀逍遥散可显著降低大鼠血清瘦素、T、游离 T 水平值，减少卵巢瘦素受体阳性表达。因此认为，丹栀逍遥散可降低 PCOS 高雄激素血症大鼠血清瘦素、雄激素水平值，减少卵巢瘦素受体阳性表达，进而降低瘦素生物利用度及雄激素活性，从而改善 PCOS 高雄激素血症和排卵障碍。

另外，罗佩等研究了补肾化瘀方对 PCOS 大鼠子宫内膜整合素 αvβ3 及白血病抑制因子（leukemia inhibitory factor，LIF）表达的影响。实验将造模成功的大鼠随机分为模型对照组、达英 -35 组、补肾化瘀方组，分别用蒸馏水、达英 -35 及补肾化瘀方对大鼠灌胃给药，连续灌胃 21d，停药 7d 为 1 个周期，3 个周期后停药，按雌雄鼠 1∶1 合笼，并于妊娠第 4 天处死大鼠，采用免疫组织化学法检测 PCOS 大鼠子宫内膜整合素 αvβ3 及 LIF 的表达。结果发现，补肾化瘀方可提高 PCOS 大鼠子宫内膜整合素 αvβ3 及 LIF 的表达。因此认为，这可能是补肾化瘀方改善子宫内膜容受性的机制之一。

2. 中医中药治疗在临床研究中的进展　目前，葛根汤合四逆散在 PCOS 患者的治疗中疗效确切，但是作用机制并非十分明确。欧丽芬等观察了葛根汤联合四逆散治疗 PCOS 患者痤疮的临床疗效并分析了其作用机制。本研究将 PCOS 型痤疮女性分为治疗组和对照组，各 35 例。治疗组给予葛根汤联合四逆散治疗，对照组给予口服达英 -35 治疗。结果发现治疗后，两组出汗、睡眠、体力等各项积分及其总积分、BMI 和双清睾酮（dihydrotestosterone，DHT）、IL-6、IL-8 水平均有所降低，且治疗组的改善作用优于对照组。因此认为，葛根汤联合四逆散治疗 PCOS 型痤疮疗效良好，其作用机制可能与降低 BMI 和 DHT、IL-6、IL-8 水平有关。

另外，李文静等研究了葛根素在肥胖型 PCOS 治疗过程中的抗氧化应激作用。结果发现，葛根素可改善肥胖型 PCOS 患者的闭经情况，且 BMI 纠正比瘦型者好；可降低肥胖型 PCOS 患者的游离雄激素、IR；升高肥胖型 PCOS 患者的 HDL-C，降低瘦型者的 TG；加强肥胖型 PCOS 患者中酶类谷胱甘肽过氧化物酶、非酶类维生素 E 的抗氧化能力。因此认为，葛根素治疗 PCOS 患者作用靶点在于对抗高雄激素、IR 和脂质代谢异常，并提高抗氧化能力。

3. 中西医结合治疗在 PCOS 中的研究进展　中西医结合治疗因其疗效显著，不良反应小，得到了越来越多的关注。甘瑾等则研究了补肾祛瘀化痰方联合达英 -35 治疗 PCOS 的疗效。本研究将 84

例 PCOS 患者随机分为对照组和观察组，对照组患者给予达英 -35 口服进行治疗，观察组在对照组用药的基础上增加补肾祛瘀化痰方进行治疗。结果发现，实验组患者的有效率高于对照组；治疗后观察组的相关性激素指标与卵巢相关指标的改善情况均优于对照组；治疗后观察组患者的 BMI 下降情况优于对照组；治疗后观察组患者的月经稀发、闭经例数低于对照组，观察组患者月经正常例数高于对照组。因此认为，补肾祛瘀化痰方联合达英 -35 治疗 PCOS 具有显著的疗效，能够有效调节病患的性激素指标与卵巢相关指标，对肥胖、体重有显著改善，改善女性月经周期，有重要的临床推广价值。

王颖等研究了补肾化痰方联合地屈孕酮治疗肾虚痰湿证 PCOS 的临床效果。本研究纳入肾虚痰湿证 PCOS 患者 58 例，采用补肾化痰方治疗，每个月经周期的第 22 天加服地屈孕酮片，每日 10mg，连服 7d。结果发现，与治疗前比较，治疗后 BMI、腰围、臀围、游离雄激素指数、总胆固醇、空腹胰岛素水平显著下降，SHBG、HDL-C 水平显著升高，治疗后胰岛素释放试验胰岛素高峰明显提前。因此认为，补肾化痰方联合地屈孕酮治疗肾虚痰湿证 PCOS 可改善患者代谢异常情况，特别对肥胖、血脂代谢异常、SHBG、游离雄激素指数指标疗效显著。

郭瑞等探索了苍附导痰汤加减治疗肥胖型 PCOS 临床效果。本研究选取 PCOS 患者 80 例，随机分为治疗组和对照组，各 40 例。对照组患者采取常规方法治疗，治疗组患者在此基础上加用苍附导痰汤加减治疗，3 个月后对比两组患者的治疗总有效率、性激素水平及卵巢体积。结果发现，治疗组总有效率显著高于对照组；治疗后，治疗组患者的血清 T 水平低于对照组患者，LH、FSH、E2 均高于对照组患者，卵巢体积为明显小于对照组。因此认为，苍附导痰汤加减治疗肥胖型 PCOS 可明显缩小卵巢体积，改善性激素分泌，疗效确切。

（二）胰岛素增敏药

临床上，对于一部分肥胖或合并 IR 的 PCOS 患者，单纯促排卵治疗很难达到满意的效果。在这种情况下，通常使用胰岛素增敏药如二甲双胍进行辅助治疗。也有研究探讨了其他胰岛素增敏药在 PCOS 合并 IR 患者中的效果。

艾塞那肽为胰高血糖素样肽 -1（glucagon-like peptide-1，GLP-1）类似物 exendin-4 的人工合成品，用于改善 2 型糖尿病患者的血糖控制，适用于单用二甲双胍、磺酰脲类及二甲双胍合用磺酰脲类，血糖仍控制不佳的患者。

许海等研究了艾塞那肽联合枸橼酸氯米芬治疗 PCOS 伴 IR 的临床效果。本研究将 98 例 PCOS 伴 IR 患者随机分为对照组（49 例）和观察组（49 例）。对照组患者给予枸橼酸氯米芬＋二甲双胍肠溶片，观察组患者给予枸橼酸氯米芬＋艾塞那肽注射液。结果发现，观察组患者总有效率、排卵率、妊娠率均显著高于对照组。治疗后，两组患者 LH、LH/FSH、IR 均显著低于同组治疗前，且观察组显著低于对照组；两组患者 FSH 均显著高于同组治疗前，且观察组显著高于对照组。两组患者不良反应发生率比较，差异无统计学意义。因此认为，艾塞那肽联合枸橼酸氯米芬治疗 PCOS 伴 IR 的疗效显著，可通过改善 IR 来提高排卵率及妊娠率，且未增加不良反应的发生。

在用药过程中，临床医师通常会有多种选择，成本 - 效果分析有时是影响医师及患者用药的一个重要原因。刘榴等按照用药方案将合并 IR 的 PCOS 患者分为 A 组、B 组、C 组，各 33 例。A 组患者采用炔雌醇环丙孕酮治疗，B 组患者采用炔雌醇环丙孕酮联合二甲双胍治疗，C 组患者采用炔雌醇环丙孕酮联合吡格列酮治疗。结果发现，三组间比较，排卵率和妊娠率差异无统计学意义，但是 A 组治疗费用明显低于 B 组和 C 组，C 组治疗费用高于 B 组；B 组成本效果比明显低于 A 组和 C 组。因此通过成本效果分析可将炔雌醇环丙孕酮联合二甲双胍治疗作为临床治疗 PCOS 伴 IR 的优选方案。

（三）妇科手术

难治性 PCOS 的治疗一直是 PCOS 研究领域的难点问题。腹腔镜下卵巢打孔术可以破坏产生雄激素的卵巢间质，间接调节垂体 - 卵巢轴，使得血清 LH 及 T 水平下降，增加妊娠机会。主要适用于 BMI＜34、LH＞10mIU/ml、游离睾酮高及氯米芬和常规促排卵治疗无效的患者。

薛娟等探讨了腹腔镜下卵巢打孔术对难治性 PCOS 的应用价值。本研究将患者分为对照组和观察组，各 160 例，对照组采用 B 型超声作用下经阴道卵泡穿刺术治疗，观察组采用腹腔镜下卵巢打孔术治疗。结果发现，两组患者治疗后，观察组血清 LH、T、LH/FSH 水平低于对照组，且差异具有统计学意义；观察组的自然排卵率和妊娠率明显提高，流产率明显下降，差异具有统计学意义。因此认为，采用腹腔镜下卵巢打孔术治疗难治性 PCOS 具有显著的疗效，值得临床推广。

张茹等观察了腹腔镜下卵巢打孔术联合枸橼酸氯米芬治疗难治性 PCOS 的临床效果。同样，研究中对照组患者接受单纯枸橼酸氯米芬治疗，观察组患者接受腹腔镜下卵巢打孔术联合术后枸橼酸氯米芬治疗。结果发现，两组患者治疗后，观察组 LH、雄激素明显低于对照组。治疗后，对照组 FSH、LH 均高于治疗前，观察组 LH、雄激素低于治疗前。两组患者治疗后，观察组平均卵泡数量明显多于对照组，且排卵率与自然妊娠率均明显高于对照组。因此认为，腹腔镜下卵巢打孔术联合枸橼酸氯米芬能够有效降低血清 LH 与雄激素，提高卵巢储备功能，增加患者排卵率与自然妊娠率，值得临床推广应用。

张亚琴等做了类似研究，探讨了微创手术联合药物治疗 PCOS 伴不孕对卵巢功能及生育能力的影响。本研究中，对照组单纯服用达英 -35 治疗，观察组在对照组的基础上联合采用腹腔镜辅助卵巢打孔术，并比较两组血清激素水平、血流动力学、生育能力等指标。结果发现，治疗后 3 个月经周期后，观察组血清 FSH、催乳素（prolactin，PRL）、T、LH 水平明显低于对照组，E2 水平明显高于对照组，PI、最大收缩期血流速度（peak systolic velocity，PSV）、舒张期最小血流速度（end diastolic velocity，EDV）均明显低于对照组；随访 1 年，观察组排卵率、自然妊娠率、足月分娩率均明显高于对照组。因此认为，腹腔镜微创手术联合达英 -35 治疗有助于改善 PCOS 合并不孕患者血清激素水平与血流动力学，进而改善卵巢功能，促进排卵及自然妊娠。

四、PCOS 与不孕症

由于稀发排卵或不排卵，或合并其他因素，PCOS 患者常伴随不孕，而 PCOS 合并不孕症的研究及治疗也一直是热点问题。

目前，临床上常用枸橼酸氯米芬对 PCOS 患者进行促排卵治疗，在此基础上，联合中药制剂能够更好改善排卵率，提高妊娠率。

宋茜等研究了血府逐瘀丸对 PCOS 所致不孕女性血糖、性激素、胰岛素水平及 HOMA-IR 指数的影响。本研究将 PCOS 合并不孕的患者随机分为实验组和对照组，各 29 例，对照组患者给予枸橼酸氯米芬胶囊，实验组患者在对照组基础上给予血府逐瘀丸口服治疗，治疗周期为 3 个月经周期。结果发现，治疗后，实验组患者的血清 LH、T 水平均明显低于对照组，血清 FSH、E2、P 水平明显高于对照组，血清中 AMH 含量明显较低，空腹胰岛素水平及 HOMA-IR 明显较低，子宫内膜厚度明显增加，卵巢体积及卵泡数量均明显下降，排卵率和妊娠率较高。因此认为，血府逐瘀丸可以调节性激素分泌，减轻 IR，提高患者排卵率和妊娠率。

周夏芝等则研究了补肾活血促卵方对肾虚血瘀型 PCOS 所致不孕症的临床疗效。实验随机选取了肾虚血瘀型 PCOS 所致不孕症患者，其中 40 例作为试验组，40 例作为对照组。试验组患者服用补肾活血促卵方，对照组患者服用氯米芬。比较两组治疗前后患者的排卵率、妊娠率、卵泡数量、血清性激素、子宫内膜厚度及卵巢体积等变化。结果发现，补肾活血促卵方对肾虚血瘀型 PCOS 有明显的改善作用。因此认为，补肾活血促卵方能降低 LH、提高 FSH 水平，增加卵泡数量，有利于成熟卵泡的发育，提高排卵率，同时可以补肾活血。

赵欣媛等分析了 PCOS 伴 IR 对妊娠结局的临床影响。结果发现，PCOS 伴 IR 组患者流产、巨大儿、早产、胎膜早破、妊娠糖尿病、霉菌性阴道炎发生率明显高于 PCOS 不伴有 IR 患者，但两组患者宫内胎儿生长受限、死胎、羊水过多、妊娠期高血压疾病发生率无明显差异。PCOS 伴 IR 患者不良妊娠结局发生率明显高于单纯 PCOS 患者。因此，加强对孕妇进行妊娠筛查，提高 PCOS 治疗效果对全面降低不良妊娠结局具有积极的现实意义。

（孔北华　晁　岚　王　莹）

参 考 文 献

［1］王虎生，阮祥燕，李雪，等. 抗苗勒管激素与抑制素 B 对多囊卵巢综合征的临床预测价值. 首都医科大学学报，2017，38（4）：492-497.

［2］钟兴明，殷倩，黄垂灿，等. 抑制素 B 与多囊卵巢综合征不同临床表型相关性研究. 中国实用妇科与产科杂志，2017，33（11）：1183-1188.

［3］张磊，孙丽萍，仝进毅，等. 性激素结合球蛋白对 PCOS 患者胰岛素抵抗和糖代谢异常的诊断价值. 中国妇幼保健，2017，32（18）：4347-4349.

［4］蒋秀英. 性激素结合球蛋白对 PCOS 患者糖代谢异常及胰岛素抵抗的评估价值. 医学临床研究，2017，34（3）：427-430.

［5］张念，李留霞，张颖，等. 各项雄激素指标用于诊断多囊卵巢综合征的临床意义. 现代妇产科进展，2017，26（3）：179-182.

［6］何兴凤，汪庆如，姚慧，等. 多囊卵巢综合征患者血清 adropin 的表达及意义. 广东医学，2017，38（10）：1505-1508.

［7］龙玲芳. 血清镁在多囊卵巢综合征患者中的水平及临床意义. 标记免疫分析与临床, 2017, 24（4）: 401-403.

［8］李丽春, 张红莉, 南刚. 多囊卵巢综合征患者血清 IL-23 水平的检测及临床意义. 现代检验医学杂志, 2017, 32（5）: 108-109.

［9］赵彦楠, 刘洪祥, 霍佳宁, 等. 晚期糖基化终末产物在多囊卵巢综合征大鼠模型中的表达. 中国医科大学学报, 2017, 46（5）: 388-391.

［10］肖华, 应小燕, 许波群. microRNAs 与多囊卵巢综合征发病机制的研究进展. 国际生殖健康 / 计划生育杂志, 2017, 36（1）: 66-69.

［11］刘燕, 李博. 多囊卵巢综合征外周血 miRNA-93 的表达及作用意义. 中国优生与遗传杂志, 2017, 25（9）: 57-59.

［12］彭丹红, 罗嘉莉, 凌丽, 等. DENND1A 基因多态性与多囊卵巢综合征易感性的 Meta 分析. 南京医科大学学报（自然科学版）, 2017, 3（10）: 1362-1368.

［13］唐露, 聂颖, 刘琦, 等. 环境内分泌干扰物双酚 A 与多囊卵巢综合征的相关性研究. 中华妇幼临床医学杂志（电子版）, 2017, 12（6）: 2.

［14］刘梅梅, 丁慧, 尹晓静, 等. 多囊卵巢综合征患者血清血管内皮生长因子, 内皮抑素水平及对卵巢间质血流的影响研究. 中国全科医学, 2017, 20（4）: 448-453.

［15］黎兴利, 李维玲, 张西艺, 等. 氯米芬对多囊卵巢综合征患者卵巢血流的影响. 中国性科学, 2017, 26（1）: 45-48.

［16］何洁丽, 张窈, 赵晓洁, 等. 二甲双胍对多囊卵巢综合征大鼠卵巢血管生成的作用及分子机制研究. 中国妇幼保健, 2017, 32（3）: 598-600.

［17］陈夏凉, 曲凡, 金悦. 丹参酮 I 对高雄诱导的 PCOS 模型大鼠性激素及卵巢功能的影响. 浙江临床医学, 2017, 19（2）: 205-206, 209.

［18］侯丽莹, 邓丽玲, 罗佩, 等. 丹栀逍遥散对多囊卵巢大鼠血清 T、AMH 及卵巢局部 AMH 蛋白表达的影响. 湖南中医药大学学报, 2017, 37（2）: 141-144.

［19］邓丽玲, 罗佩, 侯丽莹, 等. 丹栀逍遥散对多囊卵巢大鼠高雄激素血症雄激素, 瘦素及其受体表达的影响. 湖南中医药大学学报, 2017, 37（4）: 353-356.

［20］罗佩, 侯丽莹, 邓丽玲, 等. 补肾化瘀方对 PCOS 大鼠子宫内膜整合素 αvβ3 及 LIF 表达的影响. 湖南中医药大学学报, 2017, 37（3）: 254-258.

［21］欧丽芬, 张莹轩, 周英. 葛根汤合四逆散治疗多囊卵巢综合征型痤疮临床疗效观察. 广州中医药大学学报, 2017, 34（3）: 335-339.

［22］李文静, 胡红波, 朱少芳, 等. 葛根素在肥胖型多囊卵巢综合征治疗过程中的抗氧化应激作用. 中国妇幼保健, 2017, 32（17）: 4111-4116.

［23］甘瑾. 补肾祛瘀化痰方联合达英 -35 治疗多囊卵巢综合征的疗效研究. 中医药学报, 2017, 45（5）: 85-87.

［24］王颖, 侯丽辉, 匡洪影, 等. 补肾化痰方联合地屈孕酮治疗肾虚痰湿证多囊卵巢综合征临床观察. 山东中医药大学学报, 2017（6）: 527-530.

［25］郭瑞. 苍附导痰汤加减治疗肥胖型多囊卵巢综合征临床研究. 中国药业，2017，26（9）：70-72.

［26］许海，马丹凤，赵井苓，等. 艾塞那肽联合枸橼酸氯米芬治疗多囊卵巢综合征伴胰岛素抵抗的临床观察. 中国药房，2017，28（12）：1606-1609.

［27］刘榴，刘丽丽. 多囊卵巢综合征伴胰岛素抵抗患者不同治疗方案的成本效果分析. 中国医师进修杂志，2017，40（9）：848-852.

［28］薛娟，冯艳，白彩云，等. 难治性多囊卵巢综合征患者采用腹腔镜下卵巢打孔术治疗临床应用价值探讨. 中国性科学，2017，26（3）：123-126.

［29］张茹，高玉洁. 腹腔镜下卵巢打孔术联合枸橼酸氯米芬治疗难治性多囊卵巢综合征的临床观察. 中国性科学，2017，26（1）：48-51.

［30］张亚琴，蒋维，韩炜. 微创手术联合药物治疗多囊卵巢综合征伴不孕对卵巢功能及生育能力的影响. 中国性科学，2017，26（7）：126-129.

［31］宋茜，叶丽，李岩. 血府逐瘀丸对多囊卵巢综合征所致不孕女性血糖、性激素、胰岛素水平及 HOMA 指数的影响. 中国生化药物杂志，2017，37（4）：121-124.

［32］周夏芝，刘英莲，岳雯，等. 补肾活血促卵方对肾虚血瘀型多囊卵巢综合征所致不孕症的临床疗效. 中国临床药理学杂志，2017，33（9）：786-789.

［33］赵欣媛，张建华，张瑾. 多囊卵巢综合征伴胰岛素抵抗对妊娠结局的临床影响研究. 中国性科学，2017，26（10）：105-107.

第四节　绝经综合征

绝经综合征指妇女绝经前后出现性激素波动或减少所致的一系列躯体及精神心理症状。初期为月经改变、潮热、盗汗等血管舒缩症状，头痛、失眠、耳鸣等自主神经失调症状，以及易怒、焦虑等精神神经症状；远期可发生泌尿生殖器绝经后综合征、骨质疏松和心血管疾患。治疗最有效的是激素补充治疗，辅以钙剂、维生素 D 及降钙素或植物药、中医药等。2017 年的研究仍主要集中在本病治疗方案上的探讨。

一、激素补充治疗

激素治疗是针对绝经过渡期和绝经后相关健康问题的必要医疗措施。激素治疗的方案包括单纯雌激素、单纯孕激素及雌激素、孕激素联合应用。雌激素、孕激素联合应用适用于子宫完整的妇女。雌激素、孕激素联合应用又分序贯疗法和连续联合用药。连续联合用药法也有多种药物可以选择。

李莉等通过研究对比分析了雌二醇屈螺酮（安今益）和替勃龙用于治疗女性绝经后相关症状的疗效。本研究将患者按照随机数表的方法分成观察组和对照组，分别对其使用雌二醇屈螺酮和替勃龙 2 种药物。结果发现，对照组治疗后和治疗后 1 个月这 2 个时间点的 Kupperman 评分高于观察组；观察组治疗结束之后和结束之后 1 个月的总胆固醇、TG、LDL 等指标低于对照组，而 HDL 则高于对照组；观察组在治疗后和治疗后1个月的雌激素高于对照组，而FSH和LH则低于对照组。因此认为，与替勃龙对比，雌二醇屈螺酮对于治疗女性绝经后症状的疗效更为显著。

靳灵鸽等则通过研究对比分析了替勃龙和雌二醇屈螺酮替代治疗后围绝经期女性的神经体液指标及免疫功能。本研究同样将围绝经期女性180例随机分为替勃龙组、雌二醇屈螺酮组，各90例，分别接受替勃龙、雌二醇屈螺酮替代治疗。结果发现，治疗6个月后，两组血清中E2、IL-4、IL-13的含量均较治疗前显著升高，P、T、FSH、LH、PRL、干扰素 -γ（interferon γ，IFN-γ）、IL-2的含量均较治疗前显著降低；观察组患者血清中E2、IL-4、IL-13的含量均较对照组患者显著升高，P、T、FSH、LH、PRL、IFN-γ、IL-2的含量均较对照组患者显著降低。因此认为，替勃龙、雌二醇屈螺酮均可用于女性围绝经期综合征的治疗，但替勃龙在优化激素水平、均衡免疫功能方面的作用更优。

吴解清等则研究了复方制剂芬吗通治疗妇女围绝经期综合征的临床疗效。本研究将60例围绝经期综合征妇女为研究对象，随机分为对照组和实验组，各30例。对照组给予戊酸雌二醇片，实验组给予复方制剂芬吗通治疗。结果发现，实验组治疗有效率显著高于对照组，FSH激素水平显著优于对照组。两组患者均未出现明显不良反应，但发生呕吐、腹痛及乳房疼痛等不良反应。因此认为，复方制剂芬吗通治疗妇女围绝经期综合征的临床疗效较为理想，能够显著改善患者激素水平，安全性较高。

尽管中华医学会妇产科学分会对围绝经期和绝经后妇女的激素治疗早已提出了明确的建议，国内医师对于围绝经综合征的激素补充治疗的认识水平仍非十分理想。席思思等调查了中国妇产科医师对激素补充治疗指南的认知状况。本研究从2015年4月至2016年3月对104家医疗机构的131位妇产科医师进行问卷调查，内容包括绝经相关激素补充治疗的适应证、禁忌证、药物用法及不良反应等。结果发现，61.1%（80/131）的妇产科医师了解我国2013年颁布的绝经相关激素补充治疗指南，激素补充治疗相关知识的合格率为56.5%（74/131），其中知道如何选择药物种类者占35.9%（47/131），绝经相关激素补充治疗与恶性肿瘤发生风险的知晓率仅为33.6%（44/131）。因此认为，临床妇产科医师对绝经相关激素补充治疗的指南及知识点掌握情况并不乐观，应加强对各级医师激素补充治疗知识的培训，以规范诊疗。

二、中医中药治疗

围绝经期综合征以阴阳虚损、气血不足为主，肝瘀气滞或火旺为标。临床表现以偏肾阴虚者较常见。治疗应当以滋补肝肾、调理阴阳气血为主。

高珊珊等研究了滋阴平肝汤治疗围绝经期综合征的疗效。本研究将收治的72例围绝经期综合征患者分为观察组和对照组，各36例，对照组患者给予吉祥安坤丸及谷维素片治疗，观察组采用滋阴平肝汤治疗。结果发现，观察组治疗总有效率显著高于对照组；两组患者治疗前性激素水平比较无明显差异，治疗后显著改善；观察组患者LH、FSH水平显著低于对照组相应指标，E2水平显著高于对照组。因此认为，针对围绝经期综合征患者，滋阴平肝汤可有效缓解临床症状，提高治疗有效率，改善性激素水平。

朱明曦等研究了自拟滋补肝肾组方联合替勃龙对更年期综合征女性激素水平、脂代谢及免疫应答的影响。本研究将更年期综合征患者随机分为接受自拟滋补肝肾组方联合替勃龙治疗的联合组及接受替勃龙单药治疗的对照组。结果发现，治疗后 3 个月，两组血清中 E2、HDL-C、Omentin1、Vaspin C、IL-4、IL-10 的含量较治疗前显著升高，LH、FSH、TC、TG、LDL-C、Rsistin、IFN-γ、IL-2 的含量较治疗前显著降低且两组间 E2、LH、FSH 的含量无显著性差异；联合组血清中 TC、TG、LDL-C、Rsistin、IFN-γ、IL-2 的含量显著低于对照组，HDL-C、Omentin1、Vaspin C、IL-4、IL-10 的含量显著高于对照组。因此认为，自拟滋补肝肾组方联合替勃龙治疗对更年期综合征患者性激素的调节作用与替勃龙单药治疗相当，并且改善脂代谢及免疫应答的效应较替勃龙单药治疗更为显著。

黄琳玲等研究了自拟益肾健脾化瘀方治疗绝经后脾肾阳虚型骨质疏松症的临床效果。本研究将 120 例绝经后骨质疏松症患者按照随机数字法随机分为观察组和对照组，各 60 例，两组均给予碳酸钙 D$_3$ 片，在此基础上，对照组给予仙灵骨葆胶囊，观察组给予自拟益肾健脾化瘀方，两组均治疗 3 个月。结果发现，治疗后两组患者腰背疼痛、腰膝酸软、夜尿增加、畏寒肢冷、神疲倦怠及总评分均显著下降，但观察组下降更为明显；治疗后观察组总有效率为 93.33%，显著高于对照组（80.00%）；两组腰椎 L$_2$～L$_4$、股骨颈、股骨大转子、Ward's 三角骨密度均较治疗前显著增加，但观察组增加更为明显；两组骨特异性碱性磷酸酶（bone isoenzyme alkaline phosphatase，B-ALP）、抗酒石酸酸性磷酸酶（tartrate resistant acid phosphatase，TRACP）均较治疗前显著下降，观察组下降更为明显；两组 E2、胰岛素生长因子（insulin-like growth factor，IGF）均较治疗前显著上升，观察组上升更为明显；两组患者不良反应发生率比较，差异无统计学意义。因此认为，采用自拟益肾健脾化瘀方可以显著改善绝经后脾肾阳虚型骨质疏松症的临床症状，同时可改善患者骨代谢和骨密度，其作用机制可能与提高雌激素和 IGF-1 水平有关。

坤泰胶囊可滋阴清热、安神除烦，临床上被用于更年期综合征的治疗。杨波等研究了坤泰胶囊联合雌激素替代疗法治疗更年期综合征的临床效果及可能的作用机制。本研究将更年期综合征患者 106 例为研究对象，随机分为对照组和观察组，各 53 例。对照组患者给予雌激素替代疗法，观察组患者则联合给予坤泰胶囊口服，两组均连续治疗 12 周。结果发现，对照组有效率明显低于观察组患者；观察组 FSH、LH 水平显著低于对照组，而 E2 水平则显著升高，差异性显著；经治疗后观察组患者的 Kupperman 评分显著低于对照组，差异性显著。因此认为，坤泰胶囊联合雌激素替代疗法利于缓解更年期综合征患者的临床症状，其机制与激发卵巢储备、提高卵巢功能及调控激素水平有一定相关性。

中医中药治疗对于改善围绝经期精神神经症状如失眠、焦虑等有着较好的效果并更容易为患者所接受。杜津莉等研究了靳三针结合加味乌梅丸治疗围绝经期失眠的临床效果。本研究将围绝经期失眠患者 165 例按照随机数字表法分为 A 组、B 组、C 组和 D 组。A 组患者给予艾司唑仑片 1mg，每天 1 次；B 组患者采用靳三针疗法 30min/ 次，每天 1 次；C 组患者给予加味乌梅丸 1 丸，于早晚餐后温服；D 组患者采用靳三针结合加味乌梅丸治疗（方法同 B 组、C 组）。四组患者均治疗 4 周。观察四组患者治疗前后的匹茨堡睡眠质量指数量表（Pittsburgh sleep quality index，PSQI）评分、改良 Kupperman 评分、生活质量评分，血清 E2、FSH 水平，并记录不良反应发生情况。结果发现，治疗前，上述评分和指标比较，差异均无统计学意义。治疗后，四组患者 PSQI 评分、改良 Kupperman 评分均较治疗前明显降低，且 B 组、C 组、D 组患者明显低于 A 组，D 组患者明显低于 B 组、C 组，差异均有统计学意义；四组患者生活质量评分均较治疗前明显升高，且 B 组、C 组、D 组患者明显高于 A 组，D 组患者明显高于 B 组、C 组，差异均有统计学意义；B 组、C 组、D 组患者的 E2 水平均较治疗前及 A 组同期明显升高，FSH 水平明显降低，且 D 组患者改善程度明显优于 B 组、C 组，差异均有统计学意义。A 组患者不良反应发生率明显高于 B 组、C 组、D 组，差异有显著统计学意义；但 B 组、C 组、D 组患者不良反应发生率比较，差异无统计学差异。因此认为，靳三针结合加味乌梅丸治疗围绝经期失眠患者效果较好，且安全性高。

陈惠清等则研究了焦宁汤对围绝经期焦虑症的临床效果。本研究将 80 例围绝经期焦虑症患者随机分为两组，对照组 40 例给予氟哌噻吨美利曲辛片口服治疗，治疗组 40 例给予焦宁汤治疗，疗程 8 周。治疗前后均采用 Kupperman 评分评价主要症状，同时进行性激素相关指标测定。结果发现，治疗组总有效率 85%，对照组 70%，两组比较差异有统计学意义。两组治疗后 Kupperman 评分均明显降低；治疗组治疗后低于对照组。两组治疗后 E2 均升高，FSH、LH 均降低；治疗组治疗后 E2 高于对照组，FSH、LH 低于对照组。因此认为，焦宁汤能有效治疗围绝经期焦虑症，显著改善其临床症状及性激素水平，值得临床推广应用。

三、生物电刺激治疗

黄丽霞等研究了神经肌肉刺激疗法对更年期症状的影响。本研究将 80 例 40～55 岁有更年期症状的女性分为卵巢功能下降组和卵巢衰竭组。卵巢功能下降组 40 例，再次随机分为研究组与对照组，各 20 例；卵巢衰竭组 40 例，再次随机分为研究组与对照组，各 20 例。研究组接受神经肌肉刺激和谷维素治疗，对照组仅接受谷维素治疗。分别在干预前和干预后 3 个月使用 Greene 评分系统对四组人群更年期症状进行评估。结果发现，干预后，卵巢功能下降组人群 Greene 评分明显低于干预前，且研究组显著低于对照组；卵巢衰竭组人群 Greene 评分无明显降低（$P>0.05$）。因此认为，神经肌肉刺激疗法能够改善更年期女性，特别是卵巢功能下降更年期女性生活质量和更年期症状，可作为治疗女性更年期症状的补充方法。

同时，黄丽霞等研究了 PHENIX-8PLUS 仿生物电刺激治疗对围绝经期患者卵巢血流的影响，分组同前。结果发现，卵巢功能下降组治疗前后卵巢动脉 PI、卵巢动脉 RI、卵巢间质动脉收缩期峰值、卵巢间质动脉收缩期最大血流的速度与舒张期末血流速度比值及更年期临床症状及体征评分差异有统计学意义。因此认为，PHENIX-8PLUS 仿生物电刺激治疗可以改善卵巢功能下降围绝经期患者的卵巢血液循环及临床症状。

四、改善生活方式、心理干预等其他治疗方式

2017 年，有研究进一步探讨了生活方式的改善及心理干预对绝经综合征的改善作用。徐艺等研究了心理干预联合绝经激素治疗对绝经综合征的疗效。本研究将 81 例绝经综合征患者随机分成两组，观察组进行心理干预联合激素替代治疗，对照组采用单纯绝经激素治疗。结果发现，治疗后，观察组治疗有效率明显高于对照组。治疗后两组患者 1 个月、3 个月 Kupperman 评分均较治疗前显著下降，

而观察组显著低于对照组。因此认为，心理干预联合绝经激素治疗绝经综合征具有显著的疗效，有效地缓解了临床症状，改善了不良心理状态。

方翠蓉等则探讨了社区干预联合激素补充治疗对绝经综合征患者临床症状及内分泌的影响。结果发现，观察组（社区干预联合激素替代疗法组）总有效率高于对照组（单纯激素替代疗法组），治疗后焦虑、抑郁、易怒、疲乏、潮热、自汗、头晕、失眠、健忘等评分及总分均低于对照组，观察组治疗后 E2 水平高于同组治疗前及对照组同期，LH、FSH 水平高于对照组同期，其他指标无明显变化。因此认为，社区干预联合激素替代疗法治疗绝经综合征，可改善患者内分泌状态，改善临床症状，提高治疗效果，从而使患者生活质量得以改善，值得临床推广。

同样，黄俏怡认为对绝经后骨质疏松症患者进行个体化健康教育干预能够显著提高患者相关知识的认知水平，提高其健康信念，对促进健康行为的建立和生活质量的提高具有重要作用。

薛瑜等则探讨了强化运动、维生素 D 和钙剂补充对社区绝经后女性生活质量的影响。本研究纳入了 614 例具有骨质疏松高危因素的绝经后女性，采用数字表法随机分为四组，A 组为对照组，B 组为强化运动组，C 组给予元素钙 600mg/d＋普通维生素 D 20 μg/d，D 组给予元素钙 600mg/d＋1，25 双羟维生素 D 0.25μg/d。随访 2 年，在基线、随访 1 年及 2 年时分别采用生活质量评价量表（short form 36 health state survey questionnaire，SF-36）对受试者生活质量进行评估。结果发现，强化运动或许有助于维持绝经后女性生活质量。

五、绝经综合征相关并发症

大多数绝经妇女出现雌激素缺乏相关症状是自然和普遍的。绝经早期主要是血管舒缩症状、精神神经系统症状和一些躯体症状，绝经多年后逐渐出现泌尿生殖道萎缩性变化、代谢改变和心血管疾病、骨质疏松和认知功能下降等退行性变化或疾病。

(一)精神心理问题

围绝经期妇女往往出现激动、易怒、焦虑、多疑、情绪低落、自信心降低、不能自我控制等精神神经症状。记忆力减退和注意力不集中也较常见，睡眠障碍等自主神经失调症状也是常见表现。

范燕燕等研究了女性生殖衰老分期转变过程中抑郁症状的变化及相关因素。本研究随机选取北京市西城区 296 例符合纳入标准的健康女性，随访 1 年，随访内容包括血清 FSH 和 E2 水平、绝经相关症状、抑郁和月经情况。采用医院焦虑抑郁量表、绝经生活质量问卷和月经日记记录表对上述指标进行评估。结果，共观察到 9 种生殖衰老分期转变和 4 种抑郁状态转归。随访与基线相比，生育期 - 绝经过渡早期和绝经后早期持续阶段两组的抑郁得分显著增高；新发抑郁组的躯体症状得分显著增高，持续抑郁组的血清 FSH 显著增高。因此认为，绝经过渡早期和绝经后早期可能是抑郁程度加重的关键阶段，对躯体症状的困扰和血清 FSH 水平的持续增高可能与抑郁症状的发生和持续存在有关。

李瑞霞等采用简单抽样方法，从北京市东城区和上海市杨浦区抽取了 1312 例 40～55 岁社区妇女，应用 Kupperman 评分、焦虑自评量表（self-rating anxiety scale，SAS）、抑郁自评量表（self-rating depression scale，SDS）和自编问卷进行调查，最优尺度回归和 Logistic 多元回归分析围绝经期症状、焦虑和抑郁症状的相关因素。结果发现，40～55 岁社区妇女围绝经期症状的检出率为 50.8%，焦虑症表现的检出率为 9.5%，抑郁症表现的检出率为 25.9%。因此认为，围绝经期症状及相关的焦虑、抑郁症状影响围绝经期妇女的身心健康，性生活、家庭月收入、慢性病与此显著相关。

热汗古丽·库尔班等则研究了围绝经期医务人员抑郁、焦虑症状及其影响因素。本研究选取新疆医科大学 6 家附属医院围绝经期女性在编员工 600 例，以问卷调查的方式进行探究。结果发现，抑郁症及焦虑症的发生率分别为 22.07%、10.37%。家庭收入满意度、生活环境满意度、夫妻关系、子女关系、精神病家族史、性欲、运动情况、患病情况、月经史、文化程度、婚姻状况、年龄为抑郁和焦虑评分的影响因素。家庭收入满意度、生活环境满意度、夫妻关系、子女关系、性欲、运动情况、月经史、文化程度、婚姻状况、年龄为抑郁症和焦虑症发生率的影响因素。因此认为，应加强对围绝经期医务人员的保健及健康宣传工作，防止其焦虑症、抑郁症的产生。

杜吉利等对围绝经期女性睡眠质量与家庭关怀度、焦虑及抑郁的相关性进行了分析研究。本研究以长春市 469 例围绝经期女性为研究对象，采用 PSQI、SAS、SDS 及家庭关怀度量表进行问卷调查。结果发现，长春市围绝经期女性总体睡眠质量一般，家庭关怀度处于中度障碍水平，存在明显焦虑及抑郁情况。围绝经期女性可通过合理运动、营造良好睡眠环境、培养睡眠习惯来改善睡眠质量，家庭成员多给予围绝经期女性关心和照护，提高家庭关怀度，采取针对性措施可消除围绝经期女性焦虑及抑郁，促进围绝经期女性身心健康。

董纯纯等分析了围绝经期妇女睡眠质量和血清 E2、5- 羟色胺、叶酸及 PRL 的相关性。本研究将 100 例围绝经期睡眠质量不佳妇女作为研究组，另选取同期本院健康体检正常生育年龄妇女 100 例作为对照组。结果发现，血清 E2、5- 羟色胺、叶酸及 PRL 是影响围绝经期妇女睡眠质量的重要因素，E2、5- 羟色胺、叶酸及 PRL 与围绝经期妇女睡眠质量不佳呈正相关，随着 E2、5- 羟色胺、叶酸及 PRL 水平的降低，围绝经期妇女睡眠质量也会相应降低。

（二）泌尿生殖器绝经后综合征

泌尿生殖器绝经后综合征主要表现为泌尿生殖道萎缩、外阴瘙痒、阴道干涩疼痛、性交困难、膀胱直肠脱垂、尿频、尿急、压力性尿失禁、反复发作的尿路感染等。

王泽华等研究了围绝经期妇女泌尿系统感染病原菌特点与耐药性。本研究将 182 例围绝经期泌尿系统感染患者作为研究对象，选取患者中段尿标本进行细菌培养，采用药敏纸片扩散法对病原菌进行筛选，并检测病原菌耐药性。结果发现，围绝经期妇女泌尿系统感染病原菌种类及构成较为复杂，病原菌对抗菌药物耐药性较高。因此认为，临床上应该对病原菌构成进行准确检测。

赵瑞岩等则研究了诺氟沙星联合雌三醇治疗绝经女性泌尿生殖道感染的疗效。本研究将就诊的泌尿生殖道感染的绝经女性 88 例随机分成对照组和试验组，各 44 例，对照组给予诺氟沙星治疗，试验组在此基础上再联合雌三醇治疗。结果发现，治疗后试验组肿瘤坏死因子 α（tumor necrosis factor，TNF-α）、IL-6、IL-8 水平与对照组比较均显著降低；治疗后试验组 IgG、IgA、IgM 水平与对照组比较均明显升高；治疗后试验组阴道炎症状评分比对照组显著降低，阴道健康评分显著升高；与对照组比较，试验组 E2 水平显著升高，子宫内膜厚度显著增厚，阴道 pH 显著降低；经 4 周治疗后，对照组有效率明显低于试验组。因此认为，诺氟沙星联合雌三醇治疗绝经女性泌尿生殖道感染疗效确切，具有临床应用价值。

（三）骨质疏松

妇女从围绝经期开始，骨质吸收速度大于骨质生成，促使骨质丢失而造成骨质疏松。骨质疏松症出现在绝经后 9～13 年，约 1/4 的绝经后妇女患有骨质疏松症。

徐春芳等研究了绝经综合征患者雌激素水平与骨代谢指标变化的相关性。本研究将 227 例围绝经期妇女分为绝经前期组 143 例和绝经后期组 84 例，检测两组受试者血清 E2 水平及骨代谢相关指标，并进行相关性分析。结果发现，绝经前期组受试者血清 FSH 水平显著低于绝经后期组，E2 水平显著高于绝经后期组；两组受试者 1,25- 羟维生素 D_3、甲状旁腺激素（parathyroid hormone，PTH）、血钙及血磷水平比较差异无统计学意义；绝经前期组受试者骨钙素、P1NP、β-CTx、ABAP 水平显著低于绝经后期组，骨密度显著高于绝经后期组，差异均有统计学意义。经 Perason 相关性分析显示，FSH 与骨钙素、P1NP、β-CTx、ABAP 呈显著正相关，E2 与骨钙素、P1NP、β-CTx、ABAP 呈显著负相关。因此认为，围绝经期女性机体内雌激素水平变化，可激活破骨信号通路，增强破骨细胞活性，促进骨组织的吸收，最终引起骨密度的降低，继而引发骨质疏松症。

在治疗方面，符琴等研究了唑来膦酸注射液联合金天格胶囊治疗绝经后骨质疏松症的临床效果。本研究将绝经后骨质疏松症的患者 99 例按照随机数字表法分为对照组、单药组和联合组，各 33 例。对照组患者给予碳酸钙 D_3 咀嚼片＋骨化三醇胶丸抗骨质疏松；单药组患者在对照组基础上给予唑来膦酸注射液；联合组患者在单药组基础上给予金天格胶囊。三组患者均治疗 12 个月。比较三组患者治疗前后骨密度（bone mineral density，BMD）、视觉模拟量表（visual analogue scale，VAS）评分和日常生活能力量表（activities of daily living，ADL）评分，并记录不良反应发生情况。结果发现，治疗后单药组和联合组患者 BMD 水平均较治疗前明显升高，且明显高于对照组；单药组和联合组患者膝关节、腰背部 VAS 评分和 ADL 评分均较治疗前明显降低，且单药组明显低于对照组联合组明显低于单药组。单药组和联合组患者的远期不良反应发生率均明显低于对照组。因此认为，唑来膦酸注射液联合金天格胶囊可提高绝经后骨质疏松症患者 BMD，减轻患者膝关节及腰背部疼痛，且安全性较高。

侯丽环等通过研究也发现，激素＋钙尔奇＋阿仑膦酸钠＋健康生活指导综合干预方案可改善患者激素水平，提升绝经后骨量减少女性的骨重建标志物水平和患者骨组织抗吸收作用，使骨平衡向有利方向发展，对绝经后骨量减少女性具有较高的临床价值。

（孔北华　晁　岚　王　莹）

参 考 文 献

［1］ 李莉，张洋，金云峰，等. 雌二醇屈螺酮与替勃龙对女性绝经后症状的临床疗效对比分析. 中国性科学，2017，26（2）：59-62.
［2］ 靳灵鸽，金婧. 替勃龙和雌二醇屈螺酮替代治疗后围绝经期女性的神经体液指标及免疫功能评价. 海南医学院学报，2017，23（15）：2116-2119.

[3] 吴解清，钱艳清，徐敏霞. 复方制剂芬吗通治疗妇女围绝经期综合征的临床疗效观察. 中国生化药物杂志，2017，37（10）：175-176.

[4] 席思思，毛乐乐，陈醒，等. 妇产科医师对激素补充治疗指南认知状况的调查. 中国妇产科临床杂志，2017，18（6）：547-548.

[5] 高珊珊，郑颖，刘玮，等. 滋阴平肝汤治疗围绝经综合征的疗效观察. 中华中医药学刊，2017，35（10）：2640-2642.

[6] 朱明曦，陈玉玲. 自拟滋补肝肾组方联合替勃龙对更年期综合征女性激素水平、脂代谢及免疫应答的影响. 海南医学院学报，2017，23（17）：2384-2387.

[7] 黄琳玲，吴娟，邓颖辉. 自拟益肾健脾化瘀方治疗绝经后脾肾阳虚型骨质疏松症的临床研究. 南京中医药大学学报，2017，33（5）：497-500.

[8] 杨波，徐慧敏，朱亚芹，等. 坤泰胶囊联合雌性激素替代疗法治疗更年期综合征的临床效果及可能的作用机制. 中国性科学，2017，26（11）：60-63.

[9] 杜津莉，樊炜骏，杜洪娟. 靳三针结合加味乌梅丸治疗围绝经期失眠的临床观察. 中国药房，2017，28（8）：1104-1107.

[10] 陈惠清，伍朝霞，杨林波. 焦宁汤治疗围绝经期焦虑症的临床观察. 河北中医，2017，39（4）：529-532.

[11] 黄丽霞，房桂英，张红真，等. 神经肌肉刺激疗法对更年期症状的影响. 河北医药，2017，39（24）：3802-3803.

[12] 徐艺，闫洪超，杨静秀，等. 心理干预联合绝经激素治疗对更年期综合征的疗效. 中国妇幼健康研究，2017，28（11）：1462-1464.

[13] 方翠蓉，殷文静，易薇. 社区干预联合激素替代疗法对更年期综合征患者临床症状及内分泌的影响. 中国妇幼保健，2017，32（3）：542-544.

[14] 黄俏怡. 个体化健康教育对绝经后骨质疏松症患者知识、信念、行为改变的影响. 中国妇幼保健，2017，32（7）：1422-1425.

[15] 薛瑜，王鸥，徐苓，等. 强化运动、维生素D和钙剂补充对社区绝经后女性生活质量的影响. 中华骨质疏松和骨矿盐疾病杂志，2017，10（6）：507-512.

[16] 范燕燕，林守清，王亚平，等. 女性生殖衰老分期转变过程中抑郁症状的变化及相关因素. 中国妇幼保健，2017，32（3）：560-563.

[17] 李瑞霞，马敏，肖喜荣，等. 40～55岁社区妇女围绝经期症状和焦虑、抑郁症状评分及相关因素分析. 复旦学报（医学版），2017，44（1）：27-33.

[18] 热汗古丽·库尔班，茹鲜古丽·库尔班，郭莲萍. 围绝经期医务人员抑郁、焦虑症状及其影响因素分析. 中国妇幼保健，2017，32（18）：4458-4461.

[19] 杜吉利，齐冲，邵艳萍，等. 围绝经期女性睡眠质量与家庭关怀度、焦虑及抑郁的相关性分析. 中国妇幼保健，2017，32（4）：772-774.

[20] 董纯纯，吴雪清，谢兰芬，等. 围绝经期妇女睡眠质量和血清雌二醇、5-羟色胺、叶酸及催乳素的相关性分析. 中国生化药物杂志，2017，37（12）：309-311.

[21] 王泽华，李小红，王姝，等. 围绝经期妇女泌尿系统感染病原菌特点与耐药性研究. 中华医院感染学杂

志，2017，27（22）：5223-5225，5232.

［22］赵瑞岩，王东升，李涛. 诺氟沙星联合雌三醇治疗绝经女性泌尿生殖道感染的疗效研究. 中华医院感染学杂志，2017，27（22）：5226-5229.

［23］徐春芳，王立中. 围绝经期女性雌激素水平与骨代谢指标变化的相关性研究. 中国妇幼保健，2017，32（6）：1229-1232.

［24］符琴，贾利平，刘玉珠，等. 唑来膦酸注射液联合金天格胶囊治疗绝经后骨质疏松症的临床观察. 中国药房，2017，28（2）：236-239.

［25］侯丽环，章义琴，李芳. 绝经后女性骨量减少的综合临床研究. 中国生化药物杂志，2017，37（2）：183-186.

第五节　不　孕　症

一、疾病所致不孕

（一）盆腔炎性疾病所致不孕

盆腔炎性疾病是女性内生殖器官、周围结缔组织及盆腔腹膜炎的总称，是育龄女性常见的妇科疾病之一，其病理主要表现为盆腔粘连、慢性输卵管炎与输卵管积水、结核性输卵管炎、附件区炎性包块、宫腔粘连、慢性盆腔结缔组织炎，可引起女性盆腔痛、异位妊娠等，是女性不孕症的最常见原因。因此，其与不孕症相关的机制及临床分析仍然是研究热点之一。

1. 病因学　性传播疾病、宫腔手术史（如人工流产术、产后或流产后感染）、邻近器官炎症蔓延、结核等是女性盆腔炎性疾病的主要原因。

在临床研究中，朱江妃等全面探讨了不孕症患者盆腔粘连的相关因素。本研究选取妇产科进行宫腹腔镜联合手术检查和治疗的患者为研究对象，分为粘连组97例与未粘连组204例。分析比较两组间宫腔操作、药物流产、结核病、输卵管妊娠、流产并发症、盆腹腔手术等既往史，盆腔结核、输卵管积液或化脓、盆腔子宫内膜异位症等并发症及输卵管闭塞与再通治疗情况的差别。结果发现，粘连组流产、盆腔炎、盆腹腔手术等既往史的发生率均高于未粘连组（$P<0.05$）。粘连组的盆腔结核、输卵管积液或化脓、卵巢子宫内膜异位囊肿等的合并率均高于未粘连组（$P<0.05$）。粘连组输卵管梗阻所占比例高于未粘连组（$P<0.05$）。该研究通过全面分析临床患者的资料，认为流产、盆腹腔手术、盆腔结核、输卵管积液或化脓、卵巢子宫内膜异位囊肿是育龄女性发生盆腔粘连的高危因素。

丁想珍等重点研究了不同方式的流产对不孕症患者宫腔及盆腔环境的影响，通过宫腹腔镜联合探查手术综合比较药物流产（以下简称"药流"）与人工流产（以下简称"人流"）手术引起盆腔粘连及宫腔粘连的风险性。本研究将328例不孕症患者根据病史分为药流组、人流组和对照组（原发不孕）。根据术中探查情况，将患者盆腔粘连和宫腔粘连分为轻度、中度、重度，对比分析三组术中所见粘连情况。结果发现，人流组与药流组盆腔粘连发生率均明显高于对照组（$P<0.05$），而不同流产方式之间该指标无统计学差异（$P>0.05$），但药流组盆腔粘连严重程度明显大于人流组（*P*<0.01）；人流组宫腔粘连发生率高于对照组（*P*<0.05），药流组宫腔粘连发生率介于两者之间，但无统计学差异（*P*>0.05）。因此认为，药流较人流手术更易引起严重的盆腔粘连，对需早期终止妊娠者，建议行人流手术。

2. 病原学　引起盆腔炎性疾病的病原菌可分为两大类：一类为非特异性病原体，以厌氧链球菌、溶血性链球菌等最为多见，无特异性；另一类为特异性病原体，包括沙眼衣原体、解脲支原体、结核杆菌等。后者与盆腔炎性疾病的关系越来越受到人们的重视。

陈芳芬等探讨了支原体及衣原体感染在不孕症妇女中的检出率，并同时对支原体进行药敏分析。本研究以不孕症妇女 140 例为观察组，同期体检的 113 例健康妇女为对照组，检测两组研究对象支原体及衣原体的感染率，并对支原体进行药敏分析。结果发现，观察组患者解脲支原体（ureaplasma urealyticum，Uu）、沙眼衣原体（chlamydia trachomatis，Ct）、人型支原体（mycoplasma hominis，MH）＋Uu 及 Uu＋Ct 检出率均较对照组升高（*P*<0.05），且观察组支原体与衣原体感染有相关性（*r*=0.687，*P*<0.05）。药敏检测显示，Uu 对四环素类抗菌药有较高的敏感性，其次为氟喹诺酮类抗菌药，对环丙沙星敏感性最低；MH＋Uu 混合感染者对四环素类较敏感，其次是交沙霉素，而对红霉素及阿奇霉素的敏感性较低，对氟喹诺酮等类抗菌药不敏感；Uu 感染对 12 种抗菌药全敏感有 3 株，无全耐药株；MH＋Uu 感染对 12 种抗菌药耐药率较高，对不少于 8 种药物耐药。因此认为，支原体及衣原体感染与女性不孕症的发生有直接联系，应结合药敏试验有针对性地进行治疗，并应将检测支原体、衣原体感染作为不孕症妇女的常规检查项目之一，并根据药敏结果选择合适的抗生素进行治疗，以提高治疗效果。而邹亦庐、韩燕媚等对输卵管因素导致的不孕进行了同样的研究，亦得出了同样的结论。

3. 诊断学

（1）子宫输卵管造影：子宫输卵管碘油造影（hysterosalpingography，HSG）是在 X 线下通过导管向子宫腔及输卵管注入造影剂，以显示子宫颈管、子宫腔及双侧输卵管，是妇科 X 线检查中最常用的一种。然而，由于 X 射线的应用及碘剂过敏，使得部分患者谈造影色变。目前，经阴道超声子宫输卵管造影成为研究热点之一。

阚晓纯等通过临床实践发现经阴道超声子宫输卵管造影可动态显示输卵管走形、形态及其通畅情况，对宫腔粘连、宫腔息肉亦有诊断作用。

黄晴等分析了经阴道超声子宫输卵管造影对输卵管通畅性的检查效果。本研究选取 159 例因不孕症行输卵管通畅度检查的患者，通过经阴道超声子宫输卵管造影检查他们输卵管的通畅性，再进一步行金标准腹腔镜下输卵管通液术检查输卵管，比较 2 种检查方法的结果，分析其图像质量及评价输卵管通畅性的灵敏度、特异度、准确度，并对 2 种检查方式费用、安全性等指标进行了比较。结果发现，以腹腔镜检查结果为标准，经阴道超声子宫输卵管造影评价输卵管通畅性的灵敏度为 83.02%，特异度为 98.11%，准确度为 93.08%，一致性检验 Kappa 值为 0.762（*P*<0.05）。经阴道超声子宫输卵管造影图像中，图像优良率为 89.31%，检查后 2d 患者 VAS 疼痛评分为（3.25±1.26）分，显著低于腹腔镜患者术后 2d VAS 评分 [（4.40±1.71）分]，其检查总费用亦显著低于后者（P<0.05）。因此认为，阴道超声子宫输卵管造影具有安全、简便的优势，能够动态、立体明确输卵管结构、走行及阻塞部位。

　　查晓霞等观察随访子宫输卵管超声造影检查患者的不良反应情况，发现在 356 例观察对象中，不良反应主要表现为疼痛和迷走神经反应，且疼痛和迷走神经反应与输卵管通畅状态均呈正相关（$r=0.624$、0.574，均 $P=0.000$），而阴道流血、盆腔感染等并发症极少发生。

　　何雅星等则比较了经阴道超声子宫输卵管造影与传统 X 线碘油造影在诊断输卵管通畅性方面的临床价值。本研究以 69 例不孕症患者为研究对象，以腹腔镜检查作为诊断金标准，回顾性分析 X 线碘油造影、经阴道超声子宫输卵管造影诊断输卵管通畅性的灵敏度、准确度、特异度、阳性预测值、阴性预测值、Youden 指数及 Kappa 值。结果发现，以腹腔镜检查作为诊断金标准，X 线碘油造影诊断输卵管通畅性的灵敏度为 87.64%，特异度为 87.23%，阳性预测值为 92.86%，阴性预测值为 78.85%；经阴道超声子宫输卵管造影诊断输卵管通畅性的灵敏度 96.63%，特异度为 95.74%，阳性预测值为 97.73%，阴性预测值为 93.75%；经阴道超声子宫输卵管造影诊断输卵管通畅性的 Youden 指数明显高于 X 线碘油造影诊断输卵管通畅性的 Youden 指数，与腹腔镜检查具有极高一致性。因此认为，与 X 线碘油造影比较，经阴道超声子宫输卵管造影可为不孕症患者输卵管通畅性诊断提供更为准确的诊断。

　　此外，李晓君等研究了磁共振子宫输卵管造影（magnetic resonance hysterosalpingography，MR-HSG）诊断输卵管性不孕的应用价值。本研究对 30 例研究对象分别采用 X 线碘油造影和 MR-HSG 进行检查，并应用时间分辨的动态增强血管成像（time resolved imaging of contrast kinetics，TRICKS）技术进行扫描，观察患者子宫及其附件、输卵管通畅情况，并行腹腔镜检查。结果发现，X 线碘油造影在诊断输卵管病变的准确度、灵敏度、特异度、阳性预测值及阴性预测值均低于 MR-HSG，且 MR-HSG 可诊断子宫内膜异位症、多囊卵巢综合征、子宫肌瘤、子宫先天性畸形。因此认为，MR-HSG 与 X 线碘油造影比较，可区分输卵管或子宫及附件病变，与腹腔镜诊断有较好的一致性。但因费用问题，该方法的推广受到一定程度的限制。

　　（2）腹腔镜：腹腔镜可在直视下对不孕症患者的盆腔疾病进行诊断，明确不孕症的原因，从而对症治疗。经阴道注水腹腔镜具有创伤小、可发现盆腔微小病变、明确不孕病因的优势，吸引了越来越多人的关注。

　　杨森梦等探讨了经阴道注水腹腔镜联合宫腔镜检查对不孕症患者生育能力的评估价值。本研究选取经阴道注水腹腔镜联合宫腔镜检查的不孕症患者 100 例，分为继发性不孕组（48 例）和原发性不孕组（52 例），两组患者均实施经阴道注水腹腔镜联合宫腔镜检查后，比较两组患者检查所需时间、盆腔病变情况、输卵管通畅性、穿刺成功率、术后并发症发生情况和离院时间等指标。结果显示，100 例患者中，腔镜成功进入患者子宫直肠陷凹者 96 例（96%）。继发性不孕组穿刺成功率显著低于原发性不孕组（$P<0.05$）。继发性不孕组患者中盆腔粘连患者显著多于原发性不孕组者（$P<0.05$）。患者实施经阴道注水腹腔镜检查所需要的平均时间为（10.4±1.8）min，而经阴道注水腹腔镜联合宫腔镜检查所需要的时间则为（32.3±4.5）min，在完成手术后的离院时间为（87.5±12.2）min，手术结束后患者阴道壁穿刺孔的愈合时间则为（4.6±0.4）d。两组患者均无术后出血的情况发生，并且没有直肠损伤和盆腔感染等不良反应出现。因此认为，经阴道注水腹腔镜术后疼痛均较轻，术后恢复更快，可应用于不孕患者病因探查、输卵管检查，联合宫腔镜检查对不孕症患者生育能力的评估具有较高的准确性。

4. 治疗

（1）宫腹腔镜联合手术治疗：在充分抗感染治疗下，腹腔镜手术可在直视状态下分离盆腔粘连，尤其是输卵管粘连及输卵管周围粘连，进行输卵管通畅度检查、输卵管造口等。但许多盆腔炎性疾患者同时有宫腔疾病，越来越多的临床医师认为宫腹腔镜联合手术对于盆腔炎性疾病导致的不孕症，治疗作用更明显。

钟沛文等分析了输卵管性不孕症患者应用宫腔镜、腹腔镜治疗的效果及对妊娠结局的影响。本研究选取输卵管性不孕症患者 115 例，随机分为两组，对照组（55 例）患者采取腹腔镜输卵管疏通治疗，研究组（60 例）患者采取宫腹腔镜联合输卵管疏通术治疗。比较两组患者治疗后的输卵管通畅率，并随访患者术后的妊娠情况。结果发现，研究组患者的输卵管通畅率明显高于对照组患者（$P<0.05$）；在术后 1 年内，研究组患者的成功妊娠率高于对照组患者的成功妊娠率（$P<0.05$）；研究组患者治疗后的并发症发生率低于对照组（$P<0.05$）。因此认为，输卵管性不孕症患者采用宫腹腔镜联合输卵管疏通术治疗，输卵管疏通效果明显，能提高患者术后的妊娠成功率，并且减少术后并发症的发生。

贾小文等对 164 例输卵管性不孕患者进行了相同的研究，所得结论与前者相同，认为虽然宫腹腔镜联合手术手术时间更长，但其治疗输卵管性不孕较单镜治疗临床疗效显著，患者术后受孕效果也更佳。

（2）体外受精 - 胚胎移植（in vitro fertilization - embryo transfer，IVF-ET）：部分盆腔炎性疾病经过药物及手术治疗无效者，输卵管疾患如输卵管梗阻、积水、宫外孕保守或手术治疗后，都是 IVF-ET 的指征。

输卵管积水具有胚胎毒性作用，应映芬等探讨了输卵管积水与阻塞患者的试管婴儿结局及与及其对卵巢功能的影响。本研究选取输卵管性不孕行 IVF-ET 的不孕患者 160 例，并根据有无输卵管积水分为积水组（输卵管阻塞合并积水 54 例）和阻塞组（单纯输卵管阻塞 106 例）。测定并观察两组患者 AMH 水平、给予促性腺激素（gonadotropin，Gn）天数及剂量、获卵数、成熟卵子数、受精数、卵裂数、可用胚胎数、D3 优胚率、囊胚形成率等指标，并分析 AMH 水平与 Gn 天数、Gn 剂量、获卵数、成熟卵子数、受精数、卵裂数、可用胚胎数、D3 优胚率、囊胚形成率及临床妊娠率之间的关系。结果发现，积水组 Gn 用量明显高于阻塞组（$P<0.05$），积水组 D3 优胚率和临床妊娠率明显低于阻塞组（$P<0.05$）；积水组和阻塞组血清 AMH 水平比较差异无统计学意义（$P>0.05$）。说明输卵管积水患者在 IVF-ET 过程中需要消耗更多的 Gn 且临床妊娠率降低，这可能因为积水使卵巢对外源性 Gn 敏感性下降，反应低下，并还可能影响胚胎质量，因此在 IVF-ET 治疗前应积极处理输卵管积水。

梁惠等进一步研究了 IVF-ET 患者输卵管积水不同处理方式对妊娠结局的影响。本研究选取因输卵管因素行 IVF-ET 治疗的不孕患者 126 例，根据 IVF-ET 治疗前患者输卵管积水的严重程度不同分为三组，A 组患者（输卵管轻度积水）42 例，采用输卵管伞端造口术；B 组患者（输卵管中度积水）42 例，采用输卵管近端结扎远端造口术；C 组患者（输卵管重度积水）42 例，采用输卵管切除术。对比三组患者术前和术后第 3 次月经性激素六项指标、窦卵泡数目、Gn 用量、用药时间、人绒毛膜促性腺激素（human chorionic gonadotropin，HCG）注射日 E2 水平、获卵数、可移植胚胎数、临床妊娠率、流产率、异位妊娠率。结果显示，三组患者术前、术后第 3 次月经周期六项激素指标水平及窦卵泡数目无统计学差异（$P>0.05$）；三组间对比六项激素指标水平及窦卵泡数目无统计学差异（$P>0.05$）。三组患者在 Gn 用药量、用药时间、HCG 注射日 E2 水平、可移植胚胎数无统计学差异（$P>0.05$）；A 组、B 组获卵数明显高于 C 组（$P<0.05$）。随访 9 个月，三组患者在临床妊娠率、流产率及异位妊娠率相比较差异均无统计学意义（$P>0.05$）。因此认为，输卵管伞端造口术、输卵管近端结扎远端造口术、输卵管切除术治疗 IVF-ET 患者输卵管积水患者妊娠结局相似，但输卵管切除术影响卵巢功能，使获卵数降低。

（3）中医中药治疗及中西医结合治疗：中医中药治疗盆腔炎性疾病主要使用活血化瘀、清热解毒药物。中西医联合用药治疗，疗效颇显著。

于晨芳等研究了消支助孕汤联合重组人干扰素 α-2a 栓阴道外用治疗支原体感染性不孕的临床疗效。本研究选取支原体阳性不孕患者 226 例并随机分为治疗组和对照组，治疗组应用消支助孕汤口服联合重组人干扰素 α-2a 栓阴道外用；对照组应用多西环素口服加重组人干扰素 α-2a 栓阴道外用。观察两组 Uu 转阴率，治疗前后抗精子抗体（antisperm antibody，AsAb）、抗子宫内膜抗体（antiendometrium antibody，AEMAb）变化，妊娠率及不良反应情况。结果发现，治疗组妊娠率明显优于对照组（$\chi^2=20.18$，$P<0.01$）；治疗组 Uu 转阴率为 92.4%，对照组 Uu 转阴率 93.5%；治疗后两组 AsAb 和 AEMAb 阳性率较治疗前均下降（$P<0.05$），且治疗组阳性率明显低于对照组（$P<0.05$），治疗组转阴率优于对照组（$P<0.05$）；治疗后抗体阴性者妊娠率明显优于抗体阳性者（$\chi^2=84.10$，$P<0.01$）；抗体阴性者流产率低于抗体阳性者（$\chi^2=10.88$，$P<0.05$）。因此认为，消支助孕汤口服联合重组人干扰素 α-2a 栓阴道外用治疗支原体感染不孕患者，能有效清除 Uu，降低自身免疫激活状态，从而提高妊娠率，降低流产率。

张晓勇等研究了消癥灌肠方治疗输卵管阻塞性不孕症行腹腔镜手术后的临床疗效。本研究选取输卵管阻塞性不孕症患者 144 例，随机分为观察组 78 例和对照组 66 例。对照组单纯行腹腔镜手术治疗，观察组在行腹腔镜手术治疗后再应用消癥灌肠方灌肠治疗，每次月经干净后连用 7d 为 1 个疗程，最多连用 6 个疗程，观察并记录两组患者的妊娠情况，并进行统计学比较。结果显示，观察组 2 年内临床妊娠率高于对照组（$P<0.05$），且以术后 1 年内的临床疗效最佳。因此认为，对输卵管阻塞性不孕症的患者先行腹腔镜手术治疗后再结合消癥灌肠方能明显提高患者的临床妊娠率。

芦艳丽等则通过研究中药辅助宫腹腔镜手术治疗对输卵管炎性阻塞性不孕患者血液流变学及血清炎症因子水平的影响，尝试进一步研究中药的作用机制。本研究选取输卵管阻塞性不孕患者 126 例，随机分为治疗组 63 例和对照组 63 例。对照组采取宫腹腔镜手术，治疗组采取中药多途径辅助宫腹腔镜手术，持续 3 个月经周期。观察比较治疗前后两组患者血清炎症因子（IL-6、IL-8 和 TNF-α）和血液流变学指标（全血黏度、血浆黏度、红细胞压积及血沉）的变化。结果发现，治疗后两组的 IL-6、IL-8 及 TNF-α 水平均显著降低，治疗组明显低于对照组（$P<0.01$）。治疗后两组患者的全血黏度、血浆黏度、红细胞压积、血沉均显著低于同组治疗前；治疗组的全血高切黏度、全血低切黏度、血浆黏度、红细胞压积及血沉均显著低于同期的对照组（$P<0.05$）。因此认为，多途径中药可降低炎性反应，辅助宫腹腔镜治疗对输卵管炎性阻塞性不孕患者的改善程度优于单独的宫腹腔镜治疗。但本研究未阐明所用中药的名称、药理及作用途径。

（二）子宫内膜异位症所致不孕

子宫内膜异位症（endometriosis，EMT）是指具有生长功能的子宫内膜组织出现在子宫腔被覆黏膜以外的其他部位，是一种始于细胞水平而终止于盆腔组织和器官，以疼痛和不孕为特点的持续性病变。EMT 患者的不孕率高达 40%～50%。而在不孕症患者中，约 30% 并发 EMT。因此，关于 EMT 发生、发展的机制及其导致不孕的机制是目前研究的热点。

1. 病因学　EMT 引起不孕可能的原因包括患者腹腔液性质的改变、盆腔解剖结构异常、卵巢功能下降、胚胎发育障碍和子宫内膜形态改变及容受性降低等。

已有研究表明 EMT 患者卵泡发生障碍，卵泡颗粒细胞在激素合成过程中存在缺陷，进而影响卵泡的发育和成熟，导致不排卵、未破裂卵泡黄素化综合征、黄体功能缺陷、高泌乳素血症等。

王秀芬等通过体外实验证实 EMT 患者卵泡液对颗粒细胞的增殖及孕酮分泌均有抑制作用。该研究发现，FSH 可以促进人离体颗粒细胞的增殖及孕酮分泌功能，骨形态蛋白 15（bone morphogenetic protein，BMP-15）对颗粒细胞的增殖及孕酮分泌功能无明显影响。EMT 患者卵泡液对颗粒细胞的增殖及孕酮分泌均有抑制作用，FSH 可以逆转其抑制作用，BMP-15 不能改变 EMT 患者卵泡液的作用结局。

EMT 患者受精率下降，王丹菡等检测了 86 例 EMT 不孕症患者血清抗顶体蛋白酶抗体（antiacrosomal protein antibody，AcrAb）、抗精子蛋白 17 抗体（antisperm protein 17 antibody，Sp17Ab）水平，发现与健康对照组相比（80 例），EMT 不孕症组患者血清 Sp17Ab、AcrAb 水平明显高于对照组（$P<0.01$）。然后对所有不孕症患者进行腹腔镜分期手术，检测所有患者术后 1 个月、3 个月、12 个月的血清中 Sp17Ab、AcrAb 水平。随访 2 年，按照患者术后 2 年内是否妊娠将患者分为观察 1 组（妊娠组 41 例）和观察 2 组（非妊娠组 45 例），比较两者不同检测时间段血清中 Sp17Ab、AcrAb 水平，发现观察 1 组患者术前、术后 1 个月、3 个月、12 个月血清 Sp17Ab、AcrAb 水平低于观察 2 组（$P<0.01$），且该水平术后 2 年内自然妊娠间的 r 均>0.5。本研究提示，EMT 可以通过升高患者 Spl7Ab、AcrAb 水平来降低受精率，从而导致不孕，降低 EMT 患者这 2 个分子的表达可能提高患者的自然妊娠率。

EMT 患者宫腔内环境异常，如表皮细胞异质性发生率高、子宫内膜纤维结构异常等。EMT 患者子宫内膜与正常的子宫内膜存在明显差异，表现在基因表达、蛋白表达及免疫状况等方面。

舒晓梅等在 2017 年研究了 EMT 不孕患者子宫内膜组织中 mir-29c、mir-200a、mir-145 表达量，分析其下游分子，并探讨了该表达与子宫内膜容受性的关系。本研究以 EMT 所致不孕的女性患者为不孕组，同期因男方因素所致不孕的女性患者为对照组。收集两组患者的子宫内膜组织，并检测 mir-29c、mir-200a、mir-145、HOXA-10、HOXA-11 及下游分子、黏附分子的表达量。结果提示，不孕组患者子宫内膜组织 mir-29c、mir-200a、mir-145 的表达量均显著高于对照组；不孕组患者子宫内膜组织中 HOXA-10、HOXA-11、整合素 αvβ3、IGFBP-1、CD44V6、N-cadherin、FAK 的 mRNA 表达量均显著低于对照组且与 mir-29c、mir-200a、mir-145 的表达量呈负相关，E-cadherin、FUT4 的 mRNA 表达量均显著高于对照组且与 mir-29c、mir-200a、mir-145 的表达量呈正相关。因此认为，EMT 不孕患者子宫内膜组织中高表达的 mir-29c、mir-200a、mir-145 能够调节 HOXA-10、HOXA-11 及下游分子、黏附分子的表达，通过降低子宫内膜容受性导致不孕。

李铭婷在 2017 年研究了卵巢子宫内膜异位囊肿未行手术治疗的患者进行 IVF-ET 时卵巢的反应性及胚胎质量等结局。本研究将患有卵巢子宫内膜异位囊肿的 58 例不孕症患者作为 EMT 组，以同期单纯因输卵管因素行首次 IVF-ET 患者 55 例作为对照组，均采用超长方案促排卵。比较 EMT 组和对照组患者 IVF 临床指标、实验室指标及妊娠的结局。结果发现，EMT 组与对照组年龄、不孕年限、基础 FSH 水平、Gn 使用时间和剂量、移植胚胎数差异均无统计学意义（$P > 0.05$），但 EMT 组 HCG 注射日血清 E2 水平、获卵数、受精率、优质胚胎率均低于对照组（$P < 0.05$）；EMT 组临床妊娠率稍低于对照组，但差异无统计学意义（$P > 0.05$）。因此认为，卵巢子宫内膜异位囊肿对卵巢反应性及胚胎质量有一定的不良影响，从而最终影响妊娠结局。

2. 发病机制　虽然 EMT 是一种常见的疾病，但目前其发病机制与病因学尚不明确，关于 EMT 的发病机制主要有种植学说、血源 - 淋巴播散学说、体腔上皮化生学说及免疫学说，但任何一种学说均不能完全解释 EMT 的所有特点。此外，免疫功能紊乱、月经异常、遗传因素、人工流产等也是 EMT 的高危因素。

在 2017 年，黄勇等探讨外周血单核细胞趋化蛋白 -1（monocyte chemotactic protein 1，MCP-1）、可溶性血管内皮生长因子受体 1（soluble fms-like tyrosine kinase receptor 1，sflt-1）、IL-6 水平变化与 EMT 发病的关系。本研究选取经病理组织诊断为 EMT 的 128 例患者，其中单纯 EMT 组 78 例，EMT 合并不孕组 50 例，另选取 60 例非 EMT 不孕者及 60 例健康育龄女性为健康对照组，ELISA 法测定各组外周血 MCP-1、sflt-1、IL-6 水平。结果发现，单纯 EMT 组、EMT 合并不孕组外周血 MCP-1、sflt-1、IL-6 水平显著高于非 EMT 不孕组及健康对照组（$P < 0.05$），EMT 合并不孕组外周血 MCP-1、sflt-1、IL-6 水平显著高于单纯 EMT 组（$P < 0.05$），非 EMT 不孕组外周血 IL-6 水平高于健康对照组（$P < 0.05$）。根据美国生殖学会 EMT 分期法，Ⅲ～Ⅳ期 EMT 患者外周血 MCP-1、sflt-1、IL-6 水平高于Ⅰ～Ⅱ期 EMT 患者（$P < 0.05$）。提示外周血 MCP-1、sflt-1、IL-6 水平变化与 EMT 发病及不孕有密切关系。该实验同时进行了 ROC 曲线下面积分析，发现通过测定外周血 MCP-1、sflt-1、IL-6 水平将有助于 EMT 临床诊断及预后评价。

3. 治疗　早期或轻度 EMT，可不予治疗，通过积极促排卵，必要时结合宫腔内人工授精或 IVF-ET 以达到尽早受孕目的。对于晚期 EMT 或伴有较大卵巢子宫内膜异位囊肿的患者，手术为首选治疗方法。腹腔镜手术创伤少、术后恢复快的特点受到大多数临床医师的青睐。

梁秀文等比较了腹腔镜手术及开腹手术治疗 EMT 合并不孕症的效果。本研究选取行腹腔镜手术治疗的 EMT 合并不孕症患者 70 例为观察组，另选取行开腹保守手术治疗的患者 60 例为对照组。比较两组手术疗效并分析患者术后妊娠率的影响因素。结果显示，观察组手术时间、肛门首次排气时间及术中出血量明显少于对照组（$P < 0.05$），但术后并发症发生率比较差异无统计学意义（$P > 0.05$）。再次证实采用腹腔镜手术是治疗 EMT 合并不孕症的首选术式。

腹腔镜手术术后 6～12 个月妊娠率最高，年龄、病灶直径、期别、病灶部位及辅助药物的应用可影响术后妊娠率。关于腹腔镜手术联合药物的治疗在 2017 年有了进一步发展。

杨晓琼等的研究表明腹腔镜手术联合促性腺激素释放激素激动药（GnRH-α）戈舍瑞林治疗 EMT 合并不孕患者可提高近期疗效，减少复发，同时增加远期妊娠率，且该作用与基质金属蛋白酶 9

（matrix metalloproteinase 9，MMP9）、金属蛋白酶组织抑制因子 1（tissue inhibitors of metalloproteinase 1，TIMP-1）密切相关。研究发现，虽然单纯腹腔镜治疗及腹腔镜术后联合戈舍瑞林治疗后患者 MMP9、TIMP-1 水平均显著下降，但与单纯腹腔镜治疗相比，腹腔镜术后联合戈舍瑞林治疗者下降水平更为明显。

刘慧颖则比较了孕三烯酮与 GnRH-α 辅助腹腔镜手术对中、重度 EMT 合并不孕患者妊娠率、治疗前后 Kupperman 评分、主观症状评分、性激素水平、糖类抗原 125（carbohydrate antigen，CA125）水平、远期复发率及不良反应发生率的影响。结果发现，GnRH-α 辅助治疗组妊娠率、性激素水平高于孕三烯酮辅助治疗组，而 Kupperman 评分、主观症状积分及远期复发率均显著低于孕三烯酮辅助治疗组，提示 GnRH-α 辅助腹腔镜手术治疗中、重度 EMT 合并不孕症可有效减轻临床症状体征，提高妊娠概率，改善性激素，减少远期复发，价值优于孕三烯酮。

按中医辨证，EMT 的主要病机为瘀血内阻，治疗基本方法以活血、化瘀、消癥为主。张小莎等的研究通过研究中药的分子机制进一步阐明了其药理作用。该研究发现，腹腔镜手术后辅以活血化瘀中药，可显著降低患者血清 MCP-1、调节活化正常 T 细胞表达分泌因子（reduced upon activation normal t cell expressed and secreted factor，RANTES）、晚期氧化蛋白产物（advanced oxidation protein products，AOPP）、丙二醛（malondialdehyde，MDA）的水平，而超氧化物歧化酶（superoxide dismutase，SOD）水平明显升高，发挥了保护子宫的作用。

（三）复发性流产所致不孕

导致复发性流产（recurrent spontaneous abortion，RSA）的原因较多，其病因学及治疗一直是近年来的研究热点。

1. 病因学　近代生殖免疫学研究表明，RSA 的病因除染色体、解剖和内分泌异常外，50%～60% 与免疫有关，免疫因素在 RSA 发病机制中的作用越来越受到人们的关注。2017 年，在研究 RSA 发生、发展的免疫机制方面取得了一定成绩。

已有研究发现抗心磷脂抗体及抗 β2 糖蛋白抗体阳性与 RSA 密切相关，可导致胎盘部位血栓形成从而发生流产。陈玉阁等在 2017 年通过临床研究再一次确认了两者在自然流产中的作用。该研究发现，与对照组相比，RSA 组患者血清抗心磷脂抗体及抗 β2 糖蛋白抗体明显升高，而经过激素治疗后，RSA 患者抗心磷脂抗体和抗 β2 糖蛋白抗体水平均比治疗前明显下降，随访 1 年后其治疗成功率达到 70.88%，表明这 2 个抗体可能是 RSA 的独立危险因素。

抗甲状腺抗体在 RSA 发生中的作用上存在争议。夭荣平等在 2017 年的研究中则发现 RSA 患者外周血 T 淋巴细胞亚群分化失调，其 Th 细胞在分化成 Th1 和 Th2 过程中存在向 Th1 方向分化偏移和极化的 Th1/Th2 失衡，该研究发现，抗甲状腺抗体阳性的 RSA 组患者 CD3$^+$T 细胞、CD4$^+$ T 细胞的百分比及 CD4/CD8 比例显著升高（$P<0.05$），IFN-γ mRNA 表达量显著上调，L-4mRNA 的表达量则显著下调（$P<0.05$），这说明 CD4$^+$T 细胞分化增多，免疫功能状态过度，不利于母胎间免疫平衡的建立，这一研究结果表明抗甲状腺抗体可能参与 RSA 的发生。

2. 治疗　研究显示，RSA 患者体内异常活化的淋巴细胞可诱导滋养细胞凋亡，并抑制其增殖与侵袭，从而影响胎盘形成，参与 RSA 的发生。孙平等的体外研究发现，在模拟早孕期的低氧环境下，一定剂量的低分子肝素可提高早孕期绒毛滋养层细胞的侵袭能力，其发生机制可能是通过诱导、增强滋养层细胞缺氧诱导因子 1α（hypoxia-inducible factor，HIF-1α）和 MMP2 表达实现的。该研究发现，在低氧浓度下，早孕绒毛滋养层细胞的侵袭能力随着低分子肝素浓度（0、0.1、5U/ml）升高而增强，但高浓度的低分子肝素（10U/ml）对其有抑制作用；随着低分子肝素浓度增加，HIF-1α 和 MMP2 表达呈先上升后下降的趋势；TIMP-2、TIMP-3 表达改变的趋势与 MMP-2 相同。而常氧浓度下的滋养层细胞对低分子肝素无反应。肝素及低分子肝素现已广泛应用于 RSA 的临床治疗，关于其作用机制，以往普遍集中于其抗血栓作用，本研究开拓了肝素类药物作用的新视野。

黄杨等发现过表达 miR-451a 的人滋养细胞迁移、侵袭能力明显下降，而用其抑制药下调其表达后，细胞迁移、侵袭能力提高，表明 miR-45la 可以抑制人滋养细胞的迁移、侵袭能力，针对 miR-451a 的靶向抑制可能会改善 RSA 患者的结局。

封闭抗体缺乏会造成 RSA，淋巴细胞免疫治疗可以改善一部分 RSA 患者的再次妊娠结局，但目前对该种治疗的机制及意义尚存在争议。陈苹等的研究发现淋巴细胞免疫疗法具有增加患者封闭抗体表达、提高妊娠成功率的作用。该研究结果显示，淋巴细胞免疫治疗后封闭抗体阳性表达患者例数显著高于治疗前；血清 IgM 和 IgG 免疫球蛋白的浓度显著低于治疗前（$P<0.05$）；治疗后的 CD3$^+$ 和 CD4$^+$ 淋巴细胞数量显著低于治疗前（$P<0.05$），而 CD8$^+$ 淋巴细胞数量显著高于治疗前（$P<0.05$），治疗后 CD4$^+$/CD8$^+$ 较治疗前显著减小（$P<0.05$），治疗后 CD56$^+$、CD16$^+$、自然杀伤（natural killer，NK）细胞数量显著低于治疗前（$P<0.05$）。对患者进行 2 年的随访发现，封闭抗体阳性者自然流产率为 10.26%，封闭抗体阴性者为 58.33%，差异有统计学意义。本研究支持淋巴细胞免疫治疗对 RSA 的治疗作用。

CD4$^+$CD25$^+$ 调节性 T 细胞在母胎免疫平衡的建立中发挥重要作用。2017 年，段彪等通过 RSA 的动物模型探讨了 CD4$^+$CD25$^+$ 调节性 T 细胞用于 RSA 免疫治疗的效果。该研究在孕期的不同时间段给予鼠尾静脉注射鼠 CD4$^+$CD25$^+$ 调节性 T 细胞或单核淋巴细胞，并分析不同组别 CD4$^+$CD25$^+$ 调节性 T 细胞在 CD4$^+$T 细胞中所占比例及 Foxp3 蛋白表达量，并观察鼠胎吸收率。结果显示，给 RSA 小鼠于孕期进行多次 CD4$^+$CD25$^+$T 细胞注射，其 CD4$^+$CD25$^+$T 细胞在 CD4$^+$T 细胞中的占比及 Foxp3 蛋白相对表达量均高于注射单核淋巴细胞组，胚胎吸收率低于注射单核淋巴细胞组。结果表明，CD4$^+$CD25$^+$T 细胞注射，免疫治疗效果好于传统的注射单核淋巴细胞。

有许多文献报道中药对 RSA 有效，但作用机制尚不明确。王美霞等发现中药益肾安胎方联合黄体酮可改善 RSA 的妊娠结局，这一作用可能是通过 IL-4、IFN-γ 实现的。该研究发现，黄体酮针联合中药联合治疗 15d 后，患者血清 IL-4、IFN-γ 分别呈上升、下降趋势，间接表明患者体内 Th1/Th2 免疫平衡获得重建。

RSA 患者反复的胚胎流失往往给患者造成巨大的心理创伤，心理应激可能与流产相关，形成恶性循环。因此，心理干预及护理干预可能也会具有一定的积极意义。

吴燕燕等发现 RSA 患者经地屈孕酮治疗期间提供常规护理与护理干预相结合的综合性临床护理服务，可获得较为理想的妊娠成功率，降低其再次流产率，有利于保障患者生活质量、身心健康。

（四）卵巢功能减退所致不孕

随着"二胎"政策的开放，高龄女性在不孕症妇女中所占比例急剧升高。除了之前提到过的不孕因素，这部分患者面临一个更为严峻的挑战——卵巢储备功能下降（diminished ovarian reserve，DOR）。DOR 是指双侧卵巢窦卵泡数<6 个，AMH 水平低于 0.5～1.1ng/ml。AMH 主要由卵巢的窦前卵泡和小窦状卵泡的颗粒细胞合成并分泌，是评估女性生殖功能的重要指标之一，现被认为是评价 25 岁以上女性卵巢储备的理想标志物。AMH 在辅助生殖领域可预测卵巢的反应性及评估辅助生育技术的临床妊娠结局。

1. 病因学　导致 DOR 的原因很多，包括遗传基因缺陷、自身免疫性损伤、感染、放疗和化化疗、手术等。随着年龄的增加，卵泡被逐渐消耗殆尽，残留卵泡术逐渐减少，卵巢储备功能逐渐减退。

除此之外，曹羽明等的研究发现双酚 A（bisphenol A，BPA）对雌性小鼠卵巢存在非单一剂量效应，小鼠亚慢性暴露于低剂量 BPA 可以引起卵巢储备功能下降。实验分别用 5μl/ml、50μl/ml、500μl/ml BPA 溶液按雌性小鼠体重给予灌胃。28d 后小鼠框内静脉取血，检测血清 AMH 及 E2 水平，然后处死小鼠获取卵巢组织 AMH 的表达。结果发现，无论 BPA 浓度高低，与对照组相比，BPA 灌胃后小鼠血清 AMH、E2 激素水平、卵巢组织 AMH 基因及蛋白的表达量均呈现下降趋势，说明不良环境因素对卵巢储备功能具有损害作用。

张碧云等则通过调查问卷的形式研究了早发性卵巢不全与血型及 A 型行为人格的关系，发现早发性卵巢不全患者的血型分布与正常人群的血型分布无统计学差异，而与 A 型行为人格显著相关，A 型行为人格者发生早发性卵巢功能不全的概率显著性高于非 A 型行为人格者，提示性格行为因素可能也会影响卵巢储备功能。

卵巢功能保护已经引起了越来越多妇产科医师的重视。苏悦等研究了 115 例因卵巢子宫内膜异位囊肿行腹腔镜下单侧卵巢子宫内膜异位囊肿剥除术治疗的患者，根据术后病理学检查结果是否发现卵泡组织将其分为 A 组（65 例，有卵巢卵泡组织结构）和 B 组（50 例，无卵巢卵泡组织结构），测定两组患者术前及术后 7d、3 个月及 6 个月血清 FSH、E2 和 AMH 水平，超声监测两组患者术前及术后 3 个月、6 个月囊肿侧卵巢窦卵泡数及卵巢体积。结果发现，A 组患者虽然术后 FSH、E2 及患侧窦卵泡数与术前无异，但 AMH 水平明显下降。周一帆等研究了因输卵管妊娠行腹腔镜下患侧输卵管切除对卵巢功能的影响，发现与腹腔镜下保留输卵管术相比，输卵管切除术后半年患者 FSH、LH 升高，AMH、窦卵泡数、卵泡体积及排卵率、妊娠率均降低。上述 2 项研究表明，妇产科手术对卵巢功能存在不良影响，术中应仔细操作，尽量保留卵巢血供。

2. 治疗

（1）IVF-ET 及西药治疗：无论自然受孕还是辅助受孕，高龄导致的卵巢储备功能减退均是导致妊娠失败的高危因素。江红梅等在分析导致 IVF-ET 失败的危险因素时发现，高龄患者更易发生治疗失败。

龚静吉等研究发现，无论是宫腔内人工授精（intra-uterine insemination，IUI），还是 IVF-ET 助孕，35 岁以上患者妊娠率均明显低于 35 岁以下患者，提示 DOR 患者的妊娠率降低。年龄无法逆转，只能通过其他方式来提高这部分患者的妊娠率。

李强等研究了戊酸雌二醇片/雌二醇环丙孕酮片复合包装（克龄蒙）对早发性卵巢功能不全患者的治疗作用。发现与本组治疗前及对照组相比，戊酸雌二醇片/雌二醇环丙孕酮片复合包装治疗可明显降低患者 KMI 总分及血清 FSH、LH 水平，增加患者子宫内膜厚度及血清 E2 水平，但对 AMH 水平无明显影响，提示戊酸雌二醇片/雌二醇环丙孕酮片复合包装治疗虽然可以改善患者临床症状及生化指标，但不能从本质上改善患者卵巢储备功能减退的状况，需要积极的助孕措施帮助患者妊娠。

对于卵巢储备功能减退的患者，可适当放宽 IVF-ET 指征，目前常用的 IVF-ET 促排卵方案有长方案、短方案、拮抗药方案、微刺激方案及自然周期方案。张雯碧等探讨了高龄妇女 IVF-ET 助孕治疗中 5 种促排卵方案的临床效果。本研究将患者根据不同的年龄分为三组，即 35～39 岁组、40～42 岁组、>42 岁组，分析不同年龄组不同促排卵方案的相关监测指标。结果发现，各年龄组均表现为长方案组 Gn 天数最长、微刺激方案组 Gn 用量最少、自然周期组的周期取消率最高；临床妊娠率在 35～39 岁组的短方案组及自然周期组冻融周期较低，在 40～42 岁组的拮抗药方案组及自然周期组冻融周期妊娠率较低，而>42 岁组各促排卵方案间临床妊娠率比较无统计学差异；早期流产率在各年龄组的不同促排卵方案间均无统计学差异。因此认为，在临床妊娠率及早期流产率与长方案相当的前提下，微刺激方案 Gn 用量及天数较少，为高龄患者较推荐的一种促排卵方案。

（2）中医中药治疗及中西医结合治疗：中医中药治疗对 DOR 患者的基本治疗方法以补肾活血、疏肝健脾为主。邵梅等的研究发现补肾方可降低 DOR 不孕患者血清 FSH、LH、E2 水平及 FSH/LH 比值，升高患者 AMH 水平，增加其子宫内膜厚度及窦卵泡数量，降低中医症候积分，补肾方结合人工周期治疗妊娠率明显高于单用人工周期治疗。因此认为，补肾方对卵巢储备功能低下不孕患者疗效显著，能降低性激素及提高 AMH 含量，提高妊娠率。

钟伟萍等则将补肾活血汤对心理精神因素所致 DOR 患者的疗效与西医激素替代疗法进行了比较，结果发现两者无论在生化指标还是中医症状积分方面的作用均相似。

中西医结合治疗是目前临床医学的一种新趋势。杨砺娇等的研究发现调经促孕丸联合雌、孕激素人工周期序贯治疗 DOR 不孕症可有效提高卵巢功能及妊娠率。本研究选取 DOR 不孕症患者共 83 例，其中观察组 41 例、对照组 42 例，对照组给予人工周期序贯治疗，观察组给予调经促孕丸联合人工周期序贯治疗，比较两组患者治疗前后性激素指标、AMH 水平变化、窦卵泡计数（antral follicle count，AFC）、卵巢直径及卵巢基质血流 RI，并在治疗结束后随访两组患者的妊娠情况。结果发现，观察组治疗后血清 FSH、LH 较治疗前显著下降，E2、AMH 及 AFC 较治疗前显著上升，而对照组治疗前后上述指标均无显著性差异。两组治疗前后卵巢直径均无明显差异。观察组治疗后 1 年内妊娠率显著高于对照组。

王丽霞等则发现益肾疏肝养血方联合戊酸雌二醇片/雌二醇环丙孕酮片复合包装（克龄蒙）治疗 DOR 不孕症可改善患者月经状况，显著降低中医症候积分，增加患者 AFC，治疗后随访发现抱婴率显著增高。因此认为，益肾疏肝养血方联合戊酸雌二醇片/雌二醇环丙孕酮片复合包装能有效改善月经情况，增加 AFC，提高患者抱婴率。

除中药外，在 2017 年，药灸、针灸对 DOR 不孕症的治疗作用也得到了进一步研究。姜朵生等探讨了八髎穴隔姜灸配合补肾活血方治疗 DOR 的疗效。本研究对照组采用补肾活血方，观察组采用八髎穴隔姜灸配合补肾活血方治疗，艾灸一次治疗时间约为 1.5h，7d 治疗 1 次，1 个月为 1 个疗程，治疗 3 个疗程结束。结果发现，艾灸结合补肾活血方治疗后血清 FSH、FSH/LH 较单用补肾活血方组降低更多，而 AFC 增加更多，提示艾灸配合汤药在改善卵巢储备功能方面效果更佳。

刘茜等发现热敏灸联合右归丸治疗脾肾阳虚型卵巢功能不全后患者 E2、FSH、LH 水平均有明显改善，可缓解患者临床症状，不良反应发生率低。

庞苗苗等观察了口服戊酸雌二醇片 / 雌二醇环丙孕酮片复合包装联合通络活血针刺法对早发性卵巢功能不全患者血清 FSH、LH、E2 水平的影响及中医症状积分的变化情况，发现患者治疗后 FSH、LH 水平明显下降，E2 水平较戊酸雌二醇片 / 雌二醇环丙孕酮片复合包装治疗组更高，中医症状积分明显下降。因此认为，针刺在改善卵巢早衰患者 E2 水平及中医症状方面均有一定的疗效，在改善FSH 方面尚待于进一步研究。

（五）子宫体因素所致不孕

良好的种植环境是胚胎定位、黏附并成功种植于子宫的重要保证，也为胚胎和胎儿的发育提供强大的后盾。因此，如何改善种植环境一直是生殖医师们的研究热点。良好的种植环境需要硬件及软件的双重保障，即子宫腔的大环境正常和胚胎种植的子宫内膜微环境正常。

1. 病因学

（1）子宫器质性病变：李蓉等对 356 例女性不孕患者进行了宫腔镜检查，发现宫腔异常者 165 例，阳性率达 46.3%，其中原发不孕组 56 例，继发不孕组 109 例；原发不孕组子宫内膜息肉的发生率高于继发不孕组，而继发不孕组宫腔粘连的发生率明显高于原发不孕组，说明不孕患者宫腔病变发生率较高。而宫腔镜检查可作为明确不孕患者宫腔情况的一线检查方法，在宫腔疾病的治疗中也发挥重要作用。

王冉等研究了宫腔镜治疗宫腔疾病所致女性不孕患者的临床疗效。结果发现，与腹腔镜手术相比，宫腔镜治疗后妊娠的女性流产率明显降低，而足月分娩率较高，说明宫腔镜治疗宫腔疾病所致女性不孕有助于改善患者妊娠结局，促进病情康复，且不影响卵巢功能，可在临床上推广。

关于宫腔镜的术式，选择电切术还是冷刀治疗，学者们及临床医师们意见不一，有人认为电切术对内膜损伤较大，不利于妊娠，有人则认为冷刀切除难以切净，且术后复发率高。2017 年，胡英等比较了宫腔镜下电切术与刮宫术治疗子宫内膜息肉不孕的疗效。该研究综合分析了手术时间、手术失血量、住院天数等围术期指标，手术前、手术后 1 个月、半年、1 年时月经情况，患者经手术治疗1 年后复发情况及妊娠情况，并检测了治疗前后子宫内膜组织 VEGF 和转化生长因子 β（transforming growth factor β，TGF-β）的表达情况。结果发现，两组围术期指标无明显差异；电切组患者复发率显著低于刮宫组，妊娠率显著高于刮宫组；治疗 1 个月、半年、1 年后，电切组月经量显著低于刮宫组；治疗后电切组 VEGF 和 TGF-β 阳性率显著低于刮宫组。因此认为，宫腔镜下电切术治疗子宫内膜息肉不孕较刮宫术疗效更优、复发率更低、妊娠率更高，其机制可能与其显著降低子宫内膜组织VEGF、TGF-β 的表达有关。

李娜等则通过探讨宫腔镜辅助子宫内膜微创术对冷冻胚胎移植患者妊娠结局的影响，分析了宫腔镜辅助子宫内膜轻创术对宫腔异常的治疗效果。该研究发现，宫腔异常患者（包括轻度粘连、内膜炎、内膜息肉及增生）经宫腔镜治疗后其临床妊娠率和胚胎种植率与健康对照组无明显差异。

（2）子宫内膜容受性：子宫内膜容受窗为子宫内膜允许胚胎植入的时间，该时期子宫内膜形态发生显著形态变化，为胚胎植入提供良好环境。

容受窗的形成机制尚不明确，可能与多种因素的综合作用有关。文金莲等对 40 例反复移植未孕且经窗口期扫描电镜检查诊断胞饮突表达延后的原发不孕患者的孕激素受体基因的 8 个外显子单核苷酸多态性（single nucleotide polymorphism，SNP）位点进行测序。结果发现，其 SNP 发生频率与对照组相比无显著性差异，说明孕激素受体基因 SNP 位点不是导致种植窗开启延迟的主要原因。

2017 年，杨洋等发现 Mmu-miR-24 在 D1 子宫蜕膜基质细胞高表达，且表达量高于 D4。Mmu-miR-24 在 D4 的腔上皮、腺上皮及少量基质细胞中表达，而在妊娠 D5 着床点（D5IS）及 D6IS 的蜕膜区表达。用 mimics 转染基质细胞后，S 期的细胞数降低，增殖因子 PCNA 表达降低，总凋亡细胞数目增加，凋亡因子 BAX 表达增高；通过 inhibitor 干扰后，G1 期细胞数降低，S 期与 G2 期细胞数有所升高，PCNA 表达增多，晚期凋亡细胞数目减少，BAX 表达降低。而在蜕膜细胞中，转染 mimics 后 G1 期细胞数升高，S 期细胞数降低，PCNA 表达降低，晚期凋亡细胞数目增加，BAX 表达增多；而 inhibitor 干扰后 S 期细胞数升高，PCNA 表达增多，晚期凋亡细胞数目减少，BAX 表达降低。表明在胚胎植入前，Mmu-miR-24 的低表达可促进基质细胞的增殖；在胚胎植入期，Mmu-miR-24 的高表达可促进蜕膜细胞凋亡。

子宫内膜厚度及形态可间接反映内膜的容受性。彭蓉等分析了 87 例 IVF-ET 患者阴道 B 型超声下子宫内膜形态与妊娠成功率之间的相关性。结果发现，IVF-ET 治疗妊娠组与未妊娠组患者子宫内膜厚度无显著差异，但妊娠组患者子宫形态分类中 A 型内膜为 8/26，子宫形态分类中 A 型内膜为 12/61；子宫内膜厚度与妊娠的 Pearson 相关性系数为 0.579，子宫内膜形态与妊娠的相关系数为 0.754，说明子宫内膜形态与妊娠有相关性。

目前，尚无可直接评价子宫内膜容受性的评价方式，只能通过一些检查进行间接判断。肖芳等探讨经阴道彩色多普勒超声在不孕症妇女子宫内膜容受性及子宫动脉血流动力学中的应用价值。本研究用经阴道彩色多普勒超声观察了 110 例不孕症女性在月经周期第 8、15、22 天时的子宫内膜厚度及子宫动脉血流动力学参数，发现在月经周期的不同时间点，不孕症患者的子宫内膜薄于对照组，子宫内膜容积小于 2ml 的个数多于对照组，A 型子宫数亦少于对照组。不孕症患者子宫动脉 PI、收缩指数明显大于对照组，收缩期最大流速慢于对照组，说明经阴道彩色多普勒超声能快速获取子宫内膜及子宫动脉相关数据，从而快速做出初步诊断。

2. 治疗　氯米芬为经典促排卵药物，但由于药物的抗雌激素作用，子宫内膜容受性不理想，通常需要同时应用其他辅助措施。刘桂娟等研究了雌二醇片 / 雌二醇地屈孕酮片复合包装（芬吗通）在氯米芬促排卵患者中对改善子宫内膜厚度的作用。本研究发现，雌二醇片 / 雌二醇地屈孕酮片复合包装联合氯米芬促排卵治疗后，其 HCG 注射日 A 型内膜比例显著低于戊酸雌二醇片（补佳乐）联合氯米芬组，临床妊娠率显著高于戊酸雌二醇片组。因此认为，雌二醇片 / 雌二醇地屈孕酮片复合包装较戊酸雌二醇片更能有效改善氯米芬促排卵患者的子宫内膜发育，提高患者的临床妊娠率。

由于 PCOS 排卵稀发，因此，对这部分患者进行冻胚移植时通常需要人工周期准备内膜。张京顺等比较了长效 GnRH-α 降调节后人工周期（A 组，76 个周期）和单纯人工周期（B 组，76 个周期）内膜准备后患者的临床指标和结局。结果提示，A 组黄体酮转化日的 LH、E2 及 T 水平均显著低于 B 组；A 组的胚胎着床率和临床妊娠率均显著高于 B 组。因此认为，应用长效 GnRH-α 降调节后人工周期内膜准备方案可能改善 PCOS 患者冻胚移植结局。

中药对子宫内膜容受性的影响研究在 2017 年有了进一步发展。贡欣等研究了补肾活血方对子宫 NK 细胞与子宫间质细胞旁分泌基因表达谱的影响。本研究用 2mg/ml 的补肾活血方药液培养人间质细胞 24h 后再加入子宫 NK 细胞分泌提取液，继续培养 6h 后检测各组间质细胞的基因表达谱筛选基因，再检测筛选基因 *CXCL1*、*ICAM-1*、*IL-8*、*LIF mRNA* 和其蛋白表达。结果发现，中药组上调 4 倍的差异基因表达谱与单用子宫 NK 细胞分泌液组基本一致，共 63 个基因，但中药组 IL-15RA、VEGF、LIF、IL-8、IL-11、TGF-β、EGF、CCL8、TAP 1、CXCR2、ICAM-1 较子宫 NK 细胞分泌升高一倍以上。说明子宫 NK 细胞旁分泌作用对提高子宫内膜容受性和种植妊娠率发挥着重要的作用，补肾活血方可改善并提高此旁分泌系统的功能。

葛根黑苏汤以温肾暖宫、养血活血为主要功效。胡欣欣等探讨了葛根黑苏汤对氯米芬促排卵后子宫内膜容受性低下的临床疗效。本研究在氯米芬促排卵时加用葛根黑苏汤，连续用药至排卵后第 14 天，观察其排卵日子宫内膜厚度、回声类型、子宫动脉 RI、宫颈黏液评分及周期排卵率、临床妊娠率。结果发现，中药治疗后患者的周期排卵率及妊娠率均高于对照组；排卵日子宫内膜厚度、形态、宫颈黏液评分优于阴性对照组；子宫动脉阻力低于对照组。因此认为，葛根黑苏汤能辅助改善子宫内膜厚度、类型及血流阻力，提高宫颈黏液评分，改善子宫内膜容受性，提高周期排卵率及临床妊娠率。

李杏英等则研究了苍附导痰汤联合氯米芬对 PCOS 合并不孕症患者子宫内膜容受性的影响。结果发现，苍附导痰汤治疗 3 个月经周期后，患者子宫内膜厚度显著增加，子宫内膜螺旋动脉 PI、RI 显著降低。随访 1 年后，患者排卵率较对照组无明显差异，但妊娠率显著高于对照组。因此认为，苍附导痰汤联合枸橼酸氯米芬胶囊能有效改善 PCOS 合并不孕症患者的子宫内膜容受性，从而提高妊娠率。

随着人工流产率的升高，因薄型子宫内膜所致的不孕症发生率越来越高，尤其是薄型子宫内膜临床上尚缺乏有效的治疗方案。子宫内膜良好的血液供应是受精卵成功着床的关键，而子宫内膜组织中微血管密度（microvessel density，MVD）和 VEGF 的表达水平可有效反映子宫内膜血液供应情况。

李群等研究发现改进养膜方可增加肾虚血瘀型薄型子宫内膜不孕症患者内膜组织中 MVD 和 VEGF 的表达水平，改善内膜血供，提高妊娠率。

（六）男性不育所致不孕

1. 病因学　男性不育病因多样，包括性功能障碍导致精液不能射入女方生殖道和各种原因导致的精子数量和功能异常。目前研究主要侧重于少精症、弱精症方面。

2017 年，马玲等从基因角度研究了男性特发性少精症的原因。本研究检测了特发性轻度少精症患者 72 例及重度少精症患者 70 例，DNA 测序方法检测 HIWI2rs508485 序列。结果发现，轻度少精症和重度少精症的患者 DNA 测序方法检测 HIWI2rs508485 序列突变型均在 60% 以上，较对照组均显著增加，提示 HIWI2rs508485 的单核苷酸多态性可能与男性特发性少精症相关。

徐清华等对 341 例少精弱精症及无精症患者的染色体进行了分析，发现染色体异常异常率 7.9%，其中常染色体异常率为 4.7%，性染色体异常率为 3.2%。染色体异常率中弱精症占 3.0%，少精症占 5.8%，重度少精症占 18.1%，少精弱精症占 6.3%，无精子症占 36.8%。染色体多态性 61 例，多态性以 Y$^+$ 为主，多态性检出率在弱精症中最高，其次为少精弱精症，重度少精症和无精症全部为 Y 染色体多态性。因此认为，少精弱精症及无精症患者染色体异常及多态性发生率较高，尤其是大 Y 染色体多态性明显升高。对该类患者有必要常规做染色体检查。

高永超等则通过动物实验研究了化学药物 FOX-7 对小鼠精原细胞染色体畸变的影响。结果发现，以高剂量 FOX-7 染毒小鼠后，睾丸精原细胞染色体畸变率显著高于对照组，高剂量的 FOX-7 可能会引起小鼠精原细胞染色体畸变，从而导致少精弱精症的发生。

张蓓等从精子发生角度对少精症进行了研究。本研究通过体外实验观察了 SET 蛋白对精母细胞增殖和组蛋白乙酰化的影响。结果发现，SET 蛋白主要表达于胞核和胞质中，与组蛋白 H4 结合；转染 SET 干扰腺病毒的精母细胞其 SET 蛋白降低，细胞增殖明显降低，组蛋白 H4 乙酰化水平明显增高（$P<0.05$）；但组蛋白乙酰化酶（histone acetyltransferase，HATs）和去乙酰化酶（histone deacetylase，HDACs）mRNA 表达水平差异无统计学意义。因此认为，SET 蛋白降调可抑制精母细胞增殖，进而调节精子生成，该作用可能是 SET 蛋白通过与组蛋白 H4 相互作用调节其乙酰化实现的。

已有研究表明，小鼠 SPAG6 基因缺失时，会出现精子活力损伤、精子畸形、雄性不育、脑水肿等表现，而 TCTE3 作为精子鞭毛的结构基因，在精子中表达量的降低可能会引起精子鞭毛运动能力下降，从而导致弱精症的发生。2017 年，双超凡等通过实验小鼠模型研究了两者之间的相互作用。该研究发现，当与 SPAG6 质粒共转染 CHO 和 COS-1 细胞后，TCTE3 被募集至细胞微管中表达；酵母双杂交实验显示 TCTE3/SPAG6 组合后，在缺少 SD/-Leu/-Trp/-His 的培养板上有菌落生成，经 Western Blot 显示菌落中 TCTE3、SPAG6 蛋白表达显著。因此，精子相关抗原 SPAG6 与 TCTE3 之间存在直接的相互作用，SPAG6 可募集 TCTE3 至细胞微管中表达，共同调节精子的活力。

除精子本身因素，精浆中的成分也会影响最终进入女性生殖道内的精子数量及活力，从而影响女性受孕。王彦飞等收集了 88 例不孕夫妇的精浆 AMH、INHB、血清 INHB 及精液参数（精子活动率、浓度、总数、前向运动精子百分率及正常形态精子百分率），分析检验精浆 AMH、INHB 及血清 INHB 与精液参数之间的关系及其对其受精率的预测能力。结果发现，精浆 AMH 的曲线下面积为 0.807，精浆 INHB 的曲线下面积为 0.768；而血清 INHB 与精子浓度、精子总数、精子活动率、前向运动呈明显正相关性。因此认为，精浆 AMH、INHB 可作为预测少精弱精症患者受精率的实验室指标；血清 INHB 与少弱精子症精液参数（精子浓度、精子总数、活动率及前向运动精子百分率）呈显著正相关。

马刚等通过研究精子 DNA 碎片率与因常见男性因素为主行配偶人工授精（artificial insemination by husband，AIH）或 IVF-ET 治疗夫妇临床妊娠率的相关性来说明了精子 DNA 碎片率对男性生育力的影响。该研究显示，男性精子 DNA 碎片率异常者 AIH 或 IVF-ET 的临床妊娠率明显降低，提示其在男性不育中的作用不容忽视。

2. 治疗　已有研究表明，精索静脉曲张可能使睾丸温度升高、局部微循环障碍、代谢产物和活性血管物质反流、活性氧损伤及自身免疫系统异常等，从而影响精子的发育和成熟，导致少精弱精症的发生。

对严重精索静脉曲张者可行手术治疗。吕立群等通过研究双侧和单侧手术治疗左侧 Ⅱ、Ⅲ 度合并右侧亚临床或 Ⅰ 度精索静脉曲张后男性精液指标的变化，发现对于这部分患者，双侧手术治疗效果优于单侧，因此建议常规行双侧静脉曲张手术。

近年来，越来越多的中药被用于对少精弱精症的治疗。张小庆等观察了五子衍宗丸联合复方玄驹胶囊对少精弱精症患者的治疗作用。结果发现，用药 3 个月后患者的精液常规指标及精子运动轨迹变化均较治疗前得到显著改善，疗效较 2 种药物单药治疗更为明显，说明五子衍宗丸联合复方玄驹胶囊可明显改善少弱精子症患者的治疗指标。

对男性因素导致的不孕患者来说，除去药物或手术改善精液质量外，对于严重少精弱精症患者，辅助生殖技术如 IUI、IVF-ET 或卵细胞质内单精子注射-胚胎移植（intracytoplasmic sperm injection-embryo transfer，ICSI-ET）是最为有效的助孕措施。邰艳荣等的研究发现，对于非梗阻性无精症患者，只要医师能在患者睾丸获得精子并行 ICSI，无论其睾丸的病理类型是精子发生低下、精子成熟阻滞，还是唯支持细胞，患者的 ICSI 受精率、受精失败发生率、可移植胚胎率、优质胚胎率、临床妊娠率及胚胎种植率等方面均没有统计学差异，说明男性不育患者即使为重度少精弱精症，一旦获得睾丸精子，借助于 ICSI 助孕，就可以得到较好的临床结局。

另外，还可以通过精液优选等手段来提高辅助生殖技术的成功率。冯娜等研究发现，密度梯度离心联合上游法可以明显降低患者精子 DNA 碎片率。DNA 碎片率的降低与妊娠率及出生率呈显著负相关。

二、IVF—ET

（一）IVF-ET 并发症与安全性

1. 并发症　IVF-ET 是治疗不孕症安全有效的最终治疗手段。但随着该手术的普及，各种并发症的报道也相对增多，包括促排卵相关并发症、异位妊娠引起的宫内外同时妊娠和多胎妊娠对后代的影响等。

杨镒虹等回顾性分析了 5013 例经辅助生殖技术取卵术后发生急诊并发症情况和相应处理对策。结果发现，取卵术后常见急诊并发症包括阴道出血、卵巢过度刺激综合征（ovarian hyperstimulation syndrome，OHSS）、膀胱损伤导致的血尿、盆腔感染、迷走神经反射。其中 OHSS 并发症最易误诊，其发生与年龄、AFC、获卵数目及 HCG 注射日 E2 水平有关，而与体重指数及 Gn 使用天数无关。因此认为，OHSS 是辅助生殖技术取卵术后常见和严重的急诊并发症之一，需加强对 OHSS 的认识。积极处理取卵术后相关并发症，有助于减少误诊及其急诊并发症的发生，提高辅助生殖的安全性。

辅助生殖技术患者异位妊娠、宫内外复合妊娠发病率较普通人群升高，这可能跟该人群中输卵管疾病发病率升高有关。冉圣元等探讨了 IVF-ET 后异位妊娠（ectopic pregnancy，EP）的发生率、临床特点及应对措施。本研究纳入了经 IVF-ET 后确诊为 EP 的 42 例患者，共计 45 个周期。发现 2 例患者重复 EP，5 例患者宫内外同时妊娠（heterotopic pregnancy，HP）。EP 主要发生在输卵管壶腹部，占 EP 的 42.22%。这部分患者中因输卵管因素行 IVF-ET 后 EP 的患者占 53.33%，非输卵管因素占 46.67%。45 个周期 EP 中，3 个周期保守治疗，42 个周期采用腹腔镜或开腹手术治疗。5 例 HP 患者中 3 例行手术＋宫内孕保胎治疗，其中 2 例保胎成功最终娩出健康活婴。22 例患者，通过后续 IVF-ET 妊娠成功并产下健康活婴，3 例患者暂时放弃生育计划，17 例患者继续尝试 IVF-ET。因此认为，输卵管因素是 EP 发生的重要影响因素。在处理 IVF-ET 后患者时要考虑到 IVF 技术的特殊性，避免漏诊、误诊的发生。

宋佳伦等研究了 52 例 IVF-ET 后 HP 患者的结局。该部分患者按治疗方法分为手术组、期待组。手术组又分为腹腔镜手术组和开腹手术组。结果发现，手术组与期待组的宫内妊娠成功率比较无明显差异。腹腔镜手术组与开腹手术组、期待组的宫内妊娠成功率比较也无统计学差异。因此认为，HP 患者如无症状或症状轻微可暂不处理，密切观察病情变化，出现明显手术指征时再采取手术治疗，腹腔镜与开腹手术治疗后宫内妊娠成功率无明显差异。

随着"二孩"政策的开放，瘢痕妊娠患者比例增加。郭培培等研究了 309 例不孕症合并瘢痕子宫患者行胚胎解冻移植（frozen thawed embryo transfer，FET）周期后妊娠结局及剖宫产后子宫切口憩室对 FET 妊娠结局的影响。结果发现，在单胚胎移植周期，对照组、有子宫瘢痕憩室组、无子宫瘢痕憩室组种植率及临床妊娠率无明显差异。双胚胎移植中，瘢痕憩室组胚胎种植率及临床妊娠率均低于非瘢痕憩室组及对照组。非瘢痕憩室组及对照组在双胚胎及三胚胎种植率、临床妊娠率均差异无统计学意义。三组患者单胚胎移植后均无多胎妊娠发生。三组患者流产率及双胎活产率均差异无统计学意义。瘢痕憩室组患者抱婴回家率低于其他两组。因此认为，单胚胎移植可在不降低胚胎种植率的前提下有效降低多胎妊娠率。瘢痕憩室影响胚胎种植率、临床妊娠率、抱婴回家率，但不影响流产率。

2. 安全性　由于辅助生殖技术涉及对卵泡发育、精卵结合、胚胎形成、转运、种植过程的人为干预，自 1978 年首例试管婴儿诞生以来，其安全性尤其是对子代健康的影响一直受到人们的关注。

学者们一直在尝试研究 IVF-ET 患者妊娠过程及其与自然妊娠的差异，以期尽早发现不良预后因素并加以纠正。陈娟等分析了 800 例 IVF-ET 患者早孕期间血清微量元素水平及雌激素水平、孕激素水平的改变情况，按周期类型分为新鲜周期组（212 例）、解冻人工周期组（354 例）、解冻自然周期组（234 例）和自然妊娠组（63 例）。在早孕期于清晨空腹测血铜、锌、钙、镁、铁 5 种常见微量元素值及 E2、P 的水平。结果发现，IVF-ET 不同方案外源性激素摄入量增加，孕妇血清 E2、P 水平逐渐升高，自然妊娠组最低，新鲜周期组最高。自然妊娠组血清铜含量最低，解冻人工周期组最高，且铜水平与 E2 水平呈正相关。多胎妊娠者血清镁、铁均低于单胎妊娠者。因此认为，接受 IVF-ET 妊娠者早孕期间血清铜较同期自然妊娠者高，且与其血清 E2 水平呈正相关。多胎妊娠对镁、铁的需求较单胎妊娠高。但该种变化对母体及子代的影响有待于进一步研究。

（二）治疗方案

IVF-ET 的治疗方案要求个体化治疗，针对不同患者的基础内分泌及 AFC 等决定不同的治疗方案，这其中促排卵方案对 IVF-ET 的治疗结局起重要作用。陈军玲等研究了拮抗药方案和长方案在鲜胚移植患者的促排卵效果。本研究比较了 637 例长方案及 69 例拮抗药方案患者的 Gn 时间、剂量、平均获卵数、M Ⅱ卵数、子宫内膜厚度、受精率、种植率和临床妊娠率。结果发现，拮抗药组 Gn 时间及剂量低于长方案组，但获卵数及 M Ⅱ卵数多于长方案组，两者子宫内膜厚度、受精率、种植率和临床妊娠率差异无统计学意义。因此认为，对于新鲜胚胎移植患者，使用 GnRH 拮抗药方案进行超促排卵可获得较多的优质胚胎数，但最终临床妊娠率未体现优势。

赵磐琳等研究了不同促排卵方案对 PCOS 患者行 IVF-ET 的影响。本研究对 390 例 PCOS 患者分别采用长方案、短方案及拮抗药方案进行治疗，并比较了三组的临床指标。结果发现，Gn 用量、时间及子宫内膜厚度以长方案组最高，短方案组最低。HCG 注射日血清 LH 水平拮抗药组高于另外两组，而 E2 水平拮抗药组低于另外两组且短方案组低于长方案组。OHSS 的发生率、周期取消率及妊娠率拮抗药组低于长方案组，长方案组 OHSS 发生率高于短方案组。综合认为，长方案的促排卵方案具有用药量少、用药时间短等优点，可减少治疗时间和费用，且能保证较满意的妊娠结局，降低 OHSS 发生风险，是 PCOS 患者行 IVF-ET 治疗的一种较理想选择。

李方凤等则研究了不同促排卵药物重组人卵泡刺激素（recombinant human FSH，r-FSH）与高纯度尿促性素（highly purified human menopausal gonadotropin，HP-HMG）对 PCOS 患者体外受精周期促排卵的效果。结果发现，r-FSH 组药物使用总量多于 HP-HMG 组（$P < 0.05$），但 Gn 时间比较无差异；HCG 注射日 r-FSH 组 P 水平高于 HP-HMG 组，但 E2、LH 水平比较无差异；r-FSH 组获卵数多于 HP-HMG 组，但优质胚胎数少于 HP-HMG 组，两组卵裂率、受精率、临床妊娠率、种植率比较无统计学差异；r-FSH 组预防 OHSS 周期取消率高于 HP-HMG 组，但两组移植后 OHSS 发生率比较无统计学差异。因此认为，r-FSH 与 HP-HMG 对于实施 IVE-ET 助孕的 PCOS 患者均有一定的促排卵效果，但 HP-HMG 对胚胎质量的改善效果优于 r-FSH，且 OHSS 发生风险更低。

卵巢反应不良（poor response，POR）是影响促排卵效果的重要因素。李艳辉等研究了联合 Gn/枸橼酸氯米芬的非降调节卵巢刺激方案（改良卵巢刺激方案）在符合 Bologna 诊断标准的 POR 患者体外受精促排卵治疗中的应用。本研究比较了 191 例标准长方案促排患者（SLP 组）与 382 例改良卵巢刺激方案（MOS）患者的各助孕指标和妊娠结局。结果发现，MOS 组的平均获卵数及平均正常受精卵数均显著多于 SLP 组，而周期取消率、早孕期流产率显著低于 SLP 组，累积活产率显著高于 SLP 组。因此认为，改良卵巢刺激方案在 POR 患者可获得优于标准长方案的临床助孕结局，其应是 POR 患者可选择的促排卵方案。

下丘脑垂体性闭经因其性腺轴反应异于其他因素，所致不孕时其促排卵方案有所不同，促排卵过程中卵巢反应性也不同于其他因素所致不孕。为了解决这一难题，王含必等研究了卵泡输出率（follicular output rate，FORT）对接受 IVF-ET 治疗的下丘脑垂体性闭经患者的卵巢反应性及妊娠结局的预测作用。本研究回顾性分析了不同 FORT 患者在促排过程中的临床及实验室指标。结果发现，FORT 值越高，窦卵泡数量越少；经外源性 Gn 治疗后，Gn 天数及数量在高、中、低三组无明显差异，

HCG 注射日的 E2 水平、排卵前卵泡数量、获卵数、M II 卵数随 FORT 值降低而降低；而优胚数、胚胎种植率、冷冻胚胎数、临床妊娠率等三组间均无统计学差异。因此认为，对于下丘脑垂体性闭经患者，FORT 可有效指示 IVF-ET 过程中卵巢对 Gn 的反应性，高 FORT 值患者将有机会获得更多的成熟卵母细胞，但对妊娠结局的预测作用有待更大样本量的研究证实。

IVF-ET 患者尤其是新鲜周期移植患者，因其黄体功能不全需要黄体功能支持。赵敏等比较了 2 种黄体酮剂型（阴道缓释凝胶与注射液）对实施基于非冻融胚胎的 IVF-ET 孕妇的妊娠结局的影响。结果发现，两组临床妊娠率、继续妊娠率、流产率、活产率无统计学差别。因此认为，只要剂量足够，黄体酮阴道缓释凝胶和肌内注射液对采用 IVF-ET 妊娠结局相同。

（三）IVF-ET 实验室部分

1. ICSI　即将单个精子穿过卵子透明带和卵膜直接注射到卵细胞胞质内，适用于严重的少精症、弱精症、畸形精子症，外科获取精子，球形精子症，抗精子抗体阳性，以及常规 IVF 受精失败的患者。黄亚等探讨了常规 IVF 完全失败后行补救 ICSI 在 FET 中的临床指标。本研究回顾性分析了 62 例行补救 ICSI 者（在常规 IVF 完全失败后于受精后 16～20h 行补救 ICSI）的受精率、卵裂率、胚胎质量及临床结局。结果显示，与对照组（常规 ICSI）相比，补救 ICSI 组异常受精率显著升高，而优质胚胎率及可利用胚胎率均显著降低，而两组间 M II 卵的比例、正常受精率及卵裂率比较无明显差异。补救 ICSI 组行 FET 的胚胎临床妊娠率（32.1%）及种植率（16.8%）显著低于常规 ICSI 组（47.2% 和 26.1%）。因此认为，对不孕患者在常规 IVF 完全失败后，于受精后 16～20 h 行补救 ICSI 在 FET 中可降低周期取消率，相对改善胚胎发育速度与患者子宫内膜发育的同步性，虽然其妊娠率较常规 ICSI 低，但仍可获得相对较好的临床妊娠率。受精后 16～20 h 补救 ICSI 可作为常规 IVF 完全失败周期的补救措施。

孙凯等则通过研究早期或晚期补救 ICSI 对 IVF 后移植前胚胎发育情况和移植后临床妊娠结局的影响，探讨补救 ICSI 的可行性和优化优化补救 ICSI 方案，改善 IVF-ET 的临床妊娠结局。本研究回顾性分析了 ICSI 组（A 组）、早期补救 ICSI 组（B 组，授精后 6～8h 行 ICSI）和晚期补救 ICSI 组（C 组，授精后 18～20h 行 ICSI）患者基本情况、早期胚胎发育情况和临床妊娠情况。结果发现，三组的授精率、D3 优质胚胎率、D3 可用胚胎率、临床妊娠率及可用囊胚率依次降低。因此认为，早期补救 ICSI 相比较于晚期补救 ICSI，可以获得较好的胚胎发育和临床妊娠结局，但都逊色于普通 ICSI。

2. 胚胎冷冻技术　人类辅助生殖技术中的胚胎冷冻技术包括慢速冷冻方案和玻璃化冷冻方案，目前后者已逐步完全取代了前者。邹艳荣等比较了 431 个慢速冷冻周期和 900 个玻璃化冷冻周期的胚胎复苏率、完整胚胎率、临床妊娠率、种植率、流产率等各项指标，并分析卵裂球损伤对胚胎发育潜能的影响。结果发现，玻璃化冷冻的胚胎复苏率、完整胚胎率、临床妊娠率、种植率显著高于慢速冷冻，周期取消率低于慢速冷冻，2 种方法的流产率没有显著差异；慢速冷冻移植 0、1、2、3 个无卵裂球损伤胚胎的临床妊娠率无显著差异，而玻璃化冷冻移植 0、1、2、3 个无卵裂球损伤胚胎的临床妊娠率分别为 20.5%、42.3%、48.8%、54.1%（$P < 0.05$）。说明玻璃化冷冻法更适合于人卵裂期胚胎冷冻保存，其冷冻胚胎移植周期的妊娠结局要优于慢速冷冻法；卵裂球损伤对玻璃化冷冻复苏胚胎的发

育潜能影响较大。

周俊等通过研究发现，不同玻璃化冷冻载体的实验室及临床指标之间也有差异，以 Cryotop 为冷冻载体的临床妊娠率、胚胎种植率、活产率均显著高于以 CVM 为载体组，两组之间的胚胎复苏率、多胎率、宫外孕率、流产率、早产率、出生缺陷发生率及新生儿出生平均体重无统计学差异，提示冷冻载体在 IVF-ET 中的重要意义。

谷瑞环等探索了玻璃化冷冻人卵子中 ROS 的产生和修复。结果发现，新鲜卵子、玻璃化冷冻复苏后培养 0h 及玻璃化冷冻复苏后培养 4h 时，卵子内均可检测到少量 ROS 的产生，三组之间无统计学差异，但三组 ROS 水平均低于玻璃化冷冻复苏后培养 2h 的卵子。提示玻璃化冷冻技术能够增加卵子中 ROS 的产生，而卵子具有修复能力，降低 ROS 的产生。

（孔北华　晁　岚　徐小飞）

参 考 文 献

［1］朱江妃. 不孕症患者盆腔粘连的相关因素分析及其对输卵管再通的影响. 中国基层医药, 2017, 24（5）: 755-758.

［2］丁想珍. 药流与人流术后不孕症患者宫腹腔镜检查的对比分析. 西南国防医药, 2017, 27（3）: 253-256.

［3］陈芳芬, 杨泽妹, 许爱玲, 等. 不孕症妇女衣原体和支原体感染及耐药性分析. 中华医院感染学杂志, 2017, 27（17）: 3993-3996.

［4］邹亦庐, 江丽, 吴建波, 等. 316 例输卵管性不孕患者生殖道 Ct、Uu 及 Mh 的检测及耐药性分析. 中国微生态学杂志, 2017, 29（9）: 1066-1068.

［5］韩燕媚, 康岚, 史春, 等. 不孕妇女解脲脲原体、沙眼衣原体感染水平分析. 中国地方病防治杂志, 2017, 32（2）: 184-186.

［6］阚晓纯, 张卫红, 白伟伟, 等. 经阴道子宫输卵管四维超声造影评价输卵管通畅性的临床应用. 江苏医药, 2017, 43（19）: 1373-1375.

［7］黄晴, 练丹, 邱洪凤, 等. 经阴道实时三维超声子宫输卵管造影对输卵管通畅性的检查评价分析. 中国性科学, 2017, 26（4）: 41-45.

［8］查晓霞, 邓晓杨, 游岚岚, 等. 子宫输卵管超声造影检查患者不良反应的临床分析. 临床超声医学杂志, 2017, 19（3）: 182-185.

［9］何雅星, 汪昌玉. X-HSG 与 4D-HyCoSy 诊断输卵管通畅性的价值. 中国医师杂志, 2017, 19（9）: 1418-1420.

［10］李晓君, 牛金亮, 魏芳, 等. 三维对比增强磁共振血管成像技术在输卵管病变中的应用研究. 中国妇幼保健, 2017, 32（13）: 3053-3055.

［11］杨森梦, 席会兰. 经阴道注水腹腔镜联合宫腔镜检查评估不孕症患者的生育能力. 中国妇幼保健, 2017, 32（21）: 5474-5476.

［12］钟沛文，张四友，朱敏珊. 宫腔镜、腹腔镜治疗输卵管性不孕症的效果及对妊娠结局的影响. 中国妇幼保健，2017，32（16）：3943-3945.

［13］贾小文，成九梅. 腹腔镜联合宫腔镜诊治输卵管性不孕的临床效果研究. 中国性科学，2017，26（6）：114-116.

［14］应映芬，黄朝霞，陈益鲁，等. 输卵管积水和阻塞患者的试管婴儿结局及与血清抗苗勒管激素的关系. 浙江医学，2017，39（10）：782-785.

［15］梁惠，郭苑莉，唐侨飞，等. 体外受精-胚胎移植患者输卵管积水不同处理方式对妊娠结局的影响. 疑难病杂志，2017，16（3）：267-270.

［16］于晨芳，宋春燕，石国亮. 消支助孕汤联合干扰素栓治疗解脲支原体感染性不孕的临床观察. 中国中西医结合杂志，2017，37（12）：1443-1446.

［17］张晓勇，薛云霞，时培景. 消癥灌肠方治疗输卵管阻塞性不孕症的临床研究. 南京中医药大学学报，2017，33（5）：538-540.

［18］芦艳丽，马玉，韩璐. 中药辅助宫腹腔镜手术治疗对输卵管炎性阻塞性不孕患者血液流变学及血清炎症因子水平的影响. 中国卫生检验杂志，2017，27（16）：2346-2348.

［19］王丹菡，李璐邑，潘镏镏. 子宫内膜异位症不孕患者血清 AcrAb、Sp17Ab 水平与术后妊娠结局的关系. 中国妇幼保健，2017，32（24）：6227-6230.

［20］舒晓梅. 内异症不孕患者子宫内膜组织中 mir-29c、mir-200a、mir-145 表达量及下游分子的评估. 海南医学院学报，2017，23（19）：2686-2689.

［21］李铭婷，阎雪，曹明雅，等. 未行手术治疗的卵巢子宫内膜异位囊肿对体外受精-胚胎移植结局的影响. 河北医科大学学报，2017，38（1）：33-37.

［22］黄勇，罗书，李娟. 外周血 MCP-1、sflt-1、IL-6 水平变化与子宫内膜异位症发病及不孕的关系. 广东医学，2017，38（10）：1571-1573.

［23］梁秀文，季新梅. 腹腔镜治疗子宫内膜异位症合并不孕症的疗效及影响术后妊娠的因素. 医学临床研究，2017，34（4）：711-714.

［24］杨晓琼，杜小琴. 腹腔镜手术联合戈舍瑞林治疗子宫内膜异位症合并不孕症的疗效及对血清 MMP9、TIMP-1 水平的影响. 中国妇幼保健，2017，32（18）：4486-4489.

［25］张小莎，张伟. 活血化瘀中药联合腹腔镜手术对子宫内膜异位症不孕患者 MCP-1、RANTES、氧化应激及性激素水平的影响. 海南医学院学报，2017，23（21）：2956-2959.

［26］陈玉阁. 抗心磷脂抗体及抗 β2 糖蛋白抗体与自然流产的相关性研究. 中国优生与遗传杂志，2017，25（6）：71-72.

［27］夭荣平，张晓霞，王辉，等. 甲状腺过氧化物酶抗体阳性的复发性流产患者外周血 T 细胞亚群的分析. 中国卫生检验杂志，2017，27（10）：1482-1486.

［28］孙平，王玉，刘媛，等. 低分子肝素对不同氧浓度下早孕绒毛滋养层细胞侵袭力的影响作用. 现代妇产科进展，2017，26（6）：413-417.

［29］黄杨，刘小云，冯霞，等. miR-451a 对人滋养细胞迁移、侵袭能力的影响. 中国妇产科临床杂志，2017，18（3）：227-229.

［30］陈苹，邢燕，岳青芬. 淋巴细胞免疫治疗对不孕不育患者封闭抗体的表达及再妊娠的影响. 东南大学学报（医学版），2017，36（4）：614-619.

［31］段彪，王璐，黄薇薇，等. CD4$^+$CD25$^+$调节性 T 细胞治疗反复性流产的动物实验研究. 中国计划生育学杂志，2017，25（6）：369-372.

［32］王美霞，胡慧娟，谢一红，等. 益肾安胎方联合黄体酮治疗复发性流产的疗效研究. 中国生化药物杂志，2017，37（5）：101-102.

［33］吴燕燕，王素霞，徐新亚. 地屈孕酮应用于复发性流产患者的护理干预效果分析. 中国生化药物杂志，2017，37（8）：93-94.

［34］曹羽明，瞿鑫兰，张铭，等. 双酚 A 亚慢性暴露对雌性小鼠卵巢储备功能的影响. 中国生育健康杂志，2017，28（3）：212-216.

［35］张碧云，韩立薇，谢梅青，等. 卵巢早衰与血型及 A 型行为人格特征的关系. 广东医学，2017，38（3）：383-386.

［36］苏悦，马志松，尹香花，等. 腹腔镜下单侧卵巢子宫内膜异位囊肿剥除术后卵巢储备功能评估的临床研究. 中华妇幼临床医学杂志（电子版），2017，13（1）：93-98.

［37］周一帆，王睿，王曼，等. 腹腔镜保留输卵管术对输卵管妊娠患者卵巢储备功能及生育功能的影响. 中国妇幼保健，2017，32（10）：2231-2233.

［38］江红梅，杨蕴洁，黄洁冰，等. 体外受精 - 胚胎移植失败的影响因素分析. 蚌埠医学院学报，2017，42（5）：633-636.

［39］龚静吉，董熙远，郑瑜，等. 不同助孕方式在 35 岁及以上不孕症妇女中的应用. 华中科技大学学报（医学版），2017，46（5）：583-586.

［40］李强，邹存华，田向文. 克龄蒙对早发性卵巢功能不全患者血清抗苗勒管激素影响及意义. 齐鲁医学杂志，2017，32（4）：462-465.

［41］张雯碧，孙贻娟，陈军玲，等. 高龄患者 IVF-ET 周期不同促排卵方案的临床结局分析. 生殖医学杂志，2017，26（6）：503-510.

［42］邵梅，傅萍. 补肾方对预备再生育患者 AMH 及激素水平的影响. 中国生化药物杂志，2017，37（2）：46-48.

［43］钟伟萍，王佩娟，叶宇齐，等. 补肾活血汤治疗心理精神因素所致卵巢储备功能减退的临床观察. 河北中医，2017，39（2）：203-207.

［44］杨砺娇，陈秀凤，韩晓晴. 调经促孕丸结合雌孕激素人工周期治疗 DOR 不孕症的疗效. 中国妇幼健康研究，2017，28（8）：1017-1019.

［45］王丽霞，周群艳，符敏. 益肾疏肝养血方联合克龄蒙对卵巢储备功能下降患者月经量、窦卵泡数量及妊娠结局的影响. 中国生化药物杂志，2017，37（8）：60-61.

［46］姜朵生，张迎春，吴晓兰，等. 八髎穴隔姜灸配合补肾活血方治疗卵巢储备功能下降疗效观察. 中国针灸，2017，37（10）：1057-1060.

［47］刘茜，武燕，束芹. 热敏灸联合右归丸治疗脾肾阳虚型卵巢功能早衰的疗效分析. 重庆医学，2017，46（18）：2497-2499.

[48] 庞苗苗，惠建荣，韩华. 通络活血针刺法治疗卵巢早衰临床疗效观察. 临床军医杂志，2017，45（10）：
     1028-1030.

[49] 李蓉，万虹，徐燕，等. 356例女性不孕患者宫腔镜检查结果临床分析. 实用医院临床杂志，2017，14（6）：
     151-153.

[50] 王冉，孙勃，谢红旭. 宫腔镜治疗宫腔疾病所致女性不孕患者临床研究. 中国性科学，2017，26（6）：
     116-119.

[51] 胡英. 宫腔镜下电切术与刮宫术对子宫内膜息肉不孕的疗效分析. 河北医药，2017，39（8）：1196-1198.

[52] 李娜，郝莉娜，冯彩霞. 宫腔镜辅助子宫内膜微创术对冷冻胚胎移植患者妊娠结局的影响. 中国妇幼保
     健，2017，32（4）：810-812.

[53] 文金莲，张琼，李艳萍. 孕激素受体基因单核苷酸多态性与子宫内膜胞饮突表达延迟的相关性研究. 生殖
     医学杂志，2017，26（12）：1223-1228.

[54] 杨洋，吴梦云，李荣，等. Mmu-miR-24对小鼠着床期子宫内膜基质细胞和蜕膜细胞的调节作用. 重庆医
     科大学学报，2017，42（8）：959-964.

[55] 彭蓉，刘丽群，潘伟. 子宫内膜形态与体外受精-胚胎移植妊娠的相关性分析. 中国性科学，2017，26
     （10）：131-134.

[56] 肖芳，黄好. 经阴道彩色多普勒超声在不孕症妇女子宫内膜容受性及子宫动脉血流动力学中的应用价值分
     析. 中国医药导刊，2017，19（11）：1107-1110.

[57] 刘桂娟，焦守凤，李金翠. 芬吗通在氯米芬促排卵患者中改善子宫内膜厚度提高临床妊娠率的研究. 中国
     性科学，2017，26（9）：110-112.

[58] 张京顺，陈慧玲，郑连文，等. GnRH-α降调节后内膜准备方案对PCOS患者冻融胚胎移植结局的影响.
     生殖医学杂志，2017，26（8）：772-776.

[59] 贡欣，金哲，鲁秋丹，等. 补肾活血方对子宫自然杀伤细胞与子宫间质细胞旁分泌基因表达谱的影响. 中
     国中西医结合杂志，2017，37（4）：485-489.

[60] 胡欣欣，孙云，卢容萍，等. 葛根黑苏汤改善氯米芬促排卵后子宫内膜容受性低下的疗效观察. 中国中西
     医结合杂志，2017，37（12）：1431-1434.

[61] 李杏英，杨勤，王琪. 苍附导痰汤联合氯米芬对多囊卵巢综合征合并不孕症患者性激素水平及子宫内膜容
     受性的影响. 中国药房，2017，28（26）：3698-3701.

[62] 李群，王立红，赵延坤，等. 改进养膜方对肾虚血瘀型薄型子宫内膜不孕症患者妊娠结局的影响. 实用临
     床医药杂志，2017，21（17）：162-164.

[63] 马玲，周春，洪志丹. HIWI2基因rs508485单核苷酸多态性与特发性少精子症的相关性. 武汉大学学报
     （医学版），2017，38（1）：70-73.

[64] 徐清华，吴小华，王琳琳，等. 少、弱精子症及无精子症患者染色体多态性分析. 中国优生与遗传杂志，
     2017，25（8）：71-73.

[65] 徐清华，吴小华，王琳琳，等. 341例少弱精子症及无精子症患者细胞遗传学分析. 中国优生与遗传杂志，
     2017，25（6）：62-64.

[66] 高永超，王鸿，孙超，等. 1，1-二氨基-2，2-二硝基乙烯对小鼠精原细胞染色体畸变的影响. 中国工业

医学杂志, 2017, 30（2）: 117.

［67］张蓓, 朱倩, 许波群, 等. SET 蛋白对精母细胞株（GC-2 spd）增殖和组蛋白乙酰化的影响. 国际生殖健康 / 计划生育杂志, 2017, 36（2）: 97-102.

［68］双超凡, 柳赟昊, 刘晙玭, 等. 精子相关抗原 6（SPAG6）与 TCTE3 蛋白间相互作用探讨. 重庆医科大学学报, 2017, 42（8）: 948-952.

［69］王彦飞, 吴昕, 胡蓉, 等. 精浆 AMH、INHB、血清 INHB 对常规 IVF 受精结局的预测价值. 中华男科学杂志, 2017, 23（11）: 991-996.

［70］马刚, 李路, 冀雪霞, 等. 精子 DNA 碎片率与 AIH 或 IVF-ET 临床妊娠率的相关性. 中国性科学, 2017, 26（12）: 94-96.

［71］吕立群, 李薇. 双侧和单侧手术治疗左侧Ⅱ、Ⅲ度合并右侧亚临床或Ⅰ度精索静脉曲张不育男性疗效的 Meta 分析. 中国性科学, 2017, 26（6）: 110-113.

［72］张小庆, 孙丹杰. 五子衍宗丸联合复方玄驹胶囊治疗少弱精症患者 30 例疗效观察. 中国性科学, 2017, 26（2）: 88-90.

［73］邬艳荣, 贺占举, 王晟, 等. 非梗阻性无精子症患者睾丸组织病理分型不影响生育结局. 中华男科学杂志, 2017, 23（10）: 889-893.

［74］冯娜, 陈欣洁. 精液优选对精子 DNA 碎片的影响及其对体外受精 - 胚胎移植妊娠结局的影响. 实用医学杂志, 2017, 33（17）: 2885-2888.

［75］杨镒虹, 陈晗笑, 许佳文, 等. 辅助生殖技术取卵术后急诊并发症的诊断和治疗. 华西医学, 2017, 32（6）: 828-832.

［76］冉圣元, 郁琦, 孙爱军, 等. 体外受精与胚胎移植术后异位妊娠的单中心回顾性研究. 生殖医学杂志, 2017, 26（2）: 158-162.

［77］宋佳伦, 郭艳艳, 刘菲菲, 等. IVF-ET 后宫内外同时妊娠的结局分析. 现代妇产科进展, 2017, 26（2）: 136-137.

［78］郭培培, 余照娟, 黄苗苗, 等. 不孕症合并瘢痕子宫患者胚胎解冻移植周期妊娠结局分析. 安徽医科大学学报, 2017, 52（12）: 1876-1879.

［79］陈娟, 徐千花, 郭培培, 等. 体外受精 - 胚胎移植后妊娠早孕期间微量元素变化. 中华疾病控制杂志, 2017, 21（5）: 514-518.

［80］陈军玲, 刘素英, 李路, 等. 促性腺激素释放激素拮抗剂方案与激动剂长方案应用于新鲜胚胎移植患者的疗效比较. 中国临床医学, 2017, 24（3）: 339-342.

［81］赵磐琳, 童英, 庞春元. 不同促排卵方案对多囊卵巢综合征患者 IVF-ET 疗效的影响. 中国计划生育学杂志, 2017, 25（2）: 97-100.

［82］李方凤. 重组人卵泡刺激素与尿促性素对多囊卵巢综合征患者体外受精周期促排卵效果比较. 中国妇幼保健, 2017, 32（3）: 569-571.

［83］李艳辉, 耿育红, 陈莉娟, 等. 联合促性腺激素 / 枸橼酸氯米芬的非降调节卵巢刺激方案在卵巢反应不良患者中的应用. 生殖医学杂志, 2017, 26（8）: 777-783.

［84］王含必, 汤鲜, 温晓晓, 等. 卵泡输出率在下丘脑垂体性闭经患者体外受精 - 胚胎移植中的应用研究. 生

殖医学杂志，2017，26（5）：442-446.

［85］赵敏，郑文捷，李晓东，等. 黄体酮注射液与阴道缓释凝胶对实施体外受精与胚胎移植技术孕妇妊娠结局的影响比较：Meta 分析. 福建医科大学学报，2017，51（1）：61-67.

［86］黄亚. 常规体外受精失败后行补救卵胞浆内单精子注射在冻融胚胎移植中的应用价值. 中国妇幼保健，2017，32（8）：1731-1733.

［87］孙凯，王建业，唐宁. 早期或晚期补救 ICSI 对 IVF-ET 早期胚胎发育和临床妊娠结局的影响. 中国优生与遗传杂志，2017（9）：103-106.

［88］邰艳荣，王晟，张凯，等. 冷冻方法对人卵裂期冷冻胚胎移植周期妊娠结局的影响. 解剖学报，2017，48（4）：482-487.

［89］周俊，廖宏庆，周静. 两种胚胎冷冻载体冻存囊胚的临床效果比较. 中国医师杂志，2017，19（4）：502-505.

［90］谷瑞环，孙贻娟，冯云，等. 玻璃化冷冻卵子中 ROS 产生和修复. 中国优生与遗传杂志，2017，25（5）：120-122.

第五章　妇科肿瘤研究进展

第一节　宫　颈　癌

近年来，宫颈癌在中国的发病率和病死率仍呈上升趋势，且发病的平均年龄呈下降趋势。2017年，宫颈癌仍为妇产科学的研究热点之一。

一、宫颈癌的筛查与检测

宫颈癌作为一个病因相对明确的肿瘤，是世界卫生组织（World Health Organization，WHO）唯一建议的在世界范围内开展筛查的恶性肿瘤。

（一）人乳头瘤病毒

人乳头瘤病毒（human papilloma virus，HPV）是宫颈癌前病变及宫颈癌的主要致病因素，明确其基因型分布及临床意义有助于制定合理有效的宫颈癌防治策略。HPV 的基因型分布如下。

1. HPV 在正常人群中的分布　目前，已被发现的 HPV 有 170 多种亚型，其中 40 余种特异性感染肛门生殖系统，有一定的致癌作用。针对中国不同地区的 HPV 流行病学研究表明，不同地区 HPV 基因型分布存在差异。

在针对社区人群的流行病学研究中，张晓红等调查陕西省女性 HPV 感染状况。本研究根据 2012 年陕西省统计局提供的人口数据，对关中、陕南、陕北地区进行随机调查抽样，采用表面等离子共振（surface plasmon resonance，SPR）技术对 2012 年 3 月至 2015 年 12 月间所有抽样人群进行 HPV 定量分型检测，分析陕西省 HPV 的感染状况。在 38 408 例患者中共检出 7723 例 HPV 阳性者，阳性率为 20.11%；其中高危 HPV（high risk HPV，HR-HPV）阳性率为 17.74%。在检出的 24 种 HPV 亚型中，按感染率前 5 位为 HPV 16、HPV 58、HPV 52、HPV 18、HPV 53。不同年龄段 HR-HPV 感染率不同，以≤25 岁年龄段感染率最高（24.39%），其次为≥56 岁年龄段（20.38%），26～35 岁年龄段感染率最低（15.69%）。HR-HPV 感染中以单一感染为主（81.92%），多重感染中以二重感染最常见（15.84%）。

祁志宇等分析承德地区女性 HPV 感染情况。2013 年 1 月至 2016 年 1 月在承德市八县三区选取自愿参加本研究的 4250 例女性作为研究对象，HPV 感染率为 19.27%，单纯高危型及低危型感染率分别为 18.16% 和 1.11%，单一亚型及多重感染率为 13.96% 和 5.31%，最常见 5 种 HPV 高危型别依次为 HPV 16、HPV 58、HPV 52、HPV 39、HPV 51。

吴昕等评价广西壮族自治区柳州市 18～45 岁女性 HPV 感染及型别分布特点。本研究于 2013 年 3—7 月在柳州市招募 2300 例 18～45 岁社区女性，HPV 总感染率为 22.7%，其中高危型 HPV 感染率为 17.3%，在 18～25 岁和 41～45 岁呈双峰状态。高危型 HPV 感染率前 5 位为 HPV 52、HPV 16、HPV 51、HPV 58 和 HPV 39。

赵海英等分析探讨华北油田矿区妇女 HPV 感染情况。本研究对 2016 年 1—12 月在医院进行体检 746 例华北油田矿区女性的宫颈脱落细胞标本进行 HPV 基因分型检测，746 例女性中有 197 例女性发生 HPV 感染，感染率为 26.41%。HPV 基因型检测结果发现，HPV 感染率前 5 位为 HPV 16、HPV 58、HPV 52、HPV 18 和 HPV 33，分别占 29.44%、12.18%、8.63%、6.09% 和 4.57%。31～35 岁女性 HPV 感染率最高为 34.73%。

在针对医院就诊人群的研究中，李明伟等研究广东省江门地区 HPV 感染率、基因分型和年龄分布特征。本研究对 30 889 例 2009 年 3 月至 2015 年 8 月到江门市中心医院妇科门诊就诊的女性进行生殖道 21 种 HPV 感染基因亚型筛查，其中妇女 HPV 感染率为 24.69%，高危型 HPV 感染率为 21.32%，低危型 HPV 感染率为 3.37%，感染率最高基因型是 HPV 16，其次为 HPV 52、HPV 58、HPV 18、HPV 53。不同年龄妇女高危型 HPV 阳性率比较差异有统计学意义（$P < 0.05$），>60 岁妇女阳性率最高。

夏艳等分析上海妇科门诊就诊人群 HPV 分型感染情况。本研究对 2016 年在上海交通大学医学院附属同仁医院妇科因各类原因就诊、自愿接受者行 HPV 分型检测，统计分析 HPV 不同型别感染情况。结果发现，HPV 总感染率为 23.66%，高危型 HPV 总体感染率为 19.90%。HPV 感染者中，单一亚型感染率为 71.21%，双重感染率为 16.94%，其余为 2 种以上型别感染。高危型 HPV 感染呈低年龄段人群感染率较高的现象（$P < 0.01$）。高危型 HPV 感染中，感染率最高的 5 种亚型依次为 HPV 52、HPV 16、HPV 53、HPV 58、HPV 51。

李军等探讨陕西省安康地区女性人群宫颈 HPV 感染亚型的分布特征。本研究选取 2012 年 1 月至 2016 年 5 月在陕西省肿瘤医院及安康市中心医院体检、门诊就诊的患者及接受宫颈癌筛查的女性共 9006 例，采用聚合酶链反应（polymerase chain reaction，PCR）导流杂交技术对 HPV 感染亚型进行分型检测，分析 HPV 感染亚型分布特征及各年龄段女性人群 HPV 感染状况。结果发现，HPV 感染总阳性率为 21.73%。高危 HPV 亚型在各年龄段女性中均有较高的感染率，>60 岁年龄组最高，41～50 岁年龄组最低，各年龄组比较差异均有统计学意义（$P < 0.05$）。2175 例高危 HPV 感染女性中，单一感染和多重感染女性分别为 1306 例和 869 例。高危 HPV 感染较常见的亚型均依次为 HPV 16、HPV 58、HPV 52、HPV 53、HPV 39 和 HPV 33，分别占单一和多重高危感染的 78.94% 和 75.08%。最常见的单一和多重感染亚型分别为 HPV 16 和 HPV 81。

2. HPV 在宫颈癌前病变及宫颈癌中的分布　在基于宫颈脱落细胞的研究中，袁娟等探究不同 HPV 亚型感染与宫颈上皮内瘤变（cervical intraepithelial neoplasia，CIN）程度的相关性。本研究以 2009 年 3 月至 2014 年 9 月就诊并住院治疗的 324 例 HPV 患者为研究对象，对其 HPV 感染情况、HPV 亚型分布情况和病变程度进行分析与探究。结果发现，高危型 HPV 感染率前 3 种亚型依次为 HPV 16、HPV 58、HPV 52，感染率依次为 26.79%、21.46%、19.13%。CIN Ⅰ 患者中感染 HPV 前 3 位依次为 HPV 16（25.00%）、HPV 58（20.83%）、HPV 52（14.58%），感染 CIN Ⅱ 与 CIN Ⅲ 亚型前 3 位亚型依次为 HPV 16（56.60%）、HPV 58（18.87%）和 HPV 33（11.32%）。HPV 16 亚型（$OR=7.321$，$P<0.05$）与 HPV 52（$OR=5.47$，$P<0.05$）是 HPV 感染患者发生高瘤变的危险因素。

许惠惠等探讨 HPV 基因分型检测在宫颈癌前病变诊断中的临床应用价值。本研究以 2012 年 12 月至 2015 年 3 月初诊的 4095 例宫颈癌筛查结果为 HPV 阳性者作为研究对象，分析 HPV 型别流行病学特征及 HPV 阳性者的宫颈组织病理学诊断结果。结果发现，HPV 感染率由高到低依次为 HPV 52、HPV 16、HPV 58、HPV 39 和 HPV 56；CIN 女性中 HPV 感染率从高到低依次为 HPV 16、HPV 52、HPV 58、HPV 33 和 HPV 31。Logistic 回归分析显示，HPV 16、HPV 33 感染者致 CIN Ⅱ 阳性风险性较大，回归系数 OR 分别为 3.670（95% CI：2.399～5.612，$P<0.05$）、2.045（95% CI：1.087～3.848，$P<0.05$）。

毕蕙等对比 HPV 单一型别与多重型别感染者宫颈病变风险。本研究回顾性总结 2010—2012 年同时行宫颈细胞学与 HPV 检测且高危型 HPV 阳性妇女 7192 例的临床资料，分析 HPV 高危型单一型别与多重型别感染者宫颈癌前病变及浸润癌的相关性。7192 例 HPV 高危型感染者中单一型别及多重型别感染率分别为 75.88%、24.12%。在单一型别及多重型别感染者中，最常检出的型别均为 HPV 16，其次为 HPV 58、HPV 52、HPV 53。单一型别与多重型别感染者中 CIN Ⅱ 阳性检出率分别为 22.29%、23.04%，CIN Ⅲ 阳性检出率分别为 11.72%、8.73%，两组感染者 CIN Ⅱ 阳性检出无统计学差异（$P>0.05$），CIN Ⅲ 阳性检出有统计学差异（$P<0.05$），在 HPV 16、HPV 16/18 单一型别与多重型别感染者 CIN Ⅱ 阳性检出均无统计学差异（$P>0.05$），CIN Ⅲ 阳性检出均有统计学差异（$P<0.05$），在非 HPV 16/18 型单一型别及多重型别感染者 CIN Ⅱ 阳性、CIN Ⅲ 阳性检出均无统计学差异（$P>0.05$）。Logistic 回归分析发现 HPV 16 型、单一型别感染与宫颈病变 CIN Ⅱ 阳性具有相关性；HPV 16、HPV 33 型别感染与 CIN Ⅲ 阳性具有相关性。因此认为，HPV 单一型别、HPV 16、HPV 16/18 感染者的 CIN Ⅲ 阳性风险增高，临床上应重视对这一人群的管理。

刘智等调查分析武汉市宫颈癌及癌前病变 HPV 感染情况。本研究采用随机分层抽样法抽取 2016 年 1—12 月在武汉市 10 家医院妇科门诊就诊的 600 例宫颈癌及癌前病变患者的临床资料，并进行回顾性分析。其中，HPV 感染 499 例，感染率为 83.17%，CIN Ⅱ～Ⅲ级患者 HPV 感染率高于 CIN Ⅰ级患者（$P<0.05$）；宫颈鳞癌、腺癌患者 HPV 感染率高于 CIN Ⅱ～Ⅲ级患者（$P<0.05$）；宫颈癌单一感染所占比例为 83.33%，二重感染所占比例为 11.33%，无三重及多重感染病例，而 CIN Ⅰ级三重、多重感染所占比例较高，其次为 CIN Ⅱ级；宫颈癌及癌前病变患者感染 HPV 16 亚型所占比例最高，其中宫颈癌感染 HPV 16 所占比例高达 56.00%，其次为 CIN Ⅲ级；感染 HPV 18 亚型所占比例位列第 2，其次为 HPV 52 亚型，宫颈癌患者感染 HPV 18 所占比例高于 CIN Ⅰ～Ⅲ级患者，CIN Ⅰ～Ⅲ级患者低危型 HPV 感染阳性率高于宫颈癌；年龄 25～34 岁群体 HPV 感染率最高，其次为 35～44 岁与 20～25 岁，25～34 岁群体高危型 HPV 感染率最高。

在基于组织学的研究中，沈媛媛等通过检测各级别 CIN 组织中不同亚型 HPV 病毒载量，探讨 HPV 型别病毒载量与宫颈癌发生的相关关系。本研究选取 CIN Ⅰ、CIN Ⅱ、CIN Ⅲ 与宫颈癌各 20 例，采用微切技术获取宫颈病变组织，以实时荧光 PCR 技术检测不同病变单位细胞（10 000 个细胞）内的 HPV 亚型病毒载量。其中，HPV 感染率在 CIN Ⅰ、CIN Ⅱ、CIN Ⅲ 与宫颈癌分别为 88%、100% 和 100%。HPV 亚型在不同级别病变的分布不同，HPV 16 亚型在 CIN Ⅲ/宫颈癌的感染率（85%）明显高于 CIN Ⅱ（46%）与 CIN Ⅰ（47%）（$P<0.05$）；HPV 52 亚型在 CIN Ⅰ、CIN Ⅱ、CIN Ⅲ 中检出

频率相当；HPV 58 亚型则在低度病变检出频率为高。单位病变组织内 HPV 载量随病变程度增加而升高（$P<0.05$），感染率占前 3 位的 HPV 16、HPV 52、HPV 58 亚型单位病变组织内的病毒载量在 CIN Ⅱ、CIN Ⅲ 明显高于 CIN Ⅰ（$P<0.05$）。HPV 多重感染在 CIN Ⅰ、CIN Ⅱ、CIN Ⅲ 与宫颈癌分别为 47.1%、21.4%、50.0% 和 26.7%，多重感染与病变的严重程度无相关性（$P>0.05$）。

朱蕾芳等探讨 HPV 感染基因型在宫颈正常组织、宫颈鳞状细胞癌和腺癌组织中的分布情况。本研究选取 56 个宫颈正常组织、48 个宫颈鳞状细胞癌组织、45 个宫颈腺癌组织，分别记为对照组、鳞癌组和腺癌组，均采用 PCR 及基因芯片技术对 HPV 感染 23 种基因进行分型检测，对各组相关资料进行回顾性分析。结果发现，鳞癌组 HPV 感染阳性率（91.67%）和腺癌组 HPV 感染阳性率（73.33%）均远高于对照组（10.71%）（$P<0.05$），且腺癌组 HPV 感染阳性率也显著低于鳞癌组（$P<0.05$）；对照组、鳞癌组和腺癌组一重感染、二重感染和多重感染分布情况均存在显著差异（$P<0.05$）；对照组 6 例 HPV 感染阳性患者中，HPV 43 基因型所占比例最高，为 62.50%；鳞癌组 44 例 HPV 感染阳性患者中，HPV 16 和 HPV 18 基因型所占比例最高，分别为 40.57% 和 19.81%；腺癌组 33 例 HPV 感染阳性患者中，HPV 16 和 HPV 18 基因型所占比例最高，分别为 29.58% 和 19.72%。因此认为，HPV 16 和 HPV 18 基因型感染可能参与宫颈鳞癌和腺癌的发生，且在宫颈癌患者组织中，多存在双重或多重 HPV 感染。

（二）宫颈癌的"三阶梯"筛查

细胞学、阴道镜、组织学"三阶梯"是宫颈病变及早期宫颈癌诊断的规范程序。

1. 基于宫颈脱落细胞的细胞学检查和 HPV 检测　2012 年，美国癌症协会、美国阴道镜和宫颈病理学会、美国临床病理学会颁布的筛查指南中将单独细胞学筛查和联合筛查作为首选；2015 年，过渡期指南中将单独高危型 HPV 检测纳入初筛选择之一；2016 年，美国妇产科医师学会实践指南 157 号提出单独细胞学或联合筛查仍为初筛首选。与发达国家相比，中国的宫颈癌筛查率较低，探索适宜中国的筛查策略任重道远。

（1）联合筛查：一系列研究数据提示，目前在中国最佳的筛查策略为宫颈脱落细胞学检查和高危 HPV 检测联合应用。郝云涛等评价薄层细胞学检测（thinprep cytologic test，TCT）联合 HPV 分型检测在宫颈癌筛查中的效果。本研究对就诊于妇科的 1381 例患者行 TCT 和 HPV 分型检测，对符合条件者行病理检查，以病理结果为金标准比较 2 种筛查方法的效果。结果发现，TCT 检测结果中意义不明确的非典型鳞状上皮细胞（atypical squamous cells of unknown significance，ASCUS）以上宫颈癌阳性检出率为 15.06%；低度鳞状上皮内病变（low-grade squamous intraepithelial lesion，LSIL）以上宫颈癌阳性检出率为 12.31%。HPV 阳性检出率为 20.93%。以 CIN Ⅰ 以上宫颈病变（CIN Ⅰ+）为标准计算 TCT 和 HPV 分型检测的灵敏度、特异度、阳性预测值（positive predictive value，PPV）、阴性预测值（negative predictive value，NPV）、误诊率、漏诊率、诊断符合率和约登指数分别为 77.65%、66.12%、79.04%、64.15%、33.98%、22.35%、73.26%、0.437 和 71.62%、84.31%、95.21%、40.57%、15.69%、28.38%、73.99%、0.559。2 种诊断方法平行试验的联合灵敏度为 93.18%，特异度为 72.63%；序列试验的联合灵敏度为 54.40%，联合特异度为 97.83%。即平行试验联合灵敏度最高，序列试验的联合特异度最高。因此认为，TCT、HPV 分型检测均具有较好的筛查效果，两者联合可以提高筛查的灵敏度和特异度。

汪晓菁等探讨 TCT 联合 HPV 检测诊断宫颈癌前病变的临床价值。本研究选取 2013 年 12 月至 2015 年 12 月实施宫颈癌筛查的 23~67 岁 7160 例女性作为研究对象，采用 TCT 法筛查宫颈癌及 HPV 分型基因芯片检测系统进行 13 种高危型 HPV 基因亚型的检测，对上述检查阳性者进行阴道镜下宫颈活组织病理检查，而对于阴性者则采取自愿进行宫颈活组织病理检查的方式。本研究提示，受检女性 TCT 涂片结果阳性率为 1.5%，LSIL 占 60.4%，高度鳞状上皮内病变（low-grade squamous intraepithelial lesion，HSIL）占 34.9%，鳞状细胞癌（squamous cell carcinoma，SCC）占 4.7%。与病理结果对照，TCT 诊断 LSIL 的符合率为 41.7%，诊断 HSIL 的符合率为 71.4%，诊断 SCC 符合率为 71.4%，TCT 诊断与组织学检查总体符合率为 65.0%；7160 例受检者中 HPV 感染者占 7.4%，HPV 感染者中 CIN Ⅰ 的检出率为 72.8%，CIN Ⅱ＋CIN Ⅲ 的检出率为 86.8%，检测出 SCC 4 例，HPV 检测的总体符合率为 76.7%。HPV 对于癌前病变及宫颈癌的检出率为 65.0%，TCT 的总检出率为 76.7%，两者联合筛查病变的总检出率为 95.1%，差异有统计学意义（$P<0.05$）。因此认为，TCT 技术和高危型 HPV 检测的联合应用效果优于单项技术检测，对于宫颈癌前病变的筛检具有重要意义。

联合筛查策略的可行性在一些特殊分布的人群中得到验证。吕素媚等分析了 2014 年抚宁县农村妇女 CIN 的筛查数据，为早期防治宫颈癌提供科学依据。本研究对抚宁县农村妇女（35~64 岁）分别进行 TCT 检测 3000 例为 TCT 组，进行 HPV 16/18 型检测 3000 例为 HPV 组，TCT 联合 HPV 16/18 型检测 3000 例为 TCT 联合 HPV 组，三组阳性者均经阴道镜取活体组织检查，以组织学为金标准，比较三组阳性检出率与组织学诊断的符合率。结果显示，TCT 与 HPV 单项检出率分别为 26.30% 和 32.40%，而两者联合检出率为 46.20%，与病理诊断符合率分别为 82.76%、91.15%、96.75%，符合率组间差异有统计学意义（$P<0.05$）。

对联合筛查结果的有效判读有助于制定下一步诊疗策略。黄燕明等探讨宫颈细胞学正常但高危型 HPV 感染妇女的宫颈病理结局。本研究回顾性分析 2014 年 1—12 月 30 岁以上行宫颈细胞学＋Cervista 高危型 HPV 联合筛查妇女的临床资料，对细胞学正常但高危型 HPV 感染且行阴道镜检查的 218 例妇女取活组织检查，分析其病理结局。结果提示，活检结果为 LSIL 占 11.0%，HSIL 占 13.8%，宫颈浸润癌占 2.8%。HPV A9 组感染共 141 例，其中 CIN Ⅱ /CIN Ⅲ 及以上病变 21.3%，HPV A9 组阳性与 A9 组阴性者比较，CIN Ⅱ /CIN Ⅲ 及以上病变检出率比较，差异有统计学意义（$P<0.05$）。因此认为，即使细胞学检查阴性，对宫颈高危型 HPV 检测及阳性结果尤其是 A9 组阳性，应高度重视，立即行阴道镜检查以早期发现宫颈 HSIL 及宫颈浸润癌。

（2）其他筛查策略的探索

1）细胞学初筛后高危 HPV 检测分流：赖玉琴等探讨适合中国农村地区的宫颈癌筛查方法。本研究选取 3000 名广州市花都区妇女为普查对象，其中 2000 名行 HPV-DNA 检测，1000 名行 TCT。两组按筛查要求进行阴道镜检查，取活检，结合病理活检结果分析 2 种方法用于中国农村地区宫颈癌筛查的效果。研究数据提示，HPV-DNA 检测组中 HPV 16、HPV 18 型阳性病理活检结果为 CIN Ⅰ 的发生率为 18.92%，其他型为 38.57%，差异有统计学意义（$P<0.05$）；HPV 16、HPV 18 型病理活检结果≥CIN Ⅲ 的发生率为 13.51%，其中 HPV 18 型为 0，其他型为 0，差异有统计学意义（$P<0.05$）；TCT 的假阳性率为 35.00%，HPV 16、HPV 18 型的假阳性率为 62.16%，差异有统计学意义（$P<0.05$）；

HPV 其他型阳性病理活检结果为 CIN Ⅰ 与 CIN Ⅱ 发生率分别为 45.71% 和 7.14%，差异有统计学意义（$P<0.05$）。因此认为，中国的宫颈癌筛查策略要结合中国的具体情况而定，HPV 检测应选高危型感染率高的 HPV 类型作为分流项目，若只能选择单项筛查方案，细胞学筛查应该作为首选。

　　2）高危 HPV 检测初筛后细胞学分流：慕建宁等探讨高危型 HPV 初筛和液基细胞学分流在宫颈癌筛查中的应用价值。本研究选取 2015 年进行宫颈癌筛查的 8318 例女性作为研究对象，均行高危型 HPV 检测和液基细胞学检查，其中任何一项为阳性均行阴道镜检查，异常者行多点活检。以病理学结果为诊断标准，分别评价高危型 HPV 初筛、液基细胞学分流（A 方案）和液基细胞学初筛、高危型 HPV 分流（B 方案）这 2 种方案的灵敏度、特异度、PPV 和 NPV。研究数据提示，A 方案的特异度、PPV、NPV 分别为 70.08%、44.17%、98.13%，B 方案的特异度、PPV、NPV 分别为 21.28%、37.60%、87.37%，两者比较，差异有统计学意义（$P<0.05$）；而 A、B 方案的灵敏度比较，差异无统计学意义（$P>0.05$）。因此可知，高危型 HPV 检测进行初筛，之后行 TCT 分流是一种安全、可靠、费用较低的宫颈癌筛查模式，适合经济欠发达和细胞病理学医师匮乏地区的宫颈癌大规模筛查。

　　2. 阴道镜　阴道镜诊断在宫颈癌早期诊断、早期治疗的"三阶梯"程序中起关键的桥梁作用。临床中常基于初筛结果，明确是否有转诊阴道镜检查的指征，进行有效全面的结果判读后，制定下一步诊疗策略。张健欣等分析单纯 HPV 16 型和（或）HPV 18 型（HPV 16/18）阳性行阴道镜检查并有可疑病变行病理检查的病例资料，探讨 HPV 16/18 阳性患者直接行阴道镜检查在宫颈病变早期诊断中的意义。本研究收集 2014 年 1 月至 2016 年 1 月在妇产科阴道镜门诊就诊的 337 例年龄为 21~65 岁、HPV 16/18 阳性、细胞学检查结果为阴性（214 例）或 ASCUS（123 例）的女性，进行回顾性分析。研究数据提示，337 例患者中，宫颈病理检查所占比例为 CIN Ⅱ~Ⅲ 及宫颈原位腺癌（adenocarcinoma in situ，AIS）54.0%、宫颈癌 Ⅰa1 期 0.9%。其中 CIN Ⅱ 以上宫颈病变所占比例，细胞学检查结果为 ASCUS 的患者明显高于细胞学检查阴性的患者（$P<0.01$）；HPV 16 型阳性患者明显高于 HPV 18 型阳性患者（$P<0.01$）。二分类变量 Logistic 回归法多因素分析显示，HPV 16 型阳性、细胞学检查结果为 ASCUS 是预测 CIN Ⅱ 及以上病变发生的独立危险因素（$P<0.01$）。因此认为，HPV 16/18 阳性患者直接行阴道镜检查并对有可疑病变者行病理检查有助于早期发现宫颈病变。

　　在特殊地区的特殊人群中，有研究提示也可将阴道镜作为一线筛查方案的补充。安红梅等探讨阴道镜在云南省少数民族地区宫颈癌筛查中的作用。研究收集就诊于昆明市妇幼保健院妇科门诊患者 18 200 例，随机分为 HPV 组、TCT 组、HPV+TCT 组及阴道镜检查组，前三组任何一项有异常转阴道镜活检，阴道镜检查组发现阴道镜可疑者直接活检，比较四组阳性率及阴道镜的作用。数据提示，HPV 和 TCT、TCT 和阴道镜 2 种方法阳性检出率差异均有统计学意义（$P<0.05$）。HPV 与阴道镜筛查方案检出宫颈高度病变的灵敏度无明显统计学差异（$P>0.05$），TCT 与阴道镜筛查方案检出宫颈高度病变的灵敏度有明显统计学差异（$P<0.05$）。阴道镜诊断 HSIL 及以上病变的灵敏度为 84.15%，PPV 为 68.32%；诊断 LSIL 及以下病变的特异度 94.24%，PPV 为 97.58%，假阳性率为 5.76%，假阴性率为 15.85%。阴道镜与病理诊断完全符合者为 397 例，符合率 62.23%。因此认为，阴道镜诊断宫颈高度病变的灵敏度和特异度均较高，在云南省少数民族地区宫颈癌机会性筛查中有重要作用，可作为一线筛查方案的补充。

　　阴道镜可实现在强光照射下的视野放大，从而观察到较微小的病变，提高确诊率。然而在没有阴道镜的条件下，肉眼引导下宫颈随机取材检查的方法有待循证证实。丛青等通过回顾性分析阴道镜引导下活检诊断 HSIL 患者的活检位置，寻找宫颈最易发生病变的位置，探讨肉眼引导下宫颈随机取材检查的循证方法。本研究选取 2015 年 1 月 1 日至 2015 年 12 月 31 日阴道镜引导下点活检诊断宫颈 HSIL 1096 例，共活检 3563 个点，平均 3.25 点／例。按每个位置点活检比例从高到低排列，依次为 12 点（16.0%）、6 点（15.5%）、1 点（10.2%）、7 点（10.0%）、11 点（9.6%）、5 点（9.0%）、9 点（8.6%）、3 点（8.1%）、10 点（4.0%）、4 点（3.2%）、8 点（3.0%）、2 点（2.8%）。单点活检、两点活检、三点活检和四点活检中，最常见的 2 个活检位置均为 12 点和 6 点。因此认为，12 点、6 点、1 点、7 点可能是最易首先发生宫颈病变的位置。在无阴道镜的条件下，选择这 4 个点位检查可能对提高宫颈病变的检出率和正确性具有重要意义。

（三）其他筛查方法

1. HPV 相关的检测

（1）HPV E6/E7 mRNA 检测：HPV 基因组早期基因区的 E6、E7 是致癌基因，编码的致癌蛋白引起细胞转化，是导致 CIN 的重要因子。李晓林等通过描述机会性筛查人群中 HPV 感染及宫颈病变分布特征，探讨 HPV E6/E7 mRNA 检测法用于宫颈筛查的可行性。本研究选取 2013 年 1 月至 2015 年 12 月行宫颈液基细胞学筛查的女性共计 7791 例，年龄 21～65 岁。所有筛查女性行 TCT 和 HPV 联合检测，根据 HPV 检测方法的不同分为二代杂交捕获（hybrid Capture 2，HC2）组、HPV 分型组和 E6/E7 组。结果提示，E6/E7 组中上皮内瘤变及恶性病变（negative for intraepithelial lesion or malignancy，NILM）的 HPV 阳性率为 8.02%，合计阳性率为 14.73%，均较 HC2 组及 HPV 分型组低（$P < 0.001$）。E6/E7 组 CIN II$^+$/CIN III$^+$ 检出率分别为 5.92% 和 1.20%，三组间比较差异无统计学意义。在正常病理结果中 E6/E7 阳性率为 61.36%，低于 HC2 组和 HPV 分型组（$P < 0.001$）；其余病理结果中各组间 HPV 阳性率差异无统计学意义（$P > 0.05$）。因此认为，HPV E6/E7 mRNA 较之 HC2 和 HPV 分型能在不降低宫颈病变检出率的前提下减少一过性 HPV 感染的检出率，提示其在宫颈筛查中具有潜在应用价值。

HPV E6/E7 mRNA 在宫颈筛查中具有潜在应用价值。叶丽君等探讨 HR-HPV E6/E7 mRNA 联合 TCT 在宫颈病变诊断中的应用价值。本研究选取 2015 年 6 月至 2016 年 5 月进行宫颈病变检查的 280 例女性，其中炎症组 183 例，CIN I 组 42 例，CIN II 组 33 例，CIN III 组 15 例和 SCC 组 7 例，并进行 HR-HPV E6/E7 mRNA、HR-HPV DNA 检测和病理活检。研究提示，炎症组 HR-HPV DNA 阳性率显著高于 HR-HPV E6/E7 mRNA，差异有统计学意义（$P < 0.05$）。HR-HPV E6/E7 mRNA 特异度和 PPV 显著高于 HR-HPV DNA，差异有统计学意义（$P < 0.01$）。单独使用 HR-HPV E6/E7 mRNA 检测宫颈病变灵敏度为 73.20%，单独使用 TCT 检测灵敏度为 81.44%，两者串联检测灵敏度为 92.78%，显著高于单独检测，差异有统计学意义（$P < 0.05$）。因此认为，HR-HPV E6/E7 mRNA 检测在 CIN II 组、CIN III 组和 SCC 组中具有较高的灵敏度和特异度，HR-HPV E6/E7 mRNA 联合 TCT 检测可提高宫颈病变检出率。

吕涛等通过比较 HR-HPV E6/E7 mRNA 与 HR-HPV DNA 检测在宫颈病变筛查中的诊断性能，探讨其在宫颈细胞学 ASCUS、LSIL、不能排除高度鳞状上皮内病变的非典型鳞状上皮细胞（atypical squamous cells-cannot exclude high-grade squamous intraepithelial lesion，ASC-H）分流中的意义。本研究收集 2016 年 5—11 月液基细胞学结果为 ASCUS、LSIL、ASC-H 的患者 251 例，分别行宫颈脱落细胞 HR-HPV DNA、HR-HPV E6/E7 mRNA 检测，并行阴道镜检查及宫颈活体组织检查。研究提示，以活检的组织学诊断结果为金标准，HR-HPV E6/E7 mRNA 筛查宫颈高级别病变的特异性及 PPV 均明显高于 HPV-DNA。ASCUS、LSIL、ASC-H 中，HRHPV E6/E7 mRNA 检测筛查宫颈高级别病变的 ROC 曲线面积均大于 HPV-DNA，诊断效能优于 HPV-DNA。因此认为，HPV E6/E7 mRNA 能辅助宫颈细胞学筛查及 HPV-DNA，提高宫颈高级别病变诊断的特异性，在细胞学检查阶段对患者做出有效分流，预测宫颈高级别病变。

（2）其他 HPV 相关标志物：杨光等探讨 HPV E7 蛋白检测宫颈病变的临床应用价值。本研究选取 180 例高危型 HPV 阳性妇女，采用免疫细胞化学方法检测宫颈脱落细胞 HPV E7 蛋白。研究提示，病理 HSIL 及浸润癌组 HPV E7 蛋白阳性率显著高于 LSIL 组（$P=0.003$），病理 LSIL 组阳性率显著高于宫颈炎组（$P=0.007$）；细胞学为 ASCUS 和 LSIL 的妇女，HPV E7 蛋白诊断 HSIL 及宫颈癌的灵敏度、特异度、PPV 及 NPV 分别为 97.1%、52.1%、58.9% 和 96.2%；HPV E7 蛋白和 TCT 诊断 LSIL 及以上病变的灵敏度、特异度、PPV、NPV 分别为 67.5% 和 51.7%、73.3% 和 58.3%、83.5% 和 71.3%、53.0% 和 37.6%，除特异度外，HPV E7 蛋白诊断的价值优于 TCT（$P<0.05$）。因此认为，HPV E7 蛋白在检测宫颈病变，尤其是在细胞学轻度异常患者的分流中，具有一定的临床应用价值。

吴洁丽等探讨 HPV L1 壳蛋白检测联合细胞学在宫颈病变筛查中的临床应用价值。本研究随机收集 2014 年 11 月至 2016 年 11 月期间收治的宫颈病变患者的宫颈脱落细胞学标本共 420 例，行 TCT 检查及免疫细胞化学法检测 HPV L1 壳蛋白表达。研究提示，对 TCT 或 HPV L1 壳蛋白检测为阳性的患者及 160 例两者检测均为阴性的患者做宫颈活组织病理学检查，并以此检查结果作为标准。结果显示，TCT 检查的灵敏度为 38.89%，特异度为 97.95%；HPV L1 壳蛋白检测的灵敏度为 55.56%，特异度为 96.58%；两者联合检测的灵敏度为 94.44%，差异具有统计学意义（$P<0.05$）；两者联合检测特异度为 94.52%，差异均无统计学意义（$P>0.05$）。因此认为，HPV L1 壳蛋白检测联合细胞学能够兼备两者的优势，互补不足，在宫颈病变的临床筛查中具有较高的灵敏度和特异度，能够提高宫颈病变诊断的准确率，值得临床推广与应用。

2. 基于宫颈脱落细胞的其他检测

（1）免疫细胞化学双染法：在正常生理条件下，同一细胞内同时表达增殖标志物 p16 和 Ki-67 应当彼此相互排斥。特定细胞内同时表达 p16 和 Ki-67 可作为相应细胞内细胞周期调控失常的一个指标。张睿怡等探讨 p16/Ki-67 免疫细胞化学双染在检出宫颈癌及癌前病变中的作用。本研究选取妇科门诊就诊妇女 131 例，行宫颈上皮细胞 p16/Ki-67 免疫细胞化学双染检测、TCT 和 HR-HPV 检测。研究提示，p16/Ki-67 免疫细胞化学双染检出 CIN Ⅱ 及以上病变的灵敏度为 92.8%，特异度为 58.8%，曲线下面积为 0.773，高于细胞学检查（82.5%，44.1%，0.633）；其特异度及曲线下面积也明显高于 HR-HPV 检测（17.6%，0.562），差异有统计学意义（$P<0.05$）。p16/Ki-67 免疫细胞化学双染联合细胞学检查漏诊率最低。因此认为，p16/Ki-67 双染检测具有更高的灵敏度及特异度，降低了 HSIL 的漏诊率及过度诊断，有助于提高宫颈癌的检出率。

王海瑞等探讨 p16/Ki-67 免疫细胞化学双染在 CIN 和宫颈癌筛查中的应用价值。本研究选取 2015

年 7—11 月间参加宫颈癌筛查并行 HR-HPV 和 TCT 检测的 980 例 35～64 岁妇女,对留存细胞学标本进行 p16/Ki-67 双染检测,并与宫颈组织病理学结果进行比较。研究提示,p16/Ki-67 在 HPV 16/18 组和其他 HR-HPV 组的表达风险均高于 HPV 阴性组,p16/Ki-67 阳性率随着 TCT 和病理诊断级别的升高而升高,且在 CIN Ⅱ组、CIN Ⅲ组中均高于正常组($P < 0.05$)。p16/Ki-67 双染诊断 CIN Ⅱ$^+$ 和 CIN Ⅲ$^+$ 病变的灵敏度分别为 89.3% 和 94.1%,特异度分别为 69.3% 和 66.8%。TCT 诊断 CIN Ⅱ$^+$ 和 CIN Ⅲ$^+$ 病变的灵敏度分别为 60.7% 和 64.7%,特异度分别为 49.3% 和 49.1%。因此认为,与 TCT 比较,p16/Ki-67 双染具有更高的灵敏度和特异度,可识别宫颈高度病变和指导 CIN 的分级。p16/Ki-67 联合 HPV 检测可作为有效的宫颈癌筛查方法。

（2）免疫荧光原位杂交检测:余杰等探讨联合人类染色体端粒酶（human telomerase RNA component,hTERC）基因检测、HPV 检测及 TCT 在宫颈癌筛查中的意义。本研究选取 2015 年 2 月至 2016 年 6 月就诊的 520 例怀疑宫颈癌的女性为研究对象,所有患者均进行 TCT、高危 HPV 检测、*hTERC* 基因检测及病理检查,与病理检查结果进行比较,计算不同检查方法的灵敏度及特异度。研究提示,TCT 检测的阳性率为 68.65%。TCT 对未见上皮内病变的诊断符合率明显高于 LSIL、HSIL 及 SCC（$P < 0.05$）;TCT 对 LSIL 的诊断符合率明显高于 SCC（$P < 0.05$）。*hTERC* 基因检测、高危 HPV 检测对非 SIL 的诊断阳性率明显低于 LSIL、HSIL 及 SCC（$P < 0.05$）。*hTERC* 基因检测对 LSIL 的诊断阳性率明显低于 HSIL 及 SCC（$P < 0.05$）。TCT、高危 HPV 检测、*hTERC* 基因检测诊断宫颈病变的灵敏度分别为 52.98%、97.11%、72.01%;特异度分别为 93.06%、45.01%、98.59%。因此认为,3 种检测方法联合应用可大大提高宫颈癌前病变的检出率。

加秋萍等评估 TCT、HPV、*c-MYC*、*hTERC* 联合检测在宫颈癌筛查中的应用价值。本研究以妇科门诊接受检查的 230 例有性生活史的女性作为研究对象,分别进行 TCT、HPV 检测,并利用荧光原位杂交（fluorescence in situ hybridization,FISH）法检测 *c-MYC*、*hTERC* 基因扩增情况,以病理组织学结果为金标准,分别比较 4 项单独及联合检测时对 CIN Ⅱ$^+$ 的灵敏度、特异度、准确度。结果显示,当 TCT、HPV、*c-MYC*、*hTERC* 单独使用时,HPV 的灵敏度最高（84.5%）,*c-MYC* 的特异度最高（97.6%）,*hTERC* 的准确度最高（85.2%）。两两组合时,TCT＋HPV 与 HPV＋*hTERC* 的灵敏度最高（均为 89.2%）,TCT＋*hTERC* 的特异度最高（87.8%）,*c-MYC*＋*hTERC* 的准确度最高（86.5%）。当 3 种指标联合时,TCT＋HPV＋*hTERC* 的灵敏度及准确度最高（98.6%、90.9%）,TCT＋*c-MYC*＋*hTERC* 的特异度最高（79.3%）。而 4 种指标联合时,灵敏度为 98.6%,特异度为 72.0%,准确度为 89.1%。因此认为,联合检查能提高宫颈病变筛查的灵敏度和准确度,其中 TCT＋HPV＋*hTERC* 联合检查时诊断效率最佳,*c-MYC* 基因检测具有最高的特异度。

3. 基于其他介质的检测

（1）阴道分泌物:滕志淳等探讨电喷雾萃取电离质谱技术分析阴道分泌物在宫颈癌诊断中的作用。本研究采用电喷雾萃取电离质谱技术对宫颈癌患者和妇科良性疾病患者的阴道分泌物样品（未经复杂预处理）行快速质谱分析,设置 LTQ-MS 检测模式为正离子模式,扫描检测范围为 m/z 50～2000,电离电压为 3.5 kV,离子传输管温度为 150℃,雾化氮气压力为 1.0 MPa,透镜电压为 80.0 V,毛细管电压为 7.0 V。应用主要成分分析方法进行分析。研究提示,宫颈癌患者和妇科良性疾病患者的阴道分泌物样品指纹谱图在 m/z 66、81、102、143、248、332、497、817 等处的质谱峰的相对丰度有较突出差异，m/z 143 质谱峰差异最为显著。因此认为，电喷雾萃取电离质谱实现了对宫颈癌患者和妇科良性疾病患者阴道分泌物的有效区分，为宫颈癌的早期发现、快速诊断及早期筛查提供了新思路和方法。

（2）尿液：刘芬芬等探讨尿液巯基化合物检测作为宫颈癌早期筛查手段的可行性。本研究收集 144 例就诊者尿液作为对照组，包括体检正常人员 104 例、阴道炎患者 20 例、HPV 感染者 20 例；宫颈癌等妇科肿瘤患者的尿液标本 107 例作为研究组。取 1 ml 新鲜尿液作为标本，使用化学显色法对标本进行巯基化合物含量检测，并以宫颈活检的组织病理学为金标准，评价尿液中巯基含量检测在宫颈癌筛查中的临床价值。结果发现，研究组阳性率为 91.6%，健康对照组中人员无阳性反应，阴道炎患者阳性率为 25%，HPV 感染者阳性率为 60%，研究组与健康对照组之间尿液巯基检测阳性率差异有统计学意义（$P<0.01$）。因此认为，尿液中巯基化合物检测对宫颈癌及癌前病变筛查具有较高的灵敏度，该方法简便、快速，适用于子宫颈癌的早期筛查。

二、宫颈上皮内瘤变

CIN 是宫颈癌的癌前病变阶段。从 CIN 进展到宫颈癌持续时间很长，这为临床上宫颈癌的筛查及在癌前病变阶段实行干预提供了可能。

（一）发病相关因素

CIN 的发病与 HR-HPV 持续感染密切相关，这与前文 HPV 在宫颈癌前病变及宫颈癌中的分布的部分中的研究数据相符。2017 年，对 CIN 的分子生物学改变、生殖道感染相关情况有了更深入的研究。

1. 分子生物学改变 分子生物学改变在宫颈由正常组织到癌前病变再到宫颈癌的发生、发展过程中有着重要的意义；涉及基因组改变、转录组、蛋白质组及表观遗传学等改变，在 CIN 这一癌前病变阶段可检测到相应的改变。

（1）抗细胞死亡及细胞增殖相关：张晶等检测 BECN1、膜型微管相关蛋白 1 轻链 3（microtubule-associated protein 1 light chain 3，LC3B）和雷帕霉素靶蛋白（mammalian target of rapamycin，mTOR）在宫颈鳞状上皮病变（squamous intraepithelial lesions，SIL）中的表达，并探讨其临床意义。以免疫组织化学法及 FISH 技术检测 SIL 和正常宫颈组织中自噬相关基因 *BECN1*、LC3B 和 mTOR 的蛋白及 mRNA 表达情况。研究提示，SCC 组和 HSIL 组中 BECN1 和 LC3B 的蛋白及 mRNA 表达均明显低于正常宫颈组，mTOR 的蛋白及 mRNA 表达明显高于正常宫颈组，差异均有统计学意义（$P<0.01$）。LSIL 组中，BECN1 及 LC3B 的蛋白表达明显低于正常宫颈组，LC3B mRNA 表达明显低于正常宫颈组，mTOR mRNA 表达高于正常宫颈组，差异均有统计学意义（$P<0.01$）。因此认为，自噬相关基因与 SIL 的严重程度有关，推测 BECN1、LC3B 和 mTOR 异常表达可能导致病变恶化。

林翠波等探究抑癌基因 *p16*、脆性组氨酸三联体（fragile histidine triad，FHIT）在宫颈病变组织中的表达及意义。本研究选取 2015 年 5 月至 2017 年 5 月收治的 40 例宫颈癌患者、同时期收治的 40 例 CIN 患者和 40 例健康成年人，采用免疫组织化学法对三组的抑癌基因 *p16*、FHIT 的表达水平进行测量。研究提示，宫颈癌组与 CIN 组、对照组比较，抑癌基因 *p16*、FHIT 的阳性率均较低，CIN 组与对照组比较抑癌基因 *p16*、FHIT 的阳性率均较低，差异均有统计学意义（均 *P* < 0.05）。因此认为，抑癌基因 *p16*、FHIT 的表达水平与宫颈病变的进展有一定的关系，同时可能与宫颈癌的发生发展有关。

（2）侵袭和转移相关：顾青等研究转移相关基因 1（metastasis associated gene 1，MTA1）蛋白在宫颈不同病变组织中的表达情况及其临床意义。应用免疫组织化学 SP 染色法检测 40 例宫颈癌、45 例 CIN、30 例慢性宫颈炎和 20 例正常宫颈组织的石蜡标本中 MTA1 蛋白的表达情况。结果发现，MTA1 高表达率在正常宫颈组（0）、CIN 组（57.78%）、宫颈癌组（87.50%）间的比较，差异有统计学意义（*P* < 0.05），而慢性宫颈炎组（10%）与正常宫颈组相比，MTA1 高表达率差异无统计学意义（*P* > 0.05）。慢性宫颈炎组与 CIN 组、宫颈癌组三组间两两相比，MTA1 高表达率差异均具有统计学意义（*P* < 0.05）。MTA1 的表达率在 LSIL、HSIL、宫颈鳞癌三组间比较，也具有显著差异（*P* < 0.05）。因此认为，MTA1 在正常宫颈组织及慢性宫颈炎组织中呈低表达，而 MTA1 在 CIN 及宫颈癌中呈高表达。

（3）细胞能量异常相关：刘惠谨等研究葡萄糖调节蛋白 94（glucose-regulated protein 94，GRP94）在宫颈病变及 HPV 感染中的表达及意义。本研究选取 2014 年 10 月至 2016 年 6 月就诊行 HPV、TCT 检测，并因任一结果异常行阴道镜下活检术的患者，根据病理选取正常宫颈组织 40 例、CIN Ⅰ 30 例、CIN Ⅱ / Ⅲ 30 例。用 Western Blot 法检测正常宫颈组织中及 CIN Ⅰ、CIN Ⅱ / Ⅲ 组织中 GRP94 蛋白表达。研究提示，三组阳性率总体上差异有统计学意义（*P* < 0.05），两两比较发现 CIN Ⅱ / Ⅲ 的阳性率高于正常组，差异有统计学意义（*P* < 0.05）；CIN Ⅰ 的阳性率与正常组、CIN Ⅱ / Ⅲ 的阳性率相比，差异无统计学意义（*P* > 0.05）。因此认为，GRP94 在 CIN 中呈高表达，而在正常宫颈组织中呈低表达，GRP94 与宫颈病变进展的发生、发展密切相关。

在表观遗传学的相关研究中，许君芬的既往研究中提示微小 RNA（miR）-424 可能通过调控细胞周期、侵袭和转移、免疫逃逸等在宫颈癌的发生、发展中起作用。

栾磊等探讨 miR-424 在 CIN 和宫颈癌患者宫颈组织中的表达情况及其临床意义。本研究选取就诊并最终获得宫颈组织病理学诊断的 129 例不同程度病变患者的正常和病变宫颈组织样本（CIN Ⅰ 组 25 例，CIN Ⅱ 组 30 例，CIN Ⅲ 组 28 例，宫颈癌组 46 例）。采用实时荧光定量 PCR 检测不同病变程度宫颈组织中 miR-424 的相对表达水平并进行比较。结果显示，不同病变程度宫颈组织中 miR-424 的表达差异有统计学意义（*P* = 0.000），且随着病变程度的增加，miR-424 的表达水平呈下降趋势。miR-424 高表达所占比例与宫颈组织病变程度相关（*P* = 0.039），而与 HPV 感染情况不相关。因此认为，miR-424 在不同病变宫颈的表达水平存在差异，随着宫颈病变程度的加重，其表达水平呈降低趋势，并且宫颈病变程度影响 miR-424 的表达水平。

2. 感染及免疫

（1）生殖道感染：一系列研究对于 CIN、HR-HPV 感染与阴道微生态的关系进行探讨。夏玉洁等探讨各种阴道微生态异常与 HR-HPV 感染的相关性。本研究将 149 例 HR-HPV 感染、宫颈细胞学阴性患者设为研究组，165 例健康查体 HPV 阴性、细胞学阴性女性设为对照组，比较两组阴道微生态检查结果。研究提示，研究组和对照组细菌性阴道病检出率分别为 24.8% 和 9.1%（*P* < 0.001）；外阴阴道假丝酵母菌病分别为 12.8% 和 4.8%（*P* < 0.05）；需氧菌性阴道炎分别为 14.1% 和 4.2%（*P* < 0.01）；白细胞计数（white blood cell count，WBC）> 10 个 /HPF 分别为 28.2% 和 22.4%（*P* > 0.05）；

pH＞4.5 分别为 22.8% 和 12.1%（$P<0.05$）；乳酸杆菌减少分别为 38.3% 和 15.2%（$P<0.001$）。细菌性阴道病（bacterial vaginosis，BV）阴性与阳性组 HR-HPV 检出率分别为 42.7% 和 71.2%（$P<0.001$）；外阴阴道假丝酵母菌病（vulvovaginal candidiasis，VVC）阴性与阳性组分别为 45.3% 和 70.4%（$P<0.05$）；需氧菌性阴道炎（aerobic vaginitis，AV）阴性与阳性组分别为 44.8% 和 75.0%（$P<0.01$）；WBC≤10 个/HPF 与 WBC＞10 个/HPF 组分别为 45.5% 和 53.2%（$P>0.05$）；pH≤4.5 与 pH＞4.5 组分别为 44.2% 和 63.0%（$P<0.05$）；乳杆菌正常与减少组分别为 39.7% 和 69.5%（$P<0.001$）。因此认为，BV、VVC、AV、pH＞4.5 及乳酸杆菌减少可能与 HR-HPV 感染相关。

丁晖等探讨妇女阴道微生物群落构成与宫颈癌前病变的关系。本研究采集 2014 年 7 月至 2015 年 7 月就诊的 22 例健康女性（对照）及 CIN Ⅰ 患者 18 例和 CIN Ⅱ/Ⅲ 患者 24 例的阴道分泌物，分别对每份标本进行细菌基因组 DNA 提取、16S rRNA V3、V4 区基因扩增及采用高通量测序技术对扩增的 PCR 产物进行测序等步骤，再采用 Uparse 软件、Mothur 分析流程和 LefSe 统计软件，分析阴道微生物群落物种丰度和结构，并对各组女性的阴道微生物群落构成进行比较。结果发现，不同级别 CIN 患者阴道菌群多样性及菌群类型与健康妇女相似，但部分细菌类群丰度发生了改变；解脲脲原体等条件致病菌在 CIN 患者丰度增加。

关晓梅等探讨阴道微生态与 HR-HPV 感染和宫颈病变的关系，进而为调节阴道微生态平衡、阻断宫颈病变发生发展提供依据。本研究收集 2014 年 2 月至 2016 年 2 月宫颈病变患者 88 例作为观察组，同期选择无宫颈病变患者 88 例作为对照组，两组都进行阴道菌群检测，同时进行 HR-HPV 检测，分析三者之间的相关性。研究提示，观察组的微生态失调发生率为 63.6%，对照组为 13.6%（$P<0.05$）。两组滴虫感染检出率差异无统计学意义（$P>0.05$）。乳酸杆菌、念珠菌、线索细胞检出率差异具有统计学意义（$P<0.05$）。观察组的 HPV 阳性率明显高于对照组（$P<0.05$）。Logistic 逐步回归法分析显示，HPV 感染、乳酸杆菌与微生态失调是导致宫颈病变的主要独立危险因素（$P<0.05$）。因此认为，宫颈病变患者存在明显的阴道微生态失调状况，主要表现为乳酸杆菌检出率降低，伴随有 HPV 阳性率增加。

（2）免疫：杨东晓等研究与观察 HR-HPV 感染对宫颈病变组织 Th1、Th2 相关指标表达的影响，以了解高危型 HPV 感染对该类患者免疫状态的影响。本研究选取 2015 年 3 月至 2016 年 4 月 65 例 HR-HPV 感染患者为 A 组，65 例低危型 HPV 感染患者为 B 组，65 例健康同龄妇女为 C 组，检测及比较三组受试者的宫颈组织 Th1、Th2 相关指标表达情况。研究提示，A 组的组织干扰素 -γ（interferon γ，IFN-γ）阳性表达率为 13.85%，明显低于 B 组（21.54%）及 C 组（38.46%），B 组则低于 C 组；A 组的组织白细胞介素 4（interleukin 4，IL-4）、IL-10、IL-13 及肿瘤坏死因子 α（tumor necrosis factor，TNF-α）的阳性表达率为 36.92%、41.54%、40.00% 及 49.23%，均高于 B 组（23.08%、26.15%、23.08%、27.69%）及 C 组（1.54%、3.08%、1.54%、4.62%），B 组则高于 C 组（$P<0.05$）。因此认为，HR-HPV 感染患者宫颈病变组织 Th1、Th2 相关指标表达较高，应重视对该指标的监测与改善。

（二）宫颈锥形切除术

宫颈锥形切除术是治疗 HSIL 的重要措施，锥切术式的选择及其临床意义、切缘的管理及术后随访仍然是 2017 年的研究热点之一。

1. 锥切术式的选择　袁浩等研究比较宫颈环形电切术（loop electrosurgical excision procedure, LEEP）及宫颈冷刀锥切术（cold knife conization, CKC）治疗 CIN Ⅲ 的临床效果。本研究以 2012 年 1 月至 2014 年 8 月接受治疗的 96 例 CIN Ⅲ 级患者作为研究对象，根据数字随机表法将其分为 LEEP 组和 CKC 组，各 48 例。两组患者术后随访 1 年，对比两组患者手术指标水平、术后不同时期的复发率及感染率、并发症及妊娠情况。研究提示，LEEP 组的手术时长、出血量、锥切组织面积及锥高均显著低于 CKC 组，差异均有统计学意义（均 $P<0.05$）。随访 1 年，LEEP 组术后的总复发率（20.83%）与总感染率（25.00%）均显著高于 CKC 组的 6.25% 及 6.25%，差异均有统计学意义（均 $P<0.05$）。两组术后并发症发生率及妊娠情况相比，差异均无统计学意义（均 $P>0.05$）。因此认为，LEEP 术式出血量较少，且手术耗时短，CKC 术式在降低复发率及感染率方面更具优势。

许艳茹等探讨 LEEP 环形电切治疗 HSIL 的效果。本研究选取 2012 年 8 月至 2014 年 8 月收治的 275 例 HSIL 患者，采用随机数表法分为观察组（137 例）和对照组（138 例），观察组患者给予宫颈 LEEP 环形电切术，对照组患者给予宫颈冷刀锥切术。研究提示，两组手术时间、术中出血量比较，差异均有统计学意义（均 $P<0.05$）。观察组患者术后并发症总发生率及术后感染率均低于对照组患者，差异均有统计学意义（均 $P<0.05$）。两组患者术后 24 个月复发率比较，差异无统计学意义（$P<0.05$）。因此认为，宫颈 LEEP 环形电切治疗宫颈高级别癌前病变，可减少手术时间，降低术中出血量，术后并发症少。

2. 诊断效能分析　邝学香等探讨二次活检 - 宫颈锥切术在子宫颈病变诊治中的临床价值及应用指征。本研究选取 2012 年 1 月至 2015 年 10 月行宫颈多点活检病理为宫颈癌 ⅠA 期及以下、采用 LEEP 行宫颈锥切二次活检的 413 例患者的病例资料进行回顾性分析。研究提示，与宫颈多点活检比较，约 10.65% 锥切术后发生病理升级，73.37% 一致，15.98% 逆转（病理级别下降和转阴）。宫颈多点活检与二次活检 -LEEP 在诊断 LSIL、HSIL、早期浸润癌（ⅠA 期）方面差异有统计学意义（$P<0.05$）。锥切前 HR-HPV 感染率为 71.91%，锥切后病理升级的 HR-HPV 感染率为 86.36%，未升级的为 70.20%；锥切前 TCT 检查阳性（ASCUS 及以上）为 87.89%，其中 11.85% 锥切后病理升级，差异均有统计学意义（$P<0.05$）。因此认为，二次活检 - 宫颈锥切术作为宫颈多点活检术诊治宫颈病变的一种再评价，能显著提高确诊率，减少隐匿性宫颈癌的漏诊，但其在临床应用时有一定的指征。

黄爱娟等初步探讨 HR-HPV 阳性而细胞学阴性（HPV$^+$/Pap$^-$）患者的临床管理方法。本研究收集 2010 年 1 月至 2014 年 12 月 137 例因 CIN Ⅱ 行 LEEP 患者。通过追溯 137 例患者阴道镜活检前的 TCT 和 HR-HPV 检测联合筛查结果及术后的病理检查，复核 HPV$^+$/Pap$^-$ 患者的子宫颈细胞学涂片的判读结果，初步分析其合理的临床管理方法。研究提示，HPV$^+$/Pap$^-$ 患者共 42 例，占 30.7%，复核其细胞学涂片，26 例修订为细胞学阳性，首次细胞学判读的漏诊率为 19.0%。LEEP 术后病理检查显示，37 例术后诊断升级，其中 34 例升级为 CIN Ⅲ，2 例子宫颈微小浸润癌，1 例为子宫颈浸润癌 Ⅰb 期；37 例为 CIN Ⅰ 或未见 CIN；63 例术后病理诊断依然为 CIN Ⅱ。因此认为，对于初筛结果为 HPV$^+$/Pap$^-$ 的患者，应复核其细胞学涂片，以减少 CIN Ⅱ 的漏诊。LEEP 术在达到治疗作用的同时能进一步明确诊断，确定后续是否需要进一步治疗或适时随访。

3. 切缘阳性的管理　陈微微等分析 CIN 锥切术后切缘阳性高危因素。本研究以 2014 年 5 月至

2016年5月收治的480例CIN患者为对象，宫颈锥切手术后切缘阳性患者36例（阳性组），余下444例（阴性组），行Logistic回归分析造成切缘阳性的高危因素。研究提示，单因素分析发现，阳性组在年龄、CIN等级、宫颈柱状上皮异位、原位癌、病变腺体受累及累及数目方面与阴性组比较，差异有统计学意义（$P<0.05$）；阳性组患者后期CIN复发率11.11%，阴性组患者后期CIN复发率0.45%，两组复发率比较，差异有统计学意义（$P=0.001$）。因此认为，患者宫颈柱状上皮异位Ⅲ级、CIN Ⅲ级、年龄>40岁、病变腺体受累及HPV 16/18型感染均为CIN锥切术后切缘阳性高危因素；在后期治疗CIN患者中，无论患者切缘是否呈阳性，均需要定期进行必要性随访，可通过TCT与HPV方式相互结合监测。

裴志飞等探讨锥切术后切缘累及者HSIL持续存在的风险、相关因素及管理策略。本研究回顾性总结2013年1月至2016年1月200例HSIL患者的临床资料，探讨锥切术后HSIL及以上病变持续存在的风险、相关因素及管理策略。研究提示，35岁以下者中病变持续2例，占3.39%；在≥35岁者中病变持续存在27例，占19.15%，存在统计学差异（$P=0.004$）。病理为HSIL$^+$者，发现25例病变持续存在，占18.94%；在CIN Ⅱ中，发现4例病变持续存在，占5.88%，两者相比较有统计学差异（$P=0.018$）。外切缘3例病变持续存在，占4.84%；内切缘26例病变持续存在，占18.84%（$P=0.009$）。Logistic回归分析发现，锥切术后的病理级别为锥切术后HSIL$^+$病变持续存在的独立危险因素（$OR=3.158$，$P=0.009$）。因此认为，对于锥切术后切缘累及者应高度重视，加强随访，尤其是锥切术后病理为HSIL/CIN Ⅲ$^+$者。

潘嘉佳等探讨宫颈锥切术后切缘与病变残留的关系，为宫颈锥切术后进一步治疗提供临床参考。本研究收集经宫颈活检诊断为HSIL和微小浸润癌首次接受宫颈锥切术及术后补充行二次手术的69例患者的临床资料并进行回顾性分析，行单因素和多因素分析。研究提示，69例患者CIN Ⅱ 4例，CIN Ⅲ 61例，早期浸润癌4例；切缘阴性27例，切缘阳性42例，其中内切缘阳性13例。单因素分析提示，切缘阳性病例病变残留率50.0%，高于切缘阴性病例病变残留率33.3%，但差异无统计学意义（$P>0.05$）；内切缘阳性病例病变残留率69.2%，明显高于其他切缘病例病变残留率37.5%，差异有统计学意义（$P<0.05$）。多因素分析显示，内切缘阳性为病变残留的高危因素（$P<0.05$）。因此认为，切缘阳性和切缘阴性病例中均存在部分病变残留，其中内切缘阳性的病例高度提示病变残留可能，应考虑补充二次手术。

4. 随访 袁敏等通过动态观察HPV的变化，探讨HR-HPV在CIN及Ⅰ期宫颈癌治疗后临床监测中的意义。本研究选择2010年1月至2012年12月收治的327例CIN（CIN Ⅰ 52例，CIN Ⅱ 40例，CIN Ⅲ 142例）患者及Ⅰ期宫颈癌（93例）患者为研究对象，分析其临床资料并动态检测HR-HPV。研究提示，HR-HPV转阴的平均时间为5~6个月，治疗后6个月是CIN Ⅰ与CIN Ⅲ的HR-HPV转阴高峰期，治疗后9个月是CIN Ⅱ及宫颈癌Ⅰ期HR-HPV转阴高峰期。CIN组HR-HPV持续感染者9例，均复发，平均复发时间16.3个月；宫颈癌Ⅰ期患者术后随访HR-HPV持续感染者9例，均复发，另有1例HR-HPV检测阴性者复发，平均复发时间16.8个月；HR-HPV阳性持续存在率和复发率均明显高于术后HR-HPV转阴患者（$P<0.05$）。因此认为，HR-HPV的动态变化可作为CIN、宫颈癌治疗后随访监测的良好指标，持续HR-HPV感染高度预警宫颈病变的复发，具有一定的临床意义。

景国梅等分析不同手术方式治疗 CIN 的效果及 HPV 分型和 TCT 检测对患者术后随访的应用价值。本研究回顾性分析在医院接受手术治疗的 90 例 CIN 患者的临床资料，其中 LEEP 48 例，CKC 42 例，两组术后均完成 TCT、HPV 检测，有明确 2 年的随访结果。研究提示，LEEP 组手术时间、术中出血量、住院时间均少于 CKC 组（$P < 0.05$）；两组锥切组织面积、切除组织深度对比无统计学差异（$P > 0.05$）；术后 6 个月、12 个月、24 个月，LEEP 组 HPV 转阴率略高于 CKC 组，TCT 异常率略低于 CKC 组，但对比差异均无统计学意义（$P > 0.05$）；LEEP 组术后并发症发生率低于 CKC 组（$P < 0.05$），其复发率略低于 CKC 组，但对比差异无统计学意义（$P > 0.05$）。因此认为，LEEP 术治疗 CIN，微创优势高，患者手术时间、住院时间短，并发症发生率低，复发率低，且 TCT 配合 HPV 筛查可降低漏诊率。

（三）中医中药在 CIN 中的应用

郑艳等观察扶正解毒方联合二黄散外用治疗 CIN 的临床疗效。本研究将 CIN 患者 80 例随机分为两组，治疗组 40 例给予扶正解毒方内服和二黄散外用治疗，对照组 40 例不予处理。两组均以 7 d 为 1 个疗程，连续治疗 4 个疗程，经期停用，分别于治疗前、治疗后、治疗后 3 个月及治疗后 6 个月统计两组临床疗效。结果发现，治疗后 3 个月及 6 个月后治疗组总有效率分别为 35.0%、47.5%，对照组总有效率分别为 70.0%、85.0%，两组比较差异均有统计学意义（$P < 0.05$），治疗组疗效优于对照组。因此认为，扶正解毒方联合二黄散治疗 CIN 有一定疗效。

于洪波等研究中西医结合在宫颈 HPV 感染癌前病变及术后复发中的临床防治效果，为临床提供依据。本研究选取 2015 年 1 月至 2016 年 4 月医院诊治的宫颈 HPV 感染癌前病变及手术治疗患者 60 例，根据防治措施不同将患者分为对照组 30 例和观察组 30 例，对照组采用西医防治，观察组联合中医防治，比较两组防治效果。研究提示，两组治疗前宫颈炎积分及 RLU/CO 值差异无统计学意义（$P > 0.05$）；观察组治疗后宫颈炎积分、RLU/CO 值，显著低于对照组（$P < 0.05$）；观察组患者治疗后 HPV 感染率、术后治疗复发率，显著低于对照组（$P < 0.05$）。因此认为，宫颈 HPV 感染癌前病变及手术治疗患者在西医防治基础上联合中医防治效果理想，值得推广应用。

（四）妊娠合并 CIN 的管理

魏宝丽等通过对 6649 例孕妇进行宫颈癌筛查，对筛查出的宫颈病变及早期浸润癌进行规范处理，防止宫颈癌的发生，减少母婴病死率。本研究选取 2011 年 1 月 1 日至 2014 年 12 月 31 日在医院门诊初次检查的妊娠 10～32 周，1 年内未行过 TCT 检查或妊娠期有接触性阴道出血、异常阴道分泌物的 6649 例孕妇，先行 TCT 检查，对 TCT 结果异常者行 HPV 检测，再进行阴道镜和阴道镜指引下宫颈活检。研究提示，对 6649 例孕妇进行 TCT 检查，其中 154 例 TCT 结果异常，发生率 2.32%。对 154 例孕妇进行 HPV 检测，其中 110 例 HPV+，发生率 71.43%。对 154 例孕妇均进行阴道镜检查，其中的 114 例进行了阴道镜指引下宫颈活检。病理结果显示，炎症 48 例，CIN Ⅰ 36 例，CIN Ⅱ 18 例，CIN Ⅲ 10 例，SCC 2 例。整个妊娠期对孕妇进行了保守观察，随访至产后 3～6 个月。因此认为，妊娠期宫颈癌筛查的方法与非妊娠期妇女基本相同，对孕期发现宫颈癌前病变和宫颈微小浸润癌的妇女，可采取随访观察及产后再评估的模式。

三、宫颈癌的发生、发展

宫颈癌的发生、发展是一个多基因、多因素、多途径、多阶段的过程，涉及遗传学、免疫学等改变，呈现抗细胞死亡、无限的复制能力、侵袭和转移、免疫逃避、与肿瘤相关的炎症、基因组的不稳定性和突变、细胞能量异常等肿瘤细胞特征。宫颈癌发病相关因素仍是 2017 年的研究热点之一。

（一）发病相关因素

1. HPV　HR-HPV 持续感染是宫颈癌发生的重要原因。HPV 病毒在宿主人体内的存在形式也与疾病进展相关。

（1）HPV 整合：HPV 整合入宿主基因组是宫颈癌发生、发展过程中的一个重要遗传事件。孙晓娟等探讨 HPV 16 的整合作用在宫颈癌发病中的临床研究。本研究选取 2014 年 1 月至 2015 年 6 月行 TCT 结果为阳性的 180 例患者作为病例组，TCT 结果为阴性的 128 例患者作为对照组。观察 HPV 16 的整合作用在宫颈癌发病中的影响。结果发现，病例组中 HPV 阳性患者 86 例，HPV16 阳性患者 37 例，其中游离型 10 例，混合型 10 例，整合型 17 例，整合型比例高达 46.0%；对照组中 HPV 阳性 20 例，HPV16 阳性 3 例，均为 HPV 16 游离型。病例组 HPV 16 分型与对照组比较差异有统计学意义（$P=0.000$）。病例组中，与炎症、CIN Ⅰ、CIN Ⅱ、CIN Ⅲ 相比，宫颈癌中 HPV 16 整合感染率，差异有显著性意义（$P<0.05$）。因此认为，宫颈癌患者中的 HPV 16 的整合状态表现显著。

温川松等分析 HPV-DNA 整合状态与宫颈癌发生、发展及抑癌基因 p53、pRb 表达的关系。本研究以 131 例 CIN Ⅰ、CIN Ⅱ、CIN Ⅲ 和宫颈癌患者为研究对象，同期收治的良性瘤患者 33 例为对照，采用全基因组测序和高通量病毒整合实验观察术中病理组织的 HPV-DNA 整合状态，采用免疫组织化学实验观察抑癌基因 p53、pRb 的表达水平。研究提示，各组 HPV-DNA 整合率随病变程度加重依次升高，宫颈癌以多重整合为主，健康组织和 CIN 以单一整合为主，组间差异有统计学意义（$P<0.05$）。HPV 16、HPV 58、HPV 18、HPV 35、HPV 31、HPV 33、HPV 52、HPV 51 等 8 种高危 HPV 整合类型，在各组中的分布趋势大体一致。不同整合状态的 p53、pRb 阳性率和表达水平明显不同，无整合组高于单重整合组，单重整合组高于多重整合组，其组间差异均有统计学意义（$P<0.05$）。因此认为，HPV-DNA 整合能抑制 p53 与 pRb 的局部表达，促进宫颈癌发展，对宫颈癌鉴别和预后评估有一定的指导作用。

（2）HPV 变异：余霞等探究分析 E6、E7 和长控制区（long control region，LCR）在宫颈癌标本中 HPV 16 中的变异情况。本研究随机选取 2015 年 1 月至 2016 年 1 月期间留存的 HPV 16 阳性宫颈癌标本 100 例为研究对象，采用 PCR 技术进行 E6、E7 和 LCR 片段的扩增处理，并采用 DNA 序列进行 PCR 扩增产物的序列测定，分析 E6、E7 和 LCR 的变异表现。研究提示，E6 基因中最常见变异为 T350G（67.27%），E7 基因中最常见变异为 T789C（72.67%），LCR 最常见变异为 G7521A（90.90%），LCR 区中出现 G7799A、A7636C、C13T、C7678T 新变异，E7 区高度保守，YY1 转录因子结合点是 LCR 变异的主要集中点。因此认为，宫颈癌标本中 HPV 16 存在 E6、E7 和 LCR 变异情况，分析高危型 HPV 变异有助于宫颈癌 HPV 的早期诊断，可将其应用于宫颈癌防治的疫苗设计中，具有广泛的临床应用前景。

2. 基因突变　HPV 感染产生的效应受宿主遗传易感性影响。肿瘤遗传易感性受单核苷酸多态性、插入 / 缺失多态等基因突变的影响。

一系列研究采用高通量测序、质谱学、DNA 探针法等技术检测在宫颈癌发生、发展中可能存在意义的基因突变。张志珊等应用高通量测序技术对宫颈癌组织及癌旁组织进行全外显子测序，筛选与宫颈癌发生相关的突变基因。本研究选取 3 对癌组织及癌旁组织标本进行全外显子高通量测序，测序结果与 UCSC 的数据库、dbSNP 数据库、千人基因组计划数据库、外显子纽测序计划数据库及 AVSIFT 数据库等进行比对，筛选出与宫颈癌相关的突变基因。研究发现 120 个非同义突变，4 个无义突变，75 个同义突变，7 个未知变异，共涉及包括 IL-10 在内的 31 条信号通路。与 COSMIC 数据库相比，泛素特异性蛋白酶 10（USP10）（COSM3787244）、抽搐相关类似基因 6（SEZ6L）（COSM76394）和去整合素和金属蛋白酶家族 29（ADAM29）（COSM5656204）3 个位点在 2 个宫颈癌标本中存在。因此认为，USP10（COSM3787244）、SEZ6L（COSM76394）和 ADAM29（COSM5656204）3 个位点在宫颈癌组织中存在，其可能与宫颈癌的发生相关。

张龙等通过病例对照研究探讨 DNA 损伤修复基因 *ERCC1*（rs11615 和 rs3212986）和 *ERCC2*（rs13181 和 rs1799793）的基因多态性与宫颈癌发病风险。本研究收集 95 例病理确诊的宫颈癌患者作为实验组和 121 例健康体检者作为对照组。在采用美国 Sequenom Mass ARRAY 系统上利用基质辅助激光解吸电离飞行时间质谱仪（MALDI-TOF）检测 *ERCC1*（rs11615 和 rs3212986）和 *ERCC2*（rs13181 和 rs1799793）的基因多态性。研究通过 Logistic 回归分析发现，携带 ERCC1 rs 11615 TT 基因型的个体更容易患宫颈癌（$OR=3.60$，95%CI：0.95～16.61）。然而并未发现 ERCC1 rs3212986、ERCC2 rs13181 和 ERCC2 rs1799793 基因多态性与宫颈癌发病风险的相关关系。因此认为，ERCC1 rs 11615 TT 基因型能够增加患宫颈癌的发病风险。

张新文等探讨云南汉族人群中 *HSPA1A* 基因多态性与宫颈癌发生、发展的相关性。本研究选取宫颈癌患者 444 例及 CIN Ⅲ 患者 130 例，健康对照 548 例，用 TaqMan 探针基因分型方法对 *HSPA1A* 基因的 4 个 SNP 位点进行基因分型，研究单倍型在 CIN Ⅲ 患者、宫颈癌患者和健康对照人群中分布频率的差异。研究提示，rs1008438 位点等位基因 *G* 和 *T* 在 CIN Ⅲ 组和对照组、癌症组和对照组（$P=$ 0.022 和 0.030）中的分布频率的差异具有统计学意义，而在 CIN Ⅲ 组和癌症组中的分布频率差异无统计学意义（$P>0.05$）；rs1008438 位点基因型 *GG*、*GT* 和 *TT* 仅在 CIN Ⅲ 组和对照组中分布频率差异具有统计学意义（$P=0.047$）。rs12190359、rs562047 和 rs1043618 位点在病例组和对照组中的分布频率的差异均无统计学意义（$P>0.05$）。连锁不平衡分析显示，对 rs562047、rs1008438 和 rs1043618 3 个位点构建的单倍型进行分析，各组间分布频率的差异无统计学意义（$P>0.05$）。因此认为，*HSPA1A* 基因 rs1008438 位点等位基因 *G* 可能是云南汉族人群宫颈癌发生的保护性因素。

冯兰君等研究 *MDM2* 基因启动子区的 40-bp 插入 / 缺失多态性与宫颈癌易感性的相关性。本研究应用 PCR 和琼脂糖凝胶电泳结合 EB 显色方法显示 521bp 和 481bp 2 条条带，以此检测 368 例宫颈癌患者（病例组）和 421 例健康妇女（对照组）插入 / 缺失基因型频率，统计分析其与宫颈癌的关联性。研究提示，患者中插入 / 插入型（Ins/Ins），插入 / 缺失型（Ins/Del）和缺失 / 缺失型（Del/Del）基因型频率分别为 0.375、0.492 和 0.133，对照组分别为 0.484、0.423 和 0.093。基因型为 Ins/Del 和

Del/Del 的个体宫颈癌易感性明显增高 [（$OR=1.51$，95%CI：$1.11\sim2.03$，$P=0.009$）和（$OR=1.86$，95%CI：$1.16\sim2.98$，$P=0.01$）]。因此认为，人群中 $MDM2$ 基因启动子区 40-bp 插入 / 缺失多态性与宫颈癌发生存在关联。

3. 免疫相关

（1）调节性 T 细胞：姚秀华等探讨调节性 T 细胞（regulatory T cell，Treg）在年轻女性 CIN、宫颈癌组织中的表达及其与不同病变级别的相关性，并研究其预测 CIN 转归的作用。本研究选取 2014 年 6 月至 2016 年 6 月就诊的年龄<35 岁 CIN 患者、宫颈癌患者 110 例，分为 LSIL 组（30 例）、HSIL 组（30 例）及宫颈癌组（50 例），另选取同期因其他良性疾病行全子宫切除的正常宫颈组织 30 例为正常对照组。进行免疫组织化学染色，检测宫颈组织中叉头状转录因子 3（forkhead box protein，Foxp3）的表达情况。研究提示，Foxp3 在正常对照组、LSIL 组、HSIL 组及宫颈癌组中的阳性表达率分别为 3.3%、36.6%、53.3% 和 100.0%，Foxp3 在不同级别 CIN、宫颈癌中的总阳性率有显著差别，疾病级别越重，总阳性率越高（$P<0.001$）。因此认为，Foxp3 在年轻女性 CIN、宫颈癌组织中阳性表达强度与病变级别相关，可辅助临床评价肿瘤的生物学行为。

马茜等检测免疫抑制细胞 Foxp3＋Treg 和免疫蛋白程序性死亡因子配体 1（programmed death ligands 1，PD-L1）在宫颈微环境中的表达情况。本研究采用免疫组织化学法检测 Foxp3 和 PD-L1 在 20 例正常宫颈组织及 45 例不同程度宫颈病变组织中的表达情况。结果提示，宫颈病变组织中的 Foxp3＋Treg（$H=43.211$，$P=0.000$）和 PD-L1 蛋白（$t=213.00$，$P=0.001$）表达均明显高于正常组织；随着病理级别升高，Foxp3＋Treg 的侵袭性（$H=28.307$，$P=0.000$）和 PD-L1 蛋白在异常分化细胞中的表达增加（$t=239.000$，$P=0.028$）；Foxp3＋Treg 与异常分化细胞中 PD-L1 的表达呈显著正相关（$rs=0.364$，$P=0.003$）。因此认为，局部微环境中 Foxp3＋Treg 数目随宫颈细胞恶性转化的进程而增多，异常分化细胞中 PD-L1 的表达增强。

（2）辅助性 T 细胞：刘璐等探讨宫颈癌患者血清 Th1、Th2 细胞因子表达水平及意义。本研究选取宫颈癌患者 94 例作为观察组，健康女性 90 例作为对照组，检测两组患者 IFN-γ、IL-2、IL-4 和 IL-6。研究提示，观察组 IFN-γ、IL-2、IL-4 和 IL-6 水平均高于对照组（$P<0.05$）；Ⅲ～Ⅳ期患者 IFN-γ、IL-2、IL-4 和 IL-6 水平高于Ⅰ期和Ⅱ期患者（$P<0.05$）；Ⅱ期患者 IFN-γ、IL-2、IL-4 和 IL-6 水平高于Ⅰ期患者（$P<0.05$）；不同分化程度患者 IFN-γ、IL-2、IL-4 和 IL-6 水平比较差异无统计学意义（$P>0.05$）；有无淋巴结转移患者 IFN-γ、IL-2、IL-4 和 IL-6 水平比较差异无统计学意义（$P>0.05$）。因此认为，宫颈癌患者 Th1、Th2 细胞因子动态平衡紊乱，可能在肿瘤的发生、发展中有一定作用。

徐浩等探讨宫颈癌患者外周血 Th17、Th22 及 Treg 细胞频数及相关细胞因子水平变化在宫颈癌发病中的作用。本研究选取 2013 年 1 月至 2016 年 6 月收治的宫颈癌患者 68 例，CIN 患者 55 例，另选取同期健康体检者 30 例作为对照组，采用流式细胞仪检测三组外周血 Th17、Th22 细胞及 Treg 细胞频数，以酶标仪检测患者血浆中相关细胞因子 IL-17、IL-21、IL-22 及 IL-35。研究提示，宫颈癌患者外周血 Th17、Th22、Treg 细胞比例及其相关细胞因子 IL-17、IL-22、IL-21、IL-35 较 CIN 组、对照组均明显升高，差异均有统计学意义（$P<0.05$）；而 CIN 患者 Th17、Th22 及 Treg 细胞及相关细胞因子较对照组亦明显升高，差异有统计学意义（$P<0.05$）。因此认为，Th22、Th17、Treg 可能在 UCC 的发病中起着重要作用。

（3）肿瘤相关巨噬细胞（tumor-associated macro-phages，TAMs）：陈星等分析 TAMs 在宫颈癌发病中的作用机制，明确其与 Th1/Th2 比值、Th17/CD4$^+$CD25$^+$Foxp3$^+$Treg 比值的相关性。本研究以 27 例宫颈癌患者和 CIN Ⅱ 22 例、CIN Ⅲ 31 例患者为研究对象，治疗前抽取患者空腹肘静脉血，采用流式细胞仪测定 Th1/Th2、Th17/CD4$^+$CD25$^+$Foxp3$^+$Treg 比值，采用 ELISA 试剂盒测定血清 IFN-γ、IL-4、IL-17A、IL-17F、转化生长因子 β1（transforming growth factor β1，TGF-β1）、IL-10 水平；术中留取病理组织，采用免疫组织化学实验测定 TAMs CD68 表达。研究提示，各组之间的 Th1/Th2 与 Th17/CD4$^+$CD25$^+$Foxp3$^+$Treg 比值，血清 IL-4、TGF-β1、IL-10 水平，TAMs CD68 表达水平差异有统计学意义（$P<0.05$）。相关性分析结果显示，TAMs CD68 表达水平与 Th1/Th2 比值、Th17/CD4$^+$CD25$^+$Foxp3$^+$Treg 比值及 IL-17A 水平呈负相关性，与 IL-10、IL-4 水平呈正相关性（$P<0.05$）。因此认为，宫颈癌 TAMs 与 Th1/Th2、Th17/CD4$^+$CD25$^+$Foxp3$^+$Treg 密切相关，可能通过影响这两大体系的平衡介导宫颈癌的发生、发展。

4. 生殖道感染　陈丹等观察宫颈癌与女性生殖道 HPV、单纯疱疹病毒Ⅱ型、沙眼衣原体、滴虫、细菌性阴道病感染的相关性。本研究选取 2012 年 1 月至 2015 年 12 月宫颈癌患者 100 例为宫颈癌组，健康体检女性 100 例为对照组，检测其生殖道感染情况。结果提示，宫颈癌组患者生殖道 HPV、单纯疱疹病毒Ⅱ型、沙眼衣原体、滴虫、细菌性阴道病的感染率均高于对照组，差异有统计学意义（$P<0.05$）；宫颈癌组 HR-HPV 检出率明显高于对照组，差异有统计学意义（$P<0.05$）；宫颈癌组 HPV 合并沙眼衣原体、HPV 合并滴虫、HPV 合并细菌性阴道病的感染率均高于对照组，差异有统计学意义（$P<0.05$）；HPV 感染和沙眼衣原体、滴虫、细菌性阴道病感染均呈正相关，差异有统计学意义（$P<0.05$）。因此认为，宫颈癌的发生与生殖道感染有关，宫颈癌患者生殖道 HPV 以高危型为主，HR-HPV 感染和沙眼衣原体、滴虫、细菌性阴道病感染均呈正相关。

何惠等对宫颈癌患者生殖道细菌感染及 HPV 感染情况进行研究，探讨宫颈癌和生殖道细菌感染及 HPV 的关系。本研究以 2012 年 1 月至 2014 年 12 月就诊的宫颈癌患者 108 例、慢性宫颈炎患者 108 例为研究对象。研究提示，宫颈癌组检出细菌率为 55.6%，宫颈炎组检出细菌率为 49.1%；宫颈癌组和宫颈炎组患者生殖道细菌培养阳性率比较差异无统计学意义；宫颈癌组和宫颈炎组患者生殖道革兰阳性菌和革兰阴性菌分布比较差异无统计学意义；宫颈癌患者生殖道 HPV 感染率为 60.2%，慢性宫颈炎患者生殖道 HPV 感染率为 40.7%，宫颈癌组患者生殖道 HPV 阳性率高于宫颈炎组（$P<0.05$）；宫颈癌患者中 HPV 阳性组和 HPV 阴性组生殖道细菌培养结果比较差异无统计学意义；宫颈癌组和宫颈炎组 HPV 阳性患者中生殖道细菌培养结果比较差异无统计学意义。因此认为，生殖道 HPV 感染为宫颈癌的高危因素，细菌感染可能和宫颈癌的发生无关。

5. 分子生物学机制探讨

（1）细胞增殖及抗细胞凋亡相关

1）基于临床标本的研究：刘琼珊等探讨凋亡相关蛋白 Smac、Livin 在宫颈癌组织中的表达及临床意义。本研究选取 2014 年 3 月至 2015 年 3 月就诊的宫颈鳞状细胞癌 24 例、CIN Ⅰ 15 例、CIN Ⅱ 13 例、CIN Ⅲ 13 例、正常宫颈组织 15 例，采用免疫组织化学法检测各组的 Smac 和 Livin 表达情况。研究提示，宫颈癌组 Smac 阳性比例为 83.33%，明显高于对照组，差异比较有统计学意义（$P<0.05$）；宫颈癌组、CIN Ⅱ组和 CIN Ⅲ组 Smac 阳性比例比较差异无统计学意义（$P>0.05$）；

宫颈癌组、CIN Ⅱ 组和 CIN Ⅲ 组 Livin 阳性比例分别为 79.17%、76.92% 和 84.62%，明显高于对照组（均 $P<0.05$）；CIN Ⅰ 组与对照组 Smac 和 Livin 阳性比例比较差异无统计学意义（均 $P>0.05$）；CIN Ⅰ 组 Smac 和 Livin 阳性比例明显低于 CIN Ⅱ 组、CIN Ⅲ 组和宫颈癌组（均 $P<0.05$）；低分化患者 Smac 阳性比例为 42.86%，明显低于高、中分化患者（$P<0.05$）；宫颈鳞状细胞癌中 Smac 和 Livin 的表达呈正相关（$r=0.872$，$P<0.05$）。因此认为，Smac 和 Livin 在宫颈鳞状细胞癌的发生、发展中起协同作用。

楼朝霞等研究 Notch1 基因在不同宫颈组织中的表达，探讨其在宫颈癌发生、发展中的意义。本研究采用免疫组织化学和荧光实时定量 PCR 检测 27 例子宫颈癌、33 例 CIN 和 19 例正常宫颈组织中 Notch1 基因的表达情况。研究提示，Nocth1 蛋白在宫颈癌组、CIN 组及正常宫颈癌组的表达率分别为 63.0%、45.5%、15.8%，组间比较差异均有统计学意义（$P<0.05$）；荧光实时定量 PCR 检测宫颈癌组织、CIN 组织及正常宫颈组织中 Notchl mRNA 含量，组间比较差异均有统计学意义（$P<0.05$）。宫颈癌 Notchl mRNA 的高表达与患者年龄、组织学分级、临床分期差异均无统计学意义（$P<0.05$）。因此认为，Notch1mRNA 的高表达与宫颈组织的恶变演进有关，在宫颈癌的发生、发展上起重要作用。

刘云鹭等探讨脑源性神经营养因子（brain-derived neurotrophic factor，BDNF）及其低亲和力受体 P75 在 Ⅰ B1～Ⅱ B 期宫颈鳞癌及正常宫颈组织中的表达特点及表达位置关系。本研究以 2014—2016 年 124 例 Ⅰ B1～Ⅱ B 期宫颈鳞癌病例为对象，采用免疫组织化学、免疫荧光及生物体视学图像分析法观察 124 例宫颈鳞癌及 10 例正常宫颈 BDNF 及 P75 的表达分布、定量情况及位置关系。研究提示，BDNF 及 P75 受体均主要表达于细胞膜，其次为膜质共表达。BDNF 及 P75 的表达部位之间差异有统计学意义（$P=0.042$），表达位置无相关性（$P>0.05$）。宫颈鳞癌 BDNF 的表达量低于正常宫颈（$P=0.04$），P75 高于正常宫颈（$P=0.002$）。BDNF、P75 膜质共表达组分期高于膜表达组（$P=0.000$）。各分期宫颈鳞癌 BDNF 及 P75 表达量之间差异无统计学意义（$P>0.05$）。因此认为，BDNF 及其低亲和力受体 P75 可能参与宫颈鳞癌的发生，且两者之间存在一定关系，共同作用于肿瘤的生长。

武燕等探讨血浆微小 RNA（miR）-424-5p 在宫颈鳞癌中的表达情况及其与临床病理特征的关系，并预测其可能的靶基因。本研究收集 200 例宫颈鳞癌患者及 100 例健康女性的血浆样本，采用实时定量聚合酶链反应（real-time quantitative polymerase chain reaction，RT-PCR）测定血浆 miR-424-5p 水平。研究提示，宫颈鳞癌患者血浆 miR-424-5p 相对表达水平低于健康对照组（$P=0.023$）；血浆 miR-424-5p 相对表达水平与宫颈鳞癌的临床分期有关（$P<0.05$），而与肿瘤分化程度、淋巴结转移、年龄、绝经状况无相关性（$P>0.05$）。通过生物信息学分析，miR-424-5p 预测的靶基因多数与细胞周期因子有关。因此认为，miR-424-5p 有可能通过调节细胞周期因子在宫颈癌发生、发展中起作用。

2）基于宫颈癌细胞系的基础研究：兰健等通过分析分泌型卷曲相关蛋白 2（secreted frizzled-related protein 2，SFRP2）在人宫颈癌组织中的表达变化，探讨 SFRP2 对宫颈癌细胞增殖的影响。本研究采用 Western Bolt 及 qRT-PCR 检测 SFRP2 在宫颈癌组织中的表达，用慢病毒构建过表达 SFRP2 的人宫颈癌细胞株，并用细胞计数试剂盒 8（cell counting kit-8，CCK-8）及平板克隆分析 SFRP2 对细胞增殖的影响；Western Bolt 和 qRT-PCR 检测 SFRP2 在肿瘤细胞内对 WNT 通路的相关蛋白和基因表达的影响。结果发现，与癌旁组织相比，SFRP2 在人宫颈癌组织中低表达；过表达 SFRP2 的宫颈癌细增殖受抑制；SFRP2 抑制细胞增殖是通过 WNT 信号通路而发生。

冀静等探讨沉默干细胞转录因子 Sox2 对宫颈癌细胞增殖能力的影响及其机制。本研究将干扰质粒（shRNA-Sox2）转染宫颈癌 C33A 细胞系，利用嘌呤霉素筛选出稳定沉默 Sox2 表达的 C33A 细胞克隆株（shRNA-Sox2-C33A）。采用噻唑蓝（methyl thiazolyl tetrazolium，MTT）比色实验、克隆形成实验检测沉默 Sox2 表达对宫颈癌细胞增殖能力的影响；采用流式细胞仪检测细胞周期的变化；采用 Western Blot 检测细胞周期素 Cyclin D1 的表达变化。研究提示，shRNA-Sox2 转染 C33A 细胞后，细胞中 Sox2mRNA 表达下调（$t=7.94$，$P<0.01$）。干扰组细胞（shRNA-Sox2-C33A）增殖速度低（$t=10.93$，$P<0.05$），体外克隆形成率显著下降（$t=8.30$，$P<0.01$）；细胞周期中 G0/G1 期细胞比例增多，S 期细胞比例减少（t 分别为 -4.60、4.67，均 $P<0.05$）；Western Blot 检测 Cyclin D1 表达下调（$t=113.79$，$P<0.05$）。因此认为，沉默 Sox2 基因表达可能通过下调 Cyclin D1 来阻滞细胞从 G1 期细胞进入 S 期，抑制宫颈癌细胞增殖。

孙瑞等研究紧密连接蛋白 6（claudin 6，CLDN6）对宫颈癌细胞凋亡的影响。本研究收集 46 例宫颈癌患者宫颈癌组织及对应的癌旁组织，应用免疫组织化学、Western Blot 和 RT-PCR 检测宫颈组织中 CLDN6 的表达水平；应用 Annexin V / PI 双染法流式细胞术检测过表达 CLDN6 对人宫颈癌细胞系 SiHa 细胞凋亡的影响；Western Blot 检测过表达 CLDN6 对 SiHa 细胞 Bcl-xl、Bax、Bcl-2、Akt 和 p-Akt 等蛋白水平的影响。研究提示，宫颈癌组织中 CLDN6mRNA 水平及蛋白水平均明显低于癌旁组织；过表达 CLDN6 使 SiHa 细胞凋亡率和促凋亡蛋白 Bax 水平明显增加，抑凋亡蛋白 Bcl-2 和 Bcl-xl 水平和 Akt 磷酸化水平明显降低。因此认为，CLDN6 可能通过抑制 Akt 信号通路活性促进宫颈癌细胞凋亡，宫颈癌的发生可能与 CLDN6 表达减少有关。

（2）血管形成及侵袭和转移

1）基于临床标本的研究：阳袁莉等探讨环氧化酶 2（cyclooxygenase 2，COX-2）和血管内皮生长因子 -C（VEGF-C）在宫颈癌组织、CIN 组织和正常宫颈组织中的表达及意义。本研究采用免疫组织化学 SP 法检测 50 例宫颈癌组织、50 例 CIN 组织及 50 例正常宫颈组织中 COX-2 和 VEGF-C 的表达，从而研究两者在宫颈病变组织中的表达情况及相关性。研究提示，COX-2 在宫颈癌组织、CIN 组织和正常宫颈组织中的阳性率分别为 90%、54% 和 16%，差异具有统计学意义（$P<0.05$），在不同级别 CIN 中表达差异具有统计学意义（$P<0.05$）；VEGF-C 在宫颈癌组织、CIN 组织和正常宫颈组织中的阳性率分别为 24%、52% 和 92%，差异具有统计学意义（$P<0.05$），在不同级别 CIN 组织中表达差异具有统计学意义（$P<0.05$）；经 Pearson 相关性分析，两者在宫颈癌组织中的发生、发展过程中存在负相关（$r=-0.425$，$P<0.05$）。因此认为，COX-2 和 VEGF-C 在宫颈癌的发生、发展中起一定的作用，且两者共同参与了宫颈癌的发生和发展。

王昊等通过检测宫颈癌中转录激活因子（activating transcription factor 4，ATF4）与核糖体蛋白 L41（ribosomal protein L41，RPL41）的表达情况，探讨其表达特点以及临床意义。本研究采用免疫组织化学 SP 法检测正常宫颈组织、CIN 和宫颈癌组织中 ATF4 与 RPL41 的表达情况，并且分析两者与宫颈癌的关系及其意义。研究提示，ATF4、RPL41 在宫颈癌与宫颈正常组织中阳性率差异有统计学意义（$P<0.05$）。ATF4 蛋白的表达与宫颈癌临床分期、高危型 HPV 感染密切相关（$P<0.05$）。RPL41 蛋白的表达与宫颈癌临床分期密切相关（$P<0.05$）。两者在宫颈癌组织中的表达有相关性（$r=-0.254$，$P<0.05$）。因此认为，ATF4 与 RPL41 可能在宫颈癌的发生、发展、局部侵袭中起着重要作用。

刘娟等探讨 Clusterin 和 E-cadherin 在宫颈鳞癌组织中的表达及其相关性。本研究采用免疫组织化学染色法，检测 18 例正常宫颈组织、32 例 CIN 组织，以及 40 例宫颈鳞状细胞癌组织中 Clusterin 和 E-cadherin 的表达。研究提示，宫颈鳞癌、CIN Ⅱ、CIN Ⅲ 中 Clusterin 的表达均高于正常宫颈组织（$P<0.05$）。Clusterin 在Ⅰ级宫颈鳞癌中的表达低于Ⅲ级（$P<0.01$），并与临床分期有关（$P<0.05$），而与淋巴结转移、癌灶浸润间质深度无关（$P>0.05$）。E-cadherin 在宫颈鳞癌及 CIN Ⅱ、CIN Ⅲ中的表达均低于正常宫颈组织（$P<0.05$）。E-cadherin 在Ⅰ级、Ⅱ级宫颈鳞癌中的表达均高于Ⅲ级（$P<0.05$），并与淋巴结转移有关（$P<0.05$），而与临床分期、癌灶浸润间质深度无关（$P>0.05$）。宫颈鳞癌组织中 Clusterin 和 E-cadherin 的表达呈负相关（$r=-0.339$，$P<0.05$）。因此认为，Clusterin 的高表达与 E-cadherin 的低表达可能与宫颈鳞癌的发生有关。

　　2）基于宫颈癌细胞系的基础研究：易红艳等研究宫颈癌细胞 Siha 分泌的外泌体（exosomes）能否介导上皮 - 间质转化（epithelial-mesenchymal transition，EMT），从而改变癌前细胞 Ect1 的体外侵袭能力。本研究应用差速超速离心法分离 SihaExo，透射电镜观察形态，Western Blot 检测标志蛋白表达，共聚焦显微镜观察 PKH67 染色外泌体的生物学活性。Siha-Exo 和磷酸缓冲盐溶液（phosphate buffer saline，PBS）分别与 Ect1 共培养 48 h 后经 Western Blot 检测上皮标志蛋白、间质标志蛋白的表达，Transwell 侵袭实验检测共培养后 Ect1 体外侵袭能力。研究提示，Siha-Exo 为直径 30～100 nm 的盘状囊泡，特异性表达标志性蛋白 CD63 和 CD81，能够被受体细胞 Ect1 内吞，具备生物学活性。Western Blot 结果显示，与 PBS 组相比，Siha-Exo 组下调 Ect1 细胞中上皮标志蛋白 E-cadherin 和 β-catenin 的表达，上调间质标志蛋白神经钙黏素（N-cadherin）和波形蛋白（Vimentin）的表达。Transwell 侵袭实验显示，与 PBS 组相比，Siha-Exo 组穿透聚碳酯膜的 Ect1 细胞数明显增多（$P=0.01$）。因此认为，Siha-Exo 能够介导 Ect1 发生 EMT 变化，提高其体外侵袭能力。

　　吴向晖等探讨 miR-320 对宫颈癌细胞 Siha 增殖、侵袭及迁移的调控作用。本研究选取宫颈癌细胞系 Siha，将细胞分为 miR-320 模拟基因组、miR-320 抑制药组、对照模拟基因组、对照抑制药组，各组分别转染 miR-320 模拟基因、miR-320 抑制药、对照模拟基因、对照抑制药。采用 RT-PCR 检测 miR-320 表达，Western Blot 检测 Rab11 蛋白表达，MTT 法检测增殖活性，Transwell 小室实验检测侵袭能力，划痕实验检测迁移能力，双荧光素酶报告基因检测细胞荧光素酶活性。研究提示，miR-320 抑制药组 miR-320 相对表达量低于对照抑制药组；miR-320 模拟基因组高于对照模拟基因组（均 $P<0.05$）。miR-320 抑制药组的细胞活性、侵袭、迁移能力高于对照抑制药组；miR-320 模拟基因组低于对照模拟基因组（均 $P<0.05$）。miR-320 抑制药组 Rab11 蛋白表达高于对照抑制药组；miR-320 模拟基因组低于对照模拟基因组（均 $P<0.05$）。miR-320 抑制药组的细胞荧光活性显著低于对照抑制药组（$P<0.05$）；miR-320 模拟基因组的细胞荧光活性与对照模拟基因组比较差异无统计学意义（$P>0.05$）。因此认为，miR-320 可通过靶向 Rab11 调控 Siha 细胞增殖、侵袭及迁移。

　　李婧等研究 hsa-miR-127-3p（miR-127）在宫颈癌组织中的表达水平及其与临床病理特征之间的相关性，探讨 miR-127 对宫颈癌细胞株 Hela 及 Siha 迁移和侵袭的影响。本研究应用 RT-PCR 法检测 50 对宫颈癌及癌旁组织中 miR-127 表达水平，分析 miR-127 表达与临床病理特征的相关性。细胞转染 miR-127mimics 及 mimics negative control，采用划痕愈合实验检测细胞迁移能力，Transwell 法检测细胞侵袭能力。结果提示，miR-127 在宫颈癌组织中的表达明显低于癌旁组织（$P<0.05$）。miR-127 表达与淋巴脉管间隙浸润相关（$P=0.048$），而与年龄、国际妇产科联盟（International Federation of

Gynecology and Obstetrics，FIGO）分期、病理类型、分化程度、病灶大小、浸润深度、有无淋巴结转移无关（$P>0.05$）。过表达 miR-127 可抑制 Hela 及 Siha 细胞的迁移和侵袭能力。因此认为，miR127 在宫颈癌组织中低表达，并且抑制宫颈癌细胞株 Hela 及 Siha 的迁移和侵袭，可能与宫颈癌的发生、发展密切相关。

马从顺等探讨卷曲螺旋结构域蛋白 34（coiled-coil domain containing protein，CCDC34）在宫颈癌细胞中的表达及其对宫颈癌细胞增殖、凋亡、迁移和侵袭力的影响。本研究收集 2014—2016 年间的 16 例宫颈鳞癌标本和 16 例慢性宫颈炎组织标本。采用荧光定量 RT-PCR 及 Western Blot 检测 CCDC34 的表达。通过构建 CCDC34 慢病毒载体干扰 CCDC34 的表达，荧光定量 RT-PCR 和 Western Blot 验证干扰效果。使用 MTT 法、Brd U 掺入实验、Transwell 侵袭实验、流式细胞术来检测细胞的增殖、迁移、侵袭能力及凋亡。应用 caspase-3 活性检测试剂盒及 Western Blot 检测沉默 CCDC34 后 caspase-3 的活性变化及在蛋白水平的表达。研究提示，CCDC34 在宫颈癌细胞及组织中高表达；CCDC34 干扰组的细胞增殖能力较对照组显著降低（$P<0.05$）；CCDC34 干扰组穿膜细胞数与对照组相比显著减少，细胞凋亡显著增加及 caspase-3 的活性明显增强（均 $P<0.05$）。因此认为，沉默 CCDC34 的表达可显著抑制宫颈癌细胞的增殖、迁移和侵袭，促进细胞凋亡。

（3）免疫逃逸与肿瘤相关性炎症：韩丽萍等研究宫颈癌组织中 Foxp3、PD-1 及 PD-L1 蛋白的表达情况及其与临床病理特征的关系。本研究采用免疫组织化学 SP 法检测 64 例宫颈癌组织、40 例 CIN 组织、18 例正常宫颈组织中 PD-1、PD-L1、Foxp3 蛋白的表达。研究提示，PD-1、Foxp3 蛋白主要表达于肿瘤浸润淋巴细胞（tumor infiltrating lymphocyte，TIL），PD-L1 蛋白主要表达于宫颈癌细胞及 TIL。正常宫颈组织不表达 PD-1、PD-L1、Foxp3 蛋白，宫颈癌组织中 PD-1 的表达显著高于 CIN 和正常宫颈组织（$P<0.05$）；宫颈癌组织中 PD-1、PD-L1、Foxp3 蛋白的表达与组织分化程度、FIGO 分期有关（$P<0.05$），与患者年龄、肿瘤直径、HPV 感染或分型无关（$P>0.05$）。宫颈癌组织中 PD-L1 与 PD-1 蛋白的表达呈正关联（$rs=0.562$，$P<0.001$）。宫颈癌组织中 Foxp3 与 PD-1、PD-L1 蛋白的表达无关联（$rs=0.218$ 和 0.257，$P>0.05$）。因此认为，人宫颈癌组织高表达 PD-1、PD-L1、Foxp3 蛋白，且与肿瘤的发生、发展、浸润密切相关。

王惠霞等研究 TGF-β1、COX-2、IL-6、IL-17 在 CIN 与宫颈癌中的表达及意义。本研究选取宫颈癌患者 25 例为 A 组，CIN 患者 50 例为 B 组，正常宫颈者 30 例为 C 组。结果提示，TGF-β1、COX-2、IL-6 在宫颈癌、CIN 中的表达水平均高于正常宫颈组织（$P<0.05$）；而在宫颈癌中的表达水平又高于 CIN 组织（$P<0.05$）。IL-17 在正常宫颈组织的表达低于宫颈癌、CIN，组间差异均有统计学意义（$P<0.05$）；在 CIN 的表达低于宫颈癌，但差异无统计学意义（$P>0.05$）。因此认为，TGF-β1、COX-2、IL-6、IL-17 的表达水平与 CIN 和宫颈癌相关，可能参与 CIN 和宫颈癌的发生，以及 CIN 演变至宫颈癌的发展过程。

（4）细胞能量异常：李苹等探讨低糖高乳酸环境对宫颈癌细胞生存的影响，以及对 EGFR-mTOR 通路的调节作用。本研究将 Hela 细胞培养于常糖（葡萄糖 10 mmol/L）、低糖（葡萄糖 3 mmol/L）、高乳酸（葡萄糖 10 mmol/L，乳酸 2.5 mmol/L）、低糖高乳酸（葡萄糖 3 mmol/L，乳酸 2.5 mmol/L）4 种环境下，CCK-8 法测定 Hela 细胞的生长抑制率，流式细胞术测定细胞周期。荧光实时定量 PCR 法检测表皮生长因子（epidermal growth factor receptor，EGFR）和 mTOR mRNA 水平。研究提示，与常糖组相比，高乳酸组的细胞抑制率、48 h 细胞 G1/G0 期比例显著升高（$P<0.01$），细胞凋亡率、EGFR 和 mTOR mRNA 表达水平均无变化。与常糖组相比，低糖组的细胞抑制率、48 h 细胞凋亡率显著降低（$P<0.01$），细胞各周期比例变化与常糖组无差异，EGFR 表达水平降低（$P<0.05$）。与常糖组相比，低糖高乳酸组的细胞抑制率显著升高（$P<0.01$），但低于低糖组（$P<0.01$）和高乳酸组（$P<0.05$），48 h G1/G0 期比例、细胞诱导凋亡率显著升高（$P<0.01$），EGFR 和 mTOR mRNA 表达水平均显著升高（$P<0.01$）。因此认为，Hela 细胞在低糖高乳酸环境中的存活状况好于单纯低糖和单纯高乳酸环境，且伴随着 *EGFR* 和 *mTOR* 基因表达水平上升。

杨潇等探讨脂筏在 Toll 样受体 4（Toll-like receptors 4，TLR4）促进宫颈癌低氧诱导因子 -1α（hypoxia-inducible factor -1α，HIF-1α）高活性中的作用及机制。本研究按照计算机随机法采用 4 种处理：MβCD 处理及脂多糖刺激，siTLR4 转染及脂多糖刺激，空白对照组，脂多糖刺激。MTT 法绘制生长抑制曲线，软琼脂集落培养实验观察细胞集落形成，免疫细胞化学染色法和 Western Blot 检测宫颈癌 Siha 细胞内 HIF-1α 蛋白阳性表达及含量变化，光泽精化学发光法检测还原型烟酰胺腺嘌呤二核苷酸磷酸（nicotinamide adenine dinucleotide phosphate，NADPH）氧化酶活性，DCFH-DA 探针检测宫颈癌 Siha 细胞内活性氧含量。统计比较四组间或处理后不同时间点差异。研究提示，脂多糖对照组细胞活性和集落数、HIF-1α 蛋白相对表达量均较空白对照组高或多；而 MβCD＋脂多糖组及 siTLR4＋脂多糖组则较两对照组低或少（均 $P<0.01$）。MβCD＋脂多糖组及 siTLR4＋脂多糖组处理后 12 h、24 h、36 h、48 h 的 NADPH 氧化酶活性和活性氧含量，均分别较两对照组相应时间点低（$P<0.05$）。免疫荧光染色显示脂筏增多的细胞、HIF-1α 蛋白表达亦增强。因此可知，TLR4 信号可能通过激活脂筏，刺激 NADPH 氧化酶的氧化还原信号产生活性氧来维持宫颈癌细胞 HIF-1α 高活性。

沈祥丽等探讨 p38δ 在宫颈癌组织细胞和 Hela 细胞系中蛋白表达水平及 p38δ 对缺氧诱导 Hela 细胞凋亡的影响。本研究采用蛋白印迹法检测组织及细胞蛋白表达水平，慢病毒转染及细胞耐药性筛选构建稳定表达 p38δHeLa 细胞株，以膜联蛋白 V- 异硫氰酸荧光素 / 碘化丙啶双染色法检测细胞凋亡水平。研究提示，宫颈癌细胞系 Hela 细胞中 p38δ 蛋白表达水平低于非癌性细胞系人胚肾 293 细胞及小鼠胚胎纤维细胞；宫颈癌组织细胞中 p38δ 蛋白表达水平低于正常宫颈组织细胞，差异有统计学意义（均 $P<0.05$）；p38δ 过表达提高缺氧条件下 Hela 细胞凋亡水平，差异有统计学意义（$P<0.05$）；p38δ 过表达促进缺氧条件下 Hela 细胞中凋亡相关因子 Bcl-2 蛋白表达水平下调及 Bax、p53 蛋白表达水平上调，差异有统计学意义（$P<0.05$）。因此认为，在宫颈癌组织细胞和宫颈癌 Hela 细胞中，p38δ 的蛋白表达水平降低。Hela 细胞中高表达 p38δ 促进缺氧细胞凋亡。

（二）诊断

1. 血清学检测

（1）肿瘤标志物检测：张艳君等探究多肿瘤标志物联合检测在宫颈恶性肿瘤诊断中的临床应用效果。本研究利用多肿瘤标志物蛋白芯片检测系统（C-12）检测 100 例宫颈恶性肿瘤患者（恶性肿瘤组）血清中 12 种肿瘤标志物（CA19-9、NSE、CEA、CA242、CA125、CA153、AFP、Ferritin、free-PSA、PSA、HCH、β-HCG）的水平，并与同期 105 例妇科良性病变（良性病变组）及 297 例女性健康体检者（健康体检组）进行比较。研究提示，宫颈恶性肿瘤组的血清 CA19-9、CEA、CA125、Ferritin

和 CA15-3 水平明显高于良性病变组和健康体检组（$P<0.05$），其中以 Ferritin（37.00%）和 CA125（34.00%）的阳性率最高，肿瘤标志物 5 项联检（Ferritin、CA125、CA19-9、CEA 及 CA15-3）的灵敏度和准确度均高于单项检测和其他多项联检，灵敏度达 70.00%，准确度为 86.06%。因此认为，多肿瘤标志物联合检测能够进一步提高宫颈恶性肿瘤的检出率和诊断性能，具有较高的临床应用价值。

张蕾等探讨血清鳞状细胞癌抗原（serum squamous cell carcinoma antigen，SCC-Ag）、癌胚抗原（carcino-embryonic antigen，CEA）和糖类抗原 125（carbohydrate antigen 125，CA125）联合检测在宫颈癌早期诊断中的临床应用价值，为宫颈癌的早期诊断和治疗提供依据。本研究选取治疗前的宫颈癌患者 73 例纳入研究组，选取同期健康女性 100 例为对照组。采用电化学发光法测定血清 SCC-Ag、CEA 和 CA125 水平。研究提示，研究组患者血清 SCC-Ag、CEA 和 CA125 水平均高于对照组患者，差异有统计学意义（$P<0.05$）。三者联合检测的灵敏度（75.3%）和准确度（87.3%）明显高于单独检测的灵敏度和准确度，差异有统计学意义（$P<0.05$），特异度差异无统计学意义（$P>0.05$）。因此认为，血清肿瘤标志物 SCC-Ag、CEA 和 CA125 联合检测可有效提高宫颈癌诊断的敏感度，对宫颈癌的诊断具有重要的临床应用价值。

杨文静等探讨 SCC-Ag 联合 IL-6、TGF-β 在宫颈癌诊断中的价值，并分析其临床意义。本研究选取宫颈癌组患者 68 例，CIN 组患者 48 例，对照组 36 例，分别采用 ELISA 检测血清 IL-6、TGF-β 和电化学发光免疫分析法（electrochemiluminescence immunoassay，ECLIA）检测 SCC-Ag。比较三组患者 SCC-Ag、IL-6、TGF-β 变化，并采用 Pearson 相关分析法进行相关性分析。研究提示，与对照组比较，宫颈癌组 SCC-Ag 升高；CIN 组和宫颈癌组 IL-6 降低，TGF-β 升高，差异具有统计学意义（$P<0.05$）。与 CIN 组比较，宫颈癌组 SCC-Ag 和 TGF-β 升高，IL-6 降低，差异具有统计学意义（$P<0.05$）。随 TMN 分期升高，SCC-Ag 和 TGF-β 升高，IL-6 降低，差异具有统计学意义（$P<0.05$）。Pearson 相关分析结果显示，SCC-Ag 与 IL-6、IL-6 与 TGF-β 呈明显负相关（$P<0.05$），SCC-Ag 与 TGF-β 呈明显正相关（$P<0.05$）。因此认为，血清 SCC-Ag 联合 IL-6、TGF-β 在宫颈癌早期诊断中具有重要的临床参考价值，对宫颈癌辅助诊断和疗效评估具有重要的临床意义。

（2）细胞因子检测：邓凯贤等检测宫颈癌及 CIN 患者血清中造血生长因子（hematopoietic growth factor，HGF）的表达水平，评估 HGF 在宫颈癌早期诊断中的应用价值。本研究选取宫颈癌 49 例、CIN 60 例、健康体检者 40 例的血清，以酶联免疫法检测 HGF 表达水平［干细胞因子（stem cell factor，SCF）、粒细胞巨噬细胞刺激因子（granulocyte macrophage stimulating factor，GMCSF）、粒细胞集落刺激因子（granulocyte colony-stimulating factor，G-CSF）和巨噬细胞集落刺激因子（macrophage colony stimulating factor，M-CSF）］，化学发光微粒免疫分析法检测 SCC-Ag 表达。研究提示，GM-CSF、G-CSF 和 M-CSF 在宫颈癌及 CIN 患者中表达水平显著高于健康体检者（$P<0.05$），GM-CSF 和 M-CSF 在宫颈癌患者的表达水平显著高于 CIN 患者（$P<0.05$），SCC-Ag 在宫颈癌患者的表达水平显著高于 CIN 和健康体检者（$P<0.05$）。M-CSF、GM-CSF、G-CSF、SCC-Ag 诊断宫颈癌的特异度均较高，M-CSF 诊断的灵敏度、PPV 和 NPV 均高于 SCC-Ag，M-CSF 与 SCC-Ag 组合诊断水平高于单用 SCC-Ag。因此认为，对 HGF 的研究可能为寻找新的宫颈癌肿瘤标志物开辟新的途径，尤其是 M-CSF 具有作为一个良好宫颈癌和 CIN 标志物的潜能。

（3）其他分子标志物：赵静等研究宫颈癌和 CIN 患者外周血中微小 RNA-195（miR-195）的表达水平及其临床意义。本研究收集 30 例健康对照者、51 例 CIN 患者和 51 例宫颈癌患者，应用实时定量 PCR 方法检测其外周血中 miR-195 表达水平，应用 ROC 曲线分析 miR-195 表达对诊断 CIN、宫颈癌的意义。通过 Kaplan-Meier 生存分析评价 miR-195 对宫颈癌患者预后的影响。研究提示，宫颈癌患者、CIN 患者和健康对照者三组间外周血 miR-195 表达水平差异有统计学意义（$P<0.01$），其中宫颈癌患者明显低于其他两组（$P<0.01$ 或 $P<0.05$）。ROC 曲线分析表明，外周血 miR-195 能够很好地区分宫颈癌患者、CIN 患者与健康对照者；miR-195 低表达患者总体生存时间明显短于 miR-195 高表达患者（$P=0.016$）。因此认为，宫颈癌和 CIN 患者外周血中 miR-195 表达降低，可作为辅助诊断宫颈癌和 CIN 的分子标志。

周高英等探讨长链非编码 RNA H19 和 HOTAIR 在宫颈癌血清中的表达及其临床意义。本研究收集 52 例宫颈癌术前血清标本，年龄配对的 39 例妇科良性疾病、宫颈癌筛查正常的患者血清标本作为对照组。其中 10 例宫颈癌患者术前、术后对比。用 qRT-PCR 检测 lncRNA H19 和 HOTAIR 表达水平。分析宫颈癌患者血清 lncRNA H19 和 HOTAIR 与其临床病理参数的关系，采用 ROC 评价诊断效能。研究提示，宫颈癌患者血清 lncRNA H19 和 HOTAIR 表达水平较对照组显著升高，且术后较术前表达显著下降，差异有统计学意义（$P<0.05$）；宫颈癌患者血清中 lncRNA H19 和 HOTAIR 的表达水平与年龄、病理类型、临床分期、SCC 均无相关性（$P>0.05$）；血清 lncRNA H19 单独诊断宫颈癌的 ROC 曲线下面积、灵敏度和特异度分别为 0.661、30.8% 和 94.9%；血清 HOTAIR 单独诊断宫颈癌的曲线下面积、灵敏度和特异度分别为 0.707、69.2% 和 66.7%。因此认为，血清 lncRNA H19 和 HOTAIR 可以作为宫颈癌临床诊断和术后监测潜在的循环标志物。

2. 影像学检查

（1）超声检查：李小花等应用经阴道超高速剪切波弹性成像测定宫颈组织弹性模量值，探讨该技术对宫颈癌及癌前病变的诊断价值。本研究选取 2015 年 5 月至 2016 年 5 月经手术病理检查确诊的宫颈癌患者 30 例（A 组）、CIN 患者 50 例（B 组），另选取同期健康已婚女性 50 例（C 组）作为对照。三组受试者术前均进行经阴道常规二维超声、彩色多普勒及超高速剪切波弹性成像检查，并获得弹性模量最大值、平均值。研究提示，A 组弹性图像以红色或橘红色为主，夹杂着绿色或呈亮绿色；B 组和 C 组弹性图像呈较均匀的蓝色。A 组弹性模量最大值、平均值大于 B 组、C 组（$P<0.05$），B 组和 C 组间差异无统计学意义（$P>0.05$）。因此认为，宫颈癌病灶的弹性模量最大值、平均值高于癌前病变及正常组织，超高速剪切波弹性成像对诊断宫颈癌有重要价值。

（2）磁共振检查（magnetic resonance imaging，MRI）：张洁等分析正常宫颈及宫颈癌、CIN Ⅲ的多 b 值扩散加权成像（diffusion weighted imaging，DWI）的特点，探讨其对宫颈癌诊断和判断病理类型的价值。本研究收集经手术或活检证实的宫颈癌患者 54 例（腺癌 15 例，鳞癌 36 例，神经内分泌癌 3 例）和 CIN Ⅲ 9 例，行常规 MRI 和多 b 值 DWI 扫描，对比正常宫颈组织和宫颈癌组织的多 b 值表观扩散系数（apparent diffusion constant，ADC）值。对测得的不同病理类型宫颈癌、CIN Ⅲ 与正常宫颈的 ADC 值进行比较。研究提示，正常宫颈的宫颈内膜、结合带及肌层 3 层结构可以在不同 b 值的 DWI 上显示，各层之间的 ADC 值差异有统计学意义（$P<0.05$）；宫颈癌的多 b 值 ADC 值与正常宫颈之间的 ADC 值差异有统计学意义（$P<0.05$）；宫颈鳞癌、腺癌、CIN Ⅲ、神经内分泌癌的平均 ADC 值差

异有统计学意义（$P<0.05$）。因此认为，多 b 值 DWI 的 ADC 值有助于宫颈癌及 CIN Ⅲ 的诊断，并与宫颈癌的病理类型存在相关性。应用多 b 值 DWI 检查可以提高宫颈癌、CIN Ⅲ 定性诊断的准确性。

李石坚等探讨 MRI 平扫及动态增强 MRI 对宫颈癌分期的评估价值。本研究回顾性分析 42 例宫颈癌患者 MRI 平扫及动态增强影像学特征。在 MRI 图像上测得肿块容积，并分析其与病理分期级别高低之间的差别。研究显示，宫颈癌 MRI 平扫显示为宫颈区异常信号，动态增强早期及延迟期易与周围正常组织区分。42 例患者中 MRI 分期为原位癌 5 例，Ⅰ A 期 8 例，Ⅰ B 期 9 例，Ⅱ A 期 17 例，Ⅱ B 期 3 例；临床体检分期为原位癌 14 例，Ⅰ A 期 7 例，Ⅰ B 期 6 例，Ⅱ A 期 12 例，Ⅱ B 期 3 例。以病理分期为标准，MRI 分期准确率为 76.19%，临床妇科体检分期的准确率为 30.95%，两者差异有统计学意义（$P<0.01$）。肿块大小在病理分期级别高低方面差异有统计学意义（$P<0.01$）。因此认为，MRI 平扫及动态增强对病灶范围清晰显示有帮助，可提高宫颈癌治疗前分期的准确率。测量肿块容积大小对肿瘤术前分期评估具有一定的价值。

（三）临床特征及其分子生物学机制

1. 转移

（1）宫旁组织转移：陈海林等探讨早期宫颈癌宫旁组织转移患者的临床特点及危险因素。本研究回顾性分析 900 例 Ⅰ A2～Ⅱ A2 期接受广泛性子宫切除联合盆腔淋巴结清扫术的早期宫颈癌患者的临床资料。研究提示，900 例早期宫颈癌患者发生宫旁组织转移 55 例，转移率为 6.11%，以宫旁软组织转移率最高（3.11%），宫旁脉管次之（1.67%）。单因素分析发现，宫旁组织转移与患者临床分期、肿瘤最大直径、SCC-Ag 水平、肿瘤浸润深度、脉管浸润、手术切缘、淋巴结转移、累及宫体、累及阴道均有其相关性（$P<0.05$）；多因素分析发现，浸润深度、脉管侵犯、手术切缘、淋巴结转移是早期宫颈癌患者发生宫旁组织转移的独立危险因素（$P<0.05$），其中淋巴结转移相关度最高。因此认为，早期宫颈癌患者宫旁组织转移发生率较低，肿瘤浸润深度、脉管侵犯、手术切缘阳性、淋巴结转移均为宫颈癌患者发生宫旁组织转移的危险因素。

（2）浸润转移：张丽杰等分析宫颈癌组织中 Krüppel 样因子 5（Krüppel-like factor 5，KLF5）、基质金属蛋白酶 1（matrix metalloproteinase 1，MMP1）的表达及胶原纤维的变化，探讨 KLF5 和 MMP1 与宫颈癌的相关性。本研究选取宫颈鳞癌 39 例、HSIL 47 例和正常对照 48 例，采用免疫组织化学法检测蛋白表达，RT-PCR 定量检测 mRNA 表达，Masson 染色检测总胶原纤维沉积，Western Blot 检测胶原的表达，并分析 KLF5 和 MMP1 与宫颈癌的临床病理特征的关系。研究显示，KLF5 蛋白在对照组、CIN 组和宫颈鳞癌组中表达逐渐升高；CIN 组、宫颈鳞癌组中 KLF5 和 MMP1 的 mRNA 表达均显著高于对照组（$P<0.05$）；癌组织胶原蛋白沉积增加，胶原纤维较粗，排列致密，由包绕癌灶的卷曲形态变成穿过癌灶的直线形态，且癌细胞多伴随胶原纤维走形排列；Ⅰ、Ⅲ 型胶原在癌组中表达显著增加（$P<0.05$）；肿瘤病理分级、肌层浸润深度、临床分期、淋巴结转移与 KLF5、MMP1 的 mRNA 表达呈正相关（$P<0.05$）。因此认为，KLF5 和 MMP1 分子在宫颈癌变中表达上调，可能在宫颈癌的发生、发展及浸润转移中起着重要作用。

康心琴等探讨宫颈癌组织中 Twist、Snail、YB-1 基因表达对细胞侵袭、EMT 的影响。本研究选取 138 例宫颈癌根治术患者的宫颈癌组织标本、癌旁组织标本，采用荧光定量 PCR 法检测其中 Twist、

Snail、*YB-1* 基因，细胞侵袭相关基因，EMT 标志物基因的 mRNA 表达量，采用 Pearson 检验分析宫颈癌组织 *Twist*、*Snail*、*YB-1* 基因的 mRNA 表达与细胞侵袭、EMT 的相关关系。研究提示，宫颈癌组织中 *Twist*、*Snail*、*YB-1* 基因的 mRNA 表达量高于癌旁组织，侵袭基因 *STAT3*、*YAP1*、*TUG1*、*FoxM1*、*Rab11* 的 mRNA 表达量高于癌旁组织，EMT 标志物 *E-cadherin*、*β-catenin* 基因的 mRNA 表达量低于癌旁组织，*Vimentin* 基因的 mRNA 表达量高于癌旁组织（$P<0.05$）。Pearson 检验发现，宫颈癌组织中 *Twist*、*Snail*、*YB-1* 基因的 mRNA 表达量与细胞侵袭、EMT 直接相关。因此认为，宫颈癌组织中存在 *Twist*、*Snail*、*YB-1* 基因高表达，且其表达异常直接导致肿瘤细胞的侵袭活性增加、EMT 加剧。

简生燕等探讨水通道蛋白 -1（aquaporins，AQP1）在青海省藏族宫颈鳞癌患者中的表达及病理学意义。本研究收集 2014 年 11 月至 2015 年 6 月住院行手术治疗的藏族宫颈鳞癌（Ⅰa1 期～Ⅱa 期）患者 50 例，采用 qRT-PCR 方法检测宫颈鳞癌组织和癌旁组织中 AQP1 的基因表达水平，采用免疫组织化学法检测分析其形态学表达定位和意义。研究显示，藏族宫颈鳞癌患者患癌组织 AQP1 mRNA 的表达量高于癌旁组织（$P<0.01$）。免疫组织化学法检测结果与 qRT-PCR 法检测结果一致，AQP1 在宫颈鳞癌组织中的表达量高于癌旁组织（$P<0.05$）。在宫颈鳞癌肿瘤细胞的细胞膜及细胞质中有 AQP1 的表达，表现为明显棕黄色，同时肿瘤间质血管内皮细胞中也有显著表达。因此认为，qRT-PCR 和免疫组织化学法均证实 AQP1 在藏族宫颈鳞癌患者中的表达上调，在肿瘤细胞的细胞膜及细胞质中高表达，在肿瘤间质血管内皮细胞中亦显著表达。

（3）淋巴结转移：祝莉等分析宫颈癌盆腔淋巴结转移的临床特征，探究影响宫颈癌患者盆腔淋巴结转移的危险因素。本研究收集 300 例宫颈癌患者的一般人口学特征和临床分期、分化程度、肿瘤直径、组织学类型、肿瘤浸润深度、脉管癌栓情况、肿瘤宫旁浸润情况及患者术前化疗情况等资料。采用 Logistic 进行影响因素分析。研究提示，35 例发生淋巴结转移，占 11.7%。临床分期为Ⅱ期的患者发生盆腔淋巴结转移的风险是Ⅰ期的 3.283 倍；肿瘤直径≥4 cm 的患者发生淋巴结转移的风险是<4 cm 的 2.332 倍；浸润深度≥1/2 的患者发生淋巴结转移的风险是<1/2 的 1.823 倍；脉管癌栓阳性患者发生淋巴结转移的风险是阴性患者的 1.739 倍；宫旁浸润阳性的患者发生淋巴结转移的风险是阴性患者的 1.672 倍。因此认为，肿瘤直径、临床分期、肿瘤浸润深度、宫旁浸润和脉管癌栓与宫颈癌盆腔淋巴结转移有关。

刘晖等探讨黏附分子 CD44v6、细胞间黏附分子 -1（intercellular cell adhesion molecules 1，ICAM-1）与早期宫颈鳞癌淋巴结转移的关系。本研究收集宫颈癌Ⅰb1 期患者宫颈标本 74 份，正常宫颈标本 20 份，宫颈鳞状细胞原位癌标本 20 份，采用 RT-PCR 法及免疫组织化学法测定宫颈组织标本 CD44v6 和 ICAM-1 的表达，免疫组织化学法测定 D2-40 标记的淋巴管密度（lymphatic vessel density，LVD），并探讨三者与宫颈癌组织分化程度及淋巴结转移的关系。研究提示，CD44v6 及 ICAM-1 在正常宫颈、宫颈鳞状细胞原位癌、宫颈癌组织中的阳性表达率及 mRNA 表达水平均逐渐提高（均 $P<0.01$）。正常宫颈、宫颈鳞状细胞原位癌、宫颈癌组织中 LVD 逐渐提高（$P<0.01$）。低分化宫颈癌组织中 CD44v6、ICAM-1 阳性表达率及 LVD 高于高分化、中分化（$P<0.01$），有淋巴结转移宫颈癌组织中 CD44v6、ICAM-1 阳性表速率及 LVD 高于无淋巴结转移（$P<0.01$）。宫颈癌组织中 CD44v6、ICAM-1 及 LVD 呈两两正相关。因此认为，CD44v6 在宫颈癌进展中起促进作用，与 ICAM-1 及 LVD 协同促进宫颈癌发展，可作为判断宫颈癌淋巴结转移及诊断的有效指标。

汤华等探讨 c-Met mRNA、HGF mRNA 在宫颈癌患者体内的表达水平，分析影响宫颈癌患者盆腔淋巴结转移的相关因素。本研究选取 2012 年 6 月至 2014 年 6 月就诊的宫颈癌 92 例，CIN Ⅱ～Ⅲ 16 例，正常宫颈组织 16 例。采用实时荧光 PCR 检测技术测定 124 例组织样本中 c-Met mRNA 和 HGF mRNA 的表达量，分析 c-Met mRNA、HGF mRNA 表达量、临床分期、年龄、组织类型、肌层浸润深度、脉管浸润、组织分化程度、肿瘤直径 9 个因素与盆腔淋巴结转移的相关性。研究提示，c-Met mRNA 和 HGF mRNA 在宫颈癌组织中表达量显著高于在其他 2 种类型组织中的表达量（$P<0.05$）；c-Met mRNA 表达量、HGF mRNA 表达量、肌层浸润深度、脉管浸润、组织分化程度 5 个因素与宫颈癌患者盆腔淋巴结转移相关（$P<0.05$）。因此认为，c-Met mRNA、HGF mRNA 的高表达是引起宫颈癌患者盆腔淋巴转移的相关性因素。

李雪莲等探讨 MMP9 表达和 TAMs 浸润与 SCC 临床病理特征的关系。本研究选取 50 例 SCC 组织、30 例 CIN Ⅲ 组织及 20 例正常宫颈组织，采用免疫组织化学 SP 法检测 MMP9、CD68（标记 TAMs）的表达。研究提示，SCC 组织中 MMP9、CD68 阳性细胞数明显多于 CIN Ⅲ 组织和正常宫颈组织；SCC 组织中 MMP9、CD68 的表达与 SCC 的浸润深度、淋巴结转移和临床分期均呈正相关；SCC 组织中 MMP9 与 CD68 的表达呈正相关。因此认为，TAMs 的浸润数量和 MMP9 的表达与 SCC 的浸润深度、淋巴结转移和临床分期有关，TAMs 浸润数量与 MMP9 的表达呈正相关，MMP9 可能参与 TAMs 募集，而 TAMs 又通过分泌更多的 MMP9 促进 SCC 的浸润、转移。

（4）肿瘤血管新生：薛宏等探讨宫颈癌组织中细胞周期依赖性蛋白激酶 8（cyclin-dependent kinase 8，CDK8）、p53、VEGF 表达水平，以及其与肿瘤血管生成的关系。本研究收集宫颈癌患者 60 例，检测宫颈癌组织中 CDK8、p53、VEGF 及 MVD，分析 CDK8、p53、VEGF、MVD 与宫颈癌患者主要临床特征的关系。研究提示，VEGF、CDK8 阳性患者 MVD 水平分别高于 VEGF 阴性、CDK8 阴性患者（均 $P<0.05$）。p53 阳性与阴性患者 MVD 水平比较，差异无统计学意义（$P>0.05$）。与癌旁组织比较，宫颈癌组织中 VEGF$^+$、CDK8$^+$、p53$^+$ 及 MVD 水平升高（$P<0.05$）。与Ⅰ期患者相比，Ⅱ～Ⅳ期患者的 VEGF$^+$、CDK8$^+$、p53$^+$ 及 MVD 水平升高（$P<0.05$）。与高分化患者相比，中分化、低分化患者的 CDK8$^+$ 水平升高（$P<0.05$）。与鳞癌患者相比，腺癌患者的 VEGF$^+$ 和 MVD 水平升高（$P<0.05$）。多元线性回归分析示，VEGF 和 CDK8 是 MVD 水平的影响因素（$P<0.05$）。因此认为，宫颈癌组织中 CDK8、VEGF 和 p53 蛋白表达水平升高，促进肿瘤细胞的生长和转移，CDK8、VEGF 可能与肿瘤血管生成有关。

2. 疾病恶性程度进展

（1）分期：高丽等探讨 Th17/Treg 细胞及其细胞因子与宫颈癌临床分期的关系。本研究选取 2014 年 1 月至 2016 年 12 月收治的宫颈癌Ⅰ期 15 例、Ⅱ期 20 例、Ⅲ期 12 例、Ⅳ期 13 例。采用流式细胞术检测外周血 Th17/Treg 细胞表达频率，ELISA 法检测 IL-17 和 IFN-γ 表达水平。研究提示，Th17 细胞和 Treg 细胞百分率随临床分期增加而增加，其中Ⅰ期＜Ⅱ期＜Ⅲ期＜Ⅳ期。IL-17 表达水平随临床分期增加而增加，其中Ⅰ期＜Ⅱ期＜Ⅲ期＜Ⅳ期。经 Pearson 相关分析，外周血 Th17 细胞百分率和细胞因子 IL-17 的表达水平与 FIGO 分期呈正相关（$r=0.746$ 和 0.714，$P<0.01$）。Treg 细胞百分率和 IFN-γ 表达水平与 FIGO 分期无相关性。因此认为，宫颈癌患者外周血中 Th17/Treg 细胞的高表达参与了宫颈癌的发生、发展过程，有可能作为宫颈癌预后评估的新指标。

（2）分化：张新弟等探讨层粘连蛋白（laminin，LN）在 CIN 及宫颈癌诊断中的作用及相关性。本研究选取 2014 年 5 月至 2016 年 5 月收治的 120 例宫颈病变患者为研究对象，选取同期体检的 30 例健康女性为对照组。采用磁微粒化学发光法检测入组受试者血清 LN 浓度，分析 LN 表达与 CIN 及宫颈癌之间的关系。研究提示，CIN Ⅲ级患者血清 LN 浓度显著高于对照组（$P<0.05$）。Ⅰ、Ⅱ和Ⅲ期浸润性宫颈癌患者 LN 浓度均显著高于对照组（均 $P<0.05$）。高分化组、中分化组及低分化组患者血清 LN 浓度均显著高于对照组（均 $P<0.05$）。从高分化到低分化，患者血清 LN 的浓度依次升高，组间比较均有差异（均 $P<0.05$）。研究提示，LN 在 CIN 及宫颈癌患者中呈特异性的高表达，尤其在不同分化程度的宫颈癌中表达差异明显，值得在临床上推广使用。

沙敏等分析宫颈癌患者血清 miR-130a 的表达水平及临床意义。本研究用荧光定量 PCR 检测 60 例宫颈癌患者和 60 例体检健康者血清 miR-130a 的表达水平，分析血清 miR-130a 水平与宫颈癌患者临床病理参数的相关性。研究提示，与体检健康者相比，宫颈癌患者血清 miR-130a 表达水平明显升高（$P<0.01$）。miR-130a 的高水平与肿瘤分化（$P<0.01$）及肿瘤分期（$P=0.01$）密切相关。ROC 曲线分析结果显示，血清 miR-130a 诊断宫颈癌的曲线下面积为 0.878（$95\%CI$：0.809～0.947），灵敏度为 86.7%，特异度为 90.8%。与早期宫颈癌患者相比，晚期宫颈癌患者血清 miR-130a 表达水平明显升高（$P<0.05$）；与术前相比，宫颈癌术后血清 miR-130a 表达水平明显降低（$P<0.01$）。因此认为，血清 miR-130a 有助于宫颈癌诊断和预后监测，并可作为宫颈癌进展的辅助判断指标。

兰康云等探讨硫氧还蛋白（thioredoxin，Trx）和 β- 联蛋白（β-catenin）在宫颈鳞状细胞癌组织中的表达及临床意义。本研究应用免疫组织化学法检测正常宫颈上皮、CIN 及宫颈鳞状细胞癌组织中 Trx 与 β-catenin 的表达，分析与宫颈鳞状细胞癌临床病理指标的关系，探讨 Trx 与 β-catenin 表达的相关性。研究提示，Trx 与 β-catenin 的表达在 CIN 组织、宫颈癌中均显著高于正常宫颈组织，并且 Trx 与 β-catenin 表达呈正相关。Trx 的表达与淋巴结转移、脉管浸润、浸润深度有关；β-catenin 的表达与肿瘤转移、组织分级、FIGO 分期密切相关。因此认为，Trx 和 β-catenin 在宫颈鳞状细胞癌中高表达且与恶性程度相关。

李仕亮等探讨肿瘤干细胞相关基因 Bmi-1、POU5F1 在宫颈癌组织中的表达及其与临床病理特征的关系。本研究采用 qRT-PCR 检测 69 例宫颈癌组织和 16 例宫颈癌组织及其配对的癌旁新鲜组织标本中 Bmi-1 mRNA、POU5F1 mRNA 的表达水平。研究提示，子宫颈癌组织中 Bmi-1 mRNA、POU5F1 mRNA 相对表达量高于配对癌旁组织（$P<0.05$）。Bmi-1 mRNA 表达与民族、淋巴结转移、临床分期及组织学分级有关（$P<0.05$），而与年龄、肿瘤大小及病理类型无关（$P>0.05$）。POU5F1 mRNA 表达与民族、肿瘤大小、淋巴结转移、临床分期及组织学分级有关（$P<0.05$），而与年龄及病理类型无关（$P>0.05$）。因此认为，肿瘤干细胞相关基因 Bmi-1、POU5F1 在子宫颈癌组织中高表达，两者可能与子宫颈癌的不良生物学特性关系密切，可作为评估子宫颈癌生物学行为的潜在分子标志物。

罗煜立等探讨染色体组装因子 1 亚基 A（chromatin assembly factor 1 A，CHAF1A）和增殖细胞核抗原（proliferating cell nuclear antigen，PCNA）在宫颈鳞状细胞癌组织中的表达和临床意义。本研究采用荧光定量 PCR 检测癌组织和对应癌旁组织中 CHAF1A 和 PCNA 的 mRNA 的水平，免疫组织化学染色法检测正常宫颈上皮、CIN 及宫颈癌组织中 CHAF1A 和 PCNA 蛋白的表达，分析其与临床病理参数的关系并探讨相关性。研究提示，CHAF1A 和 PCNA 在 CIN 及癌组织中表达明显高于正常宫颈组织，CHAF1A 和 PCNA 呈正相关。CHAF1A 与宫颈鳞状细胞癌的分化程度、肿瘤大小、浸润深度及 HPV 感染有关，PCNA 与宫颈癌的分化程度、FIGO 分期、淋巴结转移、浸润深度及有 HPV 感染有关。研究提示，CHAF1A 和 PCNA 在宫颈鳞状细胞癌中高表达并且与恶性程度相关，两者呈正相关。

（四）治疗

根据患者的临床分期、年龄、生育要求、全身状况、医疗技术及设施水平，全面评估，制订个体化治疗方案。

1. 手术治疗

（1）保留生育功能：赵超等探讨宫颈冷刀锥切术对宫颈癌的诊断价值及治疗作用。本研究回顾性分析 2008 年 1 月至 2016 年 9 月行宫颈冷刀锥切术 1292 例患者中术后病理诊断为宫颈癌的 125 例患者的临床资料，其中鳞状细胞癌 116 例，ⅠA1 期 77 例，ⅠA2 期 5 例，ⅠB1 期 34 例；腺癌为 7 例，ⅠA1 期 3 例，ⅠA2 期 2 例，ⅠB1 期 2 例（1 例合并宫颈鳞癌ⅠB1 期）；宫颈神经内分泌癌和宫颈腺样基底细胞癌ⅠA1 期各 1 例。ⅠA1 期宫颈鳞癌中，41 例行全子宫切除术，14 例有病灶残留，HSIL 13 例，鳞状细胞癌 1 例；1 例ⅠA1 期宫颈腺癌行全子宫切除术。36 例有生育要求的ⅠA1 期鳞状细胞癌患者中，2 例术后切缘为 CINⅡ，2 例术后切缘为 CINⅢ，患者均拒绝再次手术。随访 23～52 个月，未见明显异常。43 例ⅠA2 期以上患者行宫颈癌根治术。已手术的 85 例患者除 2 例失访外，1 例宫颈鳞癌ⅠA1 期术后 8 年复发，其余未发现异常。因此认为，宫颈冷刀锥切术在宫颈癌的诊断和治疗中具有重要价值，对宫颈锥切术切缘阳性且无生育要求的ⅠA1 期宫颈鳞状细胞癌患者可行子宫切除术，对宫颈锥切术切缘阴性者可保留子宫但需严密随访。

王应海等探讨Ⅰa1 期宫颈癌诊治策略的选择。本研究对 90 例病理诊断为Ⅰa1 期宫颈癌患者病例资料进行回顾性分析。研究提示，阴道镜下宫颈活检诊断Ⅰa1 期宫颈癌 35 例，符合率为 38.89%。76 例患者行冷刀锥切，术后病理诊断均为宫颈癌Ⅰa1 期，23 例患者年轻、有生育要求，选择密切随访。53 例因无生育要求，补充行子宫切除。76 例患者中 5 例失访，其余随访过程无复发证据。14 例患者行阴道镜下宫颈环形电切术 LEEP，术后诊断与原诊断均相符，术后补充子宫切除，14 例患者中 1 例失访，其余随访过程无复发证据。因此认为，阴道镜联合宫颈活检诊断Ⅰa1 期宫颈癌存在局限性，宫颈锥切是诊断过程中不可省略的重要部分。冷刀锥切对有保留生育意愿的患者是可行、有效的治疗方式，但要严格把握手术适应证，无生育要求的Ⅰa1 期宫颈癌患者建议子宫切除。对于无生育要求的Ⅰa1 期宫颈癌患者，阴道镜联合 LEEP 可能是取代冷刀锥切、简化诊疗过程的一种尝试。

吴小肆等分析宫颈癌Ⅰa1 期年轻患者的临床病理特点、不同治疗方案的预后及对生活质量的影响，探讨其个体化治疗的安全性。本研究回顾性分析 2005—2014 年收治的 286 例年龄≤40 岁的Ⅰa1 期宫颈癌患者的临床病例资料，比较分析不同治疗方案的预后及对生活质量的影响。宫颈锥切或部分宫颈切除 15 例（5.2%），全子宫切除 189 例（66.1%），次广泛或广泛全子宫切除术＋盆腔淋巴结清扫术 82 例（26.7%）。随访时间（3.76±0.44）年，复发 1 例，无患者死亡。各手术组的预后无显著差异。切缘阳性、切缘病变类型、LVSI 阳性与残余病灶呈显著相关（$P<0.05$）。所有 LEEP 术后切缘阳性患者均行二次手术，其中 6 例保留子宫（3.9%），80 例（52.6%）行全子宫切除术，66 例（43.4%）行广泛/次广泛全子宫切除术＋盆腔淋巴结清扫术。淋巴血管间隙浸润（lympho vascular space invasion，LVSI）阳性共 8 例，其中 1 例保留子宫者，随访 4 年未复发。行广泛 / 次广泛全子宫切除术者无宫旁转移和淋巴结转移发生。与子宫切除术相比，广泛 / 次广泛全子宫切除术后患者生活质量明显下降，表现为下肢水肿、皮肤麻木、大小便困难、性生活障碍（$P<0.01$）。全子宫切除术后生活质量与保留生育功能者相比，无显著差异（$P>0.05$）。因此认为，对于无生育要求的宫颈癌 I a1 期年轻患者，全子宫切除术安全有效，并且有助于保护生活质量；对于有生育要求的患者，可行宫颈锥切，但需严密随访。

一系列相关研究对年轻患者保留卵巢以行生育力保护进行探讨。贺晶等观察分析卵巢移位术对宫颈癌患者性激素和性生活质量的影响。本研究选取 2014 年 1 月至 2015 年 11 月收治的 100 例宫颈癌患者，随机分为对照组和观察组。对照组患者不进行卵巢移位手术，观察组患者进行术中卵巢移位手术。通过卵巢功能评价标准判断患者性激素水平，采用问卷调查分析患者性生活质量。研究提示，卵巢移位术后 6～8 个月，观察组患者性激素水平与对照组患者性激素水平相差不明显，说明卵巢移位对宫颈癌患者的性激素水平影响不大。手术后观察组未恢复性生活 5 例，明显少于对照组 8 例；观察组患者术后性生活质量达到 3 分 15 例，多于对照组 10 例；观察组总有效患者 45 例，优于对照组 42 例。因此认为，对宫颈癌患者进行卵巢移位，对患者性激素和性生活质量影响不大，能够保证患者性生活质量，具有临床推广价值。

张晓敏等选取 2010 年 3 月至 2015 年 9 月收治的 140 例宫颈癌患者，采用随机数表法将患者分为观察组和对照组，各 70 例。观察组行改良卵巢移位术（剪开后腹膜至额前上嵴，将游离的卵巢固定在腹外斜肌筋膜下，避免血管扭转，使卵巢裸露于腹腔内部），对照组行腹膜外卵巢移位术。比较治疗前后 P、FSH、LH 及 E2 含量，并发症发生率及随访 24 周性生活满意度。研究提示，两组患者治疗后较治疗前比较 P 值升高、FSH、LH 和 E2 值降低，但差异均无统计学意义（均 $P>0.05$）。观察组较对照组相比并发症发生率明显降低，差异有统计学意义（$P<0.05$）。观察组较对照组比较性生活满意明显提高，差异有统计学意义（$P<0.05$）。因此认为，腹膜外卵巢移位术与改良式卵巢移位手术治疗宫颈癌都可以有效保留卵巢的功能，改良式卵巢移位术可减少并发症的发生，显著提高患者术后性生活满意度。

陈关一探讨年轻宫颈癌患者冷冻保存卵巢组织移植术恢复卵巢内分泌功能的效果。本研究中 8 例年轻宫颈癌患者行广泛全子宫切除术和单侧卵巢悬吊术，同时行单侧卵巢组织冻存；放疗结束后，随机抽取 5 例行卵巢组织前臂皮下移植术，另外 3 例作为对照组。术后对患者进行随访，检测卵巢形态和内分泌功能。研究提示，行单侧卵巢悬吊术 3 例患者随访 1 年均出现不同程度的围绝经期症状和卵巢内分泌功能异常，随访 1 年激素水平无改善；其中 1 例患者术后 9 个月出现 E2 明显下降（<20 pg/ml），FSH 显著升高（>40 U/L），LH 显著升高（>50 U/L）。行单侧卵巢悬吊术合并前臂冻存卵巢组织自体移植术的 5 例患者中，术后 6 个月后卵巢内分泌功能逐渐恢复，其中 3 例患者术后 9 个月激素水平恢复正常，但 1 例术后 1 年失访。5 例患者术后 6 个月时移植部位卵巢超声提示卵巢内部可见血流信号和小卵泡发育，但卵巢组织较移植时有体积缩小。因此认为，冷冻保存卵巢组织自体移植术对保存和恢复年轻宫颈癌患者的卵巢内分泌功能是一种有效的手术方式。

朱科妙等探究 GnRH 激动药对早期宫颈癌行保留卵巢根治术患者卵巢功能的保护作用。本研究选取 2015 年 1 月至 2016 年 1 月收治的早期宫颈癌患者共 80 例，随机分为观察组和对照组。观察组保留卵巢，同时给予 GnRH 激动药；对照组患者仅保留卵巢。比较两组患者化疗前后 bFSH、AMH、bE2 和 bAFC。结果显示，两组患者化疗前 bFSH 和 bE2 均无显著差异，化疗后观察组患者 bFSH 和 bE2 均显著低于对照组（$P<0.05$），且化疗后两组患者 bFSH 均高于化疗前，bE2 均低于化疗前（$P<0.05$）；化疗前两组患者 AMH 和 bAFC 比较差异无统计学意义，化疗后观察组患者 AMH 和 bAFC 数均显著高于对照组（$P<0.05$），且化疗后两组患者 AMH 和 bAFC 数均低于化疗前（$P<0.05$）。因此认为，GnRH 激动药可以有效保护早期宫颈癌行保留卵巢根治术患者的卵巢储备功能，临床上值得进一步推广应用。

（2）保留神经

1）膀胱和直肠功能：胡郅珺等探讨腹腔镜下保留盆腔自主神经广泛性子宫切除术（laparoscopic nerve sparing radical hysterectomy，LNSRH）对患者膀胱功能及短期肿瘤治疗的临床意义及该术式适用人群。本研究选取 2013 年 7 月至 2015 年 11 月收治的宫颈癌患者 219 例，150 例行 LNSRH 术，69 例行传统腹腔镜下广泛性子宫切除术（laparoscopic radical hysterectomy，LRH），组间比较围术期一般情况及留置导尿管时间，组内比较尿动力学检查及膀胱自我感觉等指标。研究提示，LNSRH 组手术时间短于 LRH 组（$P<0.05$），围术期一般情况未发现明显差异；LNSRH 组术后留置导尿管时间短于 LRH 组（$P=0.006$）；LNSRH 组患者在术后最大尿流率、残余尿量、初始尿意膀胱容量、最大尿意膀胱容量及逼尿肌收缩等尿动力学方面恢复均优于 LRH 组；LNSRH 组患者在术后膀胱自我感觉指标达到术前水平的时间均短于 LRH 组。因此认为，LNSRH 对膀胱功能影响较小且术后膀胱功能恢复较快。

赵娜等分析比较 LNSRH 及 LRH 2 种术式宫颈癌患者术后盆底功能恢复情况，探讨 LNSRH 对患者盆底功能的影响。本研究收集 2012—2014 年 FIGO 临床分期为Ⅰb1～Ⅱa2 期、接受 LNSRH（观察组，138 例）和 LRH（对照组，138 例）的宫颈癌患者的临床资料，进行回顾性队列研究。研究提示，患者均顺利完成手术，两组患者的手术时间、术中出血量、淋巴结切除数目、阴道壁切除长度、病死率及复发率比较差异均无统计学意义（$P>0.05$）；与 LRH 组比较，LNSRH 组术后住院时间、肛门排气及排便时间均缩短，术后泌尿系统并发症及消化系统并发症均减少，差异有统计学意义（$P<0.05$）；LNSRH 组留置尿管天数主要集中在 7～14 d，而 LRH 组主要集中在＞15 d，差异有统计学意义（$P<0.05$）；LNSRH 组术后尿失禁生活质量问卷及盆底障碍影响简易问卷 7 评分均优于 LRH 组（$P<0.05$）。因此认为，LNSRH 作为早期宫颈癌手术治疗方式，可保护患者术后膀胱、直肠等盆底器官功能，并在一定程度上提高患者术后生活质量。

2）性功能：张美芬等探讨保留盆腔神经宫颈癌根治术对患者性生活质量的影响。本研究选取 2013 年 7 月至 2015 年 7 月收治的 90 例子宫颈癌患者，采用随机数字表法分为观察组（保留神经组）与对照组（传统根治术），各 45 例。研究提示，对照组患者肛门排气时间、肛门排便时间和保留输尿管的天数较观察组患者明显延长（均 $P<0.05$）。对照组患者性欲望、性唤起、阴道润滑度、性高潮、性生活满意度和性交疼痛评分分别为（2.67±0.34）分、（2.54±0.67）分、（2.83±0.66）分、（2.77±0.53）分、（2.90±0.78）分和（2.92±0.67）分，观察组患者分别为（3.25±0.35）分、（3.30±0.56）分、（3.43±0.71）分、（3.56±0.65）分、（3.73±0.83）分和（3.90±0.62）分，两组比较，差异均有统计学意义（均 $P<0.05$）。因此认为，保留盆腔神经宫颈癌根治术比传统宫颈癌根治术治疗早期宫颈癌的临床疗效更加显著，围术期指标较好，可改善患者术后性生活质量。

罗颖等探究与分析宫颈癌根治术后患者及其配偶的性生活质量影响。本研究选取 2013 年 7 月至 2015 年 7 月收治的 80 例早期（TNM ⅠB～ⅡA 期）宫颈癌患者，采取随机数字表法分为对照组和观察组，对照组给予传统宫颈癌根治术，观察组给予保留盆腔神经宫颈癌根治术。研究提示，观察组与对照组相比躯体状况、社会 / 家庭状况、情感状况、功能状况、总分均较高，差异具有统计学意义（$P<0.05$）。观察组与对照组相比配偶间总体关系、性关系、性欲、性交、性高潮及性困难评分均较低，差异具有统计学意义（$P<0.05$）。因此认为，保留盆腔神经宫颈癌根治术相比于传统宫颈癌根治术治疗早期宫颈癌可进一步改善患者的生活质量，减少了对患者及其配偶性生活质量的影响。

（3）前哨淋巴结：崔瑜等分析纳米炭混悬注射液作为前哨淋巴结（sentinel lymph node，SLN）示踪剂对早期宫颈癌盆腔淋巴结转移状态的预测价值。本研究选取 2015 年 2 月至 2015 年 12 月浸润性宫颈癌的患者 42 例。注射纳米炭混悬注射液作为 SLN 示踪剂，切除黑染淋巴结。研究提示，42 例患者中 40 例检出 SLN 出现黑染，其中 30 例双侧均出现黑染。共清除出 1004 枚盆腔淋巴结，平均每例患者共切除 23.9 枚淋巴结，每例患者平均 SLN 检验出的淋巴结为 3.9 枚。病理结果表明，SLN 准确率为 100%，而假阴性为 0。因此认为，SLN 被检测出来的淋巴引流区最多的是闭孔，其与盆腔淋巴结的转移具有一致性，且初步证明了纳米炭混悬液作为 SLN 示踪剂检测宫颈癌的安全性和可靠性。

崔瑜等探讨亚甲蓝和纳米炭混悬注射液 2 种不同淋巴结示踪剂在腹腔镜下宫颈癌根治术中的应用效果。本研究收集 2015—2016 年 50 例被确诊为宫颈癌的患者，随机分为亚甲蓝组（25 例）和纳米炭混悬注射液组（25 例）。比较 2 种不同淋巴结示踪剂在宫颈癌根治术中对 SLN 的检出效果。研究提示，亚甲蓝组和纳米炭混悬注射液组对 SLN 的检出率均为 100%。亚甲蓝组 25 例患者中有 22 例检出 SLN，共 48 枚，平均 2.2 枚，识别率为 88%，5 例发现淋巴结转移；纳米炭混悬注射液组 25 例患者中有 23 例检出 SLN，共 50 枚，平均 2.2 枚，识别率为 92%，4 例发现淋巴结转移。两组患者均无明显不良反应。因此认为，亚甲蓝和纳米炭混悬注射液在腹腔镜下宫颈癌根治术中对 SLN 有较高的识别率和检出率，且安全性高，值得临床推广。

（4）手术方式的探讨：腹腔镜手术具有减少出血量、缩短住院天数等短期效益，但对于治疗恶性妇科肿瘤安全性和长期预后尚存争议，仍为 2017 年研究热点。吕水龙等比较腹腔镜与开腹根治术治疗早期宫颈癌的疗效及安全性。本研究将确诊的 164 例早期宫颈癌患者分为观察组和对照组，各 82 例。观察组采用腹腔镜下根治术治疗，对照组采用开腹根治术治疗。研究提示，对照组患者 5 年生存率为 89.7%，转移癌发生率为 4.4%；观察组分别为 91.6% 和 2.8%，两组比较，差异无统计学意义（$P>0.05$）。对照组清扫淋巴结数目为（20.7±1.5）枚，手术时间为（294.6±37.2）min，出血量为（564.3±147.1）ml，住院时间为（8.5±3.1）d，术后并发症的发生率为 29.3%，术后疼痛时间为（5.2±1.4）d；观察组清扫淋巴结数目为（26.4±1.7）枚，手术时间为（280.4±30.6）min，出血量为（348.5±128.6）ml，住院时间为（7.1±2.6）d，术后并发症的发生率为 14.6%，术后疼痛时间为（2.1±1.3）d，以上指标两组患者比较差异均有统计学意义（$P<0.05$）。因此认为，腹腔镜下根治术与开腹根治术在治疗早期宫颈癌方面有同样的安全性和有效性，但是腹腔镜下根治术更利于患者术后康复和减轻术后痛苦，具有开腹根治术无法比拟的优势。

于海莲等分析并探讨腹腔镜手术治疗宫颈癌患者的临床效果及远期疗效。本研究选取医院接受治疗的宫颈癌患者，随机分为观察组与对照组，各 60 例。观察组采用腹腔镜下广泛性子宫切除，对照组采用传统开腹子宫切除。研究提示，观察组术中出血量明显少于对照组，且住院时间短于对照组，淋巴清扫数量多于对照组（$P<0.05$）。观察组肛门排气时间、尿管拔出时间及排便时间均明显短于对照组（$P<0.05$）。观察组并发症发生率为 13.33%，对照组并发症发生率为 28.33%（$P<0.05$）。两组术后生存率无统计学差异（$P>0.05$）。因此认为，腹腔镜手术治疗宫颈癌患者的临床效果显著，术后恢复快，并发症少，值得推广。

陈雨柔等探讨腹腔镜与开腹手术在宫颈癌腹主动脉旁淋巴结清扫术中的安全性和生存结局，并进行比较。本研究回顾性分析 2015 年 1 月至 2016 年 12 月行腹主动脉旁淋巴结清扫的宫颈癌患者的临床资料，50 例腹腔镜手术，36 例开腹术。研究提示，两组患者的手术时间比较统计学意义（$P>0.05$）。与开腹组比较，腹腔镜组的术中出血量明显减少，术后肛门排气时间早，总住院时间短，淋巴结清扫数多，差异均有统计学意义（$P<0.05$）。两组术中输尿管及血管损伤、术后淋巴囊肿、尿潴留、肠梗阻、深静脉血栓、呼吸系统感染发生率比较，差异均无统计学意义（$P>0.05$）。开腹组切口液化 4 例，腹腔镜组无切口液化，差异有统计学意义（$P<0.05$）。腔镜组与开腹组远期临床预后并无明显差异。因此认为，腹腔镜下腹主动脉旁淋巴结清扫手术用于宫颈癌治疗有较好的安全性，值得临床推广。

（5）手术器械的探讨：宫迎迎等比较 3D 腹腔镜与 2D 腹腔镜宫颈癌根治术的临床疗效。本研究回顾性分析 102 例腹腔镜下宫颈癌根治术患者的临床资料，其中 3D 腹腔镜组 55 例，2D 腹腔镜组 47 例，对比分析两组手术时间、术中出血量、淋巴结切除数量、术后并发症（尿潴留、输尿管损伤、闭孔神经损伤、血栓形成、淋巴囊肿等）的差异。研究提示，102 例手术均获成功，两组手术时间、术中出血量、术后并发症发生率、切除淋巴结数量差异有统计学意义（$P<0.05$）；切除宫旁宽度、切除阴道长度差异无统计学意义（$P>0.05$）。因此认为，与 2D 腹腔镜相比，3D 腹腔镜在空间定位及深度感觉方面具有明显优势，解剖层次更加清晰，具有手术时间短、术中出血量少、术后并发症少等优点，能切除更多淋巴结，手术标本切除更彻底，值得临床推广。

王延洲等探讨单孔腹腔镜广泛子宫切除盆腔淋巴结清扫治疗早期宫颈癌的可行性、安全性和短期临床结局。本研究选取 27 例 2016 年 10 月至 2017 年 3 月诊断为宫颈癌的患者，行单孔腹腔镜广泛子宫切除＋盆腔淋巴结清扫术。其中 27 例患者尝试手术，26 例成功完成，1 例因术中探查合并Ⅳ期子宫内膜异位症而中转为多孔腹腔镜手术。患者中位年龄 46 岁，体重指数为 22.1 kg/m^2，中位手术时间 237 min，术中失血量平均 186 ml。2 例术中血管损伤，1 例膀胱损伤，均在术中单孔腹腔镜下完成修补。平均盆腔淋巴结清扫数目 21 枚，手术切缘均为阴性。1 例因 2 枚盆腔淋巴结转移，术后行化疗＋放疗；7 例合并中危因素患者，术后放疗。因此认为，具有丰富妇科肿瘤腹腔镜手术经验的医师熟练在掌握单孔腹腔镜手术技术的情况下，采用单孔腹腔镜手术进行广泛子宫切除盆腔淋巴结清扫手术是可行的。

张海波等探讨高频电刀在腹腔镜下宫颈癌手术中的应用价值。本研究选取 2006 年 11 月至 2015 年 8 月应用高频电刀和超声刀行腹腔镜下根治性子宫切除＋盆腔淋巴结切除及（或）腹主动脉旁淋巴结切除共 530 例。研究提示，2 种手术器械均能顺利完成手术，两组术中淋巴结切除时间、淋巴结切除数目、根治性子宫切除时间、术中出血量、术后肛门排气时间、住院天数、术后拔除尿管时间、术后拔除引流管时间等差异均无统计学意义（$P>0.05$）。两组血管损伤、输尿管损伤、膀胱损伤、肠道损伤、术后肠梗阻、淋巴囊肿等并发症比较差异均无统计学意义（$P>0.05$）。因此认为，应用高频电刀行腹腔镜下根治性子宫切除＋盆腔淋巴结切除及（或）腹主动脉旁淋巴结切除能达到同超声刀相同的手术效果，具有一定临床应用价值。

刘旭等探讨在开腹广泛性子宫切除术中，用 ENSEAL G2 打开"输尿管隧道"的临床疗效。本研究选取 2015 年 1 月至 2017 年 1 月行开腹广泛性子宫切除术 43 例宫颈癌患者作为研究对象，所有患者 FIGO 分期为Ⅰb～Ⅱa1 期。A 组（22 例）应用 ENSEAL 打开"输尿管隧道"行广泛性子宫切除术，B 组（21 例）应用传统开腹手术器械行广泛性子宫切除术。研究提示，两组患者以不同器械打开"输尿管隧道"行广泛性子宫切除术，其副损伤比较，差异无统计学意义（$P>0.05$）；而与 B 组比较，A 组患者手术时间更短、术中出血量更少（$P<0.05$）。因此认为，与传统开腹手术比较，应用 ENSEAL G2 打开"输尿管隧道"行广泛性子宫切除术可以有效减少出血量及手术操作时间。

（6）手术并发症：盛昕玫等通过对比研究宫颈癌腹腔镜根治术的术中与术后并发症发生率及并发症影响因素，来指导今后此类手术的临床实践。本研究回顾性分析 2013 年 1 月至 2015 年 12 月接受宫颈癌腹腔镜手术患者 314 例为研究对象，观察其并发症发生率，并用多因素分析法分析并发症的影响因素。研究提示，术中并发症例数为 20 例，占比为 6.37%，术后并发症例数为 80 例，占比 25.48%，术中并发症影响因素包括 FIGO 分期、手术时间、医师手术经验，其中医师手术经验 OR 值最高，为 2.00，95%CI：1.00～4.25；术后并发症影响因素主要包括年龄、体重指数、淋巴结转移、FIGO 分期、医师手术经验、手术时间，其中手术时间 OR 值最高，为 4.69，95%CI：1.05～2.84。因此认为，宫颈癌腹腔镜根治术的术中与术后并发症很难完全避免，但可以通过对年龄、体重指数、淋巴结转移、FIGO 分期、手术时间和医师手术经验等影响因素的控制尽量减少并发症。

1）泌尿系统：李霞探究宫颈癌患者术后尿路感染的影响因素及膀胱功能训练对其尿潴留预防的效果，为临床治疗提供参考依据。本研究选取 2013 年 4 月至 2015 年 12 月因宫颈癌行广泛子宫切除＋盆腔淋巴结清扫术患者，随机将其分为试验组和对照组，各 90 例；对其相关临床资料、影响因素及膀胱功能训练预防尿潴留的效果进行探究分析。研究提示，合并高血压和（或）糖尿病等基础疾病、手术切除范围及导尿管置管时间是宫颈癌患者术后尿路感染的独立危险因素（$P<0.05$）；两组患者中，试验组尿路感染 10 例，感染率 11.1%，低于对照组 21.1%（$P<0.05$）；试验组患者在给予相应的膀胱功能性的锻炼后，其尿管插管次数、尿管留置时间、住院时间等方面均要优于对照组（$P<0.01$）。因此认为，术后给予患者一定的恢复性膀胱功能锻炼、盆底肌锻炼及腹肌锻炼对患者术后恢复自主排尿、预防尿潴留、减少住院时间及改善患者预后有着重要意义。

苏坤华等观察溴吡斯的明联合甲磺酸多沙唑嗪治疗老年女性宫颈癌术后尿潴留的临床疗效及安全性。本研究将 52 例老年女性宫颈癌术后尿潴留患者随机分为对照组与试验组，两组患者均给予常规物理刺激。对照组给予甲磺酸多沙唑嗪片 4 mg，每日 1 次，口服；试验组在对照组的基础上给予溴吡斯的明片 60 mg，每日 3 次，口服。两组患者均用药 7 d。研究提示，治疗后试验组的总有效率为 92.31%，对照组为 65.38%（$P<0.05$）。治疗后，试验组残留尿量、膀胱最大容量、逼尿肌顺应性、最大尿流率、最大尿流率时逼尿肌压力差异均有统计学意义（$P<0.05$）。试验组药物不良反应有恶心、呕吐、腹泻，药物不良反应发生率为 15.38%（4/26 例），两组药物不良反应发生率差异无统计学意义（$P>0.05$）。因此认为，溴吡斯的明联合甲磺酸多沙唑嗪治疗老年女性宫颈癌术后尿潴留的临床疗效显著，安全性较高。

2）盆底功能：吕爱明等探讨宫颈癌患者经Ⅲ型子宫切除术后生活质量及盆底功能状况，为提高患者生活质量提供理论依据。本研究选取 2012 年 2 月至 2016 年 6 月在全国 14 家研究中心接受Ⅲ型子宫切除手术的 381 例宫颈癌患者，进行盆底功能调查，采用盆底障碍影响简易问卷 -7（pelvic floor impact questionnaire，PFIQ-7）、盆底功能障碍问卷 -20（pelvic floor distress inventory 20，PFDI-20）综合评价患者术后盆底功能状况。研究显示，患者术后平均拔除尿管时间是（2.36±1.19）周；术前与术后 PFIQ-7 及 PFDI-20 问卷评分显示，术后评分均明显升高（$P<0.05$）；术后 3～24 个月内测定 279 例患者盆底肌电及盆底张力，其中 55.2% 的患者术后盆底肌电指标低于正常值。因此认为，宫颈癌患者行Ⅲ型子宫切除术后盆底功能受损，影响患者的生活质量。

向楠等探讨宫颈癌患者术后发生盆底功能障碍性疾病的相关因素，为预防和临床治疗提供一定的参考依据。本研究收集 121 例宫颈癌患者的临床资料，采用 Logistic 逐步回归分析法对宫颈癌患者术后发生盆底功能障碍性疾病的危险因素进行分析。研究提示，121 例宫颈癌患者中，74 例患者术后发生了盆底功能障碍性疾病。单因素分析发现，年龄、肿瘤直径、绝经情况和留置尿管时间对盆底功能障碍性疾病的发生有影响。多因素分析发现，年龄≥45 岁（$OR=2.380$，95%CI：1.194～4.744）、肿瘤直径≥4 cm（$OR=1.866$，95%CI：1.870～2.935）、绝经（$OR=1.902$，95%CI：1.217～2.974）和留置尿管时间≥7 d（$OR=4.010$，95%CI：1.259～12.773）是宫颈癌患者术后发生盆底功能障碍性疾病的独立危险因素。因此认为，宫颈癌根治术后盆底功能障碍性疾病的发生率较高，对于年龄较大、绝经、分娩次数较多的患者应尽早采取相应措施，减少盆底功能障碍性疾病的发生率。

3）淋巴囊肿：施红超等探讨宫颈癌术后盆腔淋巴囊肿及术后辅助治疗期间囊肿并发感染的危险因素。本研究以宫颈癌术后辅助放化疗治疗的 296 例患者为研究对象，其中 134 例患者盆腔 CT 检查发现盆腔淋巴囊肿，治疗期间合并感染 35 例。对子宫颈癌术后盆腔淋巴囊肿及术后辅助治疗期间囊肿并发感染进行单因素和多因素分析。研究提示，年龄>60 岁、FIGO 分期Ⅱ期、术中淋巴结清扫数>20 枚、术后 24 h 引流量≥100 ml 的患者术后并发盆腔淋巴囊肿的发生率较高（均 $P<0.05$）。囊肿直径、合并糖尿病情况是宫颈癌术后辅助治疗期间囊肿并发感染的独立危险因素（均 $P<0.05$）。因此认为，年龄较长、术前临床分期晚、术中淋巴结清扫数目多是宫颈癌术后出现盆腔淋巴囊肿的独立危险因素。合并糖尿病、囊肿直径大是术后辅助治疗期间囊肿并发感染的独立危险因素。

2. 放疗相关

（1）放疗方式：涂剑楠等探讨影响早期宫颈癌患者术后预后的因素和不同放疗方式的疗效及并发症情况。本研究回顾性分析 2013 年 3—9 月 100 例早期宫颈癌术后患者的临床资料，并对影响患者预后的因素进行分析。根据放疗方式分为常规放疗（conventional radiotherapy，CRT）组 50 例，图像引导调强放疗（image guided radiotherapy，IGRT）组 50 例，并比较两组的疗效和并发症情况。研究提示，100 例患者 3 年生存率和无瘤生存率分别为 89% 和 78%。CRT 组和 IGRT 组 3 年生存率分别为 78.57% 和 89.06%，两组比较差异具有统计学意义（$P=0.034$）；CRT 组和 IGRT 组 3 年无瘤生存率分别为 66.67% 和 87.36%，两组比较差异具有统计学意义（$P=0.042$）。CRT 组和 IGRT 组早期、晚期并发症的比较差异具有统计学意义（$P<0.05$）。单因素分析显示，宫旁浸润、淋巴结转移、肿瘤浸润深度、淋巴脉管间隙浸润、神经侵犯、术后放疗与早期宫颈癌 3 年生存率相关（$P<0.05$）。Cox 多因素分析显示，术后放疗方式、宫旁浸润、淋巴结转移、淋巴脉管间隙浸润、神经侵犯及肿瘤浸润深度

均为影响早期宫颈癌患者预后的独立危险因素。因此认为，早期宫颈癌的预后是多因素相互作用的结果，术后 IGRT 组 3 年生存率明显优于 CRT 组，放疗不良反应小，有益于患者的生存质量。

赖勇等探讨常规野放射治疗及调强放射治疗对 HPV 不同亚型感染宫颈癌患者的临床效果。本研究选取 2008 年 1 月至 2010 年 10 月在医院进行治疗的宫颈癌患者，共 102 例，将患者随机分为对照组及试验组。对照组患者进行常规野放射治疗，试验组患者进行调强放射治疗。研究提示，试验组有效率显著高于对照组（$P<0.05$）。试验组患者中，缓解者 47 例，缓解得以维持的时间为 2～5 年，平均 4.5 年，治疗后 19 例患者肿瘤出现新的进展（1 例为治疗后处于稳定的患者）；对照组患者中 34 例缓解，缓解得以维持的时间为 1.5～5.0 年，平均 3.8 年，治疗后 24 例患者肿瘤出现新的进展（4 例为治疗后处于稳定的患者）。试验组患者中存活时间超过 2 年及 5 年的比率均显著高于对照组（$P<0.05$）。因此认为，常规野放射治疗及调强放射治疗对 HPV 感染的宫颈癌患者均具有临床效果，但调强放射治疗效果更显著，存活时间更长。

（2）调强放疗：涂剑楠等比较宫颈癌术后图像引导容积旋转调强放疗（image-guided volumetric modulated arc therapy，IG-VMAT）与固定野适形调强放疗（fixed field intensity modulated radiotherapy，FF-IMRT）的剂量学差异和不良反应。本研究选取 2013 年间 70 例 Ⅰb～Ⅱa 期宫颈癌术后具有高危因素患者，平均分为 FF-IMRT 组与 IGRT-VMAT 组，比较两组患者靶区剂量和不良反应差异。研究提示，在相同处方剂量下 IG-VMAT 组适形度、治疗时间、机器跳数明显优于 FF-IMRT 组（$P=0.000$）。IG-VMAT 组膀胱、直肠和小肠 Dmean、高剂量受照体积均低于 FF-IMRT 组（$P=0.000$）。IG-VMAT 组急慢性胃肠道、泌尿系统及血液系统不良反应发生率明显降低（$P<0.05$）。因此认为，IG-VMAT 不仅能在线实时调整摆位误差，且缩短治疗时间、降低危及器官（organs at risk，OAR）受量、减轻急慢性不良反应，适用于术后小肠位置下移者。

汪露等分析行容积旋转调强放疗宫颈癌病例在离线自适应放疗中靶区的外扩边界及其剂量学参数。本研究选取 50 例宫颈癌患者，采用随机配对法平均分成试验组与对照组，每例患者每周行 2 次锥形束 CT 扫描，记录整个治疗过程中患者在左右、前后与头脚方向上的摆位误差值，利用靶区外放边界公式计算新的临床靶区体积（clinical target volume，CTV）-计划靶区体积（planned target volume，PTV）的外扩边界。同时，将摆位误差值归一至等中心点（ISO），回归治疗计划系统，对照组在原有 PTV 的基础上移动 ISO 后重新计算剂量，试验组在得到新的外扩边界后移动 ISO 重新计算剂量，比较评估两组计划在重新计算剂量后的 CTV 与 OAR 剂量学参数。治疗计划系统剂量再计算结果显示，试验组在 CTV 的 D 100% 与 D 95% 上优于对照组（$P<0.05$），在股骨头的 V40、V30 及 Dmean 上均优于对照组（$P<0.05$），在骨盆的 V34 与 Dmean 上均优于对照组（$P<0.05$）。因此认为，在宫颈癌的容积旋转调强放疗中，离线自适应放疗技术可以有效减少 CTV-PTV 的外扩边界，并且可以提高靶区的照射覆盖范围，减少相应危及器官的照射剂量。

（3）放疗增敏的基础研究

1）药物增敏：魏敏等探讨米非司酮（mifepristone，MIF）对宫颈癌裸鼠移植瘤放疗敏感性的影响及其作用机制。本研究建立人宫颈癌裸鼠移植瘤模型，筛选 32 只荷瘤裸鼠，随机分为对照组、放疗组、MIF 组、MIF＋放疗组四组，每组 8 只。定期测肿瘤体积，绘制肿瘤生长曲线。处死裸鼠，取瘤体组织，TUENL 法检测肿瘤组织细胞凋亡；Western Blot 检测各组 NF-κB p65 蛋白表达水平并进行定位、半定量分析。研究提示，与其他各组相比，MIF＋放疗组的裸鼠肿瘤体积下降最明显（$P<0.05$），细胞凋亡指数最高，肿瘤组织中 NF-κB p65 蛋白表达水平较单纯放疗组下降明显，差异具有统计学意义（$P<0.05$）。因此认为，MIF 可通过抑制 NF-κB 活性，促进细胞凋亡，增强人宫颈癌裸鼠移植瘤的放疗敏感性。

刘明珠等探讨小檗碱对宫颈癌细胞凋亡及放射敏感性的影响。本研究用 5 μmol/L、10 μmol/L、15 μmol/L、20 μmol/L 的小檗碱作用于宫颈癌细胞 Siha、Hela、Caski 记为给药组，同时以只加入二甲基亚砜（dimethyl sulfoxide，DMSO）的细胞为对照组，CCK-8 法检测 48 h 细胞存活率，计算小檗碱半数抑制浓度。用半数抑制浓度的小檗碱作用于宫颈癌 Siha 细胞 48 h，流式细胞术检测细胞凋亡率和细胞周期，Western Blot 检测细胞中活化的含半胱氨酸的天冬氨酸蛋白水解酶 3（cleaved caspase-3）、细胞周期素 B1（Cyclin B1）、细胞周期蛋白依赖性激酶 1（cyclin-dependent kinases 1，CDK1）、信号转导和转录因子（signal transducer and activator of transcription，STAT）、磷酸化的 STAT3（p-STAT3）表达水平。含有半数抑制浓度的小檗碱培养液培养宫颈癌 Siha 细胞 24 h 后，用 0 Gy、2 Gy、4 Gy、6 Gy、8 Gy X 射线照射细胞，细胞克隆形成实验检测放射敏感性。研究提示，小檗碱能够抑制宫颈癌细胞的生长，抑制作用从大到小为 Siha、Caski、Hela。17 μmol/L 的小檗碱能够促进宫颈癌细胞 Siha 凋亡，将细胞周期阻滞在 G2/M 期，并抑制宫颈癌细胞中 Cyclin B1、CDK1、p-STAT3 表达，促进 cleaved caspase-3 表达，对宫颈癌细胞中 STAT3 表达没有影响。17 μmol/L 的小檗碱能够降低宫颈癌细胞的存活分数，放射增敏比为 1.550。因此认为，小檗碱能够抑制宫颈癌细胞增殖，促进凋亡，阻滞细胞周期，增加宫颈癌细胞的放射敏感性。

2）分子生物学增敏：刘艳杰等首先通过 *TargetScan*、*PicTa*、*The miRBase* 三大靶基因预测库预测 *HLTF* 为 miR-145 的潜在靶基因，并通过双荧光素酶报告实验进行了验证。在此基础上，对 miR-145 和其靶基因 *HLTF* 对宫颈癌 Me180 细胞放射敏感性进行了研究。本研究首先通过 qRT-PCR 检测放疗对 miR-145 和 HLTF mRNA 表达水平的影响，发现 miR-145 的表达水平随放射剂量的增加而呈上升的趋势，HLTF 的表达水平则随放射剂量的增加而显著下降，初步说明 miR-145 及其靶基因 *HLTF* 与细胞放射敏感性有关；进一步探讨了 miR-145 过表达及 HLTF 沉默对宫颈癌 Me180 细胞放射敏感性的作用。结果表明，miR-145 过表达及 HLTF 沉默的宫颈癌 Me180 细胞具有较高的细胞凋亡率、较低的细胞存活率，两者均增强了细胞放射敏感性。

高金苹等探讨长链非编码 RNA（long noncoding RNA，lncRNA）结肠癌相关转录因子 1（colon cancer associated transcript 1，CCAT1）对宫颈癌 XB1702 细胞裸鼠移植瘤放射敏感性的影响。本研究通过电穿孔法分别将 CCAT1 si RNA 和重组表达载体 pcD NA3.1-CCAT1 转染后，分为三组，即 CCAT1si RNA 转染组、pc DNA3.1-CCAT1 转染组和空白对照组。转染 48 h 后，RT-PCR 检测 lncRNA 表达水平；CCK8 检测细胞增殖，TUNEL 法检测细胞凋亡；裸鼠移植瘤实验检测上调和下调 RNA CCAT1 表达联合 X 射线照射对宫颈癌的生长抑制作用。结果提示，干扰 XB1702 细胞中 CCAT1 lncRNA 表达后，XB1702 细胞增殖被抑制，细胞凋亡率增加；裸鼠移植瘤平均体积明显小于对照组（正常 XB1702 细胞种植组），差异有统计学意义（$P<0.05$）；上调 XB1702 细胞中 CCAT1 lncRNA 表达后，XB1702 细胞增殖能力明显增强，细胞凋亡率降低，差异有统计学意义（$P<0.05$），而上调组裸鼠皮下种植瘤平均体积较照射前无明显变化。因此认为，下调 CCAT1 lncRNA 表达能抑制人宫颈癌 XB1702 细胞裸鼠

移植瘤的生长，增强瘤体的放射敏感性。

3. 全身治疗相关

（1）化学药物治疗

1）新辅助化疗

A. 可行性及疗效评估：范瑜红等探讨紫杉醇联合卡铂在晚期宫颈癌新辅助化疗中的应用效果。本研究选取 2015 年 8 月至 2016 年 8 月就诊的 II a 期及以上的宫颈癌患者，随机分为实验组与对照组，各 20 例。实验组患者术前均行 2 个周期紫杉醇与卡铂联合静脉化疗。对照组给予直接手术。研究提示，实验组 20 例患者均完成化疗，完全缓解 5 例，部分缓解 11 例，疾病稳定 3 例，疾病进展 1 例，临床总有效率 80%。同期检查宫旁组织均有不同程度的变软，间隙增宽，浸润病灶得到不同程度的控制。所有病例均于化疗后顺利行清除术，手术时间与术中出血量差异无统计学意义。实验组的淋巴转移率、宫旁组织浸润率、阴道切缘阳性率均较对照组小（$P<0.01$）。两组患者的生活质量评分较治疗前均有升高，但实验组较对照组明显（$P<0.01$）。因此认为，紫杉醇联合卡铂可以缩小肿瘤体积，增加了手术机会，不良反应较轻，转移率降低，提高了患者的生活质量，值得临床进一步研究及推荐。

马翠等探讨术前新辅助化疗（neoadjuvant chemotherapy，NACT）在欠发达地区医院治疗 I b2 和 II a2 期宫颈癌患者的临床应用可行性。本研究回顾性分析 2011 年 1 月 1 日至 2015 年 1 月 31 日欠发达地区医院就诊的 30 例 I b2 和 II a2 期宫颈鳞癌患者的病例资料，NACT 组 13 例，术前 PF 方案（顺铂 $60 \, mg/m^2$ 第 1 天，5- 氟尿嘧啶 $1000 \, mg/m^2$，第 $1\sim4$ 天，化疗间隔为 21 d）静脉化疗，病灶缩小到直径 4 cm 以下后手术；直接手术组 17 例。研究提示，NACT 组化疗后的肿瘤直径与化疗前相比明显缩小（$P=0.001$）。NACT 组患者术中出血量、术中输注红细胞量和血浆量均显著少于直接手术组（均 $P<0.001$）。两组间输尿管损伤、尿潴留及淋巴囊肿差异无统计学差异，5 例出现阴道残端复发（NACT 组 1 例，直接手术组 4 例），两组间差异无统计学意义（$P>0.05$），复发患者均未遵医嘱接受放化疗。因此认为，术前 NACT 可缩小巨块型宫颈癌的病灶，降低手术难度，提高患者生活质量，适合在欠发达地区医院推广，具有临床实用价值，巨块型宫颈癌患者术后应补充放化疗。

林翠波等探究术前 NACT 治疗不同组织类型局部晚期宫颈癌的临床效果。本研究选取 2012 年 3 月至 2014 年 3 月收治的 108 例局部晚期宫颈癌患者，按照组织学类型分为鳞癌组 58 例与非鳞癌组 50 例。两组患者均给予紫杉醇联合顺铂（DDP）化疗，结束 $2\sim3$ 周后进行手术治疗。研究提示，鳞癌组患者总有效率为 53.4%，非鳞癌组为 52.0%，差异无统计学意义（$P>0.05$）。两组患者术中出血量、手术时间、术后住院时间、淋巴结转移率、血管侵犯率及宫旁浸润率相比，差异均无统计学意义（均 $P>0.05$）。鳞癌组患者随访 3 年生存率、无瘤生存率较非鳞癌组高，复发率较低，差异均有统计学意义（均 $P<0.05$）。因此认为，局部晚期宫颈鳞癌及非鳞癌患者接受术前 NACT 的近期疗效相当，且鳞癌患者随访 3 年的生存率及无瘤生存率明显高于非鳞癌患者。

B. 敏感性影响因素：蒋奉希等探讨 I B2～II B 期宫颈癌 NACT 的效果及敏感性影响因素。本研究选取 2013 年 2 月至 2016 年 4 月收治的 100 例 I B2～II B 期宫颈癌患者，观察 NACT 的治疗效果，再根据治疗效果分为有效组和无效组，进一步分析 NACT 敏感性影响因素。研究提示，100 例患者 NACT 的治疗有效率为 64%，有效组后续手术时间短于无效组，宫颈间质深层浸润率、淋巴结转移率均明显低于无效组，差异均有统计学意义（$P<0.05$ 或 $P<0.01$）。多因素分析结果显

示，肿瘤直径≥4 cm、鳞状细胞癌抗原≥4 ng/ml、血小板 / 淋巴细胞绝对值≥123.7 是 I B2～ⅡB 期宫颈癌 NACT 敏感性的影响因素。因此认为，I B2～ⅡB 期宫颈癌 NACT 前应合理选择适应证，对影响治疗敏感性的相关因素进行干预，以提高化疗效果及后续手术治疗效果，改善患者预后。

C. 常见并发症处理：陆胜莲探讨粒细胞集落刺激因子（granulocyte colony-stimulating factor, G-CSF）对 NACT 并接受宫颈癌根治术患者术后盆腔感染发生率的影响，并观察其他影响盆腔感染的临床相关因素。本研究回顾性分析 2014 年 1 月至 2015 年 12 月期间 50 例 I b 期和Ⅱ期 NACT 并行宫颈癌根治术患者的病例资料，根据术后是否采用 G-CSF 治疗分为对照组和观察组。对照组采用 NACT 并手术，术后给予常规抗感染治疗；观察组在前组基础上给予 G-CSF 进行治疗。研究提示，观察组术后患者盆腔感染率明显低于对照组患者，发生率分别为 16% 和 44%（$P<0.05$）。并且年龄≥60 岁、血红蛋白<90 g/L、中性粒细胞计数<1.5×10^9/L 的患者术后盆腔感染率明显增高（$P<0.05$）。因此认为，在常规抗感染基础上联合应用 G-CSF 对于 NACT 并行宫颈癌根治术的患者术后降低盆腔感染发生率具有明显的效果，尤其是对于那些术后具有高风险盆腔感染发生率的患者值得临床进一步验证和推广。

D. 分子机制研究：王海燕等通过分析 maspin 及肿瘤微淋巴管在 NACT 前后表达的变化，探讨 maspin 在抑制宫颈鳞癌进展中与肿瘤微淋巴系统之间的关系。本研究收集 2008 年 7 月至 2015 年 3 月收治的 55 例 I B2～ⅡA 期宫颈鳞癌患者。研究提示，化疗后较化疗前 maspin 表达反应性上调（$P<0.01$）；I B2 期或ⅡA 期 NACT 后 maspin mRNA 表达水平较 NACT 前均高，差异均有统计学意义（$P<0.05$）；而 I B2 期与ⅡA 期之间差异无统计学意义（$P=1.36$）；微淋巴管密度（microlymphatic vessel density, LMVD）较化疗前显著降低（$P=0.021$）；宫颈鳞癌组织 maspin 蛋白或 mRNA 表达上升及 LMVD 下降之间呈显著负相关。NACT 的临床总有效率达 81.82%，部分缓解组 maspin 阳性率较 NACT 前相比显著增加，差异有统计学意义（$P<0.05$）；完全缓解组及疾病稳定组 maspin 的阳性表达率较 NACT 前相比也有所增高，差异无统计学意义（$P>0.05$）。因此认为，maspin 与宫颈癌 NACT 化疗疗效关系密切，可作为疗效敏感性指标；上调 maspin 的表达可能会抑制肿瘤微淋巴系统生成，从而抑制肿瘤细胞生长、侵袭及转移，这可能是 NACT 抑制宫颈癌进展的机制之一。

蒋珊珊等观察 NACT 前后宫颈癌组织中水通道蛋白 1（aquaporins, AQP1）与 AQP3 表达的变化，探讨两者在宫颈癌 NACT 中的意义。本研究选取宫颈鳞癌患者 30 例，术前接受以顺铂为基础的有效 NACT。研究提示，化疗后 AQP1 和 AQP3 的 mRNA 表达量约为化疗前的 3.0 倍和 2.7 倍，差异均有统计学意义（均 $P<0.05$）。AQP1 和 AQP3 蛋白在宫颈癌组织中大量表达，在细胞膜和胞质中均有分布，化疗后表达量提高，以胞质更为明显。30 例患者经过化疗后，其中 19 例完全缓解，11 例部分缓解。完全缓解组患者化疗后 AQP1 和 AQP3 的 mRNA 和蛋白表达的增殖虽然均大于部分缓解组，但差异均无统计学意义（均 $P>0.05$）。因此认为，AQP1 和 AQP3 在 NACT 后宫颈癌组织中的表达增加，增幅可能与化疗效果相关。

2）介入化疗：彭玲等研究 NACT 全身静脉化疗对比介入化疗加栓塞术对行宫颈癌根治性手术患者的临床疗效。本研究选取确诊并接受治疗的宫颈癌患者 50 例，将采用 NACT 全身静脉化疗联合宫颈癌根治性手术治疗的 25 例患者作为对照组，将采用介入化疗加栓塞术联合宫颈癌根治性手术治疗的 25 例患者作为治疗组。研究提示，治疗组的有效率为 76%，高于对照组的 44%（$P<0.05$）；治疗组的淋巴结转移率为 28%，低于对照组的 52%（$P<0.05$）；治疗组的呕吐、肝功能和肾功能损害、骨髓抑制、脱发及色素沉着的发生率均低于对照组（$P<0.05$）。因此认为，介入化疗加栓塞术比 NACT 全身静脉化疗在行宫颈癌根治性手术中取得了更好的临床治疗效果。

　　杨卉等观察术前子宫动脉介入化疗栓塞术对宫颈癌患者肿瘤切除率及生存质量的影响。本研究将 90 例宫颈癌患者分为直接手术组和动脉介入化疗组，各 45 例。研究提示，动脉介入化疗组肿瘤最大径较化疗前明显缩小（$P<0.05$），且不良反应轻微。动脉介入化疗组较直接手术组根治性切除率明显提高，术后淋巴结转移率明显降低（均 $P<0.05$）。手术后，动脉介入化疗组较直接手术组血清 VEGF-A、VEGF-C、VEGF-D 含量明显降低，宫颈癌组织 VEGF-A、VEGF-C、VEGF-D、TNFAIP8、Prdx4 表达水平明显降低，caspase-3、caspase-9 表达水平明显升高，差异均有统计学意义（$P<0.05$）。术后 3 年，动脉介入化疗组较直接手术组复发率、淋巴转移率及生存率均明显降低（$P<0.05$）。两组术后 1 年生活质量评分比较无差异统计学意义（$P>0.05$）。因此认为，术前子宫动脉化疗栓塞术可有效缩小肿瘤体积，提高肿瘤根治性切除率，促进癌细胞凋亡，降低血清转移浸润指标，改善远期疗效，且未影响患者生活质量。

　　李建勇等探讨术前子宫动脉灌注化疗栓塞和静脉化疗治疗年轻宫颈癌患者的有效性与安全性。本研究随机抽取 2015 年 1 月至 2017 年 1 月收治的年龄≤35 岁的宫颈癌患者 66 例。所有患者均采用手术治疗。按照随机数字表法，将其分为研究组（术前子宫动脉灌注化疗栓塞）与对照组（术前静脉化疗）。对比两组治疗效果及安全性。研究提示，研究组近期缓解率优于对照组，病理有效率优于对照组，术中出血量少于对照组，不良反应少于对照组，差异均有统计学意义（$P<0.05$）。因此认为，年轻宫颈癌患者术前实施子宫动脉灌注化疗栓塞的效果理想，能改善近期疗效和病理疗效，且能减少术中出血量和不良反应。

　　3）辅助化疗

　　A. 术后辅助化疗：蓝喜等探讨术后辅助化疗对 ⅠA2～ⅠB1 期单纯低分化宫颈鳞癌患者预后的影响。本研究选取 2003 年 2 月至 2014 年 2 月就诊的 76 例 ⅠA2～ⅠB1 期单纯低分化宫颈鳞癌患者，分为观察组 42 例（手术＋术后化疗）和对照组 34 例（单纯手术治疗），观察对比两组患者的预后生存情况，并总结观察组患者的化疗不良反应。研究提示，观察组患者总生存率和无复发生存率均为 100%，对照组均为 88.2%，两组比较差异有统计学意义（$P<0.05$）；两组无转移生存率、无局部复发生存率比较差异无统计学意义（$P>0.05$）。观察组所有患者均完成所有疗程化疗，化疗不良反应主要为胃肠道反应、骨髓抑制、周围神经障碍、肝功能和肾功能损害，对症治疗后均好转。因此认为，针对 ⅠA2～ⅠB1 期单纯低分化宫颈鳞癌患者，术后辅助化疗不仅可以改善患者的预后，而且患者均可耐受，是一种可行的治疗方法。

　　B. 放疗后化疗：杜振华等观察在宫颈癌患者同步放化疗后应用拓扑替康联合顺铂与紫杉醇联合顺铂 2 种化疗方案巩固治疗的疗效及不良反应。本研究回顾性分析 58 例根治性放化疗及术后存在淋巴结转移同步放化疗后的宫颈癌患者的临床资料，拓扑替康联合顺铂巩固化疗 18 例（A 组），紫杉醇联合顺铂巩固化疗 22 例（B 组），未进行巩固化疗者 18 例（C 组），治疗后随访 3 年（36 个月），比较三组的疗效及不良反应。研究提示，三组复发率差异无统计学意义（$P>0.05$）；三组 3 年无进展生存期及总生存期比较差异无统计学意义（$P > 0.05$）。最常见的不良反应为中性粒细胞减少症，A 组脱发及周围神经系统反应的发生率较 B 组低（$P < 0.05$）。因此认为，根治性放化疗及术后存在淋巴结转移的宫颈癌患者同步放化疗后应用拓扑替康联合顺铂及紫杉醇联合顺铂巩固治疗，与放疗后无巩固化疗患者相比，3 年无进展生存期及总生存期无明显差异，拓扑替康联合顺铂化疗不良反应轻。

　　4）药物敏感性分子生物学研究：方芳等探讨 miR-101 和宫颈癌干细胞与 5- 氟尿嘧啶敏感性的关系并研究其机制。本研究以流式细胞术分选 Hela 细胞系的肿瘤干细胞，荧光定量 PCR 检测 miR-101 的表达水平；MTT 法检测 Hela 肿瘤干细胞在 5- 氟尿嘧啶和 miR-101 处理下的细胞活力；Western Blot 试验检测 5- 氟尿嘧啶和 miR-101 对 Hela 肿瘤干细胞 c-met 表达水平、PI3K 和 AKT 磷酸化水平及 caspases 活化水平的影响；流式细胞术检测 Hela 肿瘤干细胞在 5- 氟尿嘧啶和 miR-101 处理下的凋亡率。研究提示，Hela 干细胞中 miR-101 的表达水平相较 Hela 非干细胞显著下降。Hela 干细胞转染 miR-101 后，其对 5- 氟尿嘧啶的敏感性显著上升。miR-101 能显著降低 Hela 肿瘤干细胞的 c-met 蛋白表达水平，表明 c-met 是 miR-101 的靶点。在 Hela 肿瘤干细胞中，miR-101 通过下调 c-met 的表达抑制 PI3K 和 AKT 的磷酸化，从而提高 Hela 肿瘤干细胞对 5- 氟尿嘧啶依赖的凋亡信号的敏感性，促进 caspase-9 和 caspase-3 的活化。因此认为，miR-101 通过下调 c-met 的表达提高宫颈癌干细胞对 5- 氟尿嘧啶的敏感性。

　　张婷婷等探讨 miR-217 与宫颈癌顺铂耐药的关系及其可能的作用机制。本研究建立具有不同顺铂耐药性的细胞株 Siha 及 Siha/CDDP，采用实时荧光定量 PCR 法检测 miR-217 在其中的表达差异。采用实时定量 PCR 及 Western Blot 法分别在核酸和蛋白水平检测果蝇 zeste 基因增强子同源物 2（EZH2）在 Siha 及 Siha/CDDP 细胞系的表达差异。通过转染 miR-217 模拟物（miR-217 mimics）检测其对宫颈癌耐药的作用及其可能作用靶点。研究提示，相较于 Siha 细胞，Siha/CDDP 细胞中 miR-217 呈低表达，而 EZH2 在核酸和蛋白水平均相对高表达（$P < 0.05$）。Siha/CDDP 细胞转染 miR-217 mimics 后，EZH2 在核酸及蛋白水平均明显下降（$P < 0.05$），对顺铂的敏感性显著增强（$P < 0.05$）。因此认为，在 Siha/CDDP 中上调其表达可部分逆转顺铂耐药性，这可能为宫颈癌耐药的临床前期研究提供新的靶点，miR-217 可能通过作用于 EZH2 参与宫颈癌顺铂耐药的调控。

　　谭志琴等观察转染 miR-200b 模拟物的宫颈癌 Hela 细胞对紫杉醇的敏感度变化，并探讨其机制。本研究将 Hela 细胞分为观察组、对照组、单药组，均经 0 ng/ml、25 ng/ml、50 ng/ml、100 ng/ml、200 ng/ml 紫杉醇处理，观察组转染 miR-200b 模拟物，对照组转染无关序列，单药组不转染任何序列。MTT 法观察各组 Hela 细胞增殖能力，AnnexinV-FITC/PI 法检测各组 Hela 细胞凋亡率。将宫颈癌 Hela 细胞分为实验组 1、实验组 2、实验组 3，三组均采用 25 ng/ml 紫杉醇处理，实验组 1 转染 miR-200b 模拟物，实验组 2 转染无关序列，实验组 3 不转染任何序列，采用 Western Blot 法检测 Hela 细胞中 VEGF 蛋白。研究提示，MTT 实验结果显示，观察组内不同浓度紫杉醇处理与对照组和单药组比较均明显下降（$P < 0.05$），对照组与单药组比较差异无统计学意义（$P > 0.05$）；AnnexinV-FITC/PI 法结果显示，观察组内不同浓度紫杉醇处理 Hela 细胞的凋亡率与对照组和单药组比较均明显增加（$P < 0.05$）；实验组 1 与实验组 2、实验组 3 VEGF 蛋白相对表达量比较差异均有统计学意义（$P < 0.05$）。因此认为，转染 miR-200b 模拟物的宫颈癌 Hela 细胞对紫杉醇的敏感度增强，miR-200b 可能通过靶向调控 VEGF 诱导宫颈癌细胞对紫杉醇的敏感度增高。

（2）潜在的靶向治疗药物：翟振波等研究索拉非尼对 Hela 细胞相关活性的影响，为该药物的临床应用提供理论依据。本研究通过 MTT 实验和 Edu 增殖实验研究索拉非尼对 Hela 细胞增殖能力的影响，划痕实验及 Transwell 小室侵袭实验研究索拉非尼作用后 Hela 细胞迁移能力和侵袭能力的变化。研究提示，在 MTT 实验中，5 μmol/L、10 μmol/L 和 20 μmol/L 索拉非尼刺激 48 h 后 Hela 细胞的光密度（optical density，OD）值均显著小于对照组（$P<0.05$）。10 μmol/L 药物刺激后 Hela 细胞的 Edu 阳性数目和比例均显著小于对照组（$P<0.05$）。在细胞划痕实验中，药物组细胞的迁移能力显著减弱，空白划痕两侧的距离显著大于对照组（$P<0.05$）。在 Transwell 小室侵袭实验中，药物组单个视野内的细胞数目显著少于对照组（$P<0.01$）。因此认为，索拉非尼可以抑制 Hela 细胞增殖、迁移和侵袭能力，是一种对抗宫颈癌细胞活性的潜在药物。

刘秋利等探讨阿帕替尼对人宫颈癌细胞的抑制增殖作用及对宫颈癌化疗药物敏感性的影响。本研究采用 CCK-8 实验和克隆形成实验分别检测阿帕替尼对宫颈癌细胞 Siha 和 HCC94 的增殖抑制作用，流式细胞术检测阿帕替尼对宫颈癌细胞周期的影响，qRT-PCR 检测 Cyclin D3 mRNA 表达，Western Blot 检测 Cyclin D3 蛋白表达。研究提示，阿帕替尼呈剂量依赖性抑制宫颈癌细胞的增殖；阿帕替尼可诱导宫颈癌细胞发生 G0/G1 期阻滞，显著降低宫颈癌 Siha 和 HCC94 细胞中 Cyclin D3 mRNA 及 Cyclin D3 蛋白的表达水平（$P<0.01$）；阿帕替尼可提高宫颈癌细胞对紫杉醇的化疗敏感性。因此认为，阿帕替尼可通过诱导宫颈癌细胞 G0/G1 期阻滞抑制其增殖，且对紫杉醇抑制宫颈癌细胞的生长有增效作用。

石敏等探讨蛋白酶体抑制药 MG132 对 Hela 细胞增殖的影响。本研究用不同浓度的蛋白酶体抑制药 MG132（1 μmol/L、3 μmol/L、5 μmol/L、8 μmol/L 和 10 μmol/L）处理 Hela 细胞，MTT 法检测细胞存活情况，绘制细胞生长曲线，观察 MG132 对细胞增殖的影响。研究提示，MG132 浓度为 1 μmol/L 时，对 Hela 细胞无抑制作用（$P>0.05$）；MG132 浓度≥3 μmol/L 时，随着 MG132 浓度的增加，对 Hela 细胞增殖的抑制作用逐渐增强（$P<0.05$），且呈剂量依赖性，但当 MG132 浓度≥8 μmol/L 时，对细胞的抑制作用不再增强。因此认为，MG132 对 Hela 细胞增殖具有抑制作用，本实验为研发基于泛素 - 蛋白酶体途径（ubiquitin proteasome pathway，UPP）治疗宫颈癌的新药提供了实验依据。

4. 放化疗联合

（1）术前同步放化疗：刘丽红等探讨术前化疗和同步放化疗对局部晚期宫颈癌的近期疗效。本研究回顾性分析 45 例行术前综合治疗的Ⅰb2～Ⅱb 期宫颈癌患者的临床资料，其中 25 例行术前 NACT，20 例行术前同步放化疗（concurrent chemotherapy and radiotherapy，CCRT）。评价 NACT 组、CCRT 组患者的近期疗效，并比较两组患者术中出血量、手术时间及术后病理特征。研究提示，NACT 组有效率为 62.86%（23/25），能手术者 60.00%（15/25）；CCRT 组为有效率为 100%（20/20），能手术者为 90.00%（18/20），差异有统计学意义（$P<0.05$）。两组患者手术时间、术中出血量差异无统计学意义（$P>0.05$）。CCRT 组宫旁浸润率及淋巴结转移率低于 NACT 组，差异有统计学意义（$P<0.05$）。因此认为，局部晚期宫颈癌患者术前常规分割同步放化疗 46Gy，休息 3～4 周后手术，不良反应可以耐受，且较术前化疗有更好的近期疗效。

（2）同步放化疗：郑建清等初步评价根治性同步放化疗＋手术治疗局部晚期宫颈癌的疗效。本研究将 102 例局部晚期宫颈癌患者随机分为试验组和对照组。对照组单纯采用根治性同步放化疗，化疗方案为单药顺铂 35～40 mg/m²，每周 1 次。试验组在对照组基础上，联合广泛性全子宫切除术及盆腔淋巴结清扫术，宫旁组织和阴道组织各切除 3 cm。试验组纳入 52 例患者，对照组纳入 50 例。试验组术后病理资料显示无癌残留率为 82.7%，癌残留率为 5.8%。试验组和对照组的无进展生存时间、中位生存时间、3 年生存率差异无统计学意义（$P>0.05$）。试验组和对照组的总生存时间、中位总生存时间、3 年生存率两组差异无统计学意义（$P>0.05$）。因此认为，局部晚期宫颈癌采用根治性同步放化疗＋手术治疗不能显著提高无进展生存率和总生存率，目前对局部晚期宫颈癌患者的治疗需更谨慎并结合患者病情考虑是否使用该治疗方法。

罗胜田等探讨放化疗在中、晚期宫颈癌患者中的临床效果。本研究选取 2016 年 2 月至 2017 年 2 月收治的中、晚期宫颈癌患者 80 例，采用随机数字法分为对照组和观察组，各 40 例。对照组采用化疗治疗，观察组采用联合同步放疗治疗。研究提示，观察组治疗 1 个月的近期有效率明显高于对照组，差异有统计学意义（$P<0.05$）；不良反应发生率与对照组比较差异无统计学意义（$P>0.05$）。因此认为，中、晚期宫颈癌患者在单纯化疗基础上联合同步放疗效果理想，能提高临床疗效，值得推广应用。

马俊等探讨紫杉醇、顺铂联合同期放疗对中、晚期宫颈癌患者的近、远期临床疗效。本研究选取中、晚期宫颈患者 137 例，随机分为观察组 71 例和对照组 66 例，观察组给予紫杉醇、顺铂联合同期放疗治疗方案，对照组给予单纯放疗方案，比较两组患者近期疗效、不良反应及远期随访生存情况。研究提示，观察组患者近期疗效显著高于对照组（$P<0.05$）；两组患者血小板减少、白细胞减少、恶心呕吐、贫血、肾功能损害、放射性膀胱炎及放射性直肠炎发生情况比较，差异均无统计学意义（$P<0.05$）；观察组患者总体生存情况及无进展生存情况均显著优于对照组（$P<0.05$）。因此认为，紫杉醇、顺铂联合同步放疗治疗中、晚期宫颈癌是一种安全有效的治疗方案，患者耐受性较好，且能够有效降低患者治疗后复发率，并提高患者远期生存率，值得临床推广。

金艳霞等探讨适形调强放疗（intensity modulated radiotherapy，IMRT）和容积旋转调强放疗（volumetric modulated arctherapy，VMAT）联合紫杉醇脂质体同步治疗 II B～III B 期宫颈癌的临床疗效和安全性差异。本研究选取 2014 年 5 月至 2016 年 5 月收治的 II B～III B 期宫颈癌患者 80 例。随机分为 A 组和 B 组，分别在紫杉醇脂质体化疗基础上同步采用 IMRT 和 VMAT。研究提示，两组患者近期疗效差异无统计学意义（$P>0.05$）；两组患者中位总生存时间、无进展生存时间、中位远处转移时间、中位局部复发时间差异无统计学意义（$P>0.05$）；B 组患者治疗后 KPS 评分高于 A 组（$P<0.05$）；两组患者放射性直肠炎、放射性膀胱炎、消化道反应及肝功能损伤发生率比较，差异无统计学意义（$P>0.05$）；B 组患者骨髓抑制发生率与 A 组比较，差异有统计学意义（$P<0.05$），B 组低于 A 组。因此认为，IMRT 和 VMAT 分别联合紫杉醇脂质体同步治疗 II B～III B 期宫颈癌在控制疾病进展、延长生存时间及降低转移复发风险方面效果接近；但 VMAT 方案可有效降低骨髓抑制发生风险，提高日常生活质量。

（3）放化疗联合：陆园园等探讨 2 种方案治疗 II～IV 期宫颈癌临床疗效和安全性差异。本研究回顾性分析 2012 年 9 月至 2015 年 9 月接诊的 90 例 II～IV 期宫颈癌患者的临床资料，按照随机数表法将所有患者均分为两组，即 A 组和 B 组，各 45 例，A 组采用三维适形放疗联合紫杉醇＋奈达铂调强放疗，B 组采用紫杉醇＋奈达铂常规放疗，比较两组不同的治疗方案临床疗效、患者 2 年生存率及药物的不良反应情况。研究提示，A 组治疗后的有效率为 95.6%，显著高于 B 组的 82.2%（$P<0.05$）；A 组治疗后的 2 年生存率为 80.0%，显著高于 B 组的 60.0%（$P<0.05$）；A 组出现腹泻 13 例、白细胞降低 28 例、恶心呕吐 21 例、食欲不振 20 例，B 组分别出现 23 例、36 例、34 例、31 例，A 组的不良反应发生率明显更低（$P<0.05$）。因此认为，三维适形放疗联合紫杉醇＋奈达铂调强放疗，其临床疗效和生存率都高于紫杉醇＋奈达铂常规放疗，药物不良反应发生率较低，安全性更高，临床价值较高，值得推广应用。

（4）放疗的分子生物学机制：贾瑞娟等探讨顺铂为基础的同步放化疗对晚期宫颈癌患者恶性程度及原癌基因、抑癌基因表达的影响。本研究收集 2013 年 7 月至 2016 年 12 月接受治疗的晚期宫颈癌患者 82 例，按照随机数表法分为对照组、观察组，各 41 例。对照组患者接受单纯放疗，观察组患者接受顺铂为基础的同步放化疗。研究提示，治疗前，两组患者血清中肿瘤标志物含量和肿瘤组织中原癌基因、抑癌基因表达量的差异无统计学意义（$P>0.05$）。治疗后，观察组患者血清中 SCC、CA-50、CA-724、CEA 的含量低于对照组（$P<0.05$）；肿瘤组织中原癌基因 *DEK*、*c-myc*、*PIK3CA mRNA* 的表达量低于对照组患者，抑癌基因 *p53*、*SOCS-1*、*FHIT*、*PTEN mRNA* 的表达量高于对照组患者（$P<0.05$）。因此认为，晚期宫颈癌患者接受顺铂为基础的同步放化疗，可有效降低肿瘤恶性程度，均衡原癌/抑癌基因的表达。

杨晓琼等研究术前腔内放疗联合 NACT 对 Ⅱa 和 Ⅱb 期宫颈癌组织中细胞凋亡的影响。本研究回顾性分析接受术前辅助治疗的 Ⅱa 和 Ⅱb 期局部晚期宫颈癌患者的病例资料，根据术前辅助治疗方案不同分为辅助化疗组、腔内放疗组、联合治疗组。活检时（治疗前）和手术切除时（治疗后）分别留取宫颈癌组织，抽提 RNA 后采用荧光定量 PCR 试剂盒测定促凋亡基因、凋亡抑制基因、侵袭基因的表达量。研究提示，治疗后，三组宫颈癌病灶内 SARI、Rab26、FHIT、eIF4E3 的表达量均显著高于治疗前，血清中 CA125、TSGF、SCC-Ag 的含量及 MRP8、MRP14、p38MAPK、ERK1/2、c-myc 的表达量均显著低于治疗前且联合治疗组宫颈癌病灶内 SARI、Rab26、FHIT、eIF4E3 的表达量均显著高于辅助化疗组、腔内放疗组，血清中 CA125、TSGF、SCC-Ag 的含量及 MRP8、MRP14、p38MAPK、ERK1/2、c-myc 的表达量均显著低于辅助化疗组、腔内放疗组。因此认为，术前腔内放疗联合 NACT 能够促进 Ⅱa 和 Ⅱb 期宫颈癌组织中的表达凋亡。

（五）预后

1. **整体分析**　胡艳等探讨宫颈癌预后的影响因素。本研究收集初发初治宫颈癌患者 538 例。采用 Kaplan-Meier 法分析生存时间，应用 Log-rank 法进行组别间生存率差异检验，采用 *OR* 值对各因素间进行危险度分析。比较年龄、临床分期、组织学类型、病理分化程度、肿块大小、淋巴结转移等预后生存指标。宫颈癌患者>35 岁的死亡风险为<35 岁的 2.36 倍。以 FIGO Ⅰ期患者的死亡风险为 1，则 Ⅱ期、Ⅲ期、Ⅳ期的死亡风险分别为 Ⅰ期的 4.0 倍、6.2 倍、11.2 倍；以鳞癌的死亡风险为 1，则腺癌、其余类型的死亡风险分别为鳞癌的 2.4 倍、2.5 倍；以高分化患者的死亡风险为 1，则中分化、低分化的死亡风险分别为高分化的 2.2 倍、3.4 倍；有淋巴结转移的死亡风险为无淋巴结转移的 8.3 倍。因此认为，年龄、临床分期、组织学类型、病理分化程度、淋巴结转移是宫颈癌的独立预后因素。

徐春艳等调查宫颈癌患者预后生存情况，找出实际医疗环境中影响宫颈癌预后的多种综合因素。本研究对纳入的病例进行临床资料的收集和随访，采用 Cox 回归模型分别对临床因素、病理因素、自身因素、社会经济因素进行分析。共纳入研究对象 2306 例，最长随访时间为 40 个月，中位随访时间为 14 个月。3 年生存率分别为 91%、85%、78%。最终纳入 Cox 回归模型的因素有宫旁侵犯程度、脉管癌栓、淋巴结转移、体重减轻、糖尿病史和职业收入。因此认为，临床分期、治疗方案、脉管癌栓等被纳入模型的因素均可能影响宫颈癌患者的预后。

2. 特殊年龄人群　高慧莉等探讨年轻（年龄＜35 岁）宫颈癌患者的临床、病理特征，以及影响预后的危险因素。本研究选取年龄＜35 岁的年轻宫颈癌患者 120 例作为研究组，选取同期收治的年龄≥35 岁的 120 例作为对照组。研究提示，研究组患者接触性阴道出血、月经紊乱、轻度宫颈糜烂、HPV 感染阳性、保存卵巢手术的比例明显高于对照组，不规则阴道出血的发生率明显低于对照组，差异有统计学意义（均 $P<0.05$）。两组均以鳞癌为主，研究组非鳞癌比例高于对照组，研究组的盆腔淋巴结转移率高于对照组（均 $P<0.05$）。多因素分析显示，临床分期、病理类型、宫颈浸润深度及盆腔淋巴结转移是年轻宫颈癌患者的独立危险因素（P 均＜0.05）。因此认为，年轻宫颈癌患者与中、老年宫颈癌患者在临床特征、病理特点等方面存在一定的差异。对临床分期高、非鳞癌、宫颈浸润深及盆腔淋巴结转移阳性的患者应提高警惕，进行重点的排查和预防，提高个体化治疗及防控体系。

任卫红等探讨老年宫颈癌患者首次接受治疗的预后及危险因素。本研究回顾性分析 2006 年 1 月至 2015 年 12 月近 10 年来收治的首次接受治疗的老年宫颈癌患者的病历资料 152 例，评估年龄、HPV 感染、病理分型、分化程度、KPB 评分、肿瘤大小、远处转移、淋巴转移、FIGO 分期及治疗方式等因素与预后的单因素（矿检验）及多因素（Cox 回归模型）关联性。研究提示，在众多的危险因素中，分化程度低、肿瘤直径大、FIGO 分期晚、有淋巴结及远处转移者的 5 年生存率较低，预后与治疗方式无显著相关性。因此认为，分化程度、肿瘤直径、FIGO 分期、有无淋巴结、远处转移及治疗方式为首次接受治疗的老年宫颈癌患者预后的独立危险因素。

顾嘉敏等探讨早期子宫颈癌嗜神经侵袭（perineural invasion，PNI）对预后的意义。本研究回顾性分析 2008 年 1 月至 2015 年 12 月接受根治性子宫颈癌手术的 306 例早期（ⅠA2～ⅡA2 期）子宫颈癌患者的临床及随诊资料。研究提示，早期子宫颈癌中 PNI 的发生率为 10.5%，PNI 与肿瘤直径、浸润深度、淋巴脉管间隙浸润和淋巴结转移均相关（$P<0.05$）；PNI 阳性组的无瘤生存率及总生存率明显低于 PNI 阴性组；单因素分析显示，肿瘤直径、PNI 及临床分期与子宫颈癌总生存时间有关（$P<0.05$），肿瘤直径与无瘤生存时间有关（$P=0.002$）；多因素分析显示，PNI 并非是影响子宫颈癌总生存时间的独立危险因素（$P=0.154$）。因此认为，PNI 与肿瘤直径、浸润深度、淋巴脉管间隙浸润和淋巴结转移均具有相关性，PNI 影响子宫颈癌患者的预后，但并非独立危险因素。

3. 分子生物学标志物　颜彬等探讨宫颈癌组织中的多形核嗜中性粒细胞（polymorphonuclear neutrophil，PMN）数量在预测宫颈癌复发中的作用。本研究回顾性分析 1999 年 2 月至 2006 年 12 月收治的 92 例初治宫颈癌Ⅰb～Ⅱa 期患者的临床病理资料。采用免疫组织化学法检测宫颈癌组织中 CD66b 阳性的 PMN 数量，计算 PMN 数量平均值。将患者按宫颈癌组织中 PMN 浸润数量分组，数量＞PMN 平均值为 A 组，数量≤PMN 平均值为 B 组。以无复发生存（recurrence free survival，RFS）为结点，采用 Kaplan-Meier 法进行单因素分析，采用 Cox 风险回归模型进行多因素分析。研究提示，

A 组的 RFS 明显短于 B 组（$P=0.001$）。单因素及 Cox 风险回归模型多因素分析结果显示，腺癌、淋巴结转移、PMN 浸润数量增加为宫颈癌患者 RFS 的独立危险因素。因此认为，宫颈癌组织中 PMN 数量的增加与宫颈癌患者 RFS 缩短相关，是宫颈癌患者预后不良的一个潜在预测指标。

赵红霞等探讨 [18]F - 氟脱氧葡萄糖（[18]F-fluorodeoxyglucose，[18]F-FDG）的最大标准摄取值（SUVmax）评估宫颈癌伴淋巴结转移患者预后的价值，并分析患者生存率的影响因素。本研究收集 2004 年 12 月至 2011 年 8 月伴盆腔淋巴结转移和（或）腹主动脉旁淋巴结转移的宫颈癌患者 70 例为研究对象。患者均行正电子发射断层联合计算机断层扫描术检查，记录 ^{18}F-FDG 的 SUVmax。研究提示，SUVmax 预测患者复发的曲线下面积为 0.703。SUVmax＜7.5 为 13 例，SUVmax≥7.5 为 57 例。SUVmax＜7.5 患者与 SUVmax≥7.5 患者总生存率比较，差异无统计学意义（$P=0.087$）。SUVmax＜7.5 患者无病生存率高于 SUVmax≥7.5 患者（$P=0.035$）。多元 Cox 比例风险回归分析结果显示，SUVmax、淋巴结转移部位、疗效反应是总生存率的影响因素；SUVmax、淋巴结转移部位、疗效反应是无病生存率的影响因素（均 $P<0.05$）。因此认为，[18]F-FDG 的 SUVmax 可以较好地评估宫颈癌伴淋巴结转移患者的预后；[18]F-FDG 的 SUVmax 较大、伴盆腔淋巴结转移、完全反应宫颈癌患者生存率较差。

（六）特殊情况的宫颈癌

1. 妊娠合并宫颈癌　苏倩倩等探讨妊娠期宫颈癌与非妊娠期宫颈癌在临床表现及手术方面存在的差异，并为临床实践提供可靠的医学依据。本研究回顾性分析 2012 年 1 月至 2016 年 6 月收治的年龄≤40 岁宫颈癌患者 160 例的病例资料，对此ⅠB 期妊娠期宫颈癌患者与非妊娠宫颈癌患者的临床预后情况。研究提示，妊娠期宫颈癌与非妊娠患者平均孕产次数、平均流产次数、分期、诊断方法、病理类型、病理分级、浸润深度、脉管浸润、淋巴结转移、治疗方式比较，差异均无统计学意义（$P>0.05$）；妊娠期宫颈癌患者平均手术时间（284.80±66.86）min、术中出血量（217.33±207.73）ml，非妊娠期患者的为（249.59±57.04）min、（131.85±95.96）ml，差异有统计学意义（$P=0.011$，$P=0.035$）。因此认为，妊娠合并宫颈癌与非妊娠宫颈癌之间亦存在很多相同点，不同的是妊娠合并宫颈癌患者平均手术时间、术中出血量均较非妊娠宫颈癌患者严重。

2. 宫颈残端癌　刘丽雅等探讨宫颈残端癌的临床特征、病理特点及治疗方法。本研究回顾性分析 2010 年 10 月至 2015 年 10 月 12 例宫颈残端癌患者的临床资料，其中鳞癌 9 例、腺癌 2 例、腺鳞癌 1 例。10 例行广泛宫颈切除、双附件切除、盆腔淋巴结清扫术，其中ⅠA1 期 2 例、ⅠB1 期 1 例、ⅡA1 期 1 例、ⅠB2 期 1 例直接手术，ⅠB2 期 2 例、ⅡA2 期 3 例 NACT 后手术，术后除ⅠA1 期均补充放化疗；ⅡB 期 2 例中 1 例同步放化疗，1 例单纯化疗。研究提示，术中输血 1 例，输尿管损伤 1 例，尿管留置超过 2 周 2 例，髂血管区潴留囊肿 1 例。放化疗骨髓抑制 4 例，肝功能损伤 1 例，放射性膀胱炎 1 例，放射性直肠炎 2 例。随访中位时间 27.5 个月，无远处转移或死亡，3 例盆腔局部未控和复发带瘤生存。因此认为，宫颈残端癌的治疗原则以手术和放疗为主，化疗为辅，严格掌控子宫次全切除术手术指征及术后严密随访对宫颈残端癌的预防极其重要。

（孔北华　李　鹏　殷爱军）

参 考 文 献

［1］张晓红，陈良凤，李东红，等. 陕西省女性宫颈 HPV 感染流行病学现状调查. 中国妇幼健康研究，2017，28（12）：1589-1592.

［2］祁志宇，孙鹏，徐金环，等. 承德地区 HPV 感染现状及干预措施研究. 河北医药，2017，39（5）：769-772.

［3］吴昕，赵骏，崔雪莲，等. 广西壮族自治区柳州市 18～45 岁社区女性人乳头瘤病毒感染及型别分布的横断面调查. 中华流行病学杂志，2017，38（4）：467-471.

［4］赵海英，郝钢华，刘琦，等. 华北油田矿区妇女人乳头状瘤病毒感染现状及相关因素分析. 中华医院感染学杂志，2017，27（11）：2577-2579.

［5］李明伟，林悦欢，王嵘，等. 广东江门地区 30 889 例妇科门诊妇女 HPV 感染型别分析. 现代肿瘤医学，2017，25（11）：1780-1783.

［6］夏艳，金志军，倪云翔，等. 上海市人乳头瘤病毒感染及病毒分型与宫颈病变的探讨. 第二军医大学学报，2017，38（12）：1526-1531.

［7］李军，尹红，柳俊，等. 陕西省安康地区女性人群人乳头瘤病毒感染状况及亚型分布特征. 中国妇幼保健，2017，32（11）：2292-2296.

［8］袁娟. 不同人乳头瘤病毒亚型感染与宫颈上皮内瘤变程度的相关性研究. 中国妇幼保健，2017，32（15）：3434-3436.

［9］许惠惠，朱海燕，章彤彤，等. 高危型人乳头状瘤病毒感染在宫颈病变进展中的风险研究. 中华实验和临床病毒学杂志，2017，31（4）：302-306.

［10］毕蕙，刘燕，裴志飞. HPV 单一与多重型别感染子宫颈病变风险比较. 中国妇幼健康研究，2017，28（5）：487-491.

［11］刘智. 武汉市宫颈癌及癌前病变患者 HPV 感染情况分析. 中国妇幼保健，2017，32（20）：4973-4976.

［12］沈媛媛，杜辉，刘志红，等. 子宫颈上皮内病变组织中人乳头瘤病毒载量与病变程度的关系. 中国妇产科临床杂志，2017，18（4）：313-316.

［13］朱蕾芳，郭俭，吕蓓，等. HPV 感染基因型在宫颈正常组织、宫颈鳞状细胞癌和腺癌组织中的分布情况分析. 中国性科学，2017，26（4）：58-61.

［14］郝云涛，郑小影，张玉娟，等. 薄层细胞学联合人乳头瘤病毒检测在宫颈癌筛查中的效果评价. 中国妇幼保健，2017，32（15）：3507-3510.

［15］汪晓菁. 液基细胞学检查联合人乳头瘤病毒检测诊断宫颈癌前病变的临床价值. 中国妇幼保健，2017，32（21）：5443-5446.

［16］吕素媚，闫中英，李向飞. 2014 年抚宁县农村妇女宫颈癌癌前病变筛查的数据分析. 中国妇幼保健，2017，32（9）：1888-1890.

［17］黄燕明，王燕，阳艳，等. 宫颈细胞学正常的高危 HPV 感染妇女病理结局分析. 现代妇产科进展，2017，26（2）：143-144.

［18］赖玉琴，杨毅，刘继红，等．液基细胞学与人乳头瘤病毒检测在中国农村地区宫颈癌筛查中的应用价值．中国妇幼保健，2017，32（18）：4529-4532.

［19］慕建宁，马小红，卢占斌，等．高危型人乳头瘤病毒初筛及液基细胞学分流法在宫颈癌筛查中的应用．中国妇幼保健，2017，32（16）：3733-3735.

［20］张健欣，郑婷萍，刘军，等．单纯 HPV16/18 阳性行阴道镜检查有可疑病变患者的子宫颈组织病理检查结果分析．中华妇产科杂志，2017，52（7）：467-472.

［21］安红梅，邓继红，张雯．云南省少数民族地区子宫颈癌筛查方式探讨．中国妇幼健康研究，2017，28（5）：492-495.

［22］丛青，江宁红，隋龙．无阴道镜条件下宫颈病变随机点活检位置研究．现代妇产科进展，2017，26（9）：666-669.

［23］李晓林，袁文娟，陈龙，等．高危型 HPV E6/E7 mRNA 检测在宫颈机会性筛查中应用价值研究．中华肿瘤防治杂志，2017，24（4）：217-222.

［24］叶丽君，喻长法，蔡莎莎，等．高危型人乳头瘤病毒 E6/E7 mRNA 联合液基细胞学检查在宫颈病变诊断中的应用．中国慢性病预防与控制，2017，25（7）：499-501.

［25］吕涛，吴忧，廖秦平，等．高危型人乳头瘤病毒 E6/E7 mRNA 在宫颈细胞学 ASCUS/LSIL/ASC-H 分流中的意义．现代妇产科进展，2017，26（9）：670-673.

［26］杨光，陈青，洪颖，等．人乳头瘤病毒 E7 蛋白检测子宫颈上皮内病变的价值．中国妇产科临床杂志，2017，18（2）：128-130.

［27］吴洁丽，张爱慕，杜珂珂，等．HPV L1 壳蛋白检测联合细胞学筛查宫颈变病的临床价值．中国妇幼健康研究，2017，28（6）：694-696.

［28］张睿怡，郭红燕，游珂，等．p16～（INK4a）/Ki-67 免疫细胞化学双染在检出宫颈癌及癌前病变中的作用．肿瘤预防与治疗，2017，30（6）：427-432.

［29］王海瑞，廖光东，陈汶，等．p16/Ki-67 免疫细胞化学双染在宫颈癌筛查中的应用价值．中华肿瘤杂志，2017，39（8）：636-640.

［30］余杰，鄢贵芹．hTERC 基因、高危 HPV 检测联合 TCT 在宫颈癌筛查中的意义．中国妇幼保健，2017，32（20）：4971-4973.

［31］加秋萍，贺清波．评估 TCT、HPV、c-MYC、hTERC 基因联合检测在宫颈癌筛查中的应用价值．中国医师杂志，2017，19（9）：1370-1373，1377.

［32］滕志淳，傅芬．电喷雾萃取电离质谱技术分析阴道分泌物对宫颈癌诊断的价值．中国妇幼保健，2017，32（2）：411-414.

［33］刘芬芬，余海瀛，赵德宇，等．尿液巯基化合物检测在筛查子宫颈癌及癌前病变中的临床价值．中国临床保健杂志，2017，20（1）：11-13.

［34］张晶，舒丽莎，张林西．自噬相关基因 BECN1、LC3B、mTOR 在宫颈鳞状上皮病变进展中的表达及意义．现代妇产科进展，2017，26（7）：497-501.

［35］林翠波，林安，何海新，等．抑癌基因 P16 和 FHIT 在宫颈病变组织中的表达及意义．中国妇幼健康研究，2017，28（11）：1362-1363，1380.

［36］顾青，潘晓林，赵艳. 转移相关基因1蛋白在子宫颈病变组织中的表达及临床意义. 诊断学理论与实践，2017，16（3）：333-337.

［37］刘惠谨，杨莹莹，潘景，等. 葡萄糖调节蛋白94在宫颈病变中的表达. 昆明医科大学学报，2017，38（7）：99-101.

［38］许君芬. miR-424及其参与的Cul2/E2F1/miR-424调控环路在宫颈癌发生发展中的作用和机制研究. 杭州：浙江大学，2014.

［39］许君芬，李阳，王芬芬，等. miR-424在不同宫颈病变中的表达及其调节宫颈癌细胞生物学行为的研究. 浙江省妇产科学学术年会暨"妇产科常见疾病的临床研究新进展"学习班论文汇编，杭州，2011.

［40］栾磊，关淑芬，朱越，等. 不同程度病变宫颈组织miR-424表达水平及其临床意义. 中国老年学，2017，37（17）：4313-4315.

［41］夏玉洁，王辰，王颖梅，等. 阴道微生态异常与高危型人乳头瘤病毒感染的相关性研究. 中国妇产科临床杂志，2017，18（2）：131-133.

［42］丁晖，唐玲丽，杨佳锦，等. 宫颈癌前病变患者阴道微生物群落的构成研究. 中华检验医学杂志，2017，40（7）：505-510.

［43］关晓梅，王谨言，王艳华，等. 阴道微生态与高危型人乳头瘤病毒感染和宫颈病变的关系研究. 中国微生态学杂志，2017，29（3）：347-350.

［44］杨东晓，李红娟，田晓娜，等. 高危型HPV感染对宫颈病变组织Th1、Th2相关指标表达的影响研究. 中华医院感染学杂志，2017，27（3）：657-659.

［45］袁浩. 宫颈环形电切术与宫颈冷刀锥切术治疗宫颈上皮内瘤变Ⅲ级的临床研究. 中国妇幼保健，2017，32（6）：1186-1188.

［46］许艳茹，潘静，段莉华. 宫颈LEEP环形电切治疗宫颈高级别癌前病变效果分析. 中国肿瘤临床与康复，2017，24（8）：932-934.

［47］邴学香，陈铭. 二次活检——宫颈锥切术在子宫颈病变诊治中的临床意义. 西安交通大学学报（医学版），2017，38（1）：108-112.

［48］黄爱娟，赵昀，邹晓莲，等. 子宫颈高危型HPV阳性而细胞学阴性患者临床管理方法的初步探讨——附137例因CINⅡ行LEEP术患者的分析. 中华妇产科杂志，2017，52（11）：745-750.

［49］陈微微，石琨，易丽莎. 宫颈上皮内瘤变锥切术后切缘阳性高危因素分析. 中国妇幼保健，2017，32（12）：2550-2552.

［50］裴志飞，毕蕙. HSIL锥切术后切缘病理累及者病变持续存在相关因素分析——附200例临床资料分析. 中国妇幼健康研究，2017，28（7）：848-852.

［51］潘嘉佳，郑小冬，杨洁，等. 宫颈锥切术后切缘与病变残留的关系. 中国妇幼保健，2017，32（7）：1446-1449.

［52］袁敏，黄焜，姚立丽，等. 高危型人乳头瘤病毒对宫颈病变治疗后监测临床意义研究. 中华肿瘤防治杂志，2017，24（4）：268-272.

［53］景国梅，茅伟民. 宫颈上皮内瘤变不同手术治疗效果及TCT、HPV术后检查价值. 西南国防医药，2017，27（2）：120-123.

［54］郑艳，李世林，唐玉芳. 扶正解毒方联合二黄散外用治疗宫颈上皮内瘤变的疗效观察. 河北中医，2017，39（11）：1653-1655.

［55］于洪波，杨雷，于海莲，等. 中西医结合在防治宫颈 HPV 感染癌前病变及术后复发中的效果分析. 中国性科学，2017，26（4）：67-69.

［56］魏宝丽，王海平. 北京市密云区妇幼保健院对 6649 例孕妇妊娠期宫颈癌筛查及处理的临床分析. 中国妇产科临床杂志，2017，18（5）：441-442.

［57］孙晓娟，王健. 人乳头瘤病毒 16 的整合作用在不同宫颈病变组织中的表达及意义. 中国综合临床，2017，33（1）：18-21.

［58］温川松，全进毅. HPV-DNA 整合状态与宫颈癌发生发展及抑癌基因 $p53$、pRb 表达的相关性. 中国临床药理学与治疗学，2017，22（2）：155-159.

［59］余霞，陈霖，王小玉，等. 宫颈癌标本中 HPV16 的 E6、E7 和 LCR 的变异研究. 中国性科学，2017，26（3）：37-39.

［60］张志珊，蒋燕成，陈紫萱，等. 全外显子测序在筛选宫颈癌相关突变基因中的应用. 医学临床研究，2017，34（11）：2144-2146.

［61］张龙，宋建东. DNA 修复基因多态性与宫颈癌易感性的研究. 内蒙古医科大学学报，2017，39（2）：162-166.

［62］张新文，严志凌，史荔，等. 云南汉族人群 $HSPA1A$ 基因多态与宫颈癌发生发展的相关性研究. 中华医学遗传学杂志，2017，34（6）：909-914.

［63］冯兰君，李朝阳，朱占胜，等. $MDM2$ 基因启动子区 40-bp 插入 / 缺失多态性与宫颈癌易感性相关研究. 现代妇产科进展，2017，26（2）：96-98.

［64］姚秀华，张江宇，黄卓敏. 年轻女性宫颈鳞状上皮内病变、宫颈癌组织中调节性 T 细胞的表达及其预测作用. 中国妇幼保健，2017，32（6）：1308-1310.

［65］马茜，赵敏伊，魏星，等. 免疫调节细胞 Foxp3＋Treg 及免疫蛋白 PD-L1 在宫颈病变微环境中的表达. 中国医学科学院学报，2017，39（1）：128-132.

［66］刘璐，程桂丽，刘世兰，等. 宫颈癌患者血清 Th1、Th2 细胞因子表达水平及意义. 癌症进展，2017，15（2）：156-158.

［67］徐浩，吴淋淋，袁青. Th17、Th22、Treg 细胞及相关细胞因子在宫颈癌患者外周血中变化及意义. 中国卫生检验杂志，2017，39（2）：217-219.

［68］陈星，吴为玲，陈姗姗，等. 基于肿瘤相关巨噬细胞的宫颈癌免疫学病理机制研究. 中国临床药理学与治疗学，2017，22（12）：1394-1399.

［69］陈丹，金卓杏，张晓兰，等. 宫颈癌与女性生殖道感染的相关性研究. 中华医院感染学杂志，2017，27（6）：1374-1376.

［70］何惠，秦薇，曹明月，等. 宫颈癌患者生殖道细菌感染及人乳头瘤病毒感染情况分析. 中华医院感染学杂志，2017，27（2）：408-410.

［71］刘琼珊，张妙清，郑芝祥. Smac 和 Livin 的表达与宫颈癌的发生发展相关性分析. 中国妇幼健康研究，2017，28（4）：444-447.

［72］楼朝霞，梅丽娜，杜英，等. *Notch1* 基因在宫颈癌组织中的表达及临床意义. 浙江临床医学,2017,19(2)：
231-232，235.

［73］刘云鹭，李维丽，刘萍，等. 脑源性神经营养因子及其受体 P75 在ⅠB1～ⅡB 期宫颈鳞癌和正常宫颈组
织中的表达. 中国实用妇科与产科杂志, 2017, 33（2）：200-204.

［74］武燕，李峰，王福花. 宫颈鳞癌患者血浆微小 RNA-424-5p 的表达及其临床意义和靶基因的预测. 中国药
物与临床，2017，17（7）：954-957.

［75］兰健，刘晓云，刘虹岚. SFRP2 在抑制宫颈癌细胞株的增殖作用研究. 重庆医学，2017，46（9）：1179-
1181.

［76］冀静，左萍，黄康榕，等. 沉默干细胞转录因子 Sox2 对宫颈癌细胞增殖能力影响的研究. 中国妇幼健康
研究，2017，28（12）：1593-1596.

［77］孙瑞. CLDN6 对宫颈癌细胞凋亡、凋亡相关蛋白及 Akt 信号通路活性的影响. 中国组织化学与细胞化学
杂志，2017，26（5）：490-496.

［78］阳袁莉. 环氧化酶 -2 和血管内皮生长因子 -C 在宫颈癌中的表达及意义. 中国妇幼保健，2017，32（8）：
1774-1776.

［79］王昊，焦伊胜，郁万媛，等. ATF4 与 RPL41 在宫颈癌中的表达及其临床意义. 现代肿瘤医学，2017，25
（23）：3812-3818.

［80］刘娟，冀静，邢兰英，等. Clusterin、E-cadherin 在宫颈鳞癌组织中的表达及其相关性分析. 西安交通大学
学报（医学版），2017，38（6）：904-907.

［81］易红艳，周琛斐，梁莉，等. 宫颈癌细胞分泌外泌体介导上皮 - 间质转化提高癌前细胞侵袭能力的体外研
究. 现代妇产科进展，2017，26（3）：165-168.

［82］吴向晖，黄鹏翀，秦海霞. miR-320 靶向 Rab11 对宫颈癌细胞增殖、侵袭及迁移的影响. 新乡医学院学报，
2017，34（10）：885-888.

［83］李婧，姚婷婷，刘昀昀，等. Hsa-miR-127-3p 在宫颈癌组织中的表达及对宫颈癌细胞迁移和侵袭能力的影
响. 现代妇产科进展，2017，26（7）：506-508.

［84］马从顺，王雪飞，蒋惠萍，等. 卷曲螺旋结构域蛋白 34 对宫颈癌细胞生物学行为的影响研究. 中国实用
妇科与产科杂志，2017，33（2）：187-190.

［85］韩丽萍，刘丽雅，孙晓慧，等. 宫颈癌组织中 FOXP3、PD-1 及 PD-L1 蛋白的表达. 郑州大学学报（医学
版），2017，52（1）：83-88.

［86］王惠霞，李淑红. 宫颈上皮内瘤变与宫颈癌中相关细胞因子的表达及意义. 西南国防医药,2017,27（3）：
285-287.

［87］李苹，孙蓬明，李丽娜，等. 低葡萄糖高乳酸环境对 Hela 细胞生存的影响. 现代妇产科进展，2017，26
（4）：251-254.

［88］杨潇，王艳清，程艳香. 脂筏在 Toll 样受体 4 促进宫颈癌低氧诱导因子 -1α 高活性中的作用机制. 中华妇
幼临床医学杂志（电子版），2017，13（1）：26-33.

［89］沈祥丽，柳怡，张勇武，等. p38δ 在宫颈癌细胞中的表达及其对缺氧 Hela 细胞凋亡的影响. 中国现代医
学杂志，2017，27（24）：22-28.

[90] 张艳君，孙鸿. 血清中多肿瘤标记物联合检测宫颈恶性肿瘤的临床应用研究. 中国医刊，2017，52（11）：59-61.

[91] 张蕾，曾凡清. 血清中 SCC-Ag、CEA 和 CA125 联合检测在宫颈癌诊断中的意义. 中国实验诊断学，2017，21（10）：1708-1710.

[92] 杨文静，王璐. 血清鳞状细胞癌相关抗原联合 IL-6、TGF-β 在宫颈癌中的诊断价值及临床意义. 标记免疫分析与临床，2017，24（1）：77-80.

[93] 邓凯贤，郑玉华，柳晓春，等. 血清造血生长因子在宫颈癌早期诊断中的价值. 广东医学，2017，38（19）：2958-2960.

[94] 赵静. MicroRNA-195 在宫颈癌及子宫上皮瘤变患者外周血中的表达及临床意义. 江苏大学学报（医学版），2017，27（6）：496-499.

[95] 周高英，潘育翔，张慧杰，等. 宫颈癌血清中 lncRNAH19 和 HOTAIR 表达及其临床意义. 现代肿瘤医学，2017，25（22）：3670-3674.

[96] 李小花，李井平，徐华，等. 经阴道超高速剪切波弹性成像对宫颈癌及癌前病变的诊断价值. 中国全科医学，2017，20（18）：2285-2288.

[97] 张洁，张亚利，林瑞贞，等. 多 b 值 DWI 在宫颈癌及 CIN Ⅲ 诊断中的应用. 实用放射学杂志，2017，33（5）：715-719.

[98] 李石坚，张金平，胡春秀，等. MRI 平扫及动态增强对宫颈癌分期的评估价值. 皖南医学院学报，2017，36（6）：598-601.

[99] 陈海林，万慧，张春莲. 早期宫颈癌宫旁组织转移的临床特点及危险因素分析. 中国妇幼保健，2017，32（10）：2096-2098.

[100] 张丽杰，马冬，周秀敏，等. KLF5 和 MMP1 在宫颈癌中的表达及其临床意义. 中国妇幼保健，2017，32（2）：383-387.

[101] 康心琴，刘林. 宫颈癌组织中 Twist、Snail、YB-1 基因表达对细胞侵袭、上皮间质转化的影响. 海南医学院学报，2017，23（9）：1248-1250.

[102] 简生燕，伍东月，王海燕，等. 水通道蛋白 -1 在藏族宫颈鳞癌患者中的表达及病理学意义. 中国妇幼保健，2017，32（14）：3328-3330.

[103] 祝莉，曲丽霞，权丽丽. 宫颈癌盆腔淋巴结转移的临床特征及影响因素分析. 癌症进展，2017，15（9）：1079-1081.

[104] 刘晖，周赟峰，曾四元，等. 黏附分子 CD44v6、ICAM-1 与早期宫颈鳞癌淋巴结转移的关系. 重庆医学，2017，46（22）：3066-3069.

[105] 汤华. c-Met mRNA、HGF mRNA 的表达与宫颈癌患者盆腔淋巴结转移的相关性研究. 中国妇幼保健，2017，32（19）：4830-4832.

[106] 李雪莲，毛熙光. 子宫颈鳞癌组织中 MMP9 的表达与间质中 TAMs 浸润的临床意义. 中国医药导刊，2017，19（12）：1288-1291.

[107] 薛宏，汪光慧，李勇，等. 宫颈癌组织中 CDK8、p53、VEGF 表达水平与肿瘤血管生成的关系研究. 中国现代医学杂志，2017，27（29）：39-44.

[108] 高丽，傅海英，胡焉凡. 辅助 T 细胞与宫颈癌临床分期关系探讨. 中国卫生检验杂志，2017，20（10）：
1476-1478.

[109] 张新弟，李卫娟，高娅妮，等. 层粘连蛋白在宫颈上皮内瘤样病变及宫颈癌患者组织中的表达及意义.
中国肿瘤临床与康复，2017，24（12）：1442-1444.

[110] 沙敏，何翠琴，钱华，等. 宫颈癌患者血清 miR-130a 的表达及意义. 临床检验杂志，2017，35（8）：
590-592.

[111] 兰康云，陈小燕，刘琴，等. 硫氧还蛋白与 β- 联蛋白在宫颈鳞状细胞癌组织高表达且与恶性程度相关.
细胞与分子免疫学杂志，2017，33（3）：376-379.

[112] 李仕亮，姜莉萍，周淼，等. 肿瘤干细胞相关基因 Bmi-1 和 POU5F1 在子宫颈癌中的表达及临床意义.
临床肿瘤学杂志，2017，22（7）：633-636.

[113] 罗煜立，王倩，田谱，等. 染色体组装因子 1 亚基 A（CHAF1A）和增殖细胞核抗原在宫颈鳞状细胞癌
组织高表达并与恶性程度正相关. 细胞与分子免疫学杂志，2017，33（12）：1696-1701.

[114] 赵超，王世言，刘硕，等. 子宫颈冷刀锥切术在子宫颈癌诊断和治疗中的作用. 中国妇产科临床杂志，
2017，18（6）：489-492.

[115] 王应海，张红平，李春琳，等. Ⅰ_（a1）期宫颈癌诊治策略的探讨. 现代肿瘤医学，2017，25（20）：
3283-3286.

[116] 吴小肆，王维贵，郑颖馨，等. 286 例Ⅰa1 期年轻宫颈癌不同治疗方案对预后及生活质量的影响. 现代
妇产科进展，2017，26（12）：885-888，892.

[117] 贺晶，冯艳. 分析卵巢移位对宫颈癌患者性激素和性生活质量的影响. 中国性科学，2017，26（5）：55-57
.

[118] 张晓敏，李静. 腹膜外卵巢移位术与改良卵巢移位术对宫颈癌患者卵巢功能的影响. 中国肿瘤临床与康
复，2017，24（7）：844-847.

[119] 陈关一，邵茵，马利国. 冷冻保存卵巢组织移植术对年轻宫颈癌患者卵巢内分泌功能的影响. 中国生育
健康杂志，2017，28（3）：273-276.

[120] 朱科妙，陈小萍，付玉玲. 促性腺激素释放激素激动剂对早期宫颈癌行保留卵巢根治术患者卵巢功能的
保护作用. 中国生化药物杂志，2017，37（6）：48-50.

[121] 胡郅珺，李培全，刘开江，等. 腹腔镜下保留盆腔神经宫颈癌根治术对膀胱功能影响的研究. 中国实用
妇科与产科杂志，2017，33（8）：827-831.

[122] 赵娜，曹莉莉，方露雪，等. 腹腔镜下保留盆腔自主神经广泛性子宫切除术对盆底功能的影响. 第三军
医大学学报，2017，39（7）：691-695.

[123] 张美芬，张洁. 保留盆腔神经宫颈癌根治术对患者性生活质量的影响. 中国肿瘤临床与康复，2017，24
（4）：456-459.

[124] 罗颖，王宏，李娜，等. 保留盆腔自主神经宫颈癌根治术后患者性生活质量观察. 中国性科学，2017，
26（10）：42-45.

[125] 崔瑜，樊琴娥，校林姣，等. 纳米炭混悬注射液作为 SLN 示踪剂对早期宫颈癌盆腔淋巴结转移状态预测
价值分析. 中国性科学，2017，26（10）：33-36.

［126］崔瑜，刘雪琴，李晶，等. 两种不同淋巴结示踪剂在腹腔镜下宫颈癌根治术中的应用对比. 临床肿瘤学杂志，2017，22（7）：650-653.

［127］吕水龙，李龙. 腹腔镜与开腹根治术对早期宫颈癌患者疗效及安全性的研究. 中国妇幼保健，2017，32（19）：4876-4878.

［128］于海莲，李冬雷，于洪波，等. 腹腔镜手术在宫颈癌患者中的应用及远期疗效观察. 中国性科学，2017，26（10）：36-39.

［129］陈雨柔，张蔚，吴寒舒，等. 腹腔镜与开腹手术在宫颈癌腹主动脉旁淋巴结清扫术的安全性和生存结局比较. 现代妇产科进展，2017，26（10）：727-730.

［130］宫迎迎，胡元晶. 3D腹腔镜与2D腹腔镜在宫颈癌根治术中的临床比较研究. 腹腔镜外科杂志，2017，22（4）：285-287.

［131］王延洲，陈功立，徐嘉莉，等. 单孔腹腔镜广泛子宫切除盆腔淋巴结清扫治疗宫颈癌：一项单中心的初步研究. 第三军医大学学报，2017，39（13）：1392-1395.

［132］张海波，赵喜娃，赵玮，等. 高频电刀和超声刀在腹腔镜下宫颈癌手术中的应用价值研究. 中国实用妇科与产科杂志，2017，33（4）：390-394.

［133］刘旭，赵福杰，李经纬. ENSEAL G2在广泛性子宫切除术中应用. 临床军医杂志，2017，45（7）：688-690.

［134］盛昕玫，赵卫东，陈曦曦，等. 宫颈癌腹腔镜根治术术中与术后并发症发生率及影响因素的对比研究. 中国内镜杂志，2017，23（1）：20-24.

［135］李霞，杨爱凤，杜娟，等. 宫颈癌患者术后尿路感染的相关因素分析及膀胱功能训练对尿潴留预防效果探究. 中华医院感染学杂志，2017，27（7）：1612-1615.

［136］苏坤华，胡友斌，马经明，等. 溴吡斯的明片联合甲磺酸多沙唑嗪片治疗老年女性宫颈癌术后尿潴留的临床研究. 中国临床药理学杂志，2017，33（16）：1537-1539.

［137］吕爱明，孙秀丽，华克勤，等. 子宫颈癌患者Ⅲ型子宫切除术后盆底功能状况调查. 中国妇产科临床杂志，2017，18（2）：117-119.

［138］向楠，陈涛. 宫颈癌患者术后盆底功能障碍性疾病的相关因素分析. 癌症进展，2017，15（10）：1200-1202.

［139］施红超，房桂英. 子宫颈癌术后盆腔淋巴囊肿及辅助治疗期间囊肿并发感染的危险因素研究. 实用肿瘤杂志，2017，32（6）：536-539.

［140］涂剑楠. 早期宫颈癌术后预后与不同放疗方式的疗效及并发症比较. 乌鲁木齐：新疆医科大学，2017.

［141］赖勇，罗志刚，陈炀，等. 不同放射治疗技术对人乳头瘤病毒感染宫颈癌患者的临床效果对比研究. 中国性科学，2017，26（4）：62-64.

［142］涂剑楠，佐合拉古丽，木塔力甫，等. 宫颈癌术后IG-VMAT剂量学及不良反应研究. 中华放射肿瘤学杂志，2017，26（4）：410-413.

［143］汪露，余春风，黄燕飞，等. 基于离线自适应放疗的宫颈癌病例靶区外扩边界及其剂量评估. 中华放射医学与防护杂志，2017，37（12）：902-905，910.

［144］魏敏，杜文升，陆晓媛，等. 米非司酮对人宫颈癌Hela细胞放疗敏感性的影响及作用机制. 徐州医学院

学报，2017，37（1）：21-24.

［145］刘明珠，樊锐太，顾浩，等. 小檗碱增强宫颈癌细胞放射敏感性的研究. 中华放射医学与防护杂志，2017，37（8）：581-586.

［146］刘艳杰，顾浩，史惠蓉，等. miR-145 通过靶向 HLTF 对宫颈癌 Me180 细胞放射敏感性影响. 中华放射肿瘤学杂志，2017，26（3）：339-341.

［147］高金苹，张绍菊，罗志红，等. 长链非编码 RNA CCAT1 对人宫颈癌 XB1702 细胞裸鼠移植瘤放射敏感性的影响. 中国医药生物技术，2017，12（1）：40-44.

［148］范瑜红，方华英，伍晓慧. 紫杉醇联合卡铂在晚期宫颈癌新辅助化疗中的应用研究. 中国生化药物杂志，2017，37（4）：379-381.

［149］马翠，成宁海，吕燕玲，等. 术前新辅助化疗治疗Ⅰb2 和Ⅱa2 期宫颈癌. 昆明医科大学学报，2017，38（12）：69-73.

［150］林翠波，林安，何海新，等. 术前新辅助化疗对不同组织类型局部晚期宫颈癌的疗效观察. 中国肿瘤临床与康复，2017，24（5）：597-599.

［151］蒋奉希，张力忆，桂定清. Ⅰ_（B2）～Ⅱ_B 期宫颈癌新辅助化疗效果及敏感性影响因素分析. 临床误诊误治，2017，30（10）：94-97.

［152］陆胜莲，彭小波，徐明娟. G-CSF 预防宫颈癌患者新辅助化疗并行根治术后盆腔感染的临床观察. 现代肿瘤医学，2017，25（23）：3809-3811.

［153］王海燕，孟玮，刘志强，等. 新辅助化疗对宫颈鳞癌 maspin 表达及肿瘤微淋巴管生成影响. 中华肿瘤防治杂志，2017，24（2）：98-103.

［154］蒋珊珊，沈燕，李凯强，等. AQP1 和 AQP3 在宫颈癌新辅助化疗前后的表达变化及意义. 浙江医学，2017，39（10）：776-778.

［155］彭玲，廖丽川. 介入化疗加栓塞术与新辅助化疗全身静脉化疗在宫颈癌根治性手术患者中的应用效果比较. 癌症进展，2017，15（7）：784-786.

［156］杨卉. 术前子宫动脉介入化疗栓塞术对宫颈癌患者肿瘤切除率及生存质量的影响. 河北医药，2017，39（23）：3530-3533.

［157］李建勇，李宏. 术前子宫动脉灌注化疗栓塞和静脉化疗治疗年轻宫颈癌患者的有效性和安全性. 中国生化药物杂志，2017，37（12）：321-322.

［158］蓝喜，徐文生. 术后辅助化疗对ⅠA2～ⅠB1 期单纯低分化宫颈鳞癌患者预后的影响. 广西医科大学学报，2017，34（7）：1013-1016.

［159］杜振华，魏茜雪. 宫颈癌患者放疗后巩固化疗的疗效观察. 现代医学，2017，36（3）：433-435.

［160］方芳，蔡军波，潘丹. miR-101 下调 c-met 的表达提高宫颈癌干细胞对 5- 氟尿嘧啶的敏感性. 中国现代应用药学，2017，34（4）：509-514.

［161］张婷婷，彭慧霞. microRNA217 反转人宫颈癌细胞顺铂耐药及其作用机制. 陕西医学杂志，2017，46（10）：1348-1350.

［162］谭志琴，万兰，杨春秀，等. 转染 miR-200b 类似物的宫颈癌细胞对紫杉醇敏感度的变化及其机制. 中国医师杂志，2017，19（10）：1546-1549.

[163] 翟振波, 张彬玉, 张秀珍, 等. 索拉非尼对 Hela 细胞增殖、迁移和侵袭的影响. 现代肿瘤医学, 2017, 25 (12): 1879-1883.

[164] 刘秋利, 李婧, 李娟, 等. 阿帕替尼对宫颈癌细胞增殖及化疗敏感性的影响. 现代妇产科进展, 2017, 26 (11): 806-809.

[165] 石敏, 魏巍, 孙悦, 等. 蛋白酶体抑制剂 MG132 对 Hela 细胞增殖的影响. 中国生物制品学杂志, 2017, 30 (2): 154-156.

[166] 刘丽红, 张洪伟, 刘云峰, 等. 术前放化疗对局部晚期宫颈癌近期疗效分析. 四川医学, 2017, 38 (6): 675-678.

[167] 郑建清, 黄碧芬, 周云清, 等. 根治性同步放化疗＋手术治疗局部晚期宫颈癌: 一项随机对照试验的中期结果分析. 中国循证医学杂志, 2017, 11 (1): 1-6.

[168] 罗胜田. 放化疗治疗中晚期宫颈癌临床效果探讨. 重庆医学, 2017, 46 (A01): 141-143.

[169] 马俊, 陈蔡喜, 程珊, 等. 紫杉醇、顺铂联合同期放疗对中晚期宫颈癌患者的近远期临床疗效分析. 河北医药, 2017, 39 (20): 3124-3126.

[170] 金艳霞, 张晓兰, 宋静. 2 种调强放疗技术联合紫杉醇酯质体同步治疗ⅡB～ⅢB 期宫颈癌的临床疗效比较. 中国现代医学杂志, 2017, 27 (28): 115-118.

[171] 陆园园, 殷婷, 喻杰, 等. 探讨两种方案治疗Ⅱ～Ⅳ期宫颈癌临床疗效和安全性差异. 中国性科学, 2017, 26 (12): 31-33.

[172] 贾瑞娟, 张洋, 董巨浪, 等. 顺铂为基础的同步放化疗对晚期宫颈癌患者恶性程度及原癌基因、抑癌基因表达的影响. 海南医学院学报, 2017, 23 (14): 1976-1979.

[173] 杨晓琼, 范波. 术前腔内放疗联合新辅助化疗促进Ⅱa 和Ⅱb 期宫颈癌组织中细胞凋亡的临床研究. 海南医学院学报, 2017, 23 (10): 1417-1420.

[174] 胡艳, 常晓斌, 王国庆, 等. 宫颈癌 538 例预后影响因素分析. 陕西医学杂志, 2017, 46 (11): 1531-1534.

[175] 徐春艳, 李奇, 夏国杰, 等. 基于随访的宫颈癌预后多因素生存分析. 哈尔滨医科大学学报, 2017, 51 (1): 83-86.

[176] 高慧莉, 郭幼军. 年轻宫颈癌患者的临床、病理特征及预后的影响因素分析. 中国综合临床, 2017, 33 (2): 167-170.

[177] 任卫红, 杨光琼, 常青. 老年宫颈癌 152 例临床诊治分析. 中国老年学, 2017, 37 (2): 392-393.

[178] 顾嘉敏, 袁琳, 程文俊, 等. 嗜神经侵袭对早期子宫颈癌预后的临床意义. 南京医科大学学报 (自然科学版), 2017, 37 (5): 615-619.

[179] 颜彬, 陈慧君, 高晗, 等. 肿瘤相关 CD66b 阳性中性粒细胞对预测宫颈癌Ⅰb 至Ⅱa 期复发的价值. 中国肿瘤临床, 2017, 44 (21): 1071-1075.

[180] 赵红霞, 董艳双, 蔡友治, 等. ^{18}F- 氟脱氧葡萄糖的最大标准摄取值评估宫颈癌伴淋巴结转移患者预后的价值. 中国全科医学, 2017, 20 (6): 668-672.

[181] 苏倩倩, 郭瑞霞, 褚丹霞, 等. ⅠB 期妊娠合并宫颈癌与年轻非妊娠宫颈癌的临床分析. 中国妇产科临床杂志, 2017, 18 (3): 206-208.

[182] 刘丽雅, 韩丽萍, 张庆庆, 等. 宫颈残端癌 12 例临床分析. 中国微创外科杂志, 2017, 17 (9): 850-852.

第二节 子宫内膜癌

子宫内膜癌（endometrial carcinoma，EC）是最常见的妇科恶性肿瘤，占女性全身癌症的 7%，占女性生殖道恶性肿瘤的 20% ～ 30%。近年来，子宫内膜癌的发病率呈上升趋势，2007—2011 年，子宫内膜癌以每年 2.4 % 的速度增长，发病年龄不断年轻化，且具体病因不明，仍为妇产科研究热点之一。

一、发病相关因素

子宫内膜癌的病因至今仍不十分清楚。目前，比较公认的是子宫内膜癌的二元论发生模式，根据不同的起源、临床病理表现和遗传学特征分为 I 型和 II 型。I 型子宫内膜癌多见，病理组织学分型为子宫内膜样腺癌，与无对抗性雌激素过多有关，肿瘤分化较好，雌激素受体（estrogen receptor，ER）、孕激素受体（progesterone receptor，PR）阳性率高，预后好。I 型子宫内膜癌相关的分子事件包括：PTEN 基因失活和微卫星不稳定，免疫组织化学表达 细胞角蛋白 7（cell keratin 7，CK7）、上皮细胞膜抗原（epithelial membrane antigen，EMA）、CA125、Vimentin 常强阳性。II 型子宫内膜癌包括浆液性癌、透明细胞癌、癌肉瘤等，发病与雌激素无明确关系。肿瘤恶性度高，分化差，雌激素受体、孕激素受体多呈阴性或低表达，预后不良。与 II 型子宫内膜癌有关的分子事件包括：p53 基因突变和 HER2 基因过度表达。其中，最有帮助的是细胞核标志物 p53 与 胰岛素样生长因子 II mRNA 结合蛋白族 3（insulin-like growth factor II mRNA-binding protein 3，IMP3），后者是最近发现的细胞质标志物，它可以识别大多数子宫内膜浆液性癌。

大多数子宫内膜癌为散发性，但约有 5% 与遗传有关，其中关系最密切的是 Lynch 综合征，是一种由错配修复基因突变引起的常染色体显性遗传病，与年轻女性的子宫内膜癌发病有关。

（一）雌激素受体、孕激素受体表达

I、II 型子宫内膜癌发病与雌激素的关系不同，ER、PR 表达不同，且预后不同。ER、PR 在子宫内膜癌发生、发展中的作用受到重视。高香转等对 ER、PR 表达与子宫内膜癌病灶生长的相关性进行了探讨。本研究收集接受治疗的子宫内膜癌患者 80 例，取子宫内膜癌组织及癌旁正常组织，采用免疫组织化学法检测其中 ER、PR 阳性表达情况，采用荧光定量 PCR 测定其中增殖、凋亡基因 mRNA 表达量。结果显示，肿瘤组织中 ER、PR 阳性表达量均显著低于癌旁组织（$P < 0.01$）；ER 阳性组、PR 阳性组肿瘤组织中增殖基因 KCC1、RRM2、SRPX2、Snail mRNA 的表达量分别低于 ER 阴性组、PR 阴性组，抗凋亡基因 Wip-1、Bcl-2 mRNA 的表达量分别低于 ER 阴性组、PR 阴性组，促凋亡基因 Bid、Bax、Fas mRNA 的表达量分别高于 ER 阴性组、PR 阴性组（$P < 0.01$）。因此认为，子宫内膜 ER、PR 阳性表达者，肿瘤增殖活性较低、凋亡活性较高，恶性程度低于 ER、PR 阴性表达者。

（二）基因突变

子宫内膜癌的发展涉及复杂的分子过程，包括癌基因人表皮生长因子受体 2（human epidermal growth factor receptor 2，HER2）的表达增加，肿瘤抑制基因 *p53*、*p16* 的缺失、突变，*PTEN* 基因失活，错配修复（mismatch repair genes，MMR）基因突变及微小 RNA 异常等。

1. 癌基因及抑癌基因表达异常　子宫内膜癌发生、发展过程中涉及的癌基因及抑癌基因包括 *HER2*、*p53*、*p16*、*PTEN* 等。陆萍等探讨了 p53、PTEN、p16、HER2、Ki-67 的表达及其与子宫内膜癌发生、发展的相关性。本研究采用免疫组织化学法检测 2009 月 1 年至 2015 年 12 月确诊的 50 例正常子宫内膜组织、20 例不典型增生子宫内膜组织及 75 例子宫内膜癌组织中 p53、PTEN、p16、HER2 及 Ki-67 的表达，并对不同子宫内膜组织的表达结果进行比较。结果发现，p53、PTEN、p16、HER2 和 Ki-67 在正常子宫内膜和子宫内膜癌中的表达差异均有统计学意义（$P<0.05$），在不典型增生子宫内膜中 HER2 和 Ki-67 表达显著高于正常子宫内膜（$P<0.05$），子宫内膜癌与不典型增生子宫内膜中 PTEN、Ki-67 的表达差异有统计学意义（$P<0.05$）。在Ⅰ型和Ⅱ型子宫内膜癌之间 p53、PTEN、p16、HER2 表达差异有统计学意义（$P<0.05$），Ki-67 在Ⅰ型和Ⅱ型子宫内膜癌间表达相近（$P>0.05$）。p53 在子宫内膜癌的表达率与肿瘤的分化程度、浸润深度、脉管情况及临床分期密切相关（$P<0.05$），而 PTEN、p16、HER2 和 Ki-67 的表达与这些临床病理特征无关（$P>0.05$）。p53、PTEN、p16、HER2 和 Ki-67 蛋白的表达与子宫内膜癌的发生、发展相关，因此在实际临床工作中可用于子宫内膜病变的病理诊断。

赵琦研究子宫内膜癌组织中 ER、PR、p53、Ki-67 的表达及其与临床病理特征的相关性。本研究收集 2009 年 1 月至 2015 年 12 月期间收治的 100 例子宫内膜癌患者组织标本，其中子宫内膜样腺癌 86 例，其他 14 例；依据 2009 年 FIGO 颁布的病理分期标准，Ⅰ期 70 例，Ⅱ期 12 例，Ⅲ～Ⅳ期 18 例；组织分化程度，G1 25 例，G2 57 例，G3 18 例；有淋巴结转移者 12 例，无淋巴结转移 88 例。选取同期患子宫肌瘤、子宫脱垂、子宫腺肌症等疾病的 50 例患者行手术切除子宫取得的正常子宫内膜组织为对照。采用免疫组织化学 SP 法观察标本组织中 ER、PR、p53、Ki-67 的表达情况。结果显示，ER、PR 在正常子宫内膜组织中的阳性表达率分别为 96%、94%，高于子宫内膜癌组织中阳性表达率的 66%、62%；p53、Ki-67 在正常子宫内膜组织中的阳性表达率分别为 2%、16%，低于子宫内膜癌组织中阳性表达率的 48%、72%，差异有统计学意义（$P<0.05$）。ER 阳性表达与患者绝经状况、淋巴结转移状况无关（$P>0.05$），与病理类型、病理分期和组织分化程度有关（$P<0.05$）；PR 阳性表达与患者绝经状况、病理分期及淋巴结转移状况无关（$P>0.05$），与病理类型、组织分化程度有关（$P<0.05$）；p53 阳性表达与患者绝经状况、病理类型、病理分期和淋巴结转移状况无关（$P>0.05$），与组织分化程度有关（$P<0.05$）；Ki-67 阳性表达与患者绝经状况、病理类型和组织分化程度无关（$P>0.05$），与病理分期及淋巴结转移状况有关（$P<0.05$）。因此认为，ER、PR、p53、Ki-67 与子宫内膜癌的发生、发展密切相关。

华馥等探讨子宫内膜癌组织中 IMP3、p53 蛋白表达程度及与子宫内膜癌发生、发展的关系。本研究选取 2014 年 1 月至 2015 年 12 月收集的 80 例子宫内膜癌组织标本、40 例正常子宫内膜组织标本，采用免疫组织化学染色法检测 IMP3、p53 蛋白的表达程度，分析两者与患者临床病理学特征的关系。结果显示，子宫内膜癌组织中 IMP3 蛋白、p53 蛋白的阳性表达率分别为 65.0%、57.5%，正常子宫内膜组织中 IMP3 蛋白、p53 蛋白的阳性表达率分别为 22.5%、12.5%，两组比较差异均有统计学意义（$P<0.05$）；子宫内膜癌组织中 IMP3 蛋白阳性表达率与患者病理学分型、FIGO 分期、分化程度有相关性（$P<0.05$），子宫内膜癌组织中 p53 蛋白阳性表达率与患者病理学分型、FIGO 分期、分化程度、肌层浸润深度、淋巴结转移有相关性（$P<0.05$）。因此认为，子宫内膜癌组织中 IMP3、p53 蛋白表达程度上调，并且与患者临床病理特征密切相关。

2. 错配修复基因异常　Lynch 综合征是子宫内膜癌中少见的、具有遗传特性的病理类型，是由 *MMR* 基因突变引起的。

彭芳华等对错配修复缺陷子宫内膜癌患者的临床病理形态特征及临床意义进行了相关研究。本研究收集 2015 年 1 月至 2017 年 8 月常规开腹手术者中 ≤50 岁子宫内膜癌患者共 108 例，进行 4 种碱基 MMR 蛋白（MLH1、MSH2、MSH6 及 PMS2）的免疫组织化学检测，MMR 蛋白表达完全缺失提示 *MMR* 基因缺陷，依据免疫组织化学结果进行分组。结果显示，108 例子宫内膜癌中，33.3%（36 例）至少 1 种 MMR 蛋白表达缺失。重点对 36 例 MMR 蛋白表达缺失患者行临床病理特征分析并与对照组比较。其中 31% 伴有深肌层侵犯，25% 可见肿瘤细胞周围有密集的淋巴细胞浸润。35% 的子宫内膜癌患者合并黏液分化及透明细胞分化等多种分化方式，14% 伴有异质性分化。20% 患者同时合并卵巢癌。背景内膜多为增生期内膜。倾向深肌层侵犯、多样性分化与异质性分化、肿瘤周围淋巴细胞浸润、同时合并卵巢癌及背景内膜的特征与对照组相比，差异有统计学意义。因此认为，MMR 缺陷子宫内膜癌具有区别于传统 I 型及 II 型子宫内膜癌的特征。

曾桢等收集 2011 年 12 月至 2015 年 7 月收治的 313 例子宫内膜癌患者的临床资料，免疫组织化学法分析子宫内膜癌组织中 MMR 蛋白（MLH1、MSH2、MSH6、PMS2）的表达情况。通过分析比较子宫内膜癌患者的 MMR 蛋白表达缺失的情况，研究其与临床标准诊断之间的关系，以及 MMR 蛋白表达缺失者的临床病理特征。结果发现，临床诊断或可疑的 Lynch 综合征 22 例（7.0%），存在 MMR 蛋白表达缺失者 49 例（15.7%）。临床诊断或可疑 Lynch 的患者中，存在 MMR 蛋白表达缺失者的比例明显升高（$P=0.011$），其中主要是 MSH6 表达缺失存在差异（$P=0.004$）。MSH2 表达缺失和 MSH6 表达缺失的患者中合并高血压的比例更低（$P=0.002$，$P=0.045$）、淋巴结转移的比例更高（$P=0.025$，$P=0.020$）、肿瘤分化差（$P=0.030$，$P=0.010$）；MSH6 表达缺失的患者，相对年龄更小（$P=0.021$）。因此认为，免疫组织化学法检测 MMR 蛋白表达缺失在诊断或可疑 Lynch 综合征患者中的比例更高，可用于辅助进行 Lynch 综合征的筛查及诊断。MMR 蛋白表达缺失与患者低龄、存在淋巴结转移、肿瘤分化不良等临床病理特征相关。

3. 其他基因突变　邹冰玉等对负调控因子鼠双微体 2（murine double minute 2，MDM2）基因的单核苷酸多态性（single nucleotide polymorphism，SNP）309 与子宫内膜样腺癌的相关性进行了研究。本研究以 2008 年 1 月至 2014 年 1 月收治的子宫内膜样腺癌患者 187 例为试验组，以同期参与常规体格检查的 40 岁以上健康妇女 200 例作为对照组，用 DNA 抽提试剂盒从研究对象的外周血标本中提取 DNA，用限制性片段长度多态性聚合酶链反应（polymerase chain reaction and restriction fragment length polymorphism，PCR-RFLP）技术测定 MDM2-SNP309 单核苷酸多态基因型。结果显示，试验组的 MDM2-SNP309 G 等位基因频率为 61.76%，对照组为 48.75%，差异有统计学意义（$P<0.05$）；

其中试验组 *GG* 基因型频率为 39.57%，对照组为 19.50%，差异有统计学意义（*P*＜0.01）。因此认为，MDM2-SNP309 纯合子 *GG* 基因型是子宫内膜样腺癌发生的遗传易感因素。

左宏玲等探讨子宫内膜癌组织辣椒素受体 TRPV1 表达的临床意义。本研究收集 2009 年 11 月 2 日至 2015 年 8 月 31 日诊治的子宫内膜癌组织蜡块 73 例，选取正常增殖期子宫内膜 10 例、子宫内膜单纯或复杂性增生 10 例、子宫内膜非典型增生 10 例作为对照。免疫组织化学 SP 法测定 TRPV1 在不同类型子宫内膜癌组织中的表达，蛋白质印迹法检测人子宫内膜癌细胞系 Ishikawa 和 HEC-1A 中 TRPV1 的表达情况。免疫组织化学结果显示，TRPV1 在子宫内膜癌组织的阳性表达率为 42.5%（31/73），较正常内膜表达率 100%（10/10）明显降低（χ^2＝31.583，*P*＜0.001）。其中 I 型子宫内膜癌组织的阳性表达率为 73.5%（25/34），高于 II 型子宫内膜癌的表达率 15.4%（6/39）（*Z*＝−5.669，*P*＜0.001）。蛋白质印迹法结果显示，ER 高表达的 Ishikawa 癌细胞系表达 TRPV1 蛋白，而 ER 低表达的 HEC-1A 癌细胞系未检测到 TRPV1 蛋白表达。因此认为，I 型子宫内膜癌的发生、发展可能有 TRPV1 参与，II 型子宫内膜癌的发生可能与 TRPV1 的丢失有关。子宫内膜癌中 TRPV1 的表达水平可能与 ER 的表达相关联。

（三）免疫相关

机体的免疫系统在子宫内膜癌发生、发展过程中发挥重要作用，其中主要为细胞免疫系统，其效应细胞涉及辅助性 T 细胞（Th）和调节性 T 细胞（Treg）及相关的细胞因子。

陈海林等研究了 Th1 和 Th2 细胞因子在子宫内膜癌患者中的表达及其临床意义。本研究采用实时荧光 qPCR 法检测 35 例子宫内膜癌患者（研究组）及 35 例正常女性（对照组）外周血中 Th1 型细胞因子 IL-2、IFN-γ、TNF-β 及 Th2 型细胞因子 IL-4、IL-6 及 IL-10 的表达水平，并分析 Th1/Th2 比值与患者病理类型、临床分期的关系。结果显示，与对照组比较，研究组患者术前 Th2 型细胞因子 *IL-4*、*IL-6* 基因相对表达量升高，Th1 型细胞因子 *IFN-γ*、*TNF-β* 基因相对表达量降低，Th1/Th2 比值显著降低（*P*＜0.05 或 *P*＜0.01）。子宫内膜癌中期和晚期患者较早期患者 Th1/Th2 比值降低，差异有统计学意义（*P*＜0.05），而不同子宫内膜癌病理类型及分级的 Th1/Th2 比值比较差异无统计学意义（*P*＞0.05）。由此推断，Th1/Th2 平衡向 Th2 方向偏移可能是子宫内膜癌发生、发展的原因之一

周红等对 Th17 和 Treg 在子宫内膜癌组织中的表达及意义进行了相关研究。本研究以 2014—2015 年收治的 30 例子宫内膜癌患者为研究组，38 例子宫肌瘤患者为对照组。应用免疫组织化学染色法，分别检测两组患者标本 Th17 和 Treg 细胞表达情况。结果显示，研究组 Th17 和 Treg 的表达较对照组明显升高（*P*＜0.05）；研究组中，进展期、中低分化组 Th17 和 Treg 表达显著高于早期、高分化组，差异有统计学意义（*P*＜0.05）。因此认为，Th17 和 Treg 参与子宫内膜癌的发生、发展，并且随着肿瘤进展，Treg/Th17 存在失衡现象。

李婷婷等对微小 RNA-145（miR-145）和 IL-10 在子宫内膜样腺癌的表达及其相关性进行了研究。本研究以 2011 年 6 月至 2015 年 8 月收治的 65 例子宫内膜样腺癌手术患者的组织标本作为实验组，其中高分化患者 21 例、中分化患者 27 例、低分化患者 17 例；选取同期在门诊刮宫经病理证实为子宫内膜单纯性增生的患者 23 例作为对照组。采用实时荧光定量 PCR 法技术检测 miR-145 和 IL-10 mRNA 在两组患者中的表达水平。结果显示，miR-145 在子宫内膜样腺癌患者中的表达水平低于对照

组，随着分化程度的降低而降低；IL-10 在子宫内膜样腺癌患者中的表达水平明显高于对照组，随着分化程度的降低而升高；miR-145 与 IL-10 之间呈负相关；差异均具有统计学意义。因此认为，miR-145 在子宫内膜样腺癌患者中表达下降，IL-10 在子宫内膜样腺癌患者中表达升高，且两者呈负相关。

崔莹等研究了子宫内膜样腺癌中白细胞分化抗原 74 表达（CD74）及其与钙黏蛋白（E-cadherin）的相关性。本研究以确诊为子宫内膜样腺癌患者的术后组织 59 例为观察组，24 例子宫内膜复杂性增生的子宫内膜组织为对照组，24 例子宫脱垂患者术后留取的子宫内膜组织为正常对照组。应用免疫组织化学 SP 法检测三组 CD74 和 E-cadherin 的表达。结果显示，正常对照组、对照组和观察组中 CD74 表达有明显升高趋势，E-cadherin 表达有明显下降趋势，相关分析显示观察组中 CD74 和 E-cadherin 表达呈负相关。因此认为，子宫内膜样腺癌中 CD74 和 E-cadherin 异常表达是促进肿瘤形成和进展的重要因素。

（四）分子生物学机制探讨

1. 细胞增殖、凋亡异常　子宫内膜癌的形成是机体子宫内膜细胞异常增殖的结果，也与细胞死亡机制异常有关。

沈君菁等探讨 miR-135b 对子宫内膜癌中 *HOXA10* 基因表达的调控作用。本研究通过 RT-PCR 方法检测 28 例子宫内膜癌组织及相应癌旁组织中 miR-135b 及 HOXA10 的表达；用 miR-135b 模拟物及抑制物转染 RL-952 子宫内膜癌细胞株，RT-PCR 检测转染效果并检测 FOXA10 mRNA 的变化，划痕实验检测转染后对细胞迁移的影响，流式细胞技术检测转染对细胞增殖的影响，Western Blot 检测 HOXA10 蛋白的变化。结果表明，miR-135b 在子宫内膜癌组织中较对应的癌旁组织表达升高（$P<0.05$），HOXA10 则降低（$P<0.05$）；经 miR-135b 模拟物转染后，子宫内膜癌细胞中 HOXA10 mRNA 和蛋白的表达水平下降（$P<0.05$）；经 miR-135b 抑制物转染后，子宫内膜癌细胞中 HOXA10 mRNA 和蛋白的表达水平升高（$P<0.05$）；miR-135b 能促进子宫内膜癌细胞的增殖（$P<0.05$）。因此认为，miR-135b 在子宫内膜癌发生、发展中有一定作用，子宫内膜中 HOXA10 的异常表达受 miR-135b 的调控。

吴小容等探讨血清瘦素（Leptin）与胰岛素生长因子Ⅱ（insulin-like growth factor，IGFⅡ）在子宫内膜癌中的表达及意义。本研究选取 2013 年 1 月至 2015 年 1 月入院就诊的子宫内膜癌患者 30 例为研究组，另外选取同期入院的良性子宫内膜肿瘤患者 30 例为对照组。采用 ELSIA 对两组血清 Leptin 与 IGFⅡ进行测定分析。比较两组血清 Leptin 及 IGFⅡ水平、Leptin 及 IGFⅡ与淋巴结转移的关系、两组绝经前后血清 Leptin 及 IGFⅡ水平对比、Leptin 及 IGFⅡ在子宫内膜癌患者中的表达情况。结果显示，研究组血清 Leptin 及 IGFⅡ水平均显著高于对照组（$P<0.05$）；研究组淋巴结转移阳性患者 Leptin 及 IGFⅡ水平均显著高于阴性患者（$P<0.05$）；绝经前两组患者血清 Leptin 水平、绝经后两组 IGFⅡ水平比较，差异均无统计学意义（$P>0.05$），而绝经后两组患者血清 Leptin 水平、绝经前两组 IGFⅡ水平比较，差异均有统计学意义（$P<0.05$）；研究组患者子宫内膜病理分期越高，血清 Leptin 及 IGFⅡ水平也随之显著升高（$P<0.05$）。因此认为，Leptin 及 IGFⅡ在子宫内膜癌的发生、发展中可能具有协同作用，然而两者间的确切作用机制仍需进一步研究。

王丽等探讨了含 sushi 重复蛋白 X 连锁 2（sushi repetitive protein X 2，SRPX2）在子宫内膜癌

中的表达及对 HEC-1A 细胞增殖凋亡的影响。本研究收集 50 例子宫内膜癌及癌旁组织，免疫组织化学染色法检测 SRPX2 的表达，分析 SRPX2 表达与患者临床特点的关系。通过 siRNA 下调 HEC-1A 细胞中 SRPX2 的表达，检测 HEC-1A 细胞增殖及凋亡改变。检测沉默 SRPX2 后细胞内 FAK 及 Cyclin D1 表达改变。结果显示，SRPX2 在子宫内膜癌组织中表达明显升高并，与肿瘤直径增大及高 FIGO 分期（Ⅲ＋Ⅳ期）显著相关（$P<0.05$）；沉默 SRPX2 表达可显著抑制 HEC-1A 细胞的增殖并促进凋亡，导致细胞中 FAK 及 Cyclin D1 的表达降低。因此认为，子宫内膜癌组织中高表达的 SRPX2 与肿瘤增殖关系密切，沉默 SRPX2 可能通过下调 FAK/Cyclin D1 的表达而抑制子宫内膜癌细胞增殖并促进凋亡。

2. 血管新生　子宫内膜癌的发生、发展过程中需要有新生血管生成来提供营养，肿瘤组织产生多种血管生成因子，有诱导血管新生的能力。

李海萍等探究缺氧诱导因子（hypoxia inducible factor，HIF）-1α 及其下游基因趋化因子受体 4（CXC receptor 4，CXCR4）、VEGF 在子宫内膜癌组织与正常子宫内膜组织中的表达及其意义。本研究采用 RT-PCR 及免疫组织化学法检测 94 例子宫内膜癌组织和 30 例正常子宫内膜组织中 HIF-1α、CXCR4、VEGF mRNA 及蛋白的表达情况，并分析其与子宫内膜癌临床病理特征的关系。研究发现，HIF-1α、CXCR4、VEGF mRNA 及蛋白在子宫内膜癌组织中存在高表达，而在正常子宫内膜组织中几乎无表达。HIF-1α、CXCR4 蛋白表达在正常子宫内膜组织中的表达与子宫内膜癌组织比较差异有统计学意义（$P<0.05$）。因此认为，HIF-1α、CXCR4 及 VEGF 在子宫内膜癌组织中表达水平增高，提示 HIF-1α 可能通过调控 CXCR4 及 VEGF 蛋白的转录，进而促进肿瘤组织新生血管生成而促进子宫内膜癌的发展。

3. 肿瘤演进　子宫内膜癌的发生、发展过程中出现生长速度加快、浸润周围组织并发生远处转移，其过程涉及多种分子机制。

吴佳玉等探讨 Vimentin 在人子宫内膜癌中的表达及其临床意义。本研究采用免疫组织化学法及 Western Blot 法研究子宫内膜癌组织及正常子宫内膜组织中 Vimentin 的表达。结果发现，Vimentin 蛋白表达水平在子宫内膜癌组织中显著高于正常子宫内膜组织（$P<0.05$）。Vimentin 在子宫内膜癌组织的表达与年龄、FIGO 分期、癌症分化程度、病灶大小及肌层浸润深度密切相关（$P<0.05$），并与 ER、PR 呈负相关。因此认为，Vimentin 在子宫内膜癌中过表达，提示其可能参与子宫内膜癌的发病机制。

高瑾等研究 αB- 晶状体蛋白（CRYAB）基因在子宫内膜癌增殖和迁移中发挥的作用。本研究利用慢病毒介导的 RNA 干扰技术，沉默子宫内膜癌 ISK 细胞系 CRYAB 基因。通过 CCK-8、Transwell 和细胞划痕实验分别检测 CRYAB 基因沉默后细胞增殖和迁移能力的变化。RT-PCR 和 Western Blot 结果均表明成功构建稳定转染的细胞株。CCK-8 实验结果显示，CRYAB 病毒转染组与对照组相比，细胞的增殖能力显著降低（$P<0.05$）；Transwell 迁移实验和细胞划痕实验结果显示，病毒转染组的细胞迁移率明显低于对照组（$P<0.01$）。因此认为，慢病毒干扰载体能有效抑制 CRYAB 基因在子宫内膜癌细胞系 ISK 中的表达，进而抑制细胞增殖和迁移。证实 CRYAB 基因在子宫内膜癌侵袭和转移中发挥重要作用。

冯翠平等采用 RNA 干扰技术沉默 claudin-4 基因在子宫内膜癌细胞 Ishikawa 中的表达，探讨

claudin-4 表达下调对 Ishikawa 细胞增殖力和侵袭力的影响；比较 RNA 干扰前后差异表达的蛋白质，探讨 *claudin-4* 基因在子宫内膜癌发病机制中的作用。本研究设计靶向 claudin-4 的小干扰 RNA（si RNA），转染人子宫内膜癌细胞 Ishikawa。采用 CCK 分析法检测干扰前后细胞增殖能力的变化，Transwell 小室实验检测干扰前后细胞侵袭能力的变化。应用双向凝胶电泳和质谱分析检测 RNA 干扰前后蛋白质表达的差异。结果发现，*claudin-4* 基因沉默可以显著降低子宫内膜癌细胞的增殖能力和侵袭能力（$P < 0.05$）。应用蛋白质组学技术比较 claudin-4 siRNA 干扰前后蛋白质表达的差异，共鉴定出 5 种差异蛋白质。因此认为，*claudin-4* 基因具有促进子宫内膜癌细胞增殖和细胞侵袭的作用，这种作用可能通过改变差异蛋白的表达得以实现。

4. 代谢异常　曹岱等探讨沉默信息调节因子 3（silent information regulator 3，Sirt3）及过氧化物酶体增殖物激活受体 γ 辅助活化因子 1α（PPARγ coactivator-1α，PGC-1α）在子宫内膜样腺癌组织中的表达、临床意义及两者的相关性。本研究采用免疫组织化学法检测子宫内膜样腺癌组织 59 例、子宫内膜增生组织 10 例、正常子宫内膜组织 10 例中 Sirt3 和 PGC-1α 的表达情况，分析其与临床病理参数的关系。结果发现，子宫内膜样腺癌组织中 Sirt3 的阳性表达率（67.8%）和 PGC-1α 的阳性表达率（54.2%）显著高于正常子宫内膜组织及子宫内膜增生组织，差异有统计学意义（$P < 0.05$）。在子宫内膜样腺癌组织中，Sirt3 蛋白的阳性表达率在 Ⅲ＋Ⅳ 期组高于 Ⅰ＋Ⅱ 期组、肌层浸润深度 ≥1/2 组高于 <1/2 组，差异有统计学意义（$P < 0.05$）；PGC-1α 蛋白的阳性表达率在 Ⅲ＋Ⅳ 期组高于 Ⅰ＋Ⅱ 期组、肌层浸润深度 ≥1/2 组高于 <1/2 组、有远处转移组高于无远处转移组，差异有统计学意义（$P < 0.05$）；在子宫内膜样腺癌组织中，Sirt3 和 PGC-1α 表达呈正相关（$rs = 0.313$，$P < 0.05$）。因此认为，Sirt3 与 PGC-1α 在子宫内膜样腺癌组织中呈高表达，其表达水平越高，子宫内膜样腺癌恶性程度越高。Sirt3 与 PGC-1α 的表达呈正相关，两者的协同作用在子宫内膜样腺癌的发生与发展中起到重要作用。

二、诊断

组织学诊断依然是子宫内膜癌确诊的金标准，最常用的诊断方法为诊断性刮宫及宫腔镜下活检。血清肿瘤标志物、影像学（如超声、MRI 等）对于了解病变范围、协助诊断及鉴别诊断有重要作用。

（一）血清学检测

目前应用最广泛的为血清 CA125 测定，有子宫外转移者，血清 CA125 值可升高，亦可作为疗效观察的指标。目前研究还涉及其他肿瘤标志物，如血清人附睾分泌蛋白 4（human epididymis secretory protein 4，HE4）、CA19-9、CEA 等，以及相关细胞因子。

1. 肿瘤标志物　陈燕娥等探讨子宫内膜癌患者 HE4、CA125、CA19-9 的表达水平及其与临床病理特征的关系。本研究选取子宫内膜癌患者 100 例（观察组）和子宫良性疾病患者 100 例（对照组）。采用 ELISA 检测所有受试者血清 HE4 表达水平，化学发光免疫分析法（chemiluminescence immunoassay，CLIA）检测血清 CA125、CA19-9 表达水平，Spearman 相关分析法分析血清 HE4、CA125 及 CA19-9 之间的相关性。结果发现，观察组血清 HE4、CA125、CA19-9 表达水平均显著高于对照组（$P<0.05$）。CA125 水平与 CA19-9 水平呈正相关（$P<0.05$）。子宫内膜癌患者血清 HE4、CA125、CA19-9 的表达水平与淋巴转移和肌层浸润深度有关（$P<0.05$）；血清 HE4、CA125 的表达水平与 FIGO 分期有关（$P<0.05$）；血清 CA125 的表达水平与年龄有关（$P<0.05$）。Spearman 相关分析显示，子宫内膜癌患者血清 HE4 水平与 CA125、CA19-9 水平呈正相关（$P<0.05$）。因此认为，子宫内膜癌患者血清 HE4、CA125 及 CA19-9 水平均呈高表达且均相互之间呈正相关，并与子宫内膜癌患者的临床病理特征有一定的相关性，可用于预测子宫内膜癌患者的病情进展情况。

周哲等探讨 HE4 在子宫内膜癌患者血清及组织中的表达及临床意义。本研究采用 ELISA 法检测子宫内膜癌组 40 例、子宫良性疾病组 42 例及正常对照组 40 例血清 HE4 水平，免疫组织化学法检测上述子宫内膜癌、配对的癌旁组织及子宫良性疾病内膜组织中 HE4 的表达。结果发现，子宫内膜癌组血清 HE4 水平较子宫良性疾病组及正常对照组明显升高（$P<0.01$）；子宫内膜癌组术后血清 HE4 水平较术前明显下降（$P<0.01$）；子宫内膜癌组织 HE4 表达分别高于配对的癌旁组织及子宫良性疾病内膜组织（$P<0.01$）；子宫内膜癌患者血清及组织 HE4 表达阳性率在不同的临床分期、肿瘤的分化程度、病灶范围、肌层浸润深度及淋巴结转移与否比较差异有统计学意义（$P<0.05$）。因此认为，子宫内膜癌患者血清及组织中 HE4 表达水平升高，而且其表达水平与肿瘤临床分期、分化程度、病灶大小、浸润程度及有无淋巴结转移有关。HE4 可能作为子宫内膜癌辅助诊断、病情评估及预后判断的生化指标之一。

饶云霞探讨子宫内膜癌患者 HE4、癌蛋白 -2（cancer protein 2，CP2）、人软骨糖蛋白 -39（human cartilage glycoprotein 39，HCgp-39）含量与肿瘤恶性程度的关系。本研究收集 2012 年 5 月至 2015 年 8 月收治的子宫内膜癌患者 90 例，根据病理分期分为早中期（Ⅰ～Ⅲ期）子宫内膜癌组 59 例、晚期（Ⅳ期）子宫内膜癌组 31 例，另选取同期接受刮宫治疗的子宫内膜增厚患者 34 例作为对照组。测定血清中 HE4、CP2、HCgp-39 及肿瘤标志物的含量及肿瘤组织中增殖基因、侵袭基因 mRNA 的表达量。结果发现，早中期子宫内膜癌组、晚期子宫内膜癌组患者血清中 HE4、CP2、HCgp-39、CA125、CA19-9、CEA 的含量及肿瘤组织中 Bcl2、Chk1、PIK1、HER2、GDF-15 的 mRNA 表达量均显著高于对照组，miRNA-199a-3p、Bax、caspase3、BRCA1、Kiss-1、KAI1 的 mRNA 表达量低于对照组；晚期子宫内膜癌组患者血清中 HE4、CP2、HCgp-39、CA125、CA19-9、CEA 的含量及肿瘤组织中 Bcl2、Chk1、PIK1、HER2、GDF-15 的 mRNA 表达量均显著高于早中期子宫内膜癌组，miRNA-199a-3p、Bax、caspase3、BRCA1、Kiss-1、KAI1 的 mRNA 表达量低于早中期子宫内膜癌组；血清 HE4、CP2、HCgp-39 含量与 CA125、CA19-9、CEA、Bcl2、Chk1、PIK1、HER2、GDF-15 呈正相关，与 miRNA-199a-3p、Bax、caspase3、BRCA1、Kiss-1、KAI1 呈负相关。因此认为，子宫内膜癌患者血清 HE4、CP2、HCgp-39 含量可直接反映肿瘤恶性程度，有望成为肿瘤筛查及治疗指导的可靠手段。

张欢欢等分析比较血清 CA125、凝血功能、血脂在 Ⅰ 期子宫内膜癌患者与 ＞Ⅰ 期的子宫内膜癌患者中的差异，以及术后病理结果证实淋巴结阳性及淋巴结阴性患者间的差异，以探讨血清 CA125、凝血功能、血脂检测在子宫内膜癌分期中的价值。本研究对 2015 年 5 月至 2016 年 6 月经术前诊刮或术后病理结果证实为子宫内膜癌的 123 例患者的临床病理资料进行回顾性分析。结果显示，血清 CA125、凝血活酶时间（activated partial thromboplastin time，APTT）在 Ⅰ 期及 ＞Ⅰ 期子宫内膜癌患者中差异具有统计学意义（$P<0.05$），其中 APTT 在两组中的差异具有显著的统计学意义（$P<0.01$）。

其他凝血功能指标及血脂水平在两者之间差异无明显统计学意义。TC、TG、LDL 在淋巴结阳性与阴性组间差异具有统计学意义（$P<0.05$）。血清 CA125 及凝血功能指标在两组间差异无明显统计学意义。因此认为，血清 CA125 及 APTT 在术前诊断子宫内膜癌患者的临床分期可能有一定的参考价值。TC、TG、LDL 在预测子宫内膜癌患者淋巴结转移方面可能有一定的参考价值。

王静等分析 IMP3、红色荧光蛋白（red fluorecent protein，RFP）检测对子宫内膜癌的评价价值。本研究选取 2016 年 2 月至 2017 年 2 月诊治的 50 例子宫内膜癌患者为观察组，30 例单纯子宫内膜增生患者为对照组。比较两组患者 IMP3 及 RFP 的表达情况；分析不同病理类型、组织分化、手术病理分期、淋巴结转移、ER 及 PR 表达的子宫内膜癌患者 IMP3 及 RFP 的差异；比较 IMP3、RFP 的诊断效力。结果发现，观察组 IMP3 及 RFP 的阳性表达率分别为 36.0% 和 50.0%，均高于对照组的 6.7% 和 10.0%，差异有统计学意义（$\chi^2=8.604$、13.187，$P<0.05$）。Ⅱ 型子宫内膜癌患者 IMP3 及 RFP 的阳性表达率明显高于 Ⅰ 型子宫内膜癌患者，差异有统计学意义（$P<0.05$）。存在淋巴结转移的子宫内膜癌患者 IMP3 及 RFP 阳性表达率高于无淋巴结转移者，差异有统计学意义（$P<0.05$）。PR 阴性子宫内膜癌患者 IMP3 的阳性表达率高于 PR 阳性者，差异有统计学意义（$P<0.05$）。IMP3、RFP 对子宫内膜癌均有较高的敏感度、特异度。因此认为，IMP3、RFP 对子宫内膜癌诊断效力高，具有一定的评价价值。

2. 细胞因子　崔麦玲等探讨 IL-31 和 IL-33 水平变化在子宫内膜癌患者中的临床意义。本研究以 2012 年 1 月至 2016 年 1 月收治的 92 例子宫内膜癌患者为研究对象，以同期行健康体检的志愿者 60 例为对照组，采集所有研究对象静脉血，采用 ELISA 法测定 IL-31 和 IL-33 水平，免疫发光法测定肿瘤标志物（CEA、CA125、CA19-9），分析比较两组 IL-31 和 IL-33 水平变化和对子宫内膜癌的诊断价值。结果发现，观察组 IL-31 水平 [（165.60 ± 30.02）pg/ml] 显著高于对照组 [（77.20 ± 20.85）pg/ml]（$t=17.516$，$P=0.000$）；观察组 IL-33 水平 [（108.80 ± 7.36）pg/ml] 显著高于对照组 [（74.28 ± 21.90）pg/ml]（$t=9.246$，$P=0.000$）。子宫内膜癌 Ⅲ 和 Ⅳ 期患者 IL-31 水平高于 Ⅰ 期和 Ⅱ 期患者（$P<0.05$）；子宫内膜癌临床分期越高或 TNM 分期越高者，其 IL-33 水平越高（$P<0.05$）。ROC 曲线分析显示，IL-31 的诊断阈值为 113.10 pg/ml（灵敏度为 92.68%，特异度为 94.87%），曲线下面积为 0.973（95%CI：$0.945\sim0.998$，$P<0.01$）；IL-33 的诊断阈值为 98.42 pg/ml（灵敏度为 88.64%，特异度为 97.22%），曲线下面积为 0.929（95%CI：$0.860\sim0.998$，$P<0.01$）。多指标联合诊断试验分析显示，IL-31 联合 IL-33 对子宫内膜癌诊断的灵敏度和特异度均显著高于 CEA、CA125 和 CA19-9。因此认为，IL-31 和 IL-33 水平升高在子宫内膜癌的发生、发展中发挥着重要作用，IL-31 联合 IL-33 对子宫内膜癌具有重要的诊断价值。

杨晓清等探讨人正常子宫内膜增生期、分泌期和子宫内膜癌的病理不同分级组织中的 CD26 表达及血液中可溶性 CD26（soluble CD26，sCD26）表达对子宫内膜癌发生、发展的诊断价值。本研究收集 2014 年 1 月至 2015 年 12 月行诊断性刮宫或行手术治疗患者的子宫内膜组织标本，其中正常子宫内膜增生期和分泌期标本各 30 例、Ⅰ 型子宫内膜癌 G1、G2、G3 级组织标本各 40 例。应用免疫组织化学法检测组织中的 CD26 表达，并在验证其表达水平后，采集 2016 年 1 月至 2017 年 9 月经门诊体检的健康育龄女性和住院治疗 Ⅰ 型子宫内膜癌患者的血液标本，其中增生期及分泌期各 20 例、Ⅰ 型子宫内膜癌 G1 和 G2 级各 20 例、G3 级 15 例。ELISA 法检测其血清中 sCD26 表达。免疫组织化学法检测结果显示，正常子宫内膜组织中分泌期的 CD26 表达水平＞增生期（$P<0.05$）；Ⅰ型子宫内膜癌的 G3 级组织中的 CD26 表达水平＞G2 级＞G1 级（$P<0.05$）。ELISA 结果显示，sCD26 与Ⅰ型子宫内膜癌病理分级呈正相关（$P<0.05$）。因此认为，Ⅰ型子宫内膜癌组织及血清中的 CD26 表达水平与疾病进展呈正相关，血清中 sCD26 表达可作为子宫内膜癌诊断的标志物。

3. 血清肿瘤型丙酮酸激酶（tumor M2 pyruvatekinase，Tu M2-PK）　钟倩等通过检测正常子宫内膜、子宫内膜增生症（单纯型增生、复杂型增生、不典型增生）和子宫内膜癌患者的 Tu M2-PK 水平，探讨其在子宫内膜癌发生、发展中的作用，并初步分析其在子宫内膜癌中的临床意义。本研究选取 2009 年 8 月至 2010 年 8 月行子宫切除术或诊断性子宫内膜刮除术的患者 140 例，其中正常子宫内膜患者 30 例、子宫内膜增生症 55 例（单纯型增生 15 例、复杂型增生 20 例、不典型增生 20 例）、子宫内膜癌 55 例，采用 ELISA 法检查其血清中的 Tu M2-PK 的浓度水平。结果显示，正常子宫内膜、子宫内膜增生症患者中的血清 Tu M2-PK 水平差异无统计学意义（$P>0.05$），但与子宫内膜癌患者比较有显著性差异（$P<0.01$）；子宫内膜癌患者血清 Tu M2-PK 水平与手术分期及病理分级有相关性，即手术分期Ⅲ与分期Ⅰ～Ⅱ、病理分级 G3 与 G1～G2 之间差异有统计学意义（$P<0.05$，$P<0.01$），但与患者年龄、术前血清 CA125 值、肌层浸润深度、腹水细胞学无相关性（$P>0.05$）。子宫内膜良性病变患者与子宫内膜癌患者的血清 Tu M2-PK 水平比较有显著性差异（$P<0.01$）。因此认为，子宫内膜癌患者血清 Tu M2-PK 水平与手术分期及病理分级密切相关，提示其有望成为子宫内膜癌临床诊断的生物学标志之一，对临床诊断治疗有一定作用。

4. 晚期糖基化终产物（advanced glycation end products，AGEs）　李溪源等探讨晚期 AGEs 在子宫内膜癌患者血清中的表达及临床意义。本研究通过检测晚期 AGEs 在子宫内膜癌患者血清中的浓度来研究其在子宫内膜癌患者血清中的表达，并探讨其浓度变化对于子宫内膜癌临床辅助诊断的意义。应用 ELISA 法对 106 例子宫内膜癌患者、45 例糖尿病患者、41 例健康人的血清进行检测，观察血清中晚期 AGEs 浓度的变化。结果发现，子宫内膜癌患者血清中晚期 AGEs 的浓度均较糖尿病患者及健康人升高（$P<0.05$）。糖尿病患者血清中晚期 AGEs 浓度较健康人升高（$P<0.05$）。在子宫内膜癌患者中，合并糖尿病患者血清中晚期 AGEs 浓度高于单纯子宫内膜癌患者（$P<0.05$），且与血糖控制是否良好无关（$P>0.05$）。晚期 AGEs 浓度与分化程度相关（在低分化子宫内膜癌中浓度明显升高，与高分化及中分化相比 $P<0.05$），而与临床分期、肌层浸润、淋巴结转移无关（$P>0.05$）。因此认为，晚期 AGEs 在子宫内膜癌患者及糖尿病患者血清中表达升高，在子宫内膜癌合并糖尿病患者中升高更为明显，在低分化子宫内膜癌中表达较高分化及中分化升高。晚期 AGEs 有望成为早期筛查子宫内膜癌的生物学标志。

（二）影像学检查

常用的影像学检查包括超声、MRI、CT 等。超声检查可了解子宫大小、形状、子宫内膜厚度、宫腔内赘生物有无及大小、肌层有无浸润及深度，对异常阴道流血的原因做出初步判断。MRI 对肌层浸润和宫颈间质浸润有较准确的判断，腹部 CT 可协助判断有无子宫外转移。

1. 超声　郭佳妮等分析了彩超判断子宫内膜厚度在绝经后妇女子宫内膜癌中的诊断效果。本研究选取 2014 年 8 月至 2016 年 8 月收治的 120 例绝经后阴道出血患者的临床资料，其中 30 例子宫内膜癌患者（A 组）、30 例子宫内膜增生患者（B 组）、30 例子宫内膜炎患者（C 组）及 30 例正常子宫内膜患者（D 组）。分析四组患者的平均子宫内膜厚度、内膜均匀厚度及血流特征等参数指标。结果发现，A 组患者子宫内膜厚度显著高于 B 组、C 组、D 组患者（$P<0.05$）；A 组患者与 B 组、C 组、D 组患者的内膜均匀程度比较无统计学意义（$P>0.05$）；A 组患者血流特征≤4 的比例显著高于 B 组、C 组、D 组患者（$P<0.05$）。因此认为，彩超判断子宫内膜厚度在绝经后妇女子宫内膜癌中的诊断效果比较高。

华文文等对彩色多普勒超声诊断子宫内膜癌的临床应用价值及临床病理诊断与彩色多普勒超声诊断的相关性情况进行研究。本研究以 2015 年 7 月至 2016 年 7 月收治的 721 例子宫内膜癌高危者为研究对象，对其术前彩色多普勒超声检查情况及术后病理情况进行比较，对肌层浸润符合情况、血流 RI、血流 PI、肿瘤分化程度情况等进行相关性分析。结果发现，彩色多普勒超声诊断子宫内膜癌患者 97 例，术后病理证实为子宫内膜癌 93 例，彩色多普勒超声检查诊断符合率为 95.88%，肌层浸润符合率情况由高至低排列为无肌层浸润、浅肌层浸润、深肌层浸润，肿瘤分化、浸润程度、血流 RI、血流 PI 均与肌层浸润情况相关，组间差异具有统计学意义（$P<0.05$）。因此认为，彩色多普勒超声检查诊断子宫内膜癌准确性较高，对肌层浸润程度的判定及治疗方案的制订均具有重要意义。

刘江华等探讨经阴道彩超对子宫内膜癌 I 期肌层浸润程度的诊断效果。本研究选取 2015 年收治的子宫内膜癌 I 期患者 72 例，均进行经阴道彩超检查，分析患者的肌层浸润程度。结果发现，分级越高的患者肌层浸润程度越高（$P<0.05$）、淋巴结转移患者的子宫浸润程度越高（$P<0.05$）。经阴道彩超筛查子宫内膜癌患者的肌层浸润灵敏度为 84.0%，特异度为 89.4%，经阴道彩超同病理分期的诊断符合率为 72.2%。因此认为，子宫内膜癌 I 期患者使用经阴道彩超进行诊断的效果比较可靠，并且费用低廉、操作简便，能够为临床上患者的早期诊断及早期治疗提供依据，从而改善治疗的效果。

2. CT、MRI 党勇等探讨 CT 联合 MRI 对子宫内膜癌术前分期诊断的临床应用价值，同时结合对术后 VEGF-C 表达水平的观察来判断子宫内膜癌的恶性程度。本研究随机选取 2015 年 1 月至 2016 年 1 月通过手术病理检查确诊的 70 例子宫内膜癌患者为研究对象，所有研究对象均进行 CT 检查、MRI 检查及 CT 联合 MRI 检查，以手术病理分期为标准，将单纯 CT 检查和单纯 MRI 检查作为对照，比较 CT、MRI 及 CT 联合 MRI 的诊断准确率，分析 CT 和 MRI 联合检查在晚期子宫内膜癌术前分期的准确性。同时对所有研究对象术后的病理切片采用免疫组织化学法测定组织内 VEGF 的表达，观察术后 VEGF-C 的表达水平，以判断子宫内膜癌的恶性程度。结果显示，70 例子宫内膜癌患者的单纯 CT、单纯 MRI 及 CT 联合 MRI 的术前分期诊断准确率分别为 59.4%、65.7% 和 92.1%，CT 联合 MRI 检查的诊断准确率显著高于单纯 CT 和单纯 MRI 检查（$P<0.05$），差异具有统计学意义。观察到 VEGF-C 在不同级别子宫内膜癌组织中的表达水平具有统计学意义，并与 CT 联合 MRI 的术前分期呈正相关。因此认为，可以通过 CT 联合 MRI 检查结合肿瘤生物学指标 VEGF-C 的表达情况对子宫内膜癌患者进行术前分期诊断并推测其恶性程度，增加了对子宫内膜癌临床评估和预后的科学性。

（三）子宫内膜细胞学或组织学检查

组织学检查是子宫内膜癌的确诊依据，诊断性刮宫是常用而有价值的诊断方法，常行分段诊刮。子宫内膜微量组织学或细胞学检查，操作方法简便，国内尚未普遍开展，近年来受到关注。

1. 子宫内膜细胞 DNA 定量分析　　杨宝华等探讨子宫内膜细胞 DNA 定量分析对子宫内膜癌的筛查价值。本研究选取 2013 年 9 月至 2016 年 9 月行子宫内膜细胞 DNA 定量分析及宫腔镜下诊断性刮宫的患者 428 例。采用子宫内膜细胞采集器直接获取子宫内膜细胞标本，结合液基薄层细胞学制片和 Feulgen 染色技术进行 DNA 定量分析，以宫腔镜下诊刮的组织病理学诊断为"金标准"，检测子宫内膜细胞 DNA 定量分析筛查子宫内膜癌及其癌前病变的符合度、灵敏度、特异度、PPV 和 NPV。结果发现，子宫内膜 DNA 定量分析筛查子宫内膜癌及其癌前病变的符合度、灵敏度、特异度、PPV 和 NPV 分别为 86.92%、91.43%、86.03%、56.14% 和 98.09%。因此认为，子宫内膜 DNA 定量分析用于子宫内膜癌及其癌前病变的筛查，简单易行，安全无痛，准确性高，且具有客观性和可重复性。

2. 子宫内膜微量组织学或细胞学检查　　李岚等探讨宫腔刷刷取子宫内膜的细胞学及有形成分组织学联合诊断对子宫内膜癌的筛查价值。本研究选取 2014 年 1 月至 2014 年 12 月就诊的 150 例进行诊断性刮宫或宫腔镜活检的患者，应用宫腔刷刷取子宫内膜进行液基细胞学诊断，并对刷取出的子宫内膜有形成分进行组织学诊断，同时行诊断性刮宫或宫腔镜活检进行组织学诊断。以诊断性刮宫或宫腔镜活检的组织学诊断结果作为诊断"金标准"，分别分析子宫内膜细胞学诊断、有形成分组织学诊断及两者联合诊断的诊断符合率、灵敏度及特异度。结果发现，150 例病例中，子宫内膜癌癌前病变 13 例，子宫内膜癌 12 例。宫腔刷取子宫内膜的细胞学诊断、有形成分组织学诊断及联合诊断的诊断符合率分别为 96.0%、98.0% 和 99.3%；灵敏度分别为 95.2%、100% 和 96.2%；特异度分别为 96.1%、97.7% 和 100%。宫腔刷不仅可对刷取物进行细胞学诊断，同时对刷取的子宫内膜"有形成分"可进行组织学诊断。因此认为，宫腔刷刷取子宫内膜的细胞学及有形成分组织学联合诊断对子宫内膜癌及癌前患者具有较高的诊断符合率、灵敏度、特异度，有利于子宫内膜癌的筛查；而其中的有形成分组织学诊断与诊刮或宫腔镜活检的组织学诊断具有一致的诊断效果。

骆惠萍等探讨细胞学与组织学无创方法在子宫内膜癌中的筛查价值。本研究选取 2015 年 1 月至 2017 年 5 月就诊的疑似子宫内膜癌高危患者 76 例，用子宫内膜采集器采集子宫内膜细胞和组织进行细胞学和组织学检查，以诊断性刮宫或宫腔镜活检的组织病理检查为"金标准"，判定细胞学、组织学及联合检查对子宫内膜癌诊断的灵敏度、特异度、阳性符合率。结果发现，76 例疑似子宫内膜癌高危患者经"金标准"明确诊断为子宫内膜癌 48 例（63.16%）。细胞学、组织学及联合检查在子宫内膜癌中筛查灵敏度为 75.00%、89.29%、80.26%（$\chi^2=1.0105$，$P=0.6033$）、特异度为 79.17%、92.86%、84.21%（$\chi^2=0.3117$，$P=0.8557$）、阳性符合率为 83.33%、92.86%、86.84%（$\chi^2=1.2260$，$P=0.5417$）。因此认为，细胞学和组织学无创筛查在子宫内膜癌中具有较高灵敏度、特异度和阳性符合率，单独检查或联合检查均有较高的诊断价值，可作为临床中筛查子宫内膜癌常规方法。

刘媛玲等探讨子宫内膜采集器联合液基细胞学和组织学检查筛查子宫内膜癌的临床应用价值。本研究收集 2014 年 6 月至 2015 年 12 月住院的子宫内膜癌高危人群 182 例，经系统病理诊断发现患有子宫内膜癌的患者共 71 例，其余 111 例均未患子宫内膜癌。对比分析刮宫样本采集法和子宫内膜采集器的取材满意度、样本采集时间、宫颈扩张率、患者出血量、疼痛评分。依照所得的结果判断宫内膜采集器联合液基细胞学和组织学检查筛查子宫内膜癌的应用价值。结果显示，2 种方法的取材满意度差异无统计学意义（$\chi^2=1.953$，$P=0.089$）。子宫内膜采集器法的宫颈扩张率（3.85% vs.93.96%）、采集时间 [（6.35±2.19）min vs.（11.23±4.26）min]、出血量 [（1.64±0.63）

ml *vs.*（15.73±5.41）ml］、疼痛评分［（0.82±0.24）分 *vs.*（4.34±2.43）分］均明显低于刮宫样本采集法（χ^2=16.473，*P*=0.000；*t*=5.733，*P*=0.034；*t*=11.183，*P*=0.000；*t*=3.618，*P*=0.043）。以刮宫病理诊断为金标准，子宫内膜采集器联合液基细胞学和组织学检查筛查子宫内膜癌的特异度、灵敏度及诊断符合率分别为94.51%、95.05%、94.96%。因此认为，子宫内膜采集器相比刮宫样本采集法具有成功率高、用时短、宫颈扩张率低、痛感低、安全性高等特点，可以联合液基细胞学和组织学检查筛查子宫内膜癌，临床上值得推荐患者使用。

祁晓莉等评估微量子宫内膜活检标本在子宫内膜癌及癌前病变筛查中的应用价值。本研究收集子宫内膜活检标本 589 例，分别采用环状微量子宫内膜取样器及分段诊刮获取子宫内膜组织，进行病理学诊断，观察微量子宫内膜活检取样合格率，以及其与子宫内膜厚度、年龄的关系，并分析微量子宫内膜活检在子宫内膜癌及癌前病变筛查中的灵敏度及特异度，筛选其相对适用人群。结果发现，2 家医院微量子宫内膜活检取样合格率为 71.5%（421/589），子宫内膜较厚（≥5 mm）、年龄较小（<50 岁）的患者更易获得合格的微量子宫内膜活检标本；在微量子宫内膜活检取样合格的标本中检出子宫内膜癌及癌前病变 55 例，与分段诊刮比较其灵敏度为 75.3%（55/73）、特异度为 99.4%（332/334）。因此认为，微量子宫内膜活检标本合格率仍有待提高，相对适用于年轻及子宫内膜较厚的人群。但在取样合格的标本中，其筛查子宫内膜癌及癌前病变特异度较高，表明采用微量子宫内膜活检可以作为高危人群子宫内膜癌筛查的备选方法。

邓娟等对自制子宫内膜取样器在子宫内膜病变诊断中的应用价值进行了探讨。本研究选取 2014 年 11 月至 2016 年 1 月收治的因子宫内膜病变可能有刮宫指征的患者 80 例。用自制子宫内膜取样器采集患者的子宫内膜组织后送病理检查；同时进行宫腔镜下诊断性刮宫，获取子宫内膜组织后送病理检查。比较两组病理诊断的一致性。结果发现，自制子宫内膜取样器组与宫腔镜刮宫组的病理诊断符合率为 87.84%，两组一致性较好（kappa=0.75）。两组取样满意率差异无统计学意义（*P*=0.276）。取样器手术时间明显短于宫腔镜刮宫组（*P*<0.01）。因此认为，自制子宫内膜取样器的取样病理结果类似于宫腔镜检查下诊断性刮宫，提示其可用于子宫内膜病变诊断。

（四）宫腔镜检查

宫腔镜检查可直接观察宫腔及宫颈管内有无癌灶存在，癌灶大小及部位，直视下活检，对局灶型子宫内膜癌的诊断和评估宫颈是否受侵更为准确。近年来越来越受到重视。

何香梅等对宫腔镜手术在中、老年子宫内膜良恶性病变诊断中的应用价值进行探讨。本研究选取 2014 年 1 月至 2016 年 12 月行子宫切除术者 119 例，根据术前诊断方法分为研究组（宫腔镜手术组，62 例）和对照组（分段诊刮组，57 例），记录 2 种诊断方法和手术病理结果，比较 2 种方法对子宫内膜癌和癌前病变的诊断效率。结果发现，两组年龄、体重指数及疾病分类情况差异无统计学意义（*P*>0.05）；研究组对子宫内膜癌及癌前病变诊断灵敏度（91.7% *vs.* 73.2%，*P*<0.05）、PPV（100.0% *vs.* 78.9%，*P*<0.05）和准确度（90.3% *vs.* 75.4%，*P*<0.05）均高于对照组；两组对子宫内膜癌及癌前病变诊断的特异度（85.7% *vs.* 81.3%）和 NPV（75.0% vs 68.4%）差异无统计学意义（*P*>0.05）。因此认为，与常规分段诊刮方法相比，宫腔镜手术对中、老年子宫内膜癌及癌前病变诊断效率更高，该方法易于掌握，对硬件设备要求低，适合基层医院开展。

柴惠霞等探讨宫腔镜检查用于筛查子宫内膜癌及癌前病变的临床诊断价值。本研究选取2014 年 1 月至 2015 年 12 月阴道异常出血的绝经期或绝经期后妇女 105 例，分别行宫腔镜检查和传统分段诊刮术，以患者最后病理检查结果作为诊断的金标准，对比宫腔镜检查和传统分段诊刮术诊断子宫内膜癌及癌前病变的灵敏度、特异度和符合率，评估宫腔镜检查筛查子宫内膜癌及癌前病变的预测价值。结果发现，传统分段诊刮术与病理检查诊断符合率为 80.85%，宫腔镜与病理检查诊断符合率为 97.44%，两组筛查结果与病理检查诊断符合率比较，差异有统计学意义（$\chi^2=5.01$，$P<0.05$）；宫腔镜检查诊断子宫内膜癌及癌前病变的灵敏度显著高于传统分段诊刮术（$\chi^2=23.71$、12.38，$P<0.05$）。因此认为，宫腔镜检查筛查子宫内膜癌及癌前病变的灵敏度、特异度较高，可有效提高诊断率。

（五）其他标志物

鲁晓东等分析甲状腺转录因子 -1（thyroid transcription factor 1，TTF-1）和 *PTEN* 基因在子宫内膜癌早期病变中的表达意义。本研究选取子宫内膜癌 41 例、增生性子宫内膜 38 例和正常子宫内膜 13 例，采用荧光定量 RT-PCR 检测 3 种子宫内膜中 TTF-1 和 PTEN mRNA 表达量，分析其与临床病理特征的关系；RT-PCR 法检测 3 种子宫内膜中 miR-135b、miR-125b 和 Snail mRNA 表达量，分析其与 TTF-1 和 PTEN mRNA 表达量的相关性。结果发现，子宫内膜癌组织中 TTF-1 和 PTEN mRNA 表达量显著低于其他两组，正常子宫内膜组织中表达量最高，差异有统计学意义（$P<0.05$）。绝经与否、腺癌和鳞癌间 TTF-1 和 PTEN mRNA 表达水平比较，差异无统计学意义（$P>0.05$）。FIGO 分期增加、肌层浸润增加、盆腔淋巴结转移的 TTF-1 和 PTEN mRNA 表达水平明显降低，差异有统计学意义（$P<0.05$）。子宫内膜癌中 miR-135b mRNA 的表达水平显著高于其他两组，正常子宫内膜中最低；miR-125b 和 Snail mRNA 的表达水平显著低于其他两组，正常子宫内膜中最高，差异有统计学意义（$P<0.05$）。TTF-1 和 PTEN mRNA 表达量与 miR-135b mRNA 表达量呈负相关，与 miR-125b 和 Snail mRNA 表达量呈正相关（$P<0.05$）。ROC 模型得出，TTF-1 mRNA 诊断子宫内膜癌的灵敏度为 86.5%，特异度为 84.2%，准确性为 0.823，95% *CI*：0.762～0.921，$P=0.012$；PTEN mRNA 诊断子宫内膜癌的灵敏度为 85.3%，特异度为 83.6%，准确性为 0.842，95% *CI*：0.785～0.936，$P=0.010$。因此认为，TTF-1 和 *PTEN* 基因可作为子宫内膜癌早期诊断的分子标志物，与临床特征密切相关。

梁春燕等探讨端粒重复序列结合因子 1（telomeric repeat binding factor 1，TRF1）和 TRF2 在子宫内膜癌组织中的表达及临床意义。本研究利用免疫组织化学 SP 法检测 46 例子宫内膜癌组织和 32 例正常子宫内膜组织中 TRF1 和 TRF2 蛋白的表达，分析临床病理特征与 TRF1 和 TRF2 蛋白表达的关系。结果显示，TRF1 蛋白在子宫内膜癌组织中的阳性表达率为 32.61%，明显低于正常子宫内膜组织阳性表达率 87.50%，差异有统计学意义（$P<0.05$）；TRF2 蛋白在子宫内膜癌组织中的阳性表达率为 76.09%，明显高于正常子宫内膜组织阳性表达率 34.38%，差异有统计学意义（$P<0.05$）；TRF1 蛋白低表达和 TRF2 蛋白高表达与子宫内膜癌病理分级、临床分期、淋巴结是否转移及病理类型等临床病理特征均无相关性（$P>0.05$）。Spearman 相关性分析结果显示，TRF1 与 TRF2 在子宫内膜癌组织中的表达呈负相关。因此认为，TRF1 蛋白在子宫内膜癌组织中呈现低表达，TRF2 蛋白在子宫内膜癌组织中呈现高表达，推测两者对早期诊断子宫内膜癌具有一定的临床价值。

三、临床病理特征

（一）绝经前后

子宫内膜癌多见于绝经后及围绝经期老年女性，其中绝经后女性占 70%～75% ，围绝经期女性占 15%～20%。据报道，40 岁以下的年轻女性发病率占子宫内膜癌患者的 2.1%～14.4%。Ⅰ型子宫内膜癌患者较年轻，Ⅱ型子宫内膜癌多见于老年妇女。因此，年龄是影响子宫内膜癌的病理特征。

刘华等对绝经前后子宫内膜癌患者的临床及病理特点进行分析。本研究选取 2013 年 12 月至 2017 年 3 月收治的 52 例绝经前和 150 例已绝经子宫内膜癌患者的临床病理资料，进行回顾性分析。结果发现，未绝经组合并高血压比例为 28.8%，显著低于绝经组（$P<0.01$）；未绝经组的组织学分级 G3 比例为 8.3%，伴深肌层浸润比例为 13.5%，均显著低于绝经组（$P<0.05$）；未绝经组累及卵巢比例高达 17.6%，显著高于绝经组（$P<0.05$）。两组病例在合并肥胖或糖尿病、CA125、CA19-9、手术 - 病理分期、病理类型、脉管浸润、淋巴结转移等方面差异无统计学意义。因此认为，未绝经的子宫内膜癌患者肿瘤恶性程度相对较低，但累及卵巢的概率更大。

倪娜等针对年轻（年龄≤40 岁）子宫内膜癌患者的临床特征、病理特征及影响预后的危险因素进行探讨。本研究选取 2008 年 1 月 1 日至 2012 年 1 月 1 日收治的 110 例年龄≤40 岁的年轻子宫内膜癌患者作为研究组，同时选取同期 110 例年龄＞40 岁的中、老年子宫内膜癌患者作为对照组。比较两组患者的临床特征及病理特征，并进一步对影响其预后的相关因素进行单因素及多因素分析。结果发现，研究组患者异常阴道出血［74.5%（82/110）］、阴道排液［22.7%（25/110）］及不孕［38.2%（42/110）］的发生率均高于对照组，差异有统计学意义（χ^2 值分别为 4.30、12.23、16.53，P 均＜0.05）；而产次及合并高血压［2.7%（3/110）］和糖尿病［1.8%（2/110）］均低于对照组，差异均无统计学意义（t=-5.69、χ^2=23.61 和 8.26，P 均＞0.05）。两组间组织学分类均以子宫内膜样腺癌为主，病理类型均以腺癌为主，差异均无统计学意义（χ^2=0.75 和 1.56，P 均＞0.05）；两组间组织学分级、PR 阳性、肌层受累和淋巴结转移差异有统计学意义（χ^2 值分别为 5.39、4.29、4.89、3.86，P 均＜0.05）。影响年轻子宫内膜癌患者预后的多因素分析显示，组织学分级、PR 阳性和肌层受累是影响年轻子宫内膜癌患者预后的独立危险因素（均 $P<0.05$）。因此认为，年轻子宫内膜癌患者与中、老年子宫内膜癌患者在临床特征、病理特征等方面存在一定的差异。应不断加强年轻妇女的普查和防治，提高个体化治疗及防控体系。

赵倩等探讨绝经后子宫内膜样腺癌患者临床病理因素与复发的相关性。本研究收集术后病理证实为子宫内膜样腺癌的 201 例绝经后患者的临床病理资料和随访情况。χ^2 检验或 Fisher 精确检验和 Logistic 回归分析探讨患者复发与组织学分级、侵肌深度、淋巴结受累、宫颈间质受累及淋巴血管间隙浸润的关系。单因素分析显示，子宫内膜样腺癌患者侵肌深度、淋巴结受累及淋巴血管间隙浸润在复发组与未复发组间差异有显著性意义（$P<0.05$）；Logistic 回归分析显示，侵肌深度和淋巴结受累与复发相关（$P<0.05$）。因此认为，绝经后子宫内膜样腺癌患者，病理资料示侵肌深度≥1/2 及有淋巴结受累，将增加患者复发风险。

（二）分期、分化程度、浸润、转移

子宫内膜癌发生、发展过程中伴随肿瘤分期、分化程度、浸润、转移的不断变化，受多种因素影响，与治疗及预后密切相关。

杨树环等分析 p63 在子宫内膜样腺癌发生、发展中的表达及意义。本研究采用免疫组织化学 SP 法对 p63 在 33 例子宫内膜样腺癌、10 例正常增生期子宫内膜的表达情况进行分析，比较两组的阳性率。结果发现，子宫内膜样腺癌组 p63 的表达阳性率明显高于正常增生期子宫内膜组（$P<0.05$）。子宫内膜样腺癌组中，肌层浸润≥1/2 的 p63 表达阳性率明显高于肌层浸润<1/2（$P<0.05$）。因此认为，p63 的阳性表达与子宫内膜样腺癌的浸润深度增加、侵袭性增加有关。

曹作增等探讨子宫内膜癌组织中 HER2 的表达水平及其临床意义。本研究选取 84 例子宫内膜癌组织标本为病例组，30 例正常子宫内膜组织标本为对照组，采用免疫组织化学染色方法检测两组标本中 HER2 蛋白的表达水平，分析 HER2 蛋白表达水平与子宫内膜癌患者临床病理特征的关系。结果发现，病例组组织标本中 HER2 蛋白的阳性表达率为 55.95%，高于对照组的 26.67%，差异有统计学意义（$P>0.05$）；肌层浸润深度>1/2、Ⅲ期和Ⅳ期、低分化、发生淋巴结转移、肿瘤累及宫颈组织的子宫内膜癌患者的子宫内膜癌组织中 HER2 蛋白阳性表达率高于肌层浸润深度≤1/2、Ⅰ期和Ⅱ期、高分化和中分化、未发生淋巴结转移、肿瘤未累及宫颈组织的子宫内膜癌患者，差异均有统计学意义（$P<0.05$）。因此认为，子宫内膜癌组织中 HER2 蛋白的表达上调，并且与肿瘤浸润深度、临床分期、分化程度、淋巴结转移及肿瘤是否累及宫颈组织有关。

梁巧青等探讨增殖细胞抗原（proliferating cell nuclear antigen，PCNA）和 pRb2/p130 在正常子宫内膜、子宫内膜增殖症、非典型子宫内膜增殖症和子宫内膜癌中的表达、相关性及与临床病理特征之间的关系。本研究采用免疫组织化学 En Vision 二步法检测 PCNA 和 pRb2/p130 在 30 例正常增生期子宫内膜、30 例子宫内膜增殖症、40 例非典型增生子宫内膜增殖症和 76 例子宫内膜癌中的表达。结果发现，PCNA 在非典型子宫内膜增殖症、子宫内膜癌中的表达分别高于正常子宫内膜和子宫内膜增殖症，差异显著（$P=0.043$，$P=0.020$）；pRb2/p130 在非典型子宫内膜增殖症、子宫内膜癌中的表达分别低于正常子宫内膜和子宫内膜增殖症，差异显著（$P<0.05$）。子宫内膜癌中，PCNA 与肿瘤大小、分期、淋巴结转移和雌激素差异显著（$P<0.05$），PCNA 在子宫内膜癌中的表达显著高于子宫内膜增殖症（$P=0.045$）；pRb2/p130 与年龄、组织学分级、浸润深度、淋巴结转移和雌激素有差异（$P<0.05$），pRb2/p130 和 PCNA 呈负相关（$r=-0.331$，$P=0.003$）。因此认为，pRb2/p130 和 PCNA 在非典型子宫内膜增殖症和子宫内膜癌中的异常表达，结合在一起可能成为评估具有高风险子宫内膜癌患者的新参数。

王月松等探讨磷脂酰肌醇 -3- 激酶 / 蛋白激酶 B（phosphoinositide 3-kinase/Akt，PI3K/Akt）通路在子宫内膜样腺癌 EMT 过程中的作用。本研究采用免疫组织化学 PV-6000 法检测 12 例正常增殖期子宫内膜、16 例子宫内膜非典型增生、32 例子宫内膜样腺癌组织中磷酸化 Akt（p-Akt）、E-cadherin 及 Vimentin 的表达水平，并分析三者间及与各项临床病理参数的关系。结果显示，三组内膜组织中 p-Akt、E-cadherin 和 Vimentin 阳性表达率比较，差异有显著性（$\chi^2=13.91\sim19.28$，$P<0.05$）。且在子宫内膜样腺癌组织中 p-Akt 蛋白的表达与肿瘤病理分期及淋巴结转移有关（$P=0.041$、0.047），与肌

层浸润程度和组织学分级无关（$P=0.676$、0.070）；E-cadherin 蛋白的表达与病理分期、肌层浸润程度和淋巴结转移有关（$P=0.008$、0.029、0.026），与组织学分级无关（$P=0.640$）；Vimentin 的表达与病理分期及淋巴结转移有关（$P=0.019$、0.012），与肌层浸润程度和组织学分级无关（$P=0.647$、0.648）。子宫内膜样腺癌组织中 p-Akt 与 Vimentin 的表达水平呈正相关（$r=0.462$，$P<0.05$），与 E-cadherin 的表达水平呈负相关（$r=-0.567$，$P<0.05$）。因此认为，PI3K/Akt 通路可能通过介导 EMT 参与子宫内膜样腺癌的浸润与转移。

刘春花等通过检测子宫内膜癌中丝裂原活化蛋白激酶 4（mitogen-activated protein 2 kinases 4，MAP2K4）和 Vimentin 的表达，并分析其表达与子宫内膜癌的病理特征及预后的关系。本研究采用免疫组织化学 SP 法检测 128 例子宫内膜癌组织中 MAP2K4 和 Vimentin 的表达，并分析 MAP2K4 和 Vimentin 的表达与子宫内膜癌的病理特征的相关性。结果发现，子宫内膜癌组织中 MAP2K4 蛋白和 Vimentin 的阳性表达率分别为 38.3%（49/128）和 64.8%（83/128），差异有统计学意义（$P<0.001$）。MAP2K4 蛋白的阳性表达与肿瘤的 FIGO 分期及淋巴结是否转移呈负相关（$P=0.010$，$P=0.016$），而 Vimentin 的阳性表达与肿瘤的 FIGO 分期（$P=0.025$）、组织学分级（$P=0.017$）、肌层浸润深度（$P=0.044$）及淋巴结是否转移（$P=0.032$）呈正相关。在子宫内膜癌中，MAP2K4 和 Vimentin 的表达呈负相关（$r=-0.598$，$P<0.001$）。MAP2K4 蛋白阳性表达（MAP2K4+）的患者总体生存率较其阴性表达（MAP2K4−）的患者高（$P=0.002$），而 Vimentin 阳性表达的患者总体生存率较其阴性表达的患者低（$P=0.007$）。并且，MAP2K4 阳性 /Vimentin 阴性患者的无病生存时间最长，而 MAP2K4 阴性 /Vimentin 阳性患者的无病生存时间最短（$P=0.004$）。因此认为，MAP2K4 和波形蛋白的联合检测有助于子宫内膜癌的早期诊断及预后分析。

吴宝萍等观察锌指蛋白 139（zinc finger protein 139，ZNF139）及 MMP7 基因表达与子宫内膜样腺癌临床病理特征的关系及两者的相关性。本研究选取子宫内膜样腺癌患者 71 例，手术切取癌组织 71 份（腺癌组）及对应癌旁组织 71 份（癌旁组），采用免疫组织化学法检测各组 ZNF139 及 MMP7 表达，并分析其与子宫内膜样腺癌临床病理参数相关性及两者相关性。结果显示，腺癌组 ZNF139、MMP7 阳性率均高于癌旁组，差异均有统计学意义（66.20% vs.21.42%，$P=0.016$；74.65% vs. 26.76%，$P=0.012$）；ZNF139 及 MMP7 表达均与子宫内膜样腺癌淋巴结转移（$P=0.028$、0.031）、深肌层浸润（$P=0.004$、0.016）及 FIGO 分期（$P=0.008$、0.011）相关；子宫内膜样腺癌组织中 ZNF139 与 MMP7 表达呈正相关（$r=0.716$，$P=0.039$）。Western Blot 显示，ZNF139 及 MMP7 在腺癌组表达均高于癌旁组，差异均有统计学意义（$t=6.92$、7.34，P 均 <0.01）。qRT-PCR 显示，ZNF139 mRNA 及 MMP7 mRNA 在腺癌组表达均高于癌旁组，差异均有统计学意义（$t=4.27$、4.06，P 均 <0.05）。因此认为，ZNF139 及 MMP7 与子宫内膜癌恶性病理特征具有相关性，两者可能共同调控子宫内膜癌恶性行为。

汪锋等研究窖蛋白 1（caveolin-1）表达对子宫内膜样腺癌临床病理特征及子宫内膜上皮内瘤变的意义。本研究采用免疫组织化学 SP 法检测 93 例子宫内膜样腺癌及 35 例子宫内膜上皮内瘤变中窖蛋白 1 的表达，分析窖蛋白 1 表达水平与临床病理参数的关系。结果发现，窖蛋白 -1 在子宫内膜样腺癌中阳性率（65.6%）显著高于子宫内膜上皮内瘤变阳性率（17.1%）。窖蛋白 -1 表达水平在低分化腺癌（86.4%）、肿瘤浸润深度 ≥1/2（82.8%）、淋巴管间隙受侵（88.2%）、肿瘤直径 ≥2 cm（76.8%）患者中明显高于对照组；在子宫体下段及宫颈黏膜腺体受侵（不包括宫颈间质受侵）（76.9%）及年龄 >

60 岁（74.3%）患者中与对照组无明显差异。因此认为，窖蛋白 -1 表达可能参与子宫内膜样腺癌的发生，窖蛋白 -1 阳性与子宫内膜样腺癌的分级及其一部分决定辅助治疗的高危因素密切相关。

　　赵彩琴等探讨蛋白激酶 D1（protein kinase D1，PKD1）在子宫内膜癌组织和正常子宫内膜组织中的表达，并分析其与子宫内膜癌临床病理特征的关系。本研究应用免疫组织化学 SP 法及 qRT-PCR 法检测 92 例子宫内膜癌组织和 48 例正常子宫内膜组织中 PKD1 mRNA 及其蛋白的表达，分析 PKD1 在子宫内膜癌组织中的表达及其与分化程度、临床分期的关系。应用 Western Blot 法检测 PKD1 蛋白在正常子宫内膜细胞株及不同分化程度的子宫内膜癌细胞株中的表达水平。结果显示，子宫内膜癌组织中的 PKD1 mRNA 及蛋白表达水平均显著高于正常子宫内膜组织（$P<0.01$）；PKD1 mRNA 及蛋白表达与子宫内膜癌的组织分化程度均有相关性，且组织分化程度越低，临床病理分期越高，PKD1 的表达越丰富。PKD1 蛋白在子宫内膜癌细胞株中的表达水平也远高于正常子宫内膜细胞中的表达（$P<0.01$），且癌细胞株的分化水平越低，PKD1 蛋白表达的水平越高。因此认为，PKD1 在子宫内膜癌患者癌灶中呈高表达，PKD1 表达水平的高、低可以作为预测子宫内膜癌恶性程度的一项重要参考依据。

　　刘浩等探讨 PGC-1α 及 ER 相关受体 γ（ERRγ）在子宫内膜组织中的表达和临床意义及两者的相关性。本研究采用免疫组织化学链霉亲和素 - 生物素 - 过氧化物酶复合物技术（streptavidin biotin-peroxidase complex method，SABC）检测子宫内膜癌组织 80 例、正常子宫内膜组织 15 例、子宫内膜增生症 25 例中的 PGC-1α 和 ERRγ 的表达情况，分析其与临床病理参数的关系。结果显示，子宫内膜癌组织中，PGC-1α 的阳性表达率为 53.75%，ERRγ 的阳性表达率为 56.25%，显著高于正常子宫内膜组织及子宫内膜增生症，差异有统计学意义（$P<0.05$）。在子宫内膜癌组织中，PGC-1α 和 ERRγ 的阳性表达率 Ⅲ＋Ⅳ 期组高于 Ⅰ＋Ⅱ 期组、肌层浸润深度 ≥1/2 组高于 <1/2 组，差异有统计学意义（$P<0.05$）；ERRγ 的阳性表达率在 ER 阳性组高于 ER 阴性组，差异有统计学意义（$P=0.043$）。在子宫内膜癌组织中 PGC-1α 和 ERRγ 表达呈正相关（$rs=0.243$，$P<0.05$）。因此认为，PGC-1α 和 ERRγ 在子宫内膜癌中常呈阳性表达，且与恶性程度相关，两者表达具有相关性，PGC-1α 和 ERRγ 有望成为预测子宫内膜癌恶性程度的潜在生物学指标。

　　周飞梅等探讨了 miR-101 在子宫内膜癌组织中的表达及其与临床病理参数的关系。本研究应用荧光定量 RT-PCR 检测 61 例子宫内膜癌组织中 miR-101 的表达水平，以 56 例正常子宫内膜组织作为对照组，探讨其表达与子宫内膜癌临床病理资料的关系。结果发现，与正常子宫内膜组织相比较，miR-101 在子宫内膜癌组织中表达下调，差异有统计学意义（$P<0.05$）。不同临床肿瘤分期、病理分级、肌层浸润深度子宫内膜癌患者 miR-101 表达水平分别比较，差异均具有统计学意义（$P<0.05$）；而不同年龄、淋巴转移、脉管侵袭、远处转移的子宫内膜癌组织中 miR-101 的表达水平分别比较，差异均无统计学意义（$P>0.05$）。miR-101 表达水平与子宫内膜癌的临床分期、病理分化等级及肌层浸润深度有统计学关系。因此认为，miR-101 的表达与子宫内膜癌的发生、发展、转移和侵袭能力密切相关，其可能作为子宫内膜癌发生的生物学标志，可将其作为治疗及评价预后的参考指标。

　　周飞梅等应用荧光定量 RT- PCR 检测子宫内膜癌组织 miR-367 表达水平，并探讨不同病理分期、组织分化、肌层浸润深度、淋巴转移及脉管浸润等临床病理参数之间的关系及临床意义。本研究分别收集了 61 例子宫内膜癌组织及 56 例正常子宫内膜组织，运用定量 RT-PCR 检测 miR-367 在子宫内膜癌组织及正常子宫内膜组织中表达量的差异，并运用统计学方法分析 miR-367 与临床病理参数之间的相关性。结果发现，在子宫内膜癌组织及正常子宫内膜组织之间 miR-367 存在显著差异性表达，其中占 85.25% 的子宫内膜癌组织 miR-367 的表达水平低于正常内膜组织（$P<0.05$）；在子宫内膜癌病例中，miR-367 表达水平与肿瘤病理分期（FIGO 分期）、组织分化程度及肌层浸润深度 3 种临床病理参数之间存在着统计学联系，miR-367 低水平表达的病例通常表现出分化程度更低（$P=0.001$）和对肌层浸润程度更深（$P=0.000\,3$）的特点。miR-367 表达水平与年龄、淋巴转移、脉管浸润及远处转移无关（$P>0.05$）。统计学分析还得出在 FIGO 分期Ⅲ～Ⅳ期子宫内膜癌病例中 miR-367 的表达水平显著低于 FIGO 分期Ⅰ、Ⅱ期子宫内膜癌（$P<0.05$）。因此认为，在子宫内膜癌组织中，miR-367 在癌组织和正常组织之间有统计学差异；miR-367 表达水平与子宫内膜癌临床病理参数中的病理分期、组织分化程度及肌层浸润深度有统计学差异，并且它可能作为子宫内膜癌发生及发展的生物学标志。

詹佳琦等通过检测 miRNA-302a 在子宫内膜癌组织中的表达，研究其与临床病理特征之间的关系。本研究应用荧光定量 RT-PCR 检测 34 例子宫内膜癌组织及 30 例正常子宫内膜组织中 miRNA-302a 的相对表达量，并分析 miRNA-302a 在不同临床病理资料的子宫内膜癌组织中表达的差异性。结果显示，miRNA-302a 在子宫内膜癌组织中的表达水平低于在正常子宫内膜组织中的表达水平（$P=0.049$）；在不同的组织学分化程度（高分化、中分化、低分化）的子宫内膜癌组织中，miRNA-302a 的表达存在统计学差异（$P=0.017$）；在不同肌层浸润深度（深度≤1/2、深度>1/2）的子宫内膜癌组织中，miRNA-302a 的表达具有统计学差异（$P=0.012$）；而 miRNA-302a 在子宫内膜癌组织中的表达水平与病理手术分期、淋巴转移及脉管浸润等临床病理资料之间无明显统计学关系（$P>0.05$）。因此认为，与正常子宫内膜组织相比，miRNA-302a 在子宫内膜癌组织中明显低表达，并且与组织学分化程度（高分化、中分化、低分化）、肌层浸润深度（深度≤1/2、深度>1/2）有关，提示其可能发挥抑癌基因的作用。

郭静等检测 miRNA-302b 在子宫内膜癌组织中的表达，并探讨其表达与临床病理参数之间的关系。本研究利用 RT-PCR 方法检测 40 例子宫内膜癌组织及 40 例正常子宫内膜组织中 miRNA-302b 的相对表达量，并分析 miRNA-302b 在不同临床病理参数的子宫内膜癌标本中表达的差异性。结果显示，子宫内膜癌中 miRNA-302b 相对表达量（1.195 5±1.645 91）低于其在正常子宫内膜组织中的相对表达量（2.484 60±2.860 33），其差异具有统计学意义（$P=0.016$）；无淋巴结转移子宫内膜癌组中 miRNA-302b 相对表达量（0.798 20±1.095 60）低于有淋巴结转移子宫内膜癌组（3.447 40±2.459 57），其差异具有统计学意义（$P=0.046$）；临床分期为Ⅰ期的子宫内膜癌组织中 miRNA-302b 的相对表达量（0.483 50±0.438 12）低于其在Ⅱ期、Ⅲ期、Ⅳ期子宫内膜癌组织中的相对表达量（3.331 70±2.088 17），其差异有统计学意义（$P=0.002$）；组织分化程度为高分化组的 miRNA-302b 相对表达量（0.676 40±0.776 56）低于其在中低分化组的相对表达量（2.159 60±2.329 68），其差异有统计学意义（$P=0.036$）。但 miRNA-302b 在子宫内膜癌组织中的表达与浸润深度、远处转移等临床病理参数无明显统计学关系（$P>0.05$）。因此认为，子宫内膜癌组织中 miRNA-302b 的表达低于其在正常子宫内膜组织中的表达，且在不同临床分期、组织学分化程度及有无淋巴转移的子宫内膜癌组织中，miRNA-302b 的表达存在统计学差异，提示其可能在子宫内膜癌发生、发展中发挥作用。

安琪等探讨 miRNA-302c 在子宫内膜癌组织中的表达及其与临床病理资料之间的关系。本研究收集 2012—2015 年子宫内膜癌患者手术标本 49 例及正常子宫内膜组织 39 例，应用荧光定量 RT-PCR 检测子宫内膜癌组织及正常子宫内膜组织中 miRNA-302c 的表达情况，分析 miRNA-302c 在子宫内膜癌组织中的表达与临床病理资料之间的关系。结果显示，miRNA-302c 在子宫内膜癌组织中的表达水平低于正常子宫内膜组织，其差异具有统计学意义（$P=0.048$）；miRNA-302c 在手术分期为 Ⅰ 期的子宫内膜癌组织中的表达与其在 Ⅱ 期、Ⅲ 期、Ⅳ 期的表达进行比较，差异有统计学意义（$P=0.01$）；miRNA-302c 在不同组织学分化程度（高分化、中分化、低分化）的子宫内膜癌组织中表达水平的差异具有统计学差异（$P=0.035$）；有淋巴结转移与无淋巴结转移的子宫内膜癌组织中，miRNA-302c 表达水平的差异具有统计学意义（$P=0.008$）；而 miRNA-302c 在子宫内膜癌组织中的表达情况与其他临床病理资料之间无明显统计学关系。因此认为，miRNA-302c 与子宫内膜癌的发生、手术分期、组织学分化程度，有无淋巴结转移存在一定的相关性。

冷洪锐等探讨子宫内膜癌中 miR-135a-5p 的表达及意义。本研究收集 2016 年手术切除的子宫内膜癌组织 55 例及正常子宫内膜标本 30 例，运用 RT-PCR 检测 miR-135a-5p 在子宫内膜癌组织及正常子宫内膜标本的表达情况，并分析其与临床病理参数的关系及意义。结果发现，子宫内膜癌组织中 miR-135a-5p 的表达水平低于正常子宫内膜组织，具有统计学差异（$P=0.021$）；miR-135a-5p 在子宫内膜癌中的表达与肿瘤的分化程度有关（$P=0.008$）。因此认为，miR-135a-5p 在子宫内膜癌中低表达，并且与子宫内膜癌的发生、发展有关。

苗金田等探讨高迁移率族蛋白 1（high mobility group protein 1，HMGB1）及 MMP9 在子宫内膜癌中的阳性表达率。本研究选取 2015 年 2 月至 2016 年 10 月就诊的子宫内膜癌患者 60 例，取其癌变组织作为子宫内膜癌组，同时取其癌旁正常组织作为癌旁组。另选取同期行子宫切除术的单纯性子宫内膜增生症患者 60 例作为对照组。检测三组 HMGB1 及 MMP9 阳性表达率并进行比较，分析子宫内膜癌患者 HMGB1 及 MMP9 阳性表达率与年龄、肿瘤直径、是否绝经、FIGO 分期、淋巴结转移、分化程度、病理类型和浸润程度的关系，分析 HMGB1 表达及 MMP9 表达的相关性。结果显示，三组 HMGB1 和 MMP9 阳性率比较差异均有统计学意义（$P<0.05$）。子宫内膜癌组 HMGB1 阳性表达率显著高于癌旁组和对照组（$P<0.05$）。子宫内膜癌组 MMP9 阳性表达率显著高于癌旁组和对照组（$P<0.05$）。子宫内膜癌组 HMGB1 及 MMP9 阳性表达率与年龄、肿瘤直径、是否绝经无关（$P>0.05$），与 FIGO 分期、淋巴结转移、分化程度、病理类型和浸润程度有关（$P<0.05$）。经 Spearman 统计分析，HMGB1 表达及 MMP9 表达在子宫内膜癌患者中呈正相关（$r=0.558$，$P=0.021$）。因此认为，HMGB1 及 MMP9 在子宫内膜癌患者中呈高表达，两者可能参与了子宫内膜癌的发生和发展。子宫内膜癌患者 HMGB1 及 MMP9 阳性表达率与 FIGO 分期、淋巴结转移、分化程度、病理类型和浸润程度有关。

肇丽杰等通过检测 DcR3 在正常增生期子宫内膜、子宫内膜非典型增生和子宫内膜癌组织中的表达，探讨其在子宫内膜癌发生、发展中的作用。本研究采用免疫组织化学法检测 DcR3 在不同子宫内膜组织中的表达情况。结果发现，DcR3 在子宫内膜癌组织中的表达水平均高于子宫内膜非典型增生和增生期子宫内膜组织（$P<0.01$）。DcR3 的表达与子宫内膜癌的临床分期和有无淋巴结转移有关（$P<0.05$），但与不同病理类型、组织学分级无关（$P>0.05$）。因此认为，DcR3 在子宫内膜癌的发生、发展过程中可能起着重要作用。

李松等检测子宫内膜癌中 Aurora 激酶 A（Aurora-A）和生存素（survivin）的表达。本研究选取 49 例诊断为子宫内膜癌并行根治术的患者为观察组，留取术后蜡块组织，20 例正常增生期子宫内膜组织为对照组。应用免疫组织化学 SP 法检测两组中 Aurora-A 和 survivin 的表达。检测发现，Aurora-A 和 survivin 在两组中的表达差异有统计学意义（$P<0.01$）。观察组中 Aurora-A 和 survivin 的阳性率与肿瘤的最大径密切相关，Aurora-A 的阳性率与脉管侵犯和肌层浸润密切相关，survivin 的阳性率与淋巴结转移密切相关。因此认为，子宫内膜癌中 Aurora-A 和 survivin 高表达可以促进病变的形成和发展。

（三）腹水

腹水细胞学检查作为子宫内膜癌全面分期手术的重要组成部分，受多种因素影响，虽然不改变肿瘤的分期，但对预后的影响仍存在争议，并受到重视。

宋晓等探讨子宫内膜癌患者腹水细胞学阳性的危险因素和预后意义。本研究收集 2005 年 1 月 1 日至 2010 年 12 月 31 日收治的 486 例初治子宫内膜癌患者的临床资料进行回顾性分析，单因素及多因素分析腹水细胞学阳性对预后的影响。结果显示，子宫内膜癌患者中腹水细胞学检查阳性率为 4.8%；非子宫内膜样癌、FIGO 分期（2009）为Ⅲ～Ⅳ期、子宫深肌层受累、宫颈间质浸润是子宫内膜癌腹水细胞学阳性的影响因素；子宫内膜癌腹水细胞学阳性患者的 5 年无进展生存率（70.9% vs. 90.0%）、5 年总生存率（72.2% vs. 96.0%）均低于腹水细胞学阴性患者。单因素分析显示，腹水细胞学阳性对无进展生存时间和总生存时间的影响，差异均具有统计学意义（$P=0.005$，$P=0.000$）；多因素分析显示，腹水细胞学阳性并不是无进展生存时间、总生存时间的独立危险因素（$RR=3.812$，95%CI：0.897～16.200，$P=0.070$；$RR=3.426$，95%CI：0.800～14.673，$P=0.097$）。因此认为，子宫内膜癌腹水细胞学阳性与非子宫内膜样癌的病理类型、FIGO 分期（2009）、深肌层浸润、宫颈间质浸润相关。腹水细胞学阳性不是子宫内膜癌的独立预后影响因素。

卢晓宁等研究早期子宫内膜癌腹腔冲洗液细胞学检查与临床参数的关系。本研究回顾性分析 2006—2015 年接受手术病理分期的子宫内膜癌患者的临床病理资料，采用 χ^2 检验和 Logistic 回归模型进行分析。结果显示，患者组织病理检查中子宫内膜样腺癌 1768 例（59.99%），浆液性腺癌 878 例（29.79%），透明细胞癌 177 例（6.01%），黏液性癌 124 例（4.21%）。腹腔冲洗液细胞学检查阴性（NPC 组）和腹腔冲洗液细胞学检查阳性（PPC 组）患者肿瘤分级、组织病理学、淋巴结转移比较有统计学意义（χ^2 分别为 24.930、39.846、16.032，均 $P<0.05$），两组患者年龄、术后辅助放疗、淋巴结清扫数目比较均无统计学意义（χ^2 分别为 0.166、3.280、1.024，均 $P>0.05$）。PPC 与肿瘤分级Ⅱ级和Ⅲ级、透明细胞癌、浆液性腺癌、黏液性癌、淋巴结清扫数目 >10、淋巴结转移均有显著相关性（r 分别为 0.543、0.598、0.412、0.478、0.590、0.619、0.732，均 $P<0.05$）。肿瘤分级Ⅱ级和Ⅲ级、透明细胞癌、浆液性腺癌、黏液性癌、淋巴结清扫数目 >10、淋巴结转移是 PPC 的危险因素（OR 分别为 2.00、2.88、1.88、2.05、1.45、1.33、11.00，均 $P<0.05$）。因此认为，子宫内膜癌患者腹腔冲洗液细胞学检查阳性提示患者出现淋巴结转移的风险增高，虽然腹腔冲洗液细胞学检查不再是子宫内膜癌 FIGO 分期标准之一，但是在临床决策过程中仍然具有重要作用。

（四）子宫内膜癌合并其他疾病

1. 子宫内膜癌合并其他恶性肿瘤　子宫内膜癌有时可能合并其他恶性肿瘤。

（1）子宫内膜和卵巢原发性双癌：韩海琼等研究子宫内膜和卵巢原发性双癌与子宫内膜癌卵巢转移的临床病理特点及预后，并进行对比分析。本研究回顾性分析 2008 年 1 月至 2015 年 1 月首诊并手术的 23 例子宫内膜和卵巢原发性双癌（A 组）与 25 例子宫内膜癌卵巢转移（B 组）患者的临床病理资料。计数资料的比较采用 χ^2 检验。结果显示，两组在绝经前后发病情况、首发症状、病理类型、病理分级、子宫肌层浸润深度、腹水情况、淋巴结转移情况方面比较，差异均有统计学意义（均 $P<0.05$）。两组 CA125 表达、HE4 表达、子宫颈受累情况比较，差异均无统计学意义（均 $P>0.05$）。肿瘤标志物 CA125、HE4 在鉴别子宫内膜和卵巢原发双癌还是子宫内膜癌卵巢转移方面均无明显优势（均 $P>0.05$）。两组在子宫颈受累方面差异无统计学意义（$P>0.05$）。因此认为，子宫内膜和卵巢原发性双癌与子宫内膜癌卵巢转移的临床病理特点有明显差别，对术前明确诊断、指导治疗有重要意义。

（2）子宫内膜癌合并多原发恶性肿瘤：荣春红等探讨子宫内膜癌合并多原发恶性肿瘤患者的临床病理特点。本研究收集 2003 年 1 月至 2015 年 3 月接受手术治疗的子宫内膜癌患者共 397 例，回顾分析其中 31 例合并其他原发癌患者的临床资料。结果发现，子宫内膜癌合并多原发癌的发生率占同期子宫内膜癌的 7.8%，子宫内膜癌中位发病年龄为 50.3 岁。原发癌的发生部位包括胃肠道、卵巢、乳腺、肺等。子宫内膜癌合并原发恶性肿瘤患者 5 年存活率为 22.6%，存活时间中位数（70.00±26.86）个月，5 年累积生存率 55.8%，低于原发癌的 5 年生存率。原发癌间隔 3 年及以上者生存期较间隔 3 年以下者显著延长（$P<0.05$）。因此认为，子宫内膜癌合并原发恶性肿瘤器官多为结直肠、卵巢、乳腺、肺等，其 5 年存活率低，两原发癌发病间隔超过 3 年者生存期延长。

2. 子宫内膜癌合并良性疾病　朱琳等探讨子宫内膜样腺癌合并盆腔淋巴结肌瘤病（lymphangiomyomatosis，LAM）的临床病理学特征。本研究探讨 1 例子宫内膜样腺癌合并盆腔 LAM 的临床资料及病理特征，对其行 HE 及免疫组织化学 En Vision 法染色并复习相关文献。结果显示，子宫内膜呈高 - 中分化子宫内膜样腺癌改变；盆腔淋巴结被膜及髓质内见增生的 LAM 细胞呈梭形、上皮样或多角形，围绕腔隙排列，细胞质嗜酸性或空泡样，细胞无明显异型性，未见核分裂象。免疫表型显示，SMA、Caldesmon、desmin、Vimentin、ER 和 PR 均阳性，腔隙内衬细胞 CD34 和 D2-40 均阳性，上皮样瘤细胞 HMB-45 阳性，Melan-A 阴性，Ki-67 增殖指数<1%。因此认为，LAM 临床较为少见，好发于肺部，子宫内膜样腺癌合并盆腔 LAM 极为罕见，结合组织学形态、临床特点及免疫组化染色可确诊。

马秀芳等研究子宫腺肌病合并子宫内膜癌患者的临床病理特征，并比较子宫腺肌病合并子宫内膜癌患者与单纯子宫内膜癌患者的高危影响因素及其对复发与预后意义。本研究对 2005 年 2 月至 2015 年 7 月期间治疗的 307 例子宫内膜癌患者的临床病理资料进行回顾性分析，其中子宫腺肌病合并子宫内膜癌患者 31 例（A 组，10.1%），其余 276 例为单纯的子宫内膜癌患者（B 组，89.9%），比较两组患者手术病理分期、病理类型、肌层浸润深度、ER 和 PR 的表达、细胞学分型、腹水细胞学、淋巴结转移、复发率、3 年无病存活率、3 年总存活率等资料。结果显示，A 组相比于 B 组，其肌层深度浸润较浅、组织分化程度好、PR 阳性检测率高、ER 阳性检测率高、复发率低、3 年无病存活率高、3 年总存活率高，差异均具有统计学意义（χ^2 分别为 4.065、6.285、4.480、6.813、4.98、12.45、17.87，均 $P<0.05$）。两组患者手术病理分期、年龄、绝经率、体重指数、腹水细胞学阳性率、淋巴结转移及病理类型比较，差异均无统计学意义（χ^2 分别为 1.47、2.31、1.22、1.76、1.21、2.04、2.57，均 $P>0.05$）。因此认为，子宫腺肌病合并子宫内膜癌可能为雌激素依赖性肿瘤，肌层浸润较浅，组织分化好，相较单纯的性子宫内膜癌患者其高危因素少。患者术后复发率低，3 年无病存活率高，3 年总存活率高，预后较好。

四、治疗

早期患者首选手术治疗，根据有无影响预后的高危因素选择相应的辅助治疗；晚期患者采用手术、放射、药物等综合治疗。近年来，由于子宫内膜癌发病的年轻化，保留生育功能及保留卵巢的治疗越来越受到重视。

（一）保留生育功能的治疗

口服高效孕激素是使用最早也是最普遍的保留生育功能的治疗方法，其中醋酸甲羟孕酮及甲地孕酮是目前应用最广的口服孕激素。近年来，含孕激素的宫内节育器，如含左炔诺孕酮宫内释放系统（levonorgestrel-releasing intrauterine system，LNG-IUS）的宫内节育器、GnRH-α、宫腔镜手术的应用受到越来越多的重视。

陈婷婷等基于 2015 年欧洲妇科肿瘤学会（European Society of Gynaecological Oncology，ESGO）的指导建议，结合研究进展，为子宫内膜癌患者保留生育功能治疗提出了临床建议。文章就子宫内膜癌保守治疗的纳入标准，治疗前评估方法，治疗药物的选择、剂量、治疗时间，初始治疗效果不满意及复发，妊娠等方面进行了介绍。

1. 宫腔镜手术结合孕激素　王妨妨等探索Ⅰa 期子宫内膜癌患者行保留生育功能的宫腔镜手术联合孕激素治疗的可行性。本研究收集行保留生育功能的宫腔镜手术联合孕激素治疗的 9 例Ⅰa 期子宫内膜癌患者的临床资料、妊娠结局及预后，并讨论该治疗方法的安全性及有效性。患者中位年龄 28 岁，其中合并原发不孕 7 例、PCOS 3 例、子宫肌瘤 2 例。所有患者均通过宫腔镜切除病灶，病理诊断为高分化子宫内膜样腺癌，免疫组织化学示 PR 阳性。宫腔镜联合孕激素治疗 3～15 个月后，7 例患者疗效达到完全缓解，2 例为部分缓解，其中 4 例腹腔脱落细胞学检查均为阴性。随访过程中，6 例患者经辅助生殖技术或自然受孕成功妊娠并分娩 7 名活婴，有 2 例患者成功分娩后行筋膜外全子宫及双附件切除，术后病理示疾病未复发；1 例因异位妊娠而切除左侧输卵管。中位随访时间 133 个月，所有患者均无瘤存活。因此认为，宫腔镜手术联合孕激素的治疗方案具有可行性，该方案为Ⅰa 期子宫内膜癌患者保留生育功能的治疗提供了新的选择。

田燕妮等探讨早期子宫内膜癌患者宫腔镜手术结合孕激素保留生育功能治疗的临床有效性及可行性。本研究回顾性分析 2011 年 9 月至 2016 年 12 月接受宫腔镜手术联合孕激素保留生育功能治疗的 9 例早期子宫内膜癌患者的临床及随访资料。9 例患者中，初次治疗完全缓解 8 例，复发 1 例，初次治疗结束后中位随访时间 37 个月（3～58 个月），所有患者均存活。其中 7 例患者共妊娠 8 次，妊娠成功 5 例，4 例患者足月或近足月活产儿。治疗期间 5 例患者出现体重增加，2 例出现乳房胀痛，1 例肝功轻度异常，1 例轻度宫腔粘连，经对症处理后均好转，无严重不良事件发生。因此认为，在严格掌握适应证的前提下，对有强烈生育愿望的年轻早期子宫内膜癌患者行宫腔镜手术联合孕激素方案的保留生育功能治疗是安全、有效、可行的。

2. 口服孕激素　李艳等探讨子宫内膜复杂不典型增生及高分化子宫内膜癌患者经高效孕激素治疗后的肿瘤学预后及生育结局。本研究回顾性收集了 2000 年 1 月 1 日至 2011 年 12 月 31 日就诊的子宫内膜复杂不典型增生及高分化子宫内膜癌（无子宫肌层浸润）患者的临床病理资料，共 55 例。所有患者接受口服醋酸甲羟孕酮（250～500 mg/d）或醋酸甲地孕酮（160～480 mg/d），持续至少 6 个月。患者中位年龄 32 岁（21～41 岁）。结果发现，在 55 例患者中，41 例（75%）获得完全缓解，中位时间为 6（3～24）个月。完全缓解率在肥胖患者中较非肥胖患者低［33%（4/12）vs. 86%（37/43），$P=0.001$］。获得完全缓解的患者中 10 例（24%）复发。55 例患者的 5 年无复发生存率为 71%。在 33 例有生育愿望的患者中，17 例（52%）妊娠。因此认为，采用高效孕激素进行保留生育功能的治疗是有效和安全的，肥胖与预后不良相关。

3. LNG-IUS　吴海等探讨 LNG-IUS 治疗子宫内膜癌癌前病变患者的临床效果。本研究选取 2013 年 1 月至 2014 年 1 月收治的子宫内膜癌癌前病变患者 31 例，按照自愿原则分为观察组 15 例及对照组 16 例，观察组应用 LNG-IUS 治疗，对照组应用甲羟孕酮治疗，对比两组患者治疗效果。结果发现，治疗前两组患者 PBAC 评分差异无统计学意义（$t=1.029$，$P>0.05$）；治疗后两组患者均有一定改善，与治疗前比较差异有统计学意义（$F=9.128$、8.234，均 $P<0.05$）；观察组患者显著低于对照组，差异有统计学意义（$t=12.935$、15.025、19.834，均 $P<0.05$）；治疗前两组患者子宫内膜厚度差异无统计学意义（$t=1.326$，$P>0.05$），治疗后两组患者均有一定程度变薄，与治疗前比较差异有统计学意义（$F=8.996$、8.329，均 $P<0.05$），观察组患者变薄程度显著高于对照组，差异有统计学意义（$t=11.915$，12.316、11.846，均 $P<0.05$）；治疗前两组患者血红蛋白水平差异无统计学意义（$t=1.943$，$P>0.05$），治疗后两组患者均有一定程度上升，与治疗前比较差异有统计学意义（$F=9.006$、8.193，均 $P<0.05$），观察组升高程度高于对照组，差异有统计学意义（$t=10.864$、11.902、13.458，均 $P<0.05$）；同时观察组子宫内膜缓解率显著高于对照组，差异有统计学意义（$\chi^2=5.105$、5.391、5.125，均 $P<0.05$）。因此认为，LNG-IUS 治疗子宫内膜癌癌前病变患者的效果理想，对有生育需求的患者及不耐受手术的患者有重要应用价值。

（二）手术治疗

手术治疗为首选的治疗方法，切除标本应常规进行病理学检查，癌组织应行 ER、PR 检测，为术后选用辅助治疗提供依据。

1. 保留卵巢手术　病灶局限于子宫体者的基本术式是筋膜外全子宫切除及双侧附件切除术，但对年轻、无高危因素者，可考虑保留卵巢。

（1）子宫内膜癌患者保留卵巢的可行性：董羊羊等对拟诊为临床 I 期子宫内膜癌患者卵巢转移的高危因素进行研究。本研究回顾性分析 1985 年 1 月至 2016 年 1 月收治的 661 例临床拟诊为临床 I

期子宫内膜癌患者的病理资料，其中 34 例（5.1%）存在卵巢转移，14 例为隐性转移（2.1%）。单因素 Logistic 回归分析显示，输卵管浸润、组织学类型、肌层浸润深度、宫颈浸润、宫旁浸润、盆腔淋巴结转移、子宫浆膜面受累与临床Ⅰ期子宫内膜癌卵巢转移存在相关性（P<0.05）；多因素 Logistic 回归分析显示，输卵管浸润、组织学类型、宫旁浸润、盆腔淋巴结转移是临床Ⅰ期子宫内膜癌卵巢转移的独立危险因素（P<0.05）。因此认为，年轻的子宫内膜癌患者术中探查卵巢形态正常且排除输卵管浸润、盆腔淋巴结转移、宫旁浸润等危险因素可考虑行保留卵巢手术。

步华磊等探讨子宫内膜癌发生卵巢转移的发病率并分析其危险因素，为年轻的子宫内膜癌患者是否保留卵巢提供一定的理论依据。本研究检索截至 2016 年 9 月 PubMed、Embase、ISIweb of Science、CNKI 等数据库中发表的相关中文和英文文献，通过随机效应模型合并相对危险度（relative risk，RR）（95%CI）进行分析，包括组织学分级、盆腔淋巴结转移、肌层浸润深度、宫颈浸润、子宫浆膜层浸润、腹水细胞学、淋巴脉管浸润、血清 CA125 水平和宫旁浸润等。初检文献 124 篇，最终纳入 8 篇。研究发现，约 5% 的子宫内膜癌患者发生卵巢转移。Meta 分析结果显示，子宫内膜癌发生卵巢转移的高危因素有组织学分级（G3）（RR=2.09，95%CI：1.35~3.23）、盆腔淋巴结转移（RR=4.46，95%CI：3.09~6.45）、深肌层浸润（RR=3.02，95%CI：2.00~4.54）、宫颈浸润（RR=2.77，95%CI：1.83~4.20）、子宫浆膜层浸润（RR=16.93，95%CI：8.38~34.22）、腹水细胞学阳性（RR=4.16，95%CI：2.84~6.11）、脉管浸润（RR=2.03，95%CI：1.11~3.69）、血清 CA125>35 U/ml（RR=3.27，95%CI：2.22~4.81）、宫旁浸润（RR=7.37，95%CI：3.89~13.97）。因此认为，对于年轻的子宫内膜癌患者，是否选择保留卵巢应谨慎，须告知卵巢转移的潜在风险，充分做好术前及术中评估，如无高危因素，可考虑保留卵巢。

周晓亮分析了子宫内膜癌患者卵巢转移的病理特点及保留卵巢的可行性。本研究选取 2015 年 10 月至 2016 年 10 月接受治疗的子宫内膜癌患者 206 例，所有患者均行手术治疗，依据 FIGO 2009 年修订的子宫内膜癌手术分期标准，分析患者的年龄、CA125、病理类型、卵巢转移等情况；单因素及多因素分析子宫内膜癌卵巢转移的影响因素。研究发现，年龄>45 岁的患者有 167 例，卵巢转移发生率为 7.78%（13/167）；年龄小于<45 岁的患者有 39 例，卵巢转移发生率为 7.69%（3/39）。属于特殊病理类型 24 例，卵巢转移发生率为 16.67%（4/24）；子宫内膜样腺癌患者 182 例，卵巢转移发生率为 6.04%（11/182）。无宫颈受累患者 171 例，卵巢转移发生率为 5.26%（9/171）；有宫颈受累患者 35 例，卵巢转移发生率为 17.14%（6/35）。在患者进行手术前临床Ⅳ期的有 5 例，发生卵巢转移的有 3 例；临床Ⅲ期的有 13 例，发生卵巢转移的有 6 例；临床Ⅱ期的有 40 例，发生卵巢转移的有 3 例；临床Ⅰ期的有 128 例，发生卵巢转移的有 3 例。其中病理类型、宫颈受累、临床分期与患者发生卵巢转移差异有统计学意义（P<0.05）；患者 CA125 呈阳性及较低分化程度是发生卵巢转移的独立危险因素（P<0.05）。因此认为，病理类型、宫旁转移、肿瘤分级、盆腔淋巴结转移及肌层侵蚀程度是子宫内膜癌发生卵巢转移主要影响因素，患者术前需严格评估确定是否保留卵巢。

赵佼等分析了子宫内膜样腺癌卵巢转移的危险因素并探讨子宫内膜样腺癌患者卵巢保留的可行性。本研究选取 2012 年 1 月至 2016 年 12 月收治的子宫内膜样腺癌患者 508 例，均行手术治疗，并经病理确诊为子宫内膜样腺癌，收集患者临床资料，分析影响卵巢转移的危险因素。研究发现，508 例患者有 34 例（6.69%）患者存在卵巢转移。子宫内膜样腺癌卵巢转移与患者年龄、是否绝经、肿瘤部位均无相关性（$P>0.05$）；而与临床分期、肿瘤分化程度、肌层浸润、肿瘤直径（≥2 cm）、宫颈受累、脉管浸润、盆腹腔淋巴结转移、腹水癌细胞阳性、CA125 升高具有相关性（$P<0.05$）。Logistic 分析发现，临床分期（Ⅲ～Ⅳ期）、脉管浸润、盆腹腔淋巴结转移、腹水癌细胞阳性、CA125 升高为独立的危险因素（$P<0.05$）。因此认为，早期子宫内膜样腺癌患者卵巢转移概率较小，存在保留卵巢的可能性，临床分期（Ⅲ～Ⅳ期）、脉管浸润、盆腹腔淋巴结转移、腹水癌细胞阳性、CA125 升高是子宫内膜样腺癌卵巢转移的独立危险因素。

（2）子宫内膜癌保留卵巢的安全性及预后：王永学等对年轻Ⅰ期子宫内膜癌患者保留卵巢的安全性及预后进行探讨。本研究回顾性分析 2005 年 1 月至 2011 年 12 月间接受手术治疗的年龄≤45 岁的Ⅰ期子宫内膜癌患者的临床病理资料。根据术中是否保留卵巢分为保留卵巢组和切除卵巢组，比较分析两组的临床病理特征及预后。研究共纳入患者 72 例，其中保留卵巢组 25 例（34.7%），切除卵巢组 47 例（65.3%）。结果发现，保留卵巢组患者与切除卵巢组患者相比更年轻（$P=0.007$），并且接受淋巴结切除的比例明显低于保留卵巢组患者（$P<0.001$）。两组患者在分期、肿瘤分级、肌层浸润深度及术后辅助治疗方面均无统计学差异（$P>0.05$）。72 例患者的中位随诊时间为 89 个月（7～131 个月），共有 5 例患者复发，没有患者死亡。Kaplan-Meier 生存曲线及 Log rank 检验显示，两组的无复发生存时间无差异（$P=0.194$）。Cox 风险回归分析发现，保留卵巢对无复发生存期无影响（$HR=3.08$，95%CI：0.54～18.44）。因此认为，年轻的早期子宫内膜癌患者保留卵巢是安全的，对患者的无复发生存时间无显著影响。

2. 淋巴结切除　淋巴结切除是子宫内膜癌全面分期手术的重要组成部分，但早期子宫内膜癌淋巴结转移率低，是否行淋巴结切除仍存在争议。

（1）早期低危子宫内膜癌无须常规行淋巴结切除：王新宇就子宫内膜癌淋巴结切除适应证和争议进行了讨论，认为对于肿瘤局限于宫体的子宫内膜癌，没有证据提示需要常规行淋巴结切除。可以根据术前和术中发现决定是否行淋巴结切除及何种范围的淋巴结切除。高危病例应该实施系统性淋巴结切除，如肌层侵犯深度>50%、低分化或肿瘤直径>2 cm。若有附件转移、高级别肿瘤伴全肌层浸润、盆腔淋巴结转移、特殊类型的子宫内膜癌，需考虑同时行腹主动脉旁淋巴结切除。

石红等就子宫内膜癌手术治疗相关问题进行了分析，研究显示诊断时认为病变局限于子宫的患者中约 10% 伴有淋巴结转移，而化疗可使Ⅲ期患者获益，因此通过有经验的妇科肿瘤医师术前和术中评估识别高危因素，决定是否行淋巴结切除及何种程度的淋巴结切除，可避免不必要的系统性淋巴结切除。盆腔淋巴结切除是手术分期的重要组成部分，但低危型病例可省略系统性淋巴结切除，而高危型子宫内膜癌的分期应包括肠系膜下动脉和肾血管水平的腹主动脉旁淋巴结评估。对于局限于子宫的病变也可以前哨淋巴结界定淋巴结切除的范围。

黄玉秀等探讨了不同手术方式对手术病理分期为Ⅰ期子宫内膜癌患者预后的影响。本研究收集 129 例手术病理分期为Ⅰ期子宫内膜癌患者的临床病理资料进行回顾性分析。其中 50 例全子宫或广泛（次广泛）切除、双附件切除患者为 A 组和 79 例全子宫或者广泛（次广泛）、双附件切除及盆腔淋巴结清扫患者为 B 组。对两组患者进行随访，分别对两组患者生存率及复发率进行统计分析。结果发现，129 例随访率 99.2%，5 年总生存率为 84.0%，A、B 两组患者术后 5 年生存率分别为 79.0%、87.0%。术后复发 13 例（A 组 9 例，B 组 4 例），A、B 两组患者术后复发率分别为 18.0%（9/50）、5.1%

（4/79）。两组生存率、复发率比较差异显著（*P*<0.05）。因此认为，手术病理分期为Ⅰ期的高危患者，盆腔淋巴清扫术能提高生存率，降低复发率。

李菁等总结分析了不同手术方式对Ⅰ期子宫内膜癌患者的预后影响。本研究回顾性分析1995年1月至2008年3月收治的子宫内膜癌患者98例，术前诊断为Ⅰ期。根据手术方式分为两组，A组68例行全子宫双附件切除；B组30例行全子宫双附件切除＋盆腔腹主动脉旁淋巴结清扫术，术后随访96～254个月。结果发现，98例随访率100%。93例最终分期为Ⅰ期的子宫内膜癌病例中，A组5年无瘤生存率88.2%，B组84.0%；术后复发10例（10.8%），其中A组7例，B组3例，两组比较差异无统计学意义（*P*>0.05）。复发者为ⅠA（<1/2肌层）G2（肿瘤>2 cm）、ⅠB G2、ⅠB G3及非子宫内膜样腺癌。淋巴结清扫组5例分期上升为ⅢC期，预后不佳。因此认为，对于早期子宫内膜癌（ⅠA期）肿瘤细胞分化良好（G1～G2）且无相关高危因素的患者，单纯行全子宫双附件切除术是最佳治疗方案。

（2）系统性淋巴结清扫的依据：关慧等探讨系统性淋巴结清扫在Ⅰ期子宫内膜癌治疗中的价值。本研究对2006年1月至2013年1月行系统腹膜后淋巴结清扫术的286例Ⅰ期子宫内膜癌患者的病例资料进行回顾性分析。结果显示，286例患者中31例出现淋巴结转移，转移率为10.8%，盆腔淋巴结转移率为8.7%，腹主动脉旁淋巴结转移率为4.9%，其中所有淋巴结转移的患者中19.4%的患者未经盆腔淋巴结而直接转移至腹主动脉旁淋巴结。组织学分化程度、病理类型、肌层浸润深度、淋巴血管间隙浸润与淋巴结转移情况相关（*P*<0.05）。21例患者因淋巴结转移而分期升级，术后需要辅助化疗和（或）放疗。因此认为，全面的分期手术可以明确淋巴结转移情况，准确提供预后相关信息，指导术后辅助治疗。

李敏等探讨临床早期子宫内膜癌腹膜后淋巴结转移的相关因素。本研究回顾性分析2012年6月至2017年3月行手术治疗的335例临床早期子宫内膜癌患者的术后病理资料，采用卡方检验进行单因素分析，Logistic回归进行多因素分析。结果发现，335例临床早期子宫内膜癌中，24例腹膜后淋巴结转移，淋巴结转移率为7.16%。单因素分析提示，子宫肌层浸润深度、宫颈管浸润、脉管癌栓与早期子宫内膜癌腹膜后淋巴结转移有关；Logistic多因素分析提示，宫颈管累及、脉管癌栓是临床早期子宫内膜癌腹膜后淋巴结转移的独立高危因素。因此认为，宫颈管浸润和脉管癌栓是早期子宫内膜癌腹膜后淋巴结转移的重要高危因素，是早期子宫内膜癌实施腹膜后淋巴结切除的重要依据。

曾靖等探讨子宫内膜癌腹膜后淋巴结转移的高危因素及淋巴结转移对预后的影响。本研究回顾性分析2005年1月至2010年12月就诊的289例行腹膜后淋巴结切除的子宫内膜癌患者的临床病理资料，对影响子宫内膜癌腹膜后淋巴结转移的高危因素和影响子宫内膜癌患者预后的因素进行统计分析。289例患者中位发病年龄55岁，Ⅰ期224例（77.5%），Ⅱ期13例（4.5%），Ⅲ期45例（15.6%），Ⅳ期7例（2.4%）。结果显示，289例行盆腔淋巴结切除，30例（10.4%）有盆腔淋巴结转移；96例行腹主动脉旁淋巴结切除，11例（11.5%）有腹主动脉旁淋巴结转移；复发21例（7.3%），死亡11例（3.8%）。中位随访时间37个月，中位无瘤生存时间34个月。单因素分析显示，术前CA125≥35 U/ml、非子宫内膜癌、组织学分级G3、深肌层浸润、肿瘤≥2 cm、宫颈间质受累、腹腔冲洗液细胞学阳性及阴道或宫旁受累是淋巴结转移率的高危因素（*P*<0.05）。多因素分析显示，术前CA125值≥35 U/ml、低分化、肌层浸润深度≥1/2是淋巴结转移的独立危险因素（*P*<0.05）。Kaplan-Meier单

因素分析显示，腹腔冲洗液细胞学阳性、阴道或宫旁受累、附件受累及淋巴结转移缩短无瘤生存时间（$P<0.05$）；非子宫内膜样癌、低分化、肌层浸润深度≥1/2、腹腔冲洗液细胞学阳性、附件受累及淋巴结转移缩短总生存时间（$P<0.05$）。Cox 回归多因素分析显示，腹膜后淋巴结转移是 5 年无瘤生存率的独立预后因素（未转移者 92.1% $vs.$ 转移者 65.3%，$P=0.002$，95%CI：0.078～0.552）；虽不是 5 年总生存率的独立预后因素，但无淋巴结转移者的 5 年总生存率有高于淋巴结转移者的趋势（未转移者 96.1% $vs.$ 转移者 70.0%，$P=0.086$，95%CI：0.039～1.238）。因此认为，肿瘤分化程度和肌层浸润深度对淋巴结转移有预测意义，能够指导子宫内膜癌患者是否进行淋巴结切除术，为个体化治疗奠定理论基础。淋巴结转移患者仍然有较无淋巴结转移者预后更差的趋势，对于淋巴结转移的患者需要进行辅助治疗，减少复发风险。

左英等研究子宫内膜癌患者腹主动脉旁淋巴结转移的相关临床病理因素。本研究回顾性分析159 例子宫内膜癌患者的临床病理资料，探讨腹主动脉旁淋巴结转移的危险因素。结果发现，肌层浸润（$OR=2.094$，95%CI：1.173～4.095，$P=0.046$）、分化程度（$OR=6.662$，95%CI：3.864～10.164，$P<0.001$）及髂外淋巴结转移（$OR=5.428$，95%CI：2.759～8.854，$P<0.001$）是子宫内膜癌腹主动脉旁淋巴结转移的独立危险因素。因此，临床上对于子宫内膜癌患者，应重视肌层浸润、分化程度及髂外淋巴结转移等因素，以对腹主动脉旁淋巴结转移进行合理评估。

吴小容等探讨腹主动脉旁淋巴结切除在子宫内膜癌治疗中的意义及对患者预后的影响。本研究选取 2009 年 1 月至 2016 年 1 月行腹主动脉旁淋巴结切除的子宫内膜癌患者 65 例（观察组），同时选取未行腹主动脉旁淋巴结切除的子宫内膜癌患者 78 例（对照组），观察随访两组手术及预后情况。结果发现，观察组手术时间、术中出血量、淋巴结阳性数均显著高于对照组（t 分别为 4.84、4.77、13.53，均 $P<0.05$），观察组有 8 例（12.31%）出现术中并发症和 14 例（21.54%）出现术后并发症，对照组有 5 例（6.41%）出现术中并发症和 11 例（14.10%）出现术后并发症，两组术中及术后并发症比较差异无统计学意义（χ^2 分别为 1.492、1.359，均 $P>0.05$）。两组随访率差异比较无统计学意义（$\chi^2=0.13$，$P>0.05$）。观察组 1 年、3 年和 5 年生存率分别为 96.6%、73.7% 和 60.6%，对照组 1 年、3 年和 5 年生存率分别为 95.6%、69.8% 和 63.4%，两组生存曲线比较差异无统计学意义（$\chi^2=0.055$，$P>0.05$）。因此认为，子宫内膜癌治疗中行腹主动脉旁淋巴结切除是安全可行的，对手术病理分期和指导术后辅助治疗有重要意义，但对患者预后无明显影响。

初萍等探讨影响子宫内膜癌患者骶前淋巴结转移的因素及骶前淋巴结清扫术在子宫内膜癌治疗中的价值。本研究选取 2005 年 1 月至 2015 年 12 月行手术治疗的子宫内膜癌初治患者 200 例，收集所有患者的临床资料及病理信息。87 例行骶前淋巴结清扫术患者为实验组，分析影响骶前淋巴结转移的因素；同期未行骶前淋巴清扫术的 113 例患者为对照组，采用 Kaplan-Meier 法比较两组患者的总生存期。结果发现，87 例行骶前淋巴结清扫的患者中，有 14 例（16%）发生骶前淋巴结转移，其中年龄≥45 岁、低分化、肌层浸润深度>1/2、宫颈受累、附件受累、盆腔冲洗细胞阳性患者，骶前淋巴结转移发生率较高（OR 分别为 6.293、5.562、5.150、8.548、8.258、11.774，均 $P<0.05$），病理类型与骶前淋巴结转移无关（$P=0.733$）。实验组和对照组平均生存时间分别为 45 个月和 31 个月，差异有统计学意义（$\chi^2=6.346$，$P<0.05$）。因此认为，在子宫内膜癌患者中，年龄较大、病理分级越高、肌层浸润越深、宫颈受累、附件受累、盆腔冲洗细胞阳性均为骶前淋巴结转移的高危因素，行骶前淋

巴结清扫术能够显著延长患者生存时间。

3. 手术方式　手术可经腹或腹腔镜途径进行。近年来，腹腔镜技术不断发展，具有减少出血量、缩短住院天数等优点，应用越来越广泛。随着技术发展，机器人辅助下手术也逐渐应用于临床，但两者的临床疗效和安全性一直备受关注。

（1）腹腔镜手术：张颖等对腹腔镜与开腹手术治疗早期子宫内膜癌的临床疗效和安全性进行探讨。本研究选取 2014 年 1 月至 2016 年 9 月收治的 120 例早期子宫内膜癌患者，采用随机数表法分为观察组和对照组，各 60 例，观察组患者采用腹腔镜手术，对照组患者采用开腹手术。比较两组患者术中基本情况和术后恢复情况。结果发现，与对照组比较，观察组患者淋巴结清扫总数明显增多，术中出血量显著减少，差异均有统计学意义（均 $P<0.05$）；观察组患者术后排气时间、尿管拔除时间和住院时间均显著缩短，差异均有统计学意义（均 $P<0.05$）；观察组患者术后并发症发生率显著降低，差异有统计学意义（$P<0.05$）。两组患者术后复发率比较，差异无统计学意义（$P>0.05$）。因此认为，腹腔镜手术应用于早期子宫内膜癌治疗有较好的临床疗效和安全性，值得临床推广。

刘清源等探讨子宫内膜癌患者腹腔镜下子宫切除术对患者膀胱功能、排尿功能的影响。本研究选取接受子宫切除手术的 110 例患者，并进行回顾性研究。根据手术方法不同将患者分为开腹组（58 例）、腹腔镜组（52 例），开腹组患者采用传统开腹手术治疗，腹腔镜组患者采用腹腔镜手术治疗，对比两组患者手术后的膀胱功能及排尿功能。结果发现，术后 1 周，腹腔镜组患者的尿频及尿不尽、排尿等待的发生率分别为 5.77%、7.69%，均低于开腹组的 18.97%、24.14%（$P<0.05$）；术后 1 个月，腹腔镜组患者的尿频及尿不尽、排尿等待的发生率分别为 1.92%、1.92%，均低于开腹组的 12.07%、12.07%（$P<0.05$）；术后 1 个月，腹腔镜组患者的残余尿量、膀胱壁厚度均低于开腹组（$P<0.05$），最大尿流率、平均尿流率、最大逼尿肌压力、膀胱顺应性、排尿量测定值均大于开腹组（$P<0.05$）。因此认为，与传统开放手术相比，子宫内膜癌患者腹腔镜下子宫切除术对患者膀胱功能、排尿功能影响更小，泌尿系统并发症的发生率较低。

郗水菊等探讨传统手术与腹腔镜手术治疗早期老年子宫内膜癌患者的临床疗效。本研究选取早期老年子宫内膜癌患者 110 例，随机分为两组，开腹组给予传统开腹手术治疗，腹腔镜组给予腹腔镜手术治疗，比较两组治疗效果。术后观察发现，腹腔镜组手术时间、肛门排气时间、体温恢复时间、术后住院时间明显短于开腹组，术中出血量明显低于开腹组（$P<0.05$）。腹腔镜组切口裂开发生率明显低于开腹组（$\chi^2=5.238$，$P=0.022$）。腹腔镜组尿潴留、淋巴囊肿、阴道断端感染及深静脉血栓的发生率与开腹组相比差异无统计学意义（$P>0.05$）。因此认为，腹腔镜手术治疗早期老年子宫内膜癌具有手术时间短、术中出血量少、术后住院时间短、并发症少等特点。

李龙卫等探讨 Ia 期子宫内膜癌腹腔镜手术与假性脉管浸润（pseudo vascular invasion，PVI）的关系。本研究收集 2008 年 1 月至 2015 年 12 月行手术治疗且临床病理资料完整的 Ia 期子宫内膜癌患者共 515 例，根据手术途径的不同分为腹腔镜组 332 例（64.5%）和开腹组 183 例（35.5%），比较两组患者的脉管浸润［包括淋巴脉管间隙浸润（lymphovascular space invasion，LVSI）和 PVI］情况，回顾性分析两组患者 PVI 的镜下表现。随访截止至 2017 年 2 月，随访时间为 12～105 个月，分析 LVSI 和 PVI 患者的术后辅助治疗及预后情况。两组患者脉管浸润情况显示，515 例 Ia 期子宫内膜癌患者中，脉管内见癌栓共 75 例，其中 LVSI 52 例、PVI 25 例（其中 2 例 LVSI 和 PVI 并存）。腹腔镜组、开腹组患者脉管内癌栓的发生率［15.4%（51/332）$vs.$13.1%（24/183）］及 LVSI 的发生率［9.6%（32/332）$vs.$10.9%（20/183）］分别比较，差异均无统计学意义（$P>0.05$）；但腹腔镜组 PVI 的发生率明显高于开腹组［6.3%（21/332）$vs.$2.2%（4/183），$\chi^2=4.377$，$P=0.036$］。两组患者 PVI 的镜下表现显示，332 例腹腔镜组患者中，21 例为 PVI，其中 8 例表现为外侧肌层中大的厚壁血管内存在肿瘤组织并伴有间质或有乳头样结构，13 例表现为血管内的肿瘤组织呈游离状态；183 例开腹组患者中，4 例为 PVI，其中 3 例表现为血管内的肿瘤组织呈游离状态，1 例表现为管腔内的肿瘤组织伴有间质。LVSI 和 PVI 患者的术后辅助治疗及预后情况显示，随访期间内，75 例 LVSI 和 PVI 患者中，7 例失访，66 例无复发生存，2 例术后 5 个月复发，分别于术后 12 个月、25 个月死亡，此 2 例均为腹腔镜组 PVI 患者，病理类型为低分化子宫内膜癌，术后未接受辅助治疗；LVSI 及 PVI 患者的中位无复发生存时间分别为 49 个月、46 个月。因此认为，腹腔镜手术增加了Ⅰa期子宫内膜癌患者 PVI 的发生，但不增加 LVSI，目前尚不能证明 PVI 影响患者预后。

崔彭华等探讨腹腔镜与开腹手术治疗早期子宫内膜癌对患者血清肿瘤标志物、凝血功能及免疫功能的影响。本研究回顾性分析 82 例早期子宫内膜癌患者的临床资料，依据治疗方案将其分为对照组（40 例）和观察组（42 例），对照组患者行开腹手术治疗，观察组患者接受腹腔镜治疗，比较治疗前及手术后 1 d 患者血清肿瘤标志物、凝血功能及免疫功能指标的水平。结果发现，治疗前，两组患者血清 CA125、HE4、凝血酶原时间（prothrombin time，PT）、部分凝血酶原时间（activated partial thromboplastin time，APTT）、纤维蛋白原（fibrinogen，FIB）、CD3$^+$、CD4$^+$、CD8$^+$、CD4$^+$/CD8$^+$水平比较差异无统计学意义（$P>0.05$）；治疗后，两组 CA125、HE4、PT、APTT、CD3$^+$、CD4$^+$、CD4$^+$/CD8$^+$水平较组内治疗前均显著降低（$P<0.05$），且观察组 CA125、HE4、PT、APTT 水平显著低于对照组治疗后（$P<0.05$），CD3$^+$、CD4$^+$、CD4$^+$/CD8$^+$水平显著高于对照组治疗后，差异比较均有显著性（$P<0.05$）；治疗后，两组 FIB 水平均较治疗前明显增高（$P<0.05$），且治疗后观察组显著高于对照组，差异比较有显著性（$P<0.05$）。因此认为，腹腔镜较开腹手术治疗早期子宫内膜癌，能够更有效降低患者血清肿瘤标志物水平，减轻机体免疫功能抑制，然而对凝血功能影响较大，应采取有效措施预防血栓性疾病的形成。

李春梅等探讨腹腔镜辅助阴式手术对早期老年子宫内膜癌患者术后血清 IGF1、CA125 水平及生存质量的影响。本研究选取早期子宫内膜癌患者 104 例，根据患者意愿分为观察组和对照组，各 52 例。对照组采用传统开腹手术治疗，观察组采用腹腔镜辅助阴式手术治疗。比较两组患者手术时间、术中出血量、术中淋巴结清扫个数、肛门排气时间、住院时间、术后并发症发生率和术前、术后 1 个月血浆 IGF1 和 CA125 水平，以及术后健康调查简表（the MOS item short from health survey，SF-36）生活质量评分。统计两组患者 1 年内复发转移率及 1 年生存率并比较。结果发现，观察组术中出血量、肛门排气时间、住院时间、术后并发症发生率均较对照组减少（$P<0.05$），但两组手术时间、淋巴结清扫个数比较差异均无统计学意义（$P>0.05$）；两组术前、术后 1 个月 CA125、IGF1 水平比较差异均无统计学意义（$P>0.05$）；两组患者 1 年生存率、复发率比较差异均无统计学意义（$P>0.05$）；观察组术后 SF-36 统计生理总得分和心理总得分均显著高于对照组（$P<0.05$）。因此认为，腹腔镜辅助阴式手术治疗早期子宫内膜癌可达到与开腹

手术一样的手术范围、切除效果和术后生存率，且可减少手术创伤，减少术后并发症发生率，提高生活质量，值得临床推广应用。

（2）机器人手术：李小毛等分析了机器人手术在子宫内膜癌分期手术中的安全性与有效性。本研究检索 2000 年 1 月至 2016 年 10 月 Cochrane、Embase、PubMed、Web of Science 等英文数据库和 CNKI、万方、CSTJ 等中文数据库发表的相关文献；手工检索国际肿瘤学杂志、实用妇产科杂志、中华妇产科杂志等中文期刊发表的相关文献。由 2 位研究者采用 Newcastle-Ottawa Scale（NOS）文献质量评价表独立进行文献质量评价，满分为 9 颗星，得到 0～4 颗星者为低质量文献、5～9 颗星者为高质量文献；采用 Cochrane 图书馆数据库提供的 RevMan 5.3 软件进行荟萃分析，先对各入选文献进行异质性检验，根据检验结果选用不同的效应模型（包括随机效应模型和固定效应模型），对机器人手术和腹腔镜手术患者的围手术期相关指标进行合并分析。结果发现，最终纳入 13 篇文献，均为英文文献，共 1554 例患者，其中行机器人手术（RS 组）739 例，行腹腔镜手术（LPS 组）815 例。13 篇文献均为队列研究，包括前瞻性队列研究 4 篇、回顾性队列研究 9 篇；NOS 量表评价文献质量均在 5 颗星以上，均为高质量文献。荟萃分析结果显示，与 LPS 组患者比较，RS 组患者的术中出血量少［标准差（standard deviation，SD）=–72.31 ml，95%CI：–107.29～–37.33，$P<0.01$］、住院时间短（SD=–0.29 d，95%CI：–0.46～–0.13，P=0.001）、输血率低（RR=0.57，95%CI：0.33～0.97，P=0.0401）中转开腹率低（RR=0.41，95%CI：0.26～0.65，P=0.000）、术中并发症发生率低（RR=0.43，95%CI：0.24～0.76，P=0.004），两组间上述指标分别比较，差异均有统计学意义；而手术时间（SD=10.26 min，95%CI：–13.62～34.13，P=0.400）、盆腔淋巴结切除数（SD=0.48 个，95%CI：–1.76～2.71，P=0.680）、腹主动脉旁淋巴结切除数（SD=0.46 个，95%CI：–1.42～2.34，P=0.630）、淋巴结切除总数（SD=–0.04 个，95%CI：–3.99～3.91，P=0.980）、术后并发症发生率（RR=0.87，95%CI：0.67～1.12，P=0.280）在两组中分别比较，差异均无统计学意义。因此认为，与腹腔镜手术相比，机器人手术有术中出血量少、输血率低、中转开腹率低、术中并发症发生率低、住院时间短等优势，但因其费用昂贵而使临床应用受到一定的限制。

4. 手术并发症　手术过程及术后可能出现各种并发症，其中最常见的为淋巴囊肿，其影响因素较多，如何正确处理淋巴囊肿关系到患者术后生活质量。

潘明霞等探讨子宫内膜癌术后盆腔淋巴囊肿形成的危险因素。本研究收集 2009 年 1 月至 2016 年 4 月行盆腔和（或）腹主动脉旁淋巴结切除的子宫内膜癌患者 397 例，术后发生淋巴囊肿者 76 例。其中，子宫内膜癌盆腔和（或）腹主动脉旁淋巴结切除后淋巴囊肿的发生率为 19.14%。单因素分析发现，淋巴结切除范围、FIGO 分期、术后化疗、术后放疗及术后放疗联合化疗与淋巴囊肿发生相关（P=0.002，P=0.010，P=0.046，P=0.040，P=0.030）。多因素 Logistic 回归分析发现，盆腔＋腹主动脉旁淋巴结切除是淋巴囊肿形成的独立危险因素（P=0.014）。因此认为，淋巴囊肿是子宫内膜癌盆腔和（或）腹主动脉旁淋巴结切除后的常见并发症，采取个体化治疗，避免不必要的大范围淋巴结清扫，将会减少淋巴囊肿的发生。

潘明霞等探讨淋巴囊肿感染发生的相关因素及治疗淋巴囊肿的最佳引流时间。本研究收集 2009 年 1 月至 2016 年 4 月行盆腔和（或）腹主动脉旁淋巴结切除的子宫内膜癌患者 397 例，术后发生淋巴囊肿者 76 例，淋巴囊肿感染者 20 例。研究发现，淋巴囊肿感染的发生率为 5.04%（20/397）。

单因素分析发现，淋巴囊肿直径≥5 cm、术后贫血是淋巴囊肿感染发生的相关因素（$P<0.001$，$P=0.023$）。多因素 Logistic 回归分析发现，淋巴囊肿直径≥5 cm 是淋巴囊肿感染发生的独立危险因素（$P=0.000$）。在淋巴囊肿感染的治疗中单纯使用抗生素组较抗生素联合引流组治疗时间短（$P=0.008$）。在辅以引流治疗的患者中，3 d 内给予引流者治疗时间较第 4 天及以后给予引流者治疗时间缩短（$P=0.048$）。因此认为，明确引起淋巴囊肿感染发生的相关因素，采取针对性预防措施，将会减少淋巴囊肿感染的发生；对于需要辅以引流治疗的患者给予越早，治疗时间越短。

（三）放疗

放疗是治疗子宫内膜癌有效方法之一，对于伴有高危因素的 I 期（深肌层浸润、G3）、II 期、III C 患者，放疗为术后重要辅助治疗；对III期和IV期病例，放疗为综合性治疗的重要组成部分。

1. 术后辅助放疗　徐进芳等探讨 I 期子宫内膜癌外科治疗后放射治疗的生存状况。本研究选取 2010 年 3 月至 2014 年 2 月收治的进行外科治疗后放射治疗的 65 例 I 期子宫内膜癌患者，并分析患者治疗后无瘤生存率、复发率、转移率和总生存率。结果显示，I 期子宫内膜癌患者经外科治疗后放射治疗的 3 年总生存率为 89.2%，无瘤生存率为 87.6%；5 年总生存率、无瘤生存率分别为 80.0%、73.8%；局部复发 3 例（4.6%），远处转移 4 例（6.1%）；急性放射性肠炎 11 例（16.9%），急性放射性膀胱炎 7 例（10.7%），肠穿孔 1 例（1.5%），肠梗阻 2 例（3.1%），便血 4 例（6.1%）。不同分化程度、有无肌层浸润及淋巴结是否受累与 I 期子宫内膜癌外科治疗后放射治疗患者 5 年生存率具有一定相关性，差异均有统计学意义（均 $P<0.05$）。因此认为，I 期子宫内膜癌患者经外科治疗后放射治疗的不良反应发生率低，不易发生局部复发及远处转移，生存期长。

2. 术后同步放化疗　管付娟探讨同步放化疗对子宫内膜癌患者术后血清肿瘤标志物、VEGF、MMP9 及炎性因子水平的影响。本研究以 86 例行手术治疗的子宫内膜癌患者作为研究对象，随机分为对照组（42 例）和观察组（44 例），两组患者均接受全子宫及双侧附件切除术治疗，在此基础上，对照组采取单纯放疗方案治疗，观察组接受同步放化疗方案治疗，比较两组治疗前后血清肿瘤标志物、VEGF、MMP9 及炎性因子水平。结果显示，观察组与对照组治疗前 CA125、HE4、VEGF、MMP9、TNF-α、C- 反应蛋白（C-reactive protein，CRP）及 IL-6 水平比较，差异无统计学意义（$P>0.05$）；治疗后，两组 CA125、HE4、VEGF、MMP9、TNF-α、CRP 及 IL-6 水平较组内治疗前均显著降低，差异有统计学意义（$P<0.05$）；观察组治疗后 CA125、HE4、VEGF、MMP9、TNF-α、CRP 及 IL-6 水平均显著低于对照组，差异有统计学意义（$P<0.05$）。因此认为，同步放化疗方案治疗可有效降低子宫内膜癌术后患者血清肿瘤标志物、VEGF、MMP9 水平，减轻机体炎性应激反应，具有重要价值。

（四）全身治疗

1. 化疗　化疗可用于术后有复发高危因素患者辅助治疗，以期减少盆腔外的远处转移。同时也是晚期或复发子宫内膜癌综合治疗的重要组成部分。

（1）术后辅助化疗：荣慧等探讨术后辅助化疗对早期高危子宫内膜癌患者预后的影响。本研究选取具有高危因素的早期子宫内膜癌患者 213 例，术后接受化疗的 105 例（化疗组），未接受化疗的 108 例（对照组）。比较两组患者的 5 年累积生存率。结果显示，化疗组的 5 年累积生存率为 94.2%，高于对照组的 84.4%（$P<0.05$）。分层分析显示，子宫内膜癌的病理类型、分期和分级、淋巴脉管间隙浸润和是否行术后辅助化疗是影响患者预后的独立危险因素（$P<0.05$）。因此认为，术后辅助化疗可以改善具有高危因素的早期子宫内膜癌患者的预后。

顾小燕等比较洛铂或顺铂联合紫杉醇治疗子宫内膜癌的疗效。本研究选取子宫内膜癌患者 44例，随机均分为洛铂联合紫杉醇治疗组（观察组）和顺铂联合紫杉醇治疗组（对照组）。比较两组疗效、不良反应和 2 年生存率。结果显示，观察组治疗有效率和疾病控制率分别为 59.1% 和 90.9%，与对照组的 54.5% 和 81.8% 相仿（$P>0.05$）。两组血液毒性发生率差异无统计学意义（$P>0.05$）。观察组胃肠毒性及肝功能、肾功能异常发生率低于对照组（$P<0.05$）。两组患者 2 年生存率差异无统计学意义（$P>0.05$）。因此认为，顺铂联合紫杉醇较洛铂联合紫杉醇治疗子宫内膜癌的肝毒性、肾毒性及胃肠毒性更低。

陈欢欢等通过对子宫内膜癌患者在手术治疗的基础上给予 TC 方案（紫杉醇＋卡铂）化疗，观察联合治疗方案对患者血清肿瘤特异生长因子（tumor supplied group of factors，TSGF）、泌乳素（prolactin，PRL）、HE4 和 TNF-α、CRP、VEGF、IL-8 水平的影响。本研究对就诊的 106 例子宫内膜癌患者进行回顾性分析，将其分为对照组和观察组，对照组 49 例，观察组 57 例。所有患者均给予腹腔镜手术治疗，观察组在腹腔镜手术的基础上给予 TC 方案进行化疗 2 个疗程，于治疗前后清晨取患者空腹静脉血进行离心处理，运用 ELISA 法检测两组血清 TSGF、PRL、HE4 和 TNF-α、CRP、VEGF、IL-8 水平并进行比较。结果发现，治疗前，两组血清 TSGF、PRL、HE4 水平之间无显著性差异（$P>0.05$）；治疗后，与同组治疗前相比，两组血清 TSGF、PRL、HE4 水平均明显降低，差异具有显著性（$P<0.05$），且观察组血清 TSGF、PRL、HE4 水平降低程度均明显优于对照组，两组之间具有显著性差异（$P<0.05$）。治疗前，两组血清 TNF-α、CRP、VEGF、IL-8 水平之间无显著性差异（$P>0.05$）；治疗后，与同组治疗前相比，两组血清 TNF-α、CRP、VEGF、IL-8 水平均明显降低，差异具有显著性（$P<0.05$），且观察组血清 TNF-α、CRP、VEGF、IL-8 水平降低程度均明显优于对照组，两组之间具有显著性差异（$P<0.05$）。因此认为，对子宫内膜癌患者在手术治疗的基础上给予 TC 方案化疗，可以明显改善患者血清 TSGF、PRL、HE4 和 TNF-α、CRP、VEGF、IL-8 水平，表明手术后辅以 TC 化疗方案不仅可以提高疗效，控制肿瘤的局部复发，还可以通过调节某些因子的表达而起到抑制肿瘤发展的作用，改善机体内部炎症微环境，促进患者自身免疫表达，值得临床上研究应用。

（2）晚期耐药性子宫内膜癌化疗：范素鸿等观察表柔比星注射液联合顺铂注射液治疗晚期耐药性子宫内膜癌的临床疗效及安全性。本研究将 56 例晚期耐药性子宫内膜癌患者随机分为对照组 28 例与试验组 28 例。对照组给予顺铂（30 mg/m²，第 1、8 天，静脉滴注）＋氟尿嘧啶（650 mg/m²，第 1、8 天，静脉滴注）；试验组给予顺铂（30 mg/m²，第 1、8 天，静脉滴注）＋表柔比星（40 mg/m²，第 1 天，静脉滴注）。两组患者 1 个疗程均为 4 周，共治疗 2 个疗程。比较两组患者的临床疗效、CA125、HE4、脂联素（adiponectin，APN）及药物不良反应的发生情况。结果显示，治疗后，试验组和对照组的总有效率分别为 85.71%（24/28）和 60.71%（17/28），差异有统计学意义（$P<0.05$）。治疗后，试验组和对照组的 CA125 分别为（28.62±0.33）U/L、（40.52±0.45）U/L，HE4 分别为（1.57±0.24）pmol/L、（35.93±0.38）pmol/L，APN 分别为（8.59±0.98）µg/ml、（7.74±0.78）µg/ml，差异均有统计学意义（$P<0.05$）。试验组的药物不良反应主要有脱发、口腔黏膜炎、恶心、呕吐、腹

泻和白细胞减少，对照组的药物不良反应主要有脱发、食欲缺乏、恶心、呕吐、白细胞减少、血小板减少和蛋白尿。试验组和对照组的药物不良反应发生率分别为 21.43% 和 32.14%，差异无统计学意义（$P>0.05$）。因此认为，表柔比星注射液联合顺铂注射液治疗晚期耐药性子宫内膜癌的临床疗效显著，且不增加药物不良反应的发生率。

（3）孕激素的应用：作为晚期或复发子宫内膜癌患者的综合治疗方法之一。以高效、大剂量、长期应用为宜。常用药物包括醋酸甲羟孕酮、甲地孕酮、己酸孕酮。

张富斌等观察了醋酸甲羟孕酮联合顺铂和氟尿嘧啶治疗子宫内膜癌的临床疗效和安全性。本研究将 166 例 I 期、II 期子宫内膜癌患者随机分为对照组及试验组，各 83 例。对照组术前用新辅助化疗治疗，治疗第 1 天给予顺铂注射液 80 mg/m²，静脉滴注；治疗第 1～4 天给予注射用氟尿嘧啶 4500 mg/m²，静脉滴注，分 12 次泵入，持续灌注 4 d。试验组在对照组基础上加用醋酸甲羟孕酮片 250 mg，每天 1 次，化疗前 3 个月开始口服。比较两组患者治疗前后血清 CA125、CA19-9、HE4、VEGF、MMP9 水平、临床疗效及药物不良反应发生率。结果显示，治疗后，试验组和对照组的总有效率分别为 81.92%（68/83）和 67.47%（56/83），差异有统计学意义（$P<0.05$）。治疗后，试验组和对照组的 CA125 分别为（11.24±1.46）U/ml、（30.47±3.59）U/ml，差异有统计学意义（$P<0.05$）；CA19-9 分别为（6.75±0.84）kU/L、（12.67±1.25）kU/L；HE4 分别为（40.23±4.23）pmol/L、（58.66±7.22）pmol/L；VEGF 分别为（241.21±27.34）ng/L、（329.53±29.13）ng/L；MMP9 分别为（1.31±0.16）ng/ml、（3.45±0.38）ng/ml，差异均有统计学意义（均 $P<0.05$）。试验组的药物不良反应主要有消化道反应、感染、肝功能异常、骨髓抑制，对照组的药物不良反应主要有消化道反应、感染、骨髓抑制，药物不良反应发生率分别为 34.94%（29/83）和 26.51%（22/83），差异无统计学意义（$P>0.05$）。因此认为，醋酸甲羟孕酮联合顺铂和氟尿嘧啶能显著降低子宫内膜癌患者血清 CA125、CA19-9、HE4、VEGF、MMP9 水平，临床疗效好，且安全性较高。

（4）化疗分子机制研究：林琼燕等探讨顺铂对子宫内膜癌 Ishikawa 细胞自噬的影响，并初步探讨 PI3K/Akt/mTOR 信号通路在其中的作用。本研究通过透射电镜观察自噬泡形成。采用免疫荧光检测微管相关蛋白 1 轻链 3 融合蛋白 II（microtubule-associated protein 1 light chain 3 fusion protein II，LC3 II）的荧光聚集情况。采用 Wester Blot 检测 mTOR 通路中的 PI3K、Akt 及 mTOR 蛋白的表达。结果发现，顺铂能诱导 Ishikawa 细胞发生自噬，其中 24 h 组明显高于 12 h 组（$P<0.05$）；与对照组相比较，自噬相关蛋白 LC3 II 的表达随着时间延长表达增加（$P<0.05$）。磷酸化 Akt1、磷酸化 mTOR 及 PI3K p85 蛋白表达水平随着时间延长表达下降。IGF-1 与顺铂共培养组自噬小体及 LC3 II 蛋白表达少于顺铂组，但高于对照组。顺铂可能通过抑制 PI3K/Akt/mTOR 信号通路，从而诱导子宫内膜癌细胞发生自噬。

（5）药物敏感性的分子生物学研究：李莉莉等通过 siRNA 沉默 YKL-40 基因探讨其对子宫内膜癌 HEC-1A 细胞顺铂化疗敏感度的影响。本研究使用 siRNA 基因干扰技术沉默 YKL-40 基因，将人子宫内膜癌 HEC-1A 细胞分为空白对照组、空载体组、siRNA 实验组三组。qRT-PCR 法检测沉默效率及顺铂处理子宫内膜癌细胞对癌细胞中 YKL-40 基因的影响。MTT 法和流式细胞术检测靶细胞的增殖能力及凋亡率。结果显示，siRNA 实验组 YKL-40 mRNA 的表达量显著低于空白对照组和空载体组（$P=0.036$，$P=0.005$），经过相同浓度的顺铂处理子宫内膜癌后，YKL-40 基因的表达量上调。

siRNA 实验组的增殖能力低于空白对照组和空载体组（$P<0.05$），而凋亡率高于空白对照组和空载体组（$P=0.000$，$P=0.000$）。因此认为，YKL-40 基因沉默可以提高子宫内膜癌 HCE-1A 细胞对顺铂的敏感度。YKL-40 基因具有抗凋亡作用。

张雪等观察 AFAP-1L2 下调后对顺铂干预的子宫内膜癌 KLE 细胞增殖、凋亡及细胞周期的影响。本研究采用 Western Blot 及 qRT-PCR 检测不同分化程度子宫内膜癌细胞（KLE，Ishikawa）中 AFAP-1L2 蛋白及 mRNA 的表达；构建 siAFAP-1L2 质粒并转染子宫内膜癌细胞，检测转染效率；顺铂干预 siNegative Control 细胞为对照组（DDP 组），对 siAFAP-1L2 干扰细胞（siAFAP-1L2＋DDP 组）给予不同浓度顺铂干预或同一浓度不同培养时间下以 MTT 法观察细胞存活率，流式细胞术观察细胞凋亡率，PI 法观察细胞周期。结果显示，AFAP-1L2 蛋白及 mRNA 在低分化 KLE 细胞株中表达水平明显高于高分化 Ishikawa 细胞株。AFAP-1L2 下调后能够增加 KLE 细胞对 DDP 化疗敏感度，并具有剂量依赖性及时间依赖性。下调 AFAP-1L2 表达能够促进 DDP 干预的 KLE 细胞凋亡，使更多细胞生长停滞。因此认为，siAFAP-1L2 沉默可增强顺铂对子宫内膜癌细胞的杀灭作用。

袁俐等研究通过 HIF-1α 蛋白去类泛素化修饰以降低子宫内膜癌干细胞的干性维持潜能，并增加其对化疗药物的敏感性。本研究利用慢病毒质粒介导基因转染沉默 KLE 子宫内膜癌细胞泛素载体蛋白 9（ubiquitin carrier protein 9，Ubc9）表达，免疫印迹方法检测 Ubc9、小泛素相关修饰蛋白 1（small ubiquitin related modifier protein 1，SUMO1）和 HIF-1α 蛋白表达水平；96 孔板中培养并计算肿瘤干细胞克隆形成率及克隆球直径；流式细胞周期术检测细胞周期变化；MTT 细胞毒性实验和流式细胞凋亡方法检测 Ubc9 沉默对子宫内膜癌干细胞对化疗药物顺铂的治疗敏感性。免疫印迹结果显示，Ubc9 基因沉默效果良好，共价结合状态的 SUMO1 及 HIF-1α 蛋白水平明显下降（$P<0.05$）；Ubc9 基因沉默使子宫内膜癌干细胞克隆形成率由（31.61 ± 5.29）% 下降至（11.42 ± 3.07）%，同时细胞周期由 G1 向 G2 期后移，顺铂 IC50 由 44.37 mg/L 下降至 7.39 mg/L，细胞凋亡率由（26.22 ± 4.03）% 下降至（41.59 ± 5.37）%。因此认为，通过沉默 Ubc9 基因表达能够诱导 HIF-1α 蛋白去 SUMO 化修饰，进而降低子宫内膜癌干细胞干性维持能力，并增强其化疗敏感性。

2. 中医中药治疗　杜军辉探讨黄芪注射液辅助免疫化疗对子宫内膜癌患者免疫功能及血清肿瘤分子的影响。本研究选取 2014 年 5 月至 2016 年 10 月收治的 112 例子宫内膜癌患者，随机分为观察组（56 例）与对照组（56 例）。对照组进行常规化疗，观察组在对照组基础上加用黄芪注射液。比较两组患者临床疗效，检测比较两组患者化疗前后免疫功能、血清肿瘤分子水平，统计两组患者不良反应发生率。结果发现，化疗后观察组的总缓解率为 73.22%，显著高于对照组的 51.79%（$P<0.01$）。与化疗前相比，化疗后两组患者外周血中 CD4[+]、CD8[+] 比例均降低，且观察组降低幅度小于对照组，对照组外周血中 CD4[+]/CD8[+] 明显降低，且低于观察组（$P<0.01$）。化疗后两组患者血清 IgG、IgA 水平均无明显变化，但观察组高于对照组（$P<0.05$）；与化疗前相比，化疗后观察组血清 IgM、补体 C3 水平均升高，对照组血清 IgM、补体 C3 水平均下降，且观察组高于对照组（$P<0.05$ 或 $P<0.01$）。化疗过程中，观察组胃肠道反应、粒细胞减少、血小板减少、肝功能和肾功能损害发生率均低于对照组（$P<0.05$ 或 $P<0.01$）。因此认为，黄芪注射液辅助免疫化疗可提升子宫内膜癌患者化疗的临床疗效，有效降低血清肿瘤分子水平，避免化疗对机体免疫功能的损伤，减轻不良反应，安全性良好。

3. 潜在的基因治疗

（1）基于细胞系的研究：陈少花等观察 γ- 神经突触核蛋白（synuclein gamma，SNCG）基因稳定沉默后人子宫内膜癌 HEC-1A 细胞生长周期的变化。本研究采用流式细胞术检测 SNCG 基因沉默后 HEC-1A 细胞周期变化，通过激光扫描共聚焦显微镜观察吖啶橙染色后 G2/M 期百分比变化。流式细胞术结果显示，SNCG 基因沉默后 HEC-1A 细胞处于 G1 和 G2/M 期增多，处于 S 期减少，差异有统计学意义（$P<0.05$）；共聚焦显微镜观察结果显示，SNCG 基因沉默后 HEC-1A 细胞处于 G2/M 期百分比增高，差异有统计学意义（$P<0.05$）。2 个方法共同验证了慢病毒质粒载体 shRNA 干扰后 SNCG 基因稳定沉默的 HEC-1A 细胞周期阻滞于 G2/M 期，提示 SNCG 基因与子宫内膜癌细胞生长周期密切相关。因此大胆推测，SNCG 异常高表达可使体外培养的子宫内膜癌细胞 G2/M 期加速，细胞增殖分裂能力增强。另一方面，SNCG 基因沉默可使子宫内膜癌 HEC-1A 细胞生长受阻，提示可将 SNCG 作为子宫内膜癌的潜在基因治疗靶点。

孙利华等通过观察微小 RNA-21（miR-21）对子宫内膜癌细胞 PTEN 基因的调控作用，验证 PTEN 基因 3'-UTR 区内的微小 RNA 反应（MRE）-21 片段为 miR-21 作用的靶向位点。本研究在人子宫内膜癌 HEC-1A 细胞中转染不同浓度的 miR-21 拮抗药、无关序列和空白对照，利用 qRT-PCR 法检测 miR-21 及靶基因 PTEN 的 mRNA 水平，利用免疫印迹法检测 PTEN 的蛋白表达水平，再利用双荧光素酶报告基因法对 miR-21 与 PTEN3'-UTR 区内的 MRE-21 片段的靶向关系进行验证。结果显示，在 HEC-1A 细胞内，随着 miR-21 拮抗药浓度的增加，miR-21 的表达量逐步减少。miR-21 拮抗药组与无关序列组比较，miR-21 表达量的减少差异有统计学意义（$P<0.01$）；PTEN 蛋白表达量的增加差异亦有统计学意义（$P<0.01$）。p MER- 报告载体和 miR-21 拮抗药共转染 HEC-1A 细胞时，与 p MIR-空白载体转染组及 p MER- 报告载体转染组相比，荧光素酶表达水平皆显著上调（$P<0.01$）。因此认为，沉默 miR-21 能上调子宫内膜癌细胞内 PTEN 基因的表达，PTEN 基因 3'-UTR 区的 MRE-21 片段为 miR-21 作用的靶向位点。

王静等探讨 HMGB1 基因过表达和沉默对子宫内膜癌增殖与侵袭能力的影响及其机制。本研究通过构建含有 HMGB1 重组质粒和 HMGB1 shRNA 的慢病毒载体并转染人子宫内膜癌 HEC-1A，建立过表达和沉默 HMGB1 基因的 HEC-1A 细胞株。采用细胞增殖 / 毒性活性检测试剂盒（cell counting kit-8）、Transwell 小室、细胞划痕实验分析 HMGB1 过表达和沉默对子宫内膜癌 HEC-1A 细胞生长、增殖、侵袭及转移的影响。采用 Western 印迹和反转录 PCR 检测过表达和沉默 HMGB1 后 HEC-1A 细胞中 NF-κB、VEGF 及 MMP2 的表达情况。结果发现，过表达 HMGB1 能够促进子宫内膜癌 HEC-1A 细胞增殖、侵袭与转移，且 HEC-1A 细胞中 NF-κB、VEGF 及 MMP2 表达上调；干扰 HMGB1 表达抑制 HEC-1A 细胞增殖、侵袭与转移，HEC-1A 细胞中 NF-κB、VEGF 及 MMP2 表达下调。因此认为，HMGB1 与子宫内膜癌增殖、侵袭与转移密切相关，且可能通过 NF-κB、VEGF 及 MMP2 影响子宫内膜癌的侵袭与转移；HMGB1 可能成为治疗子宫内膜癌的一个重要靶点。

杨琳等探讨抑制 Notch 信号传导对胰岛素诱导子宫内膜癌细胞增殖及相关凋亡蛋白表达水平的影响。本研究将子宫内膜癌 Ishikawa 3-H-12 细胞行体外原代及传代培养，将培养好的细胞分为对照组（加入磷酸盐缓冲液 3 ml）、胰岛素组（加入 1.0×10^6 mol/L 胰岛素单独刺激）及 MW167 组（应用不同剂量 γ 分泌酶抑制药 MW167 预处理后再用胰岛素刺激），培养 48 h 后应用 MTT 比色法测定各组子宫内膜癌细胞生长抑制情况，应用 Western Blot 测定半胱氨酰天冬氨酸蛋白酶（caspase）-3、caspase-8 及 Notch1 蛋白表达情况。结果显示，胰岛素可促进子宫内膜癌细胞中 Notch1 蛋白表达，刺激 48 h 后 Notch1 蛋白表达水平明显高于对照组（$P<0.05$）；MW167 可抑制胰岛素诱导 Notch1 蛋白表达，且抑制作用具有浓度依赖性。不同组别子宫内膜癌细胞在培养 24 h、48 h、72 h 后 570 nm 处吸光度（A570）值存在明显差异（$P<0.05$），其中胰岛素组各时间点 A570 值均高于对照组（$P<0.05$），胰岛素促子宫内膜癌细胞增殖在 48 h 时达到最高水平。MW167 以浓度和时间依赖方式抑制胰岛素促子宫内膜癌细胞增殖，在 48 h 时 20 μmol/L MW167 可持久抑制胰岛素促子宫内膜癌细胞的增殖。胰岛素组各时间点 caspase-3、caspase-8 蛋白表达水平低于对照组（$P<0.05$），MW167 以浓度和时间依赖方式促进细胞 caspase-3、caspase-8 蛋白表达。因此认为，MW167 可通过抑制 Notch 信号通路传导而抑制胰岛素促子宫内膜癌细胞增殖及促进相关凋亡蛋白表达，诱导子宫内膜癌细胞凋亡。

王晶等研究 microRNA-320d（miR-320d）对子宫内膜癌 JEC 细胞 EMT 功能的影响及其相关机制。本研究通过 JEC 子宫内膜癌细胞株分别转染 miR-320d mimics 和 negative control mimic，分别作为 M320d 组、NCM 组，并设立未转染对照组，采用 RT-PCR 法检测各组细胞 miR-320d 含量。Transwell 实验检测三组细胞迁移能力和侵袭能力。Western Blot 法检测三组细胞 α-Catenin 和 PBX3 表达水平，以及 PBX3 过表达对 miR-320d 抑制 EMT 的拮抗作用。双荧光素酶实验检测 miR-320d 与 PBX3 的关系。结果显示，M320d 组 miR-320d 的表达水平为对照组的（808.25±15.58）倍（$P<0.05$）。M320d 组迁移细胞数量（29.56±0.59）低于对照组的（94.48±1.02）（$P<0.05$）。M320d 组侵袭细胞数量（7.33±0.84）低于对照组的（86.28±3.51）（$P<0.05$）。M320d 组细胞 α-Catenin、E-cadherin 蛋白表达量（0.365±0.017）、（0.261±0.008）高于对照组（0.114±0.010）、（0.151±0.021），Vimentin 蛋白表达量（0.105±0.009）低于对照组（0.211±0.025），PBX3 蛋白表达量（0.181±0.002）低于对照组（00.311±0.007）。PBX3 过表达 M320d 组子宫内膜癌细胞中 α-Catenin、E-cadherin 蛋白表达量（0.139±0.019）、（0.143±0.007）低于对照组（0.399±0.034）、（0.261±0.017），Vimentin 蛋白表达量（0.234±0.008）高于对照组（0.105±0.009），差异均有统计学意义（$P<0.05$）。双荧光素酶检验结果显示，PBX3 为 miR-320d 的下游靶基因。因此认为，miR-320d 可能通过降低下游靶基因 PBX3 水平影响 EMT 相关蛋白表达，抑制子宫内膜癌 JEC 的 EMT 功能，有可能成为子宫内膜癌基因治疗的良好靶点。

王娟等利用 RNA 干扰技术靶向沉默 EZH2 基因，检测其对子宫内膜癌细胞增殖、迁移能力及 EMT 的影响。本研究采用实时荧光定量 PCR、Western Blot 检测 EZH2 在子宫内膜细胞 ESC 及子宫内膜癌细胞株 ECC-1、RL95-2 中的表达差异。利用化学技术合成小分子 siRNA 转染子宫内膜癌细胞，靶向抑制 EZH2 基因表达。CCK-8、Transwell 小室检测干扰前后子宫内膜癌细胞株 ECC-1、RL95-2 增殖、迁移能力变化。Western Blot 检测干扰前后子宫内膜癌细胞株 ECC-1、RL95-2 中 EMT 相关蛋白 E-cadherin、α-catenin、N-cadherin 和 Vimentin 的表达变化。结果发现，EZH2 在子宫内膜癌细胞株 ECC-1、RL95-2 中的表达明显高于子宫内膜细胞 ESC（$P<0.01$）；RNA 干扰抑制 EZH2 基因表达后，ECC-1、RL95-2 细胞增殖、迁移能力降低（$P<0.01$），ECC-1、RL95-2 细胞中上皮标志物 E-cadherin 和 α-catenin 的蛋白表达水平上调（$P<0.05$），间质标志物 N-cadherin 和 Vimentin 的蛋白表达水平下调（$P<0.01$）。因此认为，EZH2 在子宫内膜癌细胞中高表达，siRNA 靶向沉默 EZH2 基因可抑制子

宫内膜癌细胞的增殖、迁移和 EMT。

于健等探讨 miR-183 及 Akt1 蛋白在子宫内膜癌组织中的表达，以及抑制或过表达 miR-183 对 Ishikawa 细胞内 Akt1 蛋白表达的影响。本研究采用实时定量 PCR 方法检测子宫内膜癌组织 miR-183 及 Akt1 mRNA 的表达水平；Western Blot 方法检测子宫内膜癌组织 Akt1 蛋白表达。应用阳离子脂质体 Lipofectamine TM2000 转染将 miR-183 inhibitors 或 miR-183 mimics 转染至 Ishikawa 细胞，实时定量 PCR 方法及 Western Blot 方法分别检测转染后 Akt1 mRNA 及蛋白的表达变化，MTT 方法检测转染后细胞增殖能力的变化。结果显示，miR-183 在子宫内膜癌组织中的表达量较癌旁组织明显降低，Akt1 蛋白及 mRNA 在癌组织中较癌旁组织表达明显增高（$P<0.01$）；与对照组相比，转染 miR-183 mimics 的 Ishikawa 细胞内 Akt1 蛋白与 mRNA 水平显著降低，细胞增殖能力显著下降（$P<0.01$）；与对照组相比，转染 miR-183 inhibitors 的 Ishikawa 细胞内 Akt1 蛋白与 mRNA 水平显著升高，细胞增殖能力亦显著升高（$P<0.01$）。因此认为，miR-183 在子宫内膜癌组织中低表达，并能够抑制 Ishikawa 细胞增殖，抑制 Akt1 的表达可能是其作用机制之一。

（2）基于动物实验的研究：叶园英等探讨针对趋化因子受体基因 *CXCR4* 和 *CXCR7* 的小干扰 RNA（siRNA）对人子宫内膜癌 Ishikawa 细胞裸鼠移植瘤生长的影响。本研究将子宫内膜癌 Ishikawa 细胞株注射于裸鼠肩胛背部皮下建立动物模型，待肿瘤最长径达 5～7mm 后，将所有荷瘤裸鼠随机分组，分别给予 CXCR4-siRNA 和 CXCR7-siRNA 单独或联合瘤体内注射，并以阴性对照 siRNA 和生理盐水作为对照组，每 3 天治疗一次，共 6 个治疗周期。观察各组裸鼠移植瘤的生长，比较各组移植瘤的体积和质量的差异，并以荧光定量 RT-PCR、Western Blot 和免疫组织化学技术验证 *CXCR4* 和 *CXCR7* 的基因沉默效果。结果显示，成功建立 Ishikawa 细胞裸鼠移植瘤模型，与阴性对照 siRNA 组和空白对照组相比，CXCR4-siRNA 治疗组、CXCR7-siRNA 治疗组和 CXCR4-siRNA＋CXCR7-siRNA 治疗组的肿瘤的生长均明显受到抑制（均 $P<0.05$）；CXCR4-siRNA 和（或）CXCR7-siRNA 瘤体内直接注射能显著下调 CXCR4 mRNA、CXCR7 mRNA（均 $P<0.05$）和蛋白（均 $P<0.01$）的表达。因此认为，siRNA 干扰 *CXCR4* 和 *CXCR7* 表达能够有效抑制人子宫内膜癌 Ishikawa 细胞裸鼠移植瘤的生长。因此，*CXCR4* 和 *CXCR7* 有望成为子宫内膜癌基因治疗的潜在靶点之一。

陈书成等探讨肠凝集素 1（intelectin-1，ITLN-1）稳定表达对人子宫内膜腺癌 Ishikawa 细胞裸鼠移植瘤生长的影响。本研究将 16 只裸鼠随机分为两组，分别皮下接种感染慢病毒 GV358（携带有 *ITLN-1* 基因的慢病毒）的 Ishikawa 细胞（ITLN-1 组）和感染空载体慢病毒（仅含有空载体的慢病毒）的 Ishikawa 细胞（对照组），建立裸鼠人子宫内膜癌 Ishikawa 细胞移植瘤模型。测量小鼠皮下肿瘤体积，绘制肿瘤生长曲线，剥离肿瘤后称取肿瘤的质量，计算肿瘤抑制率。肿瘤组织切片行 HE 染色观察病理学形态。免疫组织化学法检测肿瘤组织中 p53、COX-2 和 Bcl-2 蛋白的表达情况。结果发现，与对照组相比，ITLN-1 组小鼠移植瘤的生长受到明显抑制（$P<0.01$）。免疫组织化学结果显示，ITLN-1 组中野生型 p53 蛋白的表达水平明显上调（$P<0.01$），而 COX-2 和 Bcl-2 蛋白的表达水平明显下调（P 均 <0.01）。因此认为，ITLN-1 过表达能抑制裸鼠人子宫内膜癌移植瘤的生长，发挥抗肿瘤作用。

梁升等探究腺病毒介导的 *Fat-1* 基因（Ad-GFP-Fat-1）对人子宫内膜癌 Ishikawa 细胞体内抑制效

应及其潜在的分子机制。本研究体外培养人子宫内膜癌 Ishikawa 细胞，接种于裸鼠右前肢腋部，建立人子宫内膜癌裸鼠皮下移植瘤模型。将成瘤后裸鼠随机分成三组，即 Ad-GFP-Fat-1 实验组、Ad-GFP 空载体组、PBS 对照组，分别对裸鼠进行皮下移植瘤注射治疗，观察并测量瘤体体积。RT-PCR 检测 Fat-1 基因表达。TUNEL＋DAPI 染色法检测移植瘤组织凋亡。免疫组织化学 SP 法和 Western Blot 法检测瘤体内半胱氨酸蛋白酶（caspase）-3 的表达情况。结果显示，Fat-1 基因在 Ad-GFP-Fat-1 组移植瘤组织中有效异源表达。Ad-GFP-Fat-1 组裸鼠移植瘤的体积和重量明显小于 Ad-GFP 组和 PBS 组（瘤体比较，$P<0.05$；瘤重比较，$P<0.05$）。Ad-GFP-Fat-1 组的凋亡指数明显高于 Ad-GFP 组和 PBS 组（$P<0.05$）。Ad-GFP-Fat-1 可明显上调 caspase-3 表达。Ad-GFP-Fat-1 主要通过增加活化的 caspase-3 上调 caspase-3 表达。因此认为，Ad-GFP-Fat-1 表达对人子宫内膜癌裸鼠皮下移植瘤有抑制作用，其机制可能与 Fat-1 基因上调活化的 caspase-3 表达诱导细胞凋亡有关，Fat-1 基因有望成为子宫内膜癌基因治疗的新途径。

（3）基于临床标本的研究：杨迪等通过测定 BCL2-L12 在正常子宫内膜组织和子宫内膜癌组织中的表达情况，探讨 BCL2-L12 在子宫内膜癌中的表达及其与病理参数的相关性。本研究应用 RT-PCR 法检测 36 例良性病变切除子宫患者（对照组）的正常内膜组织及 64 例子宫内膜癌患者（实验组）病变内膜组织中 BCL2-L12 的表达情况，并分析其与临床病理参数的关系。结果显示，BCL2-L12 在子宫内膜癌组织中的表达低于正常子宫内膜组织，差异有统计学意义（$P<0.05$）；BCL2-L12 在子宫内膜癌组织中的表达水平与肌层浸润程度有关，差异有统计学意义（$P<0.05$）。BCL2-L12 在子宫内膜癌组织中的表达与其他临床病理特征（如病理学分期、组织学分化程度等）差异无统计学意义（$P>0.05$）。因此认为，BCL2-L12 在子宫内膜癌组织中呈现低表达，且表达水平与肌层浸润程度有关，提示 BCL2-L12 可能在子宫内膜癌的发生、发展中起抑制作用，随着研究深入，可能为治疗子宫内膜癌开辟出一条新的道路。

赵娅丽探究子宫内膜癌患者组织中特异 AT 序列结合蛋白 1（specific AT sequence binding protein 1，SATB1）的表达及其与临床病理特征的关系。本研究选取 2014 年 5 月至 2016 年 6 月收治并经病理科确诊的 104 例子宫内膜癌患者的新鲜子宫内膜癌组织及其对应 2 cm 癌旁组织标本，采用免疫组织化学 SP 法检测组织中 SATB1 蛋白的表达，并分析其表达与患者临床病理特征之间的关系。结果发现，104 例子宫内膜癌组织标本中，有 71 例 SATB1 呈阳性表达，表达率为 68.27%，在其相对应癌旁组织中，有 25 例 SATB1 呈阳性表达，表达率为 24.03%，子宫内膜癌组织中 SATB1 的表达显著高于癌旁组织（$P<0.05$）。子宫内膜癌组织中 SATB1 的表达与患者的绝经情况和年龄无关（$P>0.05$）；与患者子宫内膜癌的组织学分级、肿瘤浸润深度、淋巴结转移和 TNM 分期均有关（$P<0.05$）。因此认为，SATB1 蛋白在子宫内膜癌的发生、发展中起着重要作用，对子宫内膜癌潜在的治疗靶点及预后判断具有重要意义。

周飞梅等研究 miR-101 在子宫内膜癌组织中的表达及其与临床病理参数的关系，探讨其在子宫内膜癌发病机制、诊断及预后评估中的意义。本研究应用 RT-PCR 方法检测 61 例子宫内膜癌组织中 miR-101 的表达水平，以 56 例正常子宫内膜组织作为对照组，探讨其表达与子宫内膜癌临床病理资料的关系。结果发现，与正常子宫内膜组织相比较，miR-101 在子宫内膜癌组织中表达下调，差异有统计学意义（$P<0.05$）。不同临床肿瘤分期、病理分级、肌层浸润深度子宫内膜癌患者 miR-

101 表达水平分别比较，差异均具有统计学意义（$P<0.05$），而不同年龄、淋巴转移、脉管侵袭、远处转移的子宫内膜癌组织中 miR -101 的表达水平分别比较，差异均无统计学意义（$P>0.05$）。子宫内膜癌组织中 miR-101 的表达水平和正常组织中 miR-101 的表达水平之间具有统计学差异。miR-101 表达水平与子宫内膜癌临床病理参数中的临床分期、病理分化等级及肌层浸润深度有统计学关系。因此认为，miR-101 的表达与子宫内膜癌的发生、发展、转移和侵袭能力密切相关，可将其作为治疗及评价预后的参考指标。其可能作为子宫内膜癌发生的生物学标志，并可为子宫内膜癌靶向治疗提供潜在的新靶点

黎金颜等探讨叶酸受体 α（folate receptor α，FRα）与 CA125 在子宫内膜癌的发生、发展中的作用及临床意义。本研究收集 60 例子宫内膜腺癌、46 例子宫内膜增生症及 10 例正常子宫内膜组织病理标本，采用免疫组织化学法检测各组内膜组织中 FRα、CA125 的表达情况，比较其差异及与临床病理特征的关系。结果发现，子宫内膜癌组织中 FRα 阳性率为 93.3%，高表达率为 65.0%，明显高于子宫内膜增生症组和正常组（$P<0.05$）；在子宫内膜癌组织中，FRα 的高表达与年龄、FIGO 分期、分化程度相关（$P<0.05$），与肌层浸润深度等方面的差异无统计学意义（$P>0.05$）。子宫内膜增生症中伴不典型增生者的 FRα 表达较其他增生亚型高。CA125 在子宫内膜癌及内膜增生症中的高表达率均明显高于正常组（$P<0.05$）。因此认为，FRα 可能参与子宫内膜癌的发生、发展过程中，并且对子宫内膜癌的预后评估有一定的指导意义，有望成为子宫内膜癌的治疗靶点，CA125 的表达在子宫内膜病变过程中起一定作用。但 FRα 及 CA125 两者之间的关系仍有待更深入的研究及探讨。

程洁等探讨长链非编码核糖核酸生长组织特异性转录体 5（long noncoding RNA growth arrest specific transcript 5，lncRNA-GAS5）在子宫内膜癌组织中的表达及其对子宫内膜癌 HEC-1A 细胞侵袭能力的影响。本研究筛选 2013 年 1 月至 2015 年 12 月行手术切除的子宫内膜癌患者的癌组织及癌旁组织 50 例，分析 lncRNA-GAS5 在组织中的表达水平及临床意义。通过重组质粒在人子宫内膜癌 HEC-1A 细胞中过表达 lncRNA-GAS5，采用 Transwell 侵袭小室模型检测过表达 lncRNA-GAS5 后 HEC-1A 细胞侵袭能力变化，qRT-PCR 检测 microRNA-21 的表达变化，qRT-PCR 及 Western Blot 检测 PTEN 表达变化。结果发现，lncRNA-GAS5 在子宫内膜癌组织中表达水平低于对应癌旁组织（$t=4.013$，$P<0.05$）；子宫内膜癌组织中 lncRNA-GAS5 低表达与肿瘤淋巴结转移（$t=2.389$，$P=0.017$）及高 FIGO 分期（Ⅲ＋Ⅳ期，$t=2.131$，$P=0.021$）差异有统计学意义；lncRNA-GAS5 重组质粒转染 HEC-1A 细胞后可抑制细胞的侵袭能力（$t=7.654$，$P=0.008$）；qRT-PCR 检测发现，过表达 lncRNA-GAS5 后 microRNA-21（miR-21）的表达水平升高（$t=23.533$，$P<0.05$）；qRT-PCR 及 Western Blot 结果证实，过表达 lncRNA-GAS5 后可促进 PTEN 的表达（$P<0.05$）。因此认为，lncRNA-GAS5 在子宫内膜癌组织中表达降低，其可能通过下调 miR-21 的表达进而恢复 PTEN 的表达来抑制子宫内膜癌转移。

崔彭华等探讨人 HE4 过表达对子宫内膜癌细胞增殖、侵袭能力及肿瘤形成的影响。本研究构建 HE4 过表达质粒载体（pc DNA 3.1/Myc-His-HE4）和 HE4 特异性小干扰 RNA（siRNA）表达质粒载体（siRNA-HE4），分别转染 HEC-1B（HE4 过表达组）和 Ark2（HE4 低表达组）2 个子宫内膜癌细胞系；以空载体 pc DNA 3.1/Myc-His 转染的 HEC-1B 细胞为 HE4 过表达组的阴性对照，以非特异性序列 siRNA 转染的 Ark2 细胞为 HE4 低表达组的阴性对照；以不进行转染处理、正常培养的子宫内

膜癌细胞系为正常对照组。转染后，采用 qRT-PCR 法检测 HE4 mRNA 表达水平；MTT 比色法测定细胞增殖活性；体外迁移和侵袭实验检测细胞的迁移和侵袭能力。构建移植性肿瘤小鼠模型，比较各组动物的形成瘤体积。结果发现，与正常对照组和阴性对照组的 HEC-1B 细胞相比，转染 pc DNA 3.1/Myc-His-HE4 后 HEC-1B 细胞中 HE4 mRNA 表达水平显著升高（$P<0.05$），细胞增殖活性、穿膜细胞数明显升高（$P<0.05$）；与正常对照组和阴性对照组的 Ark2 细胞相比，转染 siRNA-HE4 后 Ark2 细胞中 HE4 mRNA 表达水平显著降低（$P<0.05$），细胞增殖活性、穿膜细胞数明显降低（$P<0.05$）；而阴性对照组与正常对照组之间比较差异无统计学意义（$P>0.05$）；HE4 过表达组的移植性肿瘤体积和重量明显大于其对照组（$P<0.05$），而 HE4 低表达组的移植性肿瘤体积和重量明显小于其对照组（$P<0.05$）。因此认为，HE4 过表达可导致子宫内膜癌细胞的增殖、迁移及侵袭能力增强，促进肿瘤形成；下调 *HE4* 基因表达可明显抑制子宫内膜癌细胞的增殖、迁移和侵袭，并抑制肿瘤生长，提示 HE4 可能成为子宫内膜癌分子治疗的新靶点。

4. 其他药物 张静等研究了表皮生长因子（epidermal growth factor，EGF）对子宫内膜样腺癌细胞系 Ishikawa 增殖的影响，并探讨 ERα 和 Ack1 在其调控机制中的作用。在雌激素环境下，EGF 作用于 Ishikawa 细胞，CCK-8 法检测子宫内膜腺癌细胞增殖；Western Blot 检测细胞 ERα 及 Ack1 磷酸化；用酪氨酸激酶抑制药达沙替尼处理细胞后，检测 Ishikawa 细胞增殖和 ERα 及 Ack1 磷酸化状态。结果显示，EGF 可增强 Ishikawa 细胞增殖（$P<0.05$），并促进 ERαTyr-537 特异位点磷酸化和 Ack1 磷酸化；用达沙替尼后，细胞增殖能力下降（$P<0.05$），ERαTyr-537 特异位点磷酸化和 Ack1 磷酸化水平下调。因此认为，EGF 促进 Ishikawa 细胞增殖，其机制可能与诱导 ERαTyr-537 特异位点磷酸化和激活 Ack1 激酶通路有关。本研究结果证实了达沙替尼在子宫内膜腺癌细胞中可抑制 ERαTyr-537 特异位点和 Ack1 激酶磷酸化，为达沙替尼在子宫内膜腺癌中的应用提供了新的思路。

张宇等探讨艾塞那肽在子宫内膜癌细胞株 Ishikawa 裸鼠皮下移植瘤内血管生成中的作用。本研究构建子宫内膜癌细胞株 Ishikawa 裸鼠皮下移植瘤动物模型，实验分为艾塞那肽组和对照组。采用免疫组织化学方法检测瘤内微血管密度（MVD，CD31 阳性）和巨噬细胞浸润密度（MID，F4/80 阳性）；采用 Western Blot 检测瘤内 VEGF 的含量。结果显示，艾塞那肽组瘤内 MVD-CD31 阳性为（13.2 ± 1.4）/400 高倍镜，比对照组的（25.9 ± 5.8）/400 高倍镜少（$P<0.01$）；艾塞那肽组的瘤内 VEGF 含量低于对照组（$P<0.05$）；艾塞那肽组瘤内 MID-F4/80 阳性为（31.4 ± 3.4）%，比对照组的（72.1 ± 4.2）% 低（$P<0.01$）。因此认为，艾塞那肽可减少子宫内膜癌 Ishikawa 细胞株裸鼠移植瘤局部的肿瘤相关巨噬细胞浸润，减少 VEGF 生成，抑制移植瘤内的血管生成。

张萍萍等探讨环巴胺（cyclopamine，CYP）对人子宫内膜癌 HEC-1A 细胞存活及凋亡的影响。本研究采用 0 μmol/L、5 μmol/L、10 μmol/L、20 μmol/L、40 μmol/L CYP 处理 HEC-1A 细胞 24 h，倒置显微镜下观察细胞形态改变，CCK-8 法检测细胞增殖，AO/EB 双染法观察死亡细胞，流式细胞仪 Annexin V-FITC/PI 法检测细胞发生的凋亡率，qPCR 法检测 *Bax* 和 *Bcl2* 基因的表达水平。结果发现，CYP 处理导致 HEC-1A 细胞形态发生明显改变，且具有 CYP 浓度依赖性。CCK-8 结果显示，CYP 可显著抑制 HEC-1A 细胞的增殖（$P<0.05$）。AO/EB 染色结果表明，CYP 可诱发 HEC-1A 细胞大量死亡。流式细胞术检测发现，CYP 可导致 HEC-1A 细胞凋亡，且随 CYP 浓度的升高

HEC-1A 细胞发生凋亡的比例升高（$P<0.05$）。qPCR 检测凋亡相关基因表达。CYP 处理可诱导 HEC-1A 细胞上调表达 *Bax* 基因，下调表达 *Bcl2* 基因。因此认为，CYP 可抑制人子宫内膜癌细胞 HEC-1A 的存活并诱导其发生凋亡。

张萍萍等也探讨 CYP 对子宫内膜癌 HEC-1A 细胞迁移、周期及自噬的影响。本研究分别用 0 μmol/L、5 μmol/L、10 μmol/L、20 μmol/L、40 μmol/L CYP 处理 HEC-1A 细胞 24 h 和（或）48 h，瑞氏吉姆萨染色后观察细胞形态改变，划痕试验检测细胞迁移能力，流式细胞术检测细胞周期及自噬微管相关蛋白轻链 3B（light chain 3B，LC3B）的表达，Western Blot 法检测 LC3-B 蛋白表达水平。结果显示，随着 CYP 浓度的增加，HEC-1A 细胞数目减少，细胞密度逐渐降低，出现空泡化、核碎裂等现象逐渐加重；HEC-1A 细胞的迁移率显著下降（$P<0.05$）；HEC-1A 细胞处于 G0/G1 期的比例显著增加（$P<0.05$）；表达 LC3B 蛋白的 HEC-1A 细胞百分比显著上升（$P<0.05$），且 HEC-1A 细胞中的 LC3B 蛋白表达水明显增高（$P<0.05$）。因此认为，CYP 可阻滞子宫内膜癌 HEC-1A 细胞周期运转，引发细胞自噬，从而抑制细胞存活及迁移。

五、预后

影响预后的因素很多，但其分子生物学机制尚待研究。

（一）评估子宫内膜癌预后的相关因子

司晓辉等探讨 Septin-9 在子宫内膜癌组织中表达及意义。本研究选取子宫内膜癌患者 63 例，子宫内膜不典型增生患者 30 例，正常子宫内膜组织 42 例，利用实时荧光定量 PCR 技术检测不同组织中 *Septin-9* 基因表达，所有子宫内膜癌患者术后均获得随访，随访截止日期 2015 年 4 月 30 日，以子宫内膜癌组织中 Septin-9 mRNA 表达量的中位数为界值，将患者分为高表达组和低表达组，利用 Kaplan-Meier 生存分析法分析不同 Septin-9 表达水平对子宫内膜癌患者术后生存时间的影响。结果显示，子宫内膜癌组织中 Septin-9 mRNA 表达量高于子宫内膜不典型增生组织和正常子宫内膜组织，且子宫内膜不典型增生组织高于正常子宫内膜组织，差异均有统计学意义（$F=29.673$，$P<0.05$）；子宫内膜癌组织中 Septin-9 mRNA 表达量与组织学分级、FIGO 分期和淋巴结转移有关（t 分别为 17.921、5.211 和 6.042，$P<0.05$）；Kaplan-Meier 生存分析显示，低表达组患者术后平均生存时间 77.4 个月，高表达组患者术后平均生存时间 59.0 个月；Log Rank 检验显示，两组患者术后生存时间差异有统计学意义（$\chi^2=5.238$，$P=0.022$）。因此认为，Septin-9 在子宫内膜癌组织中呈高表达，可能在子宫内膜癌发生、进展过程中发挥重要作用，且与患者预后密切相关。

赵倩等探讨生长抑素（somatostatin，SST）基因在子宫内膜样腺癌组织及子宫内膜癌细胞系中的表达水平，以及过表达该基因对子宫内膜癌 Ishikawa 细胞增殖和侵袭能力的影响。本研究选取正常子宫内膜、子宫内膜样腺癌及子宫内膜浆液性癌组织切片，采用免疫组织化学方法检测 SST 在各组织切片中的表达。收集手术新鲜标本，病理诊断均为子宫内膜样腺癌，按 2009 年 FIGO 标准病理分级，其中高分化（G1）7 例、中分化（G2）6 例、低分化（G3）5 例，提取 RNA，采用实时荧光定量 PCR 方法检测 SST 的表达情况。选取 Ishikawa、HEC-1A 及 KLE 细胞系，采用实时荧光定量 PCR 及 Western Blot 方法检测 SST 表达水平。以 SST 过表达慢病毒 pLVX-SST（Ish-SST 组）及空载慢病毒 pLVX（Ish-ctr 组）转染 Ishikawa 细胞，荧光显微镜下观察转染效率。Western Blot 检测两组 Ishikawa 细胞中 SST 蛋白表达水平。采用 CCK-8 及 Transwell 实验检测两组 Ishikawa 细胞的增殖和侵袭能力。免疫组织化学结果显示，与正常子宫内膜相比，SST 在子宫内膜样腺癌及子宫内膜浆液性癌中的表达显著增加。KLE 细胞系 SST 的 mRNA 及蛋白水平较 Ishikawa 组及 HEC-1A 组高（$P<0.05$）；HEC-1A 细胞系 SST 的 mRNA 及蛋白水平高于 Ishikawa 组（$P<0.05$）。在子宫内膜样腺癌中，与 G1 和 G2 相比，SST 的表达在 G3 中显著增加（$P<0.05$）。在 Ishikawa 细胞传代 2 代后，Ish-SST 组 SST 蛋白表达水平显著高于 Ish-ctr 组。SST 过表达 Ishikawa 细胞增殖及侵袭能力与对照组差异无统计学意义（$P>0.05$）。因此认为，SST 在低分化子宫内膜样腺癌中呈高表达，可能成为子宫内膜癌预后不良的预测指标。

（二）Ⅱ型子宫内膜癌的预后

Ⅱ型子宫内膜癌包括浆液性癌、透明细胞癌、癌肉瘤等，肿瘤恶性度高，分化差，预后不良，仍是关注热点。

尹婕等评估特殊类型子宫内膜癌的预后及其影响因素。本研究回顾性分析了 2005—2010 年收治的初治子宫内膜浆液性癌、透明细胞癌及癌肉瘤患者的临床资料及随访结局，运用 SPSS 软件进行数据分析，Logistic 回归分析影响预后高危因素。结果显示，48 例子宫内膜浆液性癌、透明细胞癌及癌肉瘤患者随访超过 3 年，中位随访时间 70.5 个月。FIGO Ⅰ期和Ⅱ期占 66.7%。治疗方式为手术治疗、联合术后化疗或放疗，66.7% 患者接受了术后化疗，41.7% 的患者接受了术后放疗。早期患者预后较好，晚期患者预后极差。Ⅲ期患者 3 年复发率 30.8%，且均死亡；Ⅳ期患者 3 年内复发率和病死率 100%；其中晚期浆液性癌 3 年复发率 80%。FIGO 分期和盆腔淋巴结转移是影响特殊类型子宫内膜癌预后的主要因素。因此认为，特殊类型子宫内膜癌总体预后差，盆腔淋巴结转移是其预后高危因素。

（孔北华　李　鹏　张　青）

参 考 文 献

［1］高香转，晋雅凌，任洁，等. 雌孕激素受体 ER、PR 表达与子宫内膜癌病灶生长的相关性研究. 海南医学院学报，2017，23（13）：1851-1854.

［2］陆萍，王一，张燕，等. 子宫内膜癌标志物表达及其临床意义研究. 中国实用妇科与产科杂志，2017，33（6）：636-640.

［3］赵琦. 子宫内膜癌组织中 ER、PR、p53、Ki-67 的表达及其与临床病理特征的相关性分析. 中国实验诊断学，2017，21（2）：256-258.

［4］华馥，李长华，高迎春. 子宫内膜癌发生发展与 IMP3、P53 蛋白表达的关系. 中国妇幼保健，2017，32（18）：4533-4535.

［5］彭芳华，庞淑洁，刘易欣. 错配修复缺陷子宫内膜癌临床病理形态特征及临床意义. 天津医药，2017，45（12）：1304-1307.

［6］曾桢，董颖，张岩. 子宫内膜癌中错配修复（MMR）蛋白表达缺失筛查 Lynch 综合征及其临床病理特点. 现代妇产科进展，2017，26（4）：241-245.

［7］邹冰玉，吴钊，廖治. 负调控因子鼠双微体 2 基因的单核苷酸多态性 309 与子宫内膜腺癌的相关性研究. 中国临床药理学杂志，2017，33（15）：1434-1436.

［8］左宏玲，马毓梅，李艳飞，等. 子宫内膜癌组织辣椒素受体 TRPV1 表达临床意义探讨. 中华肿瘤防治杂志，2017，24（11）：745-749.

［9］陈海林，徐文生，徐红，等. Th1 和 Th2 细胞因子在子宫内膜癌患者中的表达及临床意义. 广西医科大学学报，2017，34（5）：736-739.

［10］周红，陈雄，金玉珍，等. 辅助性 T 细胞 17 和调节性 T 细胞在子宫内膜癌组织中的表达及意义. 中国妇幼保健，2017，32（11）：2304-2306.

［11］李婷婷，王福玲，张桂萍，等. miR-145 和 IL-10 在子宫内膜样腺癌的表达及其相关性. 免疫学杂志，2017，33（1）：89-92.

［12］崔莹，张涛. 子宫内膜样腺癌中白细胞分化抗原 74 表达及其与上皮型黏附素的相关性. 中国老年学杂志，2017，37（23）：5864-5865.

［13］沈君菁，等. miR-135b 对子宫内膜癌 HOXA10 基因表达的调控作用. 广东医学，2017，38（9）：1338-1342.

［14］吴小容，黄东. 血清瘦素与胰岛素生长因子 II 在子宫内膜癌中的表达及意义. 中国妇幼保健，2017，32（1）：156-159.

［15］王丽，张勇. SRPX2 在子宫内膜癌中的表达及对 HEC-1A 细胞增殖凋亡的影响. 实用医学杂志，2017，33（4）：p. 529-532.

［16］李海萍. HIF-1α、CXCR4 及 VEGF 在子宫内膜癌组织中的表达及意义. 中国老年学杂志，2017，37（15）：3782-3784.

［17］吴佳玉，陈说，杨欣，等. Vimentin 在子宫内膜腺癌组织中的表达及其临床意义. 解剖科学进展，2017，23（2）：113-115.

［18］高瑾，李丽，赵娟，等. 慢病毒介导的 αB- 晶状体蛋白基因沉默对子宫内膜癌 ISK 细胞增殖和迁移能力的影响. 现代肿瘤医学，2017，25（18）：2865-2869.

［19］冯翠平，张庆霞，赵芳，等. RNA 干扰沉默 claudin-4 基因表达对子宫内膜癌细胞生物学行为的影响. 中日友好医院学报，2017，31（3）：167-170.

［20］曹岱，程迪，马晓欣. 子宫内膜样腺癌组织中 Sirt3 和 PGC-1α 的表达及临床意义. 现代肿瘤医学，2017，25（12）：1974-1978.

［21］陈燕娥，吴学明，温云花. 子宫内膜癌患者血清 HE4、CA125 及 CA19-9 的表达及与临床病理特征的关系. 中国老年学杂志，2017，37（15）：3787-3789.

［22］周哲，蒋欣，宋继成，等. 人附睾蛋白 4 在子宫内膜癌患者血清及组织中的表达及临床意义. 南京医科大学学报（自然科学版），2017，37（4）：478-481.

［23］饶云霞. 子宫内膜癌患者血清 HE4、CP2、HCgp-39 含量与肿瘤恶性程度的关系探究. 海南医学院学报，2017，23（4）：444-447.

［24］张欢欢，李群. 血清 CA125、凝血功能、血脂检测在子宫内膜癌分期中的价值. 现代肿瘤医学，2017，25（12）：1981-1984.

［25］王静，岑尧. IMP3、RFP 蛋白检测对子宫内膜癌的评价价值研究. 癌症进展，2017，15（12）：1423-1425.

［26］崔麦玲，王雯，卢淑丽. 白介素 31 和白介素 33 水平变化在子宫内膜癌患者中的临床意义. 癌症进展，2017，15（1）：43-46.

［27］杨晓清，朱怡，姚锋，等. 子宫内膜癌组织和血清中的 CD26 表达及其诊断价值. 中国肿瘤临床，2017，44（24）：1238-1241.

［28］钟倩，牛刚，刘芳，等. 检测血清肿瘤型丙酮酸激酶在子宫内膜癌中的临床意义. 中国实验诊断学，2017，21（10）：1701-1704.

［29］李溪源，李怡冰，马晓欣. 晚期糖基化终产物在子宫内膜癌患者血清中的表达及临床意义. 现代肿瘤医学，2017，25（9）：1442-1447.

［30］郭佳妮，王晨生，靳亚妮，等. 绝经后子宫内膜癌患者彩超检验结果分析. 中国性科学，2017，26（8）：37-39.

［31］华文文，刘江华，乔金凤. 彩色多普勒超声诊断子宫内膜癌与临床病理的一致性研究. 中国性科学，2017，26（11）：58-60.

［32］刘江华，乔金凤，华文文. 经阴道彩超对子宫内膜癌肌层浸润程度和病理分期的诊断效果研究. 中国性科学，2017，26（8）：39-42.

［33］党勇，段钊. CT 联合 MRI 子宫内膜癌分期诊断与术后 VEGF-C 水平观察. 昆明医科大学学报，2017，38（6）：124-129.

［34］杨宝华，徐军，苏燕，等. 子宫内膜细胞 DNA 定量分析对子宫内膜癌的筛查价值. 同济大学学报（医学版），2017，38（3）：60-65.

［35］李岚，张保华，冯晓丹，等. 宫腔刷取子宫内膜的细胞学及有形成分组织学联合诊断对子宫内膜癌筛查价值的研究. 医药论坛杂志，2017，38（1）：12-15.

［36］骆惠萍，李毕华，骆秀春. 细胞学与组织学无创方法在子宫内膜癌中的筛查价值. 中国综合临床，2017，33（11）：984-987.

［37］刘媛玲，黄晓芬，庞丽蓉. 子宫内膜采集器联合液基细胞学和组织学检查筛查子宫内膜癌临床应用价值. 中国综合临床，2017，33（3）：262-264.

［38］祁晓莉，马秀华，周蓉，等. 微量子宫内膜活检在子宫内膜癌及癌前病变筛查中的应用价值. 中国妇产科临床杂志，2017，18（5）：401-403.

［39］邓娟，程明军，朱莉华，等. 自制子宫内膜取样器在子宫内膜病变诊断中的应用价值. 中国临床医学，2017，24（3）：412-415.

［40］何香梅，马西文，秦凤雪，等. 宫腔镜在中老年子宫内膜良恶性病变诊断中的应用价值. 解放军医学院

学报，2017，38（12）：1127-1129.

［41］柴惠霞，吴春丽，贾菲菲. 探讨宫腔镜检查在子宫内膜癌及癌前病变筛查中的临床意义. 中国妇幼保健，2017，32（18）：4385-4387.

［42］鲁晓东，卢房利，段钊，等. *TTF-1* 和 *PTEN* 基因在子宫内膜癌早期病变中的表达意义. 昆明医科大学学报，2017，38（8）：62-66.

［43］梁春燕，刘志玲，谭丽珊，等. 端粒重复序列结合因子1、2在子宫内膜癌组织中的表达及临床意义. 中国妇幼保健，2017，32（8）：1617-1620.

［44］刘华，建方方，宋玮，等. 绝经前后子宫内膜癌的临床及病理特征分析. 上海交通大学学报（医学版），2017，37（12）：1670-1673.

［45］倪娜. 年轻子宫内膜癌患者的临床病理特征及影响预后因素分析. 中国综合临床，2017，33（8）：753-756.

［46］赵倩，刘聪慧，夏凤艳. 绝经后子宫内膜样腺癌患者临床病理因素与复发的关系研究. 大连医科大学学报，2017，39（1）：70-73.

［47］杨树环，王志毅，毛熙光. P63 在子宫内膜腺癌发生发展中的表达及意义. 中国医药导刊，2017，19（3）：251，253.

［48］曹作增，滕银成. 子宫内膜癌组织 HER2 表达水平与患者临床病理特征的关系探讨. 癌症进展，2017，15（11）：1312-1314.

［49］梁巧青，梁科庆，覃睿，等. PCNA 和 pRb2/p130 在子宫内膜癌中的表达及临床意义. 现代肿瘤医学，2017，25（1）：119-122.

［50］王月松，王蓁，张华玲，等. PI3K/Akt 通路在子宫内膜腺癌上皮间质转化中作用. 齐鲁医学杂志，2017，32（3）：285-287.

［51］刘春花，江庆萍，林丹，等. 子宫内膜癌中丝裂原活化蛋白激酶4和波形蛋白的表达及临床意义. 南方医科大学学报，2017，37（2）：157-164.

［52］吴宝萍，刘亚静，王小兰. 锌指蛋白139及基质金属蛋白酶7在子宫内膜腺癌中的表达及意义. 中国综合临床，2017，33（3）：254-258.

［53］汪锋，胡玉崇，贺慧杰，等. 窖蛋白1表达与子宫内膜样腺癌临床病理特征及其癌前病变的关系. 中国实验诊断学，2017，21（5）：822-824.

［54］赵彩琴，钮红丽. 子宫内膜癌中 PKD1 的表达及其临床意义. 临床与实验病理学杂志，2017，33（1）：8-11.

［55］刘浩，杨慧，宋宁，等. PGC-1α 和 ERRγ 在子宫内膜癌组织中的表达及临床意义. 现代肿瘤医学，2017，25（13）：2108-2112.

［56］周飞梅，马晓欣. miR -101 在子宫内膜癌组织中的表达及其与临床病理参数的关系. 现代肿瘤医学，2017，25（3）：436-440.

［57］周飞梅，马晓欣. miRNA-367 在子宫内膜癌组织中的表达及其与临床病理参数的关系. 现代肿瘤医学，2017，25（16）：2636-2640.

［58］詹佳琦，马晓欣. miRNA-302a 在子宫内膜癌组织中的表达及其与临床病理特征的关系. 现代肿瘤医学，2017，25（15）：2460-2463.

［59］郭静，马晓欣. miRNA-302b 在子宫内膜癌中的表达及其与临床病理参数的关系. 现代肿瘤医学，2017，25（12）：1970-1973.

［60］安琪，马晓欣. miRNA-302c 在子宫内膜癌组织中的表达及其与临床病理资料的关系. 现代肿瘤医学，2017，25（1）：127-130.

［61］冷洪锐，孔繁菲，马晓欣. miR-135a-5p 在子宫内膜癌中的表达及意义. 中国医科大学学报，2017，46（6）：485-488.

［62］苗金田，王思允，王业，等. 高迁移率族蛋白1及基质金属蛋白酶 -9 在子宫内膜癌中的阳性表达率及相关性分析. 中国妇幼保健，2017，32（13）：3036-3039.

［63］肇丽杰，郑玉华，牛菊敏，等. 子宫内膜癌组织中 DcR3 的表达及临床意义. 现代肿瘤医学，2017，25（17）：2785-2788.

［64］李松，王运贤. Aurora-A 和 Survivin 在子宫内膜癌中的表达及意义. 中国老年学杂志，2017，37（15）：3796-3797.

［65］宋晓，金滢，李艳，等. 子宫内膜癌腹水细胞学阳性的危险因素和预后意义. 基础医学与临床，2017，37（4）：448-453.

［66］卢晓宁，吴晓玲，赵乃蒙，等. 早期子宫内膜癌腹腔冲洗液细胞学检查与临床参数的相关性研究. 中国妇幼健康研究，2017，28（3）：326-329.

［67］韩海琼，赵丽娜，宋莉莉，等. 子宫内膜和卵巢原发性双癌与子宫内膜癌卵巢转移的临床对比研究. 肿瘤研究与临床，2017，29（10）：667-669.

［68］荣春红，王扬，王秀红. 子宫内膜癌合并多原发恶性肿瘤的临床病理特征. 中日友好医院学报，2017，31（2）：86-90.

［69］朱琳，周莉，秦东瑞，等. 子宫内膜样腺癌合并盆腔淋巴结淋巴管肌瘤病的临床病理分析. 临床与实验病理学杂志，2017，33（3）：278-282.

［70］马秀芳，刘佩璇. 子宫腺肌病合并子宫内膜癌的临床病理分析. 中国妇幼健康研究，2017，28（4）：450-452.

［71］陈婷婷，黄文倩，张师前. 基于欧洲妇科肿瘤协会（ESGO）建议的子宫内膜癌保留生育功能研究进展. 中国微创外科杂志，2017，17（1）：80-83.

［72］王妨妨，林俊，于爱军. 保留生育功能的宫腔镜手术联合孕激素治疗 Ⅰa 期子宫内膜癌 9 例临床分析. 浙江医学，2017，39（22）：2029-2031.

［73］田燕妮，胡春艳，刘晨，等. 宫腔镜手术联合孕激素治疗早期子宫内膜癌的临床分析. 中国妇产科临床杂志，2017，18（6）：545-547.

［74］李艳，陈明，金滢，等. 高效孕激素治疗子宫内膜复杂不典型增生及子宫内膜癌的预后分析. 基础医学与临床，2017，37（4）：436-442.

［75］吴海，杨学荣，鄢利梅，等. 左炔诺孕酮宫内缓释系统治疗子宫内膜癌癌前病变患者的临床效果观察. 中国妇幼保健，2017，32（17）：4038-4041.

［76］董羊羊，王颖梅，田文艳，等. 临床Ⅰ期子宫内膜癌患者卵巢转移危险因素分析. 中国妇幼保健，2017，32（16）：3766-3768.

［77］步华磊，靳成娟，王霞，等．子宫内膜癌卵巢转移高危因素的Meta分析．现代妇产科进展，2017，26（4）：287-292.

［78］周晓亮．子宫内膜癌患者卵巢转移病理特点及保留卵巢可行性．热带医学杂志，2017，17（2）：237-239.

［79］赵佼，王晓彬，佟晓晶，等．子宫内膜腺癌卵巢转移的危险因素及卵巢保留的可行性．疑难病杂志，2017，16（11）：1116-1119.

［80］王永学，金滢，李艳，等．年轻早期子宫内膜癌患者保留卵巢的安全性及预后．基础医学与临床，2017，37（4）：443-447.

［81］王新宇．子宫内膜癌淋巴结切除适应证和争议．中国实用妇科与产科杂志，2017，33（12）：1230-1233.

［82］石红，肖祯．子宫内膜癌手术治疗相关问题．大连医科大学学报，2017，39（2）：105-109.

［83］黄玉秀，郑秀．不同手术方式对手术病理分期Ⅰ期子宫内膜癌预后的影响．中国老年学，2017，37（2）：394-395.

［84］李菁，吴步初，龙雯晴，等．不同手术方式对Ⅰ期子宫内膜癌患者的预后分析．中国妇产科临床杂志，2017，18（5）：392-394.

［85］关慧，王瑄，陈杰．系统性淋巴结清扫在Ⅰ期子宫内膜癌治疗中的价值．现代肿瘤医学，2017，25（8）：1271-1273.

［86］李敏，朱颖，李慧蓉，等．早期子宫内膜癌腹膜后淋巴结转移的相关因素探讨．现代妇产科进展，2017，26（11）：855-856.

［87］曾靖，李艳，金滢，等．子宫内膜癌淋巴结转移的危险因素及预后分析．基础医学与临床，2017，37（4）：454-462.

［88］左英，夏敏，陈勇华，等．子宫内膜癌患者腹主动脉旁淋巴结转移的临床病理因素分析．现代妇产科进展，2017，26（7）：525-527.

［89］吴小容，黄东．腹主动脉旁淋巴结切除在子宫内膜癌治疗中的临床意义．中国妇幼健康研究，2017，28（8）：1014-1016.

［90］初萍，梁爱华．骶前淋巴结清扫术在子宫内膜癌治疗中的价值．中国妇幼健康研究，2017，28（10）：1259-1261.

［91］张颖，孙绍敏，王雍，等．腹腔镜与开腹手术治疗早期子宫内膜癌疗效和安全性的比较．中国肿瘤临床与康复，2017，24（1）：62-64.

［92］刘清源，孙凤华，刘爽，等．子宫内膜癌腹腔镜切除术对患者膀胱功能及排尿功能的影响分析．癌症进展，2017，15（2）：205-207.

［93］郜水菊，王素琴，徐胜东，等．早期老年子宫内膜癌患者临床诊治方案的疗效对比．中国老年学，2017，37（15）：3772-3773.

［94］李龙卫，韩璐，王亚萍，等．Ⅰa期子宫内膜癌腹腔镜手术与假性脉管浸润关系的探讨．中华妇产科杂志，2017，52（9）：612-617.

［95］崔彭华，王会民，张玉娟，等．腹腔镜与开腹手术治疗对早期子宫内膜癌患者血清肿瘤标志物、凝血功能及免疫功能的影响．海南医学院学报，2017，23（15）：2109-2112.

［96］李春梅，代淑兰．腹腔镜辅助阴式手术对早期老年子宫内膜癌患者术后血清IGF-1、CA125水平及生存质

量的影响. 医学临床研究，2017，34（8）：1504-1507.

[97] 李小毛，王佳. 机器人手术在子宫内膜癌分期手术中安全性与有效性的荟萃分析. 中华妇产科杂志，2017，52（3）：175-183.

[98] 潘明霞，王颖梅，闫晔，等. 子宫内膜癌术后盆腔淋巴囊肿危险因素分析. 中国实用妇科与产科杂志，2017，33（4）：428-432.

[99] 潘明霞，王颖梅，闫晔，等. 子宫内膜癌患者术后盆腔淋巴囊肿感染相关因素及最佳引流时间. 中华医学杂志，2017，97（23）：1765-1768.

[100] 徐进芳，王瑗，冯鑫，等. I期子宫内膜癌外科治疗后放射治疗的生存状况分析. 中国肿瘤临床与康复，2017，24（11）：1347-1349.

[101] 管付娟. 同步放化疗对子宫内膜癌术后患者血清肿瘤标志物、MMP9、VEGF及炎性因子水平的影响. 海南医学院学报，2017，23（17）：2404-2407.

[102] 荣慧，李荣，吴强. 术后化疗对早期高危子宫内膜癌预后的影响. 江苏医药，2017，43（12）：841-844.

[103] 顾小燕，贾雪梅. 洛铂或顺铂联合紫杉醇治疗子宫内膜癌的疗效. 江苏医药，2017，43（20）：1482-1484.

[104] 陈欢欢，王新会，李盛，等. TC方案化疗联合手术对子宫内膜癌患者血清TSGF、PRL、HE4及炎性因子水平的影响. 海南医学院学报，2017，23（5）：705-708.

[105] 范素鸿，林俊，马俊彦. 表柔比星注射液联合顺铂注射液治疗晚期耐药性子宫内膜癌的临床研究. 中国临床药理学杂志，2017，33（5）：404-407.

[106] 张富斌，崔李宁，徐科君. 醋酸甲羟孕酮片联合顺铂注射液和氟尿嘧啶注射液治疗子宫内膜癌的临床研究. 中国临床药理学杂志，2017，33（12）：1106-1109.

[107] 林琼燕，生秀杰，刘娟，等. 顺铂通过抑制PI3K/Akt/mTOR信号通路诱导子宫内膜癌Ishikawa细胞自噬. 肿瘤预防与治疗，2017，30（5）：337-342.

[108] 李莉莉，范江涛，李大海，等. 小干扰RNA沉默YKL-40基因对子宫内膜癌HEC-1A细胞顺铂化疗敏感度的影响. 肿瘤防治研究，2017，44（6）：398-402.

[109] 张雪，畅华. 下调AFAP-1L2表达增强顺铂对子宫内膜癌细胞的杀伤作用. 解剖科学进展，2017，23（3）：276-279.

[110] 袁俐，姜忠敏，陈旭红，等. 低氧诱导因子-1α去类泛素化修饰降低子宫内膜癌干细胞干性维持并增加对化疗敏感性的研究. 中华医学杂志，2017，97（45）：3579-3582.

[111] 杜军辉. 黄芪注射液辅助免疫化疗对子宫内膜癌患者免疫功能及血清肿瘤分子的影响. 中国生化药物杂志，2017，37（11）：101-103.

[112] 陈少花，范余娟，李文怡 等. γ-神经突触核蛋白基因沉默对子宫内膜癌HEC-1A细胞周期的影响. 实用医学杂志，2017，33（22）：3686-3689.

[113] 孙利华，汪蕾. miRNA-21靶向调控子宫内膜癌PTEN基因MRE-21片段的研究. 现代医学，2017，45（10）：1442-1446.

[114] 王静，高雨琪，刘心怡，等. HMGB1过表达和沉默影响子宫内膜癌HEC-1A细胞增殖和侵袭及其机制. 中南大学学报（医学版），2017，42（7）：769-775.

[115] 杨琳，邵茜，王莉菲. Notch信号通路在胰岛素调节子宫内膜癌细胞生长及凋亡中的作用. 重庆医学，

2017，46（29）：4047-4050.

[116] 王晶，龚凤球，何科，等. microRNA-320d 通过 PBX3 抑制子宫内膜癌 JEC 细胞上皮 - 间质转化功能. 中山大学学报（医学科学版），2017，38（5）：651-657.

[117] 王娟，马莉，陈静，等. RNA 干扰抑制 *EGFR* 基因表达对子宫内膜癌细胞上皮间质转化的影响. 现代妇产科进展，2017. 26（2）：99-103.

[118] 于健，陈慧然，张潘军，等. miR-183 及 Akt1 蛋白在子宫内膜癌中的表达及其意义. 解剖科学进展，2017，23（1）：50-53.

[119] 叶园英，黄煜，颜莉莉，等. 小干扰 RNA 沉默 CXCR4 和 CXCR7 对人子宫内膜癌 Ishikawa 细胞裸鼠移植瘤生长的抑制作用. 中国肿瘤生物治疗杂志，2017，24（4）：389-394.

[120] 陈书成，姚兰. 肠凝集素 1 稳定表达对裸鼠人子宫内膜癌 Ishikawa 细胞移植瘤生长的影响. 肿瘤，2017，37（1）：27-32.

[121] 梁升，陆晓媛. *Fat-1* 基因对人子宫内膜癌 Ishikawa 细胞体内生长抑制作用. 现代妇产科进展，2017，26（5）：33-336.

[122] 杨迪，马晓欣. BCL2-L12 在子宫内膜癌中的表达及其与病理参数的关系. 现代肿瘤医学，2017，25（4）：610-613.

[123] 赵娅丽. 子宫内膜癌中 SATB1 的表达及临床意义. 标记免疫分析与临床，2017，24（8）：908-910.

[124] 黎金颜，纪晓丹，吴又明，等. 子宫内膜腺癌组织 FRA 和 CA125 的表达及意义. 实用医学杂志，2017，33（4）：594-598.

[125] 程洁，王博. 长链非编码 RNA GAS5 在子宫内膜癌中的表达及对肿瘤侵袭的影响. 中国现代医学杂志，2017，27（10）：57-61.

[126] 崔彭华，张玉娟，邵雪斋，等. 人附睾蛋白 4 过表达对子宫内膜癌细胞增殖、侵袭能力及肿瘤形成的影响. 解剖学报，2017，48（6）：704-709.

[127] 张静，田甜，刘静，等. 表皮生长因子促进子宫内膜腺癌细胞系 Ishikawa 增殖. 基础医学与临床，2017，37（4）：488-492.

[128] 张宇，成娟，徐芬. 艾塞那肽抑制子宫内膜癌 Ishikawa 细胞株裸鼠移植瘤的血管生成. 中山大学学报（医学科学版），2017，38（3）：327-331.

[129] 张萍萍，李雪，刘元林，等. 环巴胺对子宫内膜癌 HEC-1A 细胞存活与凋亡的影响. 军事医学，2017，41（1）：48-52.

[130] 张萍萍，李雪，刘元林，等. 环巴胺对子宫内膜癌 HEC-1A 细胞迁移、周期及自噬的影响. 中国生物制品学杂志，2017，30（5）：494-499.

[131] 司晓辉，孙攀兴. Septin-9 在子宫内膜癌组织中的表达及意义. 中国妇幼健康研究，2017，28（2）：140-141.

[132] 赵倩，周静怡，程媛，等. 生长抑素对子宫内膜癌分化程度的预测价值及对细胞生物学行为的影响. 天津医药，2017，45（7）：685-690.

[133] 尹婕，潘凌亚，金滢，等. 2005—2010 年北京协和医院特殊类型子宫内膜癌回顾性分析. 基础医学与临床，2017，37（11）：1596-1600.

第三节 卵 巢 癌

一、病因学

（一）卵巢恶性肿瘤的遗传学改变

卵巢恶性肿瘤的死亡率占妇科恶性肿瘤之首，但早期发现、早期诊断困难。卵巢癌的发病机制一直是妇科的研究热点。

1. 表观遗传学相关研究进展　miRNA 具有高度保守性和组织特异性，是转录后调节的重要因子。王璐等探讨 miR-211 与上皮性卵巢癌发生的关系，以及其对卵巢癌细胞增殖的影响。本研究对30 例上皮性卵巢癌组织标本及卵巢癌细胞系 HO8910 中 miR-211、Cyclin D1 和 CDK6 表达情况进行研究，同时选取 30 例非卵巢癌患者组织标本及正常卵巢上皮细胞株 IOSE80 作为对照。分析上皮性卵巢癌组织及卵巢癌细胞系中 miR-211、Cyclin D1、CDK6 表达情况及表达相关性；分析 miR-211 对卵巢癌细胞增殖，以及对 Cyclin D1 和 CDK6 表达的影响。结果表明，卵巢癌组织 miR-211 相对表达水平显著低于正常组织（$P<0.05$），卵巢癌细胞中 miR-211 相对表达水平显著低于正常卵巢上皮细胞（$P<0.05$）；在卵巢癌组织中，Spearman 相关性分析结果显示，miR-211 和 Cyclin D1 和 CDK6 相对表达水平呈负相关（$r=-0.583$，$P=0.010$）。因此认为，miR-211 可抑制卵巢癌细胞增殖，并抑制周期相关蛋白 Cyclin D1 和 CDK6 的表达；miR-211 与周期相关蛋白 Cyclin D1 和 CDK6 在卵巢癌发生中可能存在调控关系。随着对 miRNA 研究的深入，关于 miRNA 簇的功能引起研究者的重视。

黄志华等研究发现，进展期卵巢癌患者的血清和癌组织中 miRNA-424（miR-424）、miRNA-503（miR-503）显著高表达。生物信息学分析显示，miR-424 和 miR-503 为同一 miRNA 簇成员，有丝分裂原活化蛋白激酶（mitogen-activated protein kinase，MAPK）1、MAPK3 分别是 miR-424 和 miR-503 的靶基因。研究发现，细胞外信号调节激酶（extracellular signal regulated kinase，ERK）1/2 活化能改变 Ca^{2+} 通道的活性，从而增强卵巢癌细胞的增殖、迁移能力，提示 ERK1/2/MAPK1/MAPK 激酶（MEK）1/2 信号通路可能与卵巢癌细胞的增殖、迁移密切相关。该 miRNA 簇（即 miR-424、miR-503）分别下调 MAPK1 和 MAPK3 mRNA 的表达水平，并且下调 MAPK1、MAPK3 蛋白的表达水平，其下游活性蛋白 pERK 的表达水平也下降。因此认为，miR-424、miR-503 从 MAPK 转录阶段开始对 Ras/MAPK 信号通路活性起直接的降调节作用，这与 miR-424、miR-503 过度表达处理后卵巢癌细胞生长抑制、转移能力下降的表现是相吻合的。除此以外，有关 miRNA 的芯片研究结果显示 miR-141 在卵巢癌中呈高表达。

鲁艳明等探讨上皮性卵巢癌组织中 miR-141 的表达情况及其与卵巢癌临床病理参数之间的关系，通过各种生物信息学工具预测 miR-141 靶基因并进行相关功能分析。本研究选取 2009 年 1 月 1 日至至 2013 年 12 月 31 日行手术治疗的 82 例卵巢组织标本。其中上皮性卵巢癌组织标本 47 例、卵巢良性肿瘤标本 25 例和正常卵巢组织标本 10 例。采用实时定量荧光 PCR 法检测 miR-141 表达水平，并分析其表达情况与临床病理参数的相关性。结果表明，与良性卵巢肿瘤或正常卵巢组织相比，上皮性卵巢癌组织中的 miR-141 表达升高明显，差异有统计学意义；良性肿瘤与正常卵巢组织相比，差异无统计学意义。miR-141 的表达水平与卵巢癌的分期有关，Ⅲ、Ⅳ期癌组织中 miR-141 的相对表达量明显高于Ⅰ和Ⅱ期，两者比较差异有统计学意义；miR 的表达水平与年龄、组织学类型、组织分化和淋巴结转移无关。同时采用 miRbase、miRanda 和 targetscan 3 个数据库重叠部分的 miR-141 预测靶基因 117 个，其靶基因集合功能富集于肌细胞分化调节、转录因子连接及 DNA 连接等分子生物学过程（$P<0.05$）；信号转导通路显著富集于 Wnt 信号通路和昼夜节律信号通路（$P<0.05$）。因此认为，miR-141 在上皮性卵巢癌组织中呈高表达，与临床分期相关，提示其可能参与卵巢癌的发生、发展过程。

近年的研究发现，组蛋白去甲基化酶 KDM5B 能够去除组蛋白 3 第 4 位赖氨酸（H3K4）的甲基化修饰，具有调控干细胞分化、促进细胞增殖、抑制基因转录、维持基因组稳定等功能，*KDM5B* 基因在正常细胞的分化发育和肿瘤的发生中均发挥了重要的作用。张立伟等初步探讨了 KDM5B 在卵巢癌组织中的表达及其对细胞增殖和转移能力的影响。本研究收集 2008 年 5 月至 2013 年 12 月行手术治疗后的石蜡标本，进行 KDM5B 检测。结果表明，*KDM5B* 基因在正常卵巢、卵巢癌及大网膜转移灶组织中的表达逐渐升高，且 *KDM5B* 基因高表达与卵巢癌的手术病理分期、病理分级和远处转移及腹水量有关，提示该基因在卵巢癌的发生、发展中起促进作用，其表达水平与卵巢癌的恶性程度密切相关。本研究还将 KDM5B 转染 SKOV3 等细胞株，对其增殖、侵袭等进行研究，结果为 KDM5B 能够上调 Akt、PCNA、p70S6K 等促进细胞增殖和细胞周期进展的相关基因的表达，促进抑制细胞周期进展的相关基因 *p21 mRNA* 的表达而对 p53 mRNA 的表达水平无明显影响，KDM5B 对转移相关基因 *E-cadherin mRNA* 的表达无明显影响，但是能够促进 N-cadherin、CD24 mRNA 表达。因此认为，*KDM5B* 基因可以通过直接或间接的方式调控上述因子，最终引起了卵巢癌细胞增殖和迁移能力的变化。

李婕等则通过探讨长链非编码 RNA GAS5 在卵巢癌中的表达水平进而研究其临床意义。本研究收集卵巢癌患者的瘤体组织标本，通过实时荧光定量 PCR 检测 GAS5 在卵巢癌组织中的表达水平。采用相关性分析，分析其表达水平与临床病理特征之间的关系，以及其与疾病预后之间的关系。结果表明，在卵巢癌瘤体组织中 GAS5 表达显著下降，且 GAS5 的表达与瘤体体积呈负相关，与肿瘤期别呈负相关。采用 Kaplan-Meier 分析表明，GAS5 表达水平越低，患者预后和生存越差。因此认为，GAS5 在卵巢癌中的表达情况与临床病理特征及预后相关，可作为潜在的卵巢癌检测标志物。

张文竹等对卵巢癌组织中癌超甲基化基因 1 蛋白和卵巢癌基因 1 蛋白的表达情况及其与卵巢癌病理特点的关系进行了研究。本研究选择 2014—2015 年在医院妇产科手术切除卵巢癌组织标本 63 例和正常卵巢组织标本 63 例作为研究对象。采用 Western Blot 法测定卵巢癌组织和正常卵巢组织中癌超甲基化基因 1 蛋白和卵巢癌基因 1 蛋白的表达情况，并分析其与卵巢癌病理特点的关系。结果表明，卵巢癌组织中 2 种蛋白的表达量明显低于正常卵巢组织。癌超甲基化基因 1 蛋白在不同卵巢癌分期、不同分化程度和不同病理类型中的表达量比较差异均无统计学意义。卵巢癌基因 1 蛋白的表达由高到低依次为Ⅰ期、Ⅱ期和Ⅲ～Ⅳ期；高分化的表达量高于中分化和低分化，中分化和低分化的表达量比较差异无统计学意义；在卵巢癌不同病理类型中的表达比较差异无统计学意义。因此认为，癌超甲基化基因 1 蛋白失活可能只参与卵巢癌的发生，卵巢癌基因 1 蛋白和卵巢癌的发展有一定关系。

2. 与卵巢恶性肿瘤发生、发展相关的基因多态性研究进展 近年来，基因多态性的研究从多个方面开展。李琰等深入探讨细胞程序性死亡受体 -1（programmed cell death protein 1，PD-1）基因遗传变异与上皮性卵巢癌发病风险的关系。本研究通过用聚合酶链反应 - 连接酶反应（polymorphism chain reaction-ligase detection reaction，PCR-LDR）检测分析 620 例上皮性卵巢癌患者和 620 例对照妇女 PD-1.1 A/G 和 PD-1.5 C/T 2 个单核苷酸多态位点的基因型和等位基因频率。分析得出，PD-1.1 A/G 多态的 AA、AG、GG 3 种基因型频率在病例组和对照组中具有显著差异（$P<0.05$）。比较 AA 基因型携带者，AG 和 GG 基因型携带者显著降低上皮性卵巢癌的发病风险。病例组中 G 等位基因频率明显低于对照组。与 A 等位基因相比，G 等位基因显著降低妇女上皮性卵巢癌的发病风险。PD-1.5 C/T 多态 C 和 T 等位基因频率在两组间具有统计学意义，病例组中 T 等位基因频率明显低于对照组（$P<0.05$）。与 C 等位基因相比，T 等位基因显著降低妇女上皮性卵巢癌的发病风险。因此认为，PD-1.1 A/G 和 PD-1.5 C/T 2 个单核苷酸多态位点可能是中国北方妇女上皮性卵巢癌发病风险的分子标志物。

刘红丽等从炎症与肿瘤关系入手，选取重要的炎症通路之一的核因子 Kappa B（NF-κB）信号通路，发现 SNPs 与疾病易感性亦存在重要关联，p50/p65 复合体是 NF-κB 信号通路中调节靶基因转录的重要分子。本研究选取 1999—2010 年于妇科进行手术治疗的汉族卵巢上皮性癌患者 286 例为病例组，同期选取与病例组年龄匹配的体检健康的汉族女性 302 例为对照组，探讨 NF-κB1、RelA 基因多态性与汉族女性卵巢上皮性癌的关系。提取研究对象 DNA，利用 Hap Map 数据库中北京汉族人群 NF-κB1、RelA 基因包含两端 2 kb 邻近区域的全部 SNPs 位点的基因分型数据，选择 SNPs 位点，NF-κB1 基因共确定了 4 个 SNPs 位点，分别是 rs3774934（A/G）、rs3774938（A/G）、rs230510（A/T）、rs909332（A/T）；RelA 基因共确定了 3 个 SNPs 位点，分别是 rs10896027（C/G）、rs7119750（C/T）、rs11820062（C/T）。采用 Taq Man 探针法对 SNPs 位点进行基因分型，根据基因分型数据，构建单倍域图，推断每例研究对象的单体型、双体型情况。结果发现，对照组以上 7 个 SNPs 位点均符合 Hardy-Weinberg 平衡（$P>0.05$）。两组 NF-κB1 基因 rs3774934、rs3774938、rs230510 位点基因型和等位基因频率比较，差异均无统计学意义；两组 NF-κB1 基因 rs909332 位点基因型比较，差异有统计学意义；两组 NF-κB1 基因 rs909332 位点等位基因频率比较，差异无统计学意义（$P>0.05$）。多因素 Logistic 回归分析结果显示，NF-κB1 基因 4 个位点基因型均不是卵巢上皮性癌的影响因素（$P>0.05$）；NF-κB1 基因单体型均不是卵巢上皮性癌的影响因素（$P>0.05$）；NF-κB1 基因双体型 GA-GA 是卵巢上皮性癌的影响因素（$P<0.05$）。两组 RelA 基因 3 个位点基因型和等位基因频率比较，差异均无统计学意义（$P>0.05$）。多因素 Logistic 回归分析结果显示，RelA 基因 3 个位点基因型均不是卵巢上皮性癌的影响因素（$P>0.05$）；RelA 基因单体型不是卵巢上皮性癌的影响因素（$P>0.05$）；RelA 基因双体型 CC-CC 是卵巢上皮性癌的影响因素（$P<0.05$）。因此认为，NF-κB、RelA 基因多态性与汉族女性卵巢上皮性癌易感性具有一定关系，NF-κB1 基因双体型 rs3774934（G>A）和 rs3774938（A>G）的 GA-GA、RelA 基因双体型 rs7119750（C>T）和 rs11820062（C>T）的 CC-CC 与卵巢上皮性癌的易感性有关。

3. 其他相关基因研究进展 上皮细胞卵巢癌是目前最常见的妇科恶性肿瘤之一。李辉等通过研究识别的重要基因能够预测上皮细胞卵巢癌患者的预后，阐释上皮细胞卵巢癌的发病机制。本研究利用 4 对上皮细胞卵巢癌及其癌旁正常组织的转录组测序（RNA-Seq）数据进行差异基因的筛选，并应用 Gene Ontology（GO）进行富集分析，在 TCGA 在线数据库中进行预后评估。结果，共识别 865 个差异表达基因，通过功能注释识别 13 个有意义的 GO 类型，包括转录调控、细胞黏附和生物黏附。结合卵巢癌 TCGA 在线数据库，发现 2 个重要基因（*FBXO5* 和 *CTNNB1*）在高表达时，不利于上皮细胞卵巢癌患者的生存；并且在独立的另外 20 对上皮细胞卵巢癌及其癌旁正常组织的样本中，采用 PCR 证实了这 2 个基因的差异表达情况。因此，本研究识别出的重要基因有助于更好地了解上皮细胞卵巢癌的发生、发展机制，可能成为预后判断的生物标志物。

刘顺芳等通过转录微阵列数据库 CSIOVDB 分析 GCNT3 在卵巢恶性肿瘤中表达的临床意义。本研究利用包含 3431 例卵巢恶性肿瘤的转录微阵列数据库 CSIOVDB，通过 KM plot-ter 分析 GCNT3 的表达量与卵巢恶性肿瘤临床预后的关系。结果表明，在Ⅰ～Ⅲ期卵巢恶性肿瘤中，分期越高，GCNT3 的表达量越低，差异具有统计学意义；Ⅳ期卵巢恶性肿瘤中 GCNT3 的表达量与Ⅲ期的表达量差异不明显，无明显统计学意义。卵巢恶性肿瘤的病理性分级越高，GCNT3 的表达量越低，有统计学意义。Spearman 相关分析显示，GCNT3 的表达量与卵巢恶性肿瘤的 EMT 得分呈负相关。在对化疗药物耐药的病例中，GCNT3 的表达量明显降低。预后相关性分析显示，GCNT3 的低表达与卵巢恶性肿瘤的总生存率差和无复发生存率差相关。因此认为，GCNT3 在卵巢恶性肿瘤中的表达与分期、分级、EMT 及患者预后相关。

郁万媛等发现转录激活因子 4（activating transcription factor 4，ATF4）在许多肿瘤细胞的缺氧区呈高表达，并且与肿瘤的恶性程度相关。核糖体蛋白 L41（ribosomal protein L41，RPL41）能够诱导肿瘤细胞死亡和细胞周期停滞，在调节 ATF4 的水平方面发挥着重要作用。本研究探讨 ATF4 和 RPL41 在上皮性卵巢癌组织中的表达及其与临床病理学特征的关系。利用免疫组化技术 SP 法分别检测 2000 年 1 月 1 日至 2015 年 12 月 31 日共 470 例上皮性卵巢癌、42 例交界性卵巢肿瘤、27 例良性卵巢肿瘤和 46 例正常卵巢组织切片及芯片中 ATF4 和 RPL41 的表达情况。结果表明，ATF4 在组织中阳性表达率依次为上皮性卵巢癌组、交界性卵巢肿瘤组及正常卵巢与良性卵巢肿瘤组，差异有统计学意义。RPL41 在正常卵巢与良性卵巢肿瘤组中的阳性表达率明显高于交界性卵巢肿瘤组及上皮性卵巢癌组，差异有统计学意义。Spearman 相关性分析显示，ATF4 和 RPL41 在上皮性卵巢癌组织中呈中等程度相关。因此认为，ATF4 表达升高和 RPL41 表达降低可能在上皮性卵巢癌的发生、分化进展过程中起重要作用。

对于卵巢浆液性癌而言，相丽等研究肿瘤关联钙信号转导因子 2（tumor-associated calcium signal transducer，TACSTD2）在卵巢高级别浆液性癌中的异常表达，揭示其与"输卵管起源"发病机制的相关性。本研究收集 2015 年 3 月至 2016 年 10 月行手术切除的卵巢高级别浆液性癌、输卵管上皮、卵巢表面上皮的组织标本各 36 例，通过免疫组织化学法检测"苗勒氏管"起源标志物配对盒基因 8（paired box gene 8，PAX8）的表达，比较三组在组织学表型方面的相似性；应用光纤微珠芯片平台进行分析，比较三组在基因表达谱方面的相似性。结果表明，PAX8 在输卵管上皮中的阳性表达率为 100%，在卵巢高级别浆液性癌的阳性表达率为 83.33%，在卵巢上皮中的阳性表达率为 16.67%。进而筛选出与卵巢高级别浆液性癌相关程度较高的目的基因 *TACSTD2*，并证实其在卵巢高级别浆液性癌中的基因和蛋白表达较在输卵管上皮组织中升高，差异有统计学意义。因此认为，*TACSTD2* 基因在卵巢高级别浆液性癌中的高表达，可能在输卵管起源的发病机制中发挥重要作用。

另外，赫慧等通过探讨 MSLN、HE4 和 Ki-67 在高级别浆液性卵巢癌组织中的表达来判断其在临床病理学的意义。本研究应用免疫组织化学 SP 法检测 MSLN 和 HE4 在 40 例高级别浆液性卵巢癌组织、10 例卵巢良性肿瘤、30 例正常卵巢组织中的表达情况，结合分析 Ki-67 在 40 例高级别浆液性卵巢癌组织中的表达情况，对比分析三者之间的临床及病理学意义。结果表明，卵巢癌组织中 MSLN 和 HE4 阳性表达率分别高于良性和正常卵巢组织，差异均具有统计学意义；MSLN 和 HE4 分别在良性与正常卵巢组织中表达无统计学差异。MSLN、HE4 和 Ki-67 在卵巢癌组织中的阳性表达率分别为 77.5%、80.0% 和 85.0%，这跟卵巢癌组织临床分期有关，跟卵巢癌患者是否绝经无关，并且在卵巢癌组织中的阳性表达率两两之间呈正相关。因此认为，MSLN、HE4 和 Ki-67 在高级别浆液性卵巢癌组织中的表达均与临床分期有关，其高表达可能与高级别浆液性卵巢癌的发生、发展有一定关系。

（二）卵巢恶性肿瘤相关蛋白

刘则烨等探讨磷酸化蛋白激酶 B1（phospho Akt1，pAkt1）和人类端粒反转录酶（human telomerase reverse transcripase，hTERT）在上皮性卵巢癌中的表达及其对预后的影响。本研究采用免疫组织化学 SP 法检测 72 例上皮性卵巢癌组织和 10 例正常卵巢组织中 hTERT 和 pAkt1 蛋白的表达，分析 pAkt1、hTERT 蛋白表达的相关性及其与临床病理特征和临床预后的关系。结果发现，上皮性卵巢癌组织 pAkt1 阳性表达率为 73.6%，hTERT 阳性表达率为 56.9%，与正常卵巢组织相比差异均有统计学意义。pAkt1、hTERT 蛋白在上皮性卵巢癌中表达无关；pAkt1、hTERT 蛋白表达与患者肿瘤病理分化程度相关；pAkt1 和 hTERT 蛋白同时阳性表达的患者无瘤生存期明显短于非共同表述患者，但总生存期差异无统计学意义。因此认为，pAkt1 和 hTERT 蛋白在上皮性卵巢癌中高表达。pAkt1 和 hTERT 蛋白同时高表达提示上皮性卵巢癌患者预后较差。

朱小晖等则探讨卵巢癌中己糖激酶 2（Hexokinase 2，HK-2）表达的临床病理意义。本研究通过免疫组织化学法检测 56 例卵巢癌组织及 10 例癌旁组织中 HK-2 的表达情况，并对临床病理数据进行分析。MTT 法和流式细胞分析分别检测 siRNA 沉默 HK-2 蛋白对卵巢癌 Skov3 细胞增殖及凋亡的影响。Western Blot 检测凋亡蛋白 caspase-3 的表达。结果表明，10 例癌旁组织中均未见 HK-2 阳性表达，56 例卵巢癌中 HK-2 的阳性表达率为 53.6%（30/56）。HK-2 高表达与卵巢癌患者肿瘤分期较高、肿瘤淋巴结转移密切相关，但与患者年龄、肿瘤组织学分级、肿瘤组织学类型、复发无显著相关性。siRNA 沉默 HK-2 蛋白抑制卵巢癌 Skov3 细胞增殖，促进凋亡。Western Blot 检测蛋白提示，siRNA 沉默 HK-2 蛋白促进了凋亡蛋白 caspase-3 的表达。因此认为，卵巢癌中存在 HK-2 高表达。HK-2 在卵巢上皮癌可能发挥了促进肿瘤发生和进展的重要作用，可能是一种新的上皮卵巢癌治疗靶点。

二、诊断及预后

（一）肿瘤标志物

血清 CA125 是常用的卵巢癌标志物，贯穿于卵巢癌的诊断、治疗及预后等各个方面。HE4 在卵巢癌的诊断中有更高的灵敏度及特异度。

师媛等通过检测卵巢癌患者术前血清 CA125 及 HE4 水平，探讨其与淋巴结转移的关系和预测淋巴结转移的效能。共有 279 例患者纳入本研究。结果表明，卵巢癌患者术前肿瘤标志物 CA125 和 HE4 的水平与淋巴结转移状态有关，CA125 在淋巴结有转移与无转移患者中的中位水平分别为 771.0 kU/L、284.8 kU/L，而 HE4 在这两者中的中位水平分别为 351.8 pmol/L、157.1 pmol/L，分别比较，差异均有统计学意义。因此认为，术前 CA125≥500.35 kU/L、HE4≥170 pmol/L 是判断淋巴结转移的良好手段，且两者的联合应用大大地提高了各自单独应用的灵敏度，有助于临床医师选择合适的患者行淋巴结切除术。

有关 CA125 和 HE4 的研究还有胡东东等探讨血清 CA125、HE4 及 D- 二聚体单独检测和联合检测对卵巢癌的诊断价值。本研究选取卵巢癌患者 120 例作为观察组，卵巢良性肿瘤患者 120 例作为良性组，健康体检女性 80 例作为对照组。使用化学发光免疫法检测三组患者血清 CA125、HE4 的表达，使用免疫比浊法检测 D- 二聚体表达水平。计算 CA125、HE4 及 D- 二聚体单独检测和联合检测的诊断效能。结果发现，观察组、良性组及对照组三组间比较差异均有统计学意义。晚期（Ⅲ～Ⅳ期）卵巢癌患者与早期（Ⅰ～Ⅱ期）卵巢癌患者血清中各指标比较，差异均有统计学意义。在诊断卵巢癌上，CA125 检测灵敏度为 71.67%，特异度为 62.50%；HE4 检测灵敏度为 74.17%，特异度为 75.00%；D- 二聚体检测灵敏度为 62.50%，特异度为 60.00%；三者联合检测灵敏度为 80.00%，特异度为 77.50%。因此认为，CA125、HE4 和 D- 二聚体联合检测与单独检测相比，灵敏度与特异度均高于三者单独检测，可进一步提高卵巢癌的诊断水平。

（二）临床其他检查方法

除了传统的肿瘤标志物检测之外，近年来还报道了许多新的检测方法。

张立伟等研究卵巢癌患者术前外周血中性粒细胞 / 淋巴细胞比值（neutrophil to lymphocyte ratio，NLR）、血小板 / 淋巴细胞比值（platelet to lymphocyte ratio，PLR）与临床病例特征及预后的关系。本研究收集 127 例卵巢良性肿瘤患者及 286 例卵巢恶性肿瘤患者的临床资料，分析 NLR、PLR 与临床病理之间的相关性，以及其与患者总生存期（overall survival，OS）之间的关系。结果表明，卵巢癌患者术前 NLR、PLR 水平均高于良性肿瘤患者。NLR、PLR 的最佳截点分别为 3.0 和 151.0。NLR 高水平组（NLR≥3.0）患者和 PLR 高水平组（PLR≥151.0）患者的病理类型、FIGO 分期、淋巴结转移、CA125 水平及腹水量与各自低水平组比较，差异均具有统计学意义。NLR、PLR 高水平组的中位 OS（33.0 个月和 33.5 个月）分别低于相应的低水平组（44.5 个月和 49.5 个月），差异均有统计学意义。Cox 多因素分析显示，PLR≥151.0 是卵巢癌患者 OS 的独立危险因素。因此认为，术前炎症指标 NLR、PLR 与卵巢癌患者的临床病理特征及生存预后有着密切的关系，有望用于预估患者病情及指导卵巢癌治疗。

杨慧孟等则探讨了术前淋巴细胞与单核细胞比值（lymphocyte to monocyte ratio，LMR）与卵巢上皮癌患者的临床病理特征和预后的关系。本研究回顾性分析 2005—2011 年收治的 364 例初治卵巢上皮癌患者的临床资料，确定术前外周血 LMR 预测患者术后生存的最佳截点值，并分析 LMR 与患者临床病理因素和预后的关系。结果表明，LMR 预测卵巢上皮癌患者术后生存的最佳截点值为 3.84。卵巢上皮癌患者的术前及术后 LMR 与 FIGO 分期、有无腹水、CA125 水平有关。中位随访时间为 37

个月，低 LMR 组与高 LMR 组患者的中位无进展生存期（progression free survival，PFS）及中位 OS 分别均有统计学意义。单因素分析显示，卵巢上皮癌患者的术后 FIGO 分期、病理分级、有无腹水、有无淋巴结转移、CA125 水平、有无辅助治疗、术前 LMR 与术后 PFS 及 OS 均有关。Cox 多因素分析结果显示，术后 FIGO 分期为Ⅲ～Ⅳ期、肿瘤分级为低分化、伴有淋巴结转移、术后无辅助治疗和 LMR≤3.84 是影响卵巢上皮癌患者 PFS 和 OS 的独立危险因素。因此认为，术前 LMR 是影响卵巢上皮癌患者 PFS 和 OS 的独立因素，可用于评估卵巢上皮癌患者的预后。

对于浆液性卵巢癌而言，崔蕾等发现血清 FSH、LH、催乳素（prolactin，PRL）与浆液性卵巢癌临床病理特征及预后相关。本研究选取 2000 年 1 月至 2015 年 12 月住院治疗的浆液性卵巢癌患者 73 例。采用 U 检验分析患者血清 FSH、LH、PRL 与临床病理特征的关系，采用 Kaplan-Meier 分析不同临床病理特征患者生存率差异，多因素 Cox 比例风险回归模型分析浆液性卵巢癌患者预后的影响因素。结果表明，年龄>50 岁组较年龄≤50 岁组，血清 FSH、LH 水平显著高；其他不同临床病理特征分组患者间血清 FSH、LH 水平差异无统计学意义；不同临床病理特征分组患者间血清 PRL 水平差异均无统计学意义。单因素分析显示，血清 FSH 或 PRL 水平高，或 FIGO 分期为Ⅲ＋Ⅳ的患者预后差。Cox 多因素回归分析显示，血清 PRL>14.96 μg/L 是影响浆液性卵巢癌预后的危险因素。因此认为，绝经后妇女血清中 FSH、LH 水平较绝经前显著升高及 PRL 水平与浆液性卵巢癌患者预后有关。

而对于卵巢透明细胞癌（ovarian clear cell carcinoma，OCCC），邓美香等对其 MRI 进行了分析。本研究回顾性分析 19 例经手术病理证实为 OCCC 患者的临床资料、病理资料及 MRI 表现。结果表明，19 例均为单侧卵巢肿块，13 例患者合并盆腔子宫内膜异位症。肿瘤 MRI 的形态学表现为肿瘤长径平均约 11.8 cm，病灶边界清楚。囊性病灶 11 例，囊实性病灶 3 例，实性病灶 5 例；囊性病灶中，10 例为单房囊性病灶伴有壁结，1 例为多房囊性病灶且无壁结节；3 例实性病灶均见坏死、囊变。MRI 发现肿瘤的信号特点为 17 例患者可见病灶内 T1 高信号；囊性部分信号在 T1WI 复杂多变，L2WI 均呈高信号；实性部分 T1WI 呈等信号或稍低信号，T2WI 呈稍高信号，DWI 呈扩散受限改变。MRI 增强扫描特征为囊壁、分隔及病灶内实性部分动脉期呈中度强化，静脉期及平衡期呈持续中度或明显强化状态，内部强化不均。因此认为，OCCC 的 MRI 表现以伴有壁结节的单房囊性病灶多见，病灶内 T1WI 高信号及合并子宫内膜异位症有助于诊断。

（三）有关诊断及预后的遗传学研究进展

翟惠惠等基于肿瘤基因图谱（cancer genome atlas，TCGA）数据库，研究脂肪非典型钙黏蛋白 2（FAT atypical cadherin，FAT2）基因在卵巢癌中的表达情况。本研究应用 cbioportal 在线分析平台分析 TCGA 数据库中 311 例上皮性卵巢癌 RNA-SEQ 数据，并结合患者的完整生存期信息，采用 Kaplan-Meier 法分析 FAT2 变异与卵巢癌患者生存之间的关系。应用 Gene Cards 数据库收集与 FAT2 基因相关的蛋白，对相关蛋白进行富集分析，分析蛋白富集的信号通路、生理过程及关键下游基因。结果表明，311 例卵巢癌样本中有 12 例发生 FAT2 基因变异，变异率为 4%，扩增 7 例（2.3%），错义突变 3 例（1%），缺失 2 例（0.6%）。Kaplan-Meier 生存曲线分析表明，FAT2 变异组总生存时间长于无变异组，无病生存时间与无变异组差异无统计学意义。与 FAT2 相关的蛋白有 CTNNB1、ARVCF、CTNND1 等 21 个，其中 CTNNB1 蛋白在卵巢癌中低表达，相关蛋白富集分析到 Wnt 信号通路、细胞黏附等细胞生理活动。因此认为，*FAT2* 基因可能可通过诱导 Wnt 通路中的关键蛋白 CTNNB1 降解发挥抑癌基因的作用。卵巢癌组织中 *FAT2* 高表达是一种良好的预后指标，可作为预测患者生存时间、判断预后的有效生物标志物。

黄绮丹等则筛选和比较不同临床分型（淋巴结转移型/腹膜转移型/混合型）的Ⅲ期卵巢癌原发灶中的差异表达分子。本研究采用肿瘤转移 PCR 芯片技术检测淋巴结转移型与腹膜转移型肿瘤组织中肿瘤转移相关分子 mRNA 表达，采用 Western Blot、免疫组织化学法在肿瘤组织及石蜡包埋组织切片中进一步验证肿瘤转移 PCR 芯片法筛选出的差异表达分子在蛋白水平的差异表达情况。结果发现，肿瘤转移 PCR 芯片技术筛选出差异表达分子共 14 个，挑选文献报道的与其他肿瘤淋巴结转移和（或）腹膜转移相关的 SMAD4、CCL7、CDKN2A 及 SERPINE 等 14 个分子。Western Blot 结果显示，p16（CDKN2A）、CCL7 及 PAI-1（SERPINE1）在淋巴结转移型原发灶组织中的蛋白表达水平均显著高于腹膜转移型组织。免疫组织化学结果显示，72 例Ⅲ期上皮性卵巢癌的石蜡包埋组织中，PAI-1 蛋白表达水平在三组之间有显著差异。因此认为，PAI-1 表达水平在不同转移模式的Ⅲc 期卵巢癌中存在显著差异，在淋巴结转移型组织中最高，腹膜转移型最低，可考虑作为卵巢癌分型的潜在分子标志物。

对于黏液性肿瘤来讲，朱勤等通过分析编码人体最主要的去泛素化酶的癌基因泛素醛结合物 1（OTU deubiquitinase, ubiquitin aldehyde binding 1, OTUB1）在卵巢黏液性肿瘤中的蛋白表达来判断肿瘤的性质。本研究收集 2010—2015 年诊断的卵巢良性黏液性囊腺瘤 14 例，卵巢交界性黏液性肿瘤 17 例，卵巢原发性黏液性癌 59 例。OTUB1 在卵巢原发性黏液性癌的蛋白表达率及阳性程度显著高于卵巢良性黏液性囊腺瘤；随着 FIGO 分期增高，其阳性率及阳性程度增加。OTUB1 在输卵管有累及的患者中表达率及阳性程度均高于未累及者；在子宫和大网膜累及的患者中阳性率及阳性程度均高于未累及者；在有淋巴结转移的患者中表达率及阳性程度均高于无转移者（$P<0.05$）。因此认为，OTUB1 在卵巢原发性黏液性癌中的蛋白表达水平明显高于卵巢良性黏液性囊腺瘤，并且和 FIGO 分期及肿瘤侵袭转移性高度相关。在临床病理中可将 OTUB1 作为卵巢黏液性肿瘤恶变与否的评价指标及肿瘤进展的辅助判别指标。

陈颖等则探究 ER、肝细胞核因子 -1β（hepatocyte nuclear factor 1β，HNF-1β）及 COX-2 在不同类型子宫内膜异位相关性卵巢癌（EAOC）中的表达差异。本研究选取 2011 年 7 月至 2016 年 4 月收治的子宫内膜异位相关性卵巢癌患者 44 例，其中子宫内膜样癌 17 例，透明细胞癌 21 例，卵巢浆液性癌 6 例。采用免疫组织化学法检测 ER、HNF-1β 及 COX-2 在不同类型子宫内膜异位相关性卵巢癌中的表达差异，并采用 Spearman 秩相关分析探讨三者表达水平的相关性。结果表明，ER 在子宫内膜样癌患者中的阳性率为 100%，显著高于透明细胞癌患者的 9.5% 和卵巢浆液性癌患者的 0；而 HNF-1β 在透明细胞癌和卵巢浆液性癌患者中的阳性率分别为 85.7% 和 100%，显著高于子宫内膜样癌患者的 11.8%；COX-2 在子宫内膜样癌、透明细胞癌和卵巢浆液性癌患者中的阳性率分别 76.5%、81.0%、83.3%，差异无统计学意义。ER 和 HNF-1β 的表达水平呈负相关，与 COX-2 的表达水平呈正相关。因此认为，ER 主要在子宫内膜样癌中表达，HNF-1β 主要在透明细胞癌和卵巢浆液性癌中表达。

遗传咨询和遗传检测是对卵巢癌早期诊断及良好预后的重要保障之一。李雷等基于前瞻性遗传性卵巢癌研究，分析患者接受肿瘤遗传咨询和遗传检测的意愿及相关因素。本研究收集 2017 年 2—6 月诊治的 220 例上皮性卵巢癌患者，根据病历记录和调查问卷收集患者的流行病学特点、病理学特点及对遗传咨询和检测的意愿。所有患者在咨询前通过小册子和微信进行宣教，如果接受咨询，在病房或妇科肿瘤遗传咨询门诊提供面对面的遗传咨询和检测。结果发现，在 220 例患者中 10 例（4.5%）不愿意接受肿瘤遗传咨询。在 210 例接受遗传咨询的患者中，最终 170 例（81%）接受了遗传检测。不愿意接受检测的患者主观原因较多，最常见原因是"咨询后对遗传检测仍然不能理解"（25%）和"发现突变后靶向药物价格昂贵，无法负担"（25%）。因此认为，上皮性卵巢癌患者接受遗传咨询和检测的比例较高，妇科肿瘤遗传咨询门诊可以进一步改善患者接受遗传检测的比例。

三、治疗

（一）卵巢恶性肿瘤治疗的遗传学研究

卵巢癌是女性最常见的恶性肿瘤之一，由于合成的化学药物具有毒性大、易引起耐药等问题，卵巢癌的治疗效果不理想，目前临床上亟须高效、低毒、特异性的卵巢癌治疗药物。

张爱慕等通过筛选 Clauszoline-Ⅰ对 8 种卵巢癌细胞系（包括 HO8910、ES-2、SKOV3、OV1、OV2、3AO、OVCA420、CAOV3 细胞）的抗肿瘤作用，选取其中抑制作用最强的 HO8910 细胞作为研究对象，研究 Clauszoline-Ⅰ对 HO8910 细胞增殖、凋亡的影响。结果表明，Clauszoline-Ⅰ对卵巢癌细胞具有抑制增殖、促进凋亡的作用，其作用机制可能与激活 PARP 的活性，进而激活 caspase 并调节 Bcl-2 与 Bax 的比例有关。

张应凤等则筛选了 KIAA1456 抑制卵巢癌细胞增殖的靶向 lncRNAs。本研究通过细胞免疫荧光法检测 KIAA1456 在卵巢癌细胞 HO8910PM 中的表达。应用基因芯片技术检测过表达 KIAA1456 后的卵巢癌细胞 HO8910PM，对照 HO8910PM 卵巢癌细胞之间差异 lncRNA 基因表达谱，筛选出有明显差异的 lncRNAs 并验证。构建 KIAA1456-RNAi 慢病毒载体，干扰卵巢癌细胞 HO8910/PM 中 KIAA1456 的表达，qRT-PCR 和 Western Blot 检测 KIAA1456 干扰效率。用 qRT-PCR 再次检测 KIAA1456 沉默后相关 lncRNAs 的表达变化。经研究证实，KIAA1456 可通过调节 SSX8、SNORD14D、SNORA26、lncRNA-ENST00000384488 等相关 lncRNAs 的表达，从而抑制卵巢癌细胞的增殖，为提高卵巢癌的诊断和治疗提供了一个新的靶点。

刘健等探讨下调长链非编码 HOX 转录反义 RNA（HOX transcript antisense RNA，HOTAIR）表达对人卵巢癌 SKOV3/DDP 细胞顺铂耐药的逆转作用及可能的机制。本研究首先针对长链非编码 *RNA HOTAIR* 基因序列体外合成小干扰 RNA（siRNA），脂质体法将 siRNA 转染人卵巢癌 SKOV3/DDP 细胞。荧光定量 PCR 方法检测 HOTAIR 表达。Western Blot 检测 ERK1/2 和 p-ERK1/2 蛋白表达。MTT 法检测 SKOV3/DDP 细胞的顺铂半数致死量（IC50）。流式细胞仪检测 SKOV3/DDP 细胞凋亡率。结果表明，人卵巢癌 SKOV3/DDP 细胞经转染 HOTAIR siRNA 后，HOTAIR 表达降低（$P<0.05$），同时 SKOV3/DDP 细胞 ERK1/2 蛋白和 p-ERK1/2 蛋白表达也明显降低（$P<0.05$）。与对照组比较，siRNA 干扰组 SKOV3/DDP 细胞的顺铂半数致死量值下降（$P<0.05$），细胞凋亡率增加（$P<0.05$）。因此认为，下调长链非编码 RNA HOTAIR 表达能够逆转人卵巢癌 SKOV3/DDP 细胞对顺铂的耐药，抑制 ERK1/2 途径可能是其作用机制。

王秀娟等探讨 miRNA-101（miR-101）对上皮性卵巢癌 SKOV3 细胞抗失巢凋亡的作用，以及其在失巢凋亡过程中可能的作用机制。本研究构建失巢凋亡模型模拟卵巢癌细胞转移的生长状态，用脂质体 Lipofectamine 2000 将 miR-101 mimics 及 miR-NC 转染 SKOV3 细胞，随机分为阴性对照组、miR-空白质粒组（miR-NC 组）和 miR-101 质粒组。RT-PCR 法检测细胞内 miR-101 mRNA 表达水平。流式细胞术检测细胞凋亡率。Transwell 侵袭实验及划痕实验检测细胞的侵袭及迁移能力。RT-PCR 及 Western Blot 法检测 c-fos 基因 mRNA 和蛋白表达水平。结果表明，失巢凋亡模型构建成功，模型中 SKOV3 细胞呈悬浮、团簇状生长；将 miR-101 mimics 转染 SKOV3 细胞后，SKOV3 细胞中 miR-101 表达水平增加，同时癌细胞失巢凋亡增加；透膜细胞数量及细胞迁移距离减少；c-fos mRNA 和蛋白表达水平均降低。因此认为，miR-101 过表达可增加 SKOV3 细胞失巢凋亡，降低细胞侵袭及迁移能力，下调 c-fos 基因表达可能是其作用分子机制。

另外，陈雨龙等探讨 TGF-β1 通过调节 miR-99 家族各 miRNA 对卵巢癌细胞增殖、迁移及侵袭行为的影响。本研究将 TGF-β1、miR-99 家族各 miRNA 模拟物、miR-99 家族各 miRNA 抑制物分别刺激或转染卵巢癌细胞系 A2780 及 SKOV3。实时荧光定量 PCR 检测 miR-99 家族各 miRNA 表达水平。CCK-8 法检测细胞增殖能力。划痕实验检测细胞迁移能力。Transwell 检测细胞侵袭及迁移能力。结果发现，与空白对照组比较，TGF-β1 处理组卵巢癌细胞中 miR-99 家族各 miRNA 表达上调（$P<0.01$），卵巢癌细胞增殖、迁移及侵袭能力明显增强（$P<0.05$）；miR-99 家族各 miRNA 模拟物转染组细胞增殖减弱（$P<0.05$），迁移及侵袭能力增强（$P<0.05$）；miR-99 家族各 miRNA 抑制物转染组细胞增殖增强（$P<0.05$），迁移及侵袭能力减弱（$P<0.05$）。因此认为，TGF-β1 可通过调节 miR-99 家族表达水平促进卵巢癌细胞系 A2780 及 SKOV3 的增殖、迁移及侵袭能力，TGF-β1 及 miR-99 家族表达水平可能作为卵巢癌恶性程度预测及预后判断的参考指标。

张立伟等通过检测组蛋白去甲基化酶 KDM5B（JARID1B/PLU-1）在正常卵巢、卵巢癌组织及细胞株中的表达，观察其对卵巢癌细胞株耐药能力的影响。本研究采用 qRT-PCR 法检测 KDM5B 在 36 例卵巢癌、15 例正常卵巢、6 例术后化疗耐药复发患者组织及卵巢上皮细胞株 IOSE 和 5 株卵巢癌细胞中的表达情况；构建 pMSCVpuro-KDM5B 过表达质粒和 pGIPZ-sh1 干扰质粒、pGIPZ-sh2 干扰质粒，并筛选得到稳定过表达的 SKOV3 和稳定干扰的 Caov3 细胞株，qRT-PCR 和 Western Blot 法鉴定调控效果；用浓度梯度递增的顺铂处理 SKOV3 过表达和 Caov3 干扰细胞株，CCK-8 法检测顺铂半抑制浓度变化。qRT-PCR 结果显示，正常卵巢组织中 KDM5B 相对表达量低于卵巢癌组织，差异有统计学意义。KDM5B 表达量与卵巢癌患者的 FIGO 分期、病理分级、转移和耐药发生明显相关，与患者年龄、CA125 水平不相关。因此认为，组蛋白去甲基化酶 KDM5B 在卵巢癌中表达升高，并且具有促进卵巢癌细胞株耐药的作用。

钱艺美等则研究 STAT3 siRNA 与顺铂纳米脂质体（STAT3/DDP-Lip）对耐药性 SKOV3/DDP 卵巢肿瘤的逆转与治疗作用。本研究采用薄膜法制备共载脂质体并测定其纳米表征，利用 Western Blot 及 RT-PCR 法检测 STAT3/DDP-Lip 体外对 STAT3 的干扰效果，通过细胞杀伤实验与裸鼠体内抑瘤实验分别评价 STAT3/DDP-Lip 的体内外抗肿瘤作用。本研究成功构建了共载 siRNA 和 DDP 的纳米脂质体，体外条件下 STAT3/DDP-Lip 处理后耐药细胞的 STAT3 蛋白相对表达量下降为 0.225；STAT3/DDP-Lip 对 SKOV3 耐药细胞的 IC50 值为 3.75 μg/ml，耐药逆转倍数为 7.51；体内耐药卵巢癌治疗中，STAT3/

DDP-Lip 能显著抑制肿瘤体积 [（215±122）mm³]，与空白对照组 [（1316±140）mm³] 比较，差异有统计学意义（$P<0.01$）。因此认为，STAT3/DDP-Lip 可以在体内外抑制顺铂耐药性卵巢癌 SKOV3 细胞株生长。

王露玉等通过在高表达 FABP-5 基因的卵巢癌细胞系 SKOV3 细胞中使用小分子干扰 RNA（small interfering RNA，siRNA）技术沉默 FABP-5 基因的表达，从而抑制卵巢癌 SKOV3 细胞的生长，下调增殖相关因子 MKI-67 的表达水平。得出结论，FABP-5 基因在卵巢癌中很可能作为肿瘤增殖迁移的促进因子而发挥其重要的生物学作用，在癌细胞中引入靶向干扰 FABP-5 基因的技术有望为卵巢癌的治疗提供新思路。

李晓婷等则探讨了整合素 A2（integrin A2，ITGA2）调控卵巢癌细胞系锌指增强子结合蛋白 1（zinc-finger E-box binding homeobox 1，ZEB1）的表达对卵巢癌转移侵袭能力的影响。本研究分析 490 例卵巢癌标本中 ITGA2 与 ZEB1 mRNA 表达的相关性。应用 Western Blot 比较 4 种卵巢癌细胞系中 ITGA2 与 ZEB1 蛋白水平的相关性。研究将针对 ZEB1 的 siRNA 转染到 SKOV3 细胞系中，Western Blot 验证 ZEB1 蛋白表达变化，Transwell 验证其转移侵袭能力的变化；将针对 ITGA2 的 siRNA 转染到 SKOV3 细胞系，Western Blot 验证其 ITGA2 及 ZEB1 的蛋白表达变化，Transwell 验证其转移侵袭能力的变化。结果发现，在 490 例卵巢癌标本中，ZEB1 与 ITGA2 在 mRNA 水平呈显著正相关（$P<0.01$）；卵巢癌细胞系中 ZEB1 和 ITGA2 蛋白水平呈正相关；下调 ZEB1 后，卵巢癌细胞侵袭转移能力降低；下调 ITGA2 后，ZEB1 表达降低，卵巢癌细胞转移侵袭能力也降低。因此认为，ITGA2 正调控 ZEB1 的表达，促进卵巢癌细胞转移侵袭，提示降低 ITGA2 和 ZEB1 的表达可抑制卵巢癌细胞的转移侵袭。

组蛋白甲基化修饰是目前表观遗传学的重要研究内容之一，由组蛋白甲基化酶和组蛋白去甲基化酶共同动态调节。冯同富等研究发现，视网膜母细胞瘤结合蛋白 2（retinoblastoma binding protein 2，RBP-2）具有组蛋白去甲基化酶的活性，可以特异性地使组蛋白 H3 第 4 位赖氨酸的第 2、3 甲基化位点去甲基化。本研究通过体外实验证实了 RBP-2 基因与卵巢癌细胞耐药的相关性，推测 RBP-2 基因可能通过 Wnt/β-catenin 信号传导通路参与调节卵巢癌的耐药，初步提示 RBP-2 基因具有作为改善或逆转卵巢癌细胞耐药分子靶点的潜在价值，有望为临床解决卵巢癌的多药耐药性提供新的突破点。

刘文涓等对磷酸化蛋白激酶 B（p-Akt）-雷帕霉素靶蛋白（mTOR）-p70 核糖体蛋白 S6 激酶（p70S6K）信号通路中的 p-Akt、mTOR 和 p70S6K 3 种蛋白进行研究，以揭示其与卵巢癌临床病理特征及化学药物治疗（简称化疗）耐药的关系。本研究采用免疫组织化学方法检测 18 例卵巢癌化疗耐药和 25 例化疗敏感组织中 p-Akt、mTOR 和 p70S6K 蛋白的表达，分析这些蛋白与卵巢癌临床病理特征及化疗耐药的相关性。研究表明，p-Akt 蛋白在卵巢浆液性癌、黏液性癌和子宫内膜样癌中的表达分别为 77.14%、50.00% 和 66.67%，三者比较差异无统计学意义。p-Akt 蛋白在卵巢癌化疗耐药和敏感组织中的表达率分别为 88.89% 及 64.00%；mTOR 蛋白在卵巢癌耐药和敏感组织中的表达率分别为 94.44% 及 68.00%；p70S6K 蛋白在卵巢癌耐药和敏感组织中的表达率分别为 100% 及 72.00%，3 种蛋白在耐药组中的表达均高于敏感组。因此认为，p-Akt-mTOR-p70S6K 信号通路中的 3 种蛋白可能参与卵巢癌的侵袭和转移，这 3 种蛋白的表达上调可能与卵巢癌化疗耐药有关，在临床上可作为预测卵巢癌化疗耐药的标志。

徐亚辉等观察了 IL-21 和 IL-2 联合诱导的人外周血淋巴细胞（peripheral blood mononuclear cells，PBMC）抗卵巢癌细胞 OVCAR-3 的作用。本研究收集 2015 年 1 月至 2016 年 1 月健康志愿者外周血，密度梯度离心法分离人 PBMC，分别用 IL-2、IL-21 或 IL-2 联合 IL-21 联合诱导培养，观察外周血中淋巴细胞增殖、细胞表型，并检测诱导的淋巴细胞对卵巢癌细胞株的杀伤作用。结果表明，IL-21 单独处理组的淋巴细胞浓度高于 IL-2 单独处理组，IL-21 具有较强的 CD3CD56 细胞亚群诱导作用，但两者联合并不能增进其促增殖和诱导 CD3CD56 亚群的作用。IL-21 和 IL-2 联合诱导的淋巴细胞对 OVCAR-3 抑制率和促凋亡率最好，优于单用 IL-2 或 IL-21。因此认为，IL-21 和 IL-2 联合能增加外周血淋巴细胞杀伤卵巢癌细胞 OVCAR-3 的作用。

徐亚如等制备靶向人滋养层细胞表面抗原 2（trophoblast cell-surface antigen 2，Trop-2）的嵌合抗原受体 T 细胞（chimeric antigen receptor T-cell，CAR-T），观察 Trop-2 CAR-T 细胞在体外对卵巢癌细胞增殖的影响。本研究运用分子克隆及基因重组技术构建 Trop-2 CAR；采用 Western Blot 检测 Trop-2 CAR 在 293T 细胞中的表达；CCK-8 法检测 Trop-2 CAR-T 细胞对卵巢癌细胞增殖的影响；ELISA 检测细胞因子分泌的变化。酶切鉴定及测序分析结果表明，Trop-2 CAR 各基因片段连接正确；Western Blot 检测结果显示，该质粒能够在 293T 细胞中有效表达；CCK-8 结果显示，制备的 Trop-2 CAR-T 细胞在体外能明显抑制表达 Trop-2 的卵巢癌细胞的增殖（$P<0.05$）；ELISA 检测结果表明，Trop-2 CAR-T 细胞与表达 Trop-2 的卵巢癌细胞共培养后，IFN-γ、IL-2 细胞因子分泌增加（$P<0.01$）。因此认为，该研究成功制备了 Trop-2 CAR-T 细胞，可有效抑制 Trop-2 表达阳性的卵巢癌细胞的增殖。

新生血管的形成在肿瘤的浸润及转移中都是关键性因素。CD105 是 TGF-β 家族受体蛋白，多出现在肿瘤组织的新生血管内皮细胞中，与血管形成关系密切。张惠丹等通过流式细胞技术和细胞侵袭性试验，比较卵巢癌紫杉醇耐药细胞 OC3/TAX300 和原代敏感细胞 OC3 中 CD105 及相关干细胞基因的表达程度和两者侵袭性的差异，进一步探讨两者的关系及卵巢癌细胞的耐药机制。本研究培养获得稳定的人卵巢上皮癌紫杉醇耐药细胞株 OC3/TAX300 和原代敏感的卵巢癌细胞株 OC3，并测定耐药细胞的耐药性，再分别进行免疫荧光标记，用流式细胞试验方法检测其中 CD105、CD44、VCAM-1 的表达，并用 Transwell 小室侵袭实验观察 2 种细胞侵袭能力的差异。结果表明，卵巢癌耐药细胞 OC3/TAX300 中 3 种因子的表达明显高于原代敏感的卵巢癌细胞；卵巢癌耐药细胞穿膜细胞数目显著高于原代敏感的卵巢癌细胞。CD105 及相关干细胞基因在卵巢癌耐药细胞株 OC3/TAX300 中的表达明显高于原代敏感株 OC3，且前者的侵袭能力显著高于后者。因此认为，CD105 表达的上调可能与卵巢癌细胞的侵袭性及紫杉醇化疗耐药有一定相关性，其有希望成为抗肿瘤治疗的新靶点，有良好的研究前景。

万玉莹等研究颗粒蛋白前体（progranulin，PGRN）在离体上皮性卵巢癌恶性行为中的作用及意义。本研究选取 40 例上皮性卵巢癌患者和 40 例卵巢良性肿瘤患者，采用免疫组织化学染色法比较肿瘤组织中 PGRN 的表达情况。采用慢病毒转染 SKOV3 细胞系，获得 PGRN 高表达（PGRN 高表达组）和普通表达（对照组）的细胞系，传代培养比较两组细胞的增殖能力，通过 Transwell 小室建立转移和侵袭模型，比较两组细胞的侵袭和转移能力。结果显示，上皮性卵巢癌患者的 PGRN 免疫组化染色评分为（8.43±1.30）分，明显高于卵巢良性肿瘤患者的（3.08±1.25）分，差异有统计学意义。对照组和 PGRN 高表达组的细胞数量均随时间延长而明显增多，PGRN 高表达组的细胞数量多于对照组；PGRN 高表达组转移细胞数目为（170.73±8.13）/HP，明显多于对照组的（102.93±8.54）/HP；PGRN 高表达组侵袭细胞数目为（109.33±7.37）/HP，明显多于对照组的（53.27±5.35）/HP。因此认为，PGRN 在上皮性卵巢癌组织中高表达，并且可以促进癌细胞增殖、侵袭和转移等恶性行为。

杨新等通过检测肿瘤相关成纤维细胞 Twist1 基因表达，探讨肿瘤相关成纤维细胞高表达 Twist1 对卵巢癌侵袭能力的影响。本研究应用 CSIOVDB 数据库检索 Twist1 基因在卵巢各种组织类型中的表达水平。分离原代正常成纤维细胞（normal fibroblasts，NOF）及卵巢癌患者的原代肿瘤相关成纤维细胞（cancer associated fibroblast，CAF），免疫荧光实验验证 Twist1 基因在 NOF 和卵巢癌 CAF 细胞中的表达差异。TCGA 数据库中 489 例卵巢癌从 mRNA 水平验证 Twist1 与 CAF 经典活化指标 FAP 的相关性，以及炎症因子 IL-6 的相关性。GSEA 软件探究 CAF 高表达 Twist1 与 IL-6 通路富集的关系。Western Blot 法验证下调 Twist1 基因对 IL-6 表达的影响。Transwell 实验探究卵巢癌 CAF- 肿瘤细胞共培养体系中 IL-6 对卵巢癌细胞系 SKOV3 侵袭能力的影响。结果表明，Twist1 基因在卵巢癌 CAF 中的表达水平明显高于肿瘤细胞和正常成纤维细胞。TCGA 数据库中，Twist1 基因和 FAP 及 IL-6 基因呈显著正相关（$P<0.0001$）。GSEA 软件分析结果示，卵巢癌患者中 CAF 高表达 Twist1 的同时，肿瘤上皮表现为 IL-6 通路明显富集（$P<0.05$，FDR<25%）。Western Blot 法结果表明，Twist1 基因下调后，IL-6 基因表达量明显降低。在共培养体系中加入 IL-6 中和抗体，卵巢癌细胞侵袭力明显下降。因此认为，肿瘤相关成纤维细胞高表达 Twist1，可能通过提高 IL-6 水平增强卵巢癌侵袭能力。

施宣忍等探讨缺氧微环境下 HIF-1α 在卵巢癌细胞系 A2780 侵袭转移中的作用。本研究在常氧及缺氧微环境下培养卵巢癌 A2780 细胞。采用 RT-PCR 及 Western Blot 法检测 HIF-1α 和 MMP13 mRNA 及蛋白的表达；siRNA 干扰 HIF-1α 表达，检测干扰效率及 MMP13 表达的变化；Transwell 小室侵袭实验检测 siRNA 干扰前后卵巢癌细胞侵袭转移能力。结果表明，缺氧诱导卵巢癌 A2780 细胞 HIF-1α 及 MMP13 表达上调，细胞侵袭数明显增多；siRNA 能有效抑制 HIF-1α 表达及缺氧引起的 MMP13 增多，降低细胞侵袭能力。因此认为，HIF-1α 通过调控 MMP13 表达增强缺氧环境下卵巢癌细胞的侵袭能力。

胡玉崇等研究了 PTEN（第 10 号染色体缺失的磷酸酶及张力蛋白同源的基因）及 caspase-3（半胱氨酸蛋白酶 -3）在卵巢癌细胞系 A2780、A2780CP（顺铂耐药卵巢癌细胞系）中对顺铂诱导的细胞凋亡的调控作用。本研究首先将细胞用 10 mol/L 的顺铂处理 24 h，通过 Western 印迹对 PTEN 的蛋白水平进行定量分析，观察顺铂处理过的 A2780 细胞及 A2780-CP 细胞中 PTEN 蛋白水平的变化。用 caspase-3 抑制药处理 A2780 细胞，观察 caspase-3 抑制药是否可恢复 PTEN 蛋白的水平，来研究 PTEN 的降解机制。结果表明，PTEN 蛋白水平在 A2780 细胞中显著下降，在顺铂处理过的 A2780-CP 细胞中没有变化。相对于于载体处理的细胞，在 A2780 细胞中，伴随着 PTEN 蛋白水平的降低，有 pAKT 水平升高；在 A2780 细胞中，使用 caspase-3 抑制药可恢复 PTEN 蛋白的水平。因此认为，在顺铂处理的卵巢癌 A2780 细胞中，促凋亡基因 PTEN 蛋白水平的降低和存活因子 pAKT 水平的升高能进一步增加 A2780 细胞的的耐药性。

NK 细胞的体外扩增对卵巢癌细胞亦有杀伤作用。程洪艳等研究 NK 细胞的体外扩增和表型鉴定，以及 NK 细胞对卵巢癌细胞的体外杀伤率。结果发现，体外诱导、扩增培养 14 d，淋巴细胞数从扩增当天（第 0 天）的 $2.0×10^7$ 个至第 14 天时为 $5.1×10^9$ 个，扩增后淋巴细胞数增加至扩增前的

255 倍；存活细胞比例从扩增当天的 95% 以上降至第 8 天的 80% 左右，随后逐渐升高，至第 14 天时又达 95% 以上。扩增前、后表型为 CD3$^-$CD56$^+$ 的 NK 细胞占 CD3$^-$ 非 T 淋巴细胞总数的比例分别为 2.33%、85.32%，占总淋巴细胞数的比例分别为 1.06%、69.42%，扩增前、后分别比较，差异均有统计学意义。LDH 释放实验显示，NK 细胞对卵巢癌 SKOV3、HOC1A、3AO、CAOV3 细胞及其对照 K562 和 T29 细胞均有很强的杀伤作用，随着效靶比的增加其杀伤率均明显增高；当效靶比为 1∶1 时，NK 细胞对 K562 细胞的杀伤率为 37%，而对卵巢癌细胞及 T29 细胞的杀伤率均在 10% 左右，分别比较，差异均有统计学意义（$P<0.05$）；当效靶比为 50∶1 和 20∶1 时，除 CAOV3 细胞（杀伤率>70%）以外，NK 细胞对其他卵巢癌细胞及其对照 K562、T29 细胞的杀伤率均>80%，各细胞间比较，差异均无统计学意义（$P>0.05$）。因此认为，NK 细胞能够在体外得到高效扩增，且其对卵巢癌细胞有良好的非特异性杀伤作用。

唐子执等研究泛素化酶 CRL4 蛋白复合体家族成员 CRL4-WD40 重复序列结构域蛋白 70（WDR70）在卵巢癌细胞中的 DNA 修复功能，以及卵巢癌组织中该泛素化酶基因的突变规律。本研究利用免疫荧光方法，检测 CRL4 骨架蛋白 DDB1 及 WDR70 基因特异性沉默的卵巢癌细胞与其对应的对照组细胞在化疗药物或放射线照射诱导产生 DNA 双链断裂后，组蛋白 H2AX（7H2AX）及单链 DNA 结合蛋白 32（RPA32）磷酸化灶点显示的差异；BrdU 标记和染色实验检测 WDR70 基因对 DNA 复制是否存在影响；同时利用免疫组织化学染色法检测卵巢癌组织临床病理标本及正常卵巢组织标本中的 WDR70 和组蛋白 H2B 单泛素化（uH2B）染色差异，以阐明 CRL4 的 DNA 损伤应答特征；RT-PCR 测定卵巢癌组织中 WDR70 的基因表达水平，并采用 DNA 测序确定 WDR70 突变位点。免疫荧光染色结果显示，CRL4-WDR70 的不同蛋白亚基（DDB1、WDR70）在细胞周期检验点激活和 uH2B 介导的 DNA 末端回切过程中起着不同的作用。BrdU 标记和染色结果显示，WDR70 基因对 DNA 复制并不存在影响。免疫组化结果显示，卵巢癌组织临床病理标本及正常卵巢组织标本中的 WDR70 和 uH2B 表达存在差异。RT-PCR 结果显示，WDR70 基因的全长、5' 和 3' 转录本水平在 50% 的卵巢癌组织中水平减低，出现多处外显子突变位点。因此认为，CRL4 在 DNA 修复过程中具有促进 H2B 单泛素化、促进 DNA 末端回切和激活细胞周期检验点等多种重要功能，是维持基因组稳定性、遏阻卵巢癌发生的重要抗癌机制。

庞露等探讨卵巢癌组织和细胞中 IKKε 蛋白的表达，以及抑制其表达后对卵巢癌细胞增殖、凋亡的影响。本研究选取 2006 年 1 月至 2013 年 4 月经手术治疗且经病理检查证实为卵巢癌的石蜡组织标本 118 份，另选取同期因子宫肌瘤行子宫及卵巢切除术且术后经病理检查证实为正常卵巢组织标本 20 份作为对照。采用免疫组织化学 SP 法检测卵巢癌和正常卵巢组织中 IKKε 蛋白的表达，并分析 IKKε 蛋白表达与卵巢癌患者临床病理特征之间的关系。另选择卵巢癌细胞系蛋白印迹法检测卵巢癌细胞中 IKKε 蛋白的表达，以及 IKKε 抑制药对卵巢癌细胞 IKKε 蛋白表达的影响；MTT 比色法和流式细胞仪分别检测 IKKε 抑制药对卵巢癌细胞增殖和凋亡的影响。结果表明，IKKε 蛋白在卵巢癌组织和细胞中均呈高表达；IKKε 抑制药下调 IKKε 蛋白表达后可抑制卵巢癌细胞增殖并诱导卵巢癌细胞发生凋亡，提示 IKKε 有望成为卵巢癌分子治疗的新靶点。

ER 对卵巢肿瘤细胞生长转移及耐药也有一定的影响。李君等探讨了 ER 与卵巢癌 SKOV3 细胞顺铂耐药的相关性。本研究首先用裸鼠构建人卵巢癌细胞系 SKOV3 异种移植瘤模型，并随机分为对照组和实验组，分别给予 0.9% NaCl 及顺铂。再从对照组和实验组上获得卵巢癌移植瘤 SKOV3 细胞。用免疫细胞化学法和流式细胞术检测 SKOV3 细胞中 ER 的表达水平，用 MTT 法和流式细胞术分别检测不同浓度顺铂和雌激素受体抑制药 ICI182 单独及联合应用对 SKOV3 细胞的增殖及凋亡的影响。结果显示，实验组和对照组的 ER 表达差异均有统计学意义。ICI182 在对照组、实验组细胞均表现为增殖抑制，呈现剂量 - 时间依赖关系；随着顺铂浓度的升高，10 μmol/L ICI182 联合顺铂作用 SKOV3 细胞时抑制作用显著增强，差异有统计学意义。实验组和对照组分别用 ICI182 ＋顺铂处理后，其细胞凋亡率差异有统计学意义。因此认为，ER 参与了化疗耐药过程，通过 ICI182 抑制雌激素受体蛋白可能逆转卵巢癌细胞的顺铂耐药。

苏波则探究 17β-E2 对卵巢颗粒细胞增殖、转移的影响及其作用机制。本研究体外培养卵巢颗粒细胞系 KGN 细胞，采用 MTT 法检测 17β-E2 对 KGN 细胞增殖的影响；划痕实验检测 17β-E2 单独或和 G 蛋白偶联雌激素受体 1（G protein coupled estrogen receptor 1 GPER1）特异性拮抗药 G15 共同处理对 KGN 细胞转移的影响；分别于 17β-E2 单独或和 G15 共同处理 KGN 细胞 0 min、10 min、30 min 及 60 min 后收集细胞，采用 Western Blot 法检测细胞 ERK1/2 的磷酸化水平。MTT 结果显示，17β-E2 对 KGN 细胞增殖无显著影响；划痕实验结果表明，17β-E2 单独处理能够显著抑制 KGN 细胞的转移，而联合 G15 处理对细胞转移则无显著影响；Western Blot 结果显示，17β-E2 单独处理细胞 10 min、30 min 及 60 min 后，细胞 ERK1/2 磷酸化水平均显著降低；而 17β-E2 和 G15 共同处理细胞不同时间后，细胞 ERK1/2 磷酸化水平相比于处理前无显著性变化。因此认为，17β-E2 能够显著抑制 KGN 细胞的转移，其机制与 GPER1 介导的雌激素非基因组效应有关。

有关卵巢恶性肿瘤耐药机制的研究也有很多。汤小晗等探讨肝素结合表皮生长因子（hepafin-binding epidermal growth factor-like growth factor，HB-EGF）抑制药 CRM197 对卵巢癌紫杉醇耐药的逆转作用及可能机制。本研究采用 MTT 比色法检测 CRM197 作用后卵巢癌紫杉醇耐药细胞系 A2780/Taxol 细胞对紫杉醇的 50% 抑制浓度；蛋白印迹法及实时 PCR 技术分别检测 CRM197 作用后 A2780/Taxol 细胞中 HB-EGF、EGFR、P 糖蛋白（P-gp）及多药耐药基因（MDR1）mRNA 的表达。另构建 MDR1 小分子 RNA（siRNA）质粒并转染 A2780/Taxol 细胞，实验分为四组，即空载体组、MDR1 siRNA 组、空载体＋CRM197 组、MDR1 siRNA＋CRM197 组，检测四组 A2780/Taxol 细胞中 P-gp 功能［以 P-gp 底物若丹明 123（Rh123）的荧光强度表示］和 caspase-3 蛋白活性［以 4 硝基苯胺（pNA）浓度表示］。最终建立卵巢癌 A2780/Taxol 细胞的裸鼠移植瘤模型，免疫组织化学 SP 法检测 CRM197 作用后裸鼠移植瘤组织中 EGFR 和 P-gp 的表达。最终得出以下结论，HB-EGF 抑制药 CRM197 可逆转卵巢癌紫杉醇耐药，其作用机制可能与 CRM197 抑制 EGFR/MDR1/P-gp 通路、增加 caspase-3 活性，从而促进耐药细胞凋亡相关。

郭碧莹等则探究胶原三股螺旋重复蛋白 1（collagen triple helix repeat containing 1，CTHRC1）对卵巢癌细胞顺铂耐药的作用及其相关机制。本研究采用 Western Blot 法检测卵巢癌细胞株 A2780、SKOV3 及顺铂耐药细胞株 A2780/DDP、SKOV3/DDP 中 CTHRC1 蛋白表达水平。慢病毒 lenti-sh CTHRC1 转染 SKOV3/DDP 细胞，下调 CTHRC1 表达水平。CCK-8 法检测沉默 CTHRC1 后 SKOV3/DDP 细胞增殖情况及顺铂半数抑制浓度的变化。Western Blot 法检测转染后 SKOV3/DDP 细胞中抗凋亡蛋白 Bcl-2 的表达情况及 Akt、STAT3 的磷酸化水平。结果表明，与 A2780 和 SKOV3 细胞相比，顺铂耐药细胞株 A2780/DDP 和 SKOV3/DDP 细胞中 CTHRC1 蛋白表达水平相对较高。靶向下调 CTHRC1 表达后，SKOV3/DDP-sh CTHRC1 细胞的增殖能力无明显变化，但顺铂的半数抑制浓度显著降低，Akt、STAT3 磷酸化水平受到抑制，Bcl-2 表达水平降低。因此认为，CTHRC1 可能通过 Akt、STAT3 信号通路，调节抗凋亡蛋白 Bcl-2 的表达，继而影响卵巢癌细胞对顺铂的敏感度。

除了细胞学及组织学的研究之外，许多体内研究也在荷瘤小鼠模型中进行。胡向丹等建立基于活体成像的裸鼠卵巢癌休眠模型，并利用小动物活体成像技术验证休眠细胞的存在。本研究采用慢病毒载体对人卵巢癌 SKOV3 细胞稳定转染萤火虫荧光素酶基因，经筛选获得稳定表达荧光素酶基因的人卵巢癌细胞株（SKOV3/luc）。将 SKOV3/luc 细胞接种至裸小鼠右侧腋部皮下，成瘤后观测荧光并做肿瘤切除手术，术后的裸鼠再常规喂养 8 周后选取接种肿瘤处肉眼未见肿瘤组织生长的裸鼠进行活体成像观察，显示接种处肿瘤细胞荧光阳性者，即认为卵巢癌裸鼠休眠模型建立成功。结果表明，本研究筛选到了稳定表达 Luc 的 SKOV3/luc 细胞株；成功构建了基于活体成像的裸鼠卵巢癌休眠模型，并利用小动物活体成像技术验证了裸鼠体内卵巢癌休眠细胞的存在。因此认为，利用活体成像技术构建的裸鼠卵巢癌休眠模型为研究肿瘤休眠的机制及诱导和维持肿瘤细胞休眠的方法提供了理想的实验动物模型。

李翠丽等则探讨生物钟基因 Period2 对卵巢癌裸鼠移植瘤生长转移和血管生成的作用及可能机制。本研究利用卵巢癌细胞株构建裸鼠卵巢癌皮下移植瘤，采用基因转染技术，外源性导入重组基因 Period2，使之在肿瘤组织成功稳定表达，分别采用定量 RT-PCR 和 Western Blot 检测移植瘤中 Period2 表达。治疗期间测量移植瘤体积，治疗 2 周后处死裸鼠，称取瘤重，免疫组织化学检测肿瘤组织中血管内皮生长因子 / 血管通透性因子（VEGF/VPF）、血管内皮生长因子受体 1（VEGFR1）、微血管密度（MVD）（CD34 标记）的表达情况，Western Blot 检测肿瘤转移相关基因（MTA1）、基质金属蛋白酶 9（MMP9），以及 PI3K/Akt 信号通路的表达。结果显示，外源性导入 Period2 过表达可使卵巢癌生长速度减慢，抑瘤率明显提高。而 Period2 可能通过抑制 VEGF/VPF、MTA-1、MMP9 表达而抑制卵巢癌的血管新生和浸润转移。

另外，Period2 可能通过干扰 PI3K/Akt 信号通路影响凋亡，抑制肿瘤血管形成来发挥抑瘤作用。李若玢等建立荷人卵巢癌小鼠异种移植模型，这种患者源性异种移植（patient-derived xenograft，PDX）小鼠模型中除了癌细胞以外，还包括人体免疫、纤维、脉管细胞等间质成分，与传统细胞株悬液构建的小鼠模型相比，保留了原肿瘤部分免疫生长微环境，为卵巢癌耐药机制研究、新药开发及治疗方案筛选提供了具有预测价值的个性化抗癌药物疗效检测平台。不足之处是标本来源于临床手术患者，对于非手术患者无法建模；另由于免疫缺陷鼠的使用，导致该模型无法预知免疫功能对肿瘤的杀伤作用，不适用于生物免疫治疗相关研究。

表达谱芯片也被用于人卵巢癌耐药细胞株和敏感细胞株，用于筛选耐药相关基因。樊蓓等分别提取人卵巢癌紫杉醇耐药细胞株 SKOV3/TAX300 及 SKOV3/TAX30 与敏感细胞 SKOV3 细胞的总 RNA 并纯化 mRNA，mRNA 反转录合成 cDNA 后，用 Cy5 和 Cy3-dUTP 标记，与基因芯片进行杂交反应，扫描芯片荧光信号图像，用基因图像分析软件对扫描图像进行数字化处理和分析。本研究采用荧光定量 PCR、RT-PCR 验证差异表达基因 TNC mRNA 和 MDR1mRNA 水平；Western Blot 法验证 TNC 和 MDR1 蛋白表达。结果显示，SKOV3/TAX300 细胞与敏感细胞 SKOV3 及 SKOV3/TAX30 细胞与 SKOV3 敏感细胞均筛选出差异基因，这些基因主要包括细胞外基质、细胞信号传递、细胞周期、细胞凋亡、药物代谢等方面，其中细胞外基质成分 TNC 在 2 种耐药细胞中均为明显上调。荧光定量 PCR、RT-PCR 检测 TNC mRNA 和 MDR1mRNA 水平，Western Blot 验证 TNC 和 MDR1 的表达，结果均与芯片结果一致。因此认为，本研究筛选出的基因可能为进一步探讨卵巢癌肿瘤细胞耐药机制提供新的途径，细胞外基质成分 TNC 可能是紫杉醇耐药的相关基因。

（二）卵巢恶性肿瘤手术治疗

熊维等通过比较早期（Ⅰ～Ⅱ期）卵巢癌经腹腔镜与开腹行全面分期手术的有效性和安全性，探讨腹腔镜在早期卵巢癌全面分期手术中的价值。本研究收集 2007 年 11 月至 2014 年 11 月收治的行全面分期手术的早期卵巢癌患者共 102 例，根据不同手术途径分为腹腔镜组（71 例）、开腹组（31 例），中位随访时间为 50.5 个月（3～103 个月），比较两组患者围手术期相关指标、术后并发症和远期疗效。结果表明，与开腹手术相比，早期卵巢癌腹腔镜行全面分期手术具有微创、出血少、术后疼痛轻及恢复快等优势，并且复发率和生存率无显著差异，可作为早期卵巢癌手术治疗方式的选择。

姜璇等分析腹腔镜分期手术对Ⅰ期卵巢透明细胞癌患者预后的影响。本研究回顾性分析 2000—2015 年住院治疗的 103 例Ⅰ期卵巢透明细胞癌患者的临床病理资料。所有患者均采用全面分期手术、术后辅助至少 3 个疗程铂类为基础的化疗方案。结果发现，在 103 例患者中，15 例行腹腔镜分期手术（14.6%）。肿瘤大小是影响腹腔镜分期手术抉择的唯一因素（$P<0.05$）。中位随访 45 个月（9～194 个月）后，腹腔镜分期术患者的 5 年无复发生存率（73.3%）显著低于开腹分期术患者（89.5%），且同为Ⅰ期卵巢透明细胞癌患者无复发生存的独立影响因素。对 FIGO 亚分期、分期手术（腹腔镜分期术 vs. 开腹分期术）进行单因素分析，发现腹腔镜分期手术未对患者总生存产生显著影响。因此认为，精确亚分期，包括收集腹水或腹腔冲洗液送检瘤细胞，注意避免肿瘤的医源性破裂外溢造成分期升级，对Ⅰ期卵巢透明细胞癌患者预后具有重要价值。腹腔镜分期手术对于卵巢透明细胞癌的肿瘤安全性尚存争议，这一类患者施行此类手术需慎重。

叶明侠等则探讨了机器人系统在早期卵巢癌手术中的可行性及安全性。本研究回顾性分析 2014 年 11 月至 2015 年 11 月期间收治的卵巢癌手术 131 例患者的临床资料。131 例中Ⅰ期卵巢癌共 27 例，机器人组 9 例，腹腔镜组 10 例，开腹组 8 例。统计所有患者的年龄、体重指数、术前新辅助化疗次数、手术时间、手术方式、术中出血量、手术中及术后并发症、病理学类型、清扫淋巴结数目、术后排气时间及术后住院时间并进行随访，对相应数据进行分析。结果显示，机器人组平均手术时间、术中出血量、清扫腹主动脉旁淋巴结及盆腔淋巴结数同腹腔镜组及开腹组比较，三组差异无统计学意义。平均术后住院时间、平均术后排气时间，三组差异无统计学意义。随访时间 12～24 个月，均无复发。因此认为，机器人手术系统可应用于早期卵巢癌的分期手术，安全、可行。同传统腹腔镜及开腹手术相比，手术效果及无瘤生存期差异无统计学意义。

卵巢癌患者保留生育功能的手术也是近年来研究的热点之一。刘芳等探讨保留生育功能手术对交界性卵巢肿瘤（borderline ovarian tumors，BOT）患者肿瘤与妊娠结局的影响。本研究通过回顾性分析 2004 年 1 月至 2017 年 1 月在浙江省 3 家医院收治的 119 例行手术治疗的 BOT 患者的病例资料及随访结果，对数据进行统计学分析。患者的中位年龄 43 岁（15～80 岁），保留生育功能手术 55 例，未保留生育功能手术 64 例。I 期 103 例，II 期及以上 16 例。中位随访时间 68 个月（4～155 个月）。保留与未保留生育功能手术的无进展生存率及累积总生存率差异无统计学意义。单因素分析显示，FIGO 分期、浸润性种植及化疗与无进展生存期有关。多因素 Cox 回归模型分析显示，FIGO 分期及浸润性种植是影响无进展生存期的独立预后因素。保留生育功能的患者中，希望妊娠的患者 28 例，实际妊娠的患者 13 例；妊娠率为 46.43%。其中足月分娩 11 例次，自然流产、稽留流产、晚期难免流产各 1 例次，人工流产 2 例次。因此认为，BOT 患者行保留生育功能手术后有良好的生存率和妊娠率。

王彦龙等对卵巢癌手术患者术后性功能状态及性生活质量的变化情况进行观察和研究。本研究选取 2012 年 1 月至 2014 年 12 月期间医院收治的 40 例卵巢癌手术患者为观察组，选取同期的 40 例卵巢良性疾病手术患者为对照组，将两组患者于术后 6 个月、12 个月、18 个月及 24 个月时分别采用女性性功能量表、女性性生活质量问卷及性生活自评量表进行评估，然后将两组患者上述时间点的评估结果分别进行比较。结果发现，观察组术后各时期的量表评估结果均显著地低于对照组，而观察组术后 18 个月、24 个月时的评估结果好于术后 6 个月及术后 12 个月，均有显著性差异。因此认为，卵巢癌手术患者术后性功能状态及性生活质量相对较差，术后呈现改善状态，应给予积极的干预。

（三）卵巢恶性肿瘤的其他治疗方法

1. 化疗 卢琪芸等初步评估紫杉醇脂质体结合卡铂在卵巢癌治疗中的效果。本研究选取 2014 年 5 月至 2016 年 5 月收治的卵巢癌患者 80 例，依据随机数字表法将这些患者分为紫杉醇脂质体结合卡铂化疗组（紫杉醇脂质体组，40 例）和紫杉醇结合卡铂化疗组（紫杉醇组，40 例），对两组患者的临床疗效、不良反应发生情况进行统计分析。结果显示，紫杉醇脂质体组患者的皮疹、肌肉痛、恶心呕吐发生率均显著低于紫杉醇组（$P<0.05$）；但紫杉醇脂质体组和紫杉醇组患者治疗的总有效率，以及脱发、白细胞减少、血小板减少、腹泻便秘、呼吸困难发生率之间的差异均不显著（$P>0.05$）。因此认为，紫杉醇脂质体结合卡铂在卵巢癌治疗中的效果较好，值得推广。

熊云棋等回顾性分析 46 例复发性卵巢癌患者接受含不同制剂紫杉醇的联合化疗的疗效及安全性。比较患者间临床效果、不良反应及预后差异。结果发现，铂敏感复发患者中，白蛋白结合型紫杉醇组的完全缓解率显著高于溶剂型紫杉醇组。铂耐药复发患者中，白蛋白结合型紫杉醇组的完全缓解率显著高于溶剂型紫杉醇组。铂敏感复发患者中，白蛋白结合型紫杉醇组及溶剂型紫杉醇组的中位无进展生存时间分别为 10.25 个月、7.50 个月；铂耐药复发患者中，白蛋白结合型紫杉醇组及溶剂型紫杉醇组的中位无进展生存时间分别为 7.80 个月、5.60 个月。患者的不良反应主要表现为骨髓抑制和胃肠道反应，铂敏感、铂耐药患者中白蛋白结合型紫杉醇组及溶剂型紫杉醇组各种严重不良反应的发生率均无显著差异。因此认为，与溶剂型紫杉醇比较，含有白蛋白结合型紫杉醇的联合化疗方案治疗铂敏感或铂耐药复发性卵巢癌均有更高的完全缓解率，可有效延长无进展生存时间，且不额外增加严重不良反应的发生率。

赵攀攀等探讨甲磺酸阿帕替尼与脂质体阿霉素联合治疗复发性卵巢癌的短期疗效和安全性。本研究选取 8 例复发性卵巢癌患者，施行传统化疗方案的同时给予甲磺酸阿帕替尼治疗（500mg/d，口服）。每 4 周复查血清肿瘤标志物 CA125，每 12 周复查 CT 监测病灶变化。采用 RECIST 1.1 标准评价治疗效果。记录并分析治疗相关的不良反应，以评估该方案的安全性。结果表明，甲磺酸阿帕替尼与脂质体阿霉素联合治疗复发性卵巢癌的有效率较高，不良反应可控，有望成为复发性卵巢癌的有效、安全的候选治疗方案。

高丽花等评估培美曲塞治疗复发性卵巢癌的临床效果。本研究选取 2013 年 1 月至 2014 年 12 月接受治疗的 90 例复发性卵巢癌患者作为研究对象，依据随机数字表方法将其分为对照组（40 例）与观察组（50 例），对照组给予紫杉醇联合伊立替康治疗，观察组则应用培美曲塞治疗方案，对比观察两组患者的临床疗效及腹水控制率。结果表明，观察组总有效率为 66.0%、腹水控制率为 82.0%，对照组总有效率为 35.0%、腹水控制率为 47.5%，组间比较，差异有统计学意义（$P < 0.05$）；两组不良反应发生率分别为 38.0% 和 42.5%，组间比较，差异无统计学意义；两组治疗后 CA125、TNF-α、可溶性 IL-2 受体及 HE4 指标比较，差异有统计学意义。因此认为，在复发性卵巢癌患者的临床治疗中，用培美曲塞方案疗效好、安全性高，值得推广。

赵月明等研究了两组不同的腹腔热灌注化疗药物治疗晚期卵巢癌的近期疗效及不良反应。本研究将 2013 年 7 月至 2015 年 11 月 76 例晚期卵巢癌患者分为两组，单药组 36 例（肿瘤细胞减灭术后行腹腔热灌注 5- 氟尿嘧啶化疗联合静脉化疗）和联合用药组 40 例（肿瘤细胞减灭术后行腹腔热灌注 5- 氟尿嘧啶＋卡铂化疗联合静脉化疗）。分析两组近期疗效、术后临床指标及静脉化疗后不良反应。结果提示，单药组与联合用药组治疗后 CA125 有效率分别是 86.11%、95.00%，差异有统计学意义（$P < 0.05$）；腹水缓解率分别是 97.22%、97.50%，差异无统计学意义（$P > 0.05$）。两组术后腹胀时间对比差异有统计学意义（$P < 0.05$）。两组患者药物不良反应比较，骨髓抑制、肝功损伤分布、胃肠道反应方面差异有统计学意义，肾功能损伤分布、心血管系统损伤等方面差异无统计学意义。因此认为，术后腹腔热灌注化疗是晚期卵巢癌患者的有效辅助化疗手段，联合用药近期疗效明显，不良反应可耐受。

普小芸等对卵巢恶性生殖细胞肿瘤（malignant ovarian germ cell tumor，MOGCT）行保留生育功能术后并进行化疗患者的卵巢功能进行评估。本研究选取 45 例 MOGCT 并行术后辅助化疗患者作为研究对象（观察组），选取同时期收治的年龄相近且具有生育需求并给予手术切除但术后未行化疗的 45 例卵巢良性肿瘤患者作为对照（对照组）。观察组给予 BEP 方案进行化疗，比较两组的激素水平，以及观察组患者化疗期间月经异常的发生情况。结果表明，术后 6 个月，对照组患者的 LH、FSH、E2 水平接近于正常水平；观察组中的 LH、FSH 水平明显高于对照组，而 E2 水平则低于对照组，组间比较差异有显著性意义。术后 12 个月，观察组 LH、FSH 水平与 6 个月时相比明显下降，而 E2 水平显著升高；术后 12 个月，两组 LH、FSH、E_2 水平组间比较无明显差异。在化疗期间，共有 34 例（75.6%）患者出现月经异常，其中有 19 例（42.2%）为停经，15 例（33.3%）为月经量减少，随着化疗周期的延长，停经及月经减少患者数量升高。因此认为，MOGCT 患者在术后化疗期将出现性激素水平改变及月经异常，主要表现为血清促性腺水平升高、雌激素水平下降、月经异常，但具有可逆性。

2. 免疫治疗　杨晓东等探讨 EpCAM 蛋白激活树突状细胞（dendritic cell，DC）诱导产生 CD8+ 细胞毒 T 淋巴细胞（CD8+CTL）进行卵巢癌免疫治疗的效果，为卵巢癌的临床治疗提供帮助。本研究利用 EpCAM 蛋白诱导成熟 DC，同时检测 DC 表面分子和 IL-10 与 IL-12 表达量的变化，随后通过 EpCAM-DC 诱导 EpCAM 抗原特异性 CD8+CTL，继而检测 EpCAM-DC-CD8+CTL 对正常卵巢上皮细胞 IOSE80 和卵巢癌细胞 SKVO3 的杀伤效果，同时检测 IFN-γ 释放量。随后进一步检测 EpCAM-DC-CD8$^+$CTL 对卵巢癌移植裸鼠的肿瘤抑制程度，并通过病理学染色检测治疗后肿瘤组织变化情况。结果表明，EpCAM 蛋白刺激促进了 DC 成熟，继而诱导产生 EpCAM 特异性 CD8$^+$CTL，EpCAM-DC-CD8$^+$CTL 能够高效地杀伤肿瘤细胞并延迟肿瘤生长，对卵巢癌临床免疫治疗具有重意义。

岳艳等则分析 FSHβ 锚定的外泌体（exosomes，Ex）制备及其对卵巢癌细胞诱导杀伤作用。本研究首先构建 pDisplay-FSH 重组质粒并制备 Ex，检测 Ex 的形态及其相关蛋白分子的表达情况。其次通过混合淋巴细胞实验和肿瘤细胞毒性实验，观察 Ex/FSHβ 对 T 细胞的诱导增殖作用及对卵巢癌细胞的杀伤作用。结果表明，基因重组技术可将 FSHβ 锚定到 HEK293 细胞来源的 Ex 上，DC-Ex/FSHβ 能够诱导细胞毒性 T 细胞对卵巢癌细胞产生较强的诱导杀伤作用，这一作用为临床以 Ex 为基础的肿瘤免疫治疗提供了一定的理论依据。

武加利等探讨树突状细胞（DC）G 细胞因子诱导的杀伤细胞（cytokine induced killer，CIK）免疫治疗联合化疗对复发性卵巢癌患者免疫功能、凝血功能及肿瘤干细胞标志物的影响。本研究选取 80 例接受治疗的复发性卵巢癌患者作为研究对象，根据是否接受细胞免疫治疗分为单纯化疗组（35 例）及联合治疗组（45 例），单纯化疗组给予常规 TC 方案化疗，联合治疗组给予 DC-CIK 细胞免疫治疗联合 TC 方案化疗，两组均以 21 d 为 1 个周期，共治疗 3 个周期；比较治疗前及治疗结束 7 d 后患者免疫功能、凝血功能及肿瘤干细胞标志物水平变化。结果表明，应用 DC-G-CIK 细胞免疫联合化疗治疗复发性卵巢癌可明显增强患者免疫力，改善 FIB 水平，调节患者血清肿瘤干细胞标志物水平，对改善患者预后具有积极意义，值得在临床上推广应用。

王璐等探讨 DC-CIK 细胞免疫治疗联合化疗治疗晚期卵巢癌的临床疗效及对患者血清 CD133、DDX4 水平的影响。本研究将 60 例晚期卵巢癌患者随机分为观察组（30 例）和对照组（30 例），对照组仅接受常规化疗，观察组采用化疗联合 DC-CIK 细胞免疫治疗，比较两组患者的免疫功能、治疗效果、不良反应及血清 CD133、DDX4 水平在治疗前后的变化情况。结果表明，应用 DC-CIK 细胞免疫治疗联合化疗治疗晚期卵巢癌患者可提高临床治疗效果，增强患者免疫能力，更大幅度降低血清 CD133、DDX4 水平，减少不良反应的发生，值得临床探索应用。

王丽华等探讨卵巢癌患者外周血中 CD4$^+$T 细胞亚群［辅助 T 细胞（Th，包括 Th1、Th2、Th17）及调节性 T 淋巴细胞（Treg）］表达、平衡关系的变化，以及其在卵巢癌发病机制中的作用。本研究采用流式细胞术检测 30 例卵巢癌疾病组及 20 例健康对照组外周血中 Th1、Th2、Th17、Treg 表达占 CD4$^+$T 细胞的百分率，并计算 Th1/Th2、Th17/Treg 的比值。结果发现，卵巢癌疾病组患者外周血中 Th2、Th17 及 Treg 亚群占 CD4$^+$T 细胞的百分率明显高于健康对照组（$P<0.05$），而 Th1 百分率低于健康对照组（$P<0.05$），各亚群变化与临床分期相关，但与组织类型及细胞分化无关（$P>0.05$）。卵巢癌疾病组 Th1/Th2 比值降低，与健康对照组比较有统计学意义（$P<0.05$），卵巢癌患者存在 Th2 方向极化；卵巢癌疾病组 Treg/Th17 比值升高，与健康对照组比较有统计学意义（$P<0.05$）。因此认为，卵巢癌患者外周血中存在 CD4$^+$T 细胞亚群表达异常，表现为 Th1/Th2、Treg/Th17 比值失衡，为卵巢癌临床免疫治疗提供理论支持。

3. 内分泌治疗 赵娟等针对 ER 阳性表达的卵巢癌患者，从 Src 激酶的表达入手，寻找其影响卵巢癌内分泌治疗的因素，探索卵巢癌细胞内分泌治疗机制，为卵巢癌内分泌治疗寻找新的出路。本研究选取 40 例 ER 阳性表达并接受手术、术后辅助化疗的Ⅲ期上皮性卵巢癌患者，这些患者在术后同时接受了 ER 拮抗药氟维司琼的治疗。应用免疫组织化学方法检测卵巢癌组织中活化的 Src 激酶表达情况，随访卵巢癌患者术后病情发展情况，明确 Src 激酶活性与卵巢癌患者病情进展的相关性。结果发现，p-Src 明显促进了卵巢癌患者的术后进展，并且影响了 ER 拮抗药氟维司琼治疗的疗效，可能与卵巢癌内分泌治疗效果差有关。

4. 中医中药治疗　中医中药对于卵巢恶性肿瘤的治疗也有很多研究。王婉等探讨小檗碱对人卵巢癌细胞（SKOV3）增殖及凋亡的影响。本研究用 MTT 法检测细胞增殖，流式细胞仪 Annexin V/PI 双染色法和透射电子显微镜检测细胞凋亡情况，甲基化特异性 PCR 分析 *h MLH1* 基因启动子区 Cp G 岛的甲基化状态，荧光定量 RT-PCR 检测 *Bcl-2*、*Bax*、*Survivin* 和 *h MLH1mRNA* 基因的表达。结果表明，小檗碱对卵巢癌 SKOV3 细胞增殖有明显的抑制作用（$P < 0.05$），呈剂量和时间依赖性。当与顺铂联用时，小檗碱对卵巢癌细胞有协同抗癌作用。小檗碱可明显诱导 SKOV3 细胞凋亡，并下调 *Bcl-2*、*Survivin* 基因及上调 *Bax* 基因的表达。此外，小檗碱能恢复 *h MLH1* 启动子的甲基化状态及增强 *h MLH1mRNA* 的表达。因此认为，小檗碱可抑制卵巢癌细胞增殖及诱导细胞凋亡，并可协同增强抗癌药物顺铂的抗肿瘤作用。

郑芳等也探讨了黄连素的作用，但是研究的是与顺铂联合用药对卵巢癌细胞增殖和侵袭的影响。本研究采用免疫荧光检测不同卵巢癌细胞株对黄连素和顺铂的敏感性，Western Blot 检测对不同浓度黄连素和顺铂对抗凋亡蛋白 BAG-3 的影响，Transwell 侵袭实验检测黄连素、顺铂对卵巢癌细胞 SKOV3 的侵袭能力的影响，平板克隆实验检测黄连素、顺铂对卵巢癌细胞 SKOV3 的侵袭能力的影响。结果表明，与 A2780 细胞株相比，SKOVE3 受黄连素影响明显，25 ng/L 浓度的黄连素对 SKOV3 细胞中 BAG-3 蛋白的抑制水平最佳；加入黄连素后卵巢癌细胞株 SKOV3 的侵袭和增殖能力明显降低。因此认为，黄连素与顺铂联合用药可以抑制卵巢癌 SKOV3 细胞株的增殖和侵袭。

张琴芬等评价红参中人参总皂苷联合雷公藤红素体内外抗卵巢癌的作用及优势。本研究采用 HPLC 法测定来自红参的人参总皂苷中主要单体的含有量；体外采用 MTT 法和膜联蛋白 V-PE/7- 氨基放线菌素 D（Annexin V-PE/7-AAD）流式细胞仪法检测人参总皂苷、雷公藤红素、人参总皂苷＋雷公藤红素对人源卵巢癌细胞 SKOV-3 和 HO-8910 生长及凋亡诱导的影响；体内通过建立裸鼠 SKOV-3 卵巢癌皮下移植模型，对人参总皂苷、雷公藤红素、人参总皂苷＋雷公藤红素的抑瘤率、相关安全性及荷瘤小鼠生存时间进行评价。结果表明，人参总皂苷联合雷公藤红素在体内外均有明显的抗卵巢癌作用，并且两药联用优于单药使用。

姚睿嫔等观察榄香烯乳单药腔内注射治疗难治性卵巢癌恶性胸腔积液、腹水的临床疗效。本研究在 2010 年 1 月至 2016 年 6 月期间，选取收治的难治性卵巢癌胸腔积液、腹水患者 12 例，给予榄香烯乳单药进行胸、腹腔注入，对其临床疗效、不良反应等进行回顾性分析。结果发现，12 例患者中完全缓解 6 例（50%），部分缓解 3 例（25%），无效 3 例（25%），总有效率达 75%。不良反应主要为发热、胸闷、胸痛、腹痛、恶心呕吐等，均经对症处理后好转。因此认为，榄香烯乳胸腹腔单药注入对于晚期、体弱、铂类耐药的卵巢癌患者安全有效，值得卵巢癌晚期胸腔积液、腹水病例推广应用。

阿艳妮等将中药方剂和免疫制剂相结合，分析益气养阴汤联合卡介苗免疫治疗对卵巢癌患者免疫功能及生活质量的影响。本研究选取 2015 年 6 月至 2016 年 12 月医院肿瘤科收治的 120 例癌症患者，经病理证实为卵巢癌，按随机数字法分为对照组和观察组。对照组采用口服卡介苗免疫治疗，观察组在对照组治疗的基础上联合益气养阴汤治疗。详细记录患者治疗前后血液中 CD4$^+$、CD8$^+$、NK 及 CD4$^+$/CD8$^+$ 比值。并记录患者的卡氏评分、体重及临床治疗效果。结果发现，治疗后两组患者的卡氏评分及体重明显提高，但观察组患者的卡氏评分、体重明显高于对照组。治疗后，两组患者的免疫指标均有明显改善，但观察组的 CD4$^+$、CD8$^+$、NK 及 CD4$^+$/CD8$^+$ 均明显高于对照组。观察组治疗的有效率为 91.67%，明显高于对照组的 81.67%。因此认为，益气养阴汤联合卡介苗免疫治疗卵巢癌，可明显改善患者免疫状况，提高治疗效果，增强患者的生活质量。

王一子等探讨姜黄素作用于靶基因的情况，并通过生物信息学技术分析预测参与的生物过程、信号通路和蛋白相互作用网络，从而探讨姜黄素对卵巢癌的作用。本研究利用 PharmGKB 数据库提取姜黄素的作用靶点。采用 STRING 9.1 对姜黄素相关基因表达产物进行蛋白 - 蛋白相互作用的网络分析。采用 WebGestalt 数据库进行 Pathway 通路分析及 GO 功能注释。采用 cBioPortal 数据库和 Human Protein Atlas 数据库探索基因在癌组织中的表达情况。结果显示，从 PharmGKB 提取了 10 个靶点，将 STRING 9.1 筛选出来的结果去重复、取交集，共筛选出 386 个与上述靶点相互作用的蛋白。应用 WebGestalt 数据库进行 Pathway 分析，得出 10 条通路，GO 注释分类结果表明这些基因富集于 18 类分子功能，筛选出上述 10 条通路中与癌症相关的 4 条通路。利用 cBioPortal 数据库，将作用于该 4 条通路的基因整合，取交集，共得到 7 个 hub 基因，查询发现 7 个 hub 基因在卵巢癌中基因变异情况主要为基因扩增和基因缺失。利用 Human Protein Atlas 在线数据库，发现 MAPK1、MAPK3、MAPK8 在卵巢癌组织中高表达。因此认为，姜黄素可能通过 MAPK 通路，对卵巢癌的发生、发展起到一定作用。

温勇等则探讨柚皮苷对卵巢癌细胞 SKOV3 增殖、凋亡及迁移的影响。本研究采用不同浓度的柚皮苷处理对数生长期的 SKOV3 细胞，并设不加柚皮苷处理的 SKOV3 细胞作为对照组。采用 MTT 法检测不同浓度柚皮苷处理 48 h 及 20 μmol/L 柚皮苷处理 12 h、24 h、36 h、48 h 时 SKOV 细胞的增殖情况。收集不同浓度柚皮苷处理 48 h 的 SKOV3 细胞，Annexin V-FITC/PI 双染或 PI 单染流式细胞术分别检测细胞凋亡和细胞周期；Transwell 法检测细胞穿膜数以评价迁移能力；Western Blot 检测 pAkt 和 PTEN 的表达水平。结果发现，与对照组相比，经 1~20 μmol/L 柚皮苷处理 48 h 的 SKOV3 细胞的增殖率降低，并且 G0/G1 期细胞比例和凋亡率升高，S 期细胞比例降低，差异有统计学意义。1、5、10、20 μmol/L 柚皮苷处理 48 h 的细胞穿膜数及 p-Akt、PTEN 相对水平均优于对照组。因此认为，柚皮苷能显著抑制卵巢癌细胞 SKOV3 的增殖并促进其凋亡，降低侵袭能力，该过程可能与其抑制 PTEN/Akt 信号通路激活有关，为临床治疗卵巢癌提供可能线索。

刘丹等探讨人参皂苷 Rg1 对卵巢癌 SKOV3 细胞 EMT 的影响及机制。本研究构建缺氧诱导 EMT 模型，观察细胞形态变化，检测 E-cadherin、vimentin 及核因子 Kappa B（NF-κB）蛋白的表达。结果发现，不同浓度的人参皂苷 Rg1 处理 SKOV3 细胞，超过 40 μg/ml 的人参皂苷 Rg1 培养 24 h 时对细胞生长稍有抑制，培养 48 h 和 72 h 时对细胞生长无明显抑制。缺氧诱导 48 h，SKOV3 细胞呈现纺锤形、松散排列的形态，E-cadherin 蛋白表达消失，vimentin 蛋白表达增强。40 μg/ml 人参皂苷 Rg1 处理缺氧诱导的 SKOV3 细胞 48 h，细胞形态变化被部分逆转。Ecadherin 蛋白表达恢复，vimentin 蛋白表达被抑制，同时 NF-κB 蛋白的表达与 E-cadherin 呈相反的趋势。因此认为，人参皂苷 Rg1 可能通过调控 NF-κB 抑制缺氧诱导卵巢癌 SKOV3 细胞的 EMT。

杨茗钫等观察熊果酸对人卵巢癌耐顺铂 SKOV3/DDP 裸鼠移植瘤生长的影响，探讨其作用途径。本研究建立人卵巢癌耐顺铂 SKOV3/DDP 细胞裸鼠异位移植瘤模型，将荷瘤鼠随机分为四组，即空白对照组、顺铂组和熊果酸小剂量及大剂量组。腹腔注射给药，注射量均为 10 ml/kg，每天 1 次，共 15 d。给药后每 3 天测量肿瘤体积，并绘制移植瘤生长曲线，计算各组抑瘤率，采用 RT-PCR、Western Blot 法分别检测肿瘤组织 Bcl-2、Bax mRNA 及其蛋白表达水平。结果发现，顺铂组和熊果酸小剂量组、大剂量组抑瘤率分别为 33.3%、43.4%、71.0%。移植瘤中 Bcl-2 表达均有下降，而 Bax 表达上调。因此认为，熊果酸对人卵巢癌耐顺铂 SKOV3/DDP 细胞裸鼠移植瘤具有一定的抗瘤活性，可抑制瘤体生长，并呈现浓度依赖性，其机制可能与抑制抗凋亡因子 Bcl-2 的表达和增强凋亡促进因子 Bax 的表达有关。

陈瑜等研究香菇多糖体外逆转 A2780 卵巢癌细胞顺铂耐药及可能机制。本研究根据药物处理方法将 A2780 卵巢癌细胞分为 CON 组（未行香菇多糖或顺铂处理）、DDP 组（仅用顺铂处理）、LEN 组（仅用香菇多糖处理）及 D＋L 组（香菇多糖联合顺铂处理），比较四组细胞增殖、细胞周期及凋亡率和耐药基因 mRNA 表达的差异。结果发现，D＋L 组细胞第 1～7 天的吸光度、S 期、G2/M 期和 PI 均显著低于 CON 组、DDP 组和 LEN 组细胞（均 $P<0.05$），G0/G1 期和细胞凋亡率均显著高于 CON 组、DDP 组和 LEN 组细胞（均 $P<0.05$）；LEN 组和 D＋L 组细胞 MDR1 和 MRP1 基因 mRNA 表达无明显差异（均 $P>0.05$），CON 组和 DDP 组细胞 MDR1 和 MRP1 基因 mRNA 表达显著高于 LEN 组和 D＋L 组细胞（均 $P<0.05$）。因此认为，香菇多糖体外可逆转卵巢癌细胞对顺铂耐药性，可能与降低 MDR1 和 MRP1 表达有关。

刘文成等探讨雷公藤多苷（tripterygium glycosides，GTW）对耐顺铂人上皮性卵巢癌细胞株（SKOV3/DDP）的顺铂增敏作用及机制。本研究首先将对数生长期的 SKOV3/DDP 细胞随机分为八组，即空白对照组、10 μg/ml DDP 组、50 μg/ml GTW 组、800 μg/ml GTW 组、3200 μg/ml GTW 组、10 μg/ml DDP＋50 μg/ml GTW 组、10 μg/ml DDP＋800 μg/ml GTW 组、10 μg/ml DDP＋3200 μg/ml GTW 组，利用 CCK-8 法、流式细胞术、Western Blot 法检测各组细胞生长、细胞凋亡及细胞谷胱甘肽 S 转移酶-π（GST-π）基因蛋白、P-糖蛋白、信号转导和转录激活因子 3（STAT3）、p-STAT3 的表达。结果表明，DDP 与 GTW 联用在抑制 SKOV3/DDP 细胞生长作用上呈现相加效应；800 μg/ml GTW、3200 μg/ml GTW 分别与 10 μg/ml DDP 联用后，可显著促进 SKOV3/DDP 细胞凋亡，下调 p-STAT3 的表达（$P<0.05$）。因此认为，GTW 可显著增强 SKOV3/DDP 细胞对 DDP 的敏感性，其作用机制可能是下调 STAT3 信号通路中的 p-STAT3 表达。

四、不同类型卵巢恶性肿瘤疾病特点

何政星等通过收集 1994 年 12 月至 2014 年 12 月接受手术治疗、年龄≥45 岁的 1038 例卵巢型内异症患者的临床病理资料，探讨子宫内膜异位症相关卵巢癌（endometriosis associated ovarian cancer，EAOC）患者的风险因素。所有患者均经病理检查证实，其中 EAOC 30 例。分析表明，30 例 EAOC 患者中，病理类型主要为卵巢透明细胞癌（19 例，占 63.3%）和子宫内膜样癌（7 例，占 23.3%）；手术病理分期多为Ⅰ期（17例，占70.0%）。采用Logistic回归法进行单因素分析，结果显示，EAOC的发生与患者年龄、绝经状态、卵巢包块大小、子宫内膜异常情况明显相关（$P<0.05$），而与孕产次、合并良性妇科疾病情况、术前血清CA125水平无关（$P>0.05$）。因此认为，对于45岁以上的卵巢型子宫内膜异位症患者，绝经后、卵巢包块最大径≥8 cm、合并子宫内膜异常的患者发生EAOC的风险明显增加，需要严密随诊并积极干预。

卵巢癌肉瘤是临床极为罕见但恶性程度极高的一类肿瘤，因组织成分同时含有癌和肉瘤2种成分，使其在治疗及预后方面不同于其他的妇科恶性肿瘤。临床上卵巢癌肉瘤的恶性程度更高，对放化疗的敏感性更低，预后更差。朱俊等回顾了卵巢癌肉瘤的治疗方法。手术治疗为主，同时术后行辅助治疗。目前，靶向治疗越来越多应用于妇科恶性肿瘤。研究发现，女性生殖道癌肉瘤中呈现高表达的基因有 *abl*（45%）、*FDGFR-β*（100%）、*Her-2*（19%），其他基因包括 *PR*、*ER*、*VEGF*、*EGF* 等也呈相应水平的高表达。临床上已有多种不同的靶向治疗药物正处于研发的不同阶段，而是否改善卵巢癌肉瘤患者的预后目前尚处于研究阶段。

孙力等探讨黏液性卵巢交界性肿瘤（mucinous BOT，MBOT）的临床病理特征及复发危险因素。本研究通过回顾性分析1999—2006年间收治并随访达10年以上的66例MBOT患者的临床病理资料，结合相关文献进行重新分型，分析不同亚型MBOT患者的临床病理特征，包括年龄、术前血清肿瘤标志物、手术方式、病理特点、手术病理分期及复发情况，并对影响复发及生存的相关因素进行分析。结果表明，66例MBOT患者的中位年龄为39岁。其中，行保守性手术21例，广泛性手术45例。术中冷冻符合率为73.4%。全组中位随访时间为150个月，有8例患者出现复发，MBOT伴腹膜假黏液瘤的患者均复发。Ⅰ期和Ⅲ期患者的复发率差异有统计学意义。随诊期间，肿瘤相关死亡2例，全组患者的10年生存率为95.4%。生存分析显示，临床分期晚、伴腹膜假黏液瘤是影响MBOT患者预后的不良因素。虽然保守性手术患者的复发率高于广泛性手术患者，但并不影响患者生存。

卵巢性索-间质肿瘤是一组来源于原始体腔间叶组织、具有异质性的肿瘤，大多数是良性的，部分为低度恶性，极少发生复发转移危及生命。曹冬焱等认为卵巢恶性性索-间质肿瘤以手术治疗为主，术后ⅠA期者通常无须进一步治疗。对于ⅠB或ⅠC期肿瘤超出卵巢外，但手术切净者，术后是否辅助治疗有争议。相比Ⅰ期，任何细胞类型的Ⅱ～Ⅳ期卵巢性索-间质肿瘤患者的复发风险均增加。因此，通常推荐进行以铂类为基础的辅助化疗，但也有其他数据显示这可能并不会带来生存方面的获益。建议开展和鼓励患者参加比较化疗与观察的随机临床试验。复发及转移的卵巢恶性性索-间质肿瘤通常需要全身辅助化疗，化疗无效者可根据个体化原则尝试激素治疗或靶向治疗。无法切除的局限病变也可采用放疗辅助治疗。

赵瑞皎等探讨盆腔高级别浆液性癌（high-grade serous carcinoma，HGSC）中输卵管伞端上皮病变的病理学特征及盆腔HGSC新分类的应用价值。本研究收集2015年6月至2016年12月58例盆腔HGSC和25例盆腔其他病变患者的输卵管，按照广泛逐层切取检查法取材和切片，采用免疫组织化学EnVision法检测输卵管上皮p53和Ki-67表达情况，观察输卵管伞端上皮p53印记、浆液性输卵管上皮内病变（serous tubal intraepithelial lesion，STIL）、浆液性输卵管上皮内癌（serous tubal intraepithelial carcinoma，STIC）和浸润性癌的发生情况，并按照新分类标准重新分类。经分析表明，输卵管伞端存在p53印记、STIL、STIC和输卵管浸润性癌等一系列谱系性改变，表明伞端可能是盆腔HGSC的起始发生部位。STIL 是比 STIC 更早期、可识别的输卵管上皮内病变，两者是 HGSC 特征性改变，可作为肿瘤早期发现和干预指标。按照新分类标准，更多 HGSC 被认为起源于输卵管，这有助于加深对肿瘤发生的理解，并对肿瘤的预防和早期干预具有潜在影响。

卵巢淋巴瘤（ovarian lymphoma，OL）和以淋巴结转移为主的卵巢癌（ovarian cancer with bulk lymph node invasion，OC-BLN）常被相互误诊。高菲菲等通过研究比较两者间临床特点，帮助鉴别。本研究回顾 2008 年 11 月至 2016 年 1 月 14 例 OL 和 14 例 OC-BLN 患者的临床特征、影像学资料及实验室检查数据，进行对比分析，发现两组在年龄、症状、伴发腹水、发热、体重减轻和输尿管梗阻比率间差异无统计学意义，OL 组卵巢肿块直径更大、实性肿瘤比率更高。OL 组患者血清 LDH/CA125 比值为（7.66±8.03），高于 OC-BLN 组的（0.31±0.27）。以 LDH/CA125 值作为卵巢淋巴瘤诊断指标，曲线下面积可达 0.952，如选取 1 作为临界值，灵敏度和特异度分别为 91.7% 和 100%。因此认为，OL 与 OC-BLN 存在的临床特征易混淆，但通过卵巢肿瘤表现和血清 LDH/CA125 值的比较可帮助鉴别诊断，从而更好地指导下一步的临床治疗。

目前，对于老年卵巢癌特别是晚期卵巢癌的治疗趋于保守，往往不能得到标准治疗，这方面的治疗经验及研究比较少。龙行涛等探讨老年晚期上皮性卵巢癌患者治疗结局、生存及影响预后相关因素。本研究回顾性分析 2008 年 4 月至 2012 年 12 月收治的年龄≥65 岁且Ⅲ、Ⅳ期上皮性卵巢癌患者的临床资料，随访生存状况，分析影响预后的因素。结果表明，181 例患者符合纳入标准，8.8% 的患者未治疗，12.7% 的患者接受单纯手术，15.5% 的患者接受单纯化疗，33.2% 的患者接受非标准治疗，29.8% 的患者接受标准治疗。校正心脑血管并发症后，标准治疗组中位生存时间（48 个月）、非标准治疗组中位生存时间（47 个月）均明显长于其他组；单纯化疗组中位生存时间（26 个月）明显长于单纯手术组（9 个月）及未治疗组（8 个月），而单纯手术组中位生存时间与未治疗组相似（P=0.269）。因此认为，标准治疗仍是影响老年晚期上皮性卵巢癌患者预后的最重要因素。若患者不能耐受手术及术后辅助化疗，单纯化疗预后明显优于单纯手术，而单纯手术并不改善预后。

（孔北华 李 鹏 张 溪）

参 考 文 献

[1] 王璐，杨文静. miR-211 对上皮性卵巢癌细胞 HO8910 增殖及细胞周期相关蛋白的影响. 中国免疫学杂志，2017，33（2）：264-267.

[2] 黄志华，孙红. miR-424 和 miR-503 介导的 MAPK 信号通路调节卵巢上皮性癌细胞增殖及迁移的作用及其机制. 中华妇产科杂志，2017，52（10）：704-707.

[3] 鲁艳明，王月，李翔，等. 卵巢上皮组织 miR-141 表达及其生物信息学分析. 中华肿瘤防治杂志，2017，24（22）：1568-1572，1577.

[4] 张立伟，金悦，胡秋博，等. KDM5B 基因在卵巢上皮性癌组织中的表达及其对细胞增殖和转移的影响. 中华妇产科杂志，2017，52（6）：417-420.

［5］李婕，李银广，陈爱月，等．长非编码 RNA GAS5 在卵巢癌患者中的低表达及其临床意义．中山大学学报（医学科学版），2017，38（5）：746-751.

［6］张文竹，魏振彤．癌超甲基化基因 1 蛋白和卵巢癌基因 1 蛋白在卵巢癌组织中的表达及意义研究．重庆医学，2017，46（11）：1466-1468.

［7］李琰，张会兰，康山，等．PD-1 基因遗传变异与上皮性卵巢癌发病风险的关联．基础医学与临床，2017，37（11）：1541-1545.

［8］刘红丽，刘莹，郭红燕．核因子 Kappa B1 和 RelA 基因多态性与汉族女性卵巢上皮性癌的关系研究．中国全科医学，2017，20（33）：4142-4150.

［9］李辉．应用生物信息学方法识别卵巢癌重要基因．肿瘤，2017，37（5）：511-517.

［10］刘顺芳，韩迎燕，张泽宇，等．GCNT3 在卵巢恶性肿瘤中的表达及其临床意义．医学分子生物学杂志，2017，14（5）：255-258.

［11］郁万媛，赵田田，王昊，等．上皮性卵巢癌组织 ATF4 和 RPL41 表达及其临床意义．中华肿瘤防治杂志，2017，24（14）：996-1002.

［12］相丽，荣国华，戴红英，等．TACSTD2 在卵巢高级别浆液性癌中的表达及意义．中国妇幼健康研究，2017，28（12）：1597-1600.

［13］赫慧，毕芳芳，杨清．MSLN、HE4 和 Ki-67 在高级别浆液性卵巢癌组织中的表达及意义．现代肿瘤医学，2017，25（20）：3290-3294.

［14］刘则烨，胡静，冯玉环．磷酸化蛋白激酶和人类端粒反转录酶在上皮性卵巢癌中的表达及临床意义．国际肿瘤学杂志，2017，44（9）：668-671.

［15］朱小晖，李芬，张申华．Hexokinase 2 在卵巢癌中的表达及临床病理意义．现代肿瘤医学，2017，25（1）：123-126.

［16］师媛，赵淑华，张玲，等．卵巢上皮性癌患者术前 CA125 及人附睾蛋白 4 水平检测在预测淋巴结转移中的应用．中华妇产科杂志，2017，52（3）：195-198.

［17］胡东东，冯文，林海月．血清糖类抗原 125、人附睾蛋白 4 和 D 二聚体联合检测对卵巢癌的诊断价值．中国综合临床，2017，33（8）：757-761.

［18］张立伟，潘慧颖，姚晓天，等．术前外周血中性粒细胞/淋巴细胞比值和血小板/淋巴细胞比值对卵巢癌患者预后评估的意义．上海交通大学学报（医学版），2017，37（5）：627-631.

［19］杨慧孟，娄阁．术前淋巴细胞与单核细胞比值与卵巢上皮癌患者临床病理特征和预后的关系．中华肿瘤杂志，2017，39（9）：676-680.

［20］崔蕾，郭飞，闫晔等．血清 FSH、LH、PRL 与浆液性卵巢癌临床病理特征及预后的关系．天津医药，2017，45（6）：596-600.

［21］邓美香，邹煜．卵巢透明细胞癌的 MRI 诊断．浙江临床医学，2017，19（10）：1927-1929.

［22］翟惠惠，赵洪波，张琴，等．基于 TCGA 数据集探讨 FAT2 基因在上皮性卵巢癌中的作用及机制．天津医药，2017，45（12）：1289-1292.

［23］黄绮丹，冯艳玲，顾海风，等．上皮性卵巢癌转移模式相关分子初探．现代妇产科进展，2017，26（12）：901-904.

［24］朱勤，陆铃慧，王懿琴. OTUB1 在 90 例卵巢黏液性肿瘤中的表达分析. 中国癌症杂志，2017，27（6）：482-486.

［25］陈颖，龙启芳. ER、HNF-1β 及 COX-2 在子宫内膜异位相关性卵巢癌中的表达及临床意义. 重庆医学，2017，46（27）：3801-3803，3807.

［26］李雷，邱琳，吴鸣，等. 上皮性卵巢癌患者接受遗传咨询及遗传检测意愿的调查分析. 中华医学杂志，2017，97（43）：3412-3415.

［27］张爱慕. Clauszoline-I 通过激活多聚腺苷二磷酸核糖聚合酶诱导卵巢上皮性癌细胞凋亡的实验研究. 中华妇产科杂志，2017，52（2）：127-129.

［28］张应凤，高燕洪，陈怀梅，等. 筛选 KIAA1456 抑制卵巢癌细胞增殖的靶向 lncRNAs. 基础医学与临床，2017，37（4）：518-524.

［29］刘健，吴维光. 下调 lncRNA HOTAIR 表达逆转人卵巢癌细胞株 SKOV3/DDP 顺铂耐药的实验研究. 武警后勤学院学报（医学版），2017，26（10）：845-848.

［30］王秀娟，韩萍，曹燕花，等. miR-101 对上皮性卵巢癌 SKOV3 细胞抗失巢凋亡的作用研究. 现代妇产科进展，2017，26（2）：81-85.

［31］陈雨龙，宋克娟，曹佃霞，等. TGF-β1 调节 miR-99 家族对卵巢癌细胞恶性行为的影响. 现代妇产科进展，2017，26（9）：641-646.

［32］张立伟，马骏，金悦，等. KDM5B 基因在卵巢癌中的表达及其对卵巢癌耐药能力的影响. 现代妇产科进展，2017，26（3）：161-164.

［33］钱艺美，王小红，梁云，等. 共载 STAT3 siRNA 与顺铂纳米脂质体逆转卵巢癌细胞株耐药的实验研究. 中国妇产科临床杂志，2017，18（2）：156-159.

［34］王露玉，刘利芬，张营，等. 沉默 FABP-5 基因表达对卵巢上皮性癌细胞生物学特性的影响. 中华妇产科杂志，2017，52（6）：421-423.

［35］李晓婷，杨宗元，靳平，等. 沉默 ITGA2 通过下调 ZEB1 的表达抑制卵巢癌细胞 SKOV3 侵袭转移. 中国妇幼保健，2017，32（22）：5725-5728.

［36］冯同富，王燕，李力，等. 沉默 RBP-2 基因对紫杉醇耐药的卵巢上皮性癌细胞系 SKOV3/PTX 细胞耐药性的影响. 中华妇产科杂志，2017，52（7）：490-493.

［37］刘文涓，王前，李凤杰，等. p-Akt-mTOR-p70S6K 信号通路蛋白与卵巢癌临床病理特征及化疗耐药的相关性. 中南大学学报（医学版），2017，42（8）：882-888.

［38］徐亚辉，武海英，马军，等. 白介素 -21 和白介素 -2 联合诱导人外周血淋巴细胞增强杀伤卵巢癌细胞的研究. 医药论坛杂志，2017，38（9）：1-4.

［39］徐亚如，周荧，唐奇，等. 靶向 Trop-2 CAR-T 细胞的制备及其体外对卵巢癌细胞杀伤作用的研究. 南京医科大学学报（自然科学版），2017，37（6）：653-658.

［40］张惠丹，张瑾，李红霞. 上皮性卵巢癌中 CD105 的表达与肿瘤侵袭性的关系. 中国优生与遗传杂志，2017，25（6）：8-10，7.

［41］万玉莹，史惠蓉. 颗粒蛋白前体在离体上皮性卵巢癌细胞恶性行为中的作用及意义. 癌症进展，2017，15（9）：1020-1022，1025.

［42］杨新，杨宗元，徐森，等. 肿瘤相关成纤维细胞高表达 Twist1 增强卵巢癌侵袭能力. 现代妇产科进展，2017，26（9）：647-650.

［43］施宣忍，刘群，王莉，等. 缺氧微环境下 HIF-1α 对卵巢癌 A2780 细胞侵袭转移的影响及分子机制. 现代妇产科进展，2017，26（3）：174-178.

［44］胡玉崇，陆景坤，崔梦瑶. PTEN 及 caspase-3 可能参与卵巢癌铂类耐药的机制. 昆明医科大学学报，2017，38（3）：27-30.

［45］程洪艳，叶雪，马瑞琼，等. 自然杀伤细胞的体外扩增及对卵巢上皮性癌细胞杀伤作用的实验研究. 中华妇产科杂志，2017，52（8）：545-550.

［46］唐子执，王海斌，曾鸣，等. CRL4 泛素化酶在卵巢癌中的功能和突变研究. 四川大学学报（医学版），2017，48（5）：693-698.

［47］庞露，高景春，张朋新，等. IKKε 蛋白在卵巢上皮性癌组织和细胞中的表达以及抑制其表达后对癌细胞增殖和凋亡的影响. 中华妇产科杂志，2017，52（7）：483-489.

［48］李君，刘恩令，杨丽. 雌激素受体与卵巢癌 SKOV3 细胞顺铂耐药的相关性研究. 中国临床药理学杂志，2017，33（4）：347-350.

［49］苏波. 17β- 雌二醇对卵巢颗粒细胞增殖转移的影响及作用机制. 中国妇幼保健，2017，32（6）：1293-1295.

［50］汤小晗，卢美松，邓锁，等. 肝素结合表皮生长因子抑制剂对卵巢上皮性癌紫杉醇耐药的逆转作用及其机制. 中华妇产科杂志，2017，52（2）：110-115.

［51］郭碧莹，李露莹，张殊，等. CTHRC1 对卵巢癌细胞顺铂耐药的作用及机制研究. 现代妇产科进展，2017，26（7）：485-488.

［52］胡向丹，肖静，翟秋丽，等. 基于活体成像技术的裸鼠卵巢癌休眠模型的建立. 广东医学；2017；38（9）：1305-1308.

［53］李翠丽，王朝霞，李莉，等. 生物钟基因 Period2 对裸鼠卵巢癌移植瘤生长和血管生成抑制作用的机制研究. 现代妇产科进展，2017，26（3）：169-173，178.

［54］李若玢，陈均源，欧阳媛，等. 荷人卵巢癌小鼠异种移植模型的建立及其生物学特性. 临床与实验病理学杂志，2017，33（8）：925-927.

［55］樊蓓，李红霞，吴玉梅，等. 应用表达谱芯片筛选卵巢癌紫杉醇耐药差异表达基因. 癌症进展，2017，15（4）：387-392.

［56］熊维，曹莉莉，蒋路频，等. 早期卵巢上皮性癌经腹腔镜与开腹行全面分期手术的临床对比分析. 中华妇产科杂志，2017，52（2）：103-109.

［57］姜璇，杨佳欣，曹冬焱，等. FIGO-Ⅰ期卵巢透明细胞癌患者预后分析. 现代妇产科进展，2017，26（10）：721-726.

［58］叶明侠，俞凌，范文生，等. 机器人系统在早期卵巢癌治疗的临床应用分析. 中华医学杂志，2017，97（13）：982-985.

［59］刘芳，胡旦红，张玉芳，等. 保留生育功能手术对交界性卵巢肿瘤患者的肿瘤和妊娠结局的研究. 中华医学杂志，2017，97（47）：3699-3703.

[60] 王彦龙, 骆亚平, 陈瑞欣, 等. 卵巢癌手术患者术后性功能状态及性生活质量的变化研究. 中国性科学, 2017, 26 (11): 37-39.

[61] 卢琪芸, 张慧雅, 张宜群. 临床初步评估紫杉醇脂质体结合卡铂在卵巢癌治疗中的效果. 中国性科学, 2017, 26 (6): 29-31.

[62] 熊云棋, 狄文, 吴霞. 白蛋白结合型紫杉醇联合铂类或异环磷酰胺治疗复发性卵巢癌的疗效及安全性分析. 现代妇产科进展, 2017, 26 (5): 325-328, 332.

[63] 赵攀攀, 邱海峰, 苑中甫, 等. 阿帕替尼与脂质体阿霉素联合治疗复发性卵巢癌的短期疗效和安全性. 现代妇产科进展, 2017, 26 (12): 921-923.

[64] 高丽花, 茅国新, 苏敏. 培美曲塞治疗复发性卵巢癌的疗效观察. 中国现代医学杂志, 2017, 27 (23): 79-82.

[65] 赵月明, 黄冬梅, 孙欣欣. 不同的腹腔热灌注化疗药物治疗晚期卵巢癌临床分析. 实用医学杂志, 2017, 33 (8): 1320-1323.

[66] 普小芸, 李力, 刘强, 等. 化疗对卵巢恶性生殖细胞肿瘤术后患者卵巢功能的影响. 中国性科学, 2017, 26 (8): 34-37.

[67] 杨晓东, 赵卫东, 席玉玲. EpCAM 蛋白激活 DC 诱导抗原特异性 CTL 治疗卵巢癌的实验研究. 中国免疫学杂志, 2017, 33 (8): 1181-1185.

[68] 岳艳, 王小波, 李进, 等. FSHβ 锚定的外泌体制备及其对卵巢癌细胞诱导杀伤作用. 中国妇幼健康研究, 2017, 28 (12): 1601-1605.

[69] 武加利, 方延宁, 李红. DC-CIK 细胞免疫治疗联合化疗对复发性卵巢癌患者免疫功能、凝血功能及肿瘤干细胞标志物的影响. 海南医学院学报, 2017, 23 (23): 3282-3285, 3289.

[70] 王璐, 杨文静. DC-CIK 细胞免疫治疗联合化疗对晚期卵巢癌患者疗效及血清 CD133、DDX4 水平的影响. 中国计划生育学杂志, 2017, 25 (5): 304-307.

[71] 王丽华, 王亮亮, 张競, 等. 卵巢癌患者外周血 Th1/Th2 及 Treg/Th17 细胞平衡关系. 南方医科大学学报, 2017, 37 (8): 1066-1070.

[72] 赵娟, 赵帆, 李龙. Src 阳性表达对 ER 阳性卵巢癌内分泌治疗结局的影响及生存分析. 现代肿瘤医学; 2017; 25 (22): 3680-3683.

[73] 王婉, 张帆, 袁慧, 等. 小檗碱对人卵巢癌细胞 SKOV3 增殖及凋亡机制的研究. 中国免疫学杂志, 2017, 33 (10): 1498-1501, 1508.

[74] 郑芳, 肖新益, 刘荣华. 黄连素与顺铂联合用药对卵巢癌细胞增殖和侵袭的影响. 解放军预防医学杂志, 2017, 35 (8): 954-957.

[75] 张琴芬, 任慕兰, 赵维英, 等. 红参中人参总皂苷联合雷公藤红素体内外抗卵巢癌作用评价. 中成药, 2017, 39 (1): 170-175.

[76] 姚睿嫔, 俞超芹, 张丹英, 等. 榄香烯乳单药腔内注射缓解难治性卵巢癌恶性胸腹水: 附 12 例. 现代肿瘤医学, 2017, 25 (14): 2288-2290.

[77] 阿艳妮, 任婧婧, 赵淑萍. 益气养阴汤联合卡介苗免疫治疗对卵巢癌患者免疫功能及生活质量的影响. 中华中医药学刊, 2017, 35 (12): 3157-3159.

［78］王一子，任芳，栾南南．姜黄素作用于卵巢癌靶基因的生物信息学预测．现代肿瘤医学，2017，25（24）：3924-3928．

［79］温勇，刘春源，邢青青．柚皮苷对人卵巢癌细胞 SKOV3 增殖、凋亡及迁移的影响．临床肿瘤学杂志，2017，22（12）：1085-1090．

［80］刘丹，刘婷，赵乐，等．人参皂苷 Rg1 通过 NF-κB 阻断缺氧诱导卵巢癌 SKOV3 细胞 EMT．中国妇幼健康研究，2017，28（3）：273-275，278．

［81］杨茗钫，程晓华，刘丝苏，等．熊果酸对人卵巢癌耐药 SKOV3/DDP 裸鼠移植瘤的抑制作用．医药导报，2017，36（1）：28-31．

［82］陈瑜，黄利红．香菇多糖体外逆转 A2780 卵巢癌细胞顺铂耐药及可能机制．武汉大学学报（医学版），2017，38（1）：24-27．

［83］刘文成，谭布珍，占欣璐，等．雷公藤多苷增强耐顺铂人上皮性卵巢癌 SKOV3/DDP 细胞株顺铂敏感性的体外研究．中国临床药理学与治疗学，2017，22（12）：1364-1370．

［84］何政星，王姝，李战飞，等．45 岁及以上子宫内膜异位症相关卵巢上皮性癌的风险因素分析．中华妇产科杂志，2017，52（5）：314-319．

［85］朱俊，吴小华．如何提高卵巢癌肉瘤治疗疗效．中国实用妇科与产科杂志，2017，33（4）：357-360．

［86］孙力，宋艳，李宁，等．黏液性卵巢交界性肿瘤的临床病理特征及复发危险因素．中华肿瘤杂志，2017，39（8）：589-594．

［87］曹冬焱，杨旎．恶性卵巢性索 - 间质肿瘤的辅助治疗．中国实用妇科与产科杂志，2017，33（4）：364-367．

［88］赵瑞皎，王轶英，李真，等．盆腔高级别浆液性癌中输卵管伞端上皮病变的病理学特征．中华病理学杂志，2017，46（8）：542-547．

［89］高菲菲，郭垒，薛恺，等．卵巢淋巴瘤和以淋巴结转移为主的卵巢癌临床特征比较．中国癌症杂志，2017，27（4）：281-286．

［90］龙行涛，周琦，王海霞，等．老年晚期上皮性卵巢癌治疗结局及预后分析．中国癌症杂志，2017，27（8）：661-667．

第六章 中国妇产科学研究精选文摘与评述

文选 1

【题目】 广东地区 15 家医院孕前糖尿病的调查研究

【来源】 中华妇产科杂志，2017，52（7）：436-442

【文摘】 陈海天等调查了广东地区 15 家医院孕前糖尿病（pre-gestational diabetes mellitus，PGDM）的发病率并分析了 PGDM 孕妇的诊断状况和妊娠结局。本研究选取了 2016 年 1—6 月广东地区 15 家医院进行产前检查并分娩的 41 338 例孕妇，发现 PGDM195 例（PGDM 组），发生率为 0.472%（195/41 338），其中孕前诊断 PGDM 者 59 例（30.3%），孕期诊断 PGDM 者 136例（69.7%）；孕期通过空腹血糖和糖化血红蛋白筛查诊断 PGDM 者 46 例（33.8%）；使用胰岛素孕妇 91 例，未使用胰岛素孕妇 104 例。同期纳入糖耐量正常孕妇 195 例作为对照组。比较两组孕妇一般临床资料、妊娠并发症及母婴结局发现，PGDM 组孕妇年龄、孕前体重指数（body mass index，BMI）、产前 BMI、孕次、糖尿病家族史者、既往巨大儿分娩史者比例和低密度脂蛋白水平均显著高于对照组（$P<0.05$）。PGDM 组糖化血红蛋白水平、空肚血糖水平、75 g 口服糖耐量试验 1 h 和 2 h 血糖水平均显著高于对照组（$P<0.05$）。此外，与对照组相比，PGDM 组早产率、剖宫产率、新生儿低血糖发生率显著增高，而分娩孕周、新生儿男女比例、新生儿出生体重显著降低。PGDM 组中，与未使用胰岛素孕妇相比，使用胰岛素孕妇分娩孕周显著下降、新生儿重症监护室（neonatal intensive care unit，NICU）收治率显著升高。研究认为，糖化血红蛋白及空腹血糖水平是孕期筛查 PGDM 的有效指标；PGDM 孕妇早产发病率、新生儿低血糖发生率增加，若血糖控制不理想，再使用胰岛素可能增加 NICU 收治率。

【评述】 目前 PGDM 孕妇数量不断增多，但其诊治现状却不容乐观，需制订更好的诊治措施以减少 PGDM 对孕妇及子代近期和远期并发症的影响。本研究通过大样本、多中心的收集广东地区 15 家医院的孕妇资料，分析了 PGDM 的发病率、诊治和妊娠结局，试图提出 PGDM 的筛查诊断方法、不同治疗方式对母婴结局的影响，是很有意义的探索和尝试，是对 PGDM 的诊治的一种新的构想，有一定的临床价值。但是同时也应该看到，该研究采用回顾性病例对照研究进行设计，存在诸多混杂因素的影响，结论还有待进一步确认。以后的研究应更侧重于随机对照试验或队列研究，针对 PGDM 的孕期预测指标或不同治疗对 PGDM 结局的影响进行研究，提高研究的说服力。

（漆洪波 李雪兰 谢 幸）

文选 2

【题目】　轻、中度妊娠期高血压孕妇的孕期血压控制和维持水平对母婴结局的影响

【来源】　中华妇产科杂志，2017，52（9）：586-593

【文摘】　申叶等分析了轻、中度妊娠期高血压（gestational hypertension，GHp）孕妇的孕期血压控制和维持水平对母婴结局的影响，并进行了多因素分析。本研究选取了 2012 年 1 月至 2016 年 12 月进行产前检查并终止妊娠的 344 例轻、中度 GHp 孕妇，根据其孕期血压控制和维持水平分为四组：① A 组，＜130/80 mmHg，135 例。② B 组，（130～139）/（80～89）mmHg，160 例。③ C 组，（140～149）/（90～99）mmHg，46 例。④ D 组，（150～159）/（100～109）mmHg，3 例。对四组临床资料进行分析发现：A 组孕妇重度 GHp 的发生率显著低于 B 组（$P<0.05$）；B 组孕妇重度 GHp 和重度子痫前期（severe pre-eclampsia，sPE）的发生率显著低于 C 组（$P<0.05$）；D 组孕妇重度 GHp 的发生率与 A 组、B 组和 C 组分别比较，差异均无统计学意义（$P>0.05$）；四组孕妇子痫前期（pre-eclampsia，PE）合并蛋白尿（proteinuria，Upro）和小于胎龄儿（small for gestational age，SGA）的发生率分别比较，差异均无统计学意义（$P>0.05$）。48 例使用药物降压的孕妇中，起始血压为（140～149）/（90～99）mmHg 孕妇的重度 GHp 发生率显著低于起始血压≥160/110 mmHg 者（$P<0.05$）；起始血压水平与使用药物降压孕妇的 PE＋Upro、sPE、SGA 发生率无关（$P>0.05$）。多因素 Logistic 回归分析显示，药物降压孕妇的起始血压水平、孕期血压控制和维持水平是轻、中度 GHp 孕妇发生重度 GHp 的独立危险因素；孕妇水肿，胎儿生长受限，轻、中度 GHp 的发病孕周是 PE＋Upro 发生的独立危险因素；有胎儿生长受限（fetal growth restriction，FGR）趋势、既往有 PE 史、孕期血压水平是 sPE 发生的独立危险因素。有 FGR 趋势孕妇的胎儿 SGA 的发生率更高。故研究认为，轻、中度 GHp 孕妇孕期血压控制和维持在较低水平，有助于延缓 GHp 的进展，降低 sPE 的发生率，并不会导致 SGA 的发生率增高。

【评述】　目前对于轻、中度 GHp 的孕妇，关于启动降压治疗的时间和降压的目标水平仍有不同观点。本研究认为轻、中度 GHp 孕妇也应考虑药物降压治疗，控制和维持孕期血压可降低重度 GHp 和 sPE 的发生率，并减少不良母婴结局的发生，对临床工作有指导意义。但 D 组存在例数太少、血压控制方法的系统偏倚较大等问题，结论还需进一步论证。后续研究应尽量控制混杂因素或影响因素，对轻度妊娠期高血压患者药物降压治疗（不同药物、剂量、疗程或目标血压等）或干预（非药物干预、阿司匹林或低分子肝素等）进行前瞻性队列观察研究，并进一步提出孕期和产后孕妇血压的控制和管理策略，评估母婴近远期结局。

（漆洪波　李雪兰　谢　幸）

文选 3

【题目】　孕前漏诊的孕前糖尿病的临床特点及对妊娠结局的影响

【来源】 中华妇产科杂志，2017，52（4）：227-232

【文摘】 魏玉梅等分析了孕前漏诊（孕期确诊）的孕前糖尿病（PGDM）的临床特点，探讨不同的诊断时间点对 PGDM 孕妇妊娠结局的影响。本研究选取了 2005 年 1 月 1 日至 2015 年 12 月 31 日在医院诊断、分娩的 PGDM 孕妇 746 例，按 PGDM 诊断的时间点分为孕前诊断组 240 例、孕期诊断组 506 例。孕期诊断组包括孕期诊断 A 组（妊娠 24 周前诊断者，100 例）和孕期诊断 B 组（孕 24 周及以后诊断者，406 例）。分别比较两组孕妇的孕期血糖控制水平、使用胰岛素者的比例和母婴结局。结果发现，PGDM 的漏诊率为 67.8%；孕前诊断组孕妇的孕期最高糖化血红蛋白（glycated hemoglobin Alc，HbA1c）水平明显高于孕期诊断组（$P=0.019$），而孕期 A、B 组平均 HbA1c 水平比较差异无统计学意义；两组孕妇中使用胰岛素者的比例比较，差异有统计学意义（$P<0.01$）。此外，孕期诊断 A 组孕妇的孕期最高 HbA1c 水平和平均 HbA1c 水平均显著高于孕期诊断 B 组（$P<0.05$）；孕期诊断 B 组孕妇的使用胰岛素者比例显著低于孕期诊断 A 组（$P<0.01$）。孕期诊断 A 组和 B 组孕妇的孕期最高 HbA1c 水平、平均 HbA1c 水平分别与孕前诊断组比较，差异均有统计学意义（$P<0.05$）。孕前诊断组使用胰岛素者的比例与孕期诊断 A 组比较，差异无统计学意义；使用胰岛素者的比例与孕期诊断 B 组比较，差异有统计学意义（$P<0.01$）。比较妊娠结局：孕前诊断组和孕期诊断组或孕期诊断 B 组孕妇剖宫产率分别比较，差异均有统计学意义（$P<0.05$）；而对于早产率、子痫前期发生率、巨大儿发生率、新生儿转儿科率，孕前诊断组、孕期诊断 A 组和孕期诊断 B 组分别两两比较，差异均无统计学意义。本研究认为 PGDM 孕期漏诊率较高，应加强孕前和孕早期血糖筛查避免漏诊；孕 24 周及以后诊断的 PGDM 孕妇孕期血糖控制水平和使用胰岛素者比例与其他时间点诊断者存在差异，建议产后进一步复查以明确诊断。

【评述】 妊娠期间的糖尿病患者中绝大多数是妊娠期糖尿病（gestational diabetes mellitus，GDM），仅有少数属于孕前糖尿病患者（PGDM），这导致目前临床关注较少，对 PGDM 妊娠的大样本量的研究也相对较少。本文通过分析不同的诊断时间点对 PGDM 孕妇发生不良妊娠结局的影响，重视 PGDM 的早诊断和孕期保健。目前对 GDM 和 PGDM 的研究方面现有的证据还存在很多的不足，还需进一步研究，包括对已经明确的危险因素进行评估、分层、优化，早期诊断试验和定期监测方法的遴选，口服降糖药物和胰岛素治疗及远期队列研究，基础研究包括代谢组学、微生物组学及转录组学的研究等。

（漆洪波 李雪兰 谢 幸）

文选 4

【题目】 1212 例胎盘早剥及漏误诊原因分析

【来源】 中华妇产科杂志，2017，52（5）：294-300

【文摘】 徐冬等通过回顾性病例对照研究探讨了胎盘早剥发病的高危因素和临床表现，并分析了胎盘早剥漏诊、误诊的原因。本研究选取了 2005 年 1 月至 2015 年 12 月诊断为胎盘早剥的产妇共 1212 例，分为三组，确诊组（产前与产后诊断一致）715 例（58.99%），漏诊组（产前未能诊断，产后诊断）312 例（25.74%），误诊组（产前已诊断，但产后排除诊断）185 例（15.26%）。分别对三组产妇进行对比分析后发现，总体胎盘早剥的发生率为 0.76%，漏诊率为 30.38%，误诊率为 0.14%；比较三组产妇不同分级胎盘早剥的发生率，差异有统计学意义（$P<0.05$）；三组产妇中合并妊娠期高血压疾病、外伤、催产和引产、高龄者的比例分别比较，差异均有统计学意义（$P<0.05$）。除子宫收缩、胎心监护异常的发生率外，三组产妇阴道出血、持续性腹痛、子宫压痛、血性羊水、子宫张力增加、死胎的发生率及超声结果异常、凝血功能异常的发生率比较，差异均有统计学意义；其中确诊组产妇超声结果异常的发生率最高（68.10%），误诊组产妇凝血功能异常的发生率最高（24.90%）。此外，三组产妇中 24 h 内终止妊娠者、产后出血、弥散性血管内凝血、新生儿窒息及围产儿死亡者的比例比较，差异有统计学意义，其中确诊组产妇产后出血的发生率最高（17.90%），误诊组最低（5.40%）；确诊组弥散性血管内凝血的发生率最高（3.90%），误诊组最低（0）；确诊组的新生儿窒息发生率最高（30.60%），误诊组最低（7.60%）；确诊组围产儿死亡的发生率最高（12.60%），误诊组最低（2.20%）。故本研究认为，仅凭高危因素易造成胎盘早剥的误诊；而催产和引产产妇中，更易出现胎盘早剥的漏诊；此外子宫收缩、胎心监护异常、超声结果异常和凝血功能异常为胎盘早剥漏诊、误诊的临床诊断警惕点。

【评述】　胎盘早剥是一种严重并发症，由于其临床表现不典型，漏诊和误诊常有发生，危及母婴安全。重视胎盘早剥的早发现、早诊断，避免漏诊、误诊是改善母婴预后的关键。近年来胎盘早剥的研究大多集中在利用高危因素或临床指标对胎盘早剥进行预测，但目前仍缺乏令人信服的数据支持。本文利用大样本量对胎盘早剥漏诊、误诊进行研究，是很有意义的一种新尝试。可以预见的是，胎盘早剥的预测和诊断，以及寻找临床诊断敏感性和特异性高的标志物，应该是未来该领域研究的方向，但这需要基于大样本、多中心的临床研究和辅助检查标志物方面的基础研究。

（漆洪波　李雪兰　谢　幸）

文选 5

【题目】　子痫前期合并胎儿生长受限的母婴妊娠结局分析

【来源】　现代妇产科进展，2017，26（11）：834-836

【文摘】　胡蓉等利用回顾性分析了子痫前期（PE）合并胎儿生长受限（FGR）的母婴结局，探讨 PE 合并 FGR 是否需要作为提前终止妊娠的依据。本研究选取了 2015 年 6 月至 2016 年 10 月住院分娩的 PE 产妇 591 例，按新生儿出生体重分为小于胎龄儿组（SGA 组，95 例）和适于胎龄儿组（AGA 组，496 例）。对比母体妊娠结局和新生儿结局后发现，与 AGA 组孕妇相比，SGA 组孕妇的胎盘早剥发生率显著增加；因胎儿窘迫行剖宫产的比率增加（$P<0.05$），SGA 组新生儿 NICU 收治率显著增加，住院时间显著延长。两组孕妇严重并发症包括重度高血压、肺水肿、肾功能异常和 HELLP 综合征发生率，以及孕期和产后降压药和硫酸镁使用比率等，两组相比差异无统计学意义。故研究认为 PE 合并 FGR 并未导致除胎盘早剥之外的母体严重不良妊娠结局增加，但可导致新生儿不良结局的发生率增加。

【评述】 对于 PE 合并 FGR 对母婴结局的影响，临床报道甚多，虽然结论并不完全一致，但目前总体上临床对合并 FGR 的 PE 患者的母婴并发症和终止妊娠时机更为重视。本文对 FGR 对 PE 母体的影响提出了新的认识，但更应在保证样本量的前提下对 FGR 是否合并脐血流异常、羊水过少等进行分层分析，或进行前瞻性队列研究，结果将更有说服力。除此以外，在临床研究方面，可设计 FGR 药物治疗（如阿司匹林、西地那非等）的队列研究；在基础研究方面，在 PE 发病机制"两阶段"学说的基础上，合并 FGR 是否意味着合并新的发病机制，亦或是 FGR 发病机制中是否有关键靶点与 PE 存在关联等还需要进一步研究。

（漆洪波　李雪兰　谢　幸）

文选 6

【题目】 妊娠高脂血症患者血浆代谢组学研究
【来源】 中国实用妇科与产科杂志，2017，33（4）：401-407
【文摘】 曲冬颖等通过代谢组学研究探讨了妊娠高脂血症患者血浆小分子代谢物质的变化并寻找潜在的生物标志物。本研究选取了 2015 年 8—10 月收治的妊娠高脂血症患者和健康孕妇各 20 例，利用代谢组学检测分析方法比较两组血浆代谢图谱，并寻找差异表达代谢物。研究发现，妊娠高脂血组与对照组血浆代谢图谱中有 41 种代谢物表达存在显著差异，其中妊娠高脂血症组血浆中柠檬酸、苹果酸等 11 种小分子代谢物含量较对照组显著上升（$P < 0.05$），而胆红素、乳酸等 30 种小分子代谢物含量较对照组显著下降（$P < 0.05$）。研究认为，相对于健康孕妇，妊娠高脂血症孕妇呈现出不同的血浆代谢图谱特征，血浆中多种代谢小分子显著变化可能与多种代谢通路表达变化相关，为进一步分子生物学研究提供实验依据。

【评述】 近年来，代谢组学研究成为了继基因组学、转录组学、蛋白质组学之后又一研究热点，其意义在于其既可直接反映机体改变的终末状态，又可对疾病的发病机制、早期诊断和治疗提供重要标识。本文通过代谢组学手段探讨妊娠高脂血症相关的潜在生物标志物，为临床妊娠高脂血症的预防、诊断和治疗研究提供科学依据。但这仅仅只是科学研究的开始，后续可检索小分子代谢物，并利用通路图谱分析寻找疾病特异性小分子代谢物，并以此为靶点在细胞、组织、动物研究层面利用分子生物学、蛋白质组学、基因工程等方法，从"细胞 - 组织 - 整体"验证和干扰，发现疾病的"Maker"，为深入研究疾病的发病机制、诊断和治疗提供新的思路。

（漆洪波　李雪兰　谢　幸）

文选 7

【题目】 地诺前列酮栓用于不同宫颈条件孕产妇引产疗效及安全性研究
【来源】 中国实用妇科与产科杂志，2017，33（6）：626-631

【文摘】 李雪媛等研究了地诺前列酮用于不同宫颈条件下孕产妇引产的疗效和安全性。研究选取 2010 年 1 月至 2014 年 12 月广东省珠江三角区 10 家医院使用地诺前列酮进行孕晚期引产的孕妇 798 例作为研究组，同期单纯使用缩宫素引产的孕妇 496 例作为对照组。研究根据宫颈 Bishop 评分及是否为初产妇对孕产妇引产的疗效和安全性进行分层分析。结果发现，研究组宫颈 Bishop 评分为 4～6 分的经产妇用药 24 h 后阴道分娩率显著高于对照组（81.82% vs. 66.04%，$P<0.05$）；但研究组宫颈 Bishop 评分为 4～6 分的初产妇宫缩过频、过强发生率亦显著高于对照组（4.65% vs. 0.99%，$P<0.01$）；其与孕妇不良反应、新生儿出生后 1 min 和 5 min Apgar 评分<7 分发生率各组比较差异均无统计学意义。研究认为，地诺前列酮栓用于促宫颈成熟和引产时，在安全性上与缩宫素相似，而在有效性上则优于缩宫素，尤其是对于宫颈较不成熟孕妇。

【评述】 临床上有关地诺前列酮等药物引产的有效性研究已有很多，并已得出肯定答案。本文对照缩宫素对不同宫颈条件分层分析验证地诺前列酮的有效性，对是否为初产妇分层分析验证其安全性，为临床引产药物选择提供了证据。然而，本研究为回顾性研究，说服力有限，且目前临床上引产方式较多，包括剥膜、宫颈扩张球囊引产等方式，或多种引产方式联合应用等。以后的研究应更侧重于各种引产方式随机对照试验，如单种药物不同的应用方式、剂量、疗程，不同宫颈扩张球囊的对比，剥膜的临床应用，不同引产方式联合应用的有效性和安全性评估等。

（漆洪波 李雪兰 谢 幸）

文选 8

【题目】 经阴道宫骶韧带高位悬吊术的远期疗效研究

【来源】 中华妇产科杂志，2017，52（6）：363-368

【文摘】 段磊等分析评价了经阴道宫骶韧带高位悬吊术（high uterineacroligation suspension，HUS）治疗重度盆腔器官脱垂（pelvic organ prolapse，POP）的远期疗效。本研究选取了 2003—2009 年 104 例重度 POP 患者的临床资料并进行回顾性分析，手术均由同一名主任医师完成，手术全部采用单针 7 号或 10 号丝线螺旋缝合法经阴道完成双侧 HUS，膀胱镜探查输尿管是否出现梗阻。术后 2 个月、6 个月、12 个月及之后每年 1 次进行随访。手术成功标准：①脱垂最远端距离处女膜≤0 cm，同时顶端距离处女膜≤1/2 阴道全长。②根据盆底不适调查表简表第 3 个问题（经常看到或感到阴道有肿物脱出吗？）判定相关的 POP 症状消失。③未因脱垂而行再次手术或子宫托治疗。客观疗效评价采用 POP 定量分度法（POP-Q）分度，测量 POP-Q 各指示点的位置，主观疗效评价采用患者整体印象改善评分量表（PGI-I），采用盆底不适调查表简表（PFDI-20）和盆底功能影响问卷简表（PFIQ-7）评估患者症状及生命质量的改善情况，分值越高，表示 POP 对患者的影响越大。结果显示，104 例患者的平均年龄 62.5 岁，HUS 术后平均随访（9.1±1.5）年。同时达到上述 3 个标准的手术成功率为 91.3%，单独阴道前壁、顶端、后壁及多部位脱垂的复发率分别为 6.7%、0、2.9% 和 1.0%；按 PFDI-20 问卷中的第 3 个问题，自觉有阴道肿物脱出者 5 例（4.8%）；复发者无 1 例行再次手术或子宫托治疗。POP-Q 指示点 Aa、Ba、Ap、Bp 点均较术前明显上升，术后 1 年、9 年分别与术前比较，差异均有统计学意义（$P<0.01$）；总体主观满意率为90.4%；术后1年及9年时PFDI-20、PFIQ-7的评分均较术前明显降低（P 均<0.01）。术中输尿管梗阻率2.9%，均于术中拆除宫骶韧带缝线后重新缝合得以解决；术后输尿管梗阻率为3.8%。研究认为，经阴道HUS辅以阴道前后壁修补治疗重度POP疗效持久、副损伤及并发症少、创伤小、适应证广，具有临床应用价值。

【评述】 阴道顶端悬吊是避免重度盆腔器官脱垂（POP）术后复发的关键，宫骶韧带高位悬吊术（HUS）是阴道顶端悬吊术式之一，属自体组织悬吊，既避免了应用网片造成的感染及盆腔疼痛等并发症的出现，又由于HUS的骶韧带缝合不需要组织分离而减少了术后输尿管梗阻的出现。本研究回顾性分析了宫骶韧带HUS治疗重度POP的疗效与安全性，随访时间长，更具说服力。并且本研究针对易出现的HUS输尿管梗阻、不可吸收线脱落、术后神经痛等并发症做了相应的改善措施，试图总结出更有效、安全的操作方式，值得在临床中推广。本研究中膀胱镜的应用可在术中确认输尿管是否通畅，减少了HUS导致输尿管梗阻的风险，但同时也要求术者有膀胱镜器械使用经验。

（杨 清 谭文华 谢 幸）

文选 9

【题目】 应用常规手术器械行骶棘韧带固定术治疗Ⅲ～Ⅳ度盆腔器官脱垂的前瞻性研究

【来源】 中华妇产科杂志，2017，52（6）：369-373

【文摘】 任常等分析评估了应用常规手术器械进行骶棘韧带固定术（sacrospinous ligament fixation，SSLF）治疗Ⅲ～Ⅳ度盆腔器官脱垂（POP）患者的中、长期疗效及安全性。本研究选取了2007年5月至2015年6月接受SSLF的Ⅲ～Ⅳ度POP患者55例进行前瞻性研究。术前接受全面的妇科检查评估其POP定量分度法（POP-Q）分度并行尿动力检查。所有SSLF手术操作均由同一位有经验的术者应用常规的"S"形拉钩暴露骶棘韧带完成手术。根据病情行SSLF，同时进行子宫全切除术、尿道中段悬吊术等。记录并分析所有最终接受SSLF患者的基本信息、围术期指标和并发症情况。于术后3个月第1次随访，评估POP-Q分度，其后每年1次进行随访，包括术后的临床表现和阴道检查情况；以POP-Q评估手术的成功率（术后3个月）和客观治愈率（术后1年），在术后1年时以盆底不适调查表简表（PFDI-20）、盆底功能影响问卷简表（PFIQ-7）评估患者的主观满意度（评分较术前改善视为患者主观满意）。结果显示，纳入的55例患者中，3例Ⅲ度中盆腔脱垂患者最终因骨盆腔深、常规器械难以满意地暴露骶棘韧带而改行坐骨棘筋膜固定术，其结果排除在本研究外。术后3个月随访时的POP-Q评估结果显示，手术成功率为100%，52例患者行SSLF后POP-Q各指示点的位置均较术前有改善（$P<0.01$）。其中有2例患者在术后2 d发现直径分别为5 cm、7 cm的盆腔血肿，经过保守治疗后均痊愈。所有患者术后均能自主排尿。1例患者术后主诉大腿部疼痛，术后3个月随访时仍存在，物理治疗后好转。中位随访23.7个月，客观治愈率为98%，手术复发率为2%，主观满意度为94%。研究认为，绝大部分POP患者可应用常规手术器械实施SSLF，操作简化，并且可以最大限度节省患者的费用，对于骨盆较小的亚洲女性是一种可行、经济的治疗方案，值得推广。

【评述】 骶棘韧带固定术（SSLF）是阴道顶端悬吊术式之一，是用不可吸收缝线将阴道顶端与骶棘韧带在距坐骨棘内侧 2.5 cm 处缝合固定的手术，可有效修复中盆腔缺陷。本研究针对骨盆较小的亚洲女性，尝试应用常规的"S"形拉钩暴露骶棘韧带完成手术，避免了由于需要特殊器材而增加的额外费用，简化手术操作并且证实应用常规器械进行 SSLF 并发症发生率更低。本研究试图找出一种更经济实用、操作便捷、更加安全的手术方案，很有临床意义，值得推广，但 SSLF 对术者的手术技巧要求较高。大部分同类研究为回顾性分析，本研究为前瞻性分析，临床资料完整，但同时也应该看到，限于病例数，该方法还应进一步观察评估。

（杨　清　谭文华　谢　幸）

文选 10

【题目】　反复胚胎种植失败免疫治疗疗效及淋巴细胞免疫表型变化的研究

【来源】　实用妇产科杂志，2017，33（12）：910-914

【文摘】　陈丹等评价了淋巴细胞主动免疫（lymphocyte active immunity，LIT）治疗不明原因反复胚胎种植失败患者的疗效、安全性及治疗前后外周血淋巴细胞免疫表型的变化，并分析了 LIT 治疗提高反复胚胎种植失败患者妊娠率的机制。本研究选取 2015 年 3 月 1 日至 12 月 31 日接受体外受精-胚胎移植（in vitro fertilization-embryo transplantation，IVF-ET）助孕治疗中不明原因反复胚胎种植失败患者 179 例，分为研究组（83 例）和对照组（96 例），研究组为患者移植胚胎前行 LIT 治疗，对照组患者移植前则不给予特殊处理。并按照胚胎移植属性分为鲜胚移植和冻胚移植，所移植胚胎均为卵裂期优质胚胎，接受 LIT 后新鲜胚胎移植为研究组 A（51 例），未行 LIT 接受新鲜胚胎移植为对照组 A（57 例）；接受 LIT 后冷冻胚胎移植为研究组 B（32 例），未行 LIT 接受冷冻胚胎移植为对照组 B（39 例）。研究组 A 与对照组 A、研究组 B 与对照组 B、研究组 A 与研究组 B 的一般资料比较，差异均无统计学意（$P > 0.05$）。比较各组的临床妊娠情况，记录 LIT 治疗的不良反应，并观察 LIT 治疗前后外周血淋巴细胞免疫表型的变化。结果显示，研究组 A、B 的临床妊娠率、胚胎种植率均分别高于对照组 A、B，差异有统计学意义（$P < 0.05$），但研究组 A 与研究组 B 的临床妊娠率比较，差异无统计学意义（$P > 0.05$）。LIT 治疗部分患者出现不同程度的不良反应，其中用药部位局部红肿（10.84%）、瘙痒（1.20%）、头晕（1.20%）。所有患者出现的不良反应均较轻微，都未予特殊处理，上述症状自行缓解，均没有影响后续的胚胎移植；与治疗前相比，LIT 后外周血 CD3$^+$和 CD4$^+$T 细胞占淋巴细胞的比率下降，CD3$^+$和 CD8$^+$T 细胞占淋巴细胞的比率上升、CD4$^+$/CD8$^+$比值下降，自然杀伤细胞（natural killer cell，NK）（CD3$^-$、CD16$^+$、CD56$^+$）占淋巴细胞的比率下降，差异均有统计学意义（$P < 0.05$）。研究认为，LIT 治疗后患者外周血 T 淋巴细胞亚群比例发生了有利于妊娠的变化。LIT 治疗可能促使外周血淋巴细胞免疫表型向增强母胎免疫耐受的方向改变，从而对反复胚胎种植失败患者成功妊娠有促进作用。

【评述】　胚胎种植失败是辅助生殖技术中的难点和热点问题。近年来的研究认为，不明原因反复胚胎种植失败和不明原因复发性流产存在共同的免疫耐受缺陷机制。目前，淋巴细胞主动免疫（LIT）治疗已在部分复发性流产患者中取得了一定疗效，但在反复胚胎种植失败患者中的研究尚少。本研究评估了 LIT 治疗对不明原因反复胚胎种植失败的临床疗效，还尝试探索 LIT 刺激母体免疫系统，使其向保护胚胎方向偏移的作用机制，有较高的临床指导价值。但对于 LIT 的安全性，本文虽进行了一定的分析，但由于病例数的局限，还需要进一步扩大样本，延长随访时间，同时注重评估临床流产率、孕妇不良反应发生率及后续新生儿健康情况。

（杨　清　谭文华　谢　幸）

文选 11

【题目】　子宫内膜异位症生育指数在腹腔镜手术后的子宫内膜异位症合并不孕患者中的应用价值

【来源】　中华妇产科杂志，2017，52（4）：233-238

【文摘】　钱睿亚等分析评价了如何应用子宫内膜异位症生育指数（endometriosis fertility index，EFI）对腹腔镜术后的子宫内膜异位症合并不孕患者指导妊娠，并提高子宫内膜异位症合并不孕患者的术后妊娠率。本研究选取了 2010 年 1 月至 2011 年 6 月行腹腔镜手术并经病理及临床证实为子宫内膜异位症合并不孕的患者 146 例进行前瞻性研究。根据 EFI 评分将患者分为三组，并制订不同的妊娠方案。第一组 EFI≥9 分组，共 47 例：其中，A1 组（内异症Ⅰ～Ⅱ期）27 例，期待妊娠 1 年；A2 组（内异症Ⅲ～Ⅳ期）20 例，使用促性腺激素释放激素激动药（GnRH-α）治疗 3 次后期待妊娠 1 年。第二组为 5～8 分组，83 例：其中，B1 组 57 例，使用 GnRH-α 后试孕；B2 组（既往有不良孕产史或不孕症病程≥3 年）12 例，使用 GnRH-α 后直接辅助生殖治疗；B3 组（内异症病变较轻）14 例，术后期待妊娠 6 个月，若仍未孕转入辅助生殖治疗。第三组≤4 分组，16 例，术后使用 GnRH-α 治疗 3 次后直接辅助生殖治疗。术后随访 5 年，按阶段指导妊娠，并记录术后妊娠情况、妊娠方式、妊娠时间及妊娠结局。结果显示，≥9 分组与 5～8 分组的年龄及不孕年限比较，差异均无统计学意义（$P=0.585$、$P=0.194$），但两组与≤4 分组分别比较，差异均有统计学意义（$P<0.05$）；术后 5 年总妊娠率为 89.0%，三组均获得了满意的妊娠率，≥9 分组与 5～8 分组妊娠率比较，差异无统计学意义（$P=0.498$）；≤4 分组的妊娠率与 EFI≥5 分者（≥9 分组和 5～8 分组）比较，差异有统计学意义（$P<0.01$），≤4 分组足月妊娠 7 例，占该组患者总数的 7/16；≥9 分组自然妊娠率最高（83.6%），与其他两组比较，差异有统计学意义（$P=0.001$）；EFI≥5 分的患者术后月经复潮后或 GnRH-α 治疗后月经复潮 6 个月内妊娠的比例高。研究认为，EFI 评分对预估内异症合并不孕患者术后妊娠概率有效，方法切实可行；根据 EFI 评分，对子宫内膜异位症合并不孕患者制订妊娠方案能显著提高妊娠率。

【评述】　现行的子宫内膜异位症分期标准为美国生殖医学会修正子宫内膜异位症分期法，但该分期系统对妊娠结局的预测有一定局限性。子宫内膜异位症生育指数（EFI）这一新的分期标准可用于预测患者术后的妊娠率。本研究不仅验证了 EFI 的有效性，还结合 EFI 评分及子宫内膜异位症术中情况，制订不同的妊娠方案，显著提高了患者的妊娠率。分组详细、妊娠方案的制订均对临床有指导意义。同类研究中大部分为回顾性分析，比较局限；本研究则为前瞻性研究，且随访年限为 5 年。国内外已有数篇文献在不同研究人群中对 EFI 进行了验证，但极少对其在选择妊娠方式、指导生育方面的价值进行研究，故创新型较强。

（杨　清　谭文华　谢　幸）

文选 12

【题目】　抑制素 B 与多囊卵巢综合征不同临床表型相关性研究

【来源】　中国实用妇科与产科杂志，2017，33（11）：1183-1188

【文摘】　钟兴明等分析探讨抑制素 B（inhibitant B，INH B）和抗苗勒管激素（anti-mullerian hormone，AMH）在多囊卵巢综合征（polycystic ovarian syndrome，PCOS）不同临床表型的表现及相关的临床意义，评估 INH B 对合理诊断和治疗 PCOS 的作用。本研究选取 2013 年 6 月至 2015 年 12 月就诊的按照 Rotterdam 标准诊断为 PCOS 的 148 例患者为病例组，并选取月经规律且有正常生育史的女性 40 例为对照组。病例组分别按照睾酮（testosterone，T）≥1.97 nmol/L 分为高雄激素血症（hyperandrogenism，HA）组和非高雄激素血症（non-hyperandrogenism，NHA）组；按照稳态模式胰岛素抵抗指数（homa model insulin resistance，HOMA-IR）≥2.69 分为胰岛素抵抗（insulin resistance，IR）组和非胰岛素抵抗（non-insulin resistance，NIR）组；按照 BMI≥24 分为超重组和非超重组。将三组进行对照分析，患者于血样采集当天测量身高、体重、腰围、臀围；月经来潮 2～3 d 行阴道超声检查，详细记录子宫、卵巢形态及窦卵泡计数；于患者月经周期第 2～3 天抽血检测性激素水平，包括卵泡刺激素（follicle-stimulating hormone，FSH）、黄体生成素（luteinizing hormone，LH）、泌乳素（prolactin，PRL）、雌二醇（estradiol，E2）和 T；同时于月经周期第 2～3 天抽血检测血清 AMH 及 INH B 水平；空腹采血测定患者甲状腺功能及空腹血糖和胰岛素检测。结果显示，病例组和对照组相比较，BMI、LH、LH/FSH、T、AMH 和 HOMA-IR 差异均有统计学意义（$P < 0.01$）；而 FSH、E2、PRL 和 INH B 在两组间差异无统计学意义（$P > 0.05$）。HA 组与 NHA 组比较，INH B 水平在两组中的差异有统计学意义（$P < 0.05$），BMI、FSH、LH、LH/FSH、E2、PRL、AMH 和 HOMA-IR 差异无统计学意义（$P > 0.05$）。IR 组与 NIR 组比较，BMI、PRL、INH B 在两组中的差异有统计学意义（$P < 0.05$），LH、LH/FSH、E2、T 和 AMH 差异无统计学意义（$P > 0.05$），超重组与非超重组比较，INH B 及 HOMA-IR 在两组中的差异有统计学意义（$P < 0.05$）。FSH、LH、LH/FSH、E2、PRL、T 和 AMH 差异无统计学意义（$P > 0.05$）。研究认为，PCOS 具有高度的临床异质性，高雄激素、胰岛素抵抗和超重等不同临床表型可能具有不同的病理生理机制，导致 INH B 在不同表型反映不同；对于 PCOS 患者，联合检测血清 INH B 及 AMH 有利于早期、准确判断颗粒细胞受损情况，及早预测 PCOS 发生风险，并采取相应的预防措施，具有一定的临床意义。

【评述】　目前认为，卵巢原发性功能障碍是多囊卵巢综合征（PCOS）发生的主要因素之一，患者表现为窦状卵泡数量增加及卵泡发育停滞。抑制素 B（INH B）直接体现卵巢储备功能和反应性，抗苗勒管激素（AMH）反映较小的生长卵泡的情况。但对于 PCOS 患者血清中 INH B 的反映，现有文献报道存在差异。本研究基于 PCOS 高雄激素血症和高胰岛素血症的病理生理特征及临床异质性的特点，将入组的 PCOS 患者分成不同的临床表型组，分别探讨 INH B 和 AMH 在 PCOS 不同临床表型的表现及相关的临床意义，试图对早期诊断、预防及治疗 PCOS 提供有效理论支持。但由于 PCOS 的复杂性，若想找到更准确的诊断及治疗措施，还需进一步扩大病例数，研究 INH B 和 AMH 在 PCOS 不同表型之间存在差异的机制。

（杨 清 谭文华 谢 幸）

文选 13

【题目】 停经 7 周以内的 II 型和 III 型剖宫产术后子宫瘢痕妊娠 2 种治疗方法的安全性比较

【来源】 中华妇产科杂志，2017，52（7）：449-454

【文摘】 韦晓昱等分析比较了采取甲氨蝶呤治疗后超声监视下清宫及采取甲氨蝶呤治疗和子宫动脉栓塞后超声监视下清宫对治疗停经 7 周以内的 II 型和 III 型剖宫产术后子宫瘢痕妊娠（cesarean scar pregnancy，CSP）的安全性和有效性。本研究选取 2009—2016 年收治的 70 例 CSP 患者的临床资料进行回顾性分析，均为停经 7 周以内的 II 型和 III 型 CSP 患者。CSP 分型是根据超声显示的胎囊生长方向及胎囊与膀胱间子宫肌层的厚度进行分型。根据治疗方法的不同分为两组：①甲氨蝶呤治疗后组（37 例），给予患者甲氨蝶呤 50 mg/m²，单次肌内注射，给药 14～66 h 后在超声监视下行清宫手术。②子宫动脉栓塞联合甲氨蝶呤治疗后组（33 例），给予患者甲氨蝶呤 50 mg/m²，单次肌内注射，给药后行子宫动脉明胶海绵颗粒栓塞，24～72 h 内在超声监视下行清宫手术。若 2 种方法术中发生活动性出血，则需于宫腔内放置 Foley 导尿管，将其球囊置于剖宫产子宫瘢痕部位，球囊注水压迫止血，术后 24～48 h 取出球囊。比较两组术中出血量、影响术中出血量的 10 个因素（年龄、剖宫产次数、确诊 CSP 距离前次剖宫产的时间、有无腹痛、有无阴道出血、彩超提示的胎囊平均径线、CSP 分型、胎囊与膀胱之间子宫肌层的厚度、子宫瘢痕部位有无血流、术前血 HCG 水平）、住院时间、住院费用、并发症等。结果显示，两组 CSP 患者的中位术中出血量差异无统计学意义（$P = 0.716$）；影响术中出血量的 10 个因素中，仅有胎囊平均径线这一因素有统计学意义（$P < 0.05$），其余 9 个因素均无统计学意义；两组的中位住院时间差异有统计学意义（$P < 0.01$）；两组的中位住院费用差异有统计学意义（$P < 0.01$）。子宫动脉栓塞后组患者中发生子宫动脉栓塞术后发热 26 例（79%），术后腹痛 18 例（55%），还有 1 例发生了过敏反应。甲氨蝶呤治疗后组无一例发生上述并发症及不良反应。研究认为，对于停经 7 周以内的 II 型和 III 型 CSP 患者，采取甲氨蝶呤治疗后超声监视下清宫手术并不增加术中出血的风险，但可避免子宫动脉栓塞术带来的严重不良反应及并发症，还可以减少住院时间和住院费用。

【评述】 剖宫产术后子宫瘢痕妊娠（CSP）是剖宫产术后远期潜在的严重并发症之一，延迟诊断和不恰当处理可能造成致命性大出血甚至死亡。CSP 的主要治疗方法包括药物治疗、手术治疗及 2 种方案的联合治疗，近年来子宫动脉栓塞术因其独特的预防术中大出血的优势被越来越多地应用于治疗 CSP，但与其相关的并发症也逐渐引起临床医师的关注。该研究依据妊娠的生理特点，选择妊娠 7 周内的 II 型及 III 型 CSP 患者，行甲氨蝶呤联合清宫术治疗，与子宫动脉栓塞术组比较，并未增加术中出血风险，但能够避免子宫动脉栓塞术带来的严重不良反应及并发症，同时缩减了住院费用。但该研究为回顾性分析，样本量较小，早期 CSP 分型及出血相关因素的分析结果可靠性差，甲氨蝶呤联合清宫术治疗的安全性仍待进一步观察。

（杨　清　谭文华　谢　幸）

文选 14

【题目】　卵巢上皮性癌患者外周血 *BARD1* 基因单核苷酸多态性与 *BRCA1* 基因突变风险的关系

【来源】　中华妇产科杂志，2017，52（6）：403-410

【文摘】　刘伟玲等在卵巢癌患者中研究了 *BARD1* 基因 Val507Met、Ar9378Ser 及 Pr024Ser 位点单核苷酸多态性（single nucleotide polymorphism，SNP）与卵巢癌 *BRCA1* 基因突变风险的关系。本研究收集了 2016 年 1—10 月经第 2 代基因测序技术检测明确为 *BRCA1* 基因突变的卵巢癌患者 19 例及 *BRCA1* 基因未突变的卵巢癌患者 50 例，采用第 2 代基因测序技术检测全部 69 例卵巢癌患者外周血 *BARD1* 基因的突变情况。进一步采用 Pearson 线性相关分析法对卵巢癌患者 *BARD1* 基因不同突变位点之间基因型改变的相关性进行分析。同时应用非条件 Logistic 回归法分析卵巢癌患者携带 *BARD1* 基因各突变位点其不同基因型的 *BRCA1* 基因突变风险。本研究对不同临床病理特征的卵巢癌患者其携带 *BARD1* 基因 Val507Met、Ar9378Ser 及 Pr024Ser 位点不同基因型后的 *BRCA1* 基因突变风险进行了分析。研究中第 2 代基因测序技术检测显示，69 例卵巢癌患者共发现 8 个 *BARD1* 基因突变位点，其中 Val507Met、Ar9378Ser 及 Pr024Ser 为最常见的基因突变位点，其突变率均为 54%。Pearson 线性相关分析显示，Val507Met 与 Ar9378Ser 位点（$r = 0.929$，$P < 0.01$）、Val507Met 与 Pr024Ser 位点（$r = 0.801$，$P < 0.01$）、Ar9378Ser 与 Pr024Ser 位点（$r = 0.748$，$P < 0.01$）之间的基因型改变均呈明显正相关。研究发现，携带 *BARD1* 基因的 Val507Met 位点 AA 基因型、Ar9378Ser 位点 CC 基因型、Pr024Ser 位点 TT 基因型的卵巢癌患者的 *BRCA1* 基因突变风险明显增高（$P < 0.05$）。携带 *BARD1* 基因各突变位点不同基因型，即 Val507Met（GG、AA＋GA）、Ar9378Ser（GG、CC＋GC）及 Pr024Ser（CC、TT＋CT）位点基因型与卵巢癌患者年龄、家族史、绝经与否、输卵管结扎史及铂类药物敏感性无明显相关性（$P > 0.05$）；但其均与 *BRCA1* 基因突变明显相关（$P < 0.05$）。进一步分析显示，Val507Met 及 Ar9378Ser 位点发生 *BRCA1* 基因突变的卵巢癌患者具有发病年龄早（≤60 岁）、无家族史、已绝经、无输卵管结扎史及对铂类药物敏感的特征（$P < 0.05$），而 Pr024Ser 位点发生 *BRCA1* 基因突变的风险仅在已绝经的卵巢癌患者中更为明显（$P < 0.05$）。因此认为，*BRCA1* 基因 Val507Met、Ar9378Ser 及 Pr024Ser 位点为卵巢癌中最常见的突变位点，其与 *BRCA1* 基因的突变风险有关，而这种风险与患者年龄、家族史、绝经与否、输卵管结扎史、铂类药物敏感性等明显相关。

【评述】　*BRCA1* 基因突变与乳腺癌、卵巢癌发生密切相关，*BARD1* 基因是无遗传性 *BRCA1* 基因突变的乳腺癌或卵巢癌患者中发现的新的肿瘤候选基因，其在卵巢癌中研究较少。本文研究发现，*BARD1* 基因 Val507Met、Ar9378Ser 及 Pr024Ser 位点的多态性改变，能够增加卵巢癌发生 *BRCA1* 基因突变的风险；并且在发病年龄早（≤60 岁）、无家族史、已绝经、无输卵管结扎史及对铂类药物敏感的卵巢癌患者中更为明显。该研究提示，*BARD1* 基因 Val507Met、Ar9378Ser 及 Pr024Ser 位点突变与 *BRCA1* 基因突变相关，可以作为筛查 *BRCA1* 基因的重要指标，但 *BARD1* 与 *BRCA1* 基因之间相互作用的关系复杂，其具体作用关系及与卵巢癌发生、发展的机制尚需进一步研究。

（薛凤霞　淘光实　谢　幸）

文选 15

【题目】　不同遗传背景卵巢上皮性癌患者的临床特点比较——72 例患者及 2 例家系分析

【来源】　中华妇产科杂志，2017，52（1）：20-25

【文摘】　陶陶等比较了 71 例不同遗传背景（高危家族和散发）卵巢上皮性癌（卵巢癌）患者的临床特点、病理学特征、*BRCA1* 和 *BRCA2* 基因全序列检测及预后，通过 2 例家系分析，进一步了解 *BRCA* 基因突变的遗传模式。本研究选取 2000—2009 年高危家族卵巢癌患者 39 例和散发卵巢癌患者 32 例，采用变性高压液相色谱（denaturing high-performance liquid chromatography，DHPLC）联合 DNA 测序的方法对所有患者外周血 *BRCA1* 和 *BRCA2* 基因进行全序列检测，发现高危组与散发组 *BRCA* 基因突变率分别为 41% 和 13%，差异显著；整体突变率为 28%，*BRCA1* 和 *BRCA2* 基因的突变率分别为 23% 和 6%，差异显著。携带 *BRCA* 基因突变的卵巢癌患者组织学以高级别浆液性腺癌为主，中位发病年龄为 52.6 岁，低于未突变者（54.6 岁），但差异不显著；在高危组患者中，有 15 个家族在两代人（患者这一代及其父代或子代）中均有乳腺癌或卵巢癌的发病者，高危家族中第 2 代的肿瘤发病年龄有早于第 1 代的趋势，且卵巢癌和乳腺癌均有早发趋势。在均接受肿瘤细胞减灭术及铂类为基础的化疗后，*BRCA* 基因突变携带者和未携带者中，铂类耐药的发生率分别为 24% 和 17%，无瘤生存期分别为（20±8）个月和（21±7）个月，肿瘤未控的比例分别为 18% 和 15%，以上差异均无统计学意义。进一步的家系分析显示，*BRCA* 基因致病性突变的遗传率在先证者这一代中至少达 60%（即至少Ⅳ：3、Ⅳ：4、Ⅳ：6 的父代中有 3 例成员携带突变），并 100% 将这一突变遗传给女性子代；再进行性别分层分析，*BRCA* 基因致病性突变对先证者这一代的男性成员的遗传率至少为 30%（即至少Ⅳ：3 突变携带者的父亲也是突变携带者），而女性成员的遗传率达 100%（即先证者这一代的所有女性成员均携带突变）。

【评述】　*BRCA* 基因突变的女性携带者发生乳腺癌、卵巢癌等相关肿瘤的终身危险度显著高于未携带突变者，因此通过临床特征筛选高危家族，通过基因检测和遗传咨询对高危人群进行卵巢癌遗传筛查和临床干预十分必要。对基因突变阳性高危人群可以采取预防措施，而基因突变阴性患者则可能消除焦虑。本研究通过研究不同遗传背景卵巢癌患者的临床病理特征及预后，为临床筛查遗传性卵巢癌高危人群提供了依据，重点强调家族史和个人史对肿瘤的预测作用，对高级别浆液性卵巢癌患者应重视其遗传背景的咨询，有重要的临床意义。随着高通量测序在基因检测领域的广泛应用，逐步扩展数据库对不同突变的解读，期待将来能够进行多中心、大样本、随机对照研究。

（薛凤霞　淘光实　谢　幸）

文选 16

【题目】　预防性化疗对 40 岁以上侵蚀性葡萄胎患者治疗结局及预后的影响

【来源】　中华妇产科杂志，2017，52（6）：398-402

【文摘】　蒋诗阳等研究了预防性化疗对 40 岁以上侵蚀性葡萄胎患者治疗结局及预后的影响。本研究通过回顾性分析 2005 年 1 月至 2015 年 6 月收治的 40 岁以上侵蚀性葡萄胎患者共 115 例的临床病理资料，对预防性化疗效果进行了研究。受研究病例中，11 例在确诊侵蚀性葡萄胎前接受过预防性化疗（预防性化疗组），104 例在确诊侵蚀性葡萄胎后开始治疗性化疗（非预防性化疗组），比较两组患者的临床病理资料［包括年龄、临床分期、预后评分（FIGO 2000 年的评分标准）］、治疗方案、治疗结局及复发情况等。研究发现，预防性化疗组、非预防性化疗组患者的年龄分别为（47±5）岁、（46±4）岁；临床分期Ⅰ～Ⅱ期者分别占 3/11 和 29.8%；Ⅲ～Ⅳ期者分别占 8/11 和 70.2%；预后评分 0～6 分者分别占 11/11 和 84.6%，＞6 分者分别占 0 和 15.4%。两组患者年龄、临床分期、预后评分分别比较，均无显著差异（$P>0.05$）。关于治疗方案，预防性化疗组与非预防性化疗组患者的总化疗疗程数（中位数分别为 7 个和 5 个）比较有显著差异（$P=0.002$）；而两组患者的治疗性化疗开始至血 HCG 水平降至正常所需疗程数、巩固化疗疗程数、总治疗性化疗疗程数、子宫切除率分别比较，差异均无统计学意义（$P>0.05$）。研究发现，治疗结局及复发情况中预防性化疗组、非预防性化疗组患者的完全缓解率分别为 11/11 和 98.1%，复发率分别为 0 和 1.0%，两组患者完全缓解率、复发率分别比较，差异均无统计学意义（$P>0.05$）。因为认为，40 岁以上侵蚀性葡萄胎患者未从预防性化疗中明显获益，预防性化疗可能不能明显改善其预后，有待扩大样本量进一步研究。

【评述】　侵蚀性葡萄胎继发于葡萄胎，临床上将预防性化疗应用于有高危因素的葡萄胎患者，以改善其预后；但是预防性化疗可能增加化疗耐药及相关的不良反应，尤其 40 岁以上患者绝经年龄提前的不良反应引起临床关注。本文通过回顾性分析临床资料，探讨了在高龄患者中进行葡萄胎预防性化疗的利弊，研究发现 40 岁以上葡萄胎患者没有因为接受了预防性化疗而显著获益，并有可能增加了化疗暴露。本研究对临床上对葡萄胎患者进行预防性化疗的选择有很好的指导意义。但是本研究是对已经诊断为侵蚀性葡萄胎的患者进行的回顾性分析，而非对葡萄胎患者进行的前瞻性研究，期待将来多中心、大样本的前瞻性研究为临床诊疗策略的选择提供充实依据。

（薛凤霞　淘光实　谢　幸）

文选 17

【题目】　甲氨蝶呤单药治疗低危妊娠滋养细胞肿瘤的疗效及其相关因素的研究

【来源】　中华妇产科杂志，2017，97（23）：1769-1772

【文摘】　吴晓东等探讨了甲氨蝶呤（methotrexate，MTX）单药治疗低危妊娠滋养细胞肿瘤（low-risk gestational trophoblastic neoplasia，LRGTN）的疗效及其相关影响因素。本研究选取了2001年1月至2015年6月收治的259例FIGO（2000年）预后评分标准评分≤6分的LRGTN患者的临床资料，并进行回顾性分析，所有患者均符合临床研究标准，对患者年龄、前次妊娠性质、距前次妊娠间隔时间、化疗前血人绒毛膜促性腺激素（HCG）水平、最大病灶大小、转移灶数目、临床分期和预后评分与其疗效进行单因素和多因素分析。结果发现，259例患者中183例（70.66%）经甲氨蝶呤单药化疗后达到完全缓解，其余76例经补救化疗后均达到完全缓解。研究应用单因素分析显示，FIGO预后评分、化疗前血HCG水平、距前次妊娠间隔时间与甲氨蝶呤单药初次化疗疗效显著相关（$P=0.001$，$P=0.018$，$P=0.014$）。多因素分析显示，FIGO预后评分（$OR=4.094$）和前次妊娠性质（$OR=0.268$）是甲氨蝶呤单药化疗疗效的独立影响因素。FIGO预后评分≤4分的238例患者中63例（26.47%）出现耐药，而FIGO预后评分>4分的21例患者中13例（61.90%）出现耐药。本文通过研究认为，MTX单药化疗对于LRGTN是一种有效的治疗方案，而FIGO预后评分、前次妊娠性质是影响甲氨蝶呤单药化疗疗效的独立因素。

【评述】 低危妊娠滋养细胞肿瘤（LRGTN）患者的个体化治疗方案选择是临床研究热点之一，甲氨蝶呤单药5日疗法也是目前临床使用较广的方案之一，但国内迄今尚缺乏大样本的LRGTN患者使用甲氨蝶呤单药化疗的研究。本研究发现MTX单药化疗对LRGTN有效，同时发现FIGO预后评分、前次妊娠性质是影响甲氨蝶呤单药化疗疗效的独立因素，对于临床上相关患者的治疗方案选择具有指导意义。目前的临床研究发现，按照现有的FIGO 2000评分系统，同是低危组患者，因年龄、治疗前HCG水平等不同，对同一方案疗效不一，因此尚需要多中心、大样本的前瞻性临床研究，探讨LRGTN患者进一步分层、个体化治疗的可行性。

（薛凤霞 淘光实 谢幸）

文选18

【题目】 早期卵巢上皮性癌经腹腔镜与开腹行全面分期手术的临床对比分析

【来源】 中华妇产科杂志，2017，52（2）：103-109

【文摘】 熊维等通过比较早期（Ⅰ～Ⅱ期）上皮性卵巢癌经腹腔镜与开腹不同手术途径行全面分期手术的有效性和安全性，探讨腹腔镜在早期卵巢癌全面分期手术中的价值。本研究选取了102例自2007年11月至2014年11月行全面分期手术的早期卵巢癌患者，根据不同手术途径分为腹腔镜组（71例）和开腹组（31例），研究中位随访时间为50.5个月（3～103个月），研究比较了两组患者的围手术期相关指标、术后并发症和远期疗效。研究发现，与开腹组比较，腹腔镜组术中出血量［分别为（631±463）ml、（288±239）ml］明显减少，输血率（分别为58%、14%）明显降低，盆腔淋巴结切除数［分别为（15.5±4.6）个、（18.1±5.6）个］明显增多，术后疼痛评分［分别为（3.0±1.1）分、（2.1±1.6）分］明显降低，术后肛门排气时间［分别为（3.5±0.9）d、（2.6±0.8）d］明显缩短，术后住院时间［分别为（11.3±5.0）d、（9.9±2.9）d］明显缩短，将两组上述指标分别比较，差异均有统计学意义（$P<0.01$）；但是，腹腔镜与开腹手术时间、腹主动脉旁淋巴结切除数、术

后分期上升率、术后辅助化疗率分别比较，差异均无统计学意义（$P>0.05$）。关于术后并发症，研究发现，腹腔镜组与开腹组术后并发症发生率分别为 11% 和 19%，两组差异无统计学意义（$P=0.275$）。随访期内远期疗效比较，腹腔镜组与开腹组患者的复发率分别为 17% 和 14%，两组差异无统计学意义（$P=0.724$）；腹腔镜组与开腹组患者的 5 年生存率分别为 86.7% 和 86.8%，两组比较，差异无统计学意义（$P=0.874$）。因此认为，早期卵巢癌经腹腔镜行全面分期手术具有微创、出血少、术后疼痛轻及恢复快等优势，并且与开腹手术相比复发率和生存率无显著差异，可作为早期卵巢癌手术治疗方式的选择。

【评述】 腹腔镜技术作为一种微创的手术方式已经广泛应用于妇科手术领域，但对卵巢癌患者行腹腔镜手术仍存争议，这主要与卵巢癌在腹腔广泛弥散的特点及腹腔镜高气腹压力、肿瘤包膜破裂、肿瘤扩散、切口种植等因素有关。本研究显示，腹腔镜在早期卵巢癌手术中具有低出血量、低输血率、淋巴清扫数目多、术后疼痛轻、术后排气早、住院时间短等优势，而在术后并发症和术后疗效方面，腹腔镜与开腹手术没有显著差异，这为在早期卵巢癌中行腹腔镜手术鼓舞了信心。当然，腹腔镜手术顺利与否，效果如何，也与术前患者的评估与选择、手术人员的熟练程度、团队的配合及设备要求等密切相关。因此，应进一步细化适应证选择因素和术前评估要素，并且扩大样本的多中心研究将更具有说服力。

（薛凤霞 淘光实 谢 幸）

文选 19

【题目】 子宫恶性肿瘤前哨淋巴结检测 76 例临床分析

【来源】 中华妇产科杂志，2017，52（9）：605-611

【文摘】 梁斯晨等在子宫恶性肿瘤患者中探讨前哨淋巴结（sentinel lymph node，SLN）检测应用的可行性及临床价值。本研究选取了 2015 年 7 月至 2016 年 9 月行手术治疗的子宫恶性肿瘤患者 76 例，其中早期（Ⅰa1～Ⅱa 期）子宫颈癌 39 例、子宫内膜癌 37 例，术前分别将不同的 SLN 示踪剂［纳米炭、吲哚菁绿（ICG）、纳米炭联合 ICG］注射至患者子宫颈的 4 个部位（纳米炭注射于子宫颈 3 点、6 点、9 点、12 点，ICG 注射于子宫颈 2 点、4 点、8 点、10 点），术中观察并切除示踪的 SLN，再根据美国国立综合癌症网络指南进一步行系统淋巴清扫及子宫切除术。术后经病理检查判断 SLN 及盆腔淋巴结转移情况，并计算 SLN 的检出率及 SLN 检测的灵敏度和阴性预测值。研究发现，纳米炭联合 ICG 的 SLN 双侧检出率显著高于单独示踪法，76 例患者的 SLN 总检出率为 95%，双侧检出率为 74%。ICG、纳米炭、纳米炭联合 ICG 3 种示踪方法的 SLN 总检出率分别为 91%、85% 和 98%。子宫颈癌及子宫内膜癌的 SLN 总检出率均为 95%。该研究发现，子宫颈癌的 SLN 主要位于闭孔淋巴结（32.4%）和髂外淋巴结（32.1%）；子宫内膜癌的 SLN 主要位于髂外淋巴结（41.2%）和闭孔淋巴结（39.4%）。76 例患者中共有 55 例行系统腹膜后淋巴清扫术，其中 SLN 检测的灵敏度为 75%，阴性预测值为 96%；其中 38 例双侧检出 SLN，其灵敏度为 100%，阴性预测值为 100%。研究发现，子宫恶性肿瘤使用纳米炭联合 ICG 示踪的 SLN 检出率高于单独示踪法。子宫颈癌与子宫内膜癌的 SLN 主要位于髂外和闭孔淋巴结区域。SLN 检测的灵敏度及阴性预测值均较高，有一定的临床应用前景。

【评述】 子宫恶性肿瘤手术行腹膜后淋巴结清扫存在术后淋巴囊肿、淋巴漏等并发症情况，本文研究前哨淋巴结（SLN）检测在子宫恶性肿瘤患者中应用，有助于选择合适的患者行 SLN 切除来替代系统淋巴清扫，有利于术后康复，减少并发症的发生，具有重要的临床意义。SLN 的检测涉及检测方法和失踪剂的选择，本研究比较了国内应用较多而国外鲜有报道的纳米炭和 ICG 失踪剂的效果，ICG 的显影快，检出率高，但需要腹腔镜下荧光显像设备；纳米炭易于辨认，开腹或腹腔镜手术均可，而两者联合在 SLN 双侧检出率上更具有优势。当然，SLN 检测的应用研究更需要大样本、多中心的前瞻性研究才能得到充足的依据来提高 SLN 对于淋巴转移预判的临床价值。

（薛凤霞　淘光实　谢　幸）